# 主 编 简 介

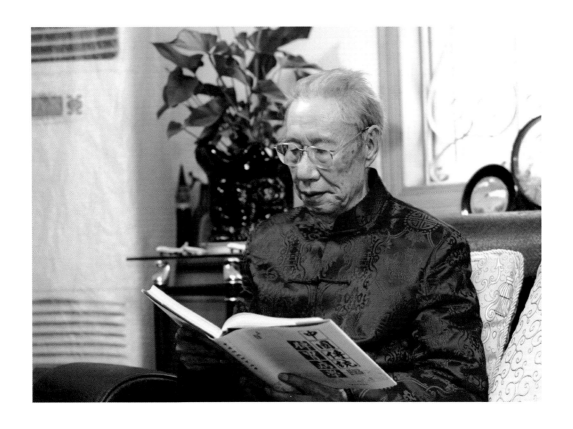

　　李振华，男，1924 年 11 月生，河南省洛宁县王范镇人，毕业于济汴中学，出身中医世家。中共党员。原河南中医学院院长，终身教授、主任中医师。首批全国老中医药专家学术经验继承工作指导老师，国务院政府特殊津贴获得者，2009 年被人力资源和社会保障部、卫生部和国家中医药管理局评选为首届"国医大师"。曾兼任卫生部高等医药院校教材编审委员会委员，中国中医理论整理研究委员会副主任委员，中华中医药学会常务理事、顾问、终身理事，河南省中医学会副会长、名誉会长，河南省高等院校高级职称评委会委员，河南省中医药高级职称评委会副主任委员，河南省药品评审委员会副主任委员，河南省保健品协会副会长及技术委员会主任委员、名誉会长，河南省科学技术进步奖评审委员会委员，洛宁县第一至四届人大代表及常务委员、第七届全国人大代表等。

从医 60 余年，从事中医高等教育 50 余年。主讲《内经知要》、《伤寒论》、《金匮要略》、《中医内科学》等。指导毕业 10 届硕士研究生，并为河南省、广东中医药大学二附院培养中医高徒 15 名。河南中医学院内科学科带头人，负责承担的科研项目有："乙型脑炎临床治疗研究"，获河南省重大科技成果奖；"肿瘤耳部信息早期诊断"；"脾胃气虚本质的研究"，获河南省科技成果进步三等奖；"七五"国家科技重点攻关项目"慢性萎缩性胃炎临床及实验研究"，获河南省科技成果进步二等奖；"十五"国家科技攻关项目课题"李振华学术思想及临证经验研究"，获河南省科技成果进步二等奖；"十一五"国家科技支撑计划项目课题"李振华治疗慢性萎缩性胃炎临床经验应用与评价研究"，获河南省中医药管理局科技进步一等奖；李振华学术研究室获中华中医药学会授"全国先进名医工作室"。出版专著有《中医对流行性脑脊髓膜炎的治疗》、《常见病辨证治疗》、《李振华医案医论集》、《中国现代百名中医临床家·李振华》、《中国中医昆仑·李振华卷》，主编《中国传统脾胃病学》，合编第五版《中医内科学》教材、《中医内科学》教参、《中医证候鉴别诊断学》、《河南省名老中医经验集锦》等 9 部。在省级以上刊物发表中医学术论文 70 余篇，研究生、学术传承人、徒弟发表其学术思想经验论文 50 余篇。

脾胃病学术流脉

脾胃為后天之本
四季脾旺不受邪

邓铁涛书

澄本求源

弘揚歧黃

中醫脾胃病學
出版紀念 路志正

敬賀国医大师

李老《中医脾胃病学》出版

仓廪之官令不行

失于备化病丛生

大师国手回天术

敦阜卑监皆得平

壬辰年 張磊 題

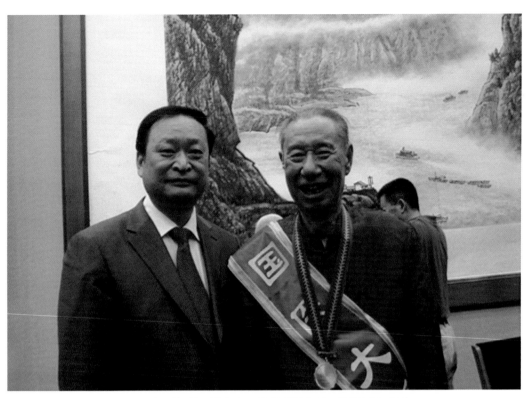

与卫生部副部长、国家中医药管理局局长王国强同志合影

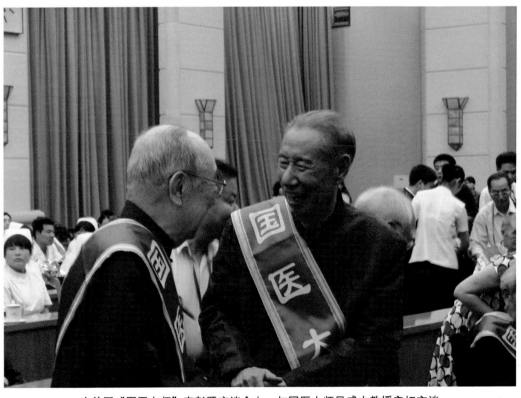

在首届"国医大师"表彰暨座谈会上，与国医大师吴咸中教授亲切交谈

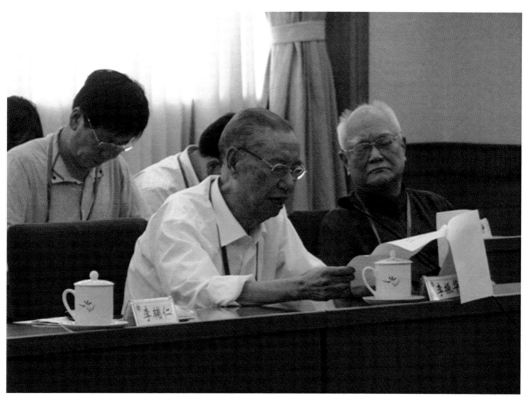

在首届"国医大师"表彰暨座谈会上发言，右为国医大师李济仁教授

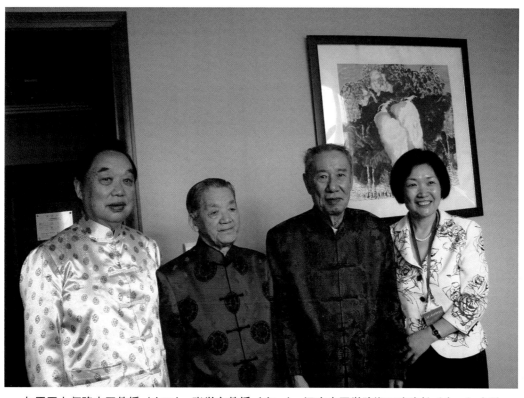

与国医大师路志正教授（左二）、张学文教授（左一），河南中医学院郑玉玲院长（右一）合影

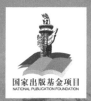

"十二五"国家重点图书出版规划项目

国医大师临床研究

# 中医脾胃病学

【第2版】

李振华 李郑生 主编

科学出版社

北京

# 内 容 简 介

本书是国医大师李振华教授及其团队系统论述脾胃学说理论和脾胃病诊疗的学术专著。全书分三篇,上篇总论,系统论述脾胃病的基础理论;中篇脾胃病证治,论述了 30 个脾胃病证的概念、辨证论治,重点突出脾胃病诊疗特点和作者与名医大家的诊疗经验;下篇是脾胃理论在治疗其他疾病中的运用,论述了 42 个与脾胃相关病证的证治。本书理论系统,重在临证实用,以全面反映中医脾胃病学,用以指导脾胃病临床。

本书可供临床医师和从事中医教学、科研工作者参考使用。

**图书在版编目(CIP)数据**

中医脾胃病学 / 李振华,李郑生主编 . —2 版 . —北京:科学出版社,2012.5

(国医大师临床研究)

ISBN 978-7-03-034251-5

Ⅰ. 中… Ⅱ. ①李… ②李… Ⅲ. 脾胃学说 Ⅳ. R256.3

中国版本图书馆 CIP 数据核字(2012)第 090149 号

责任编辑:陈 伟 曹丽英 / 责任校对:林青梅 宋玲玲
责任印制:赵 博 / 封面设计:黄华斌 陈 敬

**科 学 出 版 社** 出版
北京东黄城根北街 16 号
邮政编码:100717
http://www.sciencep.com

涿州市般润文化传播有限公司印刷
科学出版社发行 各地新华书店经销
*

1995 年 10 月第 一 版 由中原农民出版社出版
2012 年 5 月第 二 版 开本:787×1092 1/16
2025 年 4 月第十次印刷 印张:38 插页:4
字数:900 000

**定价:158.00 元**
(如有印装质量问题,我社负责调换)

# 《中医脾胃病学》（第2版）编委会

# 《中国传统脾胃病学》(本书第1版)
# 编　委　会

# 序

　　数千年来,祖国医学以其博大精深、疗效卓著而弥久不衰,其中,肇始于《内经》的中医脾胃学说尤为历代医家所重视,正如前贤所言"百病皆由脾胃衰而生"、"治脾胃即可以安五脏"、"脾统四脏"等论述即可窥见一斑。盖脾胃化生精、气、津、血,提供人体生理功能得以维系的营养物质,且与其他脏腑关系十分密切,脾胃有病,可损及其他脏腑的组织器官,反之,其他系统疾病亦易导致脾胃罹患,因此,以中医药学防治脾胃病,使"四季脾旺不受邪",以保障人类的生命与健康具有极为重要的现实意义。

　　挚友国医大师李振华教授精研中医脾胃病学数十载,具有渊博的理论知识和丰富的实践经验,在耄耋之年仍孜孜不倦地领衔主编《中医脾胃病学》,将脾胃病的基础理论、30种脾胃病证、40余种与脾胃病相关病证的证治以及全国部分名医验案、临证经验荟萃于兹。该书是在1995年《中国传统脾胃病学》的基础上,增加名医病例,改版而成。该书系统全面、广博精深、临床实用性和指导性强,具有很高的学术理论价值,可使后学者在推敲玩味之中获得裨益,有利于新一代名医的成长,遂写数语,乐以为序。

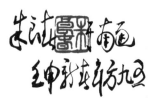

# 前　言

　　中医药学，源远流长，博大精深，在几千年的实践中，积累了丰富的经验，形成了独特的医学体系，脾胃学说即其重要组成部分。脾胃学说，导源于秦汉，形成于金元，发展于明清。金·李东垣说："人以胃气为本"、"胃虚则五脏六腑、十二经、十五络、四肢皆不得营运之气，而百病生焉"、"四时百病，胃气为本"。由此可知，脾胃病学涉及人体各个系统的疾病。近代研究资料也表明：脾胃与消化系统、神经系统、内分泌系统、免疫功能、水液代谢和造血功能等，皆有密切的联系。运用脾胃理论和调理脾胃的方法，不仅能治疗消化系统疾病，亦可用于治疗各系统病证及多种疑难病证，并取得了显著的疗效。脾胃学说这颗中国医药学的明珠，越来越放射出璀璨的光辉。

　　著名中医学家李振华教授，原河南中医学院院长，全国首批名老中医，业医60余载，学术理论精深，临证经验丰富，晚年潜心于脾胃学说和脾胃病的防治，承担河南省"六五"科技重点项目"脾胃气虚本质的研究"和"七五"国家重点科技攻关项目"慢性萎缩性胃炎脾虚证临床及实验研究"，积累了大量的脾胃病医案和研究资料。在此基础上，由李振华教授主编《中国传统脾胃病学》在1995年出版。该书出版后，得到了业界的广泛好评，在中医医疗、教学、科研方面发挥出了显著的作用。目前该书早已售罄。

　　时代在前进，科学在发展，脾胃病的研究也在逐步深入。党和国家非常关心和支持中医药学的发展，2009年5月，人力资源和社会保障部、卫生部、国家中医药管理局在全国评出30位首届国医大师，李振华教授当选获此殊荣。"十五"、"十一五"期间，国家先后开展了"名老中医临证经验传承"、"李振华学术思想及临证经验研究"和"李振华治疗慢性萎缩性胃炎的临床经验应用与评价研究"重点科研项目；经国家、省中管局等，先后建立了"李振华学术思想研究所"、"李振华学术研究室"、"国医大师李振华传承工作室"，李振华教授又带领他的弟子和传承团队参加了上述科研和传承工作，做了大量的脾胃病科研和脾胃病诊疗工作。为此，对《中国传统脾胃病学》进行修订就显得尤其必要。今应时代发展要求、科学出版社之约与广大读者之需，进行修订，删去了附篇脾胃病历代论述部分，着重增加了脾胃病案，并荟萃古今尤其是当代中医名家包括首届国医大师脾胃病诊疗精华,名为《中医脾胃病学》。

全书共分上中下三篇,上篇总论,从脾胃学说的源流发展,脾胃的解剖、生理、病理,脾胃病的辨证、治疗、预防、护理等方面,系统论述脾胃病的基础理论;中篇脾胃病证治,论述了 30 个脾胃病证的概念、病因病机和辨证、防治、护理等,突出脾胃病诊疗特点和作者诊疗经验;下篇是脾胃理论在治疗其他疾病中的运用,除内科疾病外,并包括妇科、儿科、外科、眼耳鼻喉科内容,论述了 42 个与脾胃相关病证的证治,阐明了脾胃与他脏广泛的生理、病理联系,以体现脾胃学说在临床各科应用上的系统性和广泛性。联系临床,每个脾胃病及其相关病证,皆列有典型医案,治疗经验供临证参考。名医精华部分,重点荟萃了当代名老中医包括首届国医大师对脾胃学说的论述和脾胃病的诊疗经验。力求理论系统,经验全面,重在临证实用,从系统全面、广博精深诸方面以反映中医脾胃病学,用以指导脾胃病临床。

中医脾胃学说和脾胃病诊疗有着丰富的内容和广阔的发展前景。本书抛砖引玉,愿为脾胃病学的发展奠基。书中不妥之处,敬请医界同仁指正。

本书承蒙广州中医药大学国医大师邓铁涛教授,中国中医科学院广安门医院国医大师路志正教授,河南省卫生厅原副厅长、国家级名老中医张磊主任医师题词;南通市中医院国医大师朱良春主任医师作序;谨此表示衷心感谢。

《中医脾胃病学》编委会
2011 年 12 月 1 日

# 目　　录

## 上篇　总　　论

## 中篇　脾胃病证治

## 下篇　脾胃相关病证治

上篇
总  论

# 第一节　脾胃学说的形成与发展

脾胃学说是前人在《内经》理论基础上通过长期实践、认识而形成的。中医学认为，脾胃为水谷之海、气血生化之源、脏腑经络之根，是人体赖以生存的重要脏腑，故称之为"后天之本"。调理脾胃是中医治疗体系中的独特大法。

原始社会时期，人类在发明生产活动上一个极重要的手段"用火"以后，在知道了熟食的同时，认识到饮食与胃肠病的关系，如《韩非子·五蠹》："上古之世……，民食果蓏蚌蛤，腥臊恶臭，而伤害腹胃，民多疾病。有圣人作，钻燧取火，以化腥臊，而民悦之，使王天下，号之曰燧人氏。"

根据甲骨文的记载，殷代（公元前17～前12世纪）对"下痢"等肠胃病已有记载。

西周时代，《山海经》已记载"腹痛"、"心腹之疾"等涉及脾胃的疾病。

春秋战国时期，长沙马王堆汉墓出土的帛书《五十二病方》（后名）对脾胃经脉循行，脾胃病及其疗法均有记载。

约成书于秦汉之际的《内经》，对脾胃的解剖、生理，脾胃病的病因、病理、治疗、预防等均有了精辟阐述。例如，在脾胃生理方面，《内经》指出："脾胃者，仓廪之官，五味出焉"（《素问·灵兰秘典论》），"谷气通于脾"（《素问·阴阳应象大论》），"脾为之使、胃为之市"，（《素问·刺禁论》），"饮入于胃，游溢精气，上输于脾，脾气散精，上归于肺，通调水道，下输膀胱，水精四布，五经并行"（《素问·经脉别论》），"中焦受气取汁，变化而赤，是为血"（《灵枢·决气》）。所有这些，较具体地描绘了脾胃对水谷的纳受与运化、化生气血等功能。此外，脾胃还具有濡养其他脏腑，乃至四肢百骸的作用，如"脏真濡于脾，脾藏肌肉之气也"（《素问·平人气象论》）、"四肢皆禀气于胃，而不得至经，必因于脾，乃得禀也"（《素问·太阴阳明论》）、"脾为孤脏，中央土，以灌四旁者也"（《素问·玉机真藏论》）。脾与精神活动有关，"脾在志为思"（《素问·阴阳应象大论》）。脾胃的功能如此丰富，对人体的影响又是如此重要，以至于《内经》断言："有胃气则生，无胃气则死"。

在脾胃病的病因方面，《内经》指出与饮食、精神、劳倦、气候等因素有关。如"饮食自倍，肠胃乃伤"、"思伤脾"、"用力过度，……肠胃之经络伤，则血溢于肠外"、"久坐伤肉"等。

在脾胃病的病理方面，《内经》分析了脾胃病变的寒热虚实。如寒："胃中寒则腹胀"；热："胃中热则消谷，令人悬心善饥，脐以上皮热"；虚："脾虚则四肢不用，五脏不安"；实："水谷之海有余，则腹满"。

在脾胃病的治疗方面，《内经》提出了一些治则和方药。如"脾恶湿，急食苦以燥之"、"脾欲缓，急食甘以缓之"，是为治则；"脾瘅者，口中甘，治之以兰，除陈气也"、"胃不和则卧不安，半夏秫米汤主之"，是为方药。

在脾胃病的预防方面，《内经》告诫人们饮食要"热无灼灼，寒无凄凄，寒温适中"。不要"饮食失节，寒温不适"，以防止肠胃病和其他疾病的产生。

汉代张仲景通过临床实践，对《内经》脾胃理论作了发挥。他著《伤寒杂病论》中，举凡治疗，处处顾护脾胃，遵照《内经》"有胃气则生"的思想，创立了一系列治疗脾胃病的有效方剂，如治疗虚证，有理中汤的温中止泻，建中汤的甘缓止痛等；治疗实证，有治疗胃经实热证的白虎汤，阳明腑实证的承气汤等。

《内经》和《伤寒杂病论》的作者们,为脾胃病学说的形成开辟了道路,奠定了坚实基础。以至于金元之医学家李东垣,承袭前人之说,融会个人体会,结合时代背景,创立举世闻名的"脾胃学说"。

李东垣生于金元时期,中原扰攘,士失其所,人疲奔命,或以劳倦伤脾,或以忧思伤脾,或以饥饱伤脾,以致脾胃病丛生。他著《脾胃论》、《内外伤辨惑论》等书,成为脾胃学说的创始人。他对脾胃的生理、病理、病因、治疗等方面,均有独到的见解,如:

(1)生理方面:李氏强调脾胃与元气的关系,认为人的生命主要依靠元气的维护,而元气是靠脾胃充养的。"真气又名元气,乃先生身之精气也,非胃气不能滋之"。这种认识把脾胃对人体机能的影响推向了个新的高度。

(2)病因方面:李氏指出脾胃内伤的原因有四方面:其一,饮食因素。饮食不节,先伤及胃,胃病而后伤脾,"夫饮食不节则胃病,胃病则气短,精神少而生大热,有时而显虚火上行,独燎其面。……胃既病,则脾无所禀受。……故亦从而病焉"。其二,劳倦因素。劳倦过度,先伤及脾,因胃不能独行津液,必赖脾机以运,脾虚既不能助胃以行津液,故脾病而胃亦同时受病。"形体劳役则脾病,脾病则怠惰嗜卧,四肢不收,大便溏泄;脾既病,则其胃不能独行津液。故亦病焉"。其三,外邪因素。"肠胃为市,无物不受,无物不入。若风、寒、暑、湿、燥,一气偏胜,亦能伤害脾胃,观证用药者,宜详审焉"。其四,精神因素。情志不遂,每能引起心火偏盛,心火盛则必乘土位而损元气。"喜、怒、忧、恐,损耗元气,资助心火。火与元气不两立,火盛则乘其土位,此所以病也。"以上四种因素,李氏认为精神因素在发病过程中居主导地位,"先由喜怒悲忧恐,为五贼所伤,而后胃气不行,劳役饮食继之,则元气乃伤",元气既伤,由于"邪之所凑,其气必虚",故又易感受外邪。

(3)病理方面:李氏对脾胃病的病理认识,即是至今争论不休的"阴火论"。他认为心火即阴火,阴火与相火密切相关,心火不宁则相火妄动,火与元气不两立,一胜则一负,火伤元气,故相火为元气之贼。肝肾离位的相火,既助心火上盛,又损脾胃元气。阴火越升,元气越陷,谷气下流,这是产生脾胃病的主要病理。另一方面,由于脾胃之气对人身元气具有举足轻重的影响,脾胃内伤还会引起其他脏腑,乃至四肢九窍的多种病变,"胃虚则五脏六腑、十二经、十五络、四肢皆不得营运之气,而百病生矣","内伤脾胃,百病由生"。脾胃内伤,不能生化气血,气血不足,则内不足以维持身心的活动,外不足以抗御病邪的侵袭,往往成为内伤杂病的重要病机。

(4)治疗方面:李氏学说以内伤虚证为主,对病机分析多责之"阳气不足",因而升发阳气,就成为他的主导思想。据此,创立了一整套补中升阳的方剂,如补中益气汤、补脾胃泻阴火之升阳汤等。处方用药,本《内经》"劳者温之"、"损者益之"的思想,用参、芪、术、草等甘温药以补中;本"陷者举之"、"风胜湿"的原则,用升、柴、独、防等风药升阳,这是他的独到经验。

东垣所创脾胃理论对后世影响极大。不仅补脾派重视脾胃,补肾派也重视脾胃。如补肾派明代张介宾,在《景岳全书》中进一步阐述脾胃与元气的关系说:"人之始生,本乎精血之原;人之既生,由于水谷之养;非精血无以立形体之基,非水谷无以成形体之壮,……此脾胃之气所关乎人者不少。"他在治疗中强调:"能治脾胃,而使食进胃强,即所以安五脏也"。

脾胃之论,东垣详于治脾,略于治胃;详于升脾,略于降胃;详于温补,略于清滋。清代叶天士于此深有体会,他创立养胃阴之法,补充发展了东垣的脾胃学说。华岫云对此有精辟论述:"盖东垣之法,不过详于治脾,而略于治胃耳。乃后之宗其意者,凡著书立说,竟将脾胃总论,即以治脾之药,笼统治胃,举世皆然。今观叶氏之书,始知脾胃当分析而论。""观其论云:'纳食主胃,运化主脾,脾宜升则健,胃宜降则和。'又云:'太阴湿土,得阳始运;阳明燥土,得阴自安;以脾喜刚燥,胃喜柔润也'此种议论,实超出千古。"叶天士的养胃阴方法,包括清养悦胃、甘凉濡润、甘缓益胃、酸甘济阴诸法。

（1）清养悦胃法:取甘平、芳香、微辛的药味相配,薄味清养胃阴,芳香悦胃醒脾。药如川石斛、北沙参、炒麦冬、鲜佩兰、香豉、半夏曲、广皮白、白扁豆或扁豆衣、薏苡仁、大麦仁、生谷芽、荷叶等。主要用于温病后期,胃阴不复之证。

（2）甘凉濡润法:取甘寒凉润的药物以救阴清热。药物沙参、麦冬、天冬、石斛、花粉、生地、玉竹、生白芍、青蔗浆、梨汁、生扁豆、生甘草等。主要用于燥热,或木火升腾,灼炼胃阴之证。

（3）甘缓益胃法:取甘平微温、微凉之品,以扶中益胃生津。药用人参或参须、黄芪皮、北沙参、玉竹、白扁豆、山药、莲肉、芡实、大枣、粳米、茯苓、糯稻根须、炙甘草、饴糖等。主要用于胃阴不足兼脾气不足之证。

（4）酸甘济阴法:取酸甘凉润之药味。盖酸能制肝敛阴生津。甘能令津还;又肝为刚脏、宜柔宜和,胃为阳土、宜凉宜润。药用乌梅、五味子、木瓜、白芍、石斛、沙参、麦冬汁、白扁豆、阿胶、生地、生甘草等。主要用于肝阴虚损、胃阴因之受伤之证。

历史上,许多医家,如王海藏、罗天益、朱震亨、赵养葵、薛立斋、李中梓、王孟英等,对脾胃学说也各有发挥,使这一学说不断得到充实和发展。

近几十年来,脾胃学说进一步受到广大医务工作者的重视。中医、中西医结合人员从实验到临床研究都取得了很大成果。例如,对脾本质的研究,运用调理脾胃方药治疗浅表性胃炎、萎缩性胃炎、胃及十二指肠溃疡、慢性肠炎等消化系统疾病,以及其他许多内科系统疾病,乃至妇、外、五官科疾病等,都取得了较为令人瞩目的成果。本书各有关篇章,将对这方面内容详加介绍,此不复赘。相信随着现代科学知识、手段对中医学的不断渗透,随着中医国际化的进程,脾胃学说必将不断得到升华,从而在人类医疗保健事业中发挥更大的作用。

# 第二节 脾胃的解剖与生理

两千多年前,古人对脾胃的解剖和生理功能都有了一定的认识。经过历代沿革,对脾胃的生理功能认识日趋完善;但由于种种原因,对脾胃解剖的认识却进展不大。这就造成了功能上的脾胃与解剖(尤其是现代医学的解剖概念)上的脾胃有所格格不入的局面。这是研习者当加以注意之处。

## 一、脾胃的解剖

中医学的脾胃理论,包括了整个消化系统功能和其他一些系统的功能。因此,言及脾胃的解剖,有必要分析中医学对消化道解剖的认识。

《灵枢·肠胃》篇曰:"谷所以出入浅深远近长短之度。唇至齿长九分;口广二寸半;齿以后至会厌深三寸半,大容五合;舌重十两,长七寸,广二寸半;咽门重十两,广一寸半,至胃长一尺六寸;胃纡曲屈伸之,长二尺六寸,大一尺五寸,径五寸,大容三斗五升;小肠后附脊,左环回迭积,其注于回肠者,外附于脐上,回运环十六曲,大二寸半,径八分分之少半,长三丈三尺,回肠当脐左环,回周叶积而下,回运环反十六曲,大四寸,径一寸寸之少半,长二丈一尺;广肠传脊以受回肠,左环叶脊上下,辟大八寸,径二寸寸之大半,长二尺八寸;肠胃所入至所出,长六丈四寸四分,回曲环反三十二曲也。"这里,对自唇口至广肠,整个消化道各组成部分的长度、宽度、重量、圆周和直径等情况,描述得十分细致和完整。特别是这段文字所记载人的大小肠长度与食管长度的比例为 35:1,而现代解剖学测得其比例为 37:1,误差并不大。对于胃,近代测知胃大弯的长度约为 40cm。周代的二尺六寸,约合 52cm,似比今之数偏大,但相差不悬殊。

《灵枢·平人绝谷》篇对胃肠受纳水谷的容积也有记录:胃横曲,受水谷三斗五升,其中之谷常留二斗,水一斗五升而满;小肠受谷二斗四升,水六升三合半;回肠受谷一斗,水七升半;广肠受谷九升三合余。肠胃的受纳总数是九斗二升一合余。令人称奇的是对活体也有测:"平人则不然,胃满而肠虚,肠满则胃虚,更虚更满,故气得上下……故肠胃之中,当留谷二斗,水一斗五升。"

概括古今中医学认识,简要整理脾、胃及属于脾胃系统的大肠、小肠解剖资料如下:

脾:位于中焦,在左膈之下,胃的后下方,其形扁长如刀镰。《难经·四十二难》:"脾重二斤三两,扁广三寸,长五寸,有散膏半斤。""散膏",《难经汇注笺正》认为系指胰腺组织。国内外有学者认为中医学的"脾"相当于西医学的"胰腺",这种认识虽然不十分准确,但还是有一定的道理的。

胃:位于膈下,上接食道,下通小肠。胃的上口为贲门,下口为幽门。胃又称胃脘,分上、中、下三部。胃的上部称上脘,包括贲门;胃的中部称中脘,即胃体的部分;胃的下部称下脘,包括幽门。《内经》将大肠、小肠的功能有时也统括于胃,如《灵枢·本输》篇:"大肠、小肠皆属于胃。"张仲景《伤寒论》有时亦将大肠、小肠统称胃,如"胃中有燥屎",此"胃"即是指肠而言。

小肠:小肠上接胃,下接大肠。小肠与胃相接处称为幽门,与大肠相接处称阑门。

大肠:大肠上端接小肠,大小肠相接处为阑门,下端为广肠,大肠末端外口即肛门。从《内经》《难经》的记载来看,所说的回肠和大肠,即现代人体解剖学之盲肠、结肠,广肠即直肠。

# 二、脾胃的生理

本节讨论三个问题:脾的生理功能;胃的生理功能;脾胃的协调功能。

## (一) 脾的生理功能

脾的生理功能,包括主运化、主生血、主统血、主思虑等四个方面。

### 1. 主运化

运化,即运输和转化。脾主运化功能包括两个方面,即运化水谷精微和运化水液。

(1) 运化水谷精微:饮食入胃,经过消化后,其中的水谷精微,由脾运化,在其他脏腑的参与作用下,通过三焦、经脉而输送到全身,以供各脏腑、组织、器官的需要。脾的这种功能强健,则营养充足,保证了人体进行生理活动的物质需要。如果脾的这种功能减退,就会引起消化、吸收和运输的障碍,发生腹胀、腹泻、食欲不振、倦怠消瘦等病证。

(2) 运化水液:《素问·经脉别论》曰:"饮入于胃,游溢精气,上输于脾,脾气散精,上归于肺,通调水道,下输膀胱,水精四布,五经并行。"说明在体内水液的吸收与运转过程中,脾起着促进作用。肺、脾、肾、三焦、膀胱互相配合,共同维持人体水液的正常代谢。如果脾运化水液的功能减退,则可导致水湿潴留的各种病变,或凝聚而成痰饮,或流注肠道而成泄泻,或溢于肌肤而为水肿。诚如《素问·至真要大论》云:"诸湿肿满,皆属于脾。"

**2. 主生血**

《灵枢·决气》篇云:"中焦受气取汁,变化而赤,是为血。"水谷在中焦消化后,化生出水谷精微,其中的精微部分通过脾的运化输送到肺脉,在心的化赤作用下,变为红色而成血。水谷精微生化的全过程为:

$$水谷精微 \rightarrow 脾 \begin{cases} 肺 \rightarrow 心 \rightarrow 血 \\ 上焦 \rightarrow 气 \\ 肾 \rightarrow 精 \\ 三焦 \rightarrow 皮毛肌腠关节空窍脑髓 \rightarrow 津液 \end{cases}$$

**3. 主统血**

统,是统摄、控制、管辖的意思。脾主统血,即脾有统摄血液、使血液循行于脉道之中而不溢出脉道之外的作用。如果脾的功能减退,失去统摄的作用,血液将离开正常的轨道,而出现各种出血病症,如长期便血、妇女崩漏、肌衄等。

**4. 主思虑**

思是认识事物考虑问题的一种思维活动状态。人们要认识客观事物、处理问题就必须要思考。因此,思是正常的精神思维活动之一。但若思虑过度或所思不遂,则能影响机体的正常生理活动,其中最主要的是影响气的升降出入,而致气机郁结。一切情志活动主宰于心,具体的不同情志又分属于相应的脏器。思为脾志,思动于心则脾应。故思虑所伤,直接产生的影响是脾气郁结而不升,脾脏运化失常,气血生化乏源。证之临床,初则不思饮食,脘胀闷而太息,甚则出现面色萎黄,头目眩晕,心悸气短,健忘等心脾两虚的症状。故《素问·阴阳应象大论》云:"思伤脾。"

### (二) 胃的生理功能

胃的生理功能,包括受纳与腐熟水谷两个方面。

**1. 主受纳**

受纳,即接受和容纳。胃主受纳,是指胃在消化道中具有接受和容纳饮食物的作用。饮食物的摄入,先经口腔,由牙齿和舌的咀嚼搅拌,会厌的吞咽,从食道进入胃中。饮食物入胃,须经胃的初步消化,有一定的停留时间,故称胃为"水谷之海"、"太仓"和"仓廪之官"等。如《灵枢·玉版》篇说:"人之所受气者,谷也。谷之所注者,胃也。胃者,水谷气血之海也。"胃受纳的水谷,是机体营养之源。故《素问·五藏别论》说:"胃者,水谷之海,六腑之大源也。五味入口,藏于胃,以养五脏气","是以五脏六腑之气味,皆出于胃。"因此,胃的受纳功能强健,则机体气血的化源充足;反之,则化源匮乏,所以《灵枢·五味》篇说:"谷不入半日则气衰,一日则气少矣。"

**2. 主腐熟**

《灵枢·营卫生会》篇曰:"中焦如沤",描绘了胃中腐熟水谷之状,犹如浸泡发酵沤物之状。具体而言,胃受纳饮食物后,在胃中进行初步消化,变化食糜。这个过程,称为腐熟。

### (三) 脾胃的协调功能

脾与胃同居中焦,"以膜相连"(《素问·太阴阳明论》),互为表里,足太阴脾经属脾络胃,足阳明胃经属胃络脾。脾胃功能互相协调,共同完成饮食物的代谢过程。这种协调关系,具体从纳化互助、升降协作、燥湿相济三个方面体现出来。

**1. 纳化互助**

纳就是摄取食物,化就是运化食物。胃主纳,脾主化,互相协助,共同完成饮食的摄入、腐熟、消化、吸收。胃纳的作用有了反常,则有纳减、不食、食后嘈杂,或多食、善饥等症。脾化作用有了反常,则有食后作胀、食后思睡或虽能食而身体消瘦、四肢无力、饮食不为肌肉等症。胃纳反常日久,可累及脾化失常;脾化失常日久,亦可累及胃纳失常,故胃纳与脾化异常临床易于同时出现。

**2. 升降协作**

脾属阴而主升,胃属阳而主降。升就是指升清,降就是指降浊。清乃是指饮食物中的精微与营养;浊乃是指食物中的糟粕与废料。清代程杏轩《医述》中形象地描述了脾胃升降协作的过程:"食物入胃,有气(精微)有质(糟粕),……得脾气一吸则胃气有助,食物之精得以尽留,至其有质无气,乃纵之使去,幽门开而糟粕弃矣。"叶天士以"脾宜升则健,胃宜降则和"概括地说明脾胃的健运,必赖于升降。胃气不降则饮食物不得向下传递,其在上者则为噎膈,其在中者为腹胀脘痛,其在下者则为便秘;胃气不降反升,则发生呕吐、嗳气、呃逆、反胃等症。脾气不升则不能运化精微和益气生血,发生食后脘闷、食后思睡、腹胀、腹泻、饮食不为肌肉而消瘦、四肢无力、精神倦怠等症;不升反降则出现中气下陷而发生脱肛、子宫脱垂、崩漏、内脏下垂、大便滑脱不禁等症。胃降异常与脾升异常又是相互影响、互为因果的,易于临床同时兼现。

**3. 燥湿相济**

脾为湿土,胃为燥土。湿指含有水分,燥指缺少水分。脾湿的健运,有赖于胃燥的温煦;胃燥的受纳,又有赖于脾湿的滋润。这种脾湿和胃燥的相反相成,保证了胃纳和脾化的顺利进行。即前人所谓:"太阴湿土,得阳始运,阳明燥土,得阴自安,因脾喜刚燥,胃喜柔润故也。"若燥湿偏胜,失去相对平衡,就会发生疾病。

## 三、脾胃与口、唇、舌、咽、脘腹、四肢、肌肉的功能联系

脾胃和口、唇、舌、咽、脘腹、四肢、肌肉都有一定的关系,主要是通过经络学说和生理现象、病理变化来体现的。

**1. 脾胃与口**

脾开窍于口,"脾气通于口,脾和则口能知五谷矣"(《灵枢·脉度》)。口腔是消化道的最上端,是饮食物进入人体的起点。口腔接纳食物后,经咀嚼混入唾液,便于胃之受纳腐熟。脾之经脉连舌本散舌下,舌为主味觉。因此,脾开窍于口包括食欲和口味两个方面。脾气健旺,则食欲旺盛,口味正常;脾气失健,则食欲不振,口淡乏味。脾有湿热,可觉口甘、口腻。若脾有伏热伏火,可循经上蒸于口,发生口疮口糜。

脾开窍于口的理论,还包括"脾主涎"。涎为口腔分泌的液体。涎能润泽口腔,并将咀嚼之食物润软便于吞咽和消化。涎又称口液,伏于脾而溢于胃,上行于口而不溢出口外。脾胃不和,可发生口角流涎。

### 2. 脾胃与唇

脾其华在唇,"脾之合肉也,其荣唇也"(《素问·五藏生成篇》)。"脾胃……,其华在唇四白。""四白",即是口唇以人中为中心,将上下唇各分为二,故称"四白"。脾的精气之所以能反映于口唇这个部位,是和脾主肌肉,脾为气血生化之源,脾气通于口分不开的。脾气健旺,则气血充足,口唇红润光泽;脾失健运则气血衰少,口唇淡白不泽,甚则萎黄。

### 3. 脾胃与舌

舌为心之苗,故有心开窍于舌之说。但脾胃与舌的关系亦非常密切:

(1)脾与舌质:"脾足太阴之脉……连舌本,散舌下"(《灵枢·经脉》)。所以,脾是通过它的经络同舌质发生联系的。舌质红润,说明脾气正常;舌质淡红,为脾气不足;舌体胖有齿痕、色泽不华,为脾气虚弱等。

(2)胃与舌苔:苔附于舌质之上,完全由胃气所生。故舌苔情况,直接反映出胃气的盛衰。

### 4. 脾胃与咽

咽以咽物,假食管以通于胃。饮食入胃,必假于咽。胃气之盛衰,每能影响到咽,反之亦然。例如,噎膈反胃之症,食物难以咽下,或朝食暮吐,暮食朝吐,盖与胃气不降有关。

### 5. 脾胃与脘腹

人体整个腹部皆属于脾,故有"大腹属脾"之说。故腹部可反映出脾胃之气正常与否。腹痛、腹水诸病,皆与脾胃有关。

### 6. 脾胃与四肢

四肢为脾之外候。这是因为四肢必须依赖脾胃运化的水谷精微营养,才能发达、健壮、运动灵活有力。脾失健运,四肢就会缺乏水谷精气的营养而致软弱无力,甚或痿废不用。故《素问·太阴阳明论》说:"脾病而四肢不用何也?岐伯曰:四肢皆禀气于胃,而不得至经,必因于脾乃得禀也。今脾病不能为胃行其津液,四肢不得禀水谷气,气日以衰,脉道不利,筋骨肌肉皆无气以生,故不用焉。"

### 7. 脾胃与肌肉

脾主肌肉。人体肌肉的丰满健壮和正常活动,皆与脾胃的运化功能有密切关系。脾胃机能正常,则身之肌肉隆盛;脾胃俱虚,则肌肉痿削;脾湿内困,或泛溢四肢而为水肿,或潴留肌腠而发肥胖。

## 四、脾胃与其他脏腑的功能联系

脾居中土,即脾胃位于五脏的中心,和其他脏腑的关系最为密切。脾胃不能正常运化,必然影响到营养物质的运化吸收而导致其他脏腑患病;其他脏腑的病变亦容易影响到脾胃。

### 1. 脾胃与他脏的功能联系

脾胃和他脏的联系,不外相生与相克两个方面。肝为脾胃的"克我"之脏;肾为脾胃的

"我克"之脏；肺为脾胃的"我生"之脏；心为脾胃的"生我"之脏。这些相生与相克关系与正常情况下的脏腑功能和病理情况下的疾病发生、传变都有关系。

（1）脾胃与肝：脾属阴，必得肝木的条达活泼、升散疏泄之性，脾气才不会阴凝板滞；肝为刚脏，必赖脾脏精微之气柔润濡养，方不致刚强太甚，而随其条达活泼之性。肝气郁结、肝失疏泄，导致脾失健运，症见精神抑郁或急躁易怒、两胁胀痛、不思饮食、腹胀、便溏等，称之"木郁克土"、"肝脾失调"；若脾失健运，水湿内停，湿困脾阳，或湿郁化热，熏蒸肝胆，导致肝之疏泄失职，胆热液泄而见纳呆、便溏、胸胁胀痛、呕恶、甚或黄疸等症，称之"土壅木郁"；若脾虚生血不足，或脾不统血而失血过多，可致肝血不足。

（2）脾胃与肾：脾与肾之间是后天与先天相互滋生、相互促进的关系。脾之健运，化生精微，需要借助于肾阳的温煦作用；肾之精气，有赖于脾所化生的水谷精微的培育和充养，才能不断充盈和成熟。若肾阳不足，不能温煦脾阳，可致脾肾阳虚，症见腹部冷痛、下利清谷或五更泄泻、水肿等；脾阳虚久，亦可累及肾阳亦亏，出现上证。

（3）脾胃与肺：肺吸入的自然界清气与脾运化的水谷精气，是机体之气的重要源泉，肺气虚则不能营正常呼吸，脾气虚则不能司正常运化，两方面均可致气之生成乏源。脾虚生气不足，每致肺气虚；肺虚耗气过多，也可影响及脾。另外，肺主水液之宣降而为"水之上源"，脾主运化水湿而为"水液代谢之枢纽"，两者互相配合。若脾失健运，水湿潴留，聚为痰饮，可影响肺的呼吸与宣降功能，出现咳喘痰多，此谓"脾为生痰之源，肺为贮痰之器"；若肺气虚弱，宣降失职，亦可致水液潴留，而影响脾的运化功能，出现水肿、倦怠、腹胀、便溏等症。

（4）脾胃与心：脾与心的关系主要是血液的生成和运行的关系。脾运之精微上归于心肺以化生血液，而心得血养；脾统摄之血需赖心肺之气为动力而运行不休。脾虚则心血化源不足，导致血虚而心无所主；脾失统摄而失血过多，也会造成心血亏乏；心气不足，血运无力，可致脾胃经脉瘀滞不畅。另外，心火可以温煦脾土，促进脾土的运化功能。若心阳不振，可致脾胃健运失常，形成痰饮中留之证。

**2. 脾胃与他腑的功能联系**

（1）脾胃与胆：脾的升清作用有赖于肝的升发之气的协同与制约，而胃的降浊作用有赖于胆腑下降之气的协同与制约，这样才能升降调和。即所谓"肝脾同主升，胆胃同主降"。同时，胆木之气亦有赖胃气之降，方不得上逆，否则可致胆气不降而克犯胃土。

（2）脾胃与小肠：小肠接受胃所传递的经胃初步消化的饮食物，并须在小肠内停留比较长的时间以利于进一步消化，故称其为"受盛之官"。经小肠消化后的饮食物，分别为水谷精微和食物残渣；水谷精微被吸收，食物残渣被输送于大肠；同时，小肠在吸收水谷精微同时也吸收了大量的水液，故有"小肠主液"之谓。饮食物在小肠内的消化、吸收的整个过程，称之为分泌"清浊"。小肠泌别功能正常，则水谷精微、水液和糟粕各走其道，精微得布，二便正常。若小肠分泌清浊功能失职，则可影响脾的输布精微，并影响二便。

（3）脾胃与大肠：大肠接受小肠下注的食物残渣，再吸收其中多余的水分，故说"大肠主津"，形成粪便后，由广肠从肛门排出。饮食物由口入胃，经胃之受纳腐熟，脾之运化，小肠泌别清浊与化物，其精微物质由脾转输至肺，在心肺的共同作用下布敷全身，其糟粕在大肠形成粪便，由肛门排出体外。这就是饮食物的消化、吸收、精微的布散及其糟粕排泄的整个过程。大肠的顺利传导，不仅与肺的宣发肃降有关，而且与胃气的通降有关。胃热津伤，可致肠燥而便秘；胃气逆而不降，亦可致燥屎结于肠内；大肠传导失司，亦能致胃气上逆。

（4）脾胃与膀胱：膀胱功能贮盛尿液和及时排除。小肠泌别清浊功能失常，可致水液不能吸收而反下注膀胱，致小便异常。

（5）脾胃与三焦：三焦有疏通水道、运行水液的作用，是人体水液升降出入的道路。脾胃机能异常，则三焦水道不利；其他脏腑病引起三焦病变，亦可致脾胃功能受损。

（6）脾胃与脑：肾主藏精，主骨生髓，而脑为髓海。由于肾所主先天之精需赖于脾胃所主后天之精的不断充养，故脾胃机能正常与否亦必然间接影响到脑的机能。

（7）脾胃与骨及髓：肾主骨，髓充骨中。若脾胃化源匮乏，肾精亏损，亦可间接地影响到骨及髓的功能。

（8）脾胃与脉：脾摄血于脉管之内，若脾虚则致血溢脉外，损伤脉络。

（9）女子胞：胞宫与心、肝、脾三脏至为密切。脾心两虚，则气血不足，而致月经量少，衍期而至，甚则经闭；脾不统血则血液妄行，可发生崩漏。

# 五、脾胃的经络

经络是人体的重要组织结构之一。脾胃经络是经络组织的重要组成部分。故而这项内容应放入"脾胃的解剖"一节中讨论。但由于本项内容较为特殊，因此辟为专节分析。

## 1. 脾胃经络的循行部位

（1）足太阴脾经：起于足大趾内侧端（隐白穴），沿大趾内侧赤白肉际，经核骨（第一跖骨小头）后，上行经过内踝前缘，沿小腿内侧正中线上行，在内踝上 8 寸处，交出足厥阴肝经之前，上行沿大腿内侧前缘，进入腹部，属于脾，络于胃。向上穿过膈肌，挟食管两旁，连舌根，散布舌下。

它的支脉，从胃别出，上行通过膈肌，注入心中交于手少阴心经。

经别：足太阴之正，上至髀，合于阳明，与别俱行，上络于咽，贯舌中。

别络：足太阴之别，名曰公孙，去本节后 1 寸，别走阳明；其别者，入络肠胃，脾之大络，名曰大包，出渊腋下 3 寸，布胸胁。

经筋：足太阴之筋，起于大指之端内侧，上结于内踝；其直者，络于膝内辅骨，上循阴股，结于髀，聚于阴器，上腹，结于脐，循腹里，结于肋，散于胸中；其内者，着于脊。

（2）足阳明胃经：起于鼻翼旁（迎香穴），挟鼻上行，左右交会于鼻根部，旁行入目内眦，与足太阳经相交，向下沿着鼻柱外侧，进入上齿中，回出挟口两旁，环绕嘴唇，在颏唇沟承浆穴处左右相交，退回沿下颌骨后下缘到大迎穴处，沿下颌角上行过耳前，经过上关穴（客主人），沿着发际，到额前。

它的支脉，从大迎穴前方下行到人迎穴，沿喉咙向下后行至大椎，折向前行，入缺盆，进入体腔，下行穿过膈肌，属于胃，络于脾。

直行者，从缺盆出体表，沿乳中线下行，挟脐两旁（旁开 2 寸），下行至腹股沟处的气街穴。

它的支脉，从胃下口幽门处分出，沿腹腔内下行至气街穴，与直行之脉相会合，而后下行于大腿的前侧，至膝膑中，沿下肢胫骨前缘下行至足背，入足第 2 趾外侧端（厉兑穴）。

它的支脉，从膝下 3 寸处（足三里穴）分出，下行入中趾外侧端。

它的支脉，从足背上冲阳穴处分出，前行入足大趾内侧端（隐白穴），交于足太阴脾经。

经别：足阳明之正，上至髀，入于腹里，属胃，散之脾，上通于心，上循咽出于口，上頞頦，还系目系,合于阳明。

别络:足阳明之别,名曰丰隆,去踝八寸,别走太阴;其别者,循胫骨外廉,上络头项,合诸经之气,下络喉嗌。

经筋:足阳明之筋,起于中三指,结于跗上,斜外上加于辅骨,上结于膝外廉,直上结于髀枢,上循胁,属脊;其直者,上循骭,结于膝;其支者,结于外辅骨,合少阳;其直者,上循伏兔,上结于髀,聚于阴器,上腹而布,至缺盆而结,上颈,上挟口,合于頄,下结于鼻,上合于太阳,太阳为目上纲,阳明为目下纲;其支者,从颊结于耳前。

**2. 脾胃经络的腧穴**

(1) 足太阴脾经穴:共 21 穴。

隐白:在足大趾末节内侧,距趾甲 0.1 寸。

大都:在足内侧缘,当足大趾本节(第 1 跖趾关节)前下方赤白肉际凹陷处。

太白:在足内侧缘,当足大趾本节(第 1 跖趾关节)后下方赤白肉际凹陷处。

公孙:在足内侧缘,当第 1 跖骨基底的前下方。

商丘:在足内踝前下方凹陷中,当舟骨结节与内踝尖连线的中点处。

三阴交:在小腿内侧,当足内踝尖上 3 寸,胫骨内侧缘后方。

漏谷:在小腿内侧,当内踝尖与阴陵泉的连线上,距内踝尖 6 寸,胫骨内侧缘后方。

地机:在小腿内侧,当内踝尖与阴陵泉的连线上,阴陵泉下 3 寸。

阴陵泉:在小腿内侧,当胫骨内侧踝后下方凹陷处。

血海:屈膝,在大腿内侧,髌底内侧端上 2 寸,当股四头肌内侧头的隆起处。

箕门:在大腿内侧,当血海与冲门连线上,血海上 6 寸。

冲门:在腹股沟外侧,距耻骨联合上缘中上 3.5 寸,当髂外动脉搏动处的外侧。

府舍:在下腹部,当脐中下 4 寸,冲门上方 0.7 寸,距前正中线 4 寸。

腹结:在下腹部,大横下 1.3 寸,距前正中线 4 寸。

大横:在腹中部,距脐中 4 寸。

腹哀:在上腹部,当脐中上 3 寸,距前正中线 4 寸。

食窦:在胸外侧部,当第 5 肋间隙,距前正中线 6 寸。

天溪:在胸外侧部,当第 4 肋间隙,距前正中线 6 寸。

胸乡:在胸外侧部,当第 3 肋间隙,距前正中线 6 寸。

周荣:在胸外侧部,当第 2 肋间隙,距前正中线 6 寸。

大包:在侧胸部,腋中线上,当第 6 肋间隙处。

(2) 足阳明胃经穴:共 45 穴。

承泣:在面部,瞳孔直下,当眼球与眶下缘之间。

四白:在面部,瞳孔直下,当眶下孔凹陷处。

巨髎:在面部,瞳孔直下,平鼻翼下缘处,当鼻唇沟外侧。

地仓:在面部,口唇外侧,上直对瞳孔。

大迎:在下颌角前方,咬肌附着部的前缘,当面动脉搏动处。

颊车:在面颊部,下颌角前上方约一横指(中指),当咀嚼时咬肌隆起,按之凹陷处。

下关:在面部耳前方,当颧弓与下颌切迹所形成的凹陷中。

头维:在头侧部,当额角发际上 0.5 寸,头正中线旁 4.5 寸。

人迎:在颈部,结喉旁,当胸锁乳突肌的前缘,颈总动脉搏动处。

水突:在颈部,胸锁乳突肌的前缘,当人迎与气舍连线的中点。

气舍:在颈部,当锁骨内侧端的上缘,胸锁乳突肌的胸骨头与锁骨头之间。

缺盆:在锁骨上窝中央,距前正中线 4 寸。

气户:在胸部,当锁骨中点下缘,距前正中线 4 寸。

库房:在胸部,当第 1 肋间隙,距前正中线 4 寸。

屋翳:在胸部,当第 2 肋间隙,距前正中线 4 寸。

膺窗:在胸部,当第 3 肋间隙,距前正中线 4 寸。

乳中:在胸部,当第 4 肋间隙,乳头中央,距前正中线 4 寸。

乳根:在胸部,当乳头直下,乳房根部,当第 5 肋间隙,距前正中线 4 寸。

不容:在上腹部,当脐中上 6 寸,距前正中线 2 寸。

承满:在上腹部,当脐中上 5 寸,距前正中线 2 寸。

梁门:在上腹部,当脐中上 4 寸,距前正中线 2 寸。

关门:在上腹部,当脐中上 3 寸,距前正中线 2 寸。

太乙:在上腹部,当脐中上 2 寸,距前正中线 2 寸。

滑肉门:在上腹部,当脐中上 1 寸,距前正中线 2 寸。

天枢:在腹中部,平脐中,距脐中 2 寸。

外陵:在下腹部,当脐中下 1 寸,距前正中线 2 寸。

大巨:在下腹部,当脐中下 2 寸,距前正中线 2 寸。

水道:在下腹部,当脐中下 3 寸,距前正中线 2 寸。

归来:在下腹部,当脐中下 4 寸,距前正中线 2 寸。

气冲:在腹股沟稍上方,当脐中下 5 寸,距前正中线 2 寸。

髀关:在大腿前面,当髂前上棘与髌底外侧端的连线上,屈髋时,平会阴,居缝匠肌外侧凹陷处。

伏兔:在大腿前面,当髂前上棘与髌底外侧端的连线上,髌底上 6 寸。

阴市:在大腿前面,当髂前上棘与髌底外侧端的连线上,髌底上 3 寸。

梁丘:屈膝,在大腿前画,当髂前上棘与髌底外侧端的连线上,髌底上 2 寸。

犊鼻:屈膝,在膝部,髌骨与髌韧带外侧凹陷中。

足三里:在小腿前外侧,当犊鼻下 3 寸,距胫骨前缘 1 横指(中指)。

上巨虚:在小腿前外侧,当犊鼻下 6 寸,距胫骨前缘 1 横指(中指)。

条口:在小腿前外侧,当犊鼻下 8 寸,距胫骨前脊 1 横指(中指)。

下巨虚:在小腿前外侧,当犊鼻下 9 寸,距胫骨前缘 1 横指(中指)。

丰隆:在小腿前外侧,当外踝尖上 8 寸,距胫骨前缘 2 横指(中指)。

解溪:在足背与小腿交界处的横纹中央凹陷中,当拇长伸肌腱与趾长伸肌腱之间。

冲阳:在足背最高处,当拇长伸肌腱与趾长伸肌腱之间,足背动脉搏动处。

陷谷:在足背,当第 2、3 趾骨结合部前方凹陷处。

内庭:在足背,当第 2、3 趾间,趾蹼缘后方赤白肉际处。

厉兑:在足第 2 末节外侧,距趾甲角 0.1 寸。

**3. 脾胃经络病候**

（1）足太阴脾经：胃脘痛，腹胀，食则呕，嗳气，便溏，黄疸，身体沉重无力，舌根强痛，膝股内侧肿胀、厥冷。

（2）足阳明胃经：肠鸣，腹胀，水肿，胃痛，呕吐或消谷善饥，咽喉肿痛，鼻衄，胸部及膝髌等本经循行部位疼痛，热病，发狂。

# 第三节 脾胃病病因病机概要

中医学认为，人体在生理状态下，各脏腑组织之间以及人体与外界环境之间既对立又统一，维持着相对的动态平衡，当这种动态平衡因某种原因遭到破坏而又不能自行调节得以恢复时，人体就会发生疾病。这些破坏人体相对平衡状态而致发病的原因，就是病因。

病因是多种多样的。古代医家曾对病因作过归类。《内经》将其分为阴阳两大类；汉代张仲景在《金匮要略》中提出："千般疢难，不越三条"，以客气邪气为主，以脏腑经络分内外，并提出第三种病因——房室、金刃、虫兽所伤；陶弘景在《肘后百一方·三因论》中则分为"一为内疾，二为外发，三为他犯"；宋代陈无择又提出了"三因学说"，即：六淫邪侵为外因，情志所伤为内因，饮食劳倦、跌仆金刃、虫兽所伤等为不内外因。随着时代的发展，医学的进步，病因还会有其他的归类方法出现，但就脾胃病学的病因来说，概括起来，主要有六淫侵袭，七情内伤，饮食不节、劳逸所伤、虫积、药毒所伤、痰饮瘀血及失治误治，病后失调等因素。中医认识病因，除了解可能作为致病因素的客观条件外，主要是以病证的临床表现为依据，通过分析疾病的症状、体征来推求病因，即"辨证求因"，这也是中医病因学的一大特点。

病机，即疾病发生、发展与变化的机理。疾病能否发生及发生后的转归，与机体正气的盛衰和致病邪气的强弱密切相关。病邪作用于人体，正邪交争，如正不胜邪，则阴阳失衡、气血逆乱、脏腑功能失调，从而产生全身或局部多种多样的病理变化。临床疾病尽管种类繁多，症状错综复杂，但总的来说，脾胃病的病机多为清浊不分、纳化失常、升降失司、润燥失济、阴阳失调。把握住这些病因病机，辨证求因，审因论治，才能做到"治病求本"。

# 一、病　因

**1. 六淫所伤**

六淫，即风寒暑湿燥火六种外感病邪的统称。风寒暑湿燥火在正常情况下称为"六气"，是自然界六种不同气候的正常变化。健康的人体对这些自然的变化有一定的适应能力，所以六气不会致病。当气候变化异常，非其时而有其气，或六气太过与不及，加之人体抵抗力低下，不能适应外界气候的变化时，六气就成为能够伤害人体的"六淫"邪气了。

六淫致病，有几个特点：其一，六淫为病多侵犯肌表，或自口鼻而入，或二者同时受邪即所谓"外感六淫"；其二，六淫致病，多与季节气候有关，如春多风病，夏多暑病，长夏多湿病，秋多燥病，冬多寒病等。这样，就形成了一个四季发病的规律，即各个季节中的"主气"；其三，六淫致病除与季节气候有关外，也与居处环境有关，如久居湿地常感湿邪发病；其四，六淫致病，既可单独、又可两种以上同时侵犯人体，如湿热痢疾、寒湿泄泻等；其五，六淫致病，不仅能相互影响，也可在一定条件下相互转化，如寒邪入里，日久可化热等。

六淫作为胃肠病的病因,古人早有论述,《素问·至真要大论》曰:"风淫所胜……饮食不下、鬲咽不通,食则呕,腹胀善噫。……热淫所胜……民病腹中常鸣,气上冲胸……少腹中痛,腹大。……湿淫所胜……民病饮积、心痛……火淫所胜……少腹痛,溺赤,甚则血便。……燥淫所胜……民病喜呕,呕有苦,善太息,……寒淫所胜……民病少腹控睾,引腰脊,上冲心痛"。"夫百病之生也,皆生于风寒暑湿燥火,以之化之变也"。李东垣在《脾胃论·脾胃损在调饮食适寒温》中也指出:"若风、寒、暑、湿、燥一气偏胜,亦能伤脾损胃"。风为阳邪,为"百病之长",风邪犯胃,胃失和降,可致呕吐;寒为阴邪,多伤阳气,性收引、凝滞,寒邪内侵,可致胃脘痛、腹痛、呕吐、呃逆、反胃、泄泻、奔豚气等;暑为阳邪,其性炎热,易伤气津且多挟湿,暑邪内犯,可致腹痛、呕吐;暑邪挟湿,又可致痢疾,霍乱,泄泻;湿为阴邪,易遏气机,损伤阳气,其性重浊黏腻而趋下,脾为中土,喜燥恶湿,湿邪内犯,则中土失运,诸病蜂起,可致吐泻,痢疾,霍乱,湿阻等;燥性干涩,易伤津液,燥邪为病,伤及胃阴,可致呃逆,肠胃燥热耗伤津液又可致便秘;火(热)为阳邪,易耗气伤津、生风动血,火邪内犯胃肠,可致便秘、便血、痢疾、霍乱、泄泻、腹痛等。

除六淫之外,有"疫疠"。古人亦称之为"瘟疫"、"戾气"、"毒气"等,疫疠致病的显著特点是:发病急、病情重、传染性强、易于流行、多从口鼻而入。疫疠导致的胃肠病,如疫毒痢、霍乱等。

### 2. 七情内伤

七情,即喜、怒、忧、思、悲、恐、惊七种情志变化,是人对客观事物的不同反应。正常情况下,七情不会致人于病,只有强烈或长期的情志刺激,超过了人的正常生理适应范围,或人的气血脏腑功能失调,经不起情志变化刺激,才会导致疾病的发生。由于七情属于精神致病因素,又是直接影响内脏,使脏腑气机逆乱、气血失调,故称为"七情内伤"。

作为整体医学模式的中医学,历来重视情志因素对人体健康的影响。在《内经》中,就大量记载着七情与人体阴阳气血脏腑的生理联系与病理影响,认为情志活动是以五脏精气为物质基础,脏腑气血的变化会影响情志的变化,情志的变化也对脏腑气血有不同的影响,如"怒伤肝"、"喜伤心"、"思伤脾"、"忧伤肺"、"恐伤肾"等。七情对胃肠虽均有不同程度的影响,但其中影响最大的,是怒、思、忧。郁怒伤肝,肝气横逆、克犯中土,引起气机逆乱,肝脾不和,可致胃脘痛、腹痛、呃逆、噎膈、呕吐、泄泻、胁痛、积聚、臌胀等;思虑伤脾,脾伤气结,中土失运,可致噎膈、呕吐、泄泻、便秘、湿阻、奔豚气、积聚等;忧虑伤肺,肺伤则脉络不畅,肠道传化失常,发为积聚、奔豚气、泄泻、便秘等。

现代医学研究证明,人的心理、精神因素可引起自主神经系统、代谢、内分泌障碍及过敏性疾病。在消化系统,可引起胃及十二指肠溃疡、非特异性结肠炎、胃炎、胃下垂、急性胃扩张、胆囊炎、慢性胰腺炎、慢性肝炎、慢性阑尾炎、神经性食欲不振、呕吐、食管痉挛等。由于心理、精神因素与人体健康与疾病的关系日益被认识和重视,因此,西方医学终于摒弃了见物不见人的生物医学模式,迅速向心理-社会-生物医学模式转化。中医"神形相即"的理论和"七情内伤"的病因学说也更受重视。掌握精神因素与疾病发生的关系,不仅对内伤病的辨证起着一定作用,而且也密切关系到对这类疾病制定正确的治疗方案,即在药物治疗的同时,还要着重精神治疗。这对祛除病因,促病痊愈有重要作用。

### 3. 饮食不节

饮食不节,是指饮食失宜(过多、过少)、饮食不洁,或饮食偏嗜等。脾胃主受纳运化,因此,饮食不节,易伤脾胃,脾胃运化失常,又可聚湿、生痰、化热或变生他病。

饮食失宜、饥饱失常均是胃肠病的常见病因。过饥则摄食不足,气血化源不足,久之正气虚衰,不但胃肠易生病变,还易继发其他多种病证;而暴食暴饮,进食过多,则超越脾胃正常腐熟运化能力,造成食物积滞,损伤脾胃,出现脘腹胀满、嗳腐吞酸、厌食、吐泻等症。正如《素问·痹论》所云:"饮食自倍,肠胃乃伤"。食积日久,可郁而化热;在婴幼儿可酿成疳积;食积阻滞,气血失和,筋脉郁滞,还可变生他病。如《素问·生气通天论》所说:"因而饱食,筋脉横解,肠澼为痔"。

饮食不洁,可引起多种胃肠道疾病。食入染有传染性病原菌的食物,可患腹痛、霍乱、吐泻、痢疾等;误食带有寄生虫卵或幼虫的食物,可致蛔虫、蛲虫、绦虫等在体内寄生;进食腐败变质的有毒食物,可出现剧烈腹痛、吐泻等中毒症状,甚至昏迷死亡。

饮食偏嗜,指饮食五味有所偏嗜或饮食过热过凉。中医认为,五味配五脏,各有其亲和性,如长期偏嗜某种食物,可使脏腑机能失调,正如《素问·五藏生成篇》所说:"多食咸,则脉凝泣而变色;多食苦,则皮槁而毛拔;多食辛,则脉急而爪枯;多食酸,则肉胝胝而唇揭;多食甘,则骨痛而发落。"若过食生冷寒凉,可损伤脾胃阳气,聚湿生痰,发生腹痛、胃脘痛、泄泻等。若偏食辛温燥热,或过食肥甘厚味,则胃肠积热,会出现口疮、便秘、泄泻及痈疽疮毒。因此,李东垣在《脾胃论·脾胃损在调饮食适寒温》中强调:"饮食,热无灼灼,寒无凄凄,寒温中适,故气将持,乃不致邪僻"。另一方面,进食偏嗜,饮食中长期缺乏某种物质,也可致病。现代医学研究证实,体内缺乏某种微量元素,可引起诸如佝偻病、单纯性甲状腺肿、厌食症、智力及生长发育迟滞、免疫功能低下等多种病症。

### 4. 劳逸所伤

劳逸所伤,包括过度劳累与过度安逸两个方面。正常的劳逸对人的健康不仅无害,而且是有益和必需的;关键在于是否"过度",过度的劳逸就形成了致病的因素。

过劳,主要包括劳力过度、劳神过度、房劳过度三方面。劳力过度,即长时间过度劳累,可积劳成疾。如《素问·举痛论》所指出:"劳则喘息汗出,外内皆越,故气耗矣"。过劳可见气短神疲,倦怠乏力等;劳神过度,即思虑太过。《内经》云:"脾在志为思。"忧思太过,"思则气结",扰乱气机,损伤心脾,可出现纳呆、腹胀、便秘、便溏、噎膈、失眠健忘等病症;房劳过度,指性生活不节,房事过频而言。房劳过度,伤肾耗精,则可出现腰痛、眩晕、阳痿等病证;肾阳受损,脾失温煦,运化失常,还可致泄泻。

过劳致病,过度安逸亦可致病。《世补斋医书》说,"世但知有劳病,不知有逸病,然而逸之为病,正不小也。……夫逸之病,脾病也"。过度安逸,机体活动不足,气机不畅,气血失和,耗能减少,进食量亦减少,脾胃功能减弱可出现食欲不振,神疲乏力等。《内经》中云:"久卧伤气,久坐伤肉",久卧、久坐都是指逸而言,"气"与"肉"都是脾所主,故过"逸"的结果,也是伤脾。

### 5. 虫积

虫积,多由饮食不慎、恣食生冷瓜果以及油腻肥甘之品,致湿聚热生,蕴酿生虫,久而成积,或因误食染有虫卵的食物所致。由于小儿胃肠机能较弱,且多纵情口腹,故较成人更易染疾。王肯堂指出:"杂食瓜果与畜兽内脏,遗留诸虫子类而生虫"。张景岳更指明,食未经煮熟的食物最易生虫。同时认为虫的寄生与脾胃功能强弱密切相关,王肯堂谓:"诸虫皆由脏腑不实，脾胃之虚也。"

饮食不洁，脾胃虚弱可致虫积，而虫积又能作用于人体，引起一系列病变，故虫积亦当属"第二病因"之列。若虫积为患，则扰乱气机、劫取营养，损伤脾胃、耗伤气血，可致多种病变。《灵枢·厥病》篇曰："心肠痛，怵作痛，肿聚，往来上下行，痛有休止，腹热喜渴，涎出者，是蛟蛔也。"《诸病源候论》也指出："蛔虫者……其发动，则腹中痛，痛有休息，亦攻心痛，喜吐涎及吐清水，贯伤心者则死。""蛲虫……居胴肠间，多则为痔，极则为癞。""寸白（虫）者……其发动则损人精气、腰脚疼弱"。《千金方》说："凡卒患下痢，或赤或黑，无有多少，皆是蛊毒。"

虫之为患，种类不同，寄生部位不同，引起的病变也不同。蛔扰肠道则引起腹痛，泄泻；若逆行入胃，随气上逆，则可吐蛔；虫积日久，耗伤气血，则发为疳积；蛔结成团，阻塞肠道，则致肠梗阻；蛔喜攻窜，若入胆道，则胁腹绞痛，四肢逆冷，发为蛔厥。蛲虫寄生，可致肛门奇痒、夜不能寐。绦虫不但引起腹痛、腹胀、腹泻，日久还可耗损气血、伤人正气，正如《景岳全书》所说："虫之为病，其类不一，或由渐而甚，或由少而多，及其久而为害，则为腹痛，食减，渐致羸瘠而危者有之。"

### 6. 药毒所伤

药毒所伤主要包括饮食中毒和药物中毒两类。

饮食中毒，指服食有毒物品。饮食中毒者，多为误食：一种是误食原来就有毒的饮料或食物，由于去毒不净或食之过量而引起中毒。如河豚、毒蕈、烈性酒等；另一种，是误食本来无毒，但因故腐败变质的食品，如《金匮要略》所载：肉及肝落地不着尘土者，猪肉落水浮者，诸肉及鱼若狗不食，鸟不啄者，诸五脏及鱼投地尘土不污者，自死肉，口不闭者，六畜疫死者，凡鸟自死口不闭者，翅不合者，鱼目合者，鱼无鳃者等。这些物品误食后，毒邪入内，可致病或致死。

药物中毒，除自杀服毒或误服毒药（如砒霜、巴豆、斑蝥、轻粉、马钱子等）外，也有因医者错误诊治及病轻药重、量大药猛所致。另外，也包括当今多种西药的毒副作用。

### 7. 痰饮瘀血

痰饮和瘀血是人体遭到某种致病因素作用后，在病变过程中的病理产物。这些病理产物形成后，又能促使人体发生新的病理变化，出现新的病理过程。因此，痰饮瘀血既是病理产物，又是致病因素，亦称为"第二病因"。

痰和饮多因脾、肺、肾三脏功能失调，水液代谢障碍而形成，与脾胃关系尤为密切。《寿世保元》指出："痰者，病名也，生于脾胃。然脾胃气盛，饮食易克，何痰之有？"柯韵伯云："脾为生痰之源"。《景岳全书》亦云："盖饮为水液之属，凡呕吐清水及胸腹膨满，吞酸嗳腐，渥渥有声等证，此皆水谷之余，停积不行，是即所谓饮也，……水谷不化而停为饮者，其病全由脾胃"。

中医认为，水湿遇热则成痰，遇寒则成饮。较稠厚的为"痰"，清稀的为"饮"，合称"痰饮"。痰不仅是指咯吐出来的有形可见的痰液，还包括瘰疬痰核和停滞在脏腑经络等组织中看不见形质的痰液，临床上可表现出特殊证候。这种痰，称为"无形之痰"。由于痰引起的病证较为广泛，因此有"百病多由痰作祟"之说。

痰所引起的病机，因病变部位不同而表现各种症状，就胃肠病来说，痰停于胃，胃失和降，可见恶心呕吐、胃脘痞满；痰气结喉，可见咽中梗阻，吐之不出，吞之不下；痰浊内停，阻碍气机、胃气挟痰上逆,又可动膈而呃逆;若痰气交阻,食道不利,还可渐生噎膈。此外,不少久病,疑难杂证,临床也多从"痰"来辨证施治而获效。故前人有"顽痰生怪证"之说。

饮,即水液停留于人体局部者。其停聚的部位不同,所导致的病证也各异。《金匮要略》就有"痰饮"、"悬饮"、"溢饮"、"支饮"的分类。饮停肠胃,可见脘腹胀满、漉漉有声、呕吐清水痰涎;饮在胸胁,则胸胁胀满、咳唾引痛;饮溢肌肤,则身痛而重、肢体浮肿;饮在胸膈,则胸闷、咳喘、不能平卧,其形如肿。

瘀血,是指血液停留于脉外,血脉运行不畅、阻滞于经脉脏腑,以及出现癥块等病理变化。瘀血与痰饮一样,既是疾病过程中形成的病理产物,又是某些疾病的致病因素。

瘀血的形成,一是因气虚、气滞、血寒、血热等原因,使血行不畅而致瘀阻;二是由于外伤、气虚失摄或血热妄行等原因造成血溢脉外、积存于体内而形成瘀血。瘀血形成后,不但失去正常血液的濡养功能,造成机体的损伤,而且又作为新的致病因素,影响全身或局部的血液运行,从而产生疼痛、出血、瘀阻、癥积等新的病理变化。瘀阻胃肠,可见呕血,便血;瘀在腹内,可见癥块腹痛;瘀阻食道,可见胸膈疼痛,食入即吐或致噎膈;瘀停胸胁,可见胁痛如刺、胁下瘀块等。

瘀血作为病因,古来有之,而且越来越受重视。现代医学研究发现,不但心脑血管病,而且包括消化系统在内的全身或局部的多种病变,利用活血化瘀治法,也都取得了显著的疗效。活血化瘀,已成为解决不少疑难病症的常用大法。《血证论》云:"一切不治之证,总由不善去瘀之故。凡治血者,必先从去瘀为要。"堪称经验之谈。

**8. 其他因素**

脾胃病除有上述诸种病因外,还可因病后失调、失治误治、放疗化疗反应等多种因素引起。

病后失调,指疾病初愈,调养不当而使机体阴阳气血或脏腑功能重新出现紊乱。《内经》云:"病热少愈,食肉则复,多食则遗。"《一得集》又云:"……病初愈而邪未尽,误投补剂,必至邪与为互、如油入面,莫能去之,致成终身之疾,可慨也。"

失治误治,指病后未能及时治疗或误诊误治。失治会丧失宝贵的救治时机,以致小病拖大、表病入里;而误治更会使病情变得错综复杂、迁延难治。临床可见:痢疾失治,病久正虚,湿热留滞,邪恋不去,可成休息痢;寒湿痢误以湿热痢给以大剂苦寒治之,则如雪上加霜,进一步伤气损阳,而致虚寒痢。

放疗化疗,是西医对恶性肿瘤的治疗手段,用之有效,但毒副作用也较大,可致机体抵抗力下降,并可引起恶心、食欲不振、腹胀、腹泻等胃肠病证,因此,也属于脾胃的病因之一。

# 二、病　机

**1. 清浊不分**

清,即清气、精气,指水谷精微等营养物质;浊,即食物残渣及其他代谢产物。清浊的泌别及其输布、传化是机体生存不可缺少的重要环节,脾胃肠道在其中发挥了主要作用。

胃为"水谷之海",主通降,饮食入胃,经胃的腐熟后,下行入小肠,进一步消化、吸收,泌别清浊,游溢精气,上输于脾;脾主运化,将精气输布于心、肺、头目,并通过心肺的作用化生气血,营养全身。浊物则下传,经大肠排出体外。

清浊物质的区分,一要靠小肠的泌别,二要靠脾胃的升降分离。若脾胃升降紊乱或小肠泌别清浊功能失常,则清浊不分。清气不升,则头目失养,并影响胃的受纳与和降,出现神疲乏力、头目眩晕、食少、恶心、腹胀、泄泻等症;浊气不降,则不仅影响食欲,而且因浊气上逆可发生嗳气酸腐、恶心、呕吐、呃逆、脘腹胀闷或疼痛等证。正如《素问·阴阳应象大论》所说:"清气在下,则生飧泄;浊气在上,则生䐜胀。"

### 2. 纳化失常

纳即受纳,化即运化。人体的纳化机能主要是由脾胃完成的。

饮食入口,经过食管,纳入于胃,由胃进行腐熟,使之初步消化,形成食糜,为水谷精微的产生和输布打下基础。因此,《灵枢·玉版》篇指出:"人之所受气者,谷也。谷之所注者,胃也。胃者,水谷气血之海也。"胃的受纳功能正常,则能食能消。正如《脾胃论》所云:"胃中元气盛,则能食而不伤,过时而不饥。"胃的受纳腐熟功能正常,则气血生化有源。因此,《素问·玉机真藏论》说:"五脏者,皆禀气于胃;胃者,五脏之本也。"《景岳全书》也强调:"凡欲察病者,必须先察胃气;凡欲治病者,必须常顾胃气,胃气无损,诸可无虑。"

水谷精微的产生,不但要靠胃的受纳,也要靠脾的运化。脾既能将胃初步腐熟的食糜进一步化为精微,转输于上下,散精于周身,起运化水谷的作用,还能对饮入的水液吸收,转输布散,起运化水湿的作用。

胃纳脾化,各司其职。"食不化,责在脾;不能食,责在胃。"(《医经余论》)胃不受纳,则进食无源。"人以水谷为本,故人绝水谷则死……胃气若失,便是凶候。"(《景岳全书》)胃的腐熟功能失常,则食入不消,病发呃逆、呕吐、胃脘痛等;脾不运化,则食物不能变成水谷精微,营养不得输布,水湿亦不能运化。由此,后天失养,气血生化不足,元气亦不能充,机体整体功能下降而病邪丛生。临床可见胃脘痛、腹痛、泄泻、呃逆、噎膈等。此外,脾失运化,还能影响胃的排空、受纳,出现食欲不振、厌食、呕吐等症。如《脾胃论》所云:"胃既病,则脾无所禀受。脾为死阴,不主阴也,故亦从而病焉。……脾既病,则其胃不能独行津液,故亦从而病焉。"

### 3. 升降失司

升即上升,升发之意。饮食经过胃的受纳、腐熟,小肠的泌别,其营养精微物质(即"清")需通过脾气升发功能,才能将其转输心肺、头目,通过心肺散布周身。因此,脾气的运动特点以上升为主,脾气以升为健。

降即通降,饮食入胃,经过腐熟,必须下行入小肠,进一步消化吸收、泌别清浊,同时,完成胃肠的虚实更替,为进一步受纳做准备。因此说,胃主通降,以降为和。

脾升胃降,相反相成,对发挥其后天之本的作用至关重要。《吴医汇讲》中指出:"余尝考治脾胃莫详于东垣,求东垣治脾胃之法,莫精于升降。"又说:"盖脾主升化,其用在于健运。其属土,地气主上腾,然后能载物,故健行而不息,是脾之宜升也明矣。胃者,水谷之海,容受糟粕,其主纳,纳则贵下行,譬如水之性莫不就下,是胃之宜降也又明矣。"

如若脾胃升降失司,脾气不升,非但清气不得上输头目,散布周身,可见头晕、体弱乏力、中气下陷之久泄脱肛、内脏下垂等,还可影响胃的受纳与和降,出现纳差、呕恶、脘腹胀满等症;反之,胃失和降,不但食气上逆,出现嗳腐、呕恶、呃逆,也可影响脾气的升发,引起腹泻、腹胀等症。《临证指南医案》说得好:"总之脾胃之病,虚实寒热,宜燥宜润,固当详辨,其于

'升降'二字,尤为紧要。盖脾气下陷固病,即使不陷,而但不健运,已病矣;胃气上逆固病,即不逆,但不通降,亦病矣。"

### 4. 润燥失济

脾与胃同居中焦,分工合作,共同完成供给机体营养的功能。然二者虽同属中土,但在性能喜恶方面,各有特点。脾为阴脏,胃为阳腑;脾为湿土,恶湿而喜燥,胃为燥土,恶燥而喜润。《医经余论》云:"夫脾为己土,其体常湿,故其用阳,譬之湿土之地,非阳光照之,无以生万物也;胃为戊土,其体常燥,故其用阴,譬之燥土之地,非雨露滋之,无以生万物也。"

脾胃燥湿,既各具特性,又互相联系,相辅相成。《医经余论》说:"况脾之湿,每赖胃阳以运之,胃之燥,又借脾阴以和之,是二者有相需之用。"正常情况下,脾胃两脏燥湿相济、阴阳相合,共同完成气血生化之功。

若脾胃功能减弱,或外邪犯及中土,脾胃润燥失济,则可表现一系列相应的病理变化;水湿凝聚,困遏胃阳,太阴湿土无阳以运,会产生中满腹胀、胃不思纳、呕吐反胃、泄泻等;胃实燥热,消烁脾之津液,阳明燥土无阴以和又可见口干唇燥、心烦口臭、嘈杂呃逆、噎膈、腹痛、便秘等。因此,脾胃病论治,必须注重其润燥特点,务使润燥相济。正如《医经余论》指出:"治脾以燥药升之,所谓阳光照之也;治胃以润药降之,所谓雨露滋之也。"

### 5. 阴阳失调

《素问·宝命全形论》曰:"人生有形,不离阴阳。"脾胃的生理特性和功能多种多样,但概括起来,不外"阴"、"阳"两类,就其属性来讲,脾为脏,属湿土,属阴;胃为腑,属燥土,属阳。从功能来看,脾主升清,喜燥恶湿,属阳;胃主降浊,喜润恶燥,属阴。正常情况下,脾胃脏腑合和,润燥相济,升降协调,阴平阳秘,气血生化源源不断。若由于各种致病因素的影响,阴阳消长失去相对的平衡协调,势必产生阴阳偏胜偏衰的病理状态从而致病。这就是所谓的"阴阳失调"。

阴阳失调,对于脾胃病,广义上讲,可包括脾胃脏腑失和、清浊不分、纳化失常、升降失司、润燥失济等诸种病理变化;而从狭义上讲,主要是指脾胃阴阳失衡引起寒热盛衰的病理现象。《素问·阴阳应象大论》曰:"阴胜则阳病,阳胜则阴病;阳胜则热,阴胜则寒。"这就是说,如果阴阳偏胜,即阴或阳任何一方高于另一方,必然影响到另一方。阳气偏胜,损耗阴液,扰乱气机,损伤脉络,可见胃脘灼痛、烦躁易怒、泛酸嘈杂、口干、口苦、口疮、吐血、衄血、便血、腹痛而胀、大便干结或暴注下迫等胃肠实热证;阴气偏胜,则中阳被遏,脾失健运,升降失调,清浊不分,又可见脘闷食少、腹痛肠鸣、水泄便溏等寒证。另一方面,如果阴阳偏衰,即阴或阳任何一方低于另一方,则亦能导致阴阳失衡,一方的不足,必致另一方的相对亢盛。如:中阳不振、脾胃虚寒,则运化失常、气机逆乱、寒浊内生,可见呃逆低沉、呕吐反胃、气不得续、大便溏泄、完谷不化、纳少腹胀、肢倦乏力等;而胃阴不足,阴不制阳,又可见口干咽燥、烦躁不安、呃逆急促、干呕频作、胃痛隐隐、腹痛绵绵、大便艰涩等虚火症状。因此《济生方》曰:"一阴一阳之谓道,偏阴偏阳之谓病。"《类经附翼》亦谓之"阴阳二气,最不宜偏,不偏则气和而生物,偏则气乖而杀物"。

### 6. 病理演变

脾胃病变,虽涉及脾胃、大小肠,但总体可以脾胃功能失常来概括。其病理变化包括虚实寒热、升降润燥、纳化传导等诸多方面,且依病因的不同、体质、治疗情况的不同而有不同的阶段变化。其病理演变过程错综复杂。一般来讲,脾胃的损伤多由饮食不节、饥饱失时、冷热不当或禀赋素虚,或久病耗伤,或劳逸过度而致,这些致病因素作用于脾胃,可致脾胃气虚、纳化失常,表现胃纳不佳、饮食无味、厌食、水谷不化、食入即吐等症。脾胃气虚还可致清浊升降失司:脾不升清,可见脘闷、食后困倦、嗜睡、腹胀、四肢乏力、腹泻;脾胃不升反降,则中气下陷,又可见久泄脱肛、内脏下垂等。胃气不降,糟粕不能下传,在上则发生噎膈,在中则发为脘痛、嘈杂,在下则可见便秘、下痢等;胃气不降反上逆,则可见呕吐、呃逆等症。若中气虚衰,气不摄血、血不循经而外逸,还可见吐血、崩漏、便血、紫癜等血证。中气损伤进一步发展,常可伤及脾胃阳气;中气不振,则寒从中生,胃的腐熟功能明显减退,造成食入不化。另外,脉络收引、气滞血凝,可见脘腹冷痛等症;中阳被遏、运化无权、津液失布、水湿内停,又可进一步发展成为水湿中阻之证,可见四肢酸重、周身乏力、脘腹胀满、大便溏泄等症。水湿中阻,若因病邪、体质、失治误治等因素,从阴寒化,则更伤中阳,以致湿益胜而阳更微;若从阳热化,则湿热交蒸,酿成黄疸。如若气滞、瘀阻、痰、湿、食积郁结日久,或嗜食辛辣厚味,或热犯中土,均可生热化火,引起胃肠功能亢进,耗伤阴津,而致燥热内结,胃火上炎,出现胃中嘈杂、消谷善饥、嗳腐吞酸、大便干结等症;胃热盛,消烁阴津、阴液枯涸,又可致胃阴虚,使胃的受纳腐熟及和降功能进一步减退,出现口干舌燥、不思饮食、舌光红而干、脘腹痞满、泛恶干呕,甚至胃气衰败,出现口糜等病理表现。

脾胃位居中焦,职司受纳运化。气血之化生,水精之输布,皆赖于此。故称为"后天之本"。《景岳全书》云:"人以水谷为本,故脾胃为养生之本。"可见其重要。故《医权初编》又强调:"是知病当从脾胃为先。若脾胃他脏兼而有病,舍脾胃而治他脏,无益也。又一切虚症,不问在气在血,在何脏腑,而只专脾胃;脾胃一强,则饮食自倍,精血自旺,阳生而阴亦长矣。"了解了脾胃病理演变的一般规律,用于指导临床,就可知常达变,治中有防,取得较好的疗效。

# 第四节 脾胃病辨证概要

## 一、辨 证 要 点

### (一) 辨识主证,注意转化

脾胃病辨证,应首辨主证,此乃正确诊断之首务。

主证即众多临床表现中反映疾病本质、对病情发展变化起着主导作用的证候表现,它不是依据症状出现的多少和某症状的明显程度而定,而是以能反映疾病的病理属性的症状为主证。如胃痛病,症见胃脘隐隐作痛,绵绵不断,喜温喜按,得食痛减,时吐清水,纳少,饮食无味,神疲乏力,手足欠温,大便溏薄,舌质淡,脉细弱等表现。在这里,胃脘隐痛,喜得温按即为主证,因隐痛喜按属虚,喜温属寒,它反映了胃痛病脾胃虚寒、胃失温煦的病理机制。抓住此证,也就正确认识了脾胃虚寒胃痛病证。辨识主证的目的,是为了准确地把握住疾病的本质,从而制定恰当的治疗方法。

从辩证法的观点来看,任何事物都不是一成不变的,疾病是一个动态变化的过程,因此,主证也是在变化的,在一定条件下,疾病主证亦可发生转化。如上述脾胃虚寒胃痛,症见胃痛隐隐,喜温喜按,手足欠温等虚寒症状,若病久寒凝气滞,脉络瘀阻,出现胃脘痛剧、痛有定处、拒按、吐血、便血、脉转涩滞,说明主证已经发生转化,成为瘀血阻滞之证,治则也应随证变更而为化瘀通络。

导致主证转化的因素很多,如胃痛病日久正气损伤,或用药失当,过用寒凉、温燥皆可致气滞、气虚、寒凝、热灼而成血液瘀滞,均可造成胃痛主证的转化,他病亦皆如此。在辨证中,应注意辨识主证的这种转化,把握疾病的性质,治随证变,方可获取良效。

### (二) 追溯病史,全面分析

辨证的过程,是全面分析病情资料,正确认识疾病本质的过程,不仅需辨识主证,还要追溯病史,详尽地分析疾病的症状和体征,为正确辨证提供客观依据。

病史是疾病发生发展的过程,又是症状形成的基础,通过追溯病史,可以全面了解分析病情,对正确诊治疾病具有重要意义。如胃痛病,除询问疼痛的性质和伴见症状外,还应注意追询病史,若病常反复发作,情志不畅则诱发者,并见胃脘胀痛连胁的症状,即可判断为肝气犯胃胃痛,治疗重在疏肝和胃;若病人虽亦经常发作,在饮食不慎时而发病或疼痛加重,且畏寒恶凉,喜食热饮,胃脘隐痛,即可判断为脾胃虚寒胃痛,治疗重在温中健脾。

再如病人大便出血,应追询病史,若病人素有胃痛,又见先便后血、血色紫黯或黑,知其为远血,为久病胃络损伤所致,即可诊断为脾胃虚寒便血,治以温中健脾摄血为法。若病人素有痔疾,且经常大便秘结,便时出血,肛门红肿疼痛,或肛门常有异物感,结合先血后便、血色鲜红的特点,其血属近血,即可作出痔疮出血的诊断,治疗除施行外科方法外,内治应以清热润燥凉血或清热祛风止血为法。可见,只有详询病史,了解疾病的全部经过,全面掌握病情,才有助于正确诊断。

全面分析,除注意询问病史外,还应综合四诊材料,做到四诊合参。望、闻、问、切四诊是从四个不同的侧面了解病情,不能相互替代。因此在辨证时,应结合四诊所得,相互参照,全面分析,才能正确进行诊断,不能只凭一症,或一舌一脉,仓促诊断以致误诊。

### (三) 辨明病性,权衡主次

脾胃病辨证之要,在于辨别疾病的虚实和寒热性质,而后对证施治。如泄泻,必须辨明寒热和虚实方可施治。若泄泻清稀,腹痛肠鸣,完谷不化,舌淡,脉沉迟,多属寒证,如《素问·至真要大论》说:"诸病水液,澄彻清冷,皆属于寒。"治宜温中散寒止泻。若泻下急迫,大便黄褐而臭,肛门灼热,舌红脉数,多属热证,如《素问·至真要大论》说:"暴注下迫,皆属于热。"治宜清热止泻。若泄泻臭如败卵,腹满胀痛,嗳腐酸臭,舌苔垢腻,脉滑,则为实证,乃饮食停滞所致,治宜消食导滞。若久泻不止,大便时溏时泻,腹部胀坠,喜温喜按,面色萎黄,口淡食少,舌淡脉弱,又为虚证,乃脾虚所致,治宜健脾益气,升清止泻。又如黄疸,当分阳黄、阴黄。若目黄身黄,黄色鲜明如金黄色,发热腹满,舌红苔黄,口渴脉数者,属阳黄,为热为实,治宜清热利湿。若身目黄染,黄色晦暗如烟熏色,神疲畏寒,舌淡苔白,不渴脉濡者,属阴黄,为寒为虚,治宜温中健脾而化寒湿。此外,临证尚需分辨寒热虚实的真假,注意"真寒假热"、"真热假寒","大实有羸状"、"至虚有盛候"的虚假现象,透过假象,辨明寒热虚实的证候本质,从而正确施治。

辨证之要,还须审察病证的标本,权衡主次,从而为治疗之先后缓急提供依据。如水臌病人,出现腹大如鼓,脘腹胀满,呼吸喘促,大小便不利等邪实盛急证候,此时虽然亦有形体消瘦,食少神疲,倦怠乏力等人体正虚证象,然而权衡主次,标病甚急,危及生命,邪气盛实处于主导地位,故治疗应采用急则治标之法,逐水消肿,待腹水减轻,再调理肝脾而治本。如《素问·标本病传论》说:"先病而后中满者治其标。"又说:"大小不利,治其标。"所谓治其标,是指标病急,处于疾病中为主的地位。对于脾胃病的复杂证候,应权衡主次,辨清病证发展过程中的这种主次关系而施治。

### (四)确定病位,分清阶段

诊断疾病,不仅要辨明病性,更需确定病位,分清阶段,这是辨别脾胃病的一个重要原则。

脾胃病的病理变化虽然复杂,但其发生、发展、演变具有一定规律性。多由饮食、劳倦、情志等因素,影响脾胃肠等脏腑器官,使脏腑功能紊乱,阴阳气血失调,病多起于中焦,而波及上焦,累及下焦。因此,脾胃内伤杂病的病位,多在脾、胃、大小肠、食道、口、舌等,其病位确定和阶段划分,应以脏腑器官为主,结合气血、三焦来辨别。

如胃痛病,症见胃脘疼痛,病位主要在胃,然而在临床辨证时,还要进一步分析,看病在气分阶段还是久痛已入血分。若病人胃脘胀满疼痛,连及两胁,嗳气脉弦,或胃痛灼热,烦躁易怒,泛酸嘈杂,口苦舌红等,此为肝气犯胃或肝胃郁热所致,治宜疏肝理气和胃或疏肝清热和胃,调理气分方愈。若胃痛日久不愈,病人胃脘刺痛,痛有定处,舌质紫暗或有瘀点瘀斑,脉滞涩,是久痛入络,已由气入血,病在血分,当采用化瘀通络、和胃止痛的方法,从血分调治胃痛可愈。

又如泄泻,是脾胃病的常见病,病变部位主要在脾胃和大小肠,辨证当分病在中焦、下焦。初起阶段大便泄泻,脘闷食少,腹部胀满或疼痛,病在中焦,治用健脾和胃、祛湿止泻之法,调理中焦即可获愈。若病情进展,出现久泻不止,或五更泄泻,甚或滑脱不禁证候,则病由中焦而入下焦,由脾而累及于肾,导致肾阳虚衰或下焦不固,病变的部位不同,疾病的病理阶段不同,治疗也应随之而变,当用温肾助火或收敛固脱之法,温涩下焦方可收效。

再如积聚,腹内结块,或胀或痛,病分初中末三个阶段。初期,积块软而不坚,正气未伤;至中期,积块增大,按之觉硬,正气已伤;若积块坚硬,正气大伤则为末期。疾病的这种阶段划分,能反映出病情的轻重、病势的进退、病机的演变和正气的盛衰,是辨证的依据,因此应观察病情,分清阶段。这对治疗也具有重大指导作用。如《医学心悟》说:"积聚癥瘕之症,有初中末之三法焉。当其邪气初客,所积未坚,则先消之而后和之。及其所积日久,气郁渐深,湿热相生,块因渐大,法从中治,当祛湿热之邪,削之软之,以抵于平。但邪气久客,正气必虚,须以补泻迭相为用。"

可见,辨疾病不同病位和阶段,是辨证过程中不容忽视的重要方面,辨明病位,分清阶段,据此而施治,才可有的放矢,收到显著疗效。

### (五)详审病势,观察预后

疾病是一个不断发展变化的过程,脾胃疾病也是如此。由于感受的病邪性质不同,病人的体质差异,脏腑之间又存在着生克制化的密切联系,加之治疗用药的得当与否,正气的盛衰和胃气的强弱有无等,这些都决定着疾病的发展趋势和转归预后。诊断中,仔细审察这种疾病的发展趋势和预后转归,是非常重要的。

《医宗金鉴》说："人感受邪气难一，因其形脏不同，或从寒化，或从热化，或从虚化，或从实化，故多端不齐也。"病邪有轻有重，有阴有阳，体质有虚有实，有寒有热，疾病随病邪的性质不同和人体的阴阳强弱不同而呈现不同的病变和发展趋势。如脾胃病患者，若素有胃中冷痛，腹痛泄泻，经常畏寒怕冷的阴寒体质之人，最易感受寒邪而伤胃肠阳气，病从阴化寒，出现脾胃阳虚寒盛的病变趋势；若平素心烦急躁，胃中灼热，口干舌红，经常大便干结的阳热体质之人，最易遭受热邪侵扰而伤胃肠阴液，病从阳化热，出现胃肠阳热炽盛的病变趋势；若平常胃中满闷，呕逆不食，口淡苔腻的脾虚湿盛体质之人，最易感受外界湿邪而困遏脾气，出现水湿内停，化饮酿痰，呈现痰饮水湿为患的病变趋势。诊察疾病时，要注意辨识这种病势。

再者，病变过程中，由于失治误治因素，也常导致病势的转化。如胃痛患者，胃脘冷痛，隐隐不休，喜温喜按，得食痛减，舌淡苔白，脉沉迟无力，证属虚寒，在治疗的过程中，由于过用肉桂、附子、干姜、吴萸等温燥药物，化热伤阴，出现胃中灼热，口燥咽干，嘈杂不食，舌质红干燥少津，脉细数等证象，是由脾胃虚寒而转为阴虚胃热，病势发生转化。又如痢疾病人，腹痛较剧，里急后重，下痢赤白脓血，或痢下血水，肛门灼热，舌红苔黄，脉数，证属实属热；若临床失于治疗，或过用寒凉，损伤胃肠阳气，出现下痢不止，痢下稀薄或白黏冻，或下利清谷，甚或滑脱不禁，腹痛隐隐而凉，畏寒神疲，舌淡，脉弱等，是由实热而转为虚寒，病势发生转化。诊断时，要详审这种病势的发展转化，做到正确辨证，而使治疗无误。

脏腑之间存在着生克制化的关系，如木郁乘土，土壅木郁，土不生金，火不生土，土不制水等，这些也均以说明疾病的病势演化。《金匮要略·脏腑经络先后病》篇说："夫见肝之病，知肝传脾，当先实脾。"正是指出了肝病传脾的这种病变发展趋势。如黄疸及胁痛病患者，临床表现情志不畅，胁肋胀痛，胸闷口苦，脉弦，随之出现饮食减少，乏力，腹胀脘闷，大便溏泻，或舌苔白腻或黄腻等脾虚或湿盛证候，病势发展，由肝及脾，临证应审察病势，知肝传脾，治疗先实脾土，以杜滋蔓之祸。可见在诊断时，运用脏腑间的互相联系来审察病势的演化，也是辨证中十分重要的方面。

疾病是一个正邪相争的过程，正能胜邪则病退，正不胜邪则病进，正气的盛衰决定着疾病的转归预后。如脾胃病久病患者，虽病而目光有神，神情不乱，呼吸平稳，语声清亮，肌肉不削，为正气损伤不甚，脾胃等脏腑功能未衰，由于正气内存，具有驱邪抗病的能力，故预后一般较好。若脾胃病患者，形体羸瘦，面色晦暗，目无光彩，频频呕逆，纳食渐无，喘促气不接续，神识昏蒙等，此为正气大伤，脾胃等脏腑功能衰竭，预后大多不好。如徐灵胎说："疾病之人，若元气未伤，虽病甚不死，元气或伤，虽病轻亦死。……故诊病决死生者，不视病之轻重，而视元气之存亡。"

胃气的强弱也决定着疾病的预后好坏。《素问·平人气象论》说："人以胃气为本。"脾胃为水谷之海，是人身元气生成之源，脾胃病患者，虽然病情较久或较重，只要病人胃纳尚佳，食欲不减，说明胃气旺盛，有胃气则生，由于精气生成有源，具有抗邪祛病的物质基础，预后多较好。反之，若病人食欲全无，或食入即吐，水米不进，为胃气已衰，由于化源已绝，预后大多不良。可见，人体正气强弱与胃气存亡决定着疾病的病势和预后转归。

# 二、辨 常 见 症

## (一) 辨口味

口为脾窍，口腔属消化道的起始部，直接隶属于脾胃，关系甚为密切，如《灵枢·脉度》篇说"脾气通于口,脾和则口能知五谷矣。"因此,口的味觉可直接反映出脾胃肠的病变。口内津液,又通于五脏,所以口的味觉又可反映出五脏病变。脏腑之气偏盛偏衰,便有不同味觉反映于口,为临床诊断提供依据。口味异常主要有口淡、口甘、口苦、口酸、口咸、口辣、口腻、口臭等几方面,各反映出不同的病变。

口中无味,饮食不香,称为口淡,多由脾胃虚弱所致,常伴有饮食减少,神疲乏力,腹胀便溏,舌淡脉弱等症,治宜健脾益气,以助运化。若口淡而见纳呆,脘痞呕恶,舌苔厚腻,则又属湿浊中阻,脾胃失于运化,治疗宜芳香化湿,醒脾开胃。

口内常觉甜味,称为口甘,常由脾胃湿热蕴结所致,多伴有食少中满,脘痞呕恶等症。《内经》称之为脾瘅,如《素问·奇病论》说:"有病口甘,……名曰脾瘅。……津液在脾,故令人口甘也,……治之以兰,除陈气也。"所谓津液在脾是指脾胃内蕴湿热,由于浊气上泛,溢于口,故致口甘。治疗宜芳香醒脾,清化湿热。

口内常觉苦味,称为口苦,为肝胆郁热所致,《内经》称为胆瘅,如《素问·奇病论》说:"有病口苦,……病名曰胆瘅。……胆虚气上逆而口为之苦。"常兼心烦易怒,目赤胁胀,舌苔薄黄,脉弦数等症,治疗宜清泄肝胆郁热。临床若出现口苦而见胁胀,脘闷呕恶,腹胀便干症状,则属肝胆郁热乘胃,胃失和降,治疗又宜疏肝清热,和胃降逆。

口内自觉酸味,称为口酸,多由木郁乘土,肝热犯脾胃所致,常兼有胁胀脘闷,呕苦作酸,脉弦等症,治疗宜疏肝清热,健脾和胃。若宿食停滞胃肠,亦可出现口酸,常兼有脘腹满闷膜胀,嗳腐苔厚等症状,治疗宜消食导滞和胃。

口内黏腻不爽,称为口腻,多为湿浊困脾所致,常伴有胃脘满闷,食少苔腻,肢倦便溏等症状,治疗时采用芳香化浊,健脾燥湿的方法,湿浊得化,脾胃健运,则口腻自除。

口内出气臭秽,称为口臭,多属胃火盛,上蒸于口所致,常兼有牙龈赤烂肿痛,或口舌生疮糜烂,口渴引饮,溺赤便干等症状,治疗宜清胃泻火。另有饮食失节,宿食停滞,胃肠食积,也可造成口臭,常见口中臭秽酸腐,兼有脘腹胀满,不思饮食,吞酸嗳腐,舌苔垢腻等症状,治疗宜消食化积导滞,和胃降逆。

此外,五脏各主五味。如咸为肾之味,辛为肺之味。口内常觉咸味,称为口咸,多为肾液上乘所致。口内常感觉辛辣,舌上有麻辣感,称为口辣,常由肺热所致。此又当分别从肾肺二脏论治。

## (二) 辨渴饮

渴饮是脾胃病中的常见症状,也是辨别证候寒热、虚实,识别水湿、瘀血的一个重要依据。临床应根据口渴与否,欲饮与不欲饮,饮多饮少,喜冷喜温,再结合脉证舌象,仔细分析,以区分病位,分辨病性。

一般来说,口渴为热,常是胃肠蕴热的特征;口不渴为寒,多属脾胃虚寒的征象;口渴饮冷为胃肠内有实热蕴结;口渴不饮或渴喜热饮属脾胃水饮、瘀血阻滞。

胃肠热盛则口渴引饮。若大渴伴大热、大汗、脉洪大者,为邪热炽盛,病位在胃,治疗宜清胃泻热;若渴饮无度,饮水而渴仍不止者,则又属热盛津伤,治疗宜清热生津。口渴引饮兼大便秘结,腹满胀痛,舌苔黄燥或焦黑起刺,脉沉实有力者,为腑实热结之证,病位在肠,治疗宜苦寒攻下,通腑泄热。若口渴饮冷,兼胃中灼热,嘈杂泛酸,舌红苔薄黄,脉数者,为胃中蕴热,治疗宜清热和胃。消渴病口渴饮冷,兼有多食善饥,形瘦便干,舌苔黄燥等症状,属中消胃热,治疗宜清胃泻火。

口渴常伴有饮水,如果口渴而不思饮,或渴喜热饮且饮亦不多,为脾虚胃肠内停有水饮,由于湿浊水饮阻滞,水津不布,津液不能上承所致。此症常兼有心下满或悸,小便不利,或水入即吐等症状,虽有口舌干燥,亦不可清热生津,而宜温化渗利,湿化饮除,津液上承而口渴自止。若口渴咽干而不欲饮,或漱水不欲咽,常为胃肠蓄瘀的表现,多兼有脘腹疼痛,大便黯黑,舌质紫暗或瘀点瘀斑,脉沉涩等症状,治疗宜活血祛瘀。脾胃湿热郁蒸亦可出现口渴,其渴不欲饮,或饮而不多,常伴有身热体倦,便溏不爽,苔腻且黄等症状,治疗宜清热化湿。

### (三) 辨食欲

脾胃同居中州,共司水谷受纳运化,脾胃强健,水谷得以受纳运化,则食欲正常;若脾胃受病,纳运失职,则食欲异常。《证治汇补》指出:"胃可纳受,脾主消导,一纳一消,运行不息,⋯⋯若饮食饥饱寒暑不调,则伤胃,胃伤则不能纳;忧思恚怒,劳役过度,则伤脾,脾伤则不能化。"可见,食欲正常与否是识别脾胃功能强健状况的标志,又是辨别胃肠病证的重要依据。常见的食欲失常有纳差不食和多食善饥两个方面。

脾胃气虚则食少纳呆,为脾虚健运失职,胃弱不能受纳所致,常兼有食后脘闷腹胀,大便溏泄,并有神疲面萎,舌淡脉弱等症状,治疗宜培补中土,健运脾胃。胃阴不足则饥不欲食,为津液不能濡润胃腑,受纳无权所致,常兼有口渴饮水,干呕,或胃痛嘈杂,舌干少津等症状,治疗宜滋阴益胃。食滞胃脘则纳呆恶食,由于饮食失节,食积不化,停滞中焦所致,常兼有嗳腐酸臭,脘腹胀闷,舌苔厚腻等症状,治疗宜消食导滞。肝气犯胃则不思饮食,是由于肝气郁结,横逆犯胃,胃气失和所导致,常兼有胸胁胀满或疼痛,神情抑郁,或嗳气呕逆等症状,治疗宜疏肝理气和胃。寒湿困脾和湿热内蕴都可导致纳呆不食,寒湿困脾者常兼有泛恶欲呕,脘闷腹胀,大便溏泄,舌苔白腻等临床特征,治疗宜健脾燥湿,芳香温化;湿热内蕴者常兼有厌恶油腻,脘闷腹胀,便溏不爽,舌苔黄腻等临床特征,治疗宜清化湿热,醒脾开胃。

内伤久病,饮食逐渐减少者,为脾胃之气虚衰的表现;病中不食或食少,而饮食逐渐增加者,属正胜邪退,胃气逐渐恢复之象。大病久病,饮食不减,是有胃气,由于化源充足,预后较好;若饮食减少,渐至不思饮食,属胃气衰败,由于后天生化乏源,预后不好。此即所谓"得谷者昌,失谷者亡"。临床上久病不起的患者,本不能食,而又突然暴食,则属"除中"症,是中气除去,胃气衰败的征象,多主死证。

一般来说,多食为脾胃功能强健的标志,但是临床上若出现多食善饥,则属病态。病理多食是指食量超过常人,或超出患者日常一般食量而言,多系胃中有热的表现。胃热则消谷,谷消则善饥,常见于消渴病中消证。患者多食易饥,形体消瘦,口渴引饮,大便干结,舌苔黄燥,呈现胃火炽盛征象,治疗采用清胃泻火的方法,邪热去则胃自和而多食易饥自然消失。另有时时感觉饥饿而不能多食,食则脘腹胀满者,属脾胃之气虚弱所致,常见于胃脘痛之中气虚病人,治疗当采用健脾温运、调养胃气的方法,中气恢复,脾胃健运则饥饿感消失而自能食。

### (四) 辨二便

脾主运化升清,胃主受纳降浊。小肠受盛化物分清别浊,水浊入膀胱走前窍而为尿液,谷浊归大肠走后窍而为粪便。大肠传导化物,排泄糟粕。因此二便发生异常,多关系于脾胃和大小肠,常为胃肠功能失常的表现。

二便异常有大便秘结、泄泻和小便不利、失约几方面,分述如下:

泄泻是脾胃功能失常的表现,可由多种原因所造成。脾胃虚弱,运化失职,清气不升而反下流肠间,可致泄泻。临床出现大便稀溏,或清稀如水,或谷食不化,水谷混杂,常伴有纳差腹胀,神疲体倦,舌淡脉弱等症状。如《素问·藏气法时论》所说:"脾病者……,虚则腹满肠鸣,飧泄,食不化。"治疗宜健脾益气,升清止泻。泄泻若由脾阳大虚,火不腐谷所致,临床则出现完谷不化或洞泄无度,常兼有腹中冷痛,畏寒肢冷等症状,治疗宜温中助阳,健脾止泻。脾虚泄泻日久,每每由脾及肾,导致脾肾阳虚,而为五更泄泻,或下利清谷,此属阳虚火衰,火不温土所致。《景岳全书》指出:"久泻无火,多因脾肾之虚寒也。"治疗宜采用益火扶土的方法,温肾健脾止泻。泄泻日久不止,损伤中气,又可造成中气下陷,出现大便滑脱不禁,甚或脱肛,治疗宜益气升清,收涩止泻固脱。正如《医宗必读》所说:"注泄日久,幽门道滑,虽投温补,未克奏功,须行涩剂。"又说:"升提,……鼓舞胃气,上腾则注下自止。"指出了滑泄宜用收涩升提的正确治法。

暴注下迫,皆属于热。若泻下如注,肛门灼热,便色黄褐臭秽,则为湿热阻滞胃肠、升降传导失司所致,治疗宜清热利湿。诸病水液,澄彻清冷,皆属于寒。若泻下清稀如水,腹中雷鸣切痛,兼有脘闷腹胀,口淡不渴症状,又属寒湿困脾,升降失司,水谷混杂并走肠间所致,治疗宜温中健脾,散寒化湿。饮食停滞亦可导致泄泻,其临床特点是脘腹膜胀作痛,泻后痛减,泻下臭如败卵,伴有嗳腐酸臭,舌苔垢腻等症状,治疗宜采用通泄的方法,消食导滞,排除胃肠积滞。临床又有肝气犯脾所致泄泻,其特点是腹痛即泻,泻后则安,伴有胁胀、嗳气、脉弦等症状,泄泻每由精神刺激或情绪紧张而诱发,治疗宜扶土抑木,疏肝理脾。

大便秘结有热秘、寒秘、气秘、虚秘等不同,临床应当分清虚实,明辨寒热。

热结便秘,又称作热秘,属热属实。临床出现大便秘结不通,腹部胀满疼痛拒按,或身热恶热,舌苔焦黄起刺,脉沉实有力,属胃肠积热,腑气不能通降所致。治疗宜通腑泄热,攻导大便。阳虚便秘,又称作寒秘或冷秘,属寒属虚。临床可见大便秘结,艰涩不畅,排出困难,伴有腹中冷痛,面青肢冷,小便清长,脉沉迟无力等症状,属脾肾阳虚,阴寒凝滞所致。治疗宜温阳散寒。阳气宣通,寒凝得解,而便秘自除。

气虚气滞亦可导致便秘。气滞便秘,称作气秘,证情属实,所见大便秘结数日1行,滞涩不畅,兼有胁胀腹满,噫气呕恶,脉弦等症状,为肝气郁滞、脾胃升降失常、气机紊乱所致,治疗宜顺气行滞、降逆通便。气虚便秘,常称虚秘,病性属虚,大便秘结,粗大如柱,数日不通,便时强力努责,便后虚疲至极,伴见气短喘促,舌淡脉弱等症状,属肺脾气虚,无力传送糟粕所致。治疗宜补益肺脾之气,气足大便自然传导。临床上又有阴血亏虚便秘者,大便长期秘结,或数日1次或数周1次,排便困难,兼有形瘦咽干,眩晕,面色无华,舌淡脉细或数等症状,属阴血不足,肠道失其濡润所致。治疗宜采用增水行舟的方法,滋阴养血,润肠通便。

小便不利是指小便量少而排尿困难的一种症状,就脾胃病临床而言,其发生大概有三方面。或由津液偏渗大肠,或为湿热阻滞水道,或属中气不足下陷及脾阳虚弱不振。《卫生宝鉴》指出"小便不利者有三,不可一概而论。若津液偏渗于肠胃,大便泄泻而小便涩少,一也,宜分利而已;若热搏下焦津液,则热湿而不行,二也,必渗泄则愈;若脾胃气涩,不能通利水道,下输膀胱而化者,三也,可顺气令施化而出也。"

小便泌别失职,水浊不走前窍而偏渗大肠则小便不利,临床出现小便短少不利,大便反见泄泻清稀,兼有肠鸣脉濡,舌淡、苔白滑等症状,治宜渗利,开阑门分水道,使水走前窍而小便自利且大便水泄自止。若小便短赤不利,兼有口苦纳呆腹胀,舌苔黄腻,脉濡数等症状者,则为感受湿热或水湿内停蕴久化热,湿热胶结阻滞三焦水道所致,治疗宜清利水湿,攻逐湿热,通利水道。另有中气不足而小便不利或不通者,临床见排尿困难,时轻时重,兼有神疲气短,纳少,少腹坠胀等症,属劳倦伤脾,气虚无力排尿或中气下陷所致,治疗宜健脾补中益气升提。中气足则小便自能排泄。脾阳不振,小便不利多见于水肿病人,身肿腰以下肿甚,小便短少不利,兼有面色㿠白,形寒肢冷,舌淡胖、苔白滑等症状,乃因寒湿入侵或劳倦内伤,中阳受损,运化无权,水湿不能下行所致,治疗又宜温运脾阳,化气行水。

小便失约在脾胃病临床上可有频数、余沥、失禁、遗尿几方面。若小便频数,尿清而长,兼有神疲气短,形寒纳差,舌淡,脉弱者,属肺脾气虚,乃由肺失治节,脾失固摄所致,治疗宜补气温肺健脾。若尿后余沥不尽,时作时止,遇劳即发,兼有神疲肢倦,纳差腹坠等症状者,属中气不足,不能固摄津液所致,治疗宜补中益气,升提固津。小便频数失禁,咳则尿液自出,兼有神疲气怯,食后腹胀者,属肺脾气虚,津液失于固摄所致,治疗宜补气健脾益肺,佐以收涩固津。若过劳则遗尿,兼有肢倦懒言,舌淡,脉弱等症状,常由劳累或忧思过度伤脾,中气下陷所致,治疗宜补气健脾,升提固摄。若尿急、尿频、尿疼,色黄者,则为脾虚水湿下注,阻滞气机,郁而化热,治宜健脾利湿清热。临床另有小便混浊,日久不愈,或兼有尿后余沥,面色萎黄,神疲纳少者,属脾虚下陷,固摄失职,精液下流所致,治疗亦宜补气升提,健脾固精。

## (五) 辨呕吐

呕吐是脾胃病的一个常见症状,由胃气上逆所致。一般以有声无物为呕或称干呕,有物无声为吐,有物有声谓之呕吐。呕吐亦有虚实寒热之分,临床上常以呕吐物和兼见症状进行分辨。

痰饮阻滞呕吐,呕吐痰涎,心下悸或痞满,兼见眩晕,小便不利,苔白脉滑等症状,为饮停胃脘,胃失和降,胃气上逆所致,治疗宜温阳化饮,降逆止呕。胃肠热结呕吐,呕吐频作,食入即吐,得冷则安,兼有心中烦热,渴饮便秘,舌红苔黄脉数等症状,属胃肠蕴热,胃火上逆所导致,治疗宜清胃泻火,降逆止呕。食滞胃脘呕吐,呕吐酸腐,厌食噫臭,并有脘腹膨胀,苔厚,脉滑等症状,为饮食停滞不化,中焦气机受阻,浊气上逆所致,治疗宜消食导滞。若呕苦吐酸,伴有胁胀脘闷,嗳气频频,善太息,脉弦等症状,属肝气犯胃,胃失和降所致,治疗宜疏肝理气,和胃降逆。脾胃虚寒呕吐,呕吐清涎,食多即吐,时作时止,兼有脘腹冷痛,喜温喜按,食少便溏,舌淡脉迟等症状,为中阳不足,脾失健运,胃气上逆所致,治疗宜温中健脾,和胃降逆。胃阴不足呕吐,表现干呕不食,或食入即吐,兼有心烦口干,咽干舌红,脉细弱或数等症状,是由于胃阴不足,胃失濡润和降,胃气上逆所导致,治疗宜滋阴益胃,降逆止呕。

另有饮食入胃,朝食暮吐,暮食朝吐,称为反胃,多为火衰,脾胃虚寒太甚所造成。诚如王冰所说:"食入反出,是无火也。"治疗宜补火扶土、温阳助运,和胃降逆。

## (六) 辨出血

脾胃病出血常见的有吐血、便血、溺血、衄血等几方面,临床上应当明辨病位,分清性质。

血自胃来,从口而出者,称为吐血,病变主要在胃和食道,且多关系于脾、肝二脏。若胃中积热，灼伤胃络，则吐血鲜红或紫暗，兼见胃脘灼热疼痛，口渴喜冷饮，口臭便秘，舌苔黄，脉数等症状，治疗宜清胃泄热，凉血止血。肝火犯胃吐血，常发生在大怒之后，《素问·举痛论》所谓："怒则气逆，甚则呕血。"多兼有胁胀口苦，心烦易怒，舌红、苔黄，脉弦数等症状，属郁怒伤肝，肝火犯胃，灼伤胃络所导致，治疗宜清肝和胃，降逆止血。临床又有胃脘血瘀吐血，血出紫暗有瘀块，兼见胃脘刺痛，面色黧黑，舌有瘀点瘀斑症状，多由脾胃阳虚寒凝，或气虚血瘀，瘀阻络道所致，治疗宜活血祛瘀止血，或兼以温中散寒或健脾益气。若吐血过多，出现面白无神，肢厥汗出，脉微细欲绝或芤大无力，属虚脱之象，治疗急宜益气固脱。

便血是指大便出血，临床应区分远血近血。若先便后血，属于远血，其色黧紫而黑，病位或在小肠或在胃；若先血后便，则为近血，其色多鲜红，病位或在直肠或在肛门。

脾胃虚寒便血，先便后血，血色紫暗或黑腻如柏油样，兼有神疲肢冷，脘腹隐痛，口淡不渴等症状，为中阳不足，脾不统血，血溢络外所致，治疗应当温中健脾，益气摄血。胃肠蕴热可致便血，若下血鲜红，先血后便，甚则纯下鲜血，为风火熏迫大肠所致，属肠风，兼有口渴饮冷，大便燥结，苔黄脉数等症状，治疗宜凉血泻热，息风宁血；若下血紫黑污浊，先血后便，或血晦暗不鲜如黄豆汁，为湿热蕴结化毒，下注大肠，灼伤阴络所致，属脏毒，兼有脘痞呕恶腹胀，或有肛门肿硬疼痛，苔腻脉滑等症状，治疗宜清化湿热，和营止血。

衄血根据出血的部位，鼻孔出血者为鼻衄，齿龈出血者为齿衄，血自肌肤溢出者为肌衄。胃中蕴热常导致鼻衄或齿衄，临床见出血鲜红量多，兼有口臭渴饮，鼻燥龈肿，舌红，脉数等症状，为胃热熏迫，灼伤血络所致，治疗宜清胃泻火。脾气虚弱亦可导致衄血，鼻衄齿衄渗渗不止，反复发作；或肌肤出现紫点紫斑，色紫暗淡，时起时消，属脾胃虚弱，气虚不能摄血，血溢脉外所致，治疗时应当健脾益气摄血。如齿衄见脉沉弦细，舌红苔薄等症，兼头晕、失眠等，治宜滋补肝肾，养血止血。

另有溺血，即小便出血，病在小肠，关系于脾。若心火亢盛，下移小肠，灼伤血络，则尿血鲜红，每见小便赤涩灼痛，或口舌生疮糜烂，舌尖红脉数症状，治疗应当清心导赤，泻小肠之火。若脾气虚损，中气下陷，脾不统血，也可导致尿血，临床出现小便频数带血，血色淡红，反复不愈，兼有神疲体倦，舌淡脉弱等症状，治疗宜健脾升清，益气摄血。

### (七) 辨疼痛

疼痛是脾胃病的常见症状，临床应当分辨虚实寒热及在气在血。一般来说，疼痛剧烈，胀痛拒按为实；痛势绵绵，空痛喜按为虚；疼痛喜暖恶冷为寒；疼痛喜冷恶热为热；胀痛攻窜属气滞；刺痛不移属血瘀。脾胃病常见的疼痛有胃脘痛和腹痛几种。

胃痛骤作，喜温恶冷，得温痛减，脉多沉迟，为寒邪犯胃所致，治疗宜温胃散寒。胃脘疼痛，灼热嘈杂，兼口渴喜冷，尿赤脉数，属胃中蕴热，治疗宜清胃泻热。胃痛绵绵，时作时止，喜温喜按，属脾胃虚寒，常兼有神疲乏力，四末不温，苔白，脉沉迟症状，治疗应当温中健脾。胃痛灼热，兼有心烦口干，舌红少苔等症状，属胃阴不足，治疗应当滋阴养胃。胃脘胀痛，满闷不舒，嗳腐苔厚，为宿食停滞所致，治疗宜消导和胃。胃痛连胁，嗳气反酸，纳差脉弦，属肝气犯胃，治疗应当疏肝和胃。胃脘刺痛，固定不移，舌质瘀暗，脉象沉涩，为瘀血阻络，治疗应当活血祛瘀。

腹痛胀满拒按，兼有大便秘结，口渴饮冷，苔黄，脉滑数症状，为胃肠实热，由于热结腑实，气机不通所致，治疗宜通腑泄热，行气止痛。腹痛隐隐，喜温喜按，得温痛减，遇冷加重，伴有肢冷便溏,神疲舌淡,脉沉迟症状,属脾胃虚寒,由于中阳不足,寒邪凝滞所致,治疗宜温中健脾散寒。腹满胀痛,痛无定处,矢气则舒,或有气瘕攻动,为气滞腹痛,由于肠胃传化失司,气机升降失常所致,治疗应当行气止痛。腹痛固定,痛如针刺,昼轻夜重,或有积块不移,为瘀血腹痛,由于瘀血阻滞,脉络不通所致,治疗应当活血祛瘀止痛。痛在右下腹部,拘急拒按,或有包块,兼见呕恶、便秘、舌苔黄腻、脉数等症状,为肠痈,是由于湿热蕴结,热壅血瘀所致,治疗应当泻热通腑,破瘀散结。脐腹作痛、阵作无时,或痛时见包块突起,兼有腹大形瘦,嗜食异物症状,为蛔虫内扰所致,治疗应当安蛔止痛。

另有头痛,与脾胃病相关。若头痛隐隐,绵绵无休,稍劳即重,休息则缓,兼有面白少气、舌淡、脉弱等症状,为气虚头痛,乃由中气虚弱,清阳不升,清窍失养所致,治疗应当补中益气,健脾升清。若头痛不甚,眩冒昏沉,兼见脘闷呕恶,苔腻脉滑等症状,属于痰湿头痛,是由于痰湿中阻,清阳不升所导致,治疗应当温阳化饮,升清止痛。若痛在前额连及眉棱骨,兼有口渴舌红,缘缘面赤,为胃火头痛,乃由胃热循经上冲,上扰清窍所致,治疗应当清胃泻热。

### (八) 辨积聚

脾、胃、肠皆位于腹中。积聚也叫癥瘕,是腹内常见的肿块,也是脾胃病的常见症状。

腹内肿块坚硬,按之应手,不能移动者为癥;腹内结块聚散无常,或上或下,或左或右,可以活动者为瘕。如《诸病源候论》所说:"癥瘕……其病不动者,直名曰癥,……瘕者,假也,为虚假可动也。"积是有形,固定不移,痛有定处,病属血分,乃为脏病;聚是无形,聚散无常,痛无定处,病属气分,乃是腑病。如《金匮要略》所说:"积者脏病也,终不移;聚者腑病也,发作有时,展转痛移。"腹内五脏之积,各有其部,心之积曰伏梁,其位在上;肺之积曰息贲,其位在右;肝之积曰肥气,其位在左;肾之积曰奔豚,其位在下;脾之积曰痞气,其位在中。溯其本源,总由中气不运所致。可见,癥积是腹内肿块形迹明显而推之不移,瘕聚是腹内结块形迹不甚明显而推之可移。一般而言,癥积病程长,病情重而较难治疗;瘕聚病程短,病情轻而较易治疗。

另有疝、癖,亦属脾胃病常见的腹内肿块。疝者,腹内近脐左右,有条状物扛起,大者如臂,小者如指,乃气与食积寒邪相搏结而成。癖者,潜匿两胁,寻摸不见,有时而痛,始觉其物,乃由饮食劳倦伤脾,邪结不散而成。

积聚形成,总不外气滞、血瘀、痰阻、寒凝、食积所导致,病位多在肠胃,关系于脾、肝二脏。胁下或腹部有块,初起胀痛不坚,久则坚硬不移,疼痛较甚,为气滞血瘀所致,多属癥积,常兼有身体消瘦,胁胀腹满,面晦神疲等症状,舌质多青紫或有瘀斑,脉弦细,治疗应当活血祛瘀,佐以行气。脘腹有块,按之软而不坚,或大或小,时聚时散,隐隐作痛,兼有脘腹胀满,纳差肢倦,或形体消瘦,舌淡脉弱等症状,属中气虚损,由于脾失运化,食积停滞,痰饮蓄积所致,多为瘕聚,治疗应当补益中气,温阳化饮,消导行滞。脘腹有块,或时聚时散,或坚硬不移,疼痛拒按,兼有胃脘胀闷,纳差腹满,或形体消瘦等症状,为痰食寒邪凝结或痰食瘀血互结而成,治疗应当攻导痰食结聚或逐痰化积祛瘀。

### (九) 辨神色

神是人体生命活动的外在表现,色是五脏精气的外荣,通过望面部气色可以了解五脏精气的盛衰,通过望神观察精神意识状态和机体功能状态,又可以测知病情的浅深轻重和预后好坏。

《素问·六节藏象论》指出："五味入口，藏于肠胃，味有所藏，以养五脏气，气和而生，津液相成，神乃自生。"脾胃为后天之本，气血生化之源，脾胃强健，五脏充盛，则神气充足，表现为精神充沛，目光明亮，呼吸平稳，肌肉丰满，体态自如，此谓得神，即使在病中，也属于正气未伤，病情轻浅，预后较好。若脾胃虚衰，化源不充，气血亏乏，则出现精神不振，目无光彩，声低懒言，怠惰健忘，困倦思睡等症象，是为神气不足，治疗宜急补之。病至精神衰惫，两目深陷无光，面色晦暗无泽，表情淡漠呆滞，言语重复不清，呼吸气微喘促，周身大肉脱去，则为失神；或临床又出现神昏谵语，循衣摸床，撮空理线等神气散失征象。《素问·脉要精微论》指出："头倾视深，精神将夺矣。"又说："以长为短，以白为黑，如是则精衰矣。"又说："言而微，终日乃复言者，此夺气也。"精衰，气夺，神失，病至此，已属危重，由于正气虚衰，预后不好。

久病重病之人，本已失神，突然精神好转，目光明亮，言语清晰，欲见亲人；或本来面色晦暗，突然颧红如妆，表现出"有神"征象，此为假神，其暂时呈现的"好转"现象与整个病情不相符合。假神的出现是由于精气衰竭已极，阴不敛阳，虚阳无所依附而外越所造成，属阴阳即将离决的危候，古人譬之"回光返照"、"残灯复明"。又有久病垂危之人，毫无食欲，忽然想食东西，食不知饱，此为"除中"。《注解伤寒论》说："除，去也；中，胃气也。言邪气太甚，除去胃气，胃欲饮食自救，故暴能食。"亦为假神表现，是临终前的预兆。

望色包括两个方面，一是望面部颜色，二是望面部色泽。《素问·举痛论》指出："五脏六腑，固尽有部，视其五色，黄赤为热，白为寒，青黑为痛。"简要指出了面部五色的主病。

黄为脾土之色，面部色黄，常为脾虚失运，化源不足，或久病气血失荣的征象。又主湿蕴。《证治准绳·察色要略》指出："黄色属土，主湿，乃足太阴脾经之色。"若面色萎黄，兼有食少腹胀，便溏体倦，舌淡，脉弱者，属于脾胃气虚，气血失荣所致，治疗应当益气健脾。若面色黄而光亮，兼有面部虚浮，肢体肿胀，脘闷体倦，舌质淡、舌体胖大等症状，属脾虚湿蕴，治疗应当健脾利湿。若面目黄染，身黄，小便黄者，是为黄疸，为脾胃蕴湿酿热，湿热熏蒸肝胆，或脾虚中寒，寒湿阻滞肝胆所导致。黄疸若黄色鲜明如金黄色者，为湿热蕴蒸，属热属实，治疗应当清利湿热，黄疸若黄色晦暗，面如烟熏者，为寒湿内阻，属寒属虚，治疗应当温化寒湿。

面赤属热。面白为寒。面现白色常为脾胃病虚寒的征象，由于脾失健运，中气虚寒，气血不能上荣于面，则面色白。《灵枢·决气》篇指出："血脱者，色白，夭然不泽。"若面色淡白，兼有食少倦怠，眩晕心悸，舌淡脉细而弱者，为脾虚不运，气血生化乏源，面失荣养所致，治疗宜健脾益气补血。若面色㿠白，兼有四末不温，精神疲惫，口淡不渴等症状，属脾胃之气虚寒，中阳不足之证，治疗宜健脾益气，温中助阳。若面色㿠白，虚浮光亮，兼有尿少身肿，或腹部胀大，或下肢肿甚者，属脾肾阳虚，水湿停蓄不化，多由中阳不足进一步发展而成，治疗应当健脾益肾，温阳利水。临床若出现面色苍白，同时兼有大汗淋漓，肢厥脉微症状者，属于阳气暴脱之证，治疗急宜益气固脱，回阳救逆。面部呈现红色，常是脾胃病内有蕴热的象征。若面色缘缘正赤，兼有高热恶热，烦渴脉数等症状，是阳明胃热炽盛，蒸腾于外所致，治疗宜清解阳明胃热。若午后身热，两颧潮红，兼有口干不食，心烦，手足心热，舌红苔净等症状，又属脾胃阴虚内热，治疗宜健脾益胃，滋阴清热。临床又有面红如醉，眩晕欲仆，口苦呕逆，泛泛欲吐者，属肝逆犯胃，由于肝火风阳上扰，影响于胃所致，治疗宜镇潜息风，清肝和胃。脾胃病临床危重患者，若出现颧红如妆，兼有肢冷汗出，脉微欲绝等症象，属阴盛格阳，虚阳浮越所致,治疗急宜扶阳抑阴。

青为肝色,脾胃病面见青色多属寒凝气滞。若面色淡青甚或青黑,腹痛暴作,手足逆冷,脉沉紧,为感受寒邪或过食生冷损伤中阳,阴寒内盛所致,治疗应当温中助阳散寒。脾胃在五行属土,肝属木,若久病脾虚之人而面见青色,为木来乘土,治疗应当疏肝健脾,培土抑木。黑为肾色,面色黧黑常为肾虚精耗之象。脾胃病面见黑色,又多属肝肠内有久瘀之征。临床出现面色黧黑,兼有肌肤甲错,毛发不荣,时或吐血紫黑,或便血如墨,或胁下胀痛,舌质暗有瘀点或瘀斑,脉沉涩,治疗应当健脾益胃,活血祛瘀。

色贵有泽。面部五色,宜光明润泽,称为有神。《望诊遵经》指出:"光明者,神气之著;润泽者,精血之充。"面色有光泽,是神气充足,精血旺盛的表现,虽病亦轻浅,预后较好。若面色晦暗枯槁无泽,是色无神气,说明精气已衰,病情深重,预后不好。面部五色,还宜含蓄不露,称为有胃气。《素问·脉要精微论》指出:"赤欲如白裹朱,不欲如赭;白欲如鹅羽,不欲如盐;青欲如苍璧之泽,不欲如蓝;黄欲如罗裹雄黄,不欲如黄土;黑欲如重漆色,不欲如地苍。"若色鲜明暴露,五色精微象见,是色无胃气,脾胃病久病临床见之,常为胃气衰败之象,预后不良。

## (十) 辨寒热

恶寒与发热是临床上的常见症状,亦多见于脾胃疾病,根据恶寒发热的有无与多少,常作为辨别外感和内伤病证的重要依据,同时又用于分辨脾胃疾病性质的阴阳虚实和寒热真假及病位所在。

辨外感内伤。外感病多有发热,发热常伴有恶寒;内伤病亦有发热,发热或时见畏寒。外感发热发病多急,病程较短,发热持续;内伤发热起病多缓,病程较长,发热时作时止。外感恶寒,虽得衣被或近火就暖,其寒不减;内伤畏寒,形寒肢冷,得衣就暖其寒可缓解。外感寒热,为感受风寒湿诸邪,邪气入客所致,外邪不去则寒热终不消除;内伤寒热,常由饮食劳倦所伤,或情志忧思郁怒等因素,阴阳气血亏损所致,过劳或郁怒常常导致加重,休息安养即可减轻。脾胃疾病临床多属内伤杂病,多由饮食劳倦所致,有别于外感热病。金元时期的脾胃病学家李东垣曾经作过内外伤方面的辨惑,如他说:"外感寒热齐作而无间,内伤寒热间作而不齐。外感恶寒虽近火不除,内伤恶寒则就温即解。外感证显在鼻,故鼻气不利而壅盛有力,内伤证显在口,故口不知味而腹中不得和。外感邪气有余,故发言壮厉,且先轻后重,内伤元气不足,故出言懒弱,且先重后轻。外感手背热、手心不热,内伤手心热、手背不热,外感头痛不止,至传里方罢,内伤头痛,时作时止。"李氏精到之论,深具心得,临床可供辨证时参照应用。

辨气虚阴虚。发热一证,有上午发热,下午热退,常为饮食劳倦伤脾,中气损伤所致,病在气分。常兼有身热心烦,懒言体倦,神疲少气,脉大无力等症状,属气虚。治疗应当采用东垣甘温除热之法,健脾益气升清。若下午定时而热,或旦起体凉,夜晚即热,多为久病伤阴,阴虚内热所致,病在血分。常兼有盗汗,手足心热,或骨蒸体热如火,烦躁无汗等症状,舌红少苔,脉多细数,属阴虚。治疗应当采用壮水制火之法,滋阴清热,降火退蒸。

辨胃肠病位。身热不恶寒反恶热,且大汗,大渴,脉洪大有力,为邪热在胃,治疗应当清泄阳明。若身热恶热,日晡更甚,濈然汗出,且腹满胀痛,便秘不通,舌苔焦燥,为热结在肠,治疗应当通腑泄热。

辨寒热真假。临床若出现身热烦躁,面色浮红如妆,其人虽身热反欲衣被,口虽渴却喜热饮,脉浮大无根,或微弱欲绝,为阴寒内盛,格阳于外所致,证属真寒假热。另有手足冰冷,脉沉,苔黑之证,其人虽身寒反不欲衣被,甚则欲裸衣坐卧水中,脉虽沉却有力,苔虽黑并不湿润而反干燥焦裂,为阳热内盛格阴于外所致,证属真热假寒。

另有气郁、血瘀、湿郁、食郁、火郁等,皆可致发热,太阳、少阳、少阴、厥阴等皆可见恶寒,此又当参合诸证,详析舌脉,分别辨治。

# 三、辨 舌

舌诊属望诊内容之一,是中医诊察疾病的重要手段,通过对舌质舌苔的观察,可以了解脏腑气血盛衰和脾胃病变。

《临证验舌法》指出:"核诸经络,考手足阴阳,无脉不通于舌,则知脏腑经络之病,不独伤寒发热有苔可验,即凡内外杂证,也无一不呈其形、著其色与舌。"又说:"据舌以分虚实,而虚实不爽焉;据舌以分阴阳,而阴阳不谬焉;据舌以分脏腑,配主方,而脏腑不差,主方不误焉。危急疑难之顷,往往证无可参,脉无可按,而惟以舌为凭;妇女幼稚之病,往往闻之无息,问之无声,而惟有舌可验。"于此可见舌诊在察病辨证中的重要作用。

从生物全息律的观点来看,任何局部都近似于整体的缩影,舌体亦内应脏腑。《笔花医镜》指出:"舌尖主心,舌中主脾胃,舌边主肝胆,舌根主肾。"《伤寒指掌》指出:满舌属胃,舌尖属上脘,舌中属中脘,舌根属下脘。这种以胃经来划分上中下三脘的辨舌方法,尤多适用于脾胃病的诊察。下面分为舌质与舌苔两方面分别叙述之:

**1. 舌质**

舌体与脾胃乃至五脏六腑皆有联系,借此可诊察脾、胃、大小肠及全身病变。

(1)舌色:正常人的舌色,淡红而润泽。如《舌胎统志》所说:"舌为心之苗,其色当红,红不娇艳;其质当泽,泽非光滑;其象当毛,毛无芒刺;必得淡红上有薄白之胎气,才是无邪之舌。"一旦发生病变,舌色即可发生改变,或淡白或红绛或青紫,各反映出不同的病变。

舌色淡白,多为虚证寒证。《舌鉴辨正》指出:"杂病之人,舌白嫩滑,刮之明净者,里虚寒也。"这种淡白湿润之舌,乃由脾阳虚弱,水湿不化所致,治宜温中健脾,散寒化湿。若舌淡白少津,是属脾阳虚损不能化生津液或津失敷布所致,常见于腹中停水患者,由于阳虚水湿内停,气不布津,反见口舌干燥,治宜甘温扶阳,益气生津。又有淡白光莹舌者,舌色淡白,舌苔脱光,舌面光滑洁净,初起每见舌的中心先光滑剥脱,渐向四边发展,终至全舌皆脱无苔,此为脾胃损伤,气阴两虚,久虚不复所致,治宜健脾养胃,益气生津。

舌色鲜红,称为红舌;舌色深红,称为绛舌。红舌绛舌皆主热证。若舌质红兼苔黄脉数者,常为胃肠蕴热之征;舌质红而少苔无苔脉细且数者,又属胃肠阴虚内热之候,治疗分别采用清泄阳明和养阴益胃之法。舌质呈现绛色,常为外感病邪热入里深入营血的标志,如《舌胎统志》所说:"绛色者,火赤也,深红也,为温热之气蒸腾于膻中之候。"绛舌不独外感可见,若在内伤杂病,舌绛少苔无苔,咽干脉数,常是脾胃阴虚内热的表现,治宜健脾益胃,养阴清热。脾胃病临床又有红绛光莹舌者,舌色红绛,舌面无苔,光亮如镜,望之似有光泽,扪之干燥无津,常见于病程日久,胃脘痛顽固不愈患者,《舌鉴辨正》认为这种舌象属"水涸火炎,阴虚已极",为胃津干涸,肾液枯竭之象,治宜采用壮水滋阴,益肾养胃之法。

青紫舌亦可见于脾胃病中。舌色紫者,称为紫舌。紫舌若由红绛发展而来,色呈绛紫而干枯少津,是热盛津伤,气血壅滞所致,多见于外感热病邪热深入胃肠燔灼营血,治宜清热凉血,养阴生津。紫舌若由淡白发展而来,色呈淡紫或紫中带青而滑润,见于脾胃内伤杂病,是寒凝血瘀之象,治宜健脾温阳,化瘀散寒。舌色发青,古人喻之如水牛之舌,称为青舌。若全舌色青,多见于阴寒证,为寒邪直中太阴或杂病中阳虚惫,阴寒凝结所致,治宜健脾温中,驱散寒凝。瘀血所致青舌,如《辨舌指南》所说:"舌边色青者,有瘀血郁阻也,……舌青口燥,漱水不欲咽,……内有瘀血也。"可资临床辨证参照。舌质发黯,有青紫色的小点或斑块,亦为瘀血之象,脾胃病见此舌象,治宜温运中阳,活血化瘀。

(2)舌形:舌质纹理粗糙,坚敛苍老,见于脾胃病实证患者,若舌苍老色黄为胃中热盛;若舌质苍老,苔色黄黑相兼,望之不泽,摸之棘手,为胃肠热炽,津液焦灼所致;若舌苍老而红,又属心与小肠热盛,治宜清泻。舌质纹理细腻,淡白浮胖娇嫩,见于脾胃病虚证患者,多为中焦脾胃虚寒,气血不足之象,治宜温补。

舌体淡白胖大,舌面水滑,属脾阳不足,气不化津,水湿内停之证;若淡红胖大,是脾胃生湿酿热,湿热痰浊蕴结所致。舌黄胀大满口者,乃胃腑湿热蕴结不消。舌体淡白瘦小干瘪,常为脾胃虚弱,气血不足之象;舌质红绛瘦小枯薄,则属胃肠阴虚火旺。舌体胖大,边有齿痕,常是脾虚之征,由于脾虚不能运化水湿,脾虚湿停,久久所致。

脾胃病中又有芒刺舌者,舌乳头增生,高起如刺,若舌质红绛,苔色黄中厚而有芒刺,或边黄中心焦黑起刺,是邪热在里,胃肠热炽之候。芒刺舌主热证,临床上根据芒刺所生部位,又可分辨热之所在脏腑。舌尖芒刺,热在心与小肠;舌边芒刺,热在肝胆;舌中芒刺,热在胃肠。

另有镜面舌者,舌面无苔,光洁如镜,是由胃阴枯竭,胃气大伤所致。若淡白光莹,是脾胃损伤;红绛光莹,为水涸火炎,分别以健脾益气,养阴益胃之法治之。若久病舌苔退去,光亮干燥,是胃气将绝之征,常为不祥的预兆。

**2. 舌苔**

诊察疾病,不仅要观舌质,还要察舌苔,舌之有苔,乃胃中生气所现,观察舌苔可以测知脾胃肠和全身病变。如《形色简摩》所说:"苔乃胃气之所熏蒸,五脏皆禀气于胃,故可借以诊五脏之寒热虚实也。"

(1)苔色:《辨舌指南》指出:"外淫内伤,脏腑失和,则舌上生苔。故白苔者,病在表;黄苔者,病在里;灰黑苔者,病在肾。苔色由白而黄,由黄而黑者,病日进;苔色由黑而黄,由黄而白者,病日退。"简要道出了苔色白黄灰黑的主病及进退。

白苔主表,黄苔主里。舌苔薄白,多为表证,《重订通俗伤寒论》指出:"但看舌苔带一分白,病亦带一分表。"若舌苔由白转黄,常为外邪由表入里,病由皮毛肌表而入胃肠的征象。白苔主寒,黄苔主热。舌淡苔白而润,常为脾胃不足,内生虚寒之象,每兼食少肢凉,脉沉或迟等症,治宜温中健脾。里热熏蒸,舌苔呈现黄色,苔色淡黄为热轻,苔色深黄为热重,苔色焦黄为热结。若舌苔黄而少津,兼身热恶热,烦渴脉大,为阳明胃热炽盛,治宜清胃泻热生津。若舌苔黄燥,或焦黄起刺,兼便秘腹满,日晡热甚,脉沉实有力,为阳明腑实热结,治宜攻下通腑泄热,数下之后,结热下泄,黄苔自除,如《伤寒论》所说:"舌黄未下者,下之黄自去。"

白苔中又有雪花苔者,苔色洁白,津少光亮,其形有如片片雪花布满舌上,此为脾阳衰竭,寒湿凝闭征象,治疗急宜甘温扶阳。临床又有舌上罩有一层灰白色垢腻,颜色晦暗,或杂有白色小点,轻者见于舌之一部,重者满舌皆是,称为霉苔,属胃阴虚惫,湿毒熏蒸所致,预后多不好。如《辨舌指南》所说："舌与满口生白衣如霉苔,或生糜点者,胃体腐败也,多死。"治疗可急采用养胃阴解湿毒之法。黄苔中临床上又有双黄苔者,舌的两旁各呈现一长条形的黄色苔,这是热聚胃肠,肠胃失和而表现出的征象,治疗宜清涤胃肠。

　　苔色呈浅黑时称为灰苔,呈深灰时即为黑苔,二者均主里证而有寒热之分。灰黑湿润属寒,灰黑干燥属热。灰苔黑苔若由白苔转化而来,常为阴寒证;灰苔黑苔若由黄苔转化而来,常为阳热证。若舌苔薄而灰黑,如烟煤所熏,隐然可见,兼不渴肢冷,为中焦阴寒之象,属寒中太阴,寒湿困脾,治宜温中散寒。若苔色灰黑,满布舌面,湿润光滑,或舌尖薄白,中部厚黑而滑润,属痰饮内停胃肠之征,治宜温中化饮。舌苔先是焦黄,进而灰黑燥裂,甚生芒刺,为热极之征,属邪热入里,胃肠燥结所致,治疗宜采用清热攻下的方法,荡涤燥热。临床上又有霉酱苔者,苔色红中发黑而又带黄,乃湿浊热邪食滞胶结不解而成,如《舌鉴辨正》所说:"霉酱色舌者,有黄赤兼黑之状,乃脏腑本热,而夹有宿食也。"治宜清涤胃肠。

　　(2)厚薄:舌苔乃胃气熏蒸所致,常人舌苔薄而均匀,是脾胃之气正常,健康无病的表现。若感受外邪或体内痰饮水湿宿食等滞留,秽垢之气上溢,则舌生厚苔。

　　舌苔的厚薄以"见底"和"不见底"为标准,凡能透过舌苔隐约可见舌质的为见底,即为薄苔;不能透过舌苔见到舌质的为不见底,是为厚苔。《辨舌指南·辨舌之苔垢》指出:"苔垢薄者,形气不足;苔垢厚者,病气有余。苔薄者,表邪初见;苔厚者,里滞已深。"临床上观察舌苔的厚薄,可用来测定正邪盛衰和病变的浅深轻重。

　　若舌苔薄而色白,为风寒在表,或为脾胃虚弱之象,治疗宜辛温解表祛风散寒,或健脾益胃温养中气。舌苔薄而色黄,则属风热在表,或为胃肠蕴有微热征象,治疗宜辛凉解表疏风清热,或清泄胃肠蕴热。舌苔厚而色白,苔质颗粒细腻致密,属中焦阳气失于宣通,水湿痰饮蕴结不化之象,治疗宜采用芳化温通之法,祛湿化痰蠲饮。舌苔厚而色白,苔质颗粒疏松粗大,形如豆腐渣堆积舌面,是脾胃失于运化,胃中宿食积滞,腐浊之气上泛所致,治疗宜健脾和胃,消食导滞。临床若出现满舌无苔或舌苔分布不均匀,而舌中部呈现一片厚苔者,则又属胃气绝的征象,常见于脾胃病久病患者,预后多有不良。薄苔主病较轻,或病邪较浅,正气未至大伤,邪气不盛;厚苔主病较重,或邪盛入里,正气损伤,脾胃肠内有痰饮水湿宿食积滞。舌苔由薄转厚为病进,由厚转薄为病退。

　　(3)湿燥:舌面滋润,不滑不燥,干湿适中,是正常舌象,乃胃津上潮,脾胃之气强健,津气充足的征象。苔面水液过多,甚至伸舌欲滴,则为病理舌象,称为滑苔或水滑苔。苔面干燥,望之干枯,扪之无津,亦为病理舌象,称为燥苔或干涩苔。临床上通过诊察苔质的湿燥,可以了解津液的盈亏,测知胃气的盛衰,辨别病气的寒热。

　　《辨舌指南·辨舌之津液》指出:"滋润者其常,燥涩者其变。润泽为津液未伤;燥涩为津液已耗。湿症舌润,热症舌燥。"又说:"滑为寒,寒有上下内外之分;涩为热,热有表里虚实之辨。"道出了苔质润燥滑涩的机理和主病。

　　舌苔白滑多主寒证。若舌苔薄白而滑润,兼恶寒发热脉浮,属表寒,乃太阳经表受寒之象。《通俗伤寒论》指出:"苔色白而薄者,寒邪在表……然必白滑薄,其苔刮去即还者,太阳经表受寒邪也。"治疗宜解表散寒。舌淡苔白滑润,兼纳呆腹冷便溏,属内寒,乃脾胃有寒征象,治疗宜温中散寒。舌苔薄白如无,或淡白滑嫩,是脾胃虚寒之象,治疗宜温补太阴。舌苔白滑亦主湿停。若舌苔白厚水滑,舌体胖大,乃脾失健运,痰饮水湿内停之象,治疗宜健脾渗湿利水。舌苔白厚腻滑,属脾阳不振,寒湿痰饮停聚所致,治疗宜健脾化湿温运中阳,此种舌象,《舌鉴辨正》认为"属里寒湿滞也",提出"用草果以醒脾阳,则地气上蒸,天气之白苔自除。"这里所指的地气上蒸,是指脾阳蒸腾运化水湿的作用,水湿下走,津液上布,停蓄于中焦的寒湿消散,泛溢于上的白厚腻苔亦随之消退。临床上又有半截白滑苔者,若舌前半部苔白滑的,是寒湿邪气尚未去表而胃气有先匮乏之兆,治疗宜温运中阳,鼓舞胃气,祛湿散寒;若舌后半部苔白滑的,是寒湿痰饮停滞下焦所致,治疗宜健脾温肾,温阳散寒化饮。又有脏结一症,舌呈白滑苔者,为寒凝气滞,脏气衰败之象,由于脾胃阳气衰竭,所以多属难治,如《伤寒论》指出:"脏结如结胸状,饮食如故,时时下利……舌上白胎滑者,难治。"

舌苔黄滑多主热证。若苔色正黄,湿润光滑,兼身热舌红心烦等症,是邪热入里,津液未伤的表现,常见于外感病邪热初入胃肠之候,治疗宜轻清泄热,透邪外达,如《温热论》所说:"黄苔不甚厚而滑者,热未伤津,犹可清热透表。"若舌苔黄厚腻滑,乃湿热蕴结脾胃之象,多见于湿热黄疸病人,治疗宜采用芳化淡渗清利的方法,以清热除湿,湿热去则苔自化。临床上又有舌苔黑滑者,为水极似火,阴寒极盛之象,见此舌象,治疗时急宜温阳补火,消散阴寒。

舌苔干燥,表示津伤,多主热证,由火热灼伤津液所致。若舌苔黄而干燥,兼壮热面赤,烦渴,脉洪大,为热入阳明,是胃热极盛,热盛津伤的表现,治疗宜清热生津。舌苔黄而干焦,或焦燥而起芒刺,兼腹满便秘,日晡热甚,脉沉实有力,为热入肠道,腑实热结之证,治疗宜泻热通腑,急下存阴。舌苔由焦黄进一步发展为黑而干焦,或焦黑燥裂起刺,为热极阴竭征象,治疗急宜采用大剂攻下泻热之品,以救阴液。此外,临床根据舌苔的干燥部位还可测定病变所在脏腑。若舌尖黑燥,热在上焦,为心火自焚之象;舌中心黑厚干燥,热在中焦,属邪热炽盛,脾燥津枯之征;舌根部苔黑而燥,热在下焦,是肾液枯竭之候。

舌苔干燥虽多主津伤热证,但亦有阳虚气化不行而津失上承所造成的,临床可见舌淡苔白而干燥,口干不渴或渴不欲饮等症象,多见于脾阳虚而腹中停水患者,治疗宜健脾温阳,化气行水,阳气宣通,水津上承则苔燥自润。临床上又有白厚干苔者,苔色白厚,水津甚少,干燥异常,是由于胃中津气不足所致,如《温热论》指出:"舌苔白厚而干燥者,此胃燥气伤也。"这种舌象不独见于外感热病,脾胃内伤杂病亦可出现,治疗用益气养胃甘润之品,以生津润燥。

干燥苔中另有糙苔者,舌苔色白,或薄或厚,颗粒粗松干硬,望之有似砂石,扪之则感糙手,为津液严重匮乏所致,其津伤程度更甚于干燥苔。糙苔临床常见于热邪炽盛津伤患者,由于邪热入胃,热炽化火,津液大伤所致,治疗用大剂清胃泻火之品,以泄热生津。

# 四、辨 腹 候

## (一) 辨心下症

### 1. 心下痞

心下痞是指自觉心下胃脘部闭塞不通,满闷不舒,而望之并无胀急之形,且不伴有疼痛的症状而言。

形成心下痞的主要原因是脾胃气机失调。根据病因,心下痞分为热痞、寒热痞、痰热互结痞、水热互结痞、饮食积滞痞、客气上逆痞、肝郁气滞痞等。

(1) 热痞:多由太阳病误下,脾胃受伤,无形邪热壅滞胃气所致。症见心下痞满,按之濡软,心烦口渴,甚见吐衄,小便黄赤,舌苔薄黄,关上脉浮。治宜泄热消痞,方选大黄黄连泻心汤加减。

(2) 寒热痞:多由太阳病误下,脾胃之气受伤,无形邪热壅滞心下所致,与热痞之不同点在于本症多素体阳虚或因迭下而伤阳所致。症见心下痞满,按之濡软,兼见恶寒汗出,舌苔薄白,脉浮而弱,治宜泄热消痞,扶阳固表,方选附子泻心汤加减。

(3) 痰热互结痞:多由痰湿之邪与无形邪热结聚心下,致脾胃之气升降失常而成。症见心下痞满,恶心呕吐,或头晕目眩,或肠鸣下利,舌苔白腻或黄腻,脉滑。治宜化痰开结,和胃消痞,方选半夏泻心汤加减。

(4) 水热互结痞:由无形邪热与胃中停饮相搏,胃气失于和降,清气不得上升而成痞。症见心下痞满,纳谷不馨,干噫食臭,或腹中作响,大便溏薄或下利,舌苔薄白,脉沉弱。治宜和胃降逆,化饮消痞,方选生姜泻心汤加减。

(5) 饮食积滞痞:由饮食不节,损伤脾胃,脾失健运,胃气壅塞,食气积滞而成。症见心下痞满,胀闷拒按,嗳腐吞酸,或恶心呕吐,或能食而大便不通,舌苔厚浊,脉弦滑。治宜化积导滞,和胃消痞,方选保和丸、平胃散加减。

(6) 客气上逆痞:由邪热在表,胃气本虚,复经误下,邪热内扰,胃气不降,浊气上逆,清气不升,水谷下泄而成。症见心下痞,伴心烦不安,干呕食少,下利日数十行,或肠鸣作响,舌苔薄白,脉微弦。治宜和胃补中,降逆消痞,方选甘草泻心汤加减。

(7) 肝郁气滞痞:多由七情不和,肝郁不舒,气机壅滞,影响脾胃之气升降而致。症见心下痞,伴胸胁胀闷不舒,心烦易怒,或时作太息,舌苔薄白,脉弦等。治宜疏肝理气,和胃消痞,方选柴胡疏肝散、越鞠丸加减。

总之,心下痞一症,其病机总以脾胃气机升降不和所致。常见于伤寒误下,或内伤脾胃,治法重在调理脾胃,升清降浊,中气枢转,痞症自消。

**2. 心下硬**

心下硬是指自觉心下(胃脘部)发硬,而按之濡软;或自觉发硬,按之亦硬,局部有紧胀硬急之感而言。临床上很少单独出现,而多与痞、满、痛并见,如心下痞硬,心下硬满,心下硬痛,或硬满痛等。若仅自觉心下硬,或痞或满,按之并无硬痛可见,可以从痞满论治。

心下硬的常见证候有热实结胸、寒实结胸、悬饮证。

(1) 热实结胸:多由外邪入里,或表不解误下,致邪热乘机内陷,与水饮互结于胸胁心下,气机阻滞不通而成。症见心下硬满,按之如石。甚则从心下至少腹硬满而痛、拒按,胸胁疼痛,大便秘结,或小有潮热,短气或喘息不能平卧,心中懊恼,口渴,头汗出,舌红,舌苔黄厚,脉沉有力等。治宜泄热逐水破结,方选大陷胸汤(丸);若属痰热互结于心下,心下按之则痛,舌质红,苔黄腻,脉浮滑,治宜清热化痰散结,方选小陷胸汤。

(2) 寒实结胸:由寒邪与痰水互结于胸胁心下,气机阻滞不通而成。症见胸胁至心下硬满而痛,拒按,大便秘结,不发热,口不渴,舌苔白滑,脉沉紧等。治宜温下寒实,涤痰破结,方选三物白散。

(3) 悬饮证:由水饮内停,结于胸胁,胸阳不宣,气机壅滞而成。症见心下痞硬胀满,引胁作痛,干呕短气,头痛,微汗出,发作有时,不恶寒,脉沉弦。治宜逐水除饮,酌选十枣汤或控涎丹。

**3. 心下痛**

心下痛即胃脘痛,俗称心口痛,是指心下胃脘部作痛而言。

心下痛在古代文献中常与真心痛混为一谈,其鉴别点在于:真心痛常发生于左侧胸膺部,发作急剧难忍,痛彻胸背,伴心胸窒塞,或濒死感觉;而心下痛部位在剑突下胃脘或上腹,一般以钝痛、隐痛为主,痛势较缓。

根据病因,心下痛分为寒实心下痛、脾胃虚寒心下痛、胃阴不足心下痛、肝郁气滞心下痛、肝胃郁热心下痛、饮食停滞心下痛、瘀血阻络心下痛等。

(1)寒实心下痛:多由寒从外侵,或恣食生冷,寒邪直中胃腑,寒主收引,寒凝脉络拘急作痛。其特点是:有感受寒冷或饮食生冷史,起病急,心下疼痛较甚,得温痛减,痛时常感恶寒,口不渴,喜热饮,舌苔白,脉紧。治宜温胃散寒止痛,方选良附丸加味。

(2)脾胃虚寒心下痛:由素体气虚或久病脾胃虚弱,中阳不振,寒从中生,胃失温养而成。症见胃痛隐隐,绵绵不休,时轻时重,数年不愈,喜温喜按,得温按痛减,遇冷加剧,饥饿时痛甚,得食痛减。伴食少纳呆,泛吐清水,畏寒肢冷,大便溏泻,小便清长。严重者可兼呕血、便黑;偏于气虚者,可见面色不华,形体消瘦,倦怠乏力,食少纳呆,甚或少腹坠胀,久泻不禁,脱肛等。舌质淡、体胖、边有齿痕、苔薄白而滑,脉沉迟或濡弱。治宜温中健脾,方选黄芪建中汤加减;如中气下陷用补中益气汤;寒甚用附子理中汤;呕血、便血用归脾汤或黄土汤加减。

(3)胃阴不足心下痛:多由胃病迁延日久,失治误治,损及阴血,或热病耗伤胃阴,胃失濡养所致。症见胃脘隐隐灼痛,痛势较缓,伴见口干唇燥,嘈杂如饥,或饥而不欲食,或干呕呃逆,甚或噎膈反胃。大便干燥,舌红少津,少苔或无苔,脉弦细或兼数。治宜养阴益胃,方选麦门冬汤合一贯煎加减。

(4)肝郁气滞心下痛:由七情内伤,肝气郁结,横逆犯胃,胃气阻滞而成。心下痛的特点是痛而兼胀,或攻冲作痛,连及两胁;伴见胸胁胀闷,时作叹息,嗳气泛酸,苔白,脉弦等。治宜疏肝理气,和胃止痛,方选柴胡疏肝散加减。

(5)肝胃郁热心下痛:由肝郁化火,肝火犯胃;或因嗜食辛辣,肥甘厚味;或过用温热药物,蕴成内热,发为本证。其特点是心下烧灼疼痛,痛势急迫,拒按,喜冷恶热,伴烧心泛酸,口干口苦,甚或呕吐苦水,或兼见吐血、便血,烦躁易怒,便秘溲赤,舌红苔黄,脉弦数等。治宜疏肝泄热,和胃止痛,方选左金丸加味或化肝煎加减。

(6)饮食积滞心下痛:由饮食不节,暴饮暴食,食滞中焦,胃气壅滞,失于和降而成。症见心下胀满疼痛拒按,嗳腐吞酸,或呕吐不消化食物,吐后痛减,厌闻食臭,大便不爽,舌苔厚浊,脉滑等。治宜消食导滞,方选保和丸加减。

(7)瘀血阻络心下痛:由气滞血瘀,或胃痛日久伤络,瘀血留阻脉络,不通则痛。其特点是心下疼痛,痛处固定不移,痛如针刺或刀割,痛处拒按,可兼见吐血便黑,舌质紫黯或有瘀斑,脉涩。治宜活血化瘀,理气止痛,方选失笑散合丹参饮加减。

**4. 心下悸**

心下悸是指心下胃脘部惕惕然跳动而言。心下悸与心悸在病因病机的某些方面有相似之处,但悸动发生的部位不同,自是有别。

心下悸的常见证候有心阳不振心下悸、水气凌心心下悸、阴虚火旺心下悸、痰火扰心心下悸等。

(1)心阳不振心下悸:多由阳气内弱,心下空虚所致。症见心下悸动不宁,常叉手自冒心,欲得按,按之稍安,伴气短胸闷,畏寒肢冷,甚则四肢厥逆,舌淡苔白,脉虚弱无力。治宜温通心阳,方选桂枝甘草汤,或茯苓桂枝白术甘草汤。

(2) 水气凌心心下悸:在心阳虚弱的基础上,由于胃中停饮,不得布散,上凌于心所致。症见心下悸动,多饮则甚,伴头眩,呕吐,小便不利,舌苔白滑、体胖大,脉弦滑。治宜通阳蠲饮,方选茯苓甘草汤,或半夏麻黄丸。

(3) 阴虚火旺心下悸:由阴精亏乏,相火妄动,邪热内扰所致。症见心下悸动,时发时止,伴五心烦热,两颧潮红,头晕耳鸣,舌质红,苔少,脉细数。治宜滋阴降火,方选知柏地黄丸。

(4) 痰火扰心心下悸:多由痰饮停于中焦,碍其经络不得舒通,而郁火与痰相搏于心下所致。症见心下悸动,烦乱易惊,口苦,失眠多梦,或呕吐痰涎,舌质红,苔黄腻,脉滑数。治宜清热豁痰,方选导痰汤加减。

心下悸是病人的自觉症状,时轻时重,多有明显的精神因素,常因七情失和而加重,故在辨治过程中,宜四诊合参,除药物治疗外,也要注意精神治疗。

## (二) 辨大腹症

### 1. 腹满

腹满是病人的自觉症状,系指腹中有胀满之感,而外无胀急之象而言。病变部位在胃脘以下,脐之上下左右的大腹部。腹满轻者,称为腹微满;较重者,兼胀或痛,称作腹胀满或腹满痛,腹满时痛;腹满按之硬则称作腹硬满。

本症可见于内外妇儿多科疾病,与脾胃功能失调密切相关。其常见证候有寒湿内聚腹满、脾胃虚弱腹满、湿热蕴结腹满、实热内结腹满、宿食停滞腹满、肝郁气滞腹满等。

(1) 寒湿内聚腹满:由外界寒湿之邪直接侵犯中焦胃肠,或久居潮湿之地,或饮食生冷不洁,内外相合,影响脾胃气机升降功能所致。症见腹满或伴有胀、痛,常累及胃脘,不思饮食,四肢倦怠,或恶心呕吐,大便泄泻,舌苔白腻或滑,脉沉涩。治宜温中行气,燥湿除满,方选厚朴温中汤、胃苓汤。

(2) 脾胃虚弱腹满:多由于脾胃素虚或过食生冷肥甘,或过用寒凉药物,以及大病久病之后失于调理,损伤脾胃,脾胃虚弱,升降功能失常所致。症见腹满胀,乍作乍止,乍重乍轻,喜温按,或伴纳谷呆滞,体倦乏力,喜暖畏寒,或面色不华,舌淡,苔白,脉虚弱等。治宜温补脾胃,方选理中汤、厚朴生姜甘草半夏人参汤;偏于中气不足者,宜选调中益气汤、香砂和中汤等。

(3) 湿热蕴结腹满:多由感受外界湿热之邪,或内生湿热不攘,胃肠气机不畅所致。症见腹满且胀,脘痞呕恶,心烦胸闷,口渴不欲多饮,大便溏泻,小便短赤,舌红,苔黄腻,脉滑数。治宜化湿清热,理气除胀,方选王氏连朴饮加味。

(4) 实热内结腹满:多见于外感热性病的过程中,由邪热入里与肠中糟粕相搏结,大肠传导功能障碍所致。症见腹满不减,减不足言,或硬满疼痛,大便秘结,或潮热谵语,苔黄燥或起芒刺,脉实有力。治宜泻下热结,方选大承气汤。

(5) 宿食停滞腹满:由饮食自倍,损伤脾胃,食谷停滞不化而成。症见腹满胀痛,伴嗳腐吞酸,或厌闻食味,或大便泄泻臭如败卵,舌苔厚腻,脉沉实。治宜消食导滞,方选保和丸。

(6) 肝郁气滞腹满:多由七情失和,肝郁气滞,横逆犯脾,脾胃气机升降功能失常所致。症见腹满胀痛,时发时止,胸胁胀闷不舒,其特点为每因情志不畅而作,舌苔薄白,脉弦。治宜疏肝理气,行滞散满,方选木香顺气散。

**2. 腹痛**

腹痛是指胃脘以下,耻骨毛际以上部位发生的疼痛而言。根据部位又可分为脐腹痛、小腹痛、少腹痛。痛处脐周者称脐腹痛,又称环脐痛,绕脐痛,或为脐痛;痛处脐下者,称为小腹痛;脐下小腹两侧疼痛者,称为少腹痛。腹痛涉及病证亦较广泛,与脾胃病变相关者主要有以下几种:

(1)寒凝积冷脐腹痛:多由脾胃素弱,复加风寒侵袭脐腹,或饮食生冷,致寒凝积冷于肠胃,中阳被遏,气机阻滞,不通则痛。症见脐腹卒然作痛,疼痛剧烈,痛无休止,得温暖则疼痛稍减,伴见腹冷肠鸣,大便失常,甚或手足厥冷,舌质淡,苔白,脉沉紧而迟。治宜温中散寒止痛,方选良附丸合正气天香散加减。

(2)脾肾阳虚脐腹痛:多由脾阳久衰,累及肾阳,或肾阳虚亏,火不生土,脾肾两虚,寒从中生,阳失温煦所致。症见脐腹冷痛,痛势绵绵,时轻时重,喜温喜按,遇冷加重,伴神疲倦怠,畏寒肢冷,大便溏薄,舌质淡,苔薄白,脉沉细弱。以中脏虚寒为主者,治宜温中补虚,缓急止痛,方选黄芪建中汤、小建中汤;脾肾俱虚者,治宜补益脾肾,温阳止痛,方选附子理中汤。

(3)阳明热结脐腹痛:见于外感热病过程中,邪热入里,灼伤津液,邪热与大肠中糟粕互结,腑气不通所致。症见腹痛绕脐,疼痛拒按,伴腹部胀满,日晡潮热,手足溅然汗出,大便秘结或下利清水,小便短赤,舌红,苔黄厚而燥,脉沉滑而数。治宜清热泻下,酌选调胃承气汤、大承气汤、小承气汤。

(4)肠胃气滞脐腹痛:多因脾胃运化失司,气机升降受阻,无形之气聚而不散,郁结不通所致。症见脐腹痛胀不舒,痛胀随矢气而稍减,遇情志不舒则疼痛加重;甚或脐腹部有气瘕攻动作痛,不欲饮食,苔薄白,脉弦滑。治宜理气止痛,方选木香顺气散、五磨饮子化裁。

(5)湿热蕴结脐腹痛:主要由湿热下迫大肠,气机不畅,传导失常所致。症见脐腹疼痛,痛则欲泻,泻下不爽,里急后重,大便黏稠臭秽,兼夹脓血,口苦而干,不欲饮水,舌黯红,舌苔黄厚腻,脉滑数。治宜清利湿热,调和气血,方选芍药汤、白头翁汤加味。

(6)饮食积滞脐腹痛:多因暴饮暴食伤及脾胃,饮停食滞,中焦气机失于调畅,腑气通降不利所致。症见脐腹疼痛,伴嗳腐泛恶,不思饮食,或大便泄泻,泄下不消化食物,气味酸臭,泻后痛减,舌根部苔厚腻,脉滑实。治宜消食导滞,方选保和丸、枳实导滞丸、木香槟榔丸化裁。

(7)蛔虫内扰脐腹痛:主要由于蛔虫内居腹中,扰乱脾胃运化功能,或聚结肠道,阻遏气机传导所致。症见脐腹疼痛阵作,时作时止,痛作则剧不可忍,痛止则一如常人,或伴有呕吐清水,或夜眠龂齿,或嗜食异物,或唇面有虫斑,甚则吐虫、便虫等。疼痛发作则治宜温脏安蛔止痛,方选乌梅丸加减;疼痛停止则宜驱蛔杀虫,用化虫丸治之。

(8)大肠湿热少腹痛:多由湿热之邪蕴结大肠,气机不畅所致。症见少腹疼痛,以右侧少腹为多,按之尤甚,伴下痢脓血,里急后重,口渴欲饮,舌红苔腻微黄,脉滑数。治宜清利湿热,活血止痛,方选白头翁汤加减。

(9)下焦虚寒少腹痛:由下焦阳虚,寒邪内生,凝滞不通所致。症见少腹绵绵作痛,常以左侧少腹疼痛较甚,伴形寒肢冷,手足不温,面色㿠白,倦怠乏力,或见恶心呕吐,或见下痢等,舌淡苔白,脉弦迟。治宜温补下焦,方选吴茱萸汤加味。

此外,寒滞肝脉,肝气郁结亦可致少腹痛,其病位居于肝经,其疼痛可牵引睾丸,且较为剧烈,当注意鉴别。

至于小腹痛,病变多与膀胱、子宫等有关,本书不多赘述。

### 3. 脐下悸

脐下悸是指下腹部惕惕然跳动而言。

本症不同于奔豚气,后者以气从少腹上冲于胸,甚至直达咽喉为特点。本症则悸动局限于下腹,而无上冲之势。

脐下悸的常见证候有水停下焦脐下悸、肾不纳气脐下悸等。

(1)水停下焦脐下悸:多由素体阳虚,或汗多伤阳,阳虚不能制水,水蓄下焦所致,症见脐下跳动,口吐涎沫,头眩,小便不利,脉沉弦,舌质淡红、苔薄白滑润。治宜化气利水,方选五苓散;若水饮内动,有欲作奔豚之势者,可用茯苓桂枝甘草大枣汤,通阳降逆,培土制水。

(2)肾不纳气脐下悸:形成原因有二:一是肾气素亏,气不摄纳,鼓动于下;二为表证过汗或误下,气血大亏,以致肾气不纳,动于下焦。症见脐下跳动,连及脐部,伴气喘,汗出,时太息,或每因劳累而作,时发时止,脉细弱,舌质淡黯,苔薄润。肾气素亏者,宜补肾纳气,方选七味都气丸;表证误治者宜调和阴阳,温肾纳气,方选桂枝加桂汤。

### 4. 腹水

腹水,是指水停腹中的一种病症,又称"臌胀"。临床以腹部胀大肿满,皮色苍黄,脉络暴露,按之如囊裹水为特征。

本症形成的主要原因是肝、脾、肾三脏功能失调,气滞、血瘀、水停腹中所致。

腹水须与水肿相鉴别,水肿多从四肢、目窠开始,继而延及于周身;而腹水唯见腹部胀大如鼓,按之如囊裹水,上肢及头面一般不肿。

腹水的常见证候有气滞湿阻腹水、寒湿困脾腹水、湿热蕴结腹水、肝脾血瘀腹水、脾肾阳虚腹水、肝肾阴虚腹水等。

(1)气滞湿阻腹水:多由情志不和,肝郁气滞,疏泄失职,横逆犯脾,脾失健运,水湿停留,壅结腹中而成。症见腹部膨大如鼓,皮色苍黄,胁下胀满或疼痛,饮食减少,食后胀甚,嗳气不舒,小便短少,舌苔白腻,脉沉弦或沉缓。治宜疏肝理脾,利湿除满。方选柴胡疏肝散合胃苓汤加减。

(2)寒湿困脾腹水:多由脾阳不振,寒湿停聚,水蓄不行所致。症见腹大胀满,按之如囊裹水,甚则伴见颜面微浮,下肢浮肿,脘腹痞胀,得热稍舒,精神困倦,怯寒懒动,小便少,大便溏,舌苔白腻,脉缓。治宜温中健脾,行气利水,方选实脾饮。

(3)湿热蕴结腹水:多由酒食不节,内生湿热,湿热互结,阻滞气机,浊水内停所致。症见腹部胀大坚满,脘腹撑急,烦热口苦,渴不欲饮,小便赤涩,大便秘结或溏垢,舌边尖红,苔黄腻或兼灰黑,脉象弦数。或有面目皮肤发黄。治宜清利湿热,健脾调气。方选中满分消丸合茵陈蒿汤。

(4)肝脾血瘀腹水:多由黄疸、积聚等病迁延日久,肝脾俱伤,气血凝滞,脉络瘀阻,隧道不通,水气内聚腹中所致。本证亦多由气滞湿阻进一步发展而来。症见腹大坚满,青筋暴露,胁下肿块刺痛,口干但欲漱水不欲咽,面色黯黑,头面颈胸见丝纹状血痣,唇色紫暗,大便色黑,舌质暗紫有瘀斑,脉细涩。治宜活血化瘀,行气利水,方选调营饮加减。

（5）脾肾阳虚腹水：多由脾阳虚日久，累及肾脏，脾肾阳虚，水寒之气不行，内停腹中所成。症见腹部胀大不舒，入暮尤甚，按之不坚，面色苍黄，畏寒肢冷，脘闷纳呆，腰膝酸软，小便不利，大便溏，下肢浮肿，舌质淡，体胖有齿痕，脉沉弦无力。治宜温补脾肾，化气行水。方选附子理中汤合五苓散加减，或济生肾气丸等。

（6）肝肾阴虚腹水：多由病久不愈，肝脾两伤，进而伤肾，肝肾阴虚，津液不能输布，水液停蓄中焦，血瘀不行所致。症见腹大坚满，甚则青筋暴露，形体消瘦，面色黧黑，唇紫口燥，心烦失眠，齿鼻衄血，小便短赤，舌质红绛少津，脉弦细数。治宜滋养肝肾，凉血化瘀。方选一贯煎合膈下逐瘀汤加减。

# 第五节　脾胃病治疗概要

脾胃病论治，临床多宗东垣。但李东垣立法用药，偏于升阳治脾，而略于润降治胃。叶天士师法东垣而不囿故步，治分脾、胃、阴、阳，重视五脏相关，药有刚、柔、升、降。常法之外，又有变法，颇多创见。其在《临证指南医案》中曾明言："太阴湿土得阳始运，阳明燥土得阴自安，故脾喜刚燥，胃喜柔润……。认清门路，寒热温凉以治之，未可但言火能生土而用热药。"这些见解，对今之脾胃病临床仍具有重要指导意义。

## 一、治　疗　原　则

依据脾胃的生理病理特点及整体恒动观，本节将其治疗原则归纳为升降、润燥、温清、消补和调治五脏数端。兹分述如下。

### 1. 升降结合，相辅相成

脾胃为人体气机升降出入运动之枢纽。诚如《医学求是》所云："中气旺，则脾升而胃降，四象得以轮旋；中气败，则脾郁而胃逆，四象失其运行矣。"《证治汇补》亦云："五脏之精华，悉运于脾，脾旺则心肾相交。"故脾胃升降失常之变，不独表现于中焦，且可波及他脏，变生多种病证。

《未刻本叶氏医案》云："脾阳不主默运，胃腑不能宣达，疏脾降胃，令其升降为要。"并认为，只要"升降之机得宜，湿滞自宣，中脘自爽。"调治脾胃升降失常诸证，当权衡两者孰重孰轻，而抉择"升"、"降"之主从。若脾虚气陷，致久泻、脱肛、便血、虚坐努责、尿浊、癃闭、崩漏、胃缓、阴挺等，治当补气升阳，俾清升浊自降；脾胃内伤，升降失司，清浊相干，浊阴不降而呕吐、嗳气、呃逆，或津液不布，大肠燥结而便秘、脘腹胀满，当以降浊为主，稍佐升阳，以升助其降；气滞中焦，清浊壅塞，不得上下而胃痛、脘痞、眩晕、失眠、呕吐、泄泻等，治当和胃通腑，降气泻浊，俾浊降清自升；脾胃气虚，升降失常而心肾不交，阴阳失济，致惊悸、不得卧、卧不得安、梦遗等症者，治当补以甘温，调以升降，升阳为主，降泄为辅，以复其心肾相交、阴阳相济之常。总之，治脾之法，以升为主；调胃之法，以降为要；清浊相干者，当升清降浊；阻碍心肾交通者，当调脾胃，以沟通上下。由于阳升阴降是对立的统一，清阳的升发，有助于浊阴的下降；浊阴的下降，亦有利于清阳的升发。而脾胃升降失常，通常以脾阳不升为矛盾的主要方面。故李东垣制方倡以升清阳为主，降浊阴为辅。

### 2. 润燥相合，各得其宜

《临证指南医案》云："太阴湿土得阳始运，阳明燥土得阴自安，故脾喜刚燥，胃喜柔润……。"脾与胃,燥湿相济,阴阳相合,升降得宜,相辅相成。验诸临床,脾病多湿而治重温燥,胃病多燥而治重柔润。《医经余论》尤其重视脾胃阴阳、燥湿间的密切关系,如谓:"脾之湿,每赖胃阳以运之;胃之燥,又借脾阴以和之,是二者有相需之用。"并进一步提出了"健脾宜升,通胃宜降。故治脾以燥药升之,所谓阳光照之也;治胃以润药降之,所谓雨露滋之也"的治疗法则。

《素问·藏气法时论》曰:"脾苦湿,急食苦以燥之。"故治疗湿盛困脾,总宜燥湿健脾,并结合湿邪阻滞部位之不同,随证治之。如湿蒙于上,而眩晕、头痛、首重如裹、胸闷者,宜合风药胜湿、透窍;湿滞于中,而脘闷、纳呆、呕逆、涎涌者,宜伍芳香化湿、理气行湿;湿注于下,而溺短、带下、濡泻、鹜溏者,宜配淡渗之品以渗利;湿泛肌表,而身重肢肿者,宜佐解表之品以宣散。对寒湿客于筋骨之间者,《时病论》则倡直温其经。润养胃阴之法,叶天士论之最详。从《临证指南医案》用药来看,不论何脏何腑损及胃阴,还是情志、六淫之火耗伤胃阴,叶氏皆以甘味为主治之。甘有"甘寒"、"甘平"等区别,借以润养胃阴,而通降得和。如胃虚肝风振起,眩晕呕吐者,不用刚燥制肝降逆之药,而"议养胃汁以息风",俾"胃壮则肝犯自少"。失血伤阴之证,用药并非滋腻补血养血,而以"胃药从中填补,使生气自充。"肝阴不足,肝用太过,胃阴因之受伤者,则治用酸甘,取酸能制肝敛津,甘能令津还,以济阴益胃。胃主纳食,胃虚则重味难支,故用药剂量宜轻。叶氏还倡用食物中药(粳米、山药、扁豆、南枣、湘莲子、大麦仁、梨、蔗、蜜等),借谷气甘平益阴,醒脾开胃。阳明胃腑,以通为用,得降则和,故选药要有走有守,有动有静,达到润不腻滞,通不伤正。

关于润胃燥和燥脾湿的关系,《医学问对》曾谆谆告诫:"治湿常目在燥,治燥常目在湿。"意在示人润、燥既不可太过,亦不可拘泥于一端,应视具体证情,酌予兼顾。《医门法律》亦谓:"脾胃者土也,土虽喜燥,然太燥则草木枯槁,水虽喜润,然太润则草木湿烂。是以补脾(胃)滋润之剂,务在燥湿相宜,随症加减焉耳。"

**3. 温清并举,主次有别**

脾胃脏腑相连,湿土同气。阳旺之躯,湿邪多从热化,归于阳明,阳明阳土,易伤阴津,往往积热、化火;阴盛之体,湿邪多从寒化,聚于太阴,太阴阴土,每见寒凝、浊滞。伤寒误下损伤脾胃,邪热乘虚内陷,水谷不化,气机升降失常,亦可致寒热互结于中,而见脘腹痞满、呕吐、心烦、肠鸣、下利等症。再者,由于脾胃为一身气机升降之枢纽,心火之下降,肾水之上升,皆赖脾胃从中斡旋。肝升胆降之理亦然,黄坤载说:"肝气宜升,胆火宜降,然非脾气之上行则肝气不升,非胃气之下降则胆火不降。"因此,脾胃失和则既可见肝火上炎之心烦不寐,口苦咽干等热证,又可见下焦失于温煦之腹痛、泄泻等寒证。

治疗脾胃寒热错杂证,不若单纯的寒证温之可除,单纯的热证清之可去,必温清兼用,寒温并调,方切病机。应针对病证寒、热之轻重,或寓清于温,或寓温于清,不可偏执一端。即使治疗单纯的热证或寒证,在清热或温阳方中,伍用少量性味相反的药物,可有反佐补偏,提高疗效之妙。仲景所创泻心汤类方,温清并用,甘苦兼施,是治疗脾胃寒热错杂的典型代表方。其组方法度,足资临床效仿。一是姜、夏辛开散痞,以温燥脾湿;一是芩、连苦降泄热,以清泻胃热;一是参、草、枣甘温益气;以补脾胃之虚。三者相合,使泻心汤类方具有寒热并调,虚实兼顾,脾胃同治之功。用治脾胃寒热互结诸证,功专力宏。

**4. 消补兼顾,掌握分寸**

脾胃虚弱,极易虚中挟滞,而成虚实错杂之证。因胃为传化之腑,以通为顺,以降为和,胃气通降,自能纳食传导。若胃虚失和,通降失常,则气、食壅滞为病。胃之不纳,可致脾虚不化;若脾虚运化无权,胃中水谷难化,亦可致其停积为患。诚如《诸病源候论》所云:"胃受谷,而脾磨之,二气平调,则谷化而能食。若脾实不等,水谷不消,故令腹内虚胀,或泄不能饮食。"脾虚宜补,食滞宜消。倘徒健脾而不消滞,则已积之滞难除;若徒消滞而不健脾,则脾气益伤,即使积滞暂去,犹有复积之虞。故当健脾消导,双管齐下,始能两全。脾胃同治,消补合施,关键在于掌握消补之分寸。若虚多实少,当补脾重于消导;实多虚少,则消导重于补脾。

消法的范围较广,此专指消食导滞。食积为有形之邪,气、血、痰、火等易随之相继郁滞,故当配合相应治法。"补"有补气、补阴等之别,其与消食导滞法的具体运用,在本章第二节皆有专论,可联系互参,此不详述。

**5. 调治五脏,以安脾胃**

脾胃有病虽可波及他脏,而他脏有病鲜有不波及脾胃者。肝肾心肺的病理变化皆可影响脾胃而酿成疾病,其中尤其是肝肾最易损伤脾胃。叶天士云:"土王四季之末,寒热温凉随时而用,故脾胃有心之脾胃,肺之脾胃,肝之脾胃,肾之脾胃。"张景岳则强调:"脾胃有病,自宜治脾。然脾为土脏,灌溉四旁,是以五脏中皆有脾气,而脾胃中亦有五脏之气,此其互为相使,有可分而不可分在焉。故善治脾者能调五脏,即所以治脾胃也;能治脾胃而使食进胃强,即所以安五脏也。"(《景岳全书·论治脾胃》)此即脾胃病论治中整体观念的集中体现,值得重视。张景岳还例示了调五脏以治脾胃的具体运用,"如肝邪之犯脾者,肝脾俱实,单平肝气可也;肝强脾弱,舍肝而救脾可也。心邪之犯脾者,心火炽盛,清火可也;心火不足,补火以生脾可也。肺邪之犯脾者,肺气壅塞,当泄肺以苏脾之滞;肺气不足,当补肺以防脾之虚。肾邪之犯脾者,脾虚则水能反克,救脾为主;肾虚则启闭无权,壮肾为先。"这种整体调治的原则,对后世论治脾胃病产生了广泛而深远的影响。其不仅适用于治疗脾胃病,他脏之病的治疗亦应本此精神。

# 二、常 用 治 法

脾胃为患,见证殊多,而其治法亦繁,临床立法遣药,当以前述治则为指导,庶能提纲挈领。

**1. 补气健脾法**

适用于脾气虚弱,运化失常证。本法重在补虚助运,对邪盛伤脾,而运化失常者,则宜祛邪复运,不可盲目用补。临床但见面色萎黄,倦怠乏力,气短懒言,形体消瘦,脘腹胀满,食后不化,大便溏薄,或肢体浮肿,舌淡苔白,脉弱者,即可运用本法。

《医方考》云:"诸脏腑百骸受气于脾胃而后能强。若脾胃一亏,则众体皆无以受气,日见羸弱矣。故治杂证者,宜以脾胃为主。"《名医方论》倡:"气虚者,补之以甘。"宜选人参、党参、黄芪、白术、山药、白扁豆、炙甘草、大枣等药补气健脾。四君子汤、保元汤、参苓白术散等,皆体现了这一治法。脾主气,气贵流通,而补气之药多壅滞碍胃,故常需配伍少量醒脾行气的砂仁、木香、陈皮等,以调畅气机,使之补而不滞,收到更好的补气效果。如异功散、参苓白术散、香砂六君子汤分别伍用陈皮、砂仁、木香等,则变"守补"为"通补",即补中有通,补而勿滞。脾虚不运,易于生湿,以致蓄积为患者,补气尚需配薏苡仁、茯苓、猪苓、泽泻等渗湿利水之品,使水湿下渗而脾运得健,以加强补益之功。脾虚食滞者,宜稍佐焦三仙、鸡内金、炒莱菔子等消导之品,俾补中寓消,相得益彰。脾虚血少者,应在健脾生血的前提下,配用少量补而不腻的养血药,如当归、川芎、夜交藤、炒枣仁等。

"盖人之一身,以胃气为本,胃气旺,则五脏受荫;胃气伤,则百病丛生。故凡病久不愈。诸药不效者,惟有益胃⋯⋯"(《名医方论》)故补气健脾法,实是许多疾病虚证治法的基础。

### 2. 温中健脾法

本法用于脾胃虚寒证。临床以脘腹冷痛,腹满时减,畏寒喜暖,手足不温,恶心呕吐,不思饮食,形瘦神疲,倦怠乏力,舌淡苔白,脉沉迟或沉细为主要运用依据。

《伤寒后条辨》云:"胃阳虚即中气失宰,膻中无发宣之用,六腑无洒陈之功,犹如釜薪失焰,故下至清谷,上失滋味,五脏凌夺,诸症所由来也。"故治必温补脾胃,俾阳复寒散,则五脏六腑皆以受气,而诸症自愈。宜选用干姜、良姜、吴茱萸、蜀椒等温中散寒药,与党参、黄芪、白术等补气健脾药同用,组成温中健脾法,代表方如理中丸、小建中汤、大建中汤等。由于阳虚是气虚的进一步发展,"气虚之甚则阳虚",故温阳必伍补气之品。脾虚及肺,卫外不固,而易感外寒者,可酌用桂枝、细辛、白芷等以解表散寒。阳虚阴盛,水湿难化,聚而成饮者,又当合半夏、茯苓、桂枝等以温阳化饮。各种慢性失血,但见脾胃虚寒之象者,则宜加炮姜、阿胶、白及、紫珠草等,组成温阳摄血止血法。病程久延,脾虚及肾,脾肾虚寒者,可与附子、巴戟天、仙灵脾、破故纸相伍,培补下焦真阳,而中焦阳气易复。鉴于本类药物性多温燥,易于助火,伤阴耗血,故阳虚而阴血又不足者,或阳事易举,梦遗失精之证,当慎用,或酌加固阴之品。据临床统计,慢性脾胃病,脾胃气虚甚至阳虚者,占90%以上。李振华教授治慢性萎缩性胃炎,所拟的香砂温中汤即为此治法,取得卓效。

### 3. 升阳举陷法

本法用于中气虚弱,升降失常之证。脾不升清,则头晕目眩,少气懒言,脘痛腹胀,卧之则舒,小腹坠胀,站立更甚,呼吸短促,甚则清阳下陷,而致胃下垂、脱肛、便血,或久泻不愈,或子宫脱垂、崩漏、带下,或遗溺、癃闭;胃不降浊,则嗳气、呃逆、呕吐、脘胀纳差。不论以何者为主,必以脾气虚弱为共性,方可治之以本法。

脾胃是人体气化升降运动的枢纽。脾升胃降失常,则清阳易于下陷,而浊阴易于上逆,致浊阴在上,清阳在下而为病,治当补以甘温,调以升降,即在补气健脾的基础上,配伍柴胡、升麻、葛根、蔓荆子等升阳药物,共达升阳举陷之图。益气聪明汤、补中益气汤为本法的主要代表方。补中益气汤原方剂量偏小,临床应用有杯水车薪之感,可适当增量。方中黄芪补气兼能升阳,尤当重用。气不化水,小便不利者,加冬葵子、王不留行、小茴香,行少腹之气,助膀胱气化。气虚及阳,兼虚寒之象者,加干姜、肉桂,以温中扶阳。食停中焦,脘胀厌食,嗳气酸腐者,加焦三仙、槟榔、连翘,以消积清热。久泻不愈,或脱肛者,加诃子、乌梅肉、煨肉蔻,以收涩固脱。治疗脾胃升降失常,临床有"欲降先升,清升浊自降",和"升清必先降浊,浊降则清阳自升"的不同见解。"升清"与"降浊"有相互促进作用当无疑义,然究竟以何者为主,以证候为凭,庶无偏弊。如李东垣制方,就有升多降少的升阳益胃汤,降多升少的通幽汤等的不同。

### 4. 滋阴养胃法

本法专为胃阴亏虚之证而设。此证多见于外感温热病、里实热证后期,及平素胃阴亏虚者,以不饥少纳,渴思凉饮,口干咽燥,胃脘灼痛,时作干呕,肌燥熇热,溺少便结,舌质红少苔或无苔,脉细数等为主要适应证。

《临证指南医案》云:"胃为阳明之土,非阴柔不肯协和","胃易燥"。不论何脏腑损及胃阴,皆当滋补,以复其阴液。药选北沙参、玉竹、石斛、天花粉、玄参、麦冬、天冬、生地、梨汁等,益胃汤、五汁安中饮、一贯煎等皆为本法的代表方。本类药物味甘阴柔,易呆滞脾胃,故宜少佐乌药、枳壳、萝卜种等理气和胃而不辛燥伤阴的药物。如此"刚柔相济",则滋阴而不腻胃,理气而不损阴,余热未尽者,加竹茹、花粉、知母以清之。阴虚而生内热,兼见低热心烦等症者,伍丹皮、白薇、青蒿清其虚火。阴损及气,兼神疲食减,音低气馁,便秘或便溏者,选补气而不温热,益阴而不凉滞的黄精、山药、莲子肉、白扁豆、太子参等,以甘缓益胃。胃阴虚肝失所养,肝气偏盛,证兼胁痛、心烦、眩晕、脉弦者,配白芍、炙甘草、五味子、乌梅、木瓜等,以酸甘化阴。

### 5. 温中固涩法

本法适用于脾肾虚寒之泻痢日久,滑脱不禁等病症。临床但见泻痢日久,反复不已,泻下稀薄,夹杂黏冻,或夹暗紫血色,每逢疲劳、饮食不当,或受寒凉则发作加重,甚或滑泄难禁,脱肛不收,或虚坐努责,或五更泄泻,神疲乏力,脐腹隐隐冷痛,喜暖喜按,形寒畏冷,面黄少华,舌淡苔白,脉沉细弱无力等症者,均可用本法治之。

《素问·至真要大论》云:"散者收之。"《本草纲目》云:"脱者散而不收,故用酸涩温平之药,以敛耗散。"因此,本法除用固涩收敛的诃子、五味子、肉豆蔻、赤石脂、罂粟壳、五倍子、禹余粮、莲子肉、芡实等药外,还应配用党参、黄芪、白术、干姜、肉桂、附子、补骨脂等温补脾肾药。代表方剂如真人养脏汤、桃花汤等。倘久泻而脾虚气陷,脱肛少气者,配柴胡、升麻,升阳举陷。若积滞未尽者,可稍佐焦山楂、神曲、莱菔子等消积导滞之品。面色萎黄,心悸失眠者,加当归、阿胶、炒枣仁,以养血安神。妇女带下清稀,无臭味,日久不止,而身体日见瘦弱者,当以温中健脾药与金樱子、芡实、白果、煅牡蛎、煅乌贼骨等收涩止带药同用。

### 6. 理气降逆法

本法用于中焦气滞,胃气上逆之证。以脘腹胀满或疼痛,心下痞硬,嗳气频频,不欲饮食,恶心呕吐,呃逆,大便不畅,舌苔薄白,脉弦等为主要适应证。

《医宗金鉴·删补名医方论》曰:"夫人以气为本,气和则上下不失其度,运行不停其机,病从何生。若饮食不节,寒温不适,喜怒无常,忧思无度,使冲和之气升降失常,以致胃郁不思饮食,脾郁不消水谷……"。治宗"气升当降,气逆当调"(《沈氏尊生书》)之旨,而立理气降逆法。宜选用厚朴、木香、砂仁、枳壳、枳实、苏梗、大腹皮、竹茹、旋覆花、代赭石、柿蒂等药,方如半夏厚朴汤、橘皮竹茹汤、厚朴温中汤等。临床所见,寒、湿、痰、食诸邪为导致脾胃气滞的主因,故本法的运用,既要考虑病性的寒热虚实,又要兼顾兼夹之邪。如属中焦寒凝气滞者,配干姜、良姜、丁香、吴茱萸;湿阻气机者,伍藿香、白蔻仁、薏苡仁;痰气互滞者,加陈皮、半夏、茯苓、莱菔子;食滞气逆者,加焦三仙、鸡内金、槟榔等;脾虚气滞者,配白术、白扁豆、党参;热壅气滞者,伍大黄、黄连、石膏;气滞甚而体质壮实者,可暂配三棱、莪术等疏理药。脾胃虚弱与肝气郁滞每多相兼,即"木郁乘土","土壅木郁"之意,故本法常与疏肝理气法同用。本类方药多辛温香燥,走窜破泻,易伤津耗气,故当适可而止,勿使过剂。

### 7. 活血化瘀法

本法在脾胃疾病中运用颇广,如瘀血所致的胃痛、腹痛、吐血、便血、肌肤斑块紫黯、腹内积块、慢性低热,以及阴黄色晦、形体羸弱、肌肤甲错等,皆可用活血化瘀法治之。

《素问·阴阳应象大论》曰:"血实者宜决之"。故治当以大黄、蒲黄、五灵脂、丹参、元胡、乳香、没药、当归、桃仁、红花等活血化瘀药为主组方,代表方如丹参饮、失笑散、桃仁承气汤、膈下逐瘀汤、少腹逐瘀汤等。瘀阻则气滞,气滞则血瘀,故活血化瘀方中需配伍一二味理气药,以提高疗效。本法的运用规律,当根据病性的寒热虚实,以及病因、病位、体质之不同,配伍相应药物。若属寒凝血瘀者,配桂枝、麻黄、细辛、乌头;属热壅血瘀者,伍生地、紫草、丹皮、赤芍;属痰阻血瘀者,加陈皮、半夏、胆南星、白芥子;属气虚血瘀者,加党参、黄芪、白术、炙甘草;属阳虚血瘀者,加附子、肉桂、干姜、仙灵脾;瘀血内结,新血不生,而兼见血虚之象者,加枸杞子、熟首乌、当归、鸡血藤、白芍;痛久入络,顽固难愈者,加穿山甲、水蛭、地龙。活血化瘀药性多破泄,有耗气伤血之弊,故凡病程较长,或体质虚弱而需久用本法者,皆当配伍益气养血之品,俾祛瘀而不伤正,以提高疗效。

**8. 祛湿利水法**

本法用于湿浊阻滞,脾胃失和之类的疾患。症见脘腹胀满,口淡乏味,不思饮食,泛恶欲吐,肠鸣泄泻,带下量多,肢体沉重或水肿,怠惰嗜卧,脚气湿烂,小便不利,苔腻而厚,脉缓者,皆属本法的治疗范围。

柯韵伯谓:"《内经》以土运太过曰敦阜,其病腹满;不及曰卑监,其病留满痞塞。"(录自《名医方论》)若胃燥不及,不能助脾运湿,则湿邪易聚;湿盛困脾,运化失司,则湿浊益甚。宗"湿淫于内,治以苦热,佐以酸淡,以苦燥之,以淡泄之"(《素问·至真要大论》)之旨,立祛湿利水法。然湿有内、外之别,脾胃阳气有强弱之殊,且湿邪常与他邪相合或转化,而为寒湿、湿热、风湿、暑湿等,故其治法又不尽相同。大抵外湿犯表者,宜用羌活、防风、蔓荆子,祛风胜湿,微汗解表,宜散湿邪。内湿中阻者,首当以藿香、香薷、佩兰,芳香悦脾,辟秽化湿,并据寒化、热化的不同,或以苍术、厚朴、白蔻仁苦温燥湿,或以黄芩、黄连、苦参苦寒燥湿。由于湿为阴邪,重浊黏腻,易于阻滞气机,遏伤阳气,故祛湿常需伍用理气,俾"气化则湿亦化也"(《温病条辨》)。湿盛阳微者,又当合用干姜、白术温阳化湿。湿与水异名同类,湿为水之渐,水为湿之积,故水湿壅盛,溺短水肿等症明显者,宜重用薏苡仁、茯苓、猪苓、泽泻渗湿利水。此类药物多性味甘淡,甘不伤脾,淡能渗湿,虽有利水之功,而无损脾之弊。

湿病虽有内外之分,但由于表里相合,脏腑相关,故表湿可以犯里,里湿可以溢表,一脏有病波及他脏,而致表里同病,寒热错杂,虚实相兼。因此,上述治法,当别其主次,酌情兼施。

**9. 温化痰饮法**

本法泛治痰饮证。不论饮聚何部,皆责诸脾胃,以胸腹满或胸胁支满,少气身重,呕吐,下利,口淡不渴,心下痞,或小便不利,或肠间沥沥有声,或头眩心悸,或背寒冷如掌大,舌质淡、苔白滑,脉象弦等为其临床特征。

《金匮要略编注》阐释《金匮要略》"病痰饮者,当以温药和之"奥意云:"此言痰饮属阴,当用温药也。脾失健运,水湿酿成痰饮,其性属湿,而为阴邪,故当温药和之,即助阳而胜脾湿,俾阳运化,湿自除矣。"然痰饮的表现不一,变化多端,故当据其标本虚实,表里寒热之别,灵活变通。宗仲景用药规律,如脾虚饮停,胸胁胀满,或泄泻,头眩心悸者,用苓桂术甘汤健脾化饮;饮邪犯胃,呕吐,心下痞满,眩悸者,用小半夏加茯苓汤和胃降逆蠲饮;饮遏清阳,头晕目眩,或胸闷呕吐者,用泽泻汤健脾利水;饮停肠胃,脘腹坚满,或腹中痛者,用甘遂半夏汤攻逐水饮,散结除满;支饮胃家实,胸满气喘,大便秘结者,用厚朴大黄汤下水祛实,行气泻满;饮蓄膀胱,脐下悸,小便不利,头眩,吐涎沫者,用五苓散健脾渗湿,化气利水。

### 10. 清热泻火法

热积阳明,以壮热,汗出,烦渴,恶热,脉洪大;或牙痛,齿龈红肿溃烂,口疮口臭,口燥舌干,烦渴易饥,喜凉畏热,舌红苔黄,脉滑数为特征者,皆可运用本法。

"阳明胃多气多血,又两阳合明为热盛,是以邪入而为病常实。"(《医宗金鉴·删补名医方论》)故治当清泻阳明实热。药选石膏、知母、升麻、竹叶、栀子、黄连、黄芩,方如白虎汤、清胃散等。热积阳明,津液易伤,病程较短者,一经清热即可热去津回,无需养阴;病程久延,津伤明显者,宜与玄参、生地、麦冬等养阴增液之品合用。若复感外邪者,宜与汗法同用,以清热透邪;气血两燔者,合用清营凉血法,以气血两清;兼高热神昏,大便秘结等腑实征象者,加大黄、芒硝通腑泻热,软坚润燥;胃气上逆,心下痞满者,加半夏、竹茹清热除逆;口疮,或牙龈肿痛者,亦可加大黄、芒硝釜底抽薪,引热下行。清热泻火药,易寒中败胃,其用量的大小需根据平素体质的强弱及证情的轻重而定,不可孟浪从事。

### 11. 通腑泻热法

本法用于里热与积滞互结的阳明腑实证。以大便秘结,脘腹痞满,或腹痛拒按,按之硬,口渴心烦,甚或潮热谵语,苔黄,脉实为主要适应特征。

有形燥热结于阳明之腑,则应宗《素问·阴阳应象大论》"其下者,引而竭之;中满者,泻之于内"之旨,而通腑泻热,荡涤积滞。宜用大黄、芒硝、牵牛子等为主药,以泻热荡结;以枳实、厚朴等为辅药,以行气除满。大、小、调胃承气汤及凉膈散等,皆为本法的代表方。肺与大肠相表里,腑结则肺痹,燥热不得下泄,反致上迫,而咳喘息促者,可伍杏仁、瓜蒌、桑白皮宣上通下;血热妄行的上部诸窍出血,用凉血止血不效者,当用本法"上病下取",佐茜草、栀子、小蓟止血;湿热黄疸卒发,酌以本法与清热利湿法同用,使湿热毒邪从二便而解,以提高疗效;瘀热蕴结肠间,化脓成痈者,加桃仁、丹皮、冬瓜仁以泻热化瘀消痈;水热互结心下者,当仿大陷胸汤意,伍用甘遂等,以泻热逐水;腑实兼外感者,当权衡表、里的轻重,采取先表后里或表里双解之法;正虚邪实者,又当识别正虚、邪实的主次,或先攻后补,或攻补兼施;对老年体弱,新产血虚,或病后津亏的大便秘结,不可使用攻下;孕妇在一般情况下禁用本法,免致流产。本法易耗损胃气,应中病即止,转予调理。

### 12. 辛开苦降法

本法用于脾胃湿热证。湿热盘踞中焦,氤氲浊腻,见证殊多。气机壅滞则痞则痛,胃气上逆则呕,脾气不升则泄,蒸腾于外则热。故临床辨证,当着眼于脘痞、胃痛、呕吐、泄泻、低热等证,或兼胸脘闷胀,纳呆恶心,口苦而黏,渴不多饮,或吐酸嘈杂,心烦,身热不扬,汗出不畅,大便或溏或秘,溺短色黄,脉濡数或滑数等。然必验之于舌,若舌苔白腻,虽见脘痞或痛,究属湿阻,只宜辛开,不宜苦泻。必须见到黄腻苔(至少要兼微黄),方为湿热互结之依据,可运用辛开苦降法治之。

湿为阴邪,热为阳邪,湿热蕴积脾胃,易滞塞气机,碍其升降,胶固难除。治疗上若徒用苦寒清热则更伤脾阳,致邪恋不解;徒用温燥除湿则反易助热,且湿热黏腻滞中,氤氲熏蒸,不易速解。自当苦辛合用,取其味辛能通能开,味苦能泻能降。如此配伍,则泻中寓开,通而能降,且辛开无劫阴之弊,苦降无损阳之害,相得益彰,共奏泻热除湿,宣畅气机,恢复中焦气机斡旋之功。辛开与苦降药物的配伍运用,临床常用者,如苦寒之黄连、黄芩、栀子等;辛温之干姜、半夏、吴茱萸、厚朴、紫苏等。其中连、朴同用,长于消痞;连、姜相配,善于止泻定痛;连、萸相伍,偏于止酸;连、夏相合,重在止呕;连、苏相配,长于开郁退烧。但尚需注意权衡湿热孰轻孰重,以及兼上焦证还是兼下焦证,才能分清主次,掌握重点。热重于湿而见发热口渴,心烦懊恼,小便短黄,大便秘结,舌苔黄腻者,当以苦降泻胃为主,辛开升脾为辅;湿重于热而见胸脘痞满,纳呆便溏,恶心呕吐,头身困重,舌苔厚腻微黄者,当以辛开悦脾为主,苦降泻胃为辅。临床常用方剂,如《伤寒论》的诸泻心汤(大黄黄连泻心汤除外)、小陷胸汤,以及王氏连朴饮、苏叶黄连汤、左金丸、连理汤等。其具体运用,当视不同证情有所侧重,或配伍化痰、导滞、理气、补虚等法。既要掌握其运用范围,又要随机应变,以广其用。

### 13. 消食导滞法

本法用于食积证。以脘腹胀满或胀痛、嗳气酸腐、厌食、呕吐不消化食物,大便不爽,或泻下臭如败卵,舌苔厚腻或垢浊,脉滑实有力为主要适应证。

《素问·痹论》曰:"饮食自倍,肠胃乃伤",致宿食停滞为患,治当消食导滞,以复脾胃纳化之功。药以神曲、山楂、麦芽、谷芽、鸡内金、莱菔子等为主,方如保和丸,枳实导滞丸等。有形之食积内停,每使气机不畅,而气机阻滞,则积滞难除,故本法常需配行气的枳实、砂仁、陈皮等,俾气行而积消;气滞湿阻者,可配半夏、茯苓、白蔻仁,以祛湿和胃;脾胃素虚,或食积日久,损伤脾胃者,若单投清导,则不堪克伐,正气更损,故当与补气健脾法同用,消补兼施,"消"与"补"孰重孰轻,应视其虚、实的主次而定。食积化热者,宜用黄连、竹茹、连翘以清之;若燥热结实,腑气不通者,可配苦寒泻热之品下之;若寒食相结者,又当与温阳散寒药同用。同时应针对所伤之食物,选用相应的消导药。《张氏医通》的用药经验,足资师法,如谓:"伤诸肉食,用草果、山楂;挟外感风寒,山楂须用姜汁炒黑,则不酸寒收敛,兼能破血和胃,消导食积更速;伤面食,炒莱菔子;伤面筋粽子等物,诸药不能消化,俱用本物拌绿矾烧灰,砂糖酒下,二三服效;伤糯米粉食,炒酒药或酒曲,砂糖调淡姜汤服;伤索粉,用杏仁炒黑,研如脂,砂糖拌,姜汤服;伤生冷菜果,宜木香、砂仁、炮姜、肉桂;伤蟹腹痛者,丁香、紫苏、生姜;伤蛋满闷,姜汁、蒜泥;伤肉生鱼脍,必用生姜,草果,炮黑山楂。"

上述十三法可归纳为扶正与祛邪两个方面。益气、温中、举陷、滋阴、固涩五法,是扶正以调理脾胃;理气、化瘀、祛湿、化饮、清热、通下、苦辛、消导八法,是祛邪以调理脾胃。这些治法虽各有其明确的适应证,但证候往往相互兼见或转化,故临证具体运用时,当视其具体证情或一法独进,或数法合施,灵活掌握。再者,还须考虑脾胃与其他脏腑的生理病理联系,或治脾胃兼治他脏,或治他脏兼治脾胃。

# 三、饮 食 疗 法

选用具有药物特性的食品,经过合理的烹调,制成药膳,以治疗疾病的方法,称为饮食疗法。是我国劳动人民在长期与疾病作斗争中利用食物防治疾病的经验总结。其具有扶正祛邪,调整阴阳,延年益寿等多种功效,为中医的传统疗法之一。

食疗有着十分悠久的历史,商朝伊尹,精于烹调,通晓药性,所著《汤液论》就是运用烹调方法治疗疾病。周朝即设有"食医"官职,专事营养保健。春秋时期,著名医家扁鹊提出:"食能排邪而安五脏,悦神志以资血气。"认为只有善于用"食"治病的医生才是良医。《内经》对饮食治疗疾病的机理有较详细的记载。如《素问·藏气法时论》说："五谷为养,五果为助,五畜为益,五菜为充,气味合而服之,以补精益气。"《素问·五常政大论》亦说:"大毒治病十去其六,中毒治病十去其七,常毒治病十去其八,无毒治病十去其九,果肉蔬菜,食养尽之。"这些精辟的论述,对后世饮食疗法的发展具有重要的指导意义。至东汉张仲景,在《伤寒杂病论》中用"甘麦大枣汤"和"当归生姜羊肉汤"治疗妇人脏躁和产后腹痛,都是典型的食疗方剂,可见饮食疗法已广泛运用于临床。唐朝孙思邈在《千金要方》中专辟"食治"一卷,认为"药性刚烈,犹若御兵,兵之猛暴,岂容妄发。"因此提出:"夫为医者,当须先晓病源,知其所犯,以食治之,食疗不愈,然后命药。"并推崇食疗着重用于脾胃病。此后,食疗专著逐渐问世。如孟诜的《补养方》,后经张鼎增补,改名为《食疗本草》,陈士良的《食性本草》,吴瑞先的《日用本草》等,均对药膳作了较为全面的阐述。尤其是元代忽思慧所撰《饮膳正要》,对后人影响较大,为食疗的发展作出贡献。至明清,卢和等人编著《食物本草》,李时珍所著《本草纲目》,王孟英的《随息居饮食谱》等,均对前人的食疗经验作了较系统的总结。特别是曹燕山的《老老恒言》,强调"以方药治未病,不若以起居饮食调摄于未病。"还根据老年人脾胃虚弱的特点制定粥谱,用于老年病的预防与治疗,从而又将饮食疗法向前推进了一步,使食疗学的发展更趋完善。近代许多医家对食疗颇有创新,并进行了深入研究,创立了许多有效方剂。特别是近年来,饮食疗法已引起社会各方面的普遍关注,尤其在国际上产生重大影响,许多国家开设有药膳餐厅。食疗的专著及报道层出不穷,多学科的综合研究取得较好成果,临床运用不断得到推广,疗效不断提高,这些充分显示饮食疗法在人民生活及防病治病中的重要地位。

**1. 食疗作用**

饮食疗法不仅能够防病治病,而且在病后或产后调养以及养生保健,延年益寿诸方面均有着重要的作用。在预防疾病方面,古书早有记载,且方法颇多,如用米皮糠预防脚气病;用桑枝茶常饮预防中风发作;用绿豆粥预防中暑;近代提出常服薏苡仁粥可预防消化系统肿瘤等,寓预防于饮食之中,效果显著。在治疗病证方面,食疗不仅可以治疗老年病、慢性病,而且对危急重症也有较好疗效。如用薤白为主的食疗方治疗心绞痛;以白鹅血为主的食疗方治疗胃部肿瘤;以狗骨、蛇肉为主的食疗方治疗顽固性风湿性关节炎;以乌龟、冰糖为主的食疗方治疗中风等。此外,一些疑难重症配合饮食疗法也取得了满意效果。在病后调养方面,人体脏腑功能失调,阴阳失去平衡,是导致疾病发生的主要原因。饮食疗法与药物治疗一样,也是根据人体阴阳的偏盛偏衰,辨证施膳,以调整脏腑功能的平衡,促进机体的康复。特别是病后或产后,脾胃功能减弱、消化吸收能力不足,往往造成营养物质的缺乏而导致疾病长期不愈或加重病情。运用饮食疗法,既可调整脾胃功能,又可补充营养物质,达到病后调养的目的。例如《寿世保元》中的阳春白雪糕,以白茯苓、怀山药、芡实、莲肉共研细末,加入陈仓米、糯米、白砂糖等作成小饼,晒干收贮,身体虚弱者,任意取食,大有健脾益胃补肾之功。以黄鳝、生姜制剂,调理病后血虚;取野鸭肉、白木耳、鲜牛乳,治疗病后气虚;用猪蹄、花生米炖服,治疗产后虚弱、乳汁不下等。这些方法,既可使食物变得美味可口,又不失其药效,常服无副作用,对疾病恢复,强身健体大有裨益。在养生延年方面,随着社会的发展和人民生活水平的不断提高,广大城乡人民从温饱进入小康,因此,人们强烈期望通过食品达到营养健身、防病延年的目的。饮食疗法能够根据老年人脏腑功能逐渐虚损的生理特点,选择运用某些食物,补益脏腑功能,从而养生延年。如怀山药、枸杞子、黑芝麻、核桃仁、山楂等,均有较好的抗衰老作用,针对个人体质制定适当食谱长期服用,可以收到保健益寿的效果。饮食疗法除有上述作用外,还有以下特点:①简单方便:食疗选材多为瓜果蔬菜肉食米面等饮食物品作为主要原料,平时易取易得,制作方便,节省时间,可根据身体状况,口味爱好,选择不同品种使用。②安全有效:食疗方主要来源于历代医家的临床经验,经过反复实践验证,有着可靠的临床效果,所选食品既可营养机体,又可治疗疾病,安全有效,无毒副作用,深受患者欢迎。③味美可口:食疗方以饮食物品为主,配合使用味甘性平少渣或无渣的中药做原料,经过特殊炮制,除去中药异味,烹调加工成饮食菜肴,因此成品美味可口,病人乐于接受且易于坚持服用。

**2. 饮食调理**

饮食调理与健康长寿有着十分密切的关系,历代医家均很重视。人体通过摄取食物获得营养以养生,古人云:"民以食为天","安民之本,必资于食"。又曰:"安谷则昌,绝谷则危。"说明饮食是生命活动的需要,是健康长寿的基本保证。饮食调理得当,不仅可以保持人体健康,而且又可治疗某些疾病;饮食调理不当,常可导致疾病发生或加重病情。故《管子》说:"起居适,饮食节,寒暑适,则身利而寿命益;起居不时,饮食不节,寒暑不适,则形累而寿命损。"医圣张仲景说:"凡饮食滋味,以养于生,食之有妨,反能为害……,所食之味,有与病相宜,有与身为害,若得宜则益体,害则成疾。"说明注意饮食调理,再配合其他摄生方法,则可使人体健康长寿,否则形体损伤,动生疾患。

调摄饮食是人体健康的重要环节,饮食调理的原则包括饮食的调配,烹调加工,饮食卫生,饮食前后的保养,饮食的节制等等,从理论到实践,都具有非常丰富的内容。

(1) 饮食调配:不同的食物所含的营养成分亦不同,因此,只有做到各种食物的合理调配,才能使人体得到充分的营养。早在《内经》时就认识到"五谷为养,五果为助,五畜为益,五菜为充,气味合而服之,以补精益气。""谷肉果菜,食养尽之。"提出粮谷、肉类、蔬菜、果品等是构成饮食的主要内容,它们对人体具有补益精气的作用,但必须根据需要,兼而取之,主食与副食合理调配,使营养成分更加充分,才能有益于人体健康。因此合理的调配首先要做到食品的多样化与合理的全面的配伍,如果长期偏食,就会导致气血阴阳的平衡失调而发病。

(2) 饮食烹调:合理的烹调可以使食品色、香、味俱佳,不仅能够增加食欲,而且有益健康。除烹调技术外,中医学还特别强调在食物的制作过程中要注意保护营养成分和调和阴阳、寒热、五味等。

所谓五味,系指酸、苦、甘、辛、咸五种不同味型的食物,不仅是人体不可缺少的营养物质和饮食调味品,而且可以促进食欲,帮助消化,五味调和得当有利于健康。如《素问·生气通天论》说:"是故谨和五味,骨正筋柔,气血以流,腠理以密,如是则骨气以精,谨道如法,长有天命。"《素问·至真要大论》说:"五味入胃,各归所喜,故酸先入肝,苦先入心,甘先入脾,辛先入肺,咸先入肾,久而增气,物化之常也,气增而久,夭之由也。"说明五味入五脏,五味调和则滋养五脏,如果五味过于偏嗜,可致五脏之气偏盛或偏衰,诱发多种疾病。正如《素问·生气通天论》所说:"味过于酸,肝气以津,脾气乃绝;味过于咸,大骨气劳,短肌心气抑;味过于甘,心气喘满,色黑、肾气不衡;味过于苦,脾气不濡,胃气乃厚;味过于辛,筋脉沮弛,精神乃央。"五味有阴阳两种属性,其"辛甘发散为阳,酸苦涌泄为阴,咸味涌泄为阴",它们"或收或散、或缓或急、或燥或润、或软或坚"，对人体具有不同的作用。在选用阴阳两种不同性质的食品时，制作中需注意阴阳相调，既不过于阴凝腻滞，又不过于辛热燥烈。如在养阴食物中加入花椒、茴香、肉桂、干姜等辛燥的调味品，可调和或克制养阴品滋腻太过之偏；在温阳食物中，加入青茶、青笋、嫩芦根、鲜果汁以及瓜类甘润之品，则能中和或柔缓温阳食物辛辣温燥太过之弊。寒为阴，热为阳，所以食物又有寒热的不同特点。一般认为辛甘味食品多具热性，酸苦味食品多具寒性，咸味食品也以寒凉为多。体质偏寒的人，烹调食物宜用姜、椒、葱、蒜等调味；体质偏热的人，则应少用或不用辛燥物品调味，宜进食清淡、寒凉的食品，如素菜、羹汤、水果、瓜类等。

（3）饮食有节：饮食有节是指饮食应有节度与节制，食物是供给人体营养的来源，脾胃是人体运化、吸收营养的重要器官。故须顾护脾胃，做到定时定量饮食，不饥饱无度，对人体健康大有益处。如《素问·上古天真论》说："饮食有节……故能形与神俱，而尽终其天年，度百岁乃去。"若饮食不节，饥饱失宜，就会影响脏腑的正常机能，《抱朴子》说："不欲极饥而食，食不过饱；不欲极渴而饮，饮不过多。凡食过则结积聚，饮过则成痰癖。"《脾胃论》亦说："饮食自倍，则脾胃之气既伤，而元气亦不能充，而诸病之所由生也。"《东谷赘言》则指出："多食之人有五患，一者大便数，二者小便数，三者扰睡眠，四者身重不堪修养，五者多患食不消化。"这些均说明了饮食不节，可损伤脾胃，导致诸病丛生。此外，饮食还宜清淡，我国古代医家即认识到素食、淡食对人体健康具有重要意义。《素问·生气通天论》曰："高粱之变，足生大丁"。指出嗜食肥美厚味之品易导致痈疮。《吕氏春秋》也有"肥肉美酒，务以自强，命曰烂肠之食"的记载。《韩非子》说："香美脆味、厚酒肥肉，甘品而疾形。"说明过食肥甘油腻之品，有碍健康。孙思邈说："食之不已，为人作患，是以食最鲜肴务令简少。饮食当令节俭，若贪味伤多，老人肠胃脾薄，多则不消。"又说："老人所以多疾者，皆由少时春夏取凉过多，饮食太冷，故其鱼脍、生菜、生肉、腥冷物多损于人，宜常断之。"告诫人们以清淡食物为主，少食荤食，不要贪味，尤其是年老之人，脾胃功能较弱，更应注意。

（4）饮食有方：一年四季气候有温热寒凉之不同，因此饮食亦当因时而异。《周礼·天官》说："春发散宜食酸以收敛，夏解缓宜食苦以坚硬，秋收敛吃辛以发散，冬坚实吃咸以和软。"这种因时择味的主张，对四季饮膳的合理调配具有重要的指导意义。此外，一日三餐的饮食调理也有所不同，白天阳气盛，活动量大，饮食量可稍多；夜晚阴盛阳衰，活动量亦小，以少食为宜，故有"早餐好，午餐饱，晚餐少"之说。再者食宜熟软，切忌生硬，特别是老年人，胃肠功能低下，若食生硬之品，伤脾碍胃，不易消化，虚损成疾。除以上环节外，进食时还应注意专心致志、心情舒畅、细嚼慢咽三点，对于促进食物的消化吸收，具有重要的作用。

（5）饮食卫生：饮食卫生与否，对人体健康密切相关，饮食不洁，"病从口入"，是导致疾病发生的重要因素之一，古人对此就很重视。《论语》说："鱼馁而肉败不食，色恶不食，嗅恶不食。"《金匮要略》亦说："秽饭、馁肉、臭鱼、食之皆伤人"、"生果停留多日，有损处，食之伤人"、"诸肉及鱼，若狗不食，鸟不啄者，不可食"。这些论述，都说明腐败变质的食品，食后必伤人，因此对于不洁之物，应大忌食之。

**3. 食物属性**

食物属性与药性一样，也有寒热温凉之不同，应以其所胜而纠病之偏，辨证施膳，达到治疗的目的。现就常用食物按其属性分列如下：

(1) 性温

亦药亦食类:龙眼肉、荔枝、饴糖、扁豆、山楂、胡桃。

谷食类:面、酒曲、蚕豆、豆油、酒、醋。

蔬菜类:姜、蒜、葱、韭、芥子、胡萝卜、薤白。

果品类:李子、橄榄、木瓜、栗子、葡萄。

禽兽类:鸡肉、鸭肉、雉肉、狗肉、羊肉、牛肉、鹿肉、猫肉。

鳞介类:鲫鱼、海虾、鳝鱼、鲢鱼、鲥鱼。

(2) 性寒

亦药亦食类:薏苡仁、绿豆、荸荠、菊花、桑椹、百合、柿霜。

谷食类:荞麦、豆腐、豆豉、豆浆。

瓜菜类:油菜、苋菜、白菜、黄瓜、甜瓜、竹笋、芋头、茄子。

果品类:菱、藕、甘蔗、白果、柿饼、梨、西瓜。

禽兽类:兔肉、麋肉。

鳞介类:黑鱼、鳗鱼、田鸡、螃蟹、鳖、龟、蛤子、牡蛎。

(3) 性平

亦药亦食类:莲子、芡实、黑芝麻、小麦、山药、红枣。

谷食类:糯米、粳米、黑豆、黄豆、豌豆、豇豆。

瓜菜类:葫芦、南瓜。

果品类:枇杷、青梅、花生。

禽兽类:猪肉、雁肉、凫肉。

鳞介类:鲤鱼、银鱼、乌贼。

**4. 饮食宜忌**

宜忌就是适宜和禁忌,适宜是指有利于健康,对治疗有帮助的食物,可食或可多食之;禁忌就是忌口,这类食物对健康有害或对治疗疾病不利,应少吃或不吃。特别是患病以后,脾胃功能虚弱,饮食宜忌更为重要。现分类介绍如下:

(1) 辛辣类:姜、蒜、葱、辣椒、胡椒、川椒等,性味温热,能温中健脾,适宜于脾胃虚寒所致呕吐、泄泻、胃痛患者。血证、痰喘、目疾、疮疡等属于肝肾阴虚,肝阳上亢之证者均属禁忌。

(2) 生冷类:冷饮及各种瓜果、生食蔬菜,性多寒凉,能清热生津,适宜于热证口渴、咽痛、便秘、尿短赤等。对脾胃虚寒之腹痛、呕吐、泄泻等属禁忌。

(3) 油腻类:动物脂肪及煎炸食物,味厚腻滞,能助湿生热损伤脾胃。对泄泻、中风、消渴及肝胆、胃肠疾患,皆不适宜。

(4) 海腥发物类:鲤鱼、虾、蟹、带鱼、狗肉、猪头肉、公鸡、牛羊肉以及蔬菜中的蘑菇、黄花菜、香椿、南瓜、芫荽等,均属动风生痰、助火之品,高血压、冠心病、动脉硬化患者不宜多食,多食能助火动风;对疮疡、风疹等,食后易复发;对肺痨、血证患者易升火动血。

**5. 食疗方法**

(1) 饮疗法:选用合适的药性食品,经过加工制成饮料,用于治疗疾病的方法,称为饮疗法。因其所选原料的性味不同而分别具有疏风散寒、清热利湿、疏肝理气、健脾益胃、止咳化痰等多种功能。如治感冒的"姜糖苏叶饮"(《本草汇言》);治头痛的"菊槐绿茶饮"(《药膳食谱集锦》);治咳嗽的"沙参百合饮"(《百病饮食自疗》);治哮喘的"丝瓜花蜜饮"(《大众药膳》);治咳血的"五汁饮"(《温病条辨》);治吐血的"生姜饴糖饮"(《常见病的饮食疗法》);治呕吐的"柿蒂芦根饮"(《实用食疗方精选》);治胁痛的"佛手柑饮"(《食物中药与便方》);治月经不调的"姜艾红糖饮"(《百病饮食自疗》)等。

(2)粥疗法:粥疗法是以粥代药治疗疾病的一种饮食疗法。一般采用米谷配适当的药物,或采用药食两用之品,加入一定的调味配料,共煮为粥。本疗法具有益气健脾、化痰和胃、利湿清热、补益精血等多种功效,对慢性病患者非常适宜。如治发热的"荆芥粥"(《养老奉亲书》);治咳嗽的"橘皮粥"(《饮食辨录》);治头痛的"决明子粥"(《粥谱》);治痢疾的"马齿苋粥"(《太平圣惠方》);治腹痛的"高良姜粥"(《食医心鉴》);治便秘的"柏子仁粥"(《粥谱》);治消渴的"天花粉粥"(《千金方》);治水肿的"冬瓜粥"(《粥谱》);治阳痿的"韭菜粥"(《本草纲目》);治小儿蛔虫的"乌梅粥"(《圣济总录》);治小儿伤食的"山楂粥"(《粥谱》)等。

(3)汤疗法:汤疗法是用水做溶剂来煎煮药食原料,取汁服之以治疗疾病的方法。随选用原料的不同而有补益气血,调理阴阳等多种功能。如治感冒的"葱豉黄酒汤"(《大众药膳》);治内伤发热的"百合绿豆汤"(《百病饮食自疗》);治咳喘的"鸡蛋萝卜汤"(《常见病的饮食疗法》);治虚劳的"葱枣汤"(《千金方》);治血证的"双荷汤"(《太平圣惠方》);治胃脘痛的"胡米汤"(《百病饮食自疗》);治呃逆的"柿蒂汤"(《百病饮食自疗》);治产后缺乳的"山甲通乳汤"(《百病饮食自疗》);治头痛的"月季花汤"(《本草纲目》);治淋证的"莲子六一汤"(《仁斋直指方》)等。

(4)糕疗法:糕疗法是用亦药亦食之品做成糕点食用以治疗疾病的方法。本疗法多具有补益培本,滋养气血的功能,主要适用于慢性疾患。如治眩晕的"桑椹蛋糕"(《中国药膳大全》);治水肿的"蚕豆糕"(《指南方》);治泄泻的"淮药金糕"(《民间食谱》);治虚劳的"莲肉糕"(《士材三书》);治血证的"藕米糕"(《本草纲目拾遗》);治遗精尿浊的"白雪糕"(《中国药膳大全》)等。

(5)羹疗法:羹指五味调和的浓汤,亦泛指煮成浓液的食品,多以肉、蛋、奶、海味等为主体原料,或加入药食兼用之品而制成。通过服用羹类食品以治疗疾病的方法,称为羹疗法。本疗法具有益心安神、宣肺止咳、滋阴柔肝、健脾和胃、温肾壮阳、补益气血、活血化瘀、凉血止血等功效,适应范围广,对虚证尤具有较好疗效。如治咳嗽的"冰糖鸭蛋羹"(《药膳食谱集锦》);治肺痨的"白及蛋羹"(《食物疗法》);治阳痿的"白羊肾羹"(《饮膳正要》);治血证的"白糖蛋清羹"(《食物疗法》);治胁痛的"猪肝羹"(《太平圣惠方》);治呕吐的"百合蛋羹"(《常见药用食物》);治胃痛的"椒面羹"(《饮膳正要》);治缺乳的"猪蹄通乳羹"(《食补与食疗》);治带下的"马齿蛋羹"(《常见药用食物》)等。

(6)饼疗法:饼指蒸烤而成的扁圆形面食。通过服用饼类食品以治疗疾病的方法,称为饼疗法。本疗法具有温中健脾、和胃降逆、消食化积、理气止痛、养心安神等功效,临床上对虚证或虚实夹杂证均有较好疗效。如治疗泄泻的"益脾饼"(《医学衷中参西录》);治疗胃痛的"梅枣杏仁饼"(《北京卫生职工学院资料》);治疗呕吐的"参姜饼"(《卫生易简方》);治疗胁痛的"期颐饼"(《医学衷中参西录》);治水肿的"茯苓饼"(《民间食谱》);治遗尿的"鸡肠内金饼"(《常见病的饮食疗法》);治疳积的"锅粑饼"(《饮食治疗指南》)等。

　　(7)胶疗法:胶多选用动物的皮角所制成,如牛皮胶、鱼肚胶;或制成胶质的药品,如阿胶、龟板胶、鹿角胶等。服用胶质食品以治疗疾病的方法,称为胶疗法。本疗法具有活血化瘀、补血止血、滋阴清热、养心安神等功效。如治疗不寐的"黄连鸡子炖阿胶"(《中国医学疗法大全》);治疗血证的"红枣龟胶冻"(《药膳食谱集锦》)等。

　　(8)粉疗法:服用粉剂食物以治疗疾病的方法,称为粉疗法。本法具有理气止痛、健脾和胃、补肾益精等功效。如治秋燥的"荸荠粉"(《实用中医营养学》);治咳嗽的"百合粉"(《实用中医营养学》);治泄泻的"莲子粉"(《中国医学疗法大全》);治胃痛的"砂仁藕粉"(《中国医学疗法大全》);治眩晕的"茯苓粉"(《实用中医营养学》);治消渴的"猪胰粉"(《中医食疗营养学》)等。

# 第六节　脾胃病预防与护理

　　预防与护理学说,是祖国医学整体观念与辨证论治的重要组成部分。在脾胃疾病的治疗中,历代医家尤其重视其作用,并作了大量精辟的阐述。早在《内经》即提出"治未病"原则,并倡导"饮食有节,起居有常,不妄作劳",防患于未然。汉代张仲景既重视未病先防,又重视既病防变,在《金匮要略》一书中立有"治未病者,见肝之病,知肝传脾,当先实脾"之论。唐·孙思邈进一步指出要:"每学淡食,食当熟嚼,使米脂入腹,勿使酒脂入肠。人之当食……,必不得暴嗔……,并勿食生菜生米。""食毕当行步踟蹰。"阐述了饮食、运动和脾胃的关系。金元时期,李东垣十分强调脾胃为后天之本,在《脾胃论》的"饮食伤脾论"、"脾胃将理法"、"摄养"等章节中,载述了许多脾胃病的预防与护理内容。朱丹溪在《格致余论》中强调"茹淡",即少吃膏粱厚味,以免"有致疾伐命之毒"。明清医家总结并发展了前人的知识,如李梴的《医学入门》载:"……只得于饮食上调节,戒一切煎炒、炙、酒酢、糟酱、燥热之物,恐燥血也。戒一切生冷果菜,恐伤脾也。喻昌在《医门法律》中提倡节饮食五味,不要过于偏食某一种饮食。清·叶天士在《临证指南医案》中,强调"颐养功夫,寒暄保暖摄生"。饮食应"薄味",力戒"酒肉厚味","务宜怡悦开怀","戒嗔怒"等。时至今日,脾胃病的预防与护理学说更有了较大的发展,概括其内容,大致有以下4个方面。

## (一)舒情志,畅气机

　　《素问·举痛论》曰:"百病生于气也。怒则气上,喜则气缓,悲则气消,恐则气下,惊则气乱,思则气结。"人的情志异常,精神内伤,可使气机升降失调,气血运行紊乱,脏腑功能失常,从而引起各种病变。其中,脾胃疾患与情志的关系非常密切。如李东垣认为长期的情志不遂是形成脾胃病的重要因素,指出:凡怒、忿、悲、思、恐惧,皆损元气。若元气受损,便不能制止阴火上升;阴火上升,复助心火,使之暴盛,火盛则更能侵侮脾胃之元气。且暴怒伤肝,肝气横逆犯土;忧思伤脾,使脾气结而不升,皆能导致脾胃病变。临床证实:精神因素在脾胃病因中往往起着先导作用,无病时可因情志过激而致病,既病后又可因情志刺激而加重病情。如思虑过度,情志抑郁,损伤脾气,可致食欲不振,食后脘闷腹胀;情志不畅,肝气郁结,疏泄失职,横逆犯胃,可致胃痛;忧郁恼怒,肝气横乘及脾,使脾运失常,可致泄泻。凡此种种,不一赘述,皆可因精神情志失其常度,导致一系列的脾胃疾患。因此,祖国医学在治疗脾胃疾患时,调畅气机为其常用治则之一,并认为保持开朗的性格,乐观的情绪,是防治脾胃疾病的重要条件。若一旦罹患脾胃疾病,则应设法消除其紧张、恐惧、忧虑、烦恼、忿怒等情志因素的刺激,务使神志宁静,心气调和,性情舒畅,积极治疗,保持良好的精神状态,可使脏腑气血功能旺盛,促使疾病早日痊愈。

### (二) 调饮食,摄五味

饮食是化生气血津液,以营养五脏六腑,四肢百骸的物质基础。其调理得当,则身强体健,增强机体抗御疾病的能力,否则会使脾胃运化失常,甚至损及其他脏腑,招致疾病或使病情加重。饮食的调理基本包括:

#### 1. 饮食有节

饮食合理是健身强体,促进病体康复的主要环节,若饥饱失常就会导致疾病。过饥则致气血生化之源缺乏,久之气血衰少而为病。过饱则会损伤脾胃,使食物不能及时腐熟运化,出现脘腹胀满疼痛,嗳腐吞酸,泻下臭秽等食伤脾胃之症,故《素问·痹论》曰:"饮食自倍,肠胃乃伤。""不饥饱食则脾劳,不渴强饮则胃胀。"并且过量饮食还可使气血流通失常,筋脉郁滞,而发生众多病证。宋·严用和《济生方·宿食门》曾云:"饥饱失时,或过餐五味,鱼腥乳酪,强食生冷果菜,停蓄胃脘,遂成宿滞,轻者吞酸呕恶,胸满噎噫,或泄或痢;久则积聚,结为癥瘕,面黄羸瘦,此皆饮食不消而主病焉。"因此,饮食有节,总宜适量,是预防与调护脾胃疾患的重要条件。

#### 2. 饮食清洁

《金匮要略》曰:"秽饭、馁肉、臭鱼、食之皆伤人。"饮食不洁可引起胃肠疾病,如吐泻、腹痛、痢下脓血等证,并可产生肠道寄生虫病,症见腹痛、嗜食异物、面黄肌瘦、肛门瘙痒等。误食有毒食物可致中毒,导致剧烈腹痛、吐泻,甚至昏迷等严重危及生命的病变。所以,必须保证食物的新鲜清洁,注意饮食卫生,防止病从口入。

#### 3. 食不偏嗜

食物各有五味、归经、四性,可影响和调节脏腑阴阳。若食物的性味与疾病的性质相适应,就能起到预防疾病和辅助治疗的作用。反之,饮食偏嗜则易引起部分营养物质的缺乏或机体阴阳的偏盛偏衰,从而促使疾病发生与发展,或诱发其他疾病。如过食生冷则易损脾阳,使寒湿内生,而发生腹痛、泄泻、痞满等证;过食辛辣或嗜酒无度,可使胃肠积热,而致牙龈肿痛、便秘、痔疮下血等证;过食肥甘厚味或煎炸之物,可致湿热痰浊内生,气血壅滞,发生呕吐、反胃、痈疮等证。正如李东垣所说:"脾胃一伤,五乱互作。"故饮食要"谨和五味",调配合理,不可偏嗜,以"五谷为养,五果为助,五畜为益,五菜为充,气味合而服之,以补益精气"(《素问·藏气法时论》),使"骨正筋柔,气血以流,腠理以密"(《素问·四气调神大论》),而获防病疗疾之效。

### (三) 避六淫,适寒温

中医学非常重视人与自然的关系。早在《内经》即提出"天人相应"学说,认为时令气候的变化与人体的生理、病理有着密切的关系。疾病的发生往往与气候的变化有关,风、寒、暑、湿、燥、火六气的太过或不及,即为"六淫",常常是疾病发生的重要原因,脾胃疾病的发生与发展亦无时不受四时气候变化影响。如长夏为暑湿之邪所干,秋冬为风寒之邪所犯,致使胃失和降，水谷随气逆而上，可致呕吐；外感寒邪风冷，侵袭于中，中阳受戕，气机升降失常，阴寒内盛，而为腹痛；外感湿邪，内困脾土，脾失健运，清浊不分，水谷混杂而下，引起泄泻；寒温不调，外邪乘虚袭人，损伤肠胃，气机失调，经络瘀滞，而成肠痈。凡此例证，说明若不能采取相应的措施，顺应自然界气候异常急骤的变化，则会导致机体抗御能力下降而罹患疾病。《外台秘要》曰："将养之法，须寒温得所，先热而脱，先寒而著。"由于人的健康与环境、季节、气候息息相关。所以，要掌握春温、夏热、秋凉、冬寒四时气候的变化规律，春防风、夏防暑、长夏防湿、秋防燥、冬防寒，随气候的变化，及时增减衣着，注意卧室通风及温度、湿度，使寒温适宜，六淫不犯，预防脾胃疾患的发生或促使病情趋于好的转归而向愈。

### （四）慎起居，节劳逸

起居主要指作息，脾胃病患者的起居应适应四时气候变化，在春夏之季，气候由寒转暖，由暖而暑，万物新生繁茂，所以应"夜卧早起"（《素问·四气调神大论》），在室外适当活动，使人之阳气更加充沛，秋冬之季则气候逐渐转凉，万物处于收藏状态，此时应防寒保暖，调整作息时间，"早卧早起"与"早卧晚起"（《素问·四气调神大论》），使阴精潜藏于内，阳气不致妄泄。这即是要掌握春生、夏长、秋收、冬藏的四季变化规律，遵循"春夏养阳，秋冬养阴"（《素问·四气调神大论》）的原则，以免患病或使病情加重。勿妄劳逸，就是要有劳有逸，劳逸结合。过劳过逸，起居无节，则为致病因素。如过度安逸，完全不参加劳动或体育锻炼，会使脾胃功能呆滞，气血运行不畅，导致饮食停滞，食少乏力，肢体软弱，精神不振等，并进而还可继发痞满、胃痛等脾胃病证。反之劳力过度则耗气，劳心太过则伤血，导致诸多病证，正如李东垣所说："形体劳役则脾病，脾病则怠惰嗜卧，四肢不收，大便泄泻。脾既病，则其胃不能独行其津液，故亦从而病焉。"若脾胃受病，则化源衰竭，脏腑皆失所养，内伤诸证蜂起。因此，脾胃病者要起居有节，切忌过逸与疲劳，保证足够的睡眠，做一些力所能及的体力劳动及适当的体育运动，以使经络通畅，营卫气血调和，加快机体的康复。

李东垣认为，内伤疾病，多以脾胃病变为中心，然导致病变之因，乃由饮食劳倦、情志所伤而起。他在《内外伤辨惑论·辨阴证阳证》中说："遍观《内经》中所说，变化百病，其源皆由于喜怒过度，饮食失节，寒温不适，劳役所伤而然。"因此，脾胃病者要注意保持情志舒畅，饮食调护得宜，寒温适度，劳逸结合等，才能使治疗获得更好的效果，促使疾患的早日痊愈。

# 中篇
# 脾胃病证治

# 口 味 异 常

口味异常是指病人自觉口中有非常之味,或甘、或苦、或酸、或咸、或臭、或辛、或黏腻、或干涩、或食不知味等,其中口臭和口酸亦可为他觉症状。口味异常多见于其他疾病之病程中,为其一个症状,但亦可单独出现。

《内经》一书,对"口甘"和"口苦"已有论及。如《素问·奇病论》说:"有病口甘,……此五气之溢也,名曰脾瘅。夫五味入口,藏于胃,脾为之行其精气,津液在脾,故令人口甘也。此肥美之所发也,此人必数食甘美而多肥也。肥甘令人内热,甘者令人中满,故其气上溢,转为消渴。治之以兰,除陈气也。"又云:"有病口苦,……病名曰胆瘅。……此人者,数谋虑不决,故胆虚气上溢而口为之苦。"汉·张仲景《伤寒论》中有"干噫食臭"的描述,还把口苦作为少阳病诊断要点之一。隋·巢元方《诸病源候论》单列有"口臭候",认为"口臭由五脏六腑不调,气上胸膈,……蕴积胸膈之间而生于热,冲发于口,故令臭也。"明·张景岳认为,口臭虽多由胃火,但亦可由食滞、脾虚引起,治疗不可概用清热之法。其在《景岳全书·口舌》中说:"口臭虽由胃火,而亦有非火之异,盖胃火口臭,其气浊秽,亦必兼口热口干,及别有阳明火证者是也。若无火脉火证,而臭如馊腐,及胃口吞酸,饮食嗳滞等证,亦犹阴湿留垢之臭,自与热臭者不同,是必思虑不遂及脾弱不能化食者多有之,此则一为阳证,宜清胃火。一为阴证,宜补心脾。"对于"口酸",《医学正传》谓"亦有脾胃气弱木乘土位而口酸者"。《血证论》说:"口酸是湿热,观炎天羹肉过夜则酸,便知是湿热所化。"在古代医学文献中,对口腻的认识多夹杂在"口干不欲饮"等证中,至清代温病学家则称为"口黏"或"口舌黏腻"等。至于"口淡",前人或称"口不知味"或称"口淡无味"。《景岳全书·卷二十三》云:"即如口淡一证,凡大劳大泻大汗大病之后,皆能令人口淡无味,亦岂皆胃火使然也! 故凡临此者,但察其无火证火脉,则不宜以劳伤作内热,而妄用寒凉。"

## 【病因病机】

人之味觉,与脾胃有关,所谓"脾气通于口"。而酸苦甘辛咸五味又分为五脏所主,故五脏有病,影响脾胃,或其气上溢于口,皆可出现口味异常。

**火热偏盛** 外感内伤,化热化火,影响脾胃肝胆,气干于口,可出现口甘、苦、口臭;或痰热壅肺,灼伤气血,瘀结成痈,血败为脓,气迫于口而口臭。

**宿食积滞** 饮食失节,暴食饱食太过,致宿食不化,停滞肠胃,气溢于口,可致口酸、口臭或口甘。

**痰湿中阻** 饮食劳倦伤脾,脾失健运,湿浊内生,阻于中焦,若湿郁化热,则成湿热中阻;或湿聚成痰,痰热阻滞,可致口腻、口黏或口甘。或感受外界湿热或寒湿,内困脾胃,上泛于口而口舌黏腻;或与谷气相搏而为口甘。

**脾胃虚弱** 饮食劳倦伤及脾胃,或大吐大泻、久病大病之后失于调养,或年老体亏,脾胃之气虚惫,运化失职,可致口淡无味,亦可因大病久病,伤及气阴,脾胃气阴亏虚,虚热内生,脾津受灼,上溢而为口甘。

# 【辨证论治】

对于口味异常的辨证,要以火热湿食为重点,分清标本脏腑虚实,辨明属脾胃自病,或他脏有病影响脾胃,气溢于口。下面就临床常见的口甜、口臭、口酸、口苦、口腻、口淡分别加以讨论。

## 口甜

口甜亦称"口甘",是一种自觉症状,指病人口中常有甜味,主要为脾胃有热所致,但有虚实不同。

### 脾胃实热

**临床表现** 口中有甜味,干渴欲饮水,多食易饥,或唇舌生疮,大便干,小便黄,舌红苔黄,脉数有力。

**辨证提要** 以口甜兼口干喜饮,便干尿黄,舌红苔黄,脉数有力为辨证要点。

**理法概要** 过食辛辣肥甘,滋生内热;或感受六淫邪热,蕴结脾胃,与谷气相搏,气蒸于口为其基本病机,治宜清热泻火。

**方药运用** 泻黄散加味。

藿香 10g　栀子 10g　生石膏 20g　黄连 10g　防风 20g　甘草 10g

方中生石膏辛寒以治其热,栀子苦寒泻其火,加黄连助二味清热泻火之力;重用防风散脾胃伏火,有"火郁发之"之意;藿香芳香醒脾,一以振复脾胃气机,一以助防风升散脾胃伏火;以甘草泻火和中,调和诸药。如有湿热者,可加木通、滑石等以清利之。便秘加大黄、芒硝以泻其实。如湿温病口甜伴胸发白㾦,为湿热蕴阻气分,可用甘露消毒丹治疗。

### 气阴两虚

**临床表现** 口中甜味,食欲不振,口干欲饮不多,神疲乏力,脘腹作胀,大便不调,舌干稍红、苔少,脉细弱。

**辨证提要** 以口甜伴纳少神疲,舌红、少苔,脉细数为辨证要点。

**理法概要** 年老或久病,伤及脾胃,气阴两虚,虚热内生,脾津受灼为其基本病机。治宜健脾和胃养阴。

**方药运用** 益胃汤合四君子汤。

沙参 10g　麦冬 10g　生地 10g　玉竹 10g　冰糖 10g　党参 10g　白术 10g　茯苓 10g　炙甘草 10g

方中益胃汤养阴生津和胃;四君子汤健脾益气和中。两方相合,气阴双补,脾胃两调,使虚热去,则口甜除。临证用药须视气虚和阴虚的孰轻孰重,酌情增减药味药量。如气虚重者加黄芪、西洋参等;兼肾阴虚加熟地、山萸肉、山药等。

## 口臭

口臭指口中出气臭秽,自觉或为他人所闻而言。历代文献中有"腥臭"、"口中胶臭"、"口气秽恶"等不同描述。口臭多为胃热、食滞、肺痈或某些口鼻疾病所引起。

### 脾胃积热

**临床表现** 口气臭秽,口渴喜饮冷,口唇红赤,或有口糜口疮,牙痛龈肿,便秘溲黄,舌红苔黄,脉数有力。

　　**辨证提要**　以口臭伴口渴饮冷,口舌生疮,便秘溲黄,苔黄为辨证要点。

　　**理法概要**　外感内伤,化热化火,蕴积脾胃,气蒸于口为基本病机。治宜清泻脾胃积热。

　　**方药运用**　清胃散加大黄、生石膏。

　　黄连 10g　当归 10g　丹皮 10g　升麻 6g　生地 10g　大黄 6g　生石膏 15g

　　方用黄连苦寒泻火,清脾胃积热;生地、丹皮凉血清热;当归和血,升麻散火解毒,与黄连为伍,使上炎之火得散,内郁之热得降。加大黄、生石膏,以助黄连清泻脾胃实火积热。

### 食滞肠胃

　　**临床表现**　口气酸臭,脘腹满胀,嗳气频作,不思饮食,大便不调,矢气臭秽,舌苔厚腻,脉弦滑。

　　**辨证提要**　以口气酸臭而有伤食病史,伴见嗳腐食臭,脘腹胀满,舌苔腐腻为辨证要点。

　　**理法概要**　饮食失节,积滞不化,宿食壅塞肠胃,化腐化臭为其基本病机。治宜消积导滞通腑。

　　**方药运用**　保和丸。

　　山楂 15g　神曲 10g　茯苓 15g　半夏 10g　陈皮 10g　连翘 10g　炒莱菔子 10g

　　方中山楂、神曲、莱菔子消化食物积滞;陈皮、半夏行气化滞和胃;茯苓健脾化湿;食积易于化热,佐连翘清热散结。本方药力较缓,若食积较重者,可加枳实、槟榔以下滞消导。食积化热,苔黄脉数者,可加黄连、黄芩;大便秘结者,加大黄以通腑导滞。

　　此外,因肺痈或口鼻疾患引起的口臭,应以治疗原发病证为主,可参考有关疾病内容诊治。尚有酒客之口臭,可用葛花、枳椇子等煎服以化湿热;因食物异味引起的口臭,可用藿香、佩兰、细辛等煎水漱口以辟秽,或用丁香含服。

## 口酸

　　口酸指口中自觉有酸味,甚者他人可闻有酸气。口酸主要由脾土不足,肝火犯胃所致。

### 脾虚木乘

　　**临床表现**　口中觉酸,或伴吞酸呕苦,或嗳气太息,食少纳呆,食后腹胀,胃脘痞满,体倦乏力,大便溏薄,舌苔白,脉弦细。

　　**辨证提要**　本证脾虚在先,肝木乘之于后,病本在脾,属虚实夹杂之证,以口酸伴食少腹胀,乏力便溏,嗳气太息,脉弦为辨证要点。

　　**理法概要**　脾胃虚弱,土虚木乘为基本病机。治宜扶土抑木,健脾和胃,兼以平肝。

　　**方药运用**　六君子汤合左金丸。

　　党参 10g　白术 10g　茯苓 15g　炙甘草 10g　半夏 10g　陈皮 10g　吴茱萸 3g　黄连 9g

　　方用六君子补脾气、和胃气、化痰湿;黄连、吴茱萸一寒一热,辛开苦降,平肝和胃,诸药相和,脾土旺木不易乘,口酸自止。

　　至于宿食停滞口酸,可参照口臭一节进行辨证论治。

## 口苦

　　苦为火之味,又为胆之味,火热为患及肝胆之病最易出现口苦。本节仅就肝火犯胃和肝胆郁热所致口苦加以讨论。

### 肝火犯胃

**临床表现** 口苦口干,心烦易怒,胃脘嘈杂,或胀痛走窜,嗳气太息,舌红苔黄,脉数。

**辨证提要** 以口苦口干,心烦易怒,脘痛嘈杂为辨证要点。

**理法概要** 肝气郁久化火犯胃为其基本病机,治宜疏肝泄热和胃。

**方药运用** 丹栀逍遥散加减。

丹皮 10g　栀子 10g　柴胡 10g　白芍 12g　当归 10g　薄荷 8g　生地 10g　茯苓 15g　甘草 5g

方用丹皮、栀子清肝泄热;柴胡、白芍、当归、生地、薄荷养血凉血疏肝;茯苓、甘草健脾和中。若肝火伤阴,可改用一贯煎治之。

### 肝胆郁热

**临床表现** 口苦咽干,心烦急躁,口干欲饮,头痛目赤,胁痛太息,便干溲黄,舌边尖红,苔薄黄,脉弦数。

**辨证提要** 以口苦伴头痛目赤,心烦急躁,溲黄,舌红,脉弦数为辨证要点。

**理法概要** 情志郁结或五志过极,化热化火,蕴郁肝胆,疏泄失职,胆气上溢为基本病机,治宜清解肝胆郁热。

**方药运用** 龙胆泻肝汤。

龙胆草 6g　黄芩 10g　栀子 10g　泽泻 12g　木通 9g　车前子 10g　当归 5g　生地 10g　柴胡 6g　生甘草 6g

方用龙胆草、黄芩、栀子苦寒泻肝胆实火;泽泻、木通、车前子清利湿热,使从水道排除;当归、生地养肝血而顾本,防苦寒燥湿伤阴;柴胡引诸药入肝胆;甘草调和诸药。如见舌苔黄腻,可用黄连温胆汤以清化痰热。

## 口腻

口腻是指口舌黏腻,滞涩不爽,甚或食不知味而言。本证常兼有口甘、口苦、口淡、口酸等口味异常,多由脾胃湿热、寒湿困脾、痰热内结所致。

### 脾胃湿热

**临床表现** 口腻不爽,口气秽浊,口渴不欲饮,胸膈满闷或脘腹胀满,胃纳减退,大便垢滞,小便黄赤,舌红苔腻,脉濡数。

**辨证提要** 以口腻伴口气秽浊,口渴不欲饮,大便黏滞,小便黄赤,舌红苔黄腻为辨证要点。

**理法概要** 湿热中阻,脾胃气滞,湿热上蒸于口为基本病机。治以清热化湿,芳香醒脾。

**方药运用** 连朴饮加味。

厚朴 10g　黄连 6g　石菖蒲 10g　半夏 10g　豆豉 10g　芦根 20g　藿香 10g　茯苓 15g

方用黄连清热燥湿,厚朴行气化湿,使气行湿化,湿去热消;豆豉清宣郁热;菖蒲芳香化湿而悦脾;半夏燥湿降逆和胃;芦根清热化湿和胃。加藿香助菖蒲芳香化湿醒脾,茯苓健脾利湿。诸药配伍,共奏清热化湿,芳香醒脾之效,使湿热去,脾胃和,口腻自除。

### 寒湿困脾

**临床表现**　口腻不渴，不思饮食，胃脘痞闷，倦怠乏力，大便溏薄，小便不利，舌体淡胖，苔白腻水滑，脉濡缓。

**辨证提要**　本证患者多素体脾胃虚寒，而以口腻不渴，不思饮食，大便溏，舌淡苔白，脉濡缓为辨证要点。

**理法概要**　素体脾胃虚寒，湿从内生，脾阳被困，运化失司为基本病机。治宜健脾化湿。

**方药运用**　平胃散加味。

苍术 15g　厚朴 10g　陈皮 10g　茯苓 15g　桂枝 6g　白术 10g　半夏 10g　炙甘草 5g

方中重用苍术，以其苦温性燥除湿运脾；厚朴行气化湿除满；陈皮燥湿健脾，理气化滞；甘草甘缓和中，调和诸药。方中加白术、半夏、茯苓、桂枝以增强健脾燥湿和温化寒湿之力。若寒象明显，尚可加入干姜、肉桂以温化寒湿。若兼有风寒表证，可用藿香正气散加减治之。

### 痰热内结

**临床表现**　口中黏腻，口渴不欲饮，胸膈满闷，心烦不宁，或咳痰黄稠黏滞，食少纳呆，小便短赤，舌红苔黄腻，脉滑数。

**辨证提要**　本证以口中黏腻伴口渴不欲饮，咳吐黄痰不易咯出，胸膈满闷，心烦不宁，舌红苔黄腻，脉滑数为辨证要点。

**理法概要**　脾虚不运，聚湿生痰，蕴郁化热；或气郁化火，炼津为痰，痰热阻滞为基本病机。治宜清热化痰。

**方药运用**　清气化痰丸。

瓜蒌 10g　陈皮 10g　黄芩 10g　杏仁 10g　枳实 10g　茯苓 15g　胆南星 12g　制半夏 10g

方用胆南星清热化痰，去痰热壅闭；黄芩、瓜蒌助胆南星清化痰热；枳实、陈皮、杏仁、半夏下气开痞，消痰散结；茯苓健脾渗湿。诸药相合，使热清结散，气顺痰消，口腻可止。

## 口淡

口淡是指口中乏味，甚或不知饮食滋味而言。《灵枢·脉度》说："脾气通于口，脾和则口能知五谷矣。"故口淡多与脾气失和，健运失司有关，临床常见有脾胃气虚口淡和湿阻中焦口淡。

### 脾胃气虚

**临床表现**　口淡无味，甚者食不知味，不欲饮食，神疲气短乏力，脘痞腹胀，舌淡苔白，脉虚弱。

**辨证提要**　本证以口淡无味，神疲乏力，舌淡脉弱为辨证要点。

**理法概要**　大病久病之后，脾胃之气虚惫，运化转输失职为基本病机。治宜益气健脾和胃。

**方药运用**　香砂六君子汤加味。

党参 10g　白术 10g　茯苓 10g　甘草 6g　陈皮 9g　半夏 9g　木香 6g　砂仁 5g　焦麦芽 10g

方用四君子益气健脾；陈皮、半夏理气健脾；木香、砂仁理气和胃。加焦麦芽以发生气，运脾气,助胃气。诸药相合,使补而不滞,运化复常,脾气和而口能知味。

### 湿阻中焦

**临床表现** 口淡无味,脘腹胀满,不思饮食,恶心欲吐,肢体沉重,怠惰嗜卧,便溏,舌苔白腻,脉缓。

**辨证提要** 本证以口淡伴肢体沉重,怠惰嗜卧,便溏,舌苔白腻,脉缓为辨证要点。

**理法概要** 脾运不健,湿浊内生;或外湿入侵脾胃,湿阻中焦为基本病机。治以芳香化湿,健脾和胃。

**方药运用** 不换金正气散。

藿香 10g　半夏 10g　苍术 10g　厚朴 10g　陈皮 10g　甘草 3g

方用藿香、苍术、厚朴芳香化湿,理气醒脾;陈皮、半夏理气燥湿,健脾和胃;甘草调和诸药。

## 【其他疗法】

### 1. 单方验方

(1) 鲜芦根 100g,青皮 10g,生姜 3 片。将鲜芦根洗净,切成小段,与青皮、生姜同煎取汁,稍凉服,适用于口苦、口臭。

(2) 神曲、山楂各 15g,谷芽、麦芽各 10g,枳实 12g。共煎汤服,方名加味三仙汤。适用于饮食积滞之口酸、口臭。

(3) 姜汁 1 汤匙,砂仁 5g,藿香叶 10g。先将砂仁和藿香叶同煎取汁,兑入生姜汁,缓缓饮用。适用于痰湿口甘,口舌黏腻。

(4) 白术 10g,莲子 15g,山药 30g,红枣 5 枚。浓煎取汁饮。适用于脾胃虚弱之口淡。

### 2. 针灸疗法

(1) 热证口苦,口酸。

**取穴** 阳陵泉、太冲、足三里、胆俞。

**手法** 用泻法。

(2) 虚证口淡,口甜。

**取穴** 足三里、中脘、脾俞、胃俞。

**手法** 用补法。

(3) 饮食积滞口臭,口酸。

**取穴** 中脘、胃俞、足三里、内关。

**手法** 用泻法。

### 3. 饮食疗法

(1) 栀子仁 5g,粳米 100g,鲜车前草 30g,香附 6g。先将车前草洗净,水煎取汁,与粳米煮粥;另将栀子仁、香附研末,待粥成时,调入粥中稍煮后食用。适用于口苦。

(2) 竹叶石膏粥:鲜竹叶 40g,生石膏 50g,粳米 100g,砂糖 20g。将竹叶、生石膏同煎取汁,再与粳米同煮成粥,调入砂糖食用,日服 1~2 次。适用于热证口臭。

## 【名医精华】

### 李振华医案

杨某,女,教师。初诊:2005年5月16日。自诉5年前无明显诱因出现口苦黏腻感,偶有右胁肋部不适,未作检查治疗。平素心情不畅时诸症明显。近日复觉口苦加重,伴两腿、颜面浮肿、四肢沉重,就诊时症见:口苦黏腻,纳食不香,右胁部不适,颜面浮肿瘀胀、两腿浮肿,四肢沉重,大小便尚可,眠可。舌质稍红,舌苔稍黄腻,舌体胖大。脉弦细。查B超示:脂肪肝。

"肝主调畅情志、主疏泄",患者平素性格急躁、易生气,则肝失疏泄而气机郁结,郁而化热,肝胆相表里,肝气运行不畅,胆汁不寻常道,上溢于口,故见口苦。《灵枢》:"胆足少阳之脉,是动则病口苦。"肝气运行不畅见右胁不适。肝木横克脾土,脾气受损,脾不运化水湿,泛溢颜面浮肿瘀胀,口中黏腻,湿性重浊下注故见两腿浮肿、四肢沉重,舌脉象均为肝郁脾虚之征。故以疏肝理气,健脾利湿为治则,方用加减逍遥散治之。当归10g,白芍12g,白术10g,茯苓15g,香附10g,郁金10g,青皮10g,柴胡6g,莪术12g,山楂15g,鸡内金10g,枳壳10g,丹参15g,菊花12g,甘草3g。二诊:上方服14剂,诸症好转。舌质稍红,舌苔稍薄黄,脉弦细数。近日双眼模糊,眼屎多。肝开窍于目,故守方加木贼10g、栀子15g以清肝明目。治疗结果:口苦、胁肋不适等症消失而痊愈。随访三月未复发。

### 王国三医案

冬某,女,52岁。2005年8月25日初诊。

初诊:口中异味2年,胃脘部无疼痛及痞塞,晨起漱口时干呕,为求明确诊治,来我院就诊。现症见:口中异味,晨起漱口时干呕,饮食可,大便不成形,睡眠可。诊其为:肝胃不和口臭。治法:疏肝健脾。方拟左金丸加减。

处方:太子参15g,当归10g,白芍10g,沙参10g,麦冬10g,黄芩10g,黄连10g,吴茱萸10g,大腹皮10g,紫贝齿40g,生龙牡各30g,枳壳10g,焦三仙各27g,鸡内金10g。3剂,水煎服,日1剂。

服药后,病情无明显变化。口中异味,晨起漱口时干呕,饮食可,大便不成形,睡眠可。因病程较久,加怀牛膝15g,葛根10g,夏枯草15g,清肝平肝,升清阳。水煎服,日1剂。随访半年,病未复发。

**按** 口中异味多由脾胃运化腐熟异常所致,本案所致口臭为肝脾不和之由,胃不和降,胃中秽浊之气上逆而致,治以柔肝,清肝,疏肝,健运中焦,恢复中焦下行顺承之性。(《当代名中医典型医案集·内科分册》)

### 王肯堂医案

王肯堂治常熟严养翁相公,春秋高而助于厚味补药,以致胃火久而益炽,服清胃散不效,加山栀、芩、连而益甚;以为凉之非也,疑其当补,闻王善用人参,因延诊而决之,才及门,则口中秽气达于四室,向之欲哕。此正清胃散证也,独其热甚,当用以治,而既失之,今且欲从而不可矣,当求其属而衰之。用天冬、麦冬、生地、熟地、石斛、升麻、兰香之类,大剂投之,数日而臭已止矣。经云:诸病寒之而热者取之阴,所谓求其属也,火衰于戌,故峻补其阴而热自已。(《续名医类案》)

**按** 《内经》曰："甚者从之"、"寒之而热者取之阴"。本例口臭,为久进厚味滋补,胃热炽盛所致,用清胃散寒凉清胃泻火不效反剧,转而用甘寒养阴益胃之品,峻补其阴,求其属而愈。口臭治胃,审证求属,而有寒凉清胃、甘寒益胃之别。

# 口　疮

口疮,是指唇、舌、颊及上腭等处黏膜发生单个或多个黄白色如豆样大的溃烂点,局部灼热疼痛或刺激时疼痛为特征的病变,又名口破、口疡、口疳。本病易反复发作,好发于青壮年,女略多于男,老年较少见,冬春季发病为多。睡眠不足,精神紧张,经期前后,消化不良,便秘等均可诱发。

口疮病名,首见于《内经》。如《素问·气交变大论》说:"岁金不及,炎火乃行……民病口疮。"《素问·五常政大论》亦说:"少阳司天,火气下临,肺气上从……鼻窒口疮。"指出口疮的发病与气候炎热变化的关系。隋·巢元方《诸病源候论》认为口疮与热乘心脾有关。如其卷十三说:"脏腑热盛,热乘心脾,气冲于口与舌,故令口舌生疮也。"宋·赵佶《圣济总录》中除了对实火口疮有所论述外,对虚火口疮也作了探索。指出:"口疮者,由心脾有热,气冲上焦,熏发口舌,故作口疮也。又有胃气弱,谷气少,虚阳上发而为口疮者,不可执一而论,当求所受之本也。"元·朱丹溪《丹溪心法·口齿门》认为:"口疮服凉药不愈者,因中焦土虚……用理中汤,人参、白术、甘草补土之虚,干姜散火之标,甚则加附子,或噙官桂。"其影响深远。明·张景岳详述了口疮的证治,如《景岳全书·口疮》说:"口舌生疮,固多有上焦之热,治宜清火,然有酒色劳倦过度,脉虚而中气不足者,又非寒凉可治,故虽久用清凉,终不见效,此当察其所由,或补心脾,或滋肾水,或以理中汤,或以蜜附子之类,反而治之,方可全愈,此寒热之当辨也。"

西医学所称之复发性口疮、白塞综合征、创伤性口腔黏膜溃疡、口腔黏膜结核性溃疡,许多感染性疾病伴发的口腔溃疡,以及内科疾病中的胃炎、消化性溃疡、糖尿病、甲亢、高血压病、B 族维生素缺乏症、坏血病、白细胞减少症等所并发的口腔溃疡,均可参考本篇辨证论治。

## 【病因病机】

口疮的内因多为脏腑经络功能失调,外因则以风、火、燥邪侵袭为多见。

心脾积热是口疮卒发的主要病因。心开窍于舌,脾开窍于口。若操劳过度,情志失调,心火妄动,或过食辛辣酒醇厚味,脾胃蕴热;致使心脾热积,终成本证。

外感风热是口疮卒发的主要诱因。《寿世保元·口舌》云:"口疮者,脾气凝滞,加之风热而然也。"因口腔为肺胃之门户,外邪入侵,肺胃邪热上蒸,势必导致口舌生疮。叶天士在《温热论》中提到:"舌绛而有碎点白黄者,当生疳也,大红点者,热毒乘心也,用黄连、金汁。"皆强调外感邪热是导致口疮卒发诱因。

口疮久延不愈或屡发,有"虚火"、"浮火"之殊。发于虚火者,多因素体阴亏,或热病后期阴伤,或劳倦太过,耗损真阴,均可导致阴液不足,而生内热,热熏口腔肌膜而发口疮。如常见消瘦之人易患口疮,并在失眠、过劳、精神紧张后复发、加重。肺痨病人,亦多有口疮,均属阴虚火旺之征。发于浮火者,多因久病体衰,或年老体弱而过食寒凉,损伤脾肾之阳,或脾肾之阳素虚。阳虚而致无根之火上浮,则易引发口疮。本类口疮微红微肿,貌似热证、火证,然其本质则是阳虚寒证,也称阳虚浮火。

## 【辨证论治】

### 1. 辨证纲要

口疮有虚实寒热之不同,临床应详加甄别。

(1) 辨寒热:凹、黄、红、痛是口疮局部的四大特征,对辨别本病的寒、热属性有重要意义。"凹"指溃烂点凹陷,浅者轻,深者重;"黄"指溃烂处覆盖黄色或黄白色或黄灰色的分泌物;"红"指口疮局部红肿及口疮周围有红晕微肿。其色愈红,其热愈甚;淡红或淡白属虚寒,其色愈淡,其虚寒愈甚。"痛"指口疮灼热疼痛,剧痛多实热,隐痛多虚寒。

(2) 辨虚实:实证口疮局部外观大小不等,表面多黄白分泌物,基底红赤,疮周红肿显著,伴有明显口臭,疮面渗出物多,色黄浊,局部剧烈灼痛,多有全身实热症状。虚证口疮局部外观较小,疼痛轻微,表面渗出物少且色淡,呈灰白色,局部基底淡红或淡白,疮周红肿不明显,多无口臭等全身症状,可有脏腑虚损证。

(3) 辨病程和预后:实证、热证者起病速,病程短;虚证、寒证则起病慢,反复发作,经久不愈。口疮属实火者易治,属虚火者难疗。实火口疮一般1~2周可愈。虚火口疮则易反复发作,此起彼伏,缠绵难愈。

### 2. 辨析类证

口疮当与狐惑病及口糜相鉴别。

(1) 狐惑病:以中青年男性多见。妇女也可发生,经前症状加重。狐惑之口腔溃疡数目较多,形状较小,除口腔外,还有眼部、皮肤、会阴部损伤,严重者还兼有关节、心血管、胃肠道以及神经系统损伤。

(2) 口糜:多见于婴幼儿或体弱之成人。发病较急,口舌发生白色斑点如米粥样物,拭去后易再生,彼此融合成大片状,蔓延迅速,可扩展到整个口腔,多伴有头痛、发热等全身症状。

### 3. 治疗原则

临床当根据口疮的虚实寒热辨证施治。实热者清之、泻之,虚寒者补之、温之。同时内治与外治相结合,局部与整体并重,收效乃佳。

**心脾积热**

**临床表现**　口腔黏膜有如黄豆大小溃烂点,灼热疼痛,表面多有黄白色分泌物,周围鲜红微肿,心烦失眠,口渴口臭,大便干,小便黄短,舌苔黄,脉滑数。每因饮酒或过食燥热,或情志内伤而诱发或加重。

**辨证提要**　①辨证要点:每因饮酒或过食燥热,七情内伤而诱发加重口疮,局部灼热疼痛,疮周鲜红,表面有黄白色分泌物。②辨病因:因本证多由过食醇酒、燥热之品或情志内伤所致,故当从病史角度审证求因。③辨心火上炎证:口疮溃疡小、数目多,分布于舌尖、舌边及舌腹部,色鲜红,心烦少眠,小便短赤,舌质红以舌尖为甚,苔黄,脉数。多由邪毒内陷心经,或七情之火内郁,心火亢盛,或小肠有热,循经上攻于心而成。④辨积热伤阴证:口疮表面黄白色分泌物减少,疮周微红微肿,烦躁口干,舌红少苔,脉细数。

**理法概要** 心脾积热,循经上炎,熏蒸于口,而成口疮。故治当清心火泻脾热。

**方药运用** 泻黄散合导赤散加减。

藿香叶6g　栀子6g　生石膏15g　甘草6g　防风3g　生地12g　木通16g　竹叶10g

泻黄散善泻脾胃伏火,方中石膏、栀子以清脾热;藿香醒脾辟秽;防风升发伏火取"火郁发之"之意。导赤散善泻心火,用生地、木通、竹叶清心凉血,导心经之热从小便而出。二方合用,共奏清泻心脾积热之效。若热甚可酌加黄芩、黄连、玄参等。若病久伤阴者可酌加沙参、知母、石斛以滋阴清热。

### 肺胃蕴热

**临床表现** 起病急,口疮数量多,大小不等,表面多黄白色分泌物,疮周红肿或有水疱,常伴有发热头痛,咽喉肿痛,咳嗽口渴,便秘尿黄,舌红苔黄,脉洪数。

**辨证提要** ①辨证要点:起病急,口疮数量多,表面分泌物多色黄,疮周红肿,咽喉肿痛,咳嗽。②辨偏于脾胃伏火口疮:每于过食煎炒辛辣而发,口疮多生于口唇口颊部,兼有口臭,便秘,口燥唇赤,舌红苔黄厚,脉滑数或弦数。③辨偏于肝经郁热口疮:女性多见,口疮数目多,常随情志波动或月经周期而发作、加重,伴有心烦易怒,胸胁、乳房作胀或痛,口干苦,舌尖红,苔黄,脉弦数。

**理法概要** 邪热壅遏于肺胃,循经上蒸,腐灼肌膜,壅滞气血而成疮,故治当清泻肺胃。

**方药运用** 凉膈散加减。

栀子12g　黄芩12g　大黄15g　芒硝12g　薄荷6g　连翘12g　竹叶9g　甘草6g

方中以连翘、栀子、黄芩解毒而清膈上之热;芒硝、大黄以泻火清热;薄荷疏邪辟秽;甘草解毒,调和诸药。兼咳嗽,咽喉疼痛者,加桔梗、牛蒡子、板蓝根、山豆根;口疮周围起水泡者,可加木贼、木通、薏苡仁、滑石、车前子之属,以化湿清热。

### 阴虚火旺

**临床表现** 口疮反复发作,灼热疼痛,疮周红肿不甚明显,口燥咽干,头晕耳鸣,失眠多梦,心悸健忘,腰膝酸痛,手足心热,舌红少苔,脉细数。

**辨证提要** ①辨证要点:口疮反复发作,多生于舌根或舌下,疮周红肿不甚明显,五心烦热。②辨偏于脾阴不足证:口疮以舌缘、唇口底、舌腹多见,口干不欲饮,倦怠无力,食少纳呆,大便头硬后溏,舌红少苔,脉濡数。③辨兼湿热证:口疮红肿,分泌物呈黄浊垢腻,其量较多,热痛较著,反复发作不愈,口燥咽干,舌红少苔,脉细数。

**理法概要** 真阴匮乏,虚火上炎而致口疮。治当滋阴降火。

**方药运用** 知柏地黄丸加味。

知母12g　黄柏10g　熟地25g　山药18g　山萸肉12g　丹皮10g　泽泻10g　茯苓12g　天冬12g　麦冬12g　沙参12g　玄参15g

方中六味地黄汤滋阴补肾;沙参、玄参,二冬滋水养心;知母、黄柏降火。偏于脾阴虚者,用沙参麦门冬汤加味;阴虚火旺兼湿热者,用甘露饮加味。

### 阳虚火浮

**临床表现** 口疮淡而不红,大而深,表面灰白,日久不愈,服凉药则加重,腹胀,纳少,便溏,头晕乏力,面青肢冷,腰膝酸软,舌质淡,苔白,脉沉弱或浮大无力。

**辨证提要** ①辨证要点:口疮日久不愈,淡而不红,疼痛轻微,服凉药则加重。②辨寒湿困脾：口疮四周不红,不甚疼痛,溃疡面色白,四肢不温,身体困重,食少便溏,舌淡苔白腻,脉濡缓。

**理法概要** 口疮乃因脾肾阳虚,无根之火上浮而为,故治宜温补脾肾,敛火止痛。

**方药运用** 附子理中汤。

党参 10g 甘草 6g 白术 12g 干姜 9g 附子 6g

方中党参、白术益气补中;干姜、附子温阳散寒;甘草补中,调和诸药。若湿阻中焦者,可加茯苓、泽泻以健脾祛湿。

口疮是发生在口腔黏膜上的单个或多个豆样大小的溃疡点。临床以心脾积热、阴虚火旺、肺胃邪热、阳虚火浮四证为多见,在辨证时当望、闻、问、切四诊合参,尤当注重望诊。在治疗上当以内、外治法相结合。外治法的疗效可靠,各证都可配合运用。

# 【其他疗法】

### 1. 单方验方

(1) 柿饼霜涂患处。治疗火热口疮。

(2) 石榴壳煅炭,研末,每日 2 次搽患处。适用于阴虚火旺口疮。

(3) 黄柏 1.5g,青黛 0.3g,共研末,涂患处。适用于热毒口疮。

(4) 芦根、茅根各 45g,玄参 9g,水煎服。适用于湿热、热毒口疮。

(5) 柿霜、儿茶末搽患处。适用于虚证口疮。

(6) 干姜、黄连各等份为末,搽患处。适用于毒热口疮。

(7) 鸡内金烧灰尘敷之,适用于各种口疮。

(8) 竹茹为末,搽疮面,每日 2 次,适用于火热口疮。

(9) 西瓜皮晒干炒焦研末加冰片少许,用蜂蜜调涂患处。

### 2. 外治法

(1) 心脾积热者,用锡类散或冰硼散外搽。

(2) 肺胃邪热者,用六神丸含化。

(3) 阴虚火旺者,用养阴生肌散外搽。

(4) 阳虚火浮者,用肉桂泡水含漱。还可用吴茱萸炒热敷足心(吴茱萸研末,加醋炒),头天晚上敷药,第二天去掉。

### 3. 刺血疗法

在疮面上,用毫针点刺放血,使血液将溃疡面遮住,每日 1 次。舌部生溃疡,则可用三棱针点刺金津、玉液或廉泉,以出血为度。出血后,令病者漱口,2 日 1 饮,10 次为一疗程。

### 4. 穴位注射疗法

取穴 牵正、曲池、颊车、足三里。每次取两穴,各穴交替使用,每穴可注射维生素 $B_1$ 0.5ml。

### 5. 饮食疗法

(1) 鲜竹叶 30~50g,生石膏 45~60g,粳米 50~100g,砂糖少许。将洗净的鲜竹叶与生石膏一起加水同煎,去渣取汁,并以汁煮粳米为粥。主治心火上炎之口舌生疮。

（2）黄连蛋黄油：川黄连末 6g，蛋黄油适量。两味调和，涂口腔溃疡处。疗热毒口疮。

（3）西瓜汁含于口内，频频咽下，每日不限量，适用于肺胃邪热、脾胃伏火之口疮。

**6. 针灸疗法**

取穴　廉泉、足三里、合谷、曲池、颊车，每次取穴 2～3 个，交替使用。中等强度刺激，留针 5～10 分钟，或悬灸。

# 【名医精华】

**李振华医案**

宋某某，女，38 岁。2010 年 10 月 4 日初诊。

主诉：月经前反复口腔溃疡十余年。

病史：患者素有慢性胃肠炎病史，自十多年前开始出现舌体两侧及口腔黏膜大小不等的溃疡面，疼痛剧烈。后逐渐发展每遇月经前十天左右发作，经后七天可自行消退。曾服西药、清热解毒类中成药等可缓解一时疼痛。效果不佳，病人痛苦不堪。现在症：每遇经前口腔内逐渐遍布小丘疹，色红，疮面色白，如绿豆大小，疼痛剧烈，甚者不能进食。平素月经周期提前五天左右。乏力，纳可，大便黏滞不爽，时干时溏，一日两次。舌苔薄白腻，舌质淡，舌体胖。脉象弦稍细。

中医诊断：口疮（脾虚肝旺）

西医诊断：口腔溃疡

治则：健脾疏肝和胃，佐以清热。

方剂：香砂六君子加减。

党参 15g，白术 10g，茯苓 15g，陈皮 10g，青皮 10g，旱半夏 10g，木香 6g，砂仁 8g，厚朴 10g，枳壳 10g，郁金 10g，乌药 10g，诃子肉 10g，炒薏苡仁 30g，桔梗 10g，炒黄芩 10g，甘草 3g。七付，水煎服，日一剂。

二诊：大便基本正常，余无变化。原方去诃子肉，继服一个月。以后每遇经前十天，服药十付，连服三个月。

2011 年 5 月因其他病来就诊告知口疮未再复发。

**颜正华医案**

王某，女，60 岁。初诊时间：2003 年 3 月 30 日。

主诉：口疮反复发作 30 年。

现病史：口疮反复发作，伴疼痛。口腔溃疡面凹、周围充血，口干，心烦，手足心热，纳可，眠安，二便调。舌红少苔，脉沉滑。

辨证：阴虚内热，火毒结聚。

治法：养阴生津，清热解毒。

处方：生地 15g，丹皮 10g，赤芍 15g，炒山栀 10g，蒲公英 15g，紫花地丁 15g，白芷 10g，天花粉 15g，玉竹 10g，野菊花 15g，黄连 3g。7 剂，水煎服，日 1 剂。

二诊时间：2000 年 4 月 6 日。

药后口疮减轻。现口腔溃疡，伴疼痛，口干喜饮，纳可，眠安，二便调。舌红，苔薄黄，脉沉滑。上方加生石膏、白花蛇舌草。

处方:生地15g,丹皮10g,赤芍15g,炒山栀10g,蒲公英15g,紫花地丁15g,白芷10g,天花粉15g,野菊花15g,黄连3g,生石膏(打碎,先煎)30g,白花蛇舌草30g。7剂,水煎服,日1剂。

三诊时间:2000年4月14日。

药后口疮几近消失。现纳可,眠安,二便调。舌红,苔黄,脉沉滑。效不更方,继服7剂,水煎服,日1剂。药后口疮痊愈。

**按** 本案中医辨证为阴虚内热、火毒结聚之口疮。因食辛辣食物,进一步伤阴生热,以致火邪热毒蕴结于口而发为口疮,见局部红肿疼痛。颜正华教授以养阴生津、清热解毒为治疗的基本原则,以益胃汤合五味消毒饮加减。方中生地、玉竹、麦冬养胃阴,清内热,生津止渴;炒山栀、蒲公英、紫花地丁、天花粉、野菊花、黄连清热解毒;丹皮、赤芍、生地凉血解毒;白芷解毒透邪。二诊加入生石膏、白花蛇舌草,以加大泻火解毒之力,再服7剂,口疮痊愈。(《国医大师颜正华》)

**蒲辅周**

口腔溃疡为病,一由胃火,一由脾热……(脾热者)采用封髓丹加味治疗,考黄柏泻相火而清湿热,又是治疗口疮的要药,砂仁养胃醒脾,除咽喉及口齿浮热,甘草补脾胃清热解毒……封髓丹乃补土伏火之方,土虚则浮火上炎,常用于多年反复发作的口疮,脉虚者屡效。(《蒲辅周医案》)

**陈泽霖**

中医认为脾开窍于口,舌为心之苗,口舌生疮,多由心火脾热,熏蒸于口舌所致。治疗时应根据溃疡部位区分为心火及胃火。位于心者,应泻心火为主,常用导赤散合大补阴丸加减,药用:生地30g、木通3g、生甘草6g、川连3g、知母9g、黄柏9g、女贞子15g、墨旱莲15g、龟板9g、生熟谷芽各15g。失眠者加柏子仁、枣仁各9g,夜交藤30g;小便黄赤加车前子15g、茯苓12g;便秘加大黄9g;背恶寒,加肉桂1g,附片1.5g,以引火归源。这是先父陈耀堂老中医经验,用之得当,疗效很好。溃疡生于唇、颊、牙龈,属胃火上炎,常用玉女煎加减,药用生石膏30g、知母9g、生甘草6g、生地30g、玄参9g、麦冬9g、芦根30g、天花粉30g、石斛15g、连翘15g。加减法同上。如口舌均有溃疡,则两方合用。近来认为本病患者多有细胞免疫缺陷,T淋巴细胞功能低下,故常加入白花蛇舌草、蛇莓各30g,灵芝9g,并用雷公藤片或雷公藤多甙片以调节免疫功能。曾治顽固性复发性口疮一例,证属阴虚火旺,心胃积热,以玉女煎合导赤散加蛇莓15g、半枝莲30g、白花蛇舌草30g;同时用我院自制的雷公藤(去根皮)糖浆20ml,日3次(约生药30g)。1周后溃疡全部愈合,续以上方加减,共治疗一个月未见复发。[《中医杂志》1987;(5):12]

**黄志强**

祖国医学口疮之疾,以口腔黏膜炎症,反复发作,久不愈合为特征。传统多用清胃泻火,清心解毒之法论治,有时效果不明显。曾治一患者,口腔黏膜发炎,反复发作已达六年,迭经中西医药治疗效果不显。视其前期所服中药多为清热泻火滋阴之品,吾以元气亏虚,阴火上炎论治,用补中益气汤,温中除火之法,用生黄芪30g、党参20g、白术15g、茯苓12g、炙甘草6g、肉桂3g、土茯苓20g。上药服用10剂,口腔炎症缩小,继服10剂基本消失,随访2年未见复发。后用补中益气汤,或六君子汤出入治疗多例复发性口腔炎患者,均获良效。由此可见，对口腔炎反复发作，缠绵难愈者，切不可拘于局部的炎症，而滥用苦寒泻火之品。张景岳曾说："口疮连年不愈者，此虚火也"，实经验之谈。治疗必补中益气，甘温助阳，方可平阴火之上燎，而使炎症消失。[《中医杂志》1987；(5)：13]

贺普仁

口腔溃疡是临床常见症状，其症为虚实两大类。虚者多见肾阴不足，虚火上炎，耗损阴液所致；实者多为心火炽盛，胃火熏蒸，津亏液耗引起。本病虽有虚有实，但皆与火有关，虚实之火循经上炎于口，壅滞口内经络，以致引发此病。引起此病的关键有二，一是虚实之火耗伤阴液，二是虚实之火上炎于口，使得口内经络壅滞，经气不畅，造成局部失养，而发生糜烂溃疡。从西医角度看，本病属维生素 $B_2$ 缺乏，也是营养失调所致。

在治疗方面，贺老主张取穴宜少，尤善用劳宫、照海穴，根据虚实不同，适当加用他穴，如内庭穴常用胃火熏蒸之实证，强调施用手法以补泻，九六补泻是常用手法，在临床上，根据虚实不同，穴位不同，多采用此种捻转补泻的方法，大指向前捻转九次为补，向后捻转六次为泻；反之大指向后捻转九次为泻，向前捻转六次为补。在具体操作时，还要根据病人身体状况及穴位等不同，采用强刺激、中刺激、弱刺激，在选穴方面，总结治愈的十几例口腔溃疡，发现绝大部分是针刺劳宫、照海穴而获效的，且大多疗效迅速。（《国医大师贺普仁》）

## 【预防护理】

患口疮以后，要按时服药及定时吹药，严重者可用金银花、连翘、板蓝根、大青叶、甘草煎汤代茶，频频含漱，并多饮开水。实火口疮的饮食宜清淡，不宜吃鱼腥、辛辣燥热及酒醇厚味。阳虚者则需戒生冷瓜果及寒凉之品。同时，选用流质、半流质或软质食品，避免过硬过咸过粗食物。另外，对发热、久病、久泻的病人，应经常注意检查口腔，以利早期发现，早期治疗。

平时，注意口腔清洁，经常用淡盐水漱口。幼儿口腔黏膜较嫩，清洗时宜轻柔，以免损伤。饮食宜清淡，多食新鲜蔬菜及水果，少食炙煿、膏粱之品。戒烟酒，保持大便通畅，有习惯性便秘者，宜经常服用蜂蜜，或多饮淡盐水，生活要有规律，劳逸结合，保证充足的睡眠，避免过度熬夜。妇女经期前后要保持心情愉快。加强身体锻炼，注意身心健康。

# 唇　风

唇风是以唇部红肿、痒痛，日久破溃流水或干燥脱屑为主要症状的疾病。易反复发作，多发生于下唇。

早在《诸病源候论》卷三十中记述："脾与胃合足阳明之经，胃之脉也，其经起于鼻，环于唇，其支脉入络于脾，脾胃有风热邪气乘之，则肿发于唇。"指明了唇风发生的病因。《严氏济生方·口齿门》说："唇者，脾之所主……盖风胜则动，寒胜则揭，燥胜则干，热胜则裂，气郁则生疮，血少则沉而无色。"严氏详细地论述了唇风的症状及病因病机。《外科正宗》首先提出了唇风病名，如谓："唇风，阳明胃火上攻，其患下唇发痒作肿，破裂流水，不痛难愈。"《外科证治全书》进一步指出："唇风即唇𥆧，唇风一名唇𥆧，多在下唇，初发痒红肿，日久破裂流水，疼如火燎，似无皮之状，此脾经血燥也。如风燥则不时𥆧动。"《重楼玉钥》指出："驴嘴风生在下唇，逐时肿大不堪论，更加作痛如刀割。"这些只是依照症状表现而命名不同而已。对于本病的治疗,《严氏济生方·口齿门》提倡:"内则当理其脾,外则当敷以药,无不效者矣。"这种内外兼治的方法,一直沿用至今。

本病与西医学的慢性唇炎相近似。无论剥脱性、腺性唇炎等,皆可参考本病辨证施治。

## 【病因病机】

唇风的形成多因过食辛辣厚味,脾胃湿热内生;或因脾气虚弱,外感燥热之邪,致使热灼肌膜而发。

**风火相搏,蒸于阳明** 足阳明胃经,环口唇。如脾胃湿热内蕴,风邪外袭,风火相搏,循经上薰,结于唇部则发唇风,如《医宗金鉴》说:"唇风多在下唇生,阳明胃经风火攻,初起发痒色红肿,久裂流水火燎疼。"

**脾经血燥,循经上蒸** 脾主口,其华在唇。若脾气虚弱,外感燥热之邪,或温热病后,伤阴化燥,燥热循经上熏肌膜。如《外科证治全书》说:"唇风,多在下唇……此脾经血燥也。"

总之,唇风的发生是由于胃热或脾虚复感风燥之邪,内外相引,风火相搏,循经上灼,结于唇部而发本证。

## 【辨证论治】

### 1. 辨证纲要

本病多属实证热证,临床重在辨风、湿、热邪之偏盛。风盛则唇痒、瞤动;湿盛则唇部肿胀、破裂、流水、糜烂;热盛则唇干、脱屑、痛如火燎。

### 2. 治疗原则

治当以祛邪为主,疏散风邪,清利湿热,凉血润燥诸法,可视其证情,或一法独进,或数法合施。并应配合局部外治,以提高疗效。

**胃经湿热**

临床表现 唇部灼热,红肿痒痛,日久破裂流水,嘴唇不时瞤动,口臭,口渴喜冷饮,大便秘结,舌红苔黄腻,脉滑数。

辨证提要 ①辨证要点:起病迅速,口唇灼热,局部红肿痒痛,口臭口渴。②辨转化:如伤胃阴者,则以唇红干燥,破裂流血,痛如火燎,犹无皮之状,口干少津为临床特征。如兼腑实,则以唇红肿胀,口渴口臭,大便秘结,舌红苔黄为主。

理法概要 脾胃素蕴湿热,复受风邪,内外相引,上蒸唇部,发为唇风。治宜清热利湿,疏风散邪。

方药运用 双解通圣散加减。

荆芥 10g 防风 6g 薄荷 6g 麻黄 3g 连翘 15g 栀子 10g 黄芩 10g 石膏 20g 茵陈 20g 滑石 30g 川芎 10g 当归 10g 白芍 15g 桔梗 6g 甘草 3g

方中荆芥、防风、薄荷、麻黄疏散风邪;连翘、黄芩、石膏清热;栀子、茵陈、滑石清利湿热;川芎、当归、白芍、甘草活血养血止痛;桔梗载药上行。若破裂流水者,加木通、车前子以清利湿热。局部肿甚者加黄连、金银花清热解毒。便秘加大黄、芒硝。

**脾经血燥**

临床表现 唇肿燥裂,流水,流血,痛如火燎,犹如无皮之状,脱屑结痂。小便短赤,舌干红少津、少苔,脉细数。

辨证提要　①辨证要点:口唇燥裂,反复发作,脱屑结痂,痛如火燎。②辨病程:脾经血燥者,起病缓慢,反复发作,缠绵难愈。

理法概要　热邪蕴结脾经血分,上蒸口唇,灼伤肌膜而发病。治宜清热凉血润燥。

方药运用　四味消风饮加味。

柴胡 10g　黄芩 10g　当归 12g　川芎 6g　生地 30g　赤芍 15g　甘草 5g　荆芥 10g　薄荷 6g

方中荆芥、薄荷疏风清热;柴胡、黄芩、甘草清热泻火;当归、川芎、生地、赤芍凉血润燥。可选加丹皮、玄参、麦冬、石斛以增强滋阴清热,凉血润燥之功。

# 【其他疗法】

### 1. 单方验方

(1) 紫草、当归各等分,用麻油熬去渣,待用。用时频搽患处。

(2) 黄连、黄柏、当归、姜黄、生地,研面为膏,搽抹患处。

(3) 马齿苋鲜品适量捣烂外敷。芙蓉叶适量捣烂外敷。

### 2. 饮食疗法

(1) 莲子 100g,萝卜 250g,共煮服,日两次。适用于胃经湿热者。

(2) 大麦粥:用大麦(或大麦片)适量,和米煮粥,取粥汤凉后频饮。用于脾经血燥者。

(3) 薏仁粥:生薏苡仁 60g,大米 200g 煮粥,日两次食之。适用于胃经湿热者。

### 3. 针灸疗法

胃经湿热　取商阳、少商、厉兑穴,点刺出血。合谷、内庭穴,用泻法针刺,留针 20 分钟,每日 1 次。5 次为 1 疗程。

脾经血燥　取翳风、列缺用泻法;照海用补法,留针 20 分钟;下关、颊车、地仓、三阴交,用平补平泻法,留针 20 分钟。二组穴位交替轮换使用,每日针 1 次。

# 【名医精华】

### 李振华医案

陈某某,女,34 岁,2010 年 12 月 11 日初诊。

主诉:口唇脱皮十余年。

病史:患者于十年前因进食辛辣及海鲜类食物后,引起上、下口唇皮肤脱皮、干裂、瘙痒等症状。曾服中、西药及涂擦外用药治疗,效果均不佳。经人介绍来我处就诊。现症见:上、下口唇皮肤脱皮,干裂,色嫩红,甚则出血,伴有瘙痒、疼痛等症。进食辛辣、油腻等食物及月经周期前后上述症状加重。平素易疲劳,困倦乏力,食欲不振,夜间尿频,3～4 次/夜。舌苔薄白腻,舌质淡,舌体胖,边有齿痕。脉象弦滑。

中医诊断:唇风(脾肾亏虚)。

西医诊断:神经性皮炎。

治则:健脾补肾,益气养阴。

方剂:香砂六君子与缩泉丸加减。

黄芪 20g,党参 12g,白术 10g,茯苓 15g,陈皮 10g,炒山药 20g,香附 10g,砂仁 8g,厚朴 10g,枳壳 10g,郁金 10g,乌药 10g,益智仁 12g,桔梗 10g,花粉 12g,甘草 3g。七付,水煎服,日一剂。

医嘱:忌食生冷,辛辣,油腻及海鲜发物类食品。

二诊:2011 年 1 月 6 日,夜间尿频减至 1～2 次/夜,余无变化,上方去炒山药,加旱半夏 10g,防风 5g,草决明 15g,炒黄芩 10g,鸡内金 10g。十四付水煎服,日一剂。

三诊:2011 年 1 月 25 日,口唇脱皮,夜晚尿频基本消失,口唇色红及瘙痒较以前明显好转,但仍感双唇干裂不润。舌苔薄白,舌质淡胖。脉象弦稍滑。

处方:太子参 12g,白术 10g,茯苓 15g,陈皮 10g,旱半夏 10g,香附 10g,砂仁 8g,厚朴 10g,枳壳 10g,郁金 10g,乌药 10g,益智仁 12g,桔梗 10g,花粉 12g,防风 5g,草决明 18g,炒黄芩 10g,鸡内金 10g,当归 10g,甘草 3g,继服十付。一个月后电话告知已痊愈。

卢化平医案

张某,女,42 岁,2006 年 2 月 11 日初诊。

主诉:口干、唇燥,伴口唇红肿反复发作 2 年。

初诊:患者口干、唇燥干裂反复发作 2 年,伴口唇红肿,食肉、辛辣后症状明显,在外院诊断为慢性唇炎。平素月经前易生口疮,常服泻火药,平时纳可,大便自调,1～2 日一行。察其:舌质暗淡,边有齿很,苔少,诊脉细缓。诊其为唇风病,脾胃阴虚,水湿内停,郁热内生之证。《内经》云:"脾之合肉也,其荣唇也""其华在唇四白"。脾开窍于口,阳明经脉夹口环唇,络于牙龈,口唇乃脾胃之外候。患者口干,唇燥干裂,可见其病在脾胃。病程两年反复不愈,日久必耗伤其真阴,导致阴液不足,虚火内生,阴虚不复则虚火不去,而生内热,热积脾胃,灼伤津液,熏灼口腔则出现口干,唇燥干裂,生口疮等症状。患者脾胃素虚,运化失健,水湿停聚,易生痰湿,痰湿内蕴日久化热,亦可上蒸于口,湿热熏蒸,每于食肉、辛辣之品后,助湿生热,更使口干唇燥加重,口唇红肿。舌质黯淡,边有齿痕,苔少,脉细缓为阴虚夹湿热内蕴之征。故立法养阴清热、泻火化湿,方拟甘露饮、泻黄散、封髓丹合方。处方:

沙参 12g,生石斛 12g,天麦冬各 12g,枇杷叶 12g,生地黄 12g,枳壳 10g,藿香 12g,防风 12g,黄连 6g,黄柏 10g,砂仁(后下)10g,生石膏(先煎)25g,山栀 6g,茵陈 12g,生甘草 10g。5 剂,水煎服,每日 1 剂。

复诊:服药后,口唇已无红肿,口干稍减,方药随证加减,连续服药 14 剂,诸症明显减轻。

**按**　唇风久治不愈,脾胃阴虚、郁热内生者,从脾胃论治,法当养阴清热、泻火化湿。本案方取甘露饮、泻黄散、封髓丹合方,方中沙参养阴益胃生津,石斛、麦冬、天冬清养肺胃,生地黄滋肾清虚热,枇杷叶开宣上焦清肺胃之热,枳壳调畅气机,茵陈清利湿热,泻黄散以清泻脾胃伏火,石膏、山栀子以清脾胃三焦之热,藿香醒脾化湿,防风升发伏火取"火郁发之"之意。黄连清胃热燥湿,黄柏泻相火而清湿热,是治疗口疮的要药。砂仁养胃醒脾,除咽喉及口齿伏热,甘草和脾胃,清热解毒。二诊时口唇已无红肿,加苏叶理气和胃;三诊时胃脘略有不适,上方去生石膏,加羌活祛风燥湿,宣发伏火;四诊时因下唇有烧灼感,上方加肉桂引火归元。(《当代名中医典型医案集·五官科分册》)

秦伯未

口唇发痒,色红且肿,日久破裂流水,痛如火灼,为"唇风"。初起如豆粒,渐大如蚕茧,坚硬疼痛,妨碍饮食,为"茧唇"。色紫有头,时觉木痛,甚则寒热交作,名"唇疽"。还有在上下唇两嘴角处,初起形如粟米,色紫坚硬,肿甚麻痒木痛,寒热交作,为"反唇疗"和"锁口疗",能使唇向外翻和口不能开,均须外科速治。一般唇肿而红,为胃中积热,用薏仁汤。方药:薏苡仁、防己、赤小豆、甘草。(《中医临证备要》)

**朱仁康**

唇风系由"阳明胃火上攻"所致,自拟清胃饮(黄连、黄芩、知母、生石膏、竹叶、丹皮、赤芍、生甘草)清泻胃火。对初患者,每收显效。若久病缠绵,多属脾胃湿热上犯,伤阴化燥之证,当治以养阴益胃、清热润燥,方用甘露消毒饮合清胃散加减。如治患者丁某,男,于1978年春节后发病,久治未效,1979年冬来诊。称初感嘴唇干燥不润,痒而不痛,常以舌舔润之,日久干燥皲裂更甚,继则反复揭起皮屑,伴以咽干口燥,大便不畅,舌红少津,脉象弦数。此乃脾胃湿热,郁久化火,伤阴化燥之证。治以养阴益胃,清热润燥,方以甘露消毒饮合清胃散加减进退。药用生熟地各10g,玄参10g,黄芩10g,茵陈12g,连翘10g,石斛10g,麦冬10g,玉竹10g,生甘草6g,水煎服。五剂后复诊,唇燥咽干明显改善,仍见脱屑,嘱继服原方。调治月余,唇已不复干裂脱皮,基本治愈。(《医话医论荟要》)

**蔡福养医案**

李某某,男,32岁。1989年10月5日初诊。症见下唇中央部有一黄豆大皮损,红肿,不时有黄水渗出。自诉灼热痒痛,口渴口臭,胸中烦闷,大便秘结,数日一行。得病已一月有余,服西药不见好转。察舌红,苔黄腻,脉滑数。辨证拟为:脾胃湿热,复受风邪,内外相引,上灼唇部。治法:清热利湿,通腑祛风。处方:生石膏20g,栀子10g,茵陈20g,连翘15g,大黄6g(后下),荆芥10g,防风6g,薄荷6g,生薏苡仁20g,车前草15g,桔梗6g,甘草3g,嘱服上方5剂。10月10日复诊,诉大便通畅,胸脘烦闷已除,口渴大减,食欲好转。见口唇部溃烂面已明显缩小,红肿减退,舌质稍红,苔薄黄。嘱照上方去大黄、茵陈,加茯苓30g,再进六剂。10月30日来信称:诸症基本痊愈。

## 【预防护理】

患者应戒烟、酒,以避免对唇部的刺激。饮食宜清淡,不宜食辛辣厚味。在气候干燥季节,宜用润肤油膏常搽唇部。

对有不自主地咬唇、舔唇不良习惯的患者,应予纠正。素体肥胖,或唇湿发痒的病人,宜常服健脾渗湿饮料,如生薏苡仁、荸荠、赤小豆煲汤。

# 齿 衄

齿衄是指血从牙龈缝中而出的病证,又称牙宣。若因外伤而致齿龈出血者,不属本病范畴。

齿衄一病,历代医家多有研究。如《诸病源候论·齿间出血候》中记载:"手阳明之脉入于齿,头面有风热而阳明脉虚,风挟热乘虚入于齿龈,搏于血。"可见,齿龈出血与阳明经脉关系密切,风热相搏为其病机。宋·严用和在《济生方》中首先采用"齿衄"这一病名,后世医家一直沿用之。明·张景岳在《景岳全书·血证·齿衄舌血论治》提出齿衄与手足阳明二经及足少阴肾经关系极为密切,如谓:"盖手阳明入下齿中,足阳明入上齿中,又肾主骨,齿者,骨之所终也"，其中以阳明热盛者为多见，并制定了许多有效方剂，从而为齿衄的证治奠定了基础。清·何梦瑶系统地总结了前人之经验，在《医碥·卷一·齿衄》中指出：胃火者，"宜清胃火，便结可下之"，肾阴虚者，"宜滋肾水，六味丸主之"，"若肾火虚而上浮者，八味丸主之。"这些精辟的论述对后世临床治疗有一定的指导意义。

西医学的牙周病及全身性疾病如血液病、维生素缺乏症、肝硬化等而致牙龈出血者，均可参照本节辨证治疗。

## 【病因病机】

齿衄的病因有内因、外因之别。止如张景岳在《景岳全书·血证》中概括血证病因时说："故有以七情而动火者，有以七情而伤气者，有以劳倦色欲而动火者，有以劳倦色欲而伤阴者，或外邪不解而热郁于里，或纵欲饮食不节而火动于胃，或中气虚寒则不能收摄而注陷于下，或阴盛格阳则火不归源而泛滥于上，是皆动血之因也。"齿衄之作亦然，兹择要分述之。

胃热炽盛，循经上扰　外感热邪，郁而不得疏解，内传阳明，热邪循经上扰，迫血妄行，则血从齿间而出，如《诸病源候论》中说："头面有风而阳明脉虚，风挟热乘虚入于齿龈，搏于血"。平素饮酒无度，或过食辛辣厚味，以使胃中积热，热邪循阳明胃经上炎，迫血外溢。《景岳全书》亦曰："故凡阳明火盛……或血出如涌，……必其人素好肥甘辛热之物，或善饮胃强者"。此外，性情郁怒，气郁化火，热郁阳明，迫血妄行，亦可导致齿衄。

肾阴不足，虚火上炎　房室劳倦，或热病伤及肾阴，或其他脏腑阴虚及肾，皆可致肾阴不足。肾阴不足，阴不制阳，虚火上炎而熏灼脉络，则血从齿间渗出。如《证治要诀》中指出："肾虚牙宣，以肾主骨，牙者，骨之余，虚而上炎，故宣"。若肾阴日久不复，阴损及阳，而致肾阳衰弱，虚火上浮，损伤脉络，亦可导致齿衄。

脾气损伤，统摄失司　饮食不节，饥饱无度，或劳倦过度，损伤脾胃，脾气虚弱，气不摄血，血从齿龈而出。

总之，齿衄与脾、胃、肾密切相关。盖脾统血；胃脉入齿中；肾主骨，齿为骨之余，故脾不统血、胃火炽盛、肾虚火动皆可致齿衄，其中以胃热所致者多见，如唐容川在《血证论》中说："牙床尤为胃经脉络所绕，故凡衄血，皆是胃火上炎，血随火动。"

## 【辨证论治】

### 1. 辨证纲要

（1）辨虚实及病位：本病辨证，重在辨其虚（气虚、阴虚），实（胃中积热），及病变脏腑（胃、脾、肾）。胃实热者，以血色鲜红量多，口臭而渴为特点。脾不统血者，以血色淡而量少，食少纳呆，面色萎黄等。肾阴不足，阴虚火旺者，以出血量少，腰酸耳鸣等为特征。

（2）辨虚实预后：辨别衄血之虚实预后，如《张氏医通·衄血》谓："衄血，脉浮大数者，为邪伏于径……。大而虚者，为脾虚不能统摄……，小而数者，为阴虚火乘，……脉弦涩为有瘀积"，"凡衄血之脉数实或坚劲，或急疾不调，皆难治"。

### 2. 治疗原则

齿衄实证宜清胃泻火，凉血止血；虚证宜滋阴降火或益气摄血，佐以止血之品。

**胃火炽盛**

临床表现　齿衄血量多，色紫红，齿龈红肿疼痛，口渴喜冷饮，口臭，大便秘结，小便短黄,舌质红绛,舌苔黄,脉象洪数或滑数。

辨证提要 ①辨证要点:起病急,病程短,出血量多,色紫红或鲜红,口臭而渴。②辨病因:因饮酒无度,过食辛辣而致胃火炽盛者,细问病史可知。性情郁怒,肝郁化火者,常见急躁易怒、胁痛口苦之兼证。③辨病势:胃火炽盛,日久易伤及肾阴,伴有腰酸耳鸣,五心烦热等症。

理法概要 胃中热盛,循经上炎,迫血妄行而为衄血,故治宜清胃泻火,凉血止血。

方药运用 加味清胃散。

水牛角(代犀角)30g(冲) 生地 20g 丹皮 15g 当归 10g 黄连 9g 连翘 12g 升麻 9g 生甘草 3g

方中丹皮、生地、水牛角清热凉血止血;黄连、连翘苦寒泻火,清热解毒;当归养血和络;升麻入阳明胃经,引诸药直达病所,并且有清热解毒之效;甘草调和诸药。便秘者,加大黄以通腑泻热。烦热口渴者,加石膏、知母以清热除烦。若由肝火犯胃而致齿衄者,宜合龙胆泻肝汤化裁。胃火兼肾阴不足者,用原方合玉女煎加减。

### 阴虚火旺

临床表现 齿龈时时渗血,齿摇不坚,疼痛不甚,口燥咽干,耳鸣,失眠多梦,潮热盗汗,腰膝酸软,舌质光红或少苔而干,脉细数无力。

辨证提要 ①辨证要点:发病缓,病程长,齿龈渗血,龈摇但痛不甚,耳鸣腰酸。②辨体质:多为阴虚之体,复因劳欲过度,或失血耗液等因素而发病。③辨病势:肾阴不足,日久不愈,肾水不养肝木,可致肝肾阴虚,虚火上炎,但以肾阴不足为主,常伴有急躁易怒,口苦胁痛,脉弦细数等症。肾阴不足,阴损及阳,而致肾阳不足,虚火上浮,扰动脉络而致齿衄者,可兼畏寒,四肢欠温,腰膝酸冷等症状。

理法概要 肾阴不足,虚火上炎,灼伤脉络,致使齿衄。治当滋阴降火,凉血止血。

方药运用 知柏地黄汤加味。

熟地 24g 山药 12g 山萸肉 12g 茯苓 9g 泽泻 9g 丹皮 9g 知母 9g 黄柏 9g 白茅根 15g 藕节 15g

方中熟地滋补肾阴;山萸肉补肝肾;山药补脾益精,是为三补。本方意在壮肾水,故重用熟地。泽泻泻肾经虚火;丹皮泻肝火,凉血止血;茯苓渗湿健脾,以防熟地、山药之呆补;知母、黄柏清热泻火;茅根、藕节凉血止血。潮热盗汗甚者,加地骨皮、生龙骨。齿摇微痛者,加骨碎补。若肝肾阴虚,虚火妄动,可用滋水清肝饮化裁治之。阳虚于下而虚火上扰者,可用右归丸以引火归源。

### 脾不统血

临床表现 齿衄量不多,色淡红,面色㿠白,头晕目眩,纳少,口淡乏味,心悸,神疲乏力,舌淡红,脉虚细。

辨证提要 ①辨证要点:发病缓,病程长,齿衄色淡,食少纳呆,便溏。②辨病势:脾气虚弱,气血生化乏源,五脏之精不能归于肾,终成脾肾气虚,但以脾气虚为主,常兼见腰膝酸软等症状。

理法概要 本证以脾气虚弱,血失所摄,而溢出脉外为病机,故以健脾益气摄血为法。用药时应健脾而不呆滞,切忌用苦寒败胃之品。

方药运用　归脾汤加减。

白术 15g　茯神 15g　龙眼肉 15g　枣仁 15g　黄芪 15g　人参 9g　木香 9g　当归 9g
远志 12g　炙甘草 9g　生姜 3 片　大枣 3 枚

方中人参、茯神、白术、甘草健脾益气,脾气足则血自归经;黄芪、当归益气生血;龙眼肉、
酸枣仁、远志补血养心安神;木香理气醒脾。方中可酌加三七粉(冲服)以增强止血之效。食
少腹胀者,加陈皮、枳壳。若脾虚及肾,而致脾肾俱虚者,方用右归丸加党参、黄芪、白术等。

## 【其他疗法】

### 1. 单方验方

(1) 绿袍散:黄柏、薄荷、芒硝、青黛各等份,共为末入龙脑少许,撒至牙床即可。治疗齿
缝出血不止。

(2) 漱口药:生石膏 30g,黄柏 15g,五倍子 15g,儿茶 6g。浓煎漱口,每次 5～10 分钟。
用于实热证齿衄。

(3) 苦参 30g,枯矾 3g。为细末,擦于齿龈。用于各种齿衄。

### 2. 饮食疗法

五汁饮:鲜藕、鲜梨、生荸荠、生甘蔗各 1000g,分别用水洗净,切碎,挤汁,冰糖 30g 溶
化,兑匀分服。用于胃热、阴虚齿衄。

## 【名医精华】

### 李振华医案

患者杨某,女,工人。初诊:1993 年 7 月 20 日。主诉:牙龈出血,皮肤出斑两年余。患
者自述两年前开始反复牙龈出血。经验血检查:血小板 4.5 万/mm³,白细胞 3300/mm³,网
织细胞 0.2%,遂用中西药治疗,病情时轻时重,一直未能根除。最近皮肤出现斑疹,斑色淡
红,疏而不密,稍劳即甚,低烧,易感受外邪,体重下降,由 90kg 下降至 59kg,头晕乏力,大
便溏薄,精神疲惫,面色萎黄。舌体胖,舌质淡,舌苔薄白,脉沉细。

本证由于脾气虚弱,统摄无力,血行失其常道,溢于脉络之外所致,故见反复牙龈出血,
皮肤出现斑疹,属脾不摄血之证。脾虚气血生化不足,故见体重下降,头晕乏力。舌体胖,舌
质淡,苔薄白,脉沉细,皆为脾虚之象。治当健脾益气,补血摄血。方用自拟加减益气补血
汤。处方:黄芪 30g,党参 15g,白术 15g,当归 9g,杭芍 12g,炒枣仁 15g,山萸肉 15g,杞果
12g,阿胶(烊化)9g,生地炭 12g,鸡血藤 30g,甘草 3g。

二诊:上方服 32 剂,牙龈已不出血,食欲转好,体重有所增加,头晕减轻,斑疹稍退。舌
体胖大,质淡红,苔薄白。脉沉细。脾虚已有改善,然出血日久血虚,故守方加龟板胶 12g 以
滋补阴血。三诊:上方服 20 剂,低烧已退,食欲颇佳,体重增至 63kg,头晕已减,斑疹明显消
退。舌体胖,舌质淡红,苔薄白,脉沉细。脾虚已复,但恐大量补血之品有碍血行,故加丹参
30g 活血,以通畅血行,增强补血活血之功。四诊:上方服 25 剂,斑疹消退,基本未再感冒,
体重增至 65kg。舌体淡,苔薄,脉沉细。实验室检查:血小板 12 万/mm³,白细胞 4400/
mm³,网织细胞 0.3%。诸症渐愈,故加川芎、陈皮各 10g 行气活血,巩固疗效。治疗结果:
上药服 15 剂后,斑疹明显消退。精神、饮食好转。半年后随访,症状消失,未再复发。

### 郭子光医案

刘某。男,66岁。2005年9月16日初诊。

高血压伴反复牙龈出血已10年,近年来牙龈肿痛出血持续不消,伴口腔有明显的异味感。于3天前曾服封髓丹加味,仍连续两天凌晨明显牙龈出血,醒后方知,近日来诊。询其口腔异味感明显,每有明显口腔异味感时则牙龈更易出血,若牙龈出血时加以压迫则可止血。口苦、口干、睡眠欠佳。余症不多,自感精神佳,饮食可,大便常,夜尿略频。察其形体较胖,面色红光,眼眶略黯。牙龈局部不出血时则无明显异常。测血压160/94mmHg。脉滑数,舌略红大,舌苔薄滑,此当为齿衄,证属肝阳上亢、胃热上炎。本病出血的因素当不尽在局部,而是患者因肝阳上亢,血随气逆而出血难止。治法当泄热降火、平肝潜阳,并可协助调理血压。方用三黄泻心汤加减,处方:

石决明(先煎)30g,野菊花30g,黄芩20g,决明子15g,泽泻15g,川牛膝15g,焦栀子15g,夏枯草30g,葛根30g,生地黄20g,大黄5g,谷芽30g。3剂,水煎服,每日1剂。嘱进清淡、低盐饮食。

二诊(2005年9月20日):服上方3剂后,齿衄即止,口中异味感明显消减,睡眠亦改善,每晚能睡达9小时。原有夜间小便频及夜间口干必饮水现象消失。自觉情况好,但担心自己牙龈出血无规律,欲进一步巩固调理。询其无烟酒等不良嗜好。察其面色红光,形体较为胖盛。测其血压为142/94mmHg。脉沉滑,已不数。舌质略红而苔薄。上诊治从肝阳上亢、胃热上炎,故一治而效若桴鼓。效不更法,治疗当继续平肝潜阳,使患者血压稳定,其牙龈出血可望平悉。仍综上方上法,处方:

野菊花30g,黄芩20g,黄连10g,葛根30g,决明子15g,泽泻12g,炒杜仲15g,石决明(先煎)30g,丹参20g,川牛膝15g。4剂,煎服同前。嘱患者配合服用络活喜(氨氯地平)5mg降压,每日1次。

三诊:半月后患者又来诊1次,齿衄、口腔异味感已消除,唯血压控制尚不理想。嘱降压药在络活喜基础上再加用倍他乐克,中医治疗同前。其后血压稳定,一切如常。

**按** 老年人之慢性牙周炎多年后,常以虚火旺者多,本案牙龈无肿胀溃烂,与之相似,易干扰思辨。但细考之,患者近期血压升高,其余表现亦属肝阳上亢,引胃热上炎,灼伤齿络,而阳亢有致患者血压居高难降,非泻火而效果不佳。随证治之后,即效若桴鼓。本案启示,临床辨证,一定要重中医之整体观,思路不可过受局部情况所限。(《当代名中医典型医案集·五官科分册》)

### 张景岳

肾水不足,口不臭牙不痛,但齿摇不坚或微痛不甚,而牙缝时多出血者,此肾阴不足,虚火偶动而然,但宜壮肾,以六味地黄丸、左归丸之类主之。或其阳虚而虚火上浮者,宜八味丸、小安肾丸之类主之。(《景岳全书·杂证谟·血证》)

### 张泽生

如血色鲜紫浓厚者,属阳明胃经积热,一般多以犀角地黄汤、清胃散治之。然血色紫暗或如杨梅水者,属肾水不足,虚火上扰,常用知柏八味丸,……往往于养阴药中内服或用少量温药,引虚火以归肾宅。(《张泽生医案医话集》)

郭士魁医案

宋某,47 岁,男。1 年来头痛,眩晕,口内干热,齿鼻时衄,面色红赤,血压逐渐增高,由 10.6/8kPa(80/60mmHg)升至 17/13.3kPa,舌质紫暗,舌苔黄褐厚腻,脉沉弦而数。血常规检查:红细胞 $6.13×10^{12}$/L($613$ 万/mm³),血红蛋白 205g/L,骨髓象增生明显活跃。诊为真性红细胞增多症。

辨证:肝热上冲,瘀血内滞。

治法:清肝凉血,化瘀消滞。

方药:龙胆草 15g,黄芩 15g,泽泻 15g,川芎 15g,藕节 30g,白茅根 30g,鸡血藤 30g,山栀 9g,桃仁 9g,红花 9g,三棱 18g,莪术 18g,银柴胡 12g,金银花 20g,丹皮 5g,芦荟 2g,青黛 3g(冲),连服 23 剂。

头痛眩晕显减,出血已止,血压降至 13.2/8kPa($99/60mmHg$),红细胞降至 $4.9×10^{12}$/L($490$ 万/mm³),血红蛋白降到 179g/L($17.9$g/dL)。但出现便溏乏力,脉转沉细,前方减胆草去芦荟,继服 3 个月,症状消失,血象及血压保持正常范围。[《浙江中医杂志》1980;(1):38]

## 【预防护理】

(1)注意饮食调养,素体胃阳偏盛者,勿过食用辛辣肥甘之品,勿饮酒过度。脾气虚弱者,宜食用清淡易消化之物,切忌生冷黏腻之品。阴虚之体,宜节房事,慎用辛辣炙煿之食品。

(2)养成良好的刷牙习惯,正确使用刷牙方法,坚持用温盐水漱口,以保持口腔牙齿清洁。

(3)经常做叩齿活动及局部按摩,以增加局部气血运行,有助于齿衄之预防。

# 梅 核 气

梅核气是指咽喉中有异物感觉,如有梅核阻塞,哽哽不舒,咯之不出,咽之不下为主症的一种咽喉疾患。临床以中年妇女为多见。

早在《内经》对本病就有所认识,如《灵枢·邪气脏腑病形》篇说:"胆病者,善太息……心下澹澹,恐人将捕之,嗌中吤吤然,数唾。"吤,乃芥蒂之意,谓胆病气郁不畅,致咽喉中如有物梗阻。对本病的主要临床表现作了初步描述。汉·张仲景对本病的症状阐述更为具体形象,并提出了治疗方药,如《金匮要略·妇人杂病脉证并治》指出:"妇人咽中如有炙脔,半夏厚朴汤主之。"本方至今仍为治疗梅核气的代表方剂。隋·巢元方在《诸病源候论》中明确提出本病病机是痰气搏结,他说:"咽中如炙肉脔者,此是胸膈痰结,与气相搏,逆上咽喉之间结聚,状如炙肉之脔也。"宋·《太平惠民和剂局方》首先提出了梅核气的病名,以"梅核"形容病状,以"气"说明病之实质,其曰:"四七汤,治喜怒悲思忧恐惊之气结成痰涎,状如破絮,或如梅核,在咽喉之间,咯不出,咽不下,此七气之所为也。"宋·杨士瀛提出本病主要责之于肝脾二脏功能失调,对病因病机以及治法作了进一步完善,如《仁斋直指方》说:"梅核气者,窒碍于咽喉之间,咯之不出,咽之不下。如梅核之状者是也……始因恚怒太过,积热蕴隆。乃成历痰郁结,致有斯疾耳。治宜导痰开郁,清热顺气。"还说:"男女或有胸喉间有梅核之恙者,触事无怒,饮食勿冷。"不仅言明本病男子亦间有之,而且强调舒畅情志,调理饮食为预防之要素。总之,根据以上医家所述,无不认为本病由痰气搏结所致。然脾为生痰之源,无虚不成痰,可见脾虚肝郁为梅核气发病的内在因素。

西医学中的癔性咽喉异感症、咽喉神经官能症、癔球症等,均可参照本篇内容辨证施治。

# 【病因病机】

本病多因情志不遂,饮食不节,致肝脾失调,痰气搏结,循经上逆,结于咽喉而成。多为虚实夹杂之证,痰气交阻为病之标象,脾虚肝郁方为其本。也有因于肺胃阴虚,火热炎上,气血结于咽喉而发病者,临床当以甄别。

**脾胃虚弱,土壅木郁**  饮食不节,损伤脾胃,脾失健运,水湿内停,聚湿生痰,痰湿阻滞,土壅木郁,肝气郁结,痰气交阻,结于咽喉而发病。

**肝气郁结,木郁克土**  情志不遂,肝失条达,气机郁结,木郁克土,肝气乘脾犯胃,运化失职,升降失常,痰湿内生,痰与气相互搏结,聚于咽喉而发病。

**肺胃阴虚,火热炎上**  脾虚日久,脾不为胃行其津液,或过服温燥药物,导致胃阴亏虚,虚热内生,胃火灼金,肺胃阴虚,久则火热炎上,气血结于肺胃之门户咽喉而发病。

# 【辨证论治】

### 1. 辨证纲要

梅核气之辨证,有气血虚实的不同,应注意以下辨别。

(1) 辨虚实:七情所伤,肝郁气滞,咽中有异物感,胸胁胀满,形体壮实,脉弦而有力,病程短者,多为实证;饮食所伤,脾胃虚弱,咽中有异物感,腹胀纳差,倦怠乏力,面色萎黄,形体瘦弱,脉沉细无力者,多为虚证。

(2) 辨气血:精神抑郁,胸闷气短,心烦易怒,多疑善感,咽中如有物梗阻,胁肋窜痛,时轻时重,其症状每因情绪变化而增减,多为气滞;气滞日久,临床表现咽中不适,胸胁刺痛,月经有瘀块,舌紫暗有瘀斑,脉弦涩者,多为血瘀。

### 2. 辨析类证

梅核气应与慢喉痹、噎膈相鉴别。

(1) 梅核气:咽中如有物梗阻,一般无疼痛,不妨碍饮食,症状轻重与情志变化有关,多见于中年妇女。

(2) 慢喉痹:咽中异物感不明显,或感咽中微干微痒微痛不适,常咯出藕粉样痰块,进食无碍,症状轻重与情志变化无明显关系。

(3) 噎膈:咽中或胸骨后有异物梗塞感,位置固定不移,吞咽食物困难,呈进行性加重,多见于老年人。

### 3. 治疗原则

肝脾失调,痰气搏结为本病病机关键,故治疗应以疏肝健脾,理气化痰为原则。同时根据病机之不同,配合活血化瘀、滋阴清热等法。

**脾胃虚弱**

**临床表现**  咽中如有物梗阻,咯之不出,吞之不下,腹胀纳差,嗳气泛恶,倦怠乏力,大便溏薄,两胁胀满,面色萎黄,形体消瘦,舌质淡,体胖大,苔薄白或白腻,脉弦细。

辨证提要 ①辨证要点:本证以咽中如有物梗阻,腹胀纳差,胸闷气短,大便溏薄,面色萎黄,两胁胀满为要点。②辨病程:脾胃虚弱所致梅核气,临床上形成此病机需有一个过程。多在脾虚基础上,因虚致实,土壅木郁,痰气交阻,形成本虚标实之证,才可发病,故病程较其他证相对要长。

理法概要 脾胃虚弱之梅核气,主要由于饮食不节,劳倦过度,损伤脾胃。脾失健运,水湿内停,聚湿生痰,痰湿阻滞,土壅木郁,痰气交阻,结于咽喉所致。治宜健脾益气,开郁化痰。

方药运用 四君子汤合半夏厚朴汤加减。

党参10g 白术10g 茯苓15g 橘红10g 半夏10g 厚朴10g 紫苏10g 郁金10g 香附10g 桔梗10g 山豆根10g 牛蒡子10g 甘草3g

方中党参、白术、茯苓、甘草健脾益气,增补后天;橘红、半夏燥湿化痰,和胃降逆;厚朴、紫苏行气开郁,导滞除满;郁金、香附疏肝理气;桔梗、山豆根、牛蒡子清利咽喉。若脾虚湿盛,大便次数增多者,加泽泻10g,薏苡仁30g,以健脾利湿。恶心欲呕者,加藿香15g,佛手12g,以芳香化湿。腹部胀甚者,加砂仁8g,枳壳10g,以醒脾宽中。脾虚食积者,加神曲12g,麦芽12g,鸡内金10g,以消食化积。湿郁化热者,加黄连5g,竹茹12g,以燥湿清热。咽干者,加麦冬15g。

### 肝气郁结

临床表现 咽中有异物感,吐之不出,咽之不下,胁肋胀痛,胸脘满闷,善太息,心烦易怒,失眠梦多,妇女月经不调,症状每因情绪变化而增减,舌苔薄白,脉弦。

辨证提要 ①辨证要点:本证以咽中有异物感,胁肋胀痛,胸脘满闷,善作太息,症状轻重与情志变化有关为要点。②辨病因:本证由七情所伤导致。主要责于肝郁气滞,横逆乘脾,肝脾失调渐致痰气搏结而成。③辨类证:本证应与脾胃虚弱所致梅核气相区别。因脾胃虚弱证,多因饮食不节,劳倦内伤所致,脾虚在先,多属虚证。日久不愈,渐致脾虚肝郁,痰气交阻而发为本病;而肝气郁结证,多因暴怒伤肝,情志抑郁所致,肝郁在先,多属实证。进而肝气乘脾,肝脾失调,痰气搏结,即发为本病。

理法概要 肝气郁结之梅核气,主要因情志不遂,精神抑郁,致肝失条达,气机郁滞,木郁克土,肝气横逆乘脾,肝脾失调,痰气搏结,聚于咽喉而发为本病。治宜疏肝解郁,理脾祛痰。

方药运用 柴胡疏肝散合四七汤加减。

柴胡6g 陈皮12g 香附10g 白芍15g 枳壳10g 川芎8g 半夏10g 厚朴10g 茯苓15g 苏叶10g 桔梗10g 牛蒡子10g 生姜5g 甘草3g

方中柴胡、香附疏肝解郁;白芍柔肝敛阴,甘草和中益气,二者相配调和肝脾,缓急止痛;枳壳、川芎行气消滞,活血通络;陈皮、半夏、茯苓、生姜健脾和中,化痰开结;厚朴、苏叶行气开郁,宽胸畅中;桔梗、牛蒡子清利咽喉。若胁痛甚者,加郁金10g,元胡10g,川楝子12g,以增疏肝解郁之力。嗳气频作者,加柿蒂15g,刀豆子12g,以和降胃气。肝郁化火、口干口苦者,去川芎、生姜,加栀子10g,知母12g,以养阴清热。热扰心神,心急烦躁,失眠梦多者,加莲子心5g,夜交藤30g,以清心安神。气滞血瘀者,加丹参15g,桃仁10g,以活血化瘀。

### 肺胃阴虚

临床表现 咽干少津,喉似物梗,唇燥口渴,干咳少痰,胃脘灼热,食欲不振,大便干结,每因语言多或食刺激性食物而加重,舌红少津,脉细数。

辨证提要　①辨证要点:本证以喉似物梗,咽干少津,唇燥口渴,干咳少痰,大便干结为要点。②辨体质:本证为虚中挟实之证,发病缓,多有脾虚病史,一般形体较瘦弱。③辨病程:本证多因脾虚日久,脾不为胃行其津液,或热病后期,或过服温燥药物,导致肺胃阴虚,久则火热炎上,气血结于咽喉而发病,故病程较长。

理法概要　素体脾虚,脾不为胃行其津液,或过服温燥之品,胃阴不足,虚热内生,胃火灼金,肺胃阴虚,火热炎上,气血壅结咽喉而发为本病。治宜滋阴降火,清利咽喉。

方药运用　沙参麦冬汤合桔梗汤加减。

辽沙参15g　麦冬15g　玉竹12g　花粉12g　桑叶10g　生扁豆15g　桔梗10g　甘草5g　射干10g　山豆根10g

方中辽沙参、麦冬、玉竹、花粉滋阴降火,生津润燥;桑叶宣散肺热,并能使养阴之药滋而不滞;生扁豆健脾和胃;甘草补中,调和诸药;桔梗、射干、山豆根清利咽喉。若肺胃热盛,咽喉干燥疼痛者,加生地12g、丹皮10g、知母12g,以养阴清热,凉血活血。时作干呕者,加竹茹10g、陈皮10g,以和胃降逆。纳呆少食者,加山楂12g、鸡内金10g,以开胃导滞。大便干燥者,加火麻仁15g,以润燥通便。

## 【其他疗法】

**1. 单方验方**

(1) 姜半夏15g,厚朴10g,茯苓12g,紫苏6g。水煎服,早晚各1次。适用于脾虚肝郁之梅核气。

(2) 小茴香45g,陈皮90g,桔梗50g。上药共研细末,与香油250g、白糖250g调和,每服15～20g,日服3次。适用于肝郁气滞之梅核气。

(3) 以冰硼散或冰麝散慢慢含咽,每次0.5g,每日6～7次。适用于肺胃郁热之梅核气。

**2. 饮食疗法**

(1) 乌梅茶:乌梅肉10g,白糖适量。共入杯中,以沸水加盖浸泡15分钟,取汁代茶频服,每日数次。适用于肺胃阴虚之梅核气。

(2) 芹菜膏:芹菜1000～1500g,洗净,捣取汁加蜜少许,文火熬成膏,每天半茶匙,开水冲服,连服1月。适用于日久不愈之梅核气。

**3. 针灸疗法**

(1) 取合谷、间使、内关、太冲、丰隆、天突等穴,每次选择2～3穴,用平补平泻法,每日针1次。适用于肝脾失调之梅核气。

(2) 用毫针刺廉泉,针向上刺至舌根部,并令患者作吞咽动作,至异物感消失出针。适用于各种证型所致之顽固性梅核气。

(3) 取膻中、中脘、脾俞等穴,隔姜灸2～5壮,每日1次。适用于脾虚肝郁之梅核气。

## 【名医精华】

李振华

梅核气多因情志不遂,肝气郁结,肝失疏泄,横逆于胃,胃失和降,聚湿生痰,肝胃之气失其疏泄和降而上逆,痰随气升,痰凝气滞于咽喉;或肺胃有蓄热,火热炎上,咽喉是肺胃之门户,气血结于咽喉而发病。此外,临床也有因于肾阴不足,水不涵木,肝失条达,气机不利,气滞痰凝而发病者,但较为少见。本病的发病部位虽在咽喉,但其病机形成与肝、脾、胃、肺、肾等脏腑功能失调有着密切关系。治疗时应根据主证,详加辨别,痰凝气滞者,宜健脾化痰,疏肝理气;肺胃郁热者,宜滋养肺胃,清热利咽;肾阴不足者,宜滋肾柔肝,清利咽喉。

**案1** 周某,男,32岁,司机。初诊:1992年3月2日。

主诉:咽中异物感半年,加重15天。

病史:平素吸烟、饮酒量多,半年前感咽中如有异物梗阻,吐之不出,咽之不下,伴胸闷、腹胀,食欲不佳,经当地医院胸透、B超检查未发现异常,遂按慢性咽炎治疗,服冬凌草片、山豆根片等药物,病情时轻时重。半月前因过春节饮酒过多,致病情加重,再服冬凌草片疗效不佳,故前来就诊。现症见:咽中有异物感,胸闷,气短,腹胀,口干口苦。精神尚好,面色红润,语言有力,形体较胖。舌边尖红、体胖大,苔薄白,脉弦细。

中医诊断:梅核气(肝胃郁热,痰凝气滞)。

西医诊断:慢性咽炎。

治法:疏肝和胃,清化痰热,行气利咽。

处方(自拟经验方):理气消梅汤加减。

白术10g,茯苓15g,陈皮10g,半夏10g,香附10g,厚朴10g,紫苏10g,枳壳10g,郁金10g,知母12g,桔梗10g,牛蒡子10g,射干10g,豆根10g,甘草3g。6剂,水煎服。

二诊:1992年3月9日。上方服6剂,口干口苦消失,余症大减,舌质淡红,苔薄白,脉弦细。

二诊辨证论治:脾胃功能渐复,使痰浊渐得运化,气机升降有序;肝郁将疏,气机趋于通畅,热势消去,故病情好转。病情虽轻,但未痊愈,口干苦消失,上方去清热养阴之知母,加砂仁12g温中和胃。6剂,水煎服。

三诊:1992年3月16日。咽中异物感消失,无特殊不适症状,舌质淡红,苔薄白,脉弦细。

三诊辨证论治:痰湿已去,脾胃功能正常,肝疏胃和,然紫苏多服泄人真气,故去紫苏,继服6剂。

**案2** 李某,女,43岁,干部。初诊:2005年11月30日。

主诉:咽中似有异物梗阻1月余。

病史:患者自述有慢性胃炎病史3年余,1月前因情志不遂,出现咽中似有异物梗阻,吐之不出,咽之不下。曾服多种药物治疗,效果不佳,每因情志不遂或饮食不当而致症状加重。经某人民医院耳鼻喉科检查诊断为慢性咽炎。来诊时症见咽中似有异物梗阻,吐之不出,咽之不下,口干不欲饮,胸闷气短,腹胀纳差,身倦乏力,面色萎黄,形体消瘦。舌质淡红,体胖大,边见齿痕,舌苔白稍腻,脉弦细。

中医诊断:梅核气(脾虚肝郁,痰凝气滞)。

西医诊断:慢性咽炎。

治法:健脾疏肝,理气化痰,清利咽喉。

处方:理气消梅汤加减。

白术10g,茯苓15g,橘红10g,半夏10g,香附10g,厚朴10g,紫苏6g,砂仁8g,枳壳10g,

郁金 10g,牛蒡子 10g,桔梗 10g,山豆根 10g,射干 10g,甘草 3g,生姜 3 片。15 剂,水煎服。

嘱:忌食生冷、辛辣之品;调畅情志。

二诊日期:2005 年 12 月 15 日。咽中似有异物梗阻、吐之不出、咽之不下、口干不欲饮、胸闷气短等症大减,但仍感腹胀纳差,身倦乏力。舌质淡红,体胖大,苔薄白,脉沉细。

二诊辨证论治:诸症俱减,表明脾运回复,肝气趋于条达,津液渐以正化,故病情好转。但患者脾虚日久,非一时之功可使脾胃功能强健,故仍感腹胀纳差,身倦乏力。治法同前,方中加焦三仙各 12g 以消食和胃。15 剂,水煎服。

三诊日期:2005 年 12 月 30 日。咽中似有异物梗阻、吐之不出、咽之不下、口干不欲饮、胸闷气短、腹胀等症消失,纳食、体力基本正常,面色红润,体重较前增加 1kg,无明显不适症状。舌质淡红,体稍胖大,苔薄白,脉沉细。

三诊辨证论治:患者服药后,使中气得充,肝气得疏,痰湿得化,肝脾功能协调,故诸症消失。因患者胃病日久,虽慢性咽炎初愈,但仍需固护脾胃之气,不可继用牛蒡子、山豆根、射干等苦寒清热之品,避免损伤胃气。改用香砂六君子汤加减以健脾益气,扶正善后,并嘱其调理饮食,调畅情志,避免过度劳累。

处方:香砂六君子汤加减。

党参 10g,白术 10g,茯苓 15g,陈皮 10g,半夏 10g,木香 6g,砂仁 8g,厚朴 10g,枳壳 10g,郁金 10g,乌药 10g,焦三仙各 12g,炒薏苡仁 30g,甘草 3g。20 剂,水煎服。

诸症消失,病获痊愈。3 月后随访病未复发。

**案 3** 李某,女,43 岁。初诊:1993 年 11 月 30 日。

主诉:咽中不舒 1 月余。

病史:患者有慢性胃炎病史 3 年余,1 月前因情志不遂伤肝,出现咽中似有异物梗阻,吐之不出,咽之不下,服冬凌草片、山豆根片、草珊瑚含片等,症状无明显变化,每因情志不遂、饮食不当症状加重。经当地医院五官科检查诊断为慢性咽炎。现咽中似有异物梗阻,口干不欲饮,胸胀满,腹胀纳差,身倦乏力。面色萎黄,形体消瘦,舌质淡红,体胖大,边有齿痕,苔白稍腻,脉弦细。

中医诊断:梅核气(脾虚肝郁,痰凝气滞)。

西医诊断:慢性咽炎。

治法:健脾疏肝、理气化痰。

处方:理气消梅汤加减。

白术 10g,茯苓 15g,橘红 10g,半夏 10g,香附 10g,厚朴 10g,紫苏 6g,枳壳 10g,郁金 10g,砂仁 8g,牛蒡子 10g,桔梗 10g,山豆根 10g,射干 10g,甘草 3g,水煎服。12 剂,水煎服。

二诊:1993 年 12 月 13 日。咽中异物感消失,仍感食欲欠佳,食后腹胀,身倦乏力,舌质稍红,体胖大,苔薄白,脉沉细。方中去紫苏、牛蒡子、射干、山豆根,加党参 10g,乌药 10g,焦三仙各 12g,继进 24 剂后,精神、饮食好,诸症消失,病获痊愈。

二诊辨证论治:咽中异物感消失,为肝气郁结得疏,结于咽喉之痰渐化,但仍食欲不振,食后腹胀,身倦乏力,为脾虚运化之职未复。治当加强健脾益气,兼疏气机;故加党参、焦三仙、乌药,使脾健以绝生痰之源,肝木无以相乘,则病可痊愈而无复发之虞。

共服药 60 余剂,诸症消失,半年后随访,病情未见复发。

**案 4** 石某,男,37 岁,汉族,广告业务员。初诊:2005 年 11 月 1 日。

主诉:咽中异物感1年余。

病史:去年9月初感觉咽喉有异物梗阻,咯之不出,咽之不下,时有胸闷气短,夜间口干,每食辛辣、饮酒及心情不舒时加重,2005年9月21日郑州市第五人民医院喉镜检查见咽腔黏膜呈暗红色充血,咽后壁有大小不等的颗粒状突起,提示慢性咽炎。经交替服用头孢拉啶、红霉素、罗红霉素、黄连上清丸等,病情稍轻。自购西瓜霜含片、金嗓子喉宝等,不适感严重时就自行应用而终未痊愈。现症见面色正常,体态偏瘦。舌体偏瘦,舌质偏红,苔薄白,脉数弦。

中医诊断:梅核气(脾虚肝郁,痰热内蕴)。

西医诊断:慢性咽炎。

治法:健脾疏肝,清利咽喉。

处方:理气消梅汤加减。

白术10g,茯苓15g,陈皮12g,半夏10g,香附10g,砂仁6g,西茴10g,乌药10g,厚朴10g,桔梗10g,牛蒡子10g,山豆根10g,射干10g,麦冬15g,甘草3g。20剂,水煎服。

嘱:忌食辛辣刺激食品,忌烟酒,自我调节情绪。

二诊:2005年11月14日。咽喉异物感基本消失,已无胸闷气短,夜间口干现象。舌体偏瘦,舌质淡红,苔薄白,脉数弦。

二诊辨证论治:咽喉异物感基本消失,已无胸闷气短,夜间口干现象。上方去射干,加乌梅以增生津功能。20剂,水煎服。

咽喉异物感消失而基本痊愈。2006年3月12日电话随访,患者告知饮酒后咽喉稍有不适,大量喝水后即消失,平时无异常感觉。

**案5** 朱某,女,38岁,汉族,干部。初诊:2005年5月11日

主诉:咽喉异物感近半年。

病史:患者于半年前与邻居口角,过后咽喉好像贴一小树叶,吐之不出,咽之不下,遂到当地医院检查并西药对症治疗。病情没有控制,且有加重之势,现自觉咽喉有异物感,吐之不出,咽之不下,咽喉虽不觉疼痛但觉发紧,饮食吞咽顺利,胸闷气短,有时感觉胃脘痞塞,满闷不适,晚间咽喉部干燥,心情不畅时病情明显加重。现伴有食欲下降,大便时溏,嗳气。前来就诊。舌体稍胖大,质淡红,舌苔薄白。脉弦。

中医诊断:梅核气(肝胃气逆)。

西医诊断:慢性咽炎。

治法:疏肝和胃,清利咽喉。

处方:理气消梅汤加减。

白术10g,茯苓15g,陈皮10g,半夏10g,香附10g,厚朴10g,紫苏10g,牛蒡子10g,桔梗10g,山豆根10g,射干10g,木香6g,麦冬15g,甘草3g。7剂,水煎服。

嘱:①注意情志,宜心胸开阔;②注意饮食,忌辛辣,油腻和刺激性食物。

二诊:2005年5月18日。诸症大减,舌体稍胖大,质淡红,苔薄白,脉弦。

二诊辨证论治:治以疏肝和胃,清利咽喉,用理气消梅汤后诸症大减。效不更方,继服7剂。

三诊:2005年5月25日。咽喉部异物感基本消失,胃中已不痞塞满闷,食欲正常,夜晚时咽喉干燥现象消失。舌体稍胖大,质淡红,苔薄白,脉沉缓。

三诊辨证论治：治以疏肝和胃，清利咽喉，方用理气消梅汤。咽喉部异物感基本消失，胃中已不痞塞满闷，食欲正常，夜晚时咽喉干燥现象消失。去麦冬，加砂仁 8g，枳壳 10g 以善后。10 剂，水煎服。

咽喉异物感等症消失而治愈。5 个月后随访无复发。(《李振华医案医论集》)

### 李培生医案

西医诊断慢性咽喉炎，属梅核气者，从肝论治，选质轻之品，法当清火化痰、宣郁散结。

吴某，女，40 岁，1994 年 10 月 11 日初诊。

咽喉部如物堵塞半年。

初诊：患者平素性情抑郁，近半年来自觉咽喉部如物堵塞，吞之不下，咯之不出。无咽痛、咳嗽、咳痰等症状。服中药辛温宣通之剂半年，症状无缓解。现症见：咽喉部如物堵塞，咽部红，余无不适。舌红，苔薄黄，脉弦数。诊其为：梅核气郁证(慢性食管炎)。此为情志不畅，肝郁不舒，气机不利，日久化火，气滞痰结，痰气搏结于咽喉，故见自觉咽喉部如物堵塞，吞之不下，咯之不出。治当清火化痰、宣郁散结，方用清化解郁汤。处方：

炒黄芩 10g，玄参、牡蛎(先煎)各 12g，海蛤粉(包煎)、连翘各 15g，制香附 6g，昆布 15g，白僵蚕、青果各 10g。10 剂，水煎服，每日 1 剂。

复诊：服药后，患者上述症状均减轻。药以中的，效不更方，继服上方。坚持服药近 2 个月，其病告愈。

**按** 食管位于膈上，居于上焦，在治疗上要注意"治上焦如羽"，选用质轻之品。在方剂上，李培生根据自己几十年的临床经验创造了清化解郁汤，方中黄芩、海蛤粉清热化痰，玄参、贝母、僵蚕、昆布、牡蛎、夏枯草散结化痰，牛蒡子、连翘疏风利咽，香附、青橄榄疏肝理气。全方共奏清热散结化痰之功。在随证化裁时，药物亦多选择连翘、蒲公英、杏仁、佩兰、枇杷叶等质轻之品清热化湿，利肺开咽。(《当代名中医典型医案集•五官科分册》)

### 干祖望

梅核气因六郁所致者，应取解结开郁法，常用代表方为越鞠丸，但还应针对偏重于某一种郁而多用些针对此郁的用药。如重于痰郁者，重用化痰药；重于热郁者，重用清热药；重于食郁者，重用消食宽中药。由于痰气相凝者，当行气开郁，降逆化痰，常用代表方为半夏厚朴汤。《和剂局方》加上大枣，改称四七汤，作用相同。为了加重分量，可加胆星、天竺黄、枳壳等品。由于肝气者，当疏肝理气，常用代表方有逍遥散。由于脏躁导致者，当缓肝润燥，首推甘麦大枣汤最为适当。(《中医喉科学》)

**医案** 成某，男，27 岁。患者抱恙两年，咽喉干燥微痛，且有异物梗阻感，但饮食通畅，不耐多言，多言则诸症加重。喉间有痰而不易外豁，胃胀痞满，常有矢气。检查：咽黏膜有树枝状充血、肿胀，扁桃体 Ⅱ°肿大，无脓性分泌物。舌边有齿印，苔薄白，脉软。证属脾气不足，湿痰不化。治宜健脾渗湿化痰。处方：太子参、茯苓、白术、白扁豆、山药、山楂、六曲各 10g，桔梗 6g，升麻、甘草各 3g。药进 5 剂，咽痛、脘胀均有减轻。原方加薏苡仁 10g，继进 20 余剂而获痊愈。[《福建中医药》1985;(6):20]

### 谭日强

《金匮要略》云"妇人咽中如有炙脔。"谓咽中有痰涎梗阻，咯之不出，吞之不下，即今之"梅核气"。此病得之，多因七情郁结，导致痰涎凝聚，治应疏肝解郁，给半夏厚朴汤实有所本。

**医案**　患者郑某某,女,48 岁,千山红农场职工家属。近年以来,自觉胸闷不适,咽中梗塞,吞之不下,吐之不出。患者自以为"食道癌"、"心脏病",焦急万分。经某医院检查,诊断为"癔病"。据诉此病因劳累,或受刺激则加重,甚则晕倒,舌苔薄白,脉象弦缓,此痰气搏结,情志抑郁所致。治宜化痰散结,理气解郁,用半夏厚朴汤加味:法半夏 10g,厚朴 6g,茯苓 10g,苏叶 3g,枳壳 6g,瓜蒌 9g,郁金 5g,射干 9g,陈皮 5g,杷叶 5g。服 7 剂,咽中梗塞好转,后用解肝煎加枳壳、瓜蒌、郁金,胸闷亦除。(《湖南省老中医医案选》)

## 【预防护理】

(1) 注意精神调养,保持心情愉快,勿忧虑恼怒。发病后应对病人细心开导,使其解除思想顾虑,增强治疗信心,更好的发挥药物疗效。病情初愈,要求病人尽可能避免精神刺激因素,以防复发。

(2) 调理饮食,以清淡食品为宜,忌烟酒、生冷油腻及辛辣香燥等刺激性食物。

(3) 加强身体锻炼,增强体质。

# 噎　膈

噎膈,是指饮食吞咽之时,梗噎不顺,饮食不下,或食入即吐的病证。"噎"、"膈"二字含义有别:"噎",塞也,指吞咽之时,梗噎不顺;"膈",指胸膈阻塞,饮食不下,格拒不入,或食入即吐。"噎"虽可单独出现,但又每为膈的前驱,因此噎膈并称。

噎膈一病,早在《黄帝内经》中就有记载,如《素问·通评虚实论》曰:"膈塞闭绝,上下不通,则暴忧之病也。"《素问·阴阳应象大论》曰:"三阳结,谓之膈。"金·张从正力宗《黄帝内经》三阳结之观点,他在《儒门事亲》中曰:"噎食一证,在《内经》无多语,惟曰:三阳结,谓之膈。三阳者,谓大肠、小肠、膀胱也,结谓热结也。"明·赵献可对三阳结的形成又进一步有了认识,他在《医贯》中曰:"三阳何以热结? 皆肾之病也。盖肾主五液,又主大小便,肾与膀胱为一脏一腑,肾水既干,阳火偏盛,熬煎津液。三阳热结,则前后闭涩,下既不通,必反于上,直犯清道,上冲吸门喉咽,所以噎食不下也。"

隋·巢元方首先按病因分类,他在《诸病源候论》中将噎膈详分为气、忧、食、劳、思五噎;忧、恚、气、寒、热五膈。唐·孙思邈对五噎证候进一步作了补充和描述。如他在《千金要方·噎塞论》中曰:"气噎者,心悸,上下不通,噎哕不彻,胸胁苦痛;忧噎者,天阴若厥逆,心下悸动,手足逆冷;劳噎者,苦气膈,胁下支满,胸中填塞,令手中逆冷,不能自温;食噎者,食无多少,惟胸中苦塞常痛,不得喘息;思噎者,心悸动喜忘……此皆忧恚、愤怒,寒气上入胸胁所致也。"明·张介宾在《景岳全书》中提出气结、阴伤、精枯之病机。清·张璐认为本病之病机未必是津液干枯,他在《张氏医通》中指出本病之病机是"皆冲脉上行,逆气所作也。"清·李用粹对本病按病机分为五种,他在《证治汇补》中曰:噎膈"有气滞者,有血瘀者,有火炎者,有痰凝者,有食积者"。

现代医学的食道癌、贲门癌、贲门痉挛、食道憩室、食道炎、食道神经官能症等疾病,凡出现噎膈症者,均可参照本证辨证施治。

## 【病因病机】

噎膈的病因有外因和内因两个方面。外因多由感受外邪;内因多因忧思暴怒、饮食伤脾而致。病机有虚、实之别,实者多为气滞、痰凝、瘀血;虚者多与阴津亏乏,气虚阳微有关,虚实之间互有关联。其临床表现均有食道被阻或食道干涩,以致胸膈不舒,食饮难下,甚则滴水不入等症。正如《济生方·五噎五膈论治》指出:"倘或寒温失宜,食饮乖度,七情伤感,气神俱耗,使阳气先结,阴气后乱,阴阳不和,脏腑生病,结于胸膈,则成膈。"《景岳全书·噎膈》指出:"噎膈一证,必以忧愁思虑,积劳积郁,或酒色过度损伤而成。盖忧思过度则气结,气结则施化不行;酒色过度则伤阴,阴伤则精血枯涸。气不行,则噎膈病于上,精血枯涸,则燥结病于下。"

外感六淫,气机受阻　　寒为阴邪,热为阳邪,二者皆为六淫之邪。邪气入于胸膈,扰乱气机,痰瘀内结,阻于食管,则发噎膈。

饮食不节,脾胃损伤　　恣食辛辣燥热之品,津伤血燥,食道干涩,食物难下,而发噎膈;或嗜酒无度,过食肥甘,则湿热蕴结,津伤痰阻,而发噎膈。

忧思暴怒,木郁土壅　　忧思则伤脾,暴怒则伤肝。肝脾伤则气结,气结则津血不行,而生痰、生瘀,气、痰、瘀阻塞食道,则饮食难下,而成本病。

肾阳不足,脾失温煦　　肾为先天之本,藏元阴元阳,肾阳虚不能正常温煦脾阳,则精微化生不足,聚湿生痰,阻于食道,则食饮难下;肾阴亏涸,食道失润,日久干涩,则饮食难以下咽,而成噎膈。

总之,噎膈的病位在食道,其发生是由于脏腑功能活动失常,气痰瘀血阻于食道或因食道干涩所致。

## 【辨证施治】

### 1. 辨证纲要

本病重在辨别轻重、虚实、标本缓急。

(1)辨别轻重:噎膈病轻者,仅有吞咽不顺,胸胁胀闷,情绪舒畅时可减轻,全身症状亦不明显,工作起居影响不大,进一步发展,则出现不同程度的吞咽困难和胸膈阻闷或疼痛,进固体食物则梗阻难下,形体逐渐消瘦;重者,吞咽时胸膈疼痛,汤水难下,或食入即吐,滴水难进,甚至吐出物如赤豆汁,出现形体消瘦憔悴,精神疲惫等症。

(2)辨别虚实:主要从病程和主证区别。新病多实,或实多虚少;久病多虚,或虚中挟实。证见吞咽困难,梗塞不顺,疼痛者多实;食道干涩,少气懒言者多虚,食入即吐,涌吐痰涎者多实;后期津液干枯,格拒不入,吐涎沫者多虚。大便秘结,初起多实;旧久肠枯便秘者多虚。

(3)辨别标本缓急:噎膈证以正虚为本。但在不同时期,标本缓急不同,治则亦异,早期多实,晚期多虚,但亦可由实转虚,或因虚致实,或虚实夹杂,故在辨证上应进一步分清标本缓急,立方用药方能切中病机。初起正虚未甚,若以气滞、痰凝、瘀阻、火郁为主证者,属标急,当以治标为主,治以行气散结,化痰祛瘀,清热解毒为主;若虚实夹杂者,当攻补兼施;晚期正气大虚,病邪尚存,则以扶正培本为主,兼用祛邪之品。

**2. 辨析类证**

噎膈宜与下列疾病相鉴别。

（1）梅核气：自觉咽中如梅核大小的异物梗塞，吐之不出，咽之不下，而进食并无妨碍；噎膈则以咽中梗塞，饮食不下，或食入即吐为特征。

（2）反胃：反胃与噎膈均有吐逆。但反胃之吐是食入不化，停留胃中，朝食暮吐，暮食朝吐，病位在胃；而噎膈之吐是由于膈塞不通，食不能下，食物未曾入胃，即带痰涎而出，病位在食道。

（3）关格：关格与噎膈亦均有吐逆之症。但关格之吐逆必与大小便不通并见，无吞咽梗塞之症；噎膈之吐逆，后期亦可见大便不通，滴水不入，羸瘦疲惫等阳衰阴竭之危候，但必有吞咽梗塞之病史。正如《医贯·噎膈论》曰："噎膈、翻胃、关格，名各不同，病源迥异，治宜区别，不可不辨也。噎膈者，饥欲得食，但噎塞迎逆于咽喉胸膈之间，在胃口之上，未曾入胃，即带痰涎而出，若一入胃下，无不消化，不复出矣，惟男子年高者有之，少无噎膈。翻胃者，饮食倍常，尽入于胃矣，但朝食暮吐，暮食朝吐，或一两时而吐，或积至一日一夜，腹中胀闷不可忍而复吐，原物酸臭不化，此已入胃而反出，故曰反胃，男女老少皆有之。关格者，粒米不欲食，渴喜茶饮水，饮之少顷即吐出，复求饮复吐。饮之以药，热药入口即吐，冷药过时而出，大小便秘，名曰关格。"

**3. 治疗原则**

治疗噎膈历代多有独到之处。张仲景主张调气润血，降火化痰；刘河间主张清凉下火；朱丹溪主张润养津液，降火散结；张锐主张调顺阴阳，化痰下气；赵献可主张滋养肾水；李用粹主张化痰行瘀等等。大凡初起标实者治以祛邪为主，据气郁、痰阻、血瘀之不同，治以开郁行气、化痰散结、活血化瘀之不同治法；后期多以本虚为主或虚实并重，治以扶正为主或攻补兼施。据阴虚、阳虚之异，治以滋阴、温阳之不同法则。

**痰气交阻**

**临床表现**　吞咽梗阻，胸膈痞满，嗳气，或呃逆，精神郁闷，或呕吐痰涎，大便不畅，舌淡红苔薄腻，脉弦滑。

**辨证提要**　①辨证要点：噎膈初起精神郁闷，吞咽梗阻，胸膈痞塞，嗳气，苔腻。②辨诱因：因忧思暴怒者，多有情志内伤病史，每兼精神抑郁，情绪不宁，胁肋胀痛；因感受外邪者，多有外感病史，每兼头痛，胸中烦闷，或兼恶寒发热等证。

**理法概要**　痰气交阻之噎膈，其主要病机是痰气互阻于胸膈、食道，故治宜理气化痰。

**方药运用**　启膈散加味。

全瓜蒌 30g　郁金 15g　砂仁壳 10g　香附 15g　川贝 10g　姜半夏 12g　荷叶蒂 10g　杵头糠 15g　沙参 12g　茯苓 15g　丹参 15g　制南星 20g　海藻 30g　昆布 15g　生熟薏苡仁各 30g

方用全瓜蒌、郁金、砂仁壳、香附理气解郁；川贝、制南星、海藻、昆布、姜半夏化痰散结，和胃降逆；荷叶蒂、杵头糠升清降浊，沙参润燥以防理气耗津；用茯苓、生熟薏苡仁渗湿健脾以杜生痰之源；丹参化瘀散结以防气滞血瘀。若化热伤津吐黄黏痰者加玄参、麦冬、前胡清热生津、润燥化痰；呕恶甚者加旋覆花、代赭石以降逆止呕；胸痛甚者加元胡、五灵脂以化瘀止痛。此外旋覆代赭汤、四七汤、温胆汤、导痰汤，临床亦比较常用。

治疗本病本证方药虽多,但总的来说不外启膈散之意。因痰气交阻易于化热,加之食道以润降为顺,故用药应慎燥热。

### 气滞血瘀

**临床表现** 吞咽梗阻,胸膈疼痛,食不能下,腹胀,甚则滴水难下,进食即吐,大便坚硬如羊屎;或吐下如赤豆汁,或便血,面色灰黯,形体羸瘦,肌肤甲错,舌质紫暗少津或舌面有瘀点瘀斑,舌下脉络粗暗,脉细涩。

**辨证提要** ①辨证要点:吞咽困难,痛有定处(表现为吞咽疼痛、胸背或剑突部疼痛),肌肤甲错,形体消瘦,舌质紫暗。②辨兼挟证:兼痰阻者,泛吐黏痰,舌苔白腻;兼郁热者,口燥咽干,心中烦热,小便短赤;日久正虚者,少气懒言,头晕目眩,大便干结、坚如羊屎。

**理法概要** 本证病机是气机不畅,瘀血阻于食道,故治宜理气活血,化瘀散结。

**方药运用** 桃仁红花煎加减。

丹参 30g 桃仁 15g 红花 10g 制香附 15g 元胡 15g 青皮 9g 川芎 10g 生地 15g 急性子 20g 菝葜 20g 威灵仙 15g 白花蛇舌草 30g 八月札 30g

方用丹参、桃仁、红花、元胡、威灵仙、急性子、川芎活血化瘀、散结止痛;香附、青皮、八月札理气解郁;白花蛇舌草、菝葜解毒消肿;生地滋阴润燥以利食道。若大便坚硬如羊屎者,可用滋血润肠丸以逐瘀通便。若痰热内阻可吞服六神丸以清热化痰,解毒消肿。若服药即吐,难于下咽,可选服玉枢丹以开膈降逆,然后再服煎药。若滴水不入者,亦可由肛门给药。

### 阴津亏乏

**临床表现** 吞咽梗涩,饮水可下,食物难进,形体消瘦,肌肤枯燥,口干咽燥,欲饮冷水,五心烦热,或潮热盗汗,性情急躁,大便干结,舌红而干,或有裂纹,少苔,脉弦细而数。

**辨证提要** ①辨证要点:吞咽梗涩,口干咽燥,五心烦热,脉细数。②辨病因:阴津亏乏,有气郁化火伤津;恣食辛辣炙煿伤津;热病后伤津;以及素体肾阴不足所致。应追溯病史、兼证辨析之。③辨虚实夹杂:阴津亏乏,胃肠失润,传化涩迟,易挟食滞;或阴不制阳,燥热内生,而挟燥热。挟食滞者多脘腹痞闷胀满,嗳气厌食,舌苔厚腻;挟燥热者多口渴饮冷,口气觉热,小便短赤,舌苔黄干。

**理法概要** 本证主要病机是阴津不足,食道失于濡润而干涩,故治宜滋养阴津,润燥畅膈。

**方药运用** 六味地黄汤合五汁安中饮加减。

生地 12g 生山药 30g 山茱萸 15g 丹皮 10g 泽泻 10g 茯苓 10g 韭汁 10g 牛乳 30g 生姜汁 6g 梨汁 12g 藕汁 10g 生薏苡仁 30～60g 天冬 15g 枸杞子 15g 山海螺 30g 白花蛇舌草 30g 女贞子 30g

肾主一身之阴液;五脏之阴非此不能滋,故用六味地黄汤加杞子、女贞子补肾阴以治本;方用梨汁、藕汁、牛乳、天冬、生薏苡仁以润燥生津,养胃健脾;用生姜汁、韭菜汁以降逆和胃,活血行瘀;山海螺、白花蛇舌草以清热解毒,消肿散结。

阴津亏乏之噎膈常挟燥热实证,对燥热实证兼证的治疗,宜润降,忌用苦寒攻下,以防津亏更甚。

### 气虚阳微

**临床表现** 久噎不已,吞咽受阻,饮食不下,面色㿠白,精神疲惫,形寒气短,泛吐涎沫,面浮足肿,腹胀,舌质淡胖,苔薄白,脉细弱或沉细。

　　**辨证提要**　①辨证要点:噎膈日久,面色㿠白,精神疲惫,形寒气短,舌质淡苔白,脉细弱。②辨虚实夹杂:气虚阳微,温化失权,气不化津则为痰,气不行血则为瘀,故易兼挟痰、挟瘀等证。挟痰者泛吐痰涎,胸膈痞满,舌苔白腻;挟瘀者胸膈疼痛,固定不移,舌暗红,舌面有瘀点或瘀斑。

　　**理法概要**　本证主要病机是因气虚阳微,不能受纳和运化食物,浊气上逆所致。故治宜补气温阳,佐以降逆和胃。

　　**方药运用**　理中汤加味。

　　西洋参 10g(另炖)　焦白术 15g　干姜 10g　炙甘草 6g　茯苓 15g　姜半夏 10g　砂仁 10g　丹参 20g　炙黄芪 30g　制附片 10g　补骨脂 15g　猪苓 30g　白花蛇舌草 30g　菝葜 30g

　　方用西洋参、炙黄芪、炙甘草补气;干姜、制附片、补骨脂温胃、肾之阳;焦白术、茯苓、猪苓健脾利湿;姜半夏、砂仁和胃降逆;丹参活血化瘀以散结畅膈;白花蛇舌草、菝葜以消肿散结。若气血两亏,形体羸瘦者用八珍汤以补益气血。

　　本证多因噎膈日久,饮食难入,精微物质生化不足发展而来,所以在治疗过程中应以扶正培本为主,一旦气虚阳微好转,即应重视疏通食道阻隔的治疗。

## 【其他疗法】

　　**1. 单方验方**

　　(1) 海藻 30g,水蛭 6g。共研细末,黄酒冲服,每日 2 次,每次 6g,连续服用,至症状消失为止。适用于痰气交阻和气滞血瘀两证。

　　(2) 壁虎 3 只(大的 3 条,小的 5～6 条),粮食酒 500ml。将活壁虎放酒中,封口 7 天后可用。每次口含 1～2ml,逐渐下咽至食道梗塞处。适用于噎膈晚期汤水不入时。此方有通关作用,俗名守宫开道酒(如系早、中期,每次 5～10ml,每日 2 次)。

　　(3) 鲜鸡内金 2 个,广木香 3g,丁香 3g,海南沉香 3g,大枣肉适量。将鸡内金用湿纸数层包裹,外用泥封固,炭火煅 1 小时,至鸡内金焦熟,去泥及纸灰尘,同三香共为细末,枣肉为丸,如梧桐子大,每日 3 次,每次 7 丸,嚼化服。适用于痰气交阻和气滞血瘀两证。忌酒肉油腻等物。(以上方录自《河南省秘验单方集锦》)

　　**2. 饮食疗法**

　　(1) 梨 1 个,丁香 15 枚。将梨去核,放入丁香,外用纸包好,放炉旁煨热,食梨去丁香,适用于噎膈反胃。

　　(2) 白胡椒 30g,生姜 100g,鸭 1 只。将鸭宰后去毛洗净,去内脏,把白胡椒及生姜(切成片)放入腹内,加水煮 2 小时。喝汤,每日 1 次。适用于气虚阳微证。注:喝汤后皮肤会发红,但可自行消退,无需处理。(上录自《常见病食疗食补大全》)

　　**3. 针灸疗法**

　　**主穴**　天突、上脘、内关、足三里。

　　**配穴**　若痰气交阻者加丰隆、期门,用泻法。若阴津亏虚者加中脘、气海、三阴交,用补法。若气滞血瘀者,加血海、章门、期门,用泻法。若气虚阳微者,灸神阙、关元,针后用艾灸。

## 【名医精华】

### 李振华医案

卞某,男,57岁。初诊:1992年9月10日。主诉:胸痛,吞咽不畅20余天。自诉素有胃病史,常在食后胃脘疼痛半小时左右,曾在当地医院检查,诊为慢性胃炎,用西药对症治疗,病情时轻时重,一直未曾根治,上月中旬,忽然当胸而痛,进食梗噎不畅,近日病情加重,吞咽困难,仅能进流食,患者不愿作胃镜,更惧手术,特转中医诊治。患者形体偏瘦,面色萎黄,神疲乏力。舌质偏红,苔黄,脉弦细。

由于患者素有胃病,久病脾虚肝郁,气滞血瘀,瘀血内阻,脾失健运,湿蕴生痰,痰瘀阻滞,随肝气上逆,乃致吞咽困难,梗噎不畅,发为噎膈。本着急则治其标的原则,以化痰行瘀,活血降逆为主。方以二陈汤合旋覆代赭汤加减:白术10g,陈皮10g,半夏10g,茯苓15g,丹参20g,桃仁10g,红花10g,沉香5g,旋覆花10g,代赭石20g,枳实10g,郁金10g,黄连5g,干姜10g,甘草3g。

二诊:上方服5剂,自觉咽食物较前顺利,胸痛明显减轻,药已中病,守方继服。

三诊:上方继服15剂,胸痛已无,吞咽较前顺利,每餐能进点软馒头。然痰瘀阻滞病机非数日可以改变,继以化痰行瘀,活血降逆。由于噎膈病在食道,属胃气所主,欲求根治,还须从脾胃着眼治之,故复诊在化痰活瘀的同时,还当以健脾培土法为主治疗,李老改用香砂六君子汤加味以健脾温中,理气降逆。处方:党参10g,白术10g,茯苓15g,陈皮10g,半夏10g,砂仁8g,香附10g,厚朴10g,枳壳10g,川贝母10g,郁金10g,桃仁10g,甘草3g。

四诊:上药进20余剂,症状基本消失。本病脾虚为本,继以健脾理气、化痰祛瘀为法,方以香砂六君子汤加瓜蒌、薤白理气祛痰,三棱、莪术活血祛瘀,继服以巩固疗效。处方:党参10g,白术10g,茯苓15g,陈皮10g,香附10g,砂仁8g,厚朴10g,枳壳10g,郁金10g,瓜蒌10g,薤白10g,三棱10g,莪术10g,甘草3g。15剂,水煎服。6个月后追访,噎膈症状消失,未再复发。

### 胡安邦医案

祝某某,男,50岁,1985年10月22日门诊。

因患食道癌,曾在镇江某医院行剖胸术,发现肿瘤已广泛转移,未能切除。证见食入则梗塞不能下,泛出稠痰少许则宽。脉细,苔薄腻。辨证为顽痰凝塞。处方:海蛤壳30g,瓦楞子30g,海藻12g,昆布12g,刺猬皮9g,炙内金9g,陈皮6g。7剂。另全蝎、蜂房、蛇蜕各等份,共研细粉,水泛为丸如梧桐子大,每日吞9g。

二诊:药后每餐已能进粥2碗。摄片复查食道中段边缘,较前片(10月22日)光滑。上方共服47剂。嘱回乡长期服用丸剂。

**按** 《临证指南医案》载徐灵胎评云:"噎膈之证,必有瘀血、顽痰,逆气阻隔胃气",本例亦然。笔者认为瘀血在络者,宜用虫类药攻逐搜络。故方取全蝎搜剔、蜂房削坚、蛇蜕辟恶解毒为主。顽痰凝结者,宜用咸味药,故取海藻、昆布、海蛤壳、瓦楞子之辈以化痰消积为辅。其逆气阻膈者,则以刺猬皮降胃中浊气,鸡内金消胃中滞气,陈皮和胃气。(《著名中医治疗癌症方药及实例》)

施今墨医案

常某某,男,38岁。

主诉:经北京某医院检查,诊断为食道癌,已半年余。近来每日只能进流食,喉间堵闷,胃部胀满,泛酸嗳气,口中痰涎多,背痛,精神倦怠。医院拟手术治疗,患者不愿手术,故延中医治疗。

诊查:舌苔厚,脉细弱。

辨证:痰气交结,气血运行受阻,久则气血痰结,阻滞食道胸膈,遂成噎膈之证。

治法:拟化痰解郁,调理气血为治。

处方:桃杏仁各6g,大力子6g,法半夏6g,怀牛膝10g,紫厚朴5g,苦桔梗6g,薤白头10g,莱菔子6g,代赭石12g,旋覆花6g(同代赭石一块布包煎),全瓜蒌20g,莱菔秧6g,茜草根10g,米丹参15g,广皮炭6g。

二诊:服上方药8剂,噎减轻,泛酸、嗳气及背痛均稍好,已能食馒头及挂面等物,但食后不易消化。

处方:薤白头10g,全瓜蒌25g,桃杏仁各6g,紫油朴5g,法半夏6g,代赭石12g,旋覆花6g(同代赭石一块布包煎),茜草根10g,丹参(米炒)15g,怀牛膝6g,大力子6g,山慈姑10g,绿萼梅6g

月余后患者由山西家乡带信来云:第二次方药又服10剂,现在每顿饭可吃一个馒头一碗面条,咽下慢,饮食在入胃时感到滞涩,不易消化,有时吐白沫,背仍常痛,精神觉比前强些。复信嘱其将二诊方加二倍量,研极细末分成200小包,每日早、午、晚各服1包,白开水冲服。(《中国现代名中医医案精华》)

王国三医案

噎膈(贲门痉挛)属瘀血内阻者,治以活血化瘀,降逆止呃,开痹散结,获佳效。

王某:女,29岁。1994年1月20日初诊。

主诉:饮食难下5年,加重3个月。

初诊:5年前因情志不舒出现饮食难下,上消化道造影均无异常发现,故一直无明确诊断,亦未行任何治疗。三个月前上述症状加重,且偶有呕吐,即到我院就诊,坐上消化道造影示:贲门失弛缓症。诊为"贲门痉挛",故以中药汤药口服,效果不著,为求系统治疗特于今日上午入院。现症:饮食难下,偶作呕吐,睡眠欠安,二便调。察其:舌暗红,苔薄白,脉沉涩。诊为:瘀血内阻噎膈(贲门痉挛)。治法:活血化瘀,降逆止呕,开痹散结。方拟桃红四物汤加减。处方:

生地15g,熟地12g,当归10g,桃仁6g,红花8g,升麻6g,丹参10g,法半夏12g,瓜蒌10g,旋覆花(包)6g,代赭石15g,甘草6g。3剂,水煎服,日1剂。

复诊:服药后,饮食难下改善,呕吐已止,睡眠已安,二便调。查:舌暗红,苔薄白,脉沉涩。效不更方,继服上方6剂,水煎服,日1剂。随访半年,病未复发。

**按** 本案属瘀血内阻。患者起病于情志不舒,郁怒伤肝,肝伤则气郁,气郁则血行不畅,结而为瘀,蓄瘀留着,阻滞食道,故饮食难下或食而即吐,发为噎膈;瘀血内阻,血行不畅,心脉失养,故寐欠安;舌暗红,苔薄白,脉沉涩皆为瘀血内阻之征。活血化瘀、降逆止呃、开痹散结三法并用,主方为桃红四物汤,标本同治,方证合拍,故疗效明显。(《当代名中医典型医案

集·内科分册》)

### 何任医案

王某,男,53 岁。2006 年 4 月 20 日初诊。

患食道癌术后 3 年,发现骨转移 3 月余,脘痛 3 周。初诊:患者食道癌术后 3 年,发现骨转移 3 月余,脘痛 3 周,神清,精神差,形体瘦,头发花白,面色苍白,舌淡苔白,脉弦虚。为噎嗝病正虚邪实,治以扶正祛邪、缓急止痛。以脘腹痛方治疗。处方:

威灵仙 15g,急性子 12g,黄芪 30g,女贞子 15g,枸杞子 30g,猪苓 30g,茯苓 30g,白芍 30g,延胡索 15g,生甘草 10g,鼠妇 9g,白花蛇舌草 30g,猫人参 40g,蒲公英 30g,沉香曲 10g,炙鸡金 15g,焦六曲 10g。7 剂,水煎服,日 1 剂。

复诊:7 剂后,脘腹剧痛已解,腰痛缓解,余可。效不更方,适当加减,再服 14 剂后,随访至今,病情稳定。

**按** 《医宗必读》云:"积之成也,正气不足,而后邪气踞之。"本案中噎膈即现代医学中的食道癌。噎膈可由痰瘀互结而成,且术后患者正气衰弱,有骨转移,邪气盛,故扶正祛邪并施,"正气存内,邪不可干"。再思其脘痛 3 周,急则治其标,故亦缓急止痛。方中黄芪扶助正气;茯苓、猪苓、白花蛇舌草等消肿解毒、祛邪抗毒,白芍缓急止痛。(《当代名中医典型医案集·内科分册》)

## 【预防护理】

(1) 少饮酒,饮食禁烫,避免嗜食辛辣炙煿,免伤食道与胃,怡情放怀,避免精神刺激,注意气候变化,以免外邪侵扰;劳逸结合,坚持体育锻炼,增强体质。

(2) 做好精神疏导工作,尤其对受过重大精神刺激或长期精神抑郁的病人,应积极开导,使其尽快摆脱不良精神状态,积极配合治疗。做好饮食护理,对饮食困难者给以软食、流质饮食,滴水不入时,可从肛门给药、牛乳等。要关心体贴病人,使病人得到宽慰。

# 呃　逆

呃逆,是指气逆上冲,喉间呃呃连声,声短而频,令人不能自制为特征的疾患。轻者偶然发作,持续数分钟,可以不治自愈。

历代医籍对本病的记述颇详。在病位和病因方面,《素问·宣明五气篇》说:"胃为气逆为哕。"《灵枢·口问》篇说:"谷入于胃,胃气上注于肺,今有故寒气与新谷气俱还入于胃,新故相乱,真邪相攻,气并相逆,复出于胃,故为哕。"这里的"哕"即指呃逆。可见当时已认识到本病病位在胃,病机特点是胃气上逆。《诸病源候论·呕哕候》说:"脾胃俱虚,受于风邪,故令新谷入胃,不能传化,故谷之气,与新谷相干,胃气则逆,胃逆则脾胀气逆,因遇冷折之,则哕也。"《三因极一病证方论·哕逆论证》指出:"大抵胃实即噫,胃虚即哕,此由胃中虚,膈上热,故哕。"《本草纲目》明确指出呃逆病"有寒有热,有虚有实,其气自脐下冲上,作呃呃声。"对本病的分类,《景岳全书·呃逆》分寒呃、热呃、虚呃三类。如谓:"呃逆之大要,亦为三者而已:一曰寒呃,二曰热呃,三曰虚脱之呃。"《医方集解·理气之剂》按虚实为纲分类,认为呃逆"有因痰阻气滞者,有因血瘀者,有因火郁者,有因胃热失下者,此皆属实;有因中气大虚者,有因胃虚阴火上冲者,此皆属虚。"对本病的治疗,《灵枢·杂病》指出:"哕以草刺鼻,嚏,嚏而已;无息而疾迎引之,立已;大惊之,亦可已。"《金匮要略·呕吐哕下利病脉证并治》提出用橘皮竹茹汤。《医学心悟·呕吐哕》提出用扁鹊丁香散。《医方集解》提出用丁香柿蒂汤等。这些治法至今仍被临床所选用。

本篇所述是指以胃、膈的病变为中心,以呃逆为主症的疾患。西医学认为呃逆是由膈肌痉挛所致。本病既可单独发生,也可在胃肠神经官能症、胃炎、胃扩张、肝硬化晚期,以及某些大手术后等疾病中继发出现,凡此均可参照本篇辨证论治。

## 【病因病机】

呃逆的病因有内因和外因两个方面。外因多由感受外邪所致;内因多因饮食所伤、情志郁怒、脾肾阳虚、胃阴不足所致。内外有别,而内外因又互有关联。

**寒邪客胃,凝滞气机**　外感寒邪,扰于胃腑,凝滞气机,胃失和降,气逆动膈,则生呃逆。

**饮食伤胃,壅滞气机**　饮食太快、太饱;或过食生冷;或因病而服寒凉药过多;或过食辛热厚味,以致寒积于胃或胃中燥热,均可造成胃失和降,气逆动膈,而生呃逆。

**肝气犯胃,气失升降**　情志郁怒,肝气郁结,横逆犯胃;或气郁化火,灼津为痰,使气痰互结,气机升降失常,均可致胃失和降,气逆动膈,呃逆由生。正如《证治准绳·呃逆》说:"或因暴怒气逆痰厥。"

**脾肾阳亏,胃虚失和**　因年高体弱,或久泻久痢,或大病之后,或劳累太过,或虚损误攻,致脾肾阳亏,胃虚失和,清气不升,浊气不降,气逆动膈,呃逆由生。正如《景岳全书·呃逆》说:"惟屡呃为患……或脾肾之气大有亏竭而然。"

**胃阴不足,润降失常**　因热病伤及胃阴,或吐下太过耗伤胃阴,以致胃失濡润,虚火上炎,则气逆动膈,而生呃逆。正如《医方集解·理气之剂》说:"呃逆有因胃虚阴火上冲者"。

总之,呃逆可由多种原因所致,基本的病机变化则是由胃失和降,气逆动膈。

## 【辨证论治】

### 1. 辨证纲要

重在辨呃逆的虚、实、寒、热。首以呃逆声音的高低,缓急为凭,继以呃逆病兼证为据,并结合舌象和脉象辨析之。

(1)从呃逆声音的高低、缓急辨:一般来说,呃声响亮有力,连续发作,多为实证;呃逆时断时续,呃声低长,多属虚证;呃声沉缓,多为寒证;呃声高亢而短,多为热证。

(2)从舌脉辨:舌质苍老,苔厚腻,脉弦、滑、有力者为实证;舌质嫩色淡,脉细弱、无力者为虚证;舌苔白,脉迟缓为寒证;舌质红,苔黄或黄糙,脉滑数为热证。

(3)辨轻重和顺逆:一般来说,呃声响亮有力,神志清楚,精神充沛,经治呃止者为轻、为顺;呃声时断时续、声音低微,气怯无力,饮食难进,四肢冰凉或神昏谵语,烦躁不安者为重、为逆。

### 2. 辨析类证

(1)干呕:是指呕吐时有声无物,胃气上冲而出的病证,与呃逆之喉间呃呃连声,声短而频,不能自制不同。如《景岳全书·呃逆》指出:"哕者,呃逆也,……干呕者,无物之吐即呕也。"

(2) 嗳气:是将胃中浊气嗳出,使中气得伸而为快,症状为胃中似有气上冲,声音响亮,与上述之呃逆亦不相同。如《景岳全书·呃逆》说:"哕者,呃逆也,……噫者,饱食之息即嗳气也"。

**3. 治疗原则**

一般以理气和胃、降逆止呃为基本原则,实证者注重祛邪,并视寒热之别,选用温降、清降等法;虚证者重在扶正,并视阳虚阴虚之异,分别合用温补、滋阴之法。

## 实证

### 外邪犯胃

**临床表现** 突然呃逆,兼见发热恶寒,头痛无汗,舌苔薄白,脉浮紧。

**辨证提要** ①辨证要点:无明显病史,突然呃逆,同时伴有外感表证。②辨病因:若卒感外邪,复伤饮食,则易见脘腹胀满,厌食等证。

**理法概要** 本证由外邪犯胃,胃失和降,气逆动膈所致。治宜疏散风寒,和胃降逆。

**方药运用** 藿香正气散加减。

藿香 15g 紫苏 10g 厚朴 10g 半夏 6g 陈皮 10g 茯苓 15g 大腹皮 10g 炙甘草 6g 吴茱萸 6g 丁香 6g

方中藿香、紫苏疏散风寒;厚朴、半夏、陈皮、茯苓、大腹皮理气和胃;吴茱萸、丁香散寒止呃;炙甘草缓急调中,调和诸药。

本证常与宿食、中焦虚寒并见。若有宿食者加焦三仙、鸡内金、槟榔消食导滞。若兼中焦虚寒者合以理中汤温中散寒。

### 饮食停滞

**临床表现** 呃声有力,腹胀满或呕吐,嗳气厌食,舌苔厚腻,脉滑。

**辨证提要** ①辨证要点:有饮食过多史,症见嗳气厌食,呃逆有力。②辨病因:饮食所伤有伤饮、伤酒、伤肉、伤米面、伤生冷的不同,应注意询问。③辨病程:新病多实,久病常实中挟虚,兼见脾虚湿困之象。④辨体质:素体强壮之人发生本证,多与暴食有关,系纯实证;素体脾胃虚弱之人,偶饮食不慎,亦易发生此证,此为虚实错杂证。

**理法概要** 饮食停滞,气机受阻,胃失和降,气逆动膈,则呃逆由生。治当消食导滞,和胃降逆。

**方药运用** 保和丸加减。

神曲 20g 焦山楂 20g 炒莱菔子 10g 鸡内金 10g 半夏 10g 陈皮 10g 刀豆子 20g

方用神曲、山楂、莱菔子、鸡内金,消食导滞,宽中下气;半夏、陈皮、刀豆子,理气和胃,降逆止呃。

临床运用应灵活掌握,若系酒食之滞,宜重用神曲。若系肉食之滞,宜重用山楂,若系面食或过饮之滞,宜重用炒莱菔子。若食积化热者,加黄连清热燥湿。腹胀便秘者,加大黄、枳实通腑导滞。呕吐者加生姜、砂仁和胃止呕。脾虚者,加白术消补兼施。

### 胃中寒冷

**临床表现** 呃声沉缓有力,遇寒甚,得热减,胃脘不舒,喜饮热汤,厌食冷物,舌苔白,脉弦紧。

辨证提要　①辨证要点:发病急骤,呃声沉缓有力,遇寒甚,得热减。②辨病因:胃中寒冷有过食生冷、露宿中寒和胃素积寒之别,应审其病史辨析之。③辨体质:素体中阳虚者,最易中寒,但每见面色无华,体倦肢冷,舌淡,脉沉细等虚寒之象。④辨病程:胃中寒冷初起为实,久则伤及中阳,为实中挟虚。

理法概要　过食生冷或露宿着凉,致寒客胃腑,凝滞气机,胃失和降,气逆动膈,而生呃逆。治当温中散寒,降逆止呃。

方药运用　丁香散加味。

丁香 10g　柿蒂 6g　良姜 10g　干姜 10g　刀豆子 10g　炙甘草 6g

方用丁香温胃降逆,柿蒂温胃止呃,刀豆子降逆止呃,三药合用功擅温胃降逆,下气止呃,为临床治呃逆之要药;良姜、干姜温中散寒,宣通胃阳;炙甘草和胃缓急,调和诸药。

本证为寒实证,治疗重在散寒,不在补阳。若见寒重,四肢厥冷者,加吴茱萸以增强温胃散寒之功;若兼气滞痰浊不化,症见脘闷腹胀,痰多,加厚朴、沉香、半夏、陈皮以行气化痰,和胃降逆。

### 胃火上逆

临床表现　呃声洪亮,连续有力,冲逆而出,口臭烦渴,喜冷饮,大便秘结,小便短赤,舌苔黄或黄糙,脉滑数有力。

辨证提要　①辨证要点:发病急骤,呃声洪亮有力,冲逆而出,口臭烦渴。②辨病因:胃火上逆有嗜食辛辣炙煿及醇酒厚味之品,或过用温补药物,或五志过极化火犯胃之不同,宜注意辨析。③辨体质:素体胃阴虚者,在以上因素的诱发下,易发生胃火上逆,但每见口干舌燥,舌质嫩红,苔少津,脉细数。

理法概要　胃火上逆为热邪蕴积胃中,胃火上冲,气逆动膈所致。治当清泻胃火,降逆止呃。

方药运用　白虎汤加味。

生石膏 40g　知母 10g　粳米 20g　甘草 6g　竹茹 10g　柿蒂 10g

方用生石膏、知母清泻胃火;粳米养胃生津;竹茹、柿蒂降逆止呃;甘草清热和中。

本证为实热证,治疗重在清泻胃火,不能妄用滋补,以免恋邪。若阳明腑实,大便不通者,可用大承气汤加柿蒂、竹茹以釜底抽薪,降逆止呃;若热伤气阴,症见呃而纳呆,舌红少津,脉数而弱者,可用橘皮竹茹汤加味,以泻热降逆,益气养阴。

### 肝气犯胃

临床表现　呃逆声响,胸胁胀满,烦闷不舒,或兼恶心嗳气,头目昏眩,脘闷食少,脉弦。

辨证提要　呃逆每因情志刺激而加重,呃逆声响,胸胁胀闷是本证辨证要点。

理法概要　肝气郁结,横逆犯胃,胃失和降,气逆动膈,而生呃逆。治宜疏肝和胃,降逆止呃。

方药运用　四逆散加味。

柴胡 10g　白芍 10g　青皮 10g　炙甘草 6g　枳壳 10g　沉香 6g　槟榔 10g

方用柴胡、白芍疏肝理气,柔肝缓急;青皮疏散肝郁;枳壳、沉香、槟榔宽中下气,降逆止呃;炙甘草和中缓急。

本证多在肝郁气滞的基础上而发,治疗应重视疏畅气机,求本论治。若气郁日久化火者加焦栀子、竹茹以清解郁热;若气滞血瘀者,可合用旋覆花汤。

## 虚证

### 脾胃虚寒

**临床表现** 呃声低长,气不接续,泛吐清水,脘腹不舒,喜热喜按,手足欠温,食少便溏,神疲肢倦,舌质淡,苔薄白,脉细弱。

**辨证提要** ①辨证要点:呃逆反复发作,呃声低长,气不接续,形寒肢冷。②辨虚实夹杂:脾胃虚寒,运化失常,水反为湿,谷反为滞,而易见挟湿、挟食之虚中挟实证。挟湿者常见头身困重,小便短少,泻下溏薄,舌淡胖苔白腻,脉濡弱。挟食者常见脘腹胀满,嗳气厌食,舌苔厚腻,脉滑等。

**理法概要** 脾胃虚寒,纳运失司,升降失调,气逆动膈,故呃声低长,气不接续,治当温补脾胃,降逆止呃。

**方药运用** 丁萸理中汤加味。

干姜 10g　吴茱萸 6g　党参 15g　白术 15g　炙甘草 6g　丁香 10g　白豆蔻 10g

方用党参、白术补益脾胃之气;干姜、吴茱萸温中散寒;丁香、白豆蔻暖胃宽胸,降逆止呃;炙甘草补中缓急,调和诸药。

本证病程较长,若久治不愈,肾阳亦虚,出现呃声间断不续,声音低微,饮食难进及脉沉细者,则为危候。若兼肾阳虚者合用金匮肾气丸;兼寒凝气滞,腹中冷痛者,加乌药、木香行气止痛,兼湿困中焦者,加藿香、砂仁芳香化湿;兼食滞者加焦三仙消食导滞。

### 胃阴不足

**临床表现** 呃声短促而不连续,唇舌干燥,心烦不安,不思饮食,或食后饱胀,大便秘结,舌嫩红,苔少乏津,脉细数。

**辨证提要** ①辨证要点:呃逆反复发作,呃声短促而不连续,唇舌干燥。②辨病因:胃阴不足的病因有热病耗伤胃阴,肝郁化火灼伤胃阴,过用辛温燥热药物耗劫胃阴的不同,应询问病史辨析。③辨病势:胃阴不足,日久易生内热,形成虚中挟实证;阴虚及气,亦可形成气阴两虚证。

**理法概要** 胃阴亏虚,润降失常,气逆动膈,而生呃逆。治当滋养胃阴,降逆止呃。

**方药运用** 益胃汤加味。

沙参 30g　麦冬 15g　玉竹 15g　生地 15g　冰糖 15g　竹茹 10g　刀豆子 10g

方中沙参、麦冬、玉竹、生地、冰糖皆属甘润养阴益胃之品,以滋养胃阴;竹茹、刀豆子,清热除烦,降逆止呃。若兼胃火上逆者,加生石膏、甘草,以清泻胃火;若兼胃气虚者,加人参,补益胃气;大便干结者,加火麻仁、白蜜,润肠通便,通降腑气。

## 【其他疗法】

### 1. 单方验方

(1) 刀豆子 18g(生、熟各半),柿蒂 7 个,水煎服。治疗呃逆,病程尚短者。

(2) 荜澄茄、高良姜各等分研末,每次 7g 水煎,入醋少许,服用。或用花椒微炒为末,醋糊丸如梧桐子大,每服 15 丸,醋汤下。或刀豆子炙存性研末,每服 3g,以酒送下。治疗胃寒呃逆。

(3) 制半夏 9g,陈皮 15g,代赭石 30g,公丁香 6g,降香 6g,川牛膝 30g,沉香 9g,甘草 2g。水煎服。用于痰阻呃逆。

### 2. 饮食疗法

(1) 柿蒂汤:柿蒂 10 个,生姜 5 片,丁香 2g,上药入砂锅煎汤,日 2 次。主治胃寒呃逆。
(2) 芦根柿蒂汤:将鲜芦根切碎,与柿蒂同煎为汤,酌量服用。主治胃火上逆之呃逆。
(3) 姜柿饼:生姜(去皮)6g,柿饼(去蒂)1 个,将生姜洗净切碎,把柿饼用刀从中间片开,夹入姜末,放火边烤熟食之。适宜于胃寒呃逆。

### 3. 针灸疗法

取穴 内关、中脘、膈俞、足三里、太冲。用平补平泻法。

胃火炽盛者,加解溪、合谷、手三里。胃寒者,加灸足三里。

### 4. 按压疗法

用拇、食指用力按揉两侧风府穴与风池穴之间的部位约半分钟。呃逆旋即消失。持续按揉两分钟,手法结束。

## 【名医精华】

### 李振华医案

**案 1** 王某,男,38 岁。初诊:1992 年 4 月 3 日。自诉上月某日食凉菜较多,觉脘腹痞闷不舒,继则呃逆连声不止,大便微溏,曾到当地医院诊治,诊断为膈肌痉挛,服西药时减轻,停药后则呃逆连声如前。现脘腹痞满不舒,呃声连连不休,遇寒加重,遇热稍缓解,畏寒怕冷,手足欠温,喜热食,口不渴,大便微溏,形体偏瘦,面色少华。舌质淡红,苔薄白,脉迟而无力。

本案乃过食凉物,寒遏胃阳,胃失和降所致,治宜温胃散寒,降逆止呃。用丁香柿蒂汤、理中汤合良附丸加减治之。处方:丁香 5g,柿蒂 15g,党参 10g,白术 10g,茯苓 15g,陈皮 10g,白蔻仁 10g,高良姜 10g,香附 10g,乌药 10g,西茴 10g,甘草 6g,生姜三片为引。3 剂,水煎服。嘱忌生冷、油腻食物。方中高良姜、香附温胃散寒;丁香、柿蒂、陈皮、白豆蔻降逆止呃;党参、白术、茯苓、炙甘草健脾益气;乌药、西茴温里散寒。二诊:呃逆已止,脘腹痞满不舒亦有缓解,食欲增加,舌淡红,苔薄白,脉迟。改以桂附理中丸,每服 1 粒,每日 3 次,以温中培土,巩固疗效。

**案 2** 张某某,男,40 岁。2008 年 12 月 1 日初诊。

主诉:呃逆频作半月余。

病史:患者近一段时间,因工作繁重及家庭问题而出现呃声连连,声响而频,不能自制,每次发作持续十分钟至半小时,每遇工作压力大及情绪不畅发作,平素食少,胃脘胀满不适,失眠,二便调。舌苔根部黄腻,舌质淡红,舌体稍胖大。脉象弦滑。

中医诊断:呃逆(肝郁气滞,脾胃虚弱)。

西医诊断:膈肌痉挛。

治则:疏肝解郁,健脾和胃。

方药:香砂六君子汤与五磨饮子加减。

白术 10g,茯苓 10g,青皮 10g,陈皮 10g,半夏 10g,木香 6g,砂仁 10g,厚朴 10g,枳壳

10g,郁金 10g,乌药 10g,焦三仙各 12g,柿蒂 15g,薏苡仁 30g,西茴 10g,甘草 3g。七剂水煎服,日一剂。

二诊:12 月 8 日,呃逆发作次数较前明显减少,饮食增加,胃脘部胀满有所减轻,余无变化。原方加太子参 10g,丹参 15g,继服七剂。

三诊:12 月 15 日,呃逆已愈,但胃脘部仍感不适,上方去青皮 10g,继服二十剂巩固疗效。

2011 年 1 月 12 日,患者来诊他病时诉说呃逆未再复发。

**案 3** 刘某某,男,37 岁。2009 年 9 月 18 日初诊。

主诉:呃逆频作 2 天。

现在症:呃逆连声,不能自制,心烦急躁。伴有胃胀,烧心,食欲不振,大便干,两日一次。舌苔薄腻,舌质稍红。脉象弦。

中医诊断:呃逆(肝胃郁热)。

西医诊断:膈肌痉挛。

方药:枳术丸合橘皮竹茹汤加减。

白术 10g,茯苓 15g,陈皮 10g,半夏 10g,木香 6g,砂仁 10g,厚朴 10g,枳实 10g,丁香 6g,柿蒂 15g,乌药 10g,竹茹 10g,刀豆子 12g,草决明 15g,黄连 5g,甘草 3g。七剂,水煎服,日一剂。

二诊:9 月 25 日复诊,服药三剂后,呃逆已止,胃胀及心烦急躁明显好转,余无变化。白术 10g,茯苓 15g,陈皮 10g,半夏 10g,木香 6g,砂仁 10g,厚朴 10g,枳实 10g,丁香 6g,柿蒂 15g,乌药 10g,焦三仙各 12g,草决明 15g,西茴 10g,甘草 3g。继服七剂巩固疗效。

### 张锡纯医案

赵某某,得温病甚剧,遂至院中求为诊治,数日就愈,忽作呃逆,昼夜不止,服药无效。因思卫生防疫宝丹,最善行气理郁,俾一次服五十粒,呃逆顿止。又数日有陈姓患呃逆证,旬日不止,眠食俱废,精神疲惫,几不能支。亦治以卫生防疫宝丹,俾服八十粒,亦一次即愈。由斯知卫生防疫宝丹治呃逆确有把握,无论其为虚、为郁,用之皆可效也。(卫生防疫宝丹:粉甘草、细辛、香白芷、薄荷冰、冰片、朱砂)(《医学衷中参西录》)

### 王绵之医案

肝阴不足,中焦虚热上逆所致的顽固性呃逆,治以酸甘化阴,益胃清热。

张某,男,32 岁,1987 年 3 月 9 日初诊。

顽固性呃逆 1 个月。

初诊:患顽固性呃逆,诸药治疗不效,至今 1 月之久。症见呃声频频而急促洪亮,大便不干但不爽,睡眠不佳,梦多而浅,口干舌燥;舌红苔薄少,脉细数。据其呃声急促,伴有口干舌燥、舌红脉细数为特征,辨伪肝阴不足,中虚热邪上逆所致。治以酸甘化阴,益胃清热之法。施以芍药甘草汤合益胃汤化裁治疗。方药如下:

生白芍 15g,炙甘草 10g,黄连 1.5g,北沙参 15g,玉竹 15g,麦冬 10g,绿萼梅(后下)6g,佛手花(后下)6g。10 剂,水煎服,日 1 剂。

复诊:服药 10 剂后,呃逆即止,口干舌燥亦渐除。

**按** 顽固性呃逆,呃声急促,呃声频频,呃声洪亮,大便不干但不爽,睡眠不好,梦多而浅,口干舌燥、舌红苔薄少,脉细数,一片肝胃阴伤之象,诸药不效达 1 月之久,缘前期治法尽为苦寒沉降,辛香走窜之品。

酸甘配伍是王绵之常用法之一。芍药伍甘草,甘酸化阴,有缓肝和脾、益气养阴、缓急止痛等功效。白芍与甘草同用,乃《伤寒论》芍药甘草汤,亦是伤寒家推为群芳之魁的桂枝汤的基本组成方剂之一。该方是仲景为治疗伤寒脉浮,自汗出,小便数,心烦,微恶寒,脚挛急者所设。在《伤寒论》112 方中,有 31 方用芍药,70 方用甘草,24 方芍药和甘草同用,用芍药而不配甘草的只有 5 方。王绵之极为推崇此二药的协同作用及在方剂学中的地位,称赞芍药甘草汤起到"开酸甘化阴之先河,立调和肝脾之楷模"的作用。认为,白芍酸收苦泄,性寒阴柔,于甘缓性平冲和之甘草合用,所具有的敛营气、泻肝木、和逆气、补脾土之功,是治疗肝脾不和、气血失调所引起的胸胁不适、腹中拘痛、手足挛急等多种病证的有效基础。临床只要辨证准确,诚然不乏其用。王绵之临证时,把握法度,知常达变,常将二药配伍广泛应用于具有肝脾不和、气血失调等见证的各科病证,取效甚众。(《当代名中医典型医案集·五官科分册》)

### 胡建华医案

朱某,男性,39 岁。2002 年 1 月 8 日初诊。

多发性硬化 1 年余,间歇性头晕,左下肢活动无力,进食时伴呃逆。

初诊:头晕、下肢乏力,反应迟钝,进食伴呃逆,服丁香无效;苔薄腻,脉弦滑。辨证肝肾亏虚,痰浊内恋,风阳扰动,胃气上逆。益肾养肝,息风和络,化痰和胃。治以地黄饮子、加味四虫汤加减。处方:

生熟地各 12g,山萸肉 12g,制黄精 15g,丹参 20g,白芍 30g,天麻 9g,钩藤 15g,炙地龙 9g,仙灵脾 9g,焦楂、曲各 15g,菖蒲 9g,炙远志 6g,枳实 12g,竹茹 6g,丁香 9g,生南星 20g。水煎,日 1 剂,分 2 服。

复诊(2002 年 2 月 26 日):药后呃逆即止,一直未复发。

**按**　呃逆,可因寒热虚实不同,然总属胃气上逆所致。平素治呃逆总以丁香、柿蒂,然两药治标不治本,故时多不效,该病例即是明证。本案使用丁香一味降胃气,却使呃逆止,这是辨病和辨证之间相结合的优势。患者病属多发性硬化,呃逆是因为多发性硬化所致,用西医诊断学而言,属于"中枢性呃逆",故治疗当求其本,对于多发性硬化一病的病因病机,我们在多发性硬化(胡建华主治)一案中提及,胡建华认为肝肾不足是其本,肝风内动,痰邪内生,肝风夹痰走窜全身是其标。痰浊内生,阻于膈间,致胃气上逆,胃失和降,治疗以补肝肾,平肝风,化痰浊,和胃气为主,地黄饮子、加味四虫汤补肝肾,平肝风,化痰浊,再予丁香一味降逆,药后呃逆自止。(《当代名中医典型医案集·五官科分册》)

### 王希知医案

梁女,55 岁,诊查:时值暑季,呃逆气促,呻吟不已,甚以为苦。详询病史知患温热病已三候已,口舌干燥,烦渴不安。舌质红绛苔洁,但四肢发凉,手指微作蠕动,脉象细弦数劲,辨证:证属温热久羁,热伤胃阴而失和降,胃气上逆而呃逆。处方:西洋参 100g,煎汤代茶频服。另用白米 30g 开水泡汤,煎生谷芽、鲜莲米、鲜石斛各 30g,鲜荷叶 1 大张,红枣 15g,西瓜翠衣手掌大 1 块(切片),麦冬 15g,陈皮、鲜竹茹各 10g,频服,日 1 剂,2 日后呃逆止,诸证亦见减退。后以叶氏养胃汤调理二周而愈。(《中国现代名中医医案精华》)

## 【预防护理】

(1) 注意寒温适宜,避免外邪犯胃。

(2) 饮食有节,不过食生冷和辛辣炙煿及醇酒厚味,以免伤胃。

(3) 调畅情志,以免肝气犯胃。

(4) 若呃逆是并发于一些急慢性疾病过程中,要积极治疗原发病证。

(5) 病深及肾或虚极之人呃逆者,则需严格护理,观察病情变化,要求病人安静卧床休息,切勿惊扰,以防元气速脱。

# 胃　痛

胃痛,又称胃脘痛,是以上腹胃脘部近心窝处发生疼痛的病证。

胃痛的记载,首见于《内经》。如《灵枢·经脉》篇曰:"脾,足太阴之脉,……入腹,属脾络胃。……是动则病舌本强,食则呕,胃脘痛,腹胀善噫。"《素问·六元正纪大论》载:"木郁之发,民病胃脘当心而痛。"这里所谓的胃脘痛或胃脘当心而痛,均指胃痛,其发病与肝脾失调有关。《素问·举痛论》又载:"寒气客于胃肠之间,膜原之下,血不得散,小络引急,故痛。"阐发了寒邪入侵亦是致病的重要因素。唐·孙思邈《千金要方·卷十三·心腹痛》有九种心痛之说,其曰:"九痛丸,治九种心痛。一虫心痛,二注心痛,三风心痛,四悸心痛,五食心痛,六饮心痛,七冷心痛,八热心痛,九去来心痛。"这里所载的九种心痛,大部分乃指胃痛。《医学正传·胃脘痛》亦云:"古方九种心痛,……详其所由,皆在胃脘,而实不在心也。"在病机上,《景岳全书·心腹痛》指出:"惟食滞、寒滞、气滞最多。""因寒者常居八九,因热者十惟一二。"尤其强调"气滞",为重要致病因素,故其治疗"当以理气为主"。叶天士对本病的辨证治疗有很多独到之处。如《临证指南医案·胃脘痛》载:"痛则不通,通字须究气血阴阳,便是看诊要旨矣。"又云:"胃痛久而屡发,必有凝痰聚瘀。""初病在经,久痛入络,以经主气,络主血,则知其治气治血之当然。凡气既久阻,血亦应病。……而辛香理气,辛柔和血之法,实为对待必然之理。"为后世辨治本病提供了可贵经验。《杂病源流犀烛·胃痛》说:"胃痛,邪干胃脘病也。胃禀冲和之气,多气多血,壮者邪不能干,虚则着而为病。"阐明了病邪犯胃,必以胃虚为前提。

胃痛既是一个独立的病证,又是脾胃系多种疾病的一个症状。现代医学的急、慢性胃炎,胃、十二指肠溃疡病,胃痉挛,胃神经官能症,胃癌等以上腹胃脘部疼痛为主症者,均可参照本篇辨证论治。

## 【病因病机】

胃痛的病因,主要有寒邪客胃、饮食伤胃、肝气犯胃、脾胃虚弱等,以致脾胃纳化失司,升降失常,不通则痛;或胃阴不足,脾胃虚寒,使胃腑失于濡润、温煦,不荣则痛。

胃痛的病位在胃,但与肝脾的功能失调密切相关。"胃为之市"(《素问·刺禁论》),主受纳、腐熟水谷,其气以降为顺,通降有常,则胃肠得以盈虚更替,此所谓"传化物而不藏"(《素问·五藏别论》),"脾为之使",(《素问·刺禁论》),主运化,转输水谷精微,而"为胃行其津液"(《素问·太阴阳阴论》);脾以升则健,脾升则精气乃能转输上承,化为气血,充养周身。

二者共同完成饮食物的消化、吸收、排泄。正如《景岳全书·饮食门》所云："胃司受纳,脾司运化,一纳一运,化生精气,津液上行,糟粕下降。"若脾失运化,则碍于胃之受纳;脾不升清,常碍于胃之降浊。故脾之升、运是胃腑纳、降的重要保证。胃腑的功能失调常关乎脾脏的机能。肝与脾胃,在五行上是木土相克,肝气的升发、疏泄是脾胃得以纳运、升降的重要条件。肝脏疏泄的太过或不及,每可使脾胃升降、纳运失常。而脾胃运化水谷,化生气血,使肝之阴血充盈,则其升发、疏泄功能乃得正常。故不论脾失健运,抑或肝气横逆,冲犯胃腑,均可使胃失和降,气机郁滞,则疼痛、胀满、呕嗳等证由之而生。故胃病虽病在胃,但与肝脾的功能失调息息相关。

脾胃损伤,纳运升降失常是胃痛的病理基础。《四圣心源·劳伤解·中气》云："胃降而善纳,脾升而善磨,水谷腐熟,精气滋生,所以无病。"若因外感、饮食、情志、劳倦内伤诸因素使脾胃损伤,一则致使气血阴津无以化生,使胃体失养,不荣则痛;二则势必影响到水谷之腐熟,精微之转输,气机之升降,血液之运行,以致出现食滞、痰湿、气滞、血瘀等,填塞壅滞于胃脘,使胃气不畅,胃失通降,胃络瘀阻,不通则痛,故脾胃损伤,纳运升降失常是胃痛的病理基础。

胃痛的病性,暴痛以实为主,久痛多虚实夹杂。大凡胃痛暴作,起病较急者,多因寒客胃腑;或过食生冷,寒积胃脘;或暴饮暴食,宿食停滞;或恣食肥甘厚味,辛辣烈酒,以致湿热中阻;或因暴怒伤肝,使肝气横逆,乘犯胃腑;或肝郁日久,化而为火,郁火乘胃等,使胃失通降,不通则痛。其病多属实证。而慢性胃痛,多有病程较长,反复不愈的病史。久病不已,必损中气,以致脾胃气虚或脾胃虚寒,使失温养,以致疼痛。或因肝火胃热过盛,或因嗜食辛辣之品,或因过服温燥之药,化燥伤阴,使胃失润养,以致疼痛。同时,不论胃阴不足,或脾胃虚寒,均可影响其纳运、升降功能,以致形成中虚邪留,虚实夹杂。然形成胃痛虚实夹杂的机理有多端,如脾胃气虚,斡旋无力,使清气不升,浊气不降,气失运转而气滞;或胃阴不足,通降失司,气机不畅而气滞;或脾胃虚寒,水谷不化精微,反致痰湿留滞;或阴虚胃热,灼津为痰,致生痰热;或脾虚胃弱,无以腐化水谷,升清降浊,反致饮食停滞;或脾胃气虚,无力运行血液,使血行迟缓,胃络瘀滞;或因中气虚馁,防御无力,招致肝气乘犯等,以致出现以胃阴不足、脾胃气虚、或脾胃虚寒为本,兼挟气滞、或血瘀、或痰浊、或食滞、或肝郁为标的各种不同的虚实夹杂证候。随着病机演变,诸标实之间亦可相互为病。如气滞可致血瘀,瘀血内阻,又复阻滞气机,以致中虚与气滞血瘀并见。气机阻滞,津液不布,可致痰湿,而痰滞则气机愈壅,以致中虚与痰湿气滞兼夹为患,甚至进而致瘀,并见相应的兼夹证候。《奇效良方》云:"气塞不通,血壅不流,凝血蕴裹,津液凝涩,渗而不去,而成痰。"《血证论》载:"内有瘀血,则阻碍气道,不得升降,气壅则水壅,水壅即为痰饮。"指出气滞、血瘀、痰饮等互为因果,相互为害的病机。再者,气滞、血瘀等诸种病理产物,窒塞于中,又可影响脾胃纳运、升降之机,使中气更虚,病情迁延难愈。故急性胃痛的病机以邪实为主,慢性胃痛的病机多虚实夹杂。

"不通则痛"是胃痛的病机特点,胃腑以通为贵,胃气以降为和,故通降正常,是胃腑行使机能的基本条件。临床上若诸种病因致使脾胃损伤,纳运升降失常,以致气滞、痰湿、食积、瘀血等壅滞胃腑,使胃失通降,"不通则痛"。如脾胃气虚、脾胃虚寒、胃阴不足,使胃腑失于温煦、濡润,虽属"不荣则痛",然脾阳亏虚,寒凝气滞,脾胃气虚,中运无力,胃阴不足,润降失常,均可致胃气失和,滞而作痛。由此说明,胃痛的病机虽有"不通"、"不荣"之分,但概括之,总以"不通则痛"为其病机特点。

# 【辨证论治】

### 1. 辨证纲要

重在辨虚实、辨寒热、辨气血三方面。

（1）辨虚实：新病体壮者多实证，久病体衰者多虚证；胀痛剧烈者多实证，隐痛时作者多虚证；痛时拒按者多实证，痛时喜按者多虚证；食后痛甚者多实证，空腹痛发者多虚证；气盛脉实者多实证，气少脉弱者多虚证；用补法治疗痛甚者多实证，用攻法治疗加重者多虚证。

（2）辨寒热：遇冷痛发，得温痛减者为寒证；得热痛甚，遇冷则舒者为热证，口渴多饮，喜凉食者为热证；口淡不渴，喜热饮者为寒证；大便燥结，脉滑数实者为热证；大便清稀，脉沉迟缓者为寒证。

（3）辨气血：初病者多气滞，久痛不愈者多血瘀；胀痛走窜者为气滞，刺痛不移者为血瘀；遇怒而发或疼痛加剧者多气滞，入夜痛发或疼痛转甚者多血瘀。

（4）辨病势：一般而言，胃痛的预后良好。但若胃热炽盛，热伤胃络；或肝火横逆犯胃，使胃络损伤；或瘀血阻络，使血不循经；或脾胃虚弱，统摄无权，则可造成吐血、便血。若出血量多，来势暴急，反复不止，证见大汗淋漓，四肢厥冷，面色苍白，脉微欲绝者，则可导致气随血脱，危及生命，故临床应予积极救治。另外，胃痛日久，亦可凝痰聚瘀，形成癥积，证见胃脘积块，日渐增大坚硬，疼痛逐渐加剧，形体迅速消瘦，甚则饮食不下，呕吐物如赤豆汁，则预后极差。因此在辨证中应充分注意，早期防治。

### 2. 辨析类证

胃痛应与下列疾病相鉴别。

（1）心痛：在古代文献中，常把胃痛与心痛混称，故二者应予鉴别。在疼痛部位上：心痛发生在左侧胸膺部，胃痛在上腹胃脘部。在病史上：心痛有心系病史，胃痛有脾胃病史。在疼痛特点及兼证上：心痛表现为闷痛窒塞，绞急如割，或刺痛难忍，疼痛常向左侧肩背或左臂内侧放散。正如《灵枢·厥论》曰："厥心痛，与背相控，……色苍苍如死状，痛如以锥针刺其心。"《素问·藏气法时论》载："心病者，胸中痛，……膺背肩胛间痛，两臂内痛。"痛发时伴见心悸、憋闷等症，病人常有濒死感，但每次疼痛时间较短。胃痛常表现为胀痛、灼痛、隐痛、刺痛、饥饿痛等，每次疼痛时间相对较长，常伴有纳差、厌食或呕吐吞酸等消化道症状。在预后方面：胃痛的预后一般较好。而心痛病情较重，特别是"真心痛"，一般药物难以控制，势急病危，即刻殆命。正如《灵枢·厥论》云："真心痛，手足青至节，心痛甚，旦发夕死，夕发旦死。"二者应详加鉴别。

（2）胁痛：胃痛与胁痛的鉴别主要在疼痛的部位上：胁痛以两胁肋疼痛为主证，若肝气横逆犯胃，可以出现胃痛，但仍以胁痛为主证。胃痛以胃脘部疼痛为主证，肝气犯胃虽可出现两胁不适或疼痛，但仍以胃痛为主证。二者的主要区别在于疼痛部位的主次之分。

（3）腹痛：在部位上：胃痛表现在胃脘部（剑突以下，肚脐以上）疼痛；腹痛则泛指胃脘以下，耻骨以上的整个部位。在症状上：胃痛多伴有吐酸、嘈杂，食后、空腹痛增或痛减等；腹痛一般无吐酸、嘈杂等。在所病及的脏腑经络上：胃痛多与肝脾的功能失常相关；而腹痛则涉及腹内脏腑气血郁滞及通过腹部的经络受病，其范围较胃痛广泛。

**3. 治疗原则**

胃痛的病理核心乃由诸种因素致使胃腑"不通则痛"或"不荣则痛"，故其治疗的重点在于通降、补虚。至于临床所致的虚实夹杂证，又当补虚泻实，通利胃腑。

（1）通降：用于胃痛实证。通降法即通过导滞祛邪的方法使胃腑复其以通为用，以降则和的职能。诸如寒邪客胃者，治以温胃散寒；食滞胃脘者，治以消食导滞；肝气犯胃者，治以疏肝行气；肝郁郁热者，治以疏肝泄热；瘀血停滞者，治以活血化瘀等，均属通降法。通过通降之法，使胃腑的气机调畅，胃腑的脉络通畅，胃腑的和降得常，而"通则不痛"。

（2）补虚：用于胃痛虚证。补虚法即通过补益脾胃使胃腑得以温煦、濡润而达到止痛的疗法。诸如脾胃气虚者，治以补脾益胃；脾胃虚寒者，治以温中祛寒；胃阴不足者，治以养阴益胃等，均属补虚法。

（3）补虚泻实：用于胃痛虚实夹杂证。由于慢性胃痛的病理特点多为虚实夹杂，故补虚泻实是慢性胃痛的治疗特点。诸如脾胃气虚，无力运动其气所致的中虚气滞证，治以补气疏理，调畅气机。脾虚胃弱，使谷食难化所致的中虚气滞证，治以补中助运，消食导滞。中气不足，无力推动血液运行的气虚血瘀证，治以益气化瘀，活血通络。脾胃虚寒，使水津失布所致的中虚痰湿证，治以温中散寒，燥湿化痰等，均属补虚泻实法。通过补虚泻实，使胃体得养，胃腑得畅而胃痛获愈。

**4. 治疗宜忌**

（1）辛香理气，中病即止：对于肝胃气滞所致的胃痛，首推辛香理气之品，是谓正治。然而用之不可过剂，应中病即止，因理气药多有化燥伤阴，损伤正气之弊。尤其对于年老体虚、素体阴虚、血虚及阳亢、火旺者，用之更须注意。如《丹溪心法·破滞气七十九》云："滞气用青皮，勿多用，多用泻真气。"《证治汇补·气证·辛香暂用》曰："辛香之剂，但治初起，郁结之气，借此暂行开发，稍久气郁成热，便以辛凉折之，最忌香燥助火。"近代医家许寿仁亦云："阴虚之人，津液枯涸，阳气亢盛，……切忌使用温燥药，以致伤津耗气。"指出了应用辛香行气之药的注意事项及过用的流弊。

（2）苦寒泻热，不可过剂：对于肝胃郁热或湿热之胃痛，常投苦寒泻热之品，因苦能燥湿，寒可清热，然用之不可久服，恐有苦寒伤胃或伤阴损阳的弊端，故应适可而止。

（3）宜行补、通补，不可峻补、壅补：脾以健运为常，胃腑以通为贵，尤喜通利而恶壅滞，是其生理特性。因此，对于脾胃虚证，亦当注意运用行补、通补的原则，不可大剂峻补、壅补。在补药之中，酌加理气醒脾之品，以调畅气机，使补而不壅，通而不耗，达到补不滞邪，通不伤正。并且在药物的剂量上，亦当轻施为宜，宁可再剂，不可重剂。正如名医蒲辅周谓："中气虚馁，纯进甘温峻补，则壅滞气机，反而增加脾胃负担，甚则壅塞脾之运化，使胃腑更难通降。"况且，脾胃虚弱，每致气滞、食积、痰湿、瘀血停留，若大剂壅补，则碍祛邪，故当补中寓行，轻剂收功，使中气渐强，运化得力，则正气渐复。

## 实痛

### 寒邪客胃

**临床表现**　胃痛暴作，畏寒喜暖，遇寒痛增，得热痛减，口不渴，喜热饮，舌苔薄白，脉弦紧。

**辨证提要** ①辨证要点：发病急骤，畏寒喜暖，喜热饮，多发于贪凉饮冷或冬季受寒后。②辨诱因：因恣食生冷而致者，每易兼见食滞，症见胃脘冷痛，呕逆不食，或便溏等。若外感寒邪所致者，常兼恶寒发热，头身疼痛等表证。③辨体质：素体胃弱者，寒邪入侵，则中阳易于受损，而常兼食少纳差，面色苍黄，手足不温，体倦乏力，舌质淡，脉细弱等虚寒之象。

**理法概要** 寒邪客于胃腑，损伤中阳，使胃腑气机不畅，而致疼痛。治当温胃散寒，行气止痛。并视其兼虚、兼表、挟实之不同，合以益气、解表、消食等法。

**方药运用** 良附丸加味。

高良姜 12g　香附 10g　吴茱萸 10g　陈皮 10g　生姜 10g　炙甘草 3g

方中高良姜、吴茱萸、生姜，温胃散寒；香附、陈皮，行气止痛；炙甘草调和诸药。若兼脾胃虚弱者，加党参、白术、茯苓，以补中益气。若兼表寒者，可加苏叶、桂枝、防风，以疏风散寒。若兼呕吐者，可加半夏、砂仁以温胃降逆止呕。若兼食滞者，可加神曲、炒麦芽、鸡内金以消食和胃。

**饮食停滞**

**临床表现** 胃痛拒按，脘腹胀满，嗳腐吞酸、厌食，或呕吐不消化食物，吐后痛减，或大便不爽，舌苔垢腻，脉滑。

**辨证提要** ①辨证要点：胃脘胀痛，嗳腐吞酸，厌食，多发生在暴饮暴食后。②辨病因：饮食所伤，有伤面食，伤肉食，伤酒食之别，故当详察明辨。③辨病程：新伤饮食，其病机多属实证，积滞日久，多虚实夹杂。④辨体质：若素体阳盛，则食积易于化热成燥，症见胃痛急剧而拒按，大便秘结，舌苔黄厚而干，脉滑数。若平素胃弱，又伤饮食，则见胃痛，脘腹胀满，不思饮食，食后胀甚，大便或溏，或不畅，舌质淡、苔垢腻等症。

**理法概要** 宿食停滞，胃失和降，气机不畅，而作疼痛。治宜消食导滞，和胃止痛。若有欲呕者，以吐法治之。若有便秘之征者，以通法荡涤之。正如陈修园曰："新伤吐之，久伤下之，为正治之法。"

**方药运用** 保和丸加减。

神曲 18g　焦山楂 18g　炒莱菔子 12g　陈皮 10g　半夏 9g　茯苓 10g　连翘 10g　炒麦芽 18g

方中神曲辛温，善消酒食陈腐之积；山楂酸温，善消油腻腥膻之食；莱菔子辛甘，能宽胸下气，消面食积滞；麦芽甘平，能醒脾开胃消积；陈皮、半夏、茯苓理气和胃；连翘散结清热；共奏消食和胃，行气止痛之功。若食生硬难化之物者，加鸡内金、穿山甲以软坚消食。若胃脘痞胀疼痛者，加枳壳、木香以行气畅中。若胃痛拒按，苔黄便秘者，加大黄、芒硝以通腑荡积。若胃弱食少，谷食难消者，加党参、白术、茯苓以益气化积。若食滞初起，胸脘满闷，有欲吐之势者，可以盐汤探吐，使食滞得出，一吐痛除。

**肝气犯胃**

**临床表现** 脘胀闷，攻撑作痛，连及两胁，每因情志因素而发或加剧，嗳气频繁，善太息，纳差少食，苔薄白，脉弦。

**辨证提要** ①辨证要点：胃脘胀痛连胁，每因情志因素而痛作。②辨肝气乘胃或胃弱肝贼：两者皆有肝胃失调的病证，但有偏虚偏实之不同。肝气乘胃乃肝气过盛，横逆犯胃，正如叶天士谓："肝为起病之源，胃为传病之所。"其肝盛为其主因，证偏实而易化热，以脘胁胀痛，痛重于胀,平素急躁易怒,嗳气泛酸等症为特征。胃弱肝贼乃胃气偏虚,而招致肝乘,其胃弱为其主因,证偏于虚而易兼食滞,以脘胁胀痛,胀重于痛,平素纳差少食,嗳气呕恶等症为特征。③辨病势:初病在气,病久入络。《临证指南医案·胃脘痛》曰:"胃痛久而屡发,必有凝痰聚瘀。"胃痛反复发作,由气滞而致血瘀,气滞又能影响水津的敷布,可致痰湿,所以胃痛日久,往往出现血瘀、痰浊。④辨体质:若素体阳亢或胃热偏盛,则肝郁每易化火,症见胃脘灼痛,急躁易怒,口干苦,舌质红,苔薄黄,脉弦数等证。

**理法概要**　情志失调,肝气横逆,乘犯于胃,使胃腑气机不畅,而致疼痛。治当疏肝和胃,理气止痛。并审其肝旺胃虚之主次,或疏肝以和胃,或健胃以御肝。但须注意,疏肝不可过剂,以免化燥伤阴之弊,健胃当以通补,以防壅胃滞脾。另外,还当视其有无化火、伤阴、血瘀、蕴痰,而酌加泄热、养阴、活瘀、化痰之品。

**方药运用**　柴胡疏肝散加味。

柴胡 10g　白芍 15g　川芎 10g　香附 10g　陈皮 10g　枳壳 12g　炒麦芽 15g　神曲 15g　炙甘草 6g

方中柴胡、香附、川芎疏肝理气止痛;枳壳、陈皮行气和胃;炒麦芽、神曲开胃消食,白芍、炙甘草和里缓急,共奏疏肝和胃、理气止痛之效。若气机郁甚,疼痛难止,可加川楝子、元胡、青皮以增强其疏肝理气止痛之力。嗳气呕恶,胃气上逆,加刀豆子、半夏、代赭石以和胃降逆。若肝郁化火,口干苦,嘈杂泛酸等,当酌减香燥之品,加栀子、知母、沙参、石斛等,以疏肝泄热,养阴益胃。若气郁日久,血行不畅,瘀阻胃络者,可加丹参、当归、乳香、没药以化瘀通络。若气滞夹痰,症见胃痛满闷,时时欲呕,舌苔腻,脉弦滑者,可加半夏、白芥子、莱菔子以解郁化痰。

### 肝胃郁热

**临床表现**　胃脘灼痛,痛势急迫,烦躁易怒,口干口苦,嘈杂泛酸,小便黄赤,大便秘结,舌红苔黄,脉弦数。

**辨证提要**　①辨证要点:胃脘灼痛,烦躁易怒,嘈杂口苦。②辨病势:郁热久蕴,每可伤及肝胃之阴,致使阴虚。郁热内盛,热迫血行,亦常出现吐血之证。③辨体质:素体阴虚,则郁热易耗津伤阴,症见胃脘隐隐灼痛,口干渴,舌红少苔,脉细数等证。

**理法概要**　肝气郁结,郁久化热,热郁于胃,使胃腑气机不畅,而致疼痛。治当疏肝解郁,泄热止痛。并视其有无阴伤之证,而配以养阴之法。

**方药运用**　化肝煎合左金丸加减。

栀子 15g　丹皮 12g　白芍 18g　青皮 8g　陈皮 19g　贝母 10g　泽泻 6g　吴茱萸 3g　黄连 10g　甘草 3g

方中栀子、丹皮凉血清热;白芍柔肝缓急;青皮、陈皮行气止痛;贝母清热散结;泽泻导热下行;黄连清泄胃热;稍佐吴茱萸,辛散肝郁,俾郁散而热泄。诸药共用,以达疏肝解郁,泄热止痛之功。若兼见湿热,症见口苦黏腻,大便不爽,苔厚腻而黄,脉滑数者,酌加白蔻仁,薏苡仁等以清化湿热。若热盛伤阴,症见胃脘灼热隐痛,五心烦热,口干渴,舌红无苔者,可加石斛、沙参、知母、麦冬等以养阴清热。若郁热迫血妄行,症见呕血,其色鲜红,舌红,苔黄,脉弦数者,可加藕节、旱莲草、茜草等凉血止血。

### 瘀血停滞

**临床表现**　胃痛拒按,痛有定处,痛如针刺或如刀割,入夜痛甚,或见吐血便血,舌质暗或有瘀斑,脉涩。

**辨证提要** ①辨证要点:胃痛日久,痛如针刺,入夜痛甚。②辨诱因:若每因情志刺激而胀满刺痛者,多属气滞血瘀。若每因饮食后引起胀满刺痛者,多为食瘀交并。若感寒饮冷后引起胃脘冷痛刺痛,得暖可减者,为寒凝血瘀。③辨病势:若胃痛日久,反复不愈,而渐见刺痛者,多虚瘀夹杂。若久瘀阻络,血不循经而外溢者,可致吐血、便血。

**理法概要** 叶天士云:"初为气结在经,久则血伤入络。"若寒凝、气滞、食积、痰湿等壅阻气机,使血行不畅,或气虚无力推动血行,皆可致胃络瘀阻,瘀阻胃络,不通则痛。治宜活血化瘀,通络止痛。并当视其不同兼证,配以散寒、行气、消食、化痰、补气等法治之。

**方药运用** 失笑散合丹参饮加味。

五灵脂10g　蒲黄10g　丹参30g　当归12g　桃仁12g　元胡12g　檀香5g　砂仁5g　香附10g　炙甘草3g

方中五灵脂、蒲黄、丹参、当归、桃仁、元胡活血化瘀;檀香、砂仁、香附行气止痛;炙甘草缓急和中。若寒凝血瘀者,可加桂枝、干姜、附子以散寒化瘀。若挟食滞者,可加焦三仙、鸡内金以消食化滞。若兼痰湿,加半夏、厚朴、茯苓、佩兰以燥湿化痰。若气虚者,加党参、黄芪以补中益气。若瘀阻络道,使血不循经而外溢者,加三七粉、大黄、花蕊石、大蓟以化瘀止血。

## 虚痛

### 胃阴亏虚

**临床表现** 胃脘隐隐灼痛,饥不思食,时作干呕,口干咽燥,大便干结,舌红少津或光红、无苔,脉细数。

**辨证提要** ①辨证要点:胃脘隐隐灼痛,饥不欲食,口干咽燥,舌红少苔。②辨病机:阳明胃腑,喜润恶燥。若胃阴不足,失于濡养,则胃失和降,气机不畅,而致气滞。胃阴不足,胃气易伤,每致气阴两虚。或由阴津不足,血液质稠,而致血瘀。故胃阴不足,常可继而伴见气滞、气虚、血瘀。

**理法概要** 肝郁化火,或胃热素盛,或热病之后,或过服温燥之药,或嗜食辛辣之品,皆可耗灼胃阴。胃阴不足,胃失濡润,则隐隐灼痛。治当养阴益胃,润燥止痛。

**方药运用** 一贯煎合芍药甘草汤加味。

北沙参12g　麦冬10g　当归12g　生地15g　枸杞子12g　白芍18g　川楝子12g　乌梅12g　石斛15g　甘草5g

方中沙参、麦冬、石斛、枸杞子养阴益胃;生地养阴清热;当归养血活血;白芍、乌梅、甘草酸甘化阴;川楝子疏理气机,使补而不滞。若兼气滞,症见脘腹胀痛,时作干呕者,加佛手、竹茹以行气止呕。若兼气虚,症见神疲气短,倦怠乏力者,加太子参、黄芪以补益气阴。若兼血瘀,症见胃痛如刺,舌见瘀斑者,加丹参、元胡、桃仁、丹皮以活血化瘀。若肠失濡润,大便秘结者,加火麻仁、郁李仁、生首乌以养阴润便。

### 脾胃气虚

**临床表现** 胃脘隐隐作痛,按之则舒,遇劳则甚,食少纳呆,食后饱胀,腹胀、以午后入夜为甚,大便稀薄或时硬时溏,肢体倦怠,神疲乏力,面色不华,舌质淡,苔薄白,脉细弱或缓弱。

**辨证提要** ①辨证要点:胃脘隐痛喜按,食少纳呆,肢体倦怠,面色不华。②辨虚实夹杂:思虑劳倦,久病等可致脾胃气虚,而脾胃气虚无力运动其气,可致气滞;脾虚失运,水津失布,可生痰湿;脾胃气虚,纳化失司,可致食滞;中气不足,无力运行血液,可致血瘀;脾胃气弱,气血化生不足,可致血虚;而血虚无以养肝,又致肝郁。故脾胃气虚,常可兼见气滞、痰湿、食滞、血瘀、肝郁等,出现脾胃气虚为本,气滞、痰湿、食滞、血瘀、肝郁为标的虚实夹杂证。③辨病程:气虚为阳虚之渐,阳虚为气虚之甚。若脾胃气虚日甚,中阳日趋亏乏,则寒从中生,进而发展为脾胃虚寒。

**理法概要**　《难经》曰:"气主煦之",有温养作用。脾胃气虚,使胃腑失煦,可致胃痛。治当益气补中,和胃止痛。并视其气滞、痰湿、食滞、血瘀、肝郁等不同兼证,伍以行气、化痰、消食、活瘀、疏肝等法治之。

**方药运用**　香砂六君子汤加减。

党参 20g　白术 15g　茯苓 12g　陈皮 6g　半夏 5g　砂仁 5g　木香 5g　炙甘草 5g

方中党参、白术、茯苓、炙甘草,取四君子汤义,共奏补中益气,健脾养胃之功,立足补虚;辅以小量陈皮、半夏助胃之降,行胃之滞;木香、砂仁助脾之运,疏脾之郁,俾脾胃斡旋,升降有序。四君得四辅,则益增培补之功;四辅配四君,使补中寓行,补而不滞;成为通补、运补之剂。若脾虚失运,痰湿内生,证见脘痞满闷,泛恶欲吐,口黏苔腻者,可酌增陈皮、半夏、厚朴,以燥湿化痰,理气和中。若兼肝郁,证见脘痛连胁,心胸烦闷,善太息者,加香附、小茴、青皮等,以疏肝畅胃。若脾虚湿盛,泄泻便溏者,酌加薏苡仁、泽泻、车前子、白扁豆以健脾利湿止泻。若脾虚失统,大便下血者,加黄芪、阿胶、地榆炭、侧柏炭,以补气摄血止血。若兼见血瘀、食滞,可参见以上有关章节加减药物治之。

**脾胃虚寒**

**临床表现**　胃痛隐隐,喜暖喜按,空腹痛甚,得食痛减,泛吐清水,纳差食少,神疲乏力,形寒肢冷,大便溏薄,舌质淡,脉细弱或沉弱。

**辨证提要**　①辨证要点:胃痛隐隐,喜暖喜按,纳差神疲,形寒肢冷。②辨虚实夹杂:脾胃虚寒,使中焦纳化升降失司,往往可以导致气滞、痰湿、食积、血瘀、肝郁等证,以致出现脾胃虚寒为本,兼夹气滞、血瘀、痰湿、食积为标的各种不同虚实夹杂证候(散见以上各个章节)。③辨病势:脾胃虚寒,日久不复,可致中气下陷或阴血失统。其中气下陷者,症见胃痛时作,纳差乏力,脘腹坠胀,头晕目眩,脉虚弱等。其阴血失统者,症见胃脘隐痛,呕血,血色暗淡,大便黑或呈柏油样,面色不华,神倦懒言,舌质淡,脉细弱等。

**理法概要**　脾胃虚寒,胃失温养,不荣则痛。治宜温中健脾,和胃止痛。并据其气滞、痰湿、食积、血瘀、肝郁、失血等不同兼证,配以行气、化痰、消食、活瘀、疏肝、止血之法。

**方药运用**　黄芪建中汤加味。

黄芪 18g　饴糖 10g　白芍 20g　桂枝 10g　高良姜 10g　茯苓 12g　白术 12g　生姜 5g　大枣 4g　炙甘草 5g

方中黄芪、茯苓、白术,补中益气;饴糖补虚建中;桂枝、高良姜,温中散寒;白芍、炙甘草,缓急止痛;生姜、大枣,补脾温胃。如泛吐清水者,加陈皮、半夏、吴茱萸,以温胃化饮。若脾虚气陷、脘腹坠胀者,加升麻、柴胡、党参,以升阳益气。若中焦虚寒、阴血失统而呕血、便血者,加干姜炭、伏龙肝、白及、地榆炭,以温中止血。若兼气滞、食积、血瘀、肝郁等证者,可参见以上有关章节加减药物治之。

总之,以上各证,既可单见,又可互兼,或相互转化,临证须明辨标本主次,确当用药,方可获取良效。如实证胃痛,日久不愈,损伤正气,可以转为虚证胃痛;而虚证胃痛,又每兼气滞、血瘀、痰浊、食积、肝郁等标实,故当时时以运动的、传变的、发展的辨证法规,权衡斟酌以治之。

# 【其他疗法】

### 1. 单方验方

(1) 胡椒 7 粒,龙脑香 2g。细研,胃痛时用热水 1 次冲服,适用于胃寒疼痛。

(2) 干姜 9g,白蔻仁 6g。水煎服,适用于虚寒胃痛。

(3) 白胡椒、肉桂各 6g。共捣为丸,如梧桐子大,每服 5 粒,适用于胃寒疼痛。

(4) 桃仁、五灵脂(火煨制)各等份,为细末,醋糊为丸,如梧桐子大,每服 20 丸,适用于瘀血胃痛。

(5) 山楂 15g,香附 9g。水煎服,适用于食滞胃痛。

(6) 乌贼骨 30g,浙贝母 12g,白及 30g。共为细末,每服 6g,每日 4 次。适用于肝郁胃痛胃酸过多证。

(7) 黑香附 12g,砂仁 3g,甘草 3g。共为细末,每服 2～3g,适用于气滞胃痛。

(8) 薏苡仁 30g,制附子 15g。研末,贮存,每服 1.5g,用于胃寒疼痛。

(9) 鸡内金 10g,香橼皮 10g。共研细末,每服 1～2g,适用于食积胃脘胀痛。

(10) 莱菔子 15g,水煎,送服木香面 4.5g,适用于食积胃痛。

### 2. 饮食疗法

(1) 柚子 1 只(留在树上,用纸包好,经霜后摘下)切碎,童子母鸡 1 只(去内脏),放入锅内,加入黄酒、红糖适量,蒸至烂熟,1～2 天吃完,适用于寒冷胃痛。

(2) 胡椒酿红枣:每次用红枣 5 个(去核),每个红枣内放入白胡椒 2 粒,煮饭时放在饭面上蒸熟食之。适用于虚寒胃痛。

(3) 山楂 18g,陈皮 9g,生姜 3 片。水煎,2 次分服。适用于胃病消化不良。

(4) 橘络 3g,生姜 6g。水煎后加红糖服。适用于受寒胃脘疼痛。

(5) 花椒 2g,老姜 6g。共捣碎,水煎服,适用于胃寒疼痛。

(6) 白胡椒 90g,小麦 500g。先将小麦炒熟后同胡椒一起研末,每早用红糖拌 1 茶匙,开水冲服。适用于胃寒痛。

(7) 桃仁粥:桃仁 10～15g,粳米 50～100g。先把桃仁捣烂如泥,加水研汁去渣,同粳米煮为稀粥,适用于瘀血胃痛。

(8) 附子粥:制附子 3～5g,干姜 1～3g,粳米 50～100g,葱白 2 茎,红糖少许。将附子、干姜研为极细末,先用粳米煮粥,待粥煮沸后,加入药及葱白、红糖同煮为稀粥。或用附子、干姜煎汁,去渣后,下米、葱、糖,一并煮粥,可温中补阳,散寒止痛。

(9) 桂浆粥:肉桂 2～3g,粳米 50～100g,红糖适量。将肉桂煎取浓汁去渣,再用粳米煮粥,待粥煮沸后,调入肉桂汁及红糖,同煮为粥。或用肉桂末 1～2g,调入粥内同煮服食。可温中散寒止痛。

(10) 茴香粥:小茴香 10～15g,粳米 50～100g。先煎小茴香取汁去渣,入粳米煮为稀粥,或用小茴香 3～5g,研为细末,调入粥中煮食。可行气止痛,健脾开胃。

(11) 槟榔粥:槟榔 10～15g,粳米 50～100g。先把槟榔片煎汁去渣后,加入粳米,一同煮粥。可下气消积,行气止痛。

(12) 梅花粥:白梅花 3～5g,粳米 50～100g。先煮粳米为粥,待粥将成时,加入白梅花,同煮 2～3 沸即可。可疏肝理气,健脾开胃。

(13) 神曲粥:神曲 10～15g,粳米适量。先将神曲捣碎,煎取药汁后,去渣,入粳米一同煮为稀粥。可健脾胃,助消化。

(14) 山楂粥:山楂 30～40g,粳米 100g,沙糖 10g。先用山楂入砂锅煎取浓汁,去渣,然后加入粳米、沙糖煮粥。可健脾胃,消食积,散瘀血。

(15) 白术猪肚粥:白术 30g,槟榔 10g,猪肚 1 只,生姜少量,粳米 100g,洗净猪肚,切成小块,同白术、槟榔、生姜煎煮取汁,去渣,用汁同米煮粥,猪肚可取出蘸麻油、酱油佐餐。

(16) 参苓粥:人参 3～5g,白茯苓 15～20g,生姜 3～5g,粳米 100g,先将人参、生姜切为薄片,把茯苓捣碎,浸泡半小时,煎取药汁(煎两次,将 1～2 煎药汁合并,分早晚 2 次)同粳米煮粥服食。可益气补虚,健脾养胃。

(17) 薯蓣拨粥:生薯蓣适量(100～150g),或用干怀山药磨粉,每次用白面粉 100～150g,葱、姜适量,切碎,红糖少许。先将生薯蓣洗净,刮去外皮,捣烂,同小麦面调入冷水中煮作粥糊,将熟时加入葱、姜、红糖,稍煮 1～2 沸即成,可健脾胃,助消化。

(18) 补虚正气粥:炙黄芪 30～60g,人参 3～5g(或党参 15～30g),白糖少许,粳米 100～150g。先将黄芪、人参(或党参)切成薄片,用冷水浸泡半小时,入砂锅煎沸,后改用小火煎成浓汁,取汁后,再加冷水如上法煎取 2 汁,去渣,将 1～2 煎药液合并,分两份,每日早晚同粳米加水适量煮粥,粥成后,入白糖少许,稍煮即可,人参亦可制成参粉,调入黄芪粥中煎煮服食。可补正气,健脾胃。

### 3. 简易外治法

(1) 乌头 10g,白芷、白及各 12g。研为细末,加面粉适量和成药饼,贴胃脘部。用于寒证胃痛。

(2) 当归、白芷、乌药、小茴香、大茴香、香附、木香、乳香、没药、肉桂、沉香、麝香各等份,烘热,敷神阙穴。适用于寒凝气滞引起的胃腹疼痛。

(3) 麸皮(盐炒)适量,放袋中熨痛处,或川椒 30g,炒热敷熨胃脘部,适用于胃寒痛。

(4) 生姜水、菖蒲根、陈酒糟。上药加盐炒,布包熨痛处,适用于胃寒痛。

(5) 肉桂、陈皮、大茴香、白芷、细辛各 9g,公丁香、胡椒各 6g。研细末,敷于胃脘部,适用于胃寒痛。

(6) 川椒 15g,干姜 10g,附片 10g,檀香 10g,苍术 10g,姜汁适量,诸药混和粉碎为末,过筛,以姜汁调和如膏状,分贴于中脘、脾俞、胃俞,盖以纱布,胶布固定,每日一换,适用于虚寒性胃痛。

(7) 青黛、雄黄、密陀僧各 30g,铅粉 15g。共研细末,用鸭蛋清 2 个调匀,外敷胃部热痛处,适用于胃热作痛。

(8) 连须葱头 30g,生姜 15g。共捣烂、炒热、布包,乘热敷胃部,适用于胃寒作痛。

### 4. 针灸疗法

主穴中脘、脾俞、肾俞、足三里。

脾胃虚寒加章门、胃俞,补法加灸,内关、下脘、气海、关元、天枢,以灸为主。

肝郁气滞肝俞、膈俞、梁门、梁丘。

胃阴不足加三阴交、内关、太溪。

饮食积滞加下脘、天枢。

寒邪犯胃加章门、内关、下脘,气海、关元,以灸为主。

## 【名医精华】

### 李振华

脾胃与肝,关系密切。脾胃得肝之疏泄,则纳运健旺,清升浊降,而肝得脾胃所化生之气血以荣养,疏泄才能正常。因此,肝病常可犯及脾胃,而脾胃之病亦每累及于肝。脾胃气虚,气血化生不足,使肝体失养,则可影响肝之疏泄,以致土虚木郁,或由中虚,脾胃升降纳化失司,以致痰、湿、食、瘀等壅滞中焦,气机不畅,阻遏肝之舒达,则使土壅木郁。从临床所见,脾胃气虚,纳化、升降失司,往往与肝郁气滞相兼出现。肝郁气滞常在脾胃气虚的基础上产生,同时,肝郁气滞又可导致或加重脾胃气虚。所以治疗本证,扶中不忘调肝,实乃重要一环。治疗可以香砂六君子汤加西茴、乌药。一取走中焦,入脾胃以舒畅气机;二取入肝经,舒达肝气,使肝木不郁。此外,根据肝为刚脏,宜柔不宜刚的特点,疏肝之药,不可过燥,常以芍甘汤加佛手、川楝子、郁金之类,以柔肝之体,缓肝之急,疏达肝气,且无伤阴之弊。通过疏肝,达到益胃,则予胃痛的调治,具有一定意义。此举验案如下:

**案1** 杨某,男,43 岁,工人,于 1982 年 11 月 21 日来诊。

主诉:胃脘胀痛时作 8 年余。

现病史:胃脘胀痛,每因情志不畅或劳累而诱发,已有 8 年余。曾服胃舒平(复方氢氧化铝)、胃复安(甲氧氯普胺)等药效果不显。1977 年作胃镜检查,提示:慢性浅表性胃炎。近因郁怒而胃痛复作。现在症:胃痛连及两胁,时有嗳气,腹中窜痛,食少纳呆,嘈杂泛酸,身困乏力,大便溏薄,舌质胖淡,苔薄白,脉弦细。

中医诊断:胃脘痛。

西医诊断:慢性浅表性胃炎。

辨证:中气不足,土虚木郁,胃气不畅,气滞作痛。

方剂:香砂六君子汤加减。

党参 12g,白术 10g,茯苓 10g,半夏 8g,木香 10g,砂仁 8g,陈皮 8g,白芍 10g,川楝子 10g,香附 10g,青皮 10g,枳壳 10g,吴茱萸 5g,黄连 6g,炙甘草 3g

服药 10 剂,胀痛减轻,纳谷知味。服药 20 剂,胀痛大减,已不泛酸,大便正常。以后则以本方为主,稍作增减。两个月后诸症基本消失。但患者由于家事烦扰,情志不畅,病情不易稳定。嘱其调摄情志,戒忧戒怒,原方继服。于 1983 年 1 月痊愈出院。(《李振华医案集》)

**案2** 王某某,女,20 岁,学生。于 2005 年 1 月 20 日来诊。

主诉:间断性胃脘疼痛 3 余年。

病史:患者自述间断性胃脘疼痛已 3 余年,疼痛时自服西药以求缓解。近两个月来疼痛频繁,程度日益加重,每因饮食不温、学习紧张而痛发。2004 年 12 月 3 日经河南中医学院第一附属医院胃镜确诊为浅表性胃炎。现胃脘疼痛,间有刺痛,疼处喜暖,腹胀、嘈杂、食后胀甚、嗳气、少食，大便溏薄，身倦乏力。形体消瘦，精神疲惫，舌体稍胖大，质稍暗红，苔薄白，脉弦细。

中医诊断：胃痛（脾胃虚寒，气血瘀滞）。

西医诊断：慢性浅表性胃炎。

治法：温中散寒、行气活瘀。

处方：香砂温中汤加减（李老经验方）。

党参15g，白术12g，茯苓18g，桂枝10g，干姜10g，陈皮10g，半夏10g，木香10g，砂仁8g，郁金12g，刘寄奴15g，元胡10g，川芎10g，炙甘草5g。7剂，水煎服。

医嘱：忌生冷及不易消化食物。

二诊：2005年1月27日。胃痛已止，饮食增加，余症均减。舌体稍胖大，舌质稍暗红，苔薄白，脉弦。患者脾胃已渐纳运，虚寒已渐蠲出，气血已渐疏达。唯时有嗳气，大便时溏，仍需健运脾胃，降逆顺气，利湿止泻之法，以上方加柿蒂15g，车前子15g，泽泻10g。10剂，水煎服。

三诊：2005年2月6日。未再胃痛，纳食已正常，余症均消。舌体稍胖大，质稍暗红，苔薄白，脉弦。脾胃已健，虚寒已蠲出，气血已疏达，仍需健运脾胃。上方7剂继服，巩固疗效。

三个月后随访胃痛等症未发。

**案3** 王某某，女，42岁。于2006年4月22日来诊。

主诉：胃胀痛4年余。

病史：患者自述于4年前无明显原因出现胃胀、胃痛，烧心等症，在某医院诊断为十二指肠球部溃疡，曾服中药及西药胃康灵、阿莫西林等药治疗，效不佳。后反复发作，时轻时重。现症见胃脘胀痛，痛不可按，饥饿和情绪波动时尤甚，烧心泛酸，纳差，恶食生冷，胃中有凉感，体倦乏力，大便时干不爽，时色黑。舌体稍胖大，质稍淡，苔稍白腻，脉弦。

中医诊断：胃脘痛（脾胃虚寒，肝胃不和）。

西医诊断：十二指肠球部溃疡。

治法：温中健脾，疏肝和胃，活血止血。

处方：香砂温中汤加减（李老经验方）。

白术10g，茯苓12g，桂枝5g，白芍12g，良姜10g，白蔻仁10g，陈皮10g，半夏10g，香附10g，砂仁8g，木香6g，西茴10g，乌药10g，郁金10g，乌贼骨10g，白及10g，元胡10g，刘寄奴15g，甘草3g。14剂，水煎服。

医嘱：饮食宜清淡，忌食生冷辛辣等物；保持情志舒畅。

二诊：2006年5月8日。胃已基本不痛、胀亦减轻、已不烧心泛酸、胃脘恶寒减轻，可见肝气渐舒，肝胃渐和，脾阳渐复；仍食欲不佳，是脾胃气虚，纳运失司未复。上方去良姜、郁金、西茴加党参12g、焦三仙各10g以健脾开胃。14剂，水煎服。

三诊：2006年5月26日。胃痛胃胀等症基本消失，尚有乏力，胃中稍有凉感，可见脾胃虚寒日久未复，再以上方15剂，水煎服。

**案4** 曹某某，男，50岁，农民。于2006年4月8日来诊。

主诉：胃痛1月余。

病史：患者自述5年前即患胃病，胃镜检查确诊为食道癌，遂进行手术，切除食管约10cm，胃上提至胸腔。于1个月前无明显原因出现胸腔胃部及后背疼痛，进食后加重，口干,嗳气频作,胸脘满闷,时有头晕,乏力,胃怕凉,纳差,不敢食凉物,眠寐尚可,大便稍溏。舌质淡,体胖大,苔白腻,脉弦细。

中医诊断:胃痛(肝脾失调,脾虚为主)。

西医诊断:食管癌术后。

治法:健脾疏肝,理气和胃。

处方:香砂温中汤加减:白术 10g,茯苓 12g,陈皮 10g,半夏 10g,香附 10g,砂仁 14g,厚朴 10g,桂枝 9g,白芍 12g,西茴 10g,乌药 10g,木香 6g,郁金 10g,甘松 10g,丁香 6g,柿蒂 15g,白蔻仁 10g,甘草 3g。20 剂水煎服。

医嘱:饮食宜清淡,忌食辛辣生冷等物。

二诊:2006 年 5 月 20 日。症状减轻,自行停药,致使胃脘隐痛,胃胀,泛酸,大便溏泻,可见虽脾虚渐复,因未能巩固治疗,病邪未能尽去,仍有肝脾失调之象,但以脾虚湿盛之象为著,去降逆止嗳之丁香、柿蒂,减理气和胃调中之砂仁、桂枝之量,去温中化湿之白蔻仁,加燥湿之苍术和健脾利湿之泽泻、炒薏苡仁;因有泛酸,再加乌贼骨制酸。

处方:香砂温中汤加减:白术 10g,茯苓 12g,陈皮 10g,半夏 10g,香附 10g,砂仁 8g,川朴 10g,桂枝 5g,白芍 12g,西茴 10g,乌药 10g,木香 6g,郁金 10g,苍术 10g,泽泻 18g,炒薏苡仁 30g,甘松 10g,乌贼骨 10g,甘草 3g。20 剂水煎服。

胃痛消失,嗳气、泛酸消失,饮食好转,大便正常。2 个月后追访,症状消失,未再复发。

**案 5** 白某,女,56 岁,会计。于 2005 年 7 月 19 日初诊。

主诉:胃痛 3 个月,伴腹痛,大便干结。

病史:胃痛 3 个月伴腹痛,阵发性剧痛每次持续十几秒。5 月 20 日腹部平片提示为"不完全肠梗阻"。平素大便干结,2~3 日一行,经常自服大黄等泻下药物。近两日胃痛,伴腹痛,泛酸。2005 年 6 月 4 日胃镜示:慢性浅表性胃炎;十二指肠炎。现在症:胃痛伴腹痛,大便干结,泛酸,近两日纳食可。舌质暗红,体胖大,苔稍白腻,脉弦。

2005 年 6 月 4 日胃镜:慢性浅表性胃炎。十二指肠炎。

中医诊断:胃痛(脾胃虚弱)。

西医诊断:慢性胃炎,十二指肠炎。

治法:温中和胃,润肠通便。

处方:香砂温中方加味:土炒白术 10g,茯苓 12g,陈皮 10g,旱半夏 10g,香附 10g,砂仁 6g,厚朴 20g,西茴 10g,乌药 10g,桂枝 5g,白芍 10g,枳壳 10g,木香 6g,郁金 10g,沉香 3g,刘寄奴 15g,元胡 10g,萝卜种 15g,火麻仁 18g,郁李仁 15g,草决明 15g,甘草 3g。14 剂水煎服。

医嘱:规律饮食,忌食酸、辣、甜、硬食物,养成定时排便习惯。

二诊:2005 年 8 月 3 日。大便正常,食后稍有胃痛。舌质淡,苔白稍腻,脉弦。上方去萝卜种,加火麻仁 18g,郁李仁 15g,14 剂水煎服。

胃痛、腹痛等症消失。

**案 6** 周某某,女,22 岁,商场职工。于 1991 年 9 月 25 日来诊。

主诉:胃脘疼痛 3 月余。

病史:患者自幼时上学起,即常因饮食不当或受凉时引起胃痛,大多用胃友之类药物治疗。1985 年以来,由于不能按时饮食,胃痛经常发作,吐酸水,平时服西药雷尼替丁可缓解症状。曾作胃镜示:慢性浅表性胃炎。3个月前复又胃痛,服西药无效,转而改用中药治疗,病情时轻时重,而心情也益加烦躁。现胃脘胀满疼痛,痛连两胁,恶食凉食,嗳气,泛吐酸水。望之体形偏瘦,面色萎黄,舌体偏大,质淡红,苔薄白,脉弦细。

中医诊断:胃痛(肝胃不和,脾气亏虚)。

西医诊断:慢性浅表性胃炎。

治法:疏肝健脾,和胃止痛。

处方:香砂六君子汤合柴胡疏肝散:白术 10g,茯苓 15g,陈皮 10g,半夏 10g,香附 10g,砂仁 8g,西茴 10g,枳壳 10g,柴胡 6g,青皮 10g,甘草 3g。12 剂,水煎服。

医嘱:①注意饮食,少食辛辣、油腻之品;②调节情志,戒郁怒。

二诊:1991 年 10 月 10 日。胃痛胃胀大减,两胁已不觉疼痛,吐酸已止,但胃仍恶寒。舌质淡红,苔薄白,脉细弱。

处方:四君子汤合理中汤加味:党参 10g,白术 10g,茯苓 15g,陈皮 10g,香附 10g,砂仁 8g,乌药 10g,厚朴 10g,干姜 10g,甘草 3g。10 剂,水煎服。

胃痛胀消失,饮食、二便正常,舌淡红,苔薄白,脉细。(《李振华医案集》)

**案 7** 薛某,女,62 岁。商业。河南省郑州市二七区。

初诊:1992 年 1 月 10 日。

主诉:胃痛纳差两月余。

现病史:20 多年前曾经患过胃病,胃脘疼痛、腹满,食欲不振,大便日行数次,打嗝,嗳气频,后到北京请秦伯未老先生予以诊治,病情得到了控制。20 多年来,只要犯胃病,就服秦老所开处方:紫苏梗、白蒺藜、炒枳实、制香附、煨木香、大腹皮、元胡索、金铃子、瓜蒌仁。最近两个月来胃痛,纳差,每天只能吃半斤左右,早饭和晚饭一点不敢多食,嗳气频作,大便日行 1~2 次,心烦急躁,易怒,夜梦多,有时不易入睡,胃痛波及全胸,疼痛游窜不定。服上药效果不佳,故来求诊。望形体消瘦,面色憔悴。情绪急躁,精神疲倦。嗳气频频。嗳气酸腐。舌质淡,舌苔薄白。脉沉细

诊断:胃痛(肝郁脾虚,肝胃不和)。

西医:慢性胃炎。

治法:理气健脾,温中和胃。

方名:自拟香砂温中汤加味。

处方:白术 10g,云苓 15g,橘红、半夏各 10g,香附 10g,砂仁 8g,西茴 10g,乌药 10g,枳壳 10g,丁香 5g,柿蒂 15g,广木香 6g,元胡 10g,白芍 15g,龙骨 15g,泽泻 12g,甘草 3g。10 剂,水煎服。

医嘱:注意饮食,忌食辛辣、生冷和油腻之品;注意保持心情愉快。

二诊:1992 年 1 月 25 日。上方服药 10 剂,胃痛胃胀明显减轻,嗳气未再发作,食欲较前增加,精神、体力均比以前转好,惟睡眠不好,不易入睡,甚则失眠,寐则多梦,仍有心烦急躁。舌质淡,舌边尖红。舌苔薄白。脉细。

方名:自拟香砂温中汤加味。

处方:白术 10g,云苓 15g,橘红 12g,半夏 10g,香附 10g,砂仁 8g,枳壳 10g,元胡 10g,白芍 15g,龙骨 15g,知母 10g,节菖蒲 10g,枣仁 15g,菊花 12g,莲子心 5g,甘草 3g。10 剂。

治疗结果:药服完后,胃痛胃胀消失,食欲增加,日进食将近一斤,睡眠转好。舌淡红,苔

薄白,脉象有力。三个月后随访,病情稳定,胃痛未再复发。

**按** 患者胃病已有20余年历史,当年经秦伯未老先生治疗,且犯病就用秦老所开处方,均能奏效,观秦老所开药物,全为疏肝理气止痛之品,足见患者胃痛为肝气郁结,横逆犯胃,胃失和降,肝胃气滞所致。今服秦老所开处方不能止痛者,盖因病情已发生变化,随着患者年龄的增长,患者的体质也在逐渐下降,由于经常出现肝胃不和的症状,久而久之,必然导致脾虚而运化失司。胃失和降,脾失运化,故胃痛,胀满,食欲不振,嗳气,排便次数增加;心烦急躁,易怒,睡眠多梦说明肝阴已经不足。综上所述,本患者病情复杂,既有肝胃气滞在前,又有脾胃虚寒在后。目前病理以脾胃虚寒为主。故宜理气健脾,温中和胃法治之。方用李老多年验方自拟香砂温中汤加味;方中白术、云苓、泽泻健脾益气;陈皮、半夏、香附、砂仁、西茴、乌药、枳壳、广木香、元胡温中行气,和胃止痛;丁香、柿蒂温中降逆止呃;白芍、龙骨养阴安神;甘草调和诸药。医嘱注意饮食,忌食辛辣、生冷和油腻之品;保持心情愉快。复诊服上药后胃痛胀满减轻,嗳气停止,食欲亦增,精神、体力有所恢复,说明脾胃功能已经有所恢复,脾气健运,胃气和降,脾胃在行使升清降浊功能;惟睡眠不好,不易入睡,失眠多梦,心烦急躁,舌边尖红,乃肝郁日久化热扰神之象。上方继用健脾和胃之品,去丁香、柿蒂、西茴、乌药、广木香等行气降逆止嗳药物,加枣仁、节菖蒲、知母、菊花、莲子心以清肝安神。

**案8** 曹某,男,43岁。汽车司机。河南省郑州市金水区。

初诊:1993年5月31日。

主诉:胃脘疼痛十年余,加重2年。

现病史:患者胃脘疼痛十年有余,近两年来发作频繁,病势加重。年初曾到某医院做胃镜检查并治疗,诊断为"胃窦炎",经用西药治疗,病情不见好转,特求中医治疗。现胃脘疼痛胀满。患者形体消瘦,面色不华,心烦急躁。舌质红,舌苔薄腻。脉弦细。

中医诊断:胃痛(肝胃不和,胃阴不足)。

西医诊断:胃窦炎。

治法:滋阴养胃,舒肝理气,和胃止痛。

方名:自拟沙参养胃汤 。

处方:北沙参15g,寸冬10g,生地10g,当归10g,石斛10g,杭芍15g,枳壳10g,陈皮10g,元胡10g,砂仁10g,焦三仙各12g,甘草3g。12剂,水煎服。

医嘱:忌辛辣、油腻。服清淡食物,宜少食多餐;保持心情舒畅。

二诊:1993年6月15日。

服上药5剂,胃脘疼痛减轻,食欲有所增加,舌脉如前。药已中病,原方继服六剂后,胃脘疼痛仅小发作1次,且痛势较前为轻,吃硬食物仍觉不舒,下肢无力。舌淡红,舌苔薄白。脉弦细。

方名:自拟香砂温中汤加味。

处方:白术10g,云苓15g,山药20g,扁豆10g,沙参15g,杭芍15g,元胡10g,枳壳10g,香附10g,砂仁10g,焦三仙各12g,内金10g,甘草3g。12剂,水煎服。

三诊:1993年6月28日。

胃脘不再疼痛,诸症基本消失。饮食转为正常。舌质淡红,舌苔薄白。脉缓。

方名:香砂六君子丸。每次6g,每日三次,口服。

治疗结果:胃痛痊愈,诸症消失,饮食正常。舌质淡红,苔薄白,脉转和缓。3个月后追访。胃痛未再发作。

**按** 患者胃痛日久，导致肝郁气滞，郁而化热，热伤阴津，脾不健运，胃失和降，故见胃脘胀满疼痛，纳少便干口干咽燥，舌红，脉弦细。从病史、脉症来看，胃痛日久，肝郁气滞，化热伤阴，肝脾失和，胃阴不足为其基本病理。治疗疏肝理脾，滋阴养胃，理气止痛。用李老自拟沙参养胃汤加减治之。方中北沙参、麦冬、生地、石斛养阴生津益胃；当归、白芍养阴舒肝；枳壳、陈皮、砂仁、元胡理气和胃止痛；焦三仙和胃助纳；甘草和中。复诊胃痛减轻，食欲增加，舌红转淡，但仍下肢无力，说明胃阴渐复，脾气不足。由于阴津来源于脾胃的化生，脾主为胃行其津液，故治重调补脾胃。用健脾益气养胃，疏肝理气法治疗。观二诊处方，药用白术、云苓、山药、扁豆健脾益气而不燥；沙参、杭芍滋养胃阴；香附、枳壳、砂仁、元胡疏肝理气、和胃止痛；焦三仙、鸡内金消食助纳；甘草和中。李老诊治胃病，注重肝、脾、胃三脏，治胃必治脾，治脾胃必疏肝，分清主次，肝脾胃同治，疏肝、健脾、和胃，故收到良好疗效。病已愈，为防止复发，改汤剂为丸剂，用香砂六君子丸继服一段时日，以巩固疗效。

**董建华**

胃主纳，喜通利而恶壅滞，一旦得病，枢机不运，只入不出或少出，就无法再纳，因而临床治疗，着重疏通气机，使上下通畅无阻，当升则升，当降则降，应入则入，该出则出，则寒热自除，阴阳调和。所以，胃痛虽有寒热虚实之别，治疗也有温清补泻之分，但总以开其郁滞，调其升降为目的，都要着眼一个"通"字。所谓通，就是调畅气血，疏其壅塞，消其郁滞，并承胃腑下降之性推陈出新，导引食浊瘀滞下降，给邪以出路。胃脘实者，宜消积导滞，专祛其邪，不可误补；胃气虚者，气机不运，虚中有滞，宜补虚行滞，又不可壅补。（《当代名医临证精华》）

**黄文东**

胃痛初起多以停食、受寒为多见，成病之后，常因饮食、劳倦、寒温不调、七情所伤而反复发作。胃痛的病机可归纳为肝旺、脾虚、胃实六个字。"肝旺"是指肝用偏旺，由证情不同又可分为肝郁、肝气横逆、肝阳上亢、肝火偏旺、肝阴不足诸端；"胃实"并非指阳明腑证，而是指食积、瘀血、痰湿等实邪停积胃中；"脾虚"是指脾气、脾阳、脾胃阴虚。脾虚则湿生，由于体质不同，又有寒湿、湿热之分。因为脾胃互为表里，为病则互相影响，虚实转化。初起感邪伤食，导致胃实，其次则胃病及脾。一般实者多热，虚者多寒。但就临床所见往往错综复杂，变化多端，不可执一而论。治疗当以调气法为主，调气不应则可用和营，所谓"初病在气，久病入血"是也。调气法包括虚者补之，实者泻之，下陷者升之，阻滞者通之的意义。具体地讲，调气法的五大作用：①调补气血；②调和升降；③调理脾胃；④调气以疏肝、泄肝；⑤调气以化瘀活血。因此调气法为治胃痛主法。（《当代名医临证精华》）

**徐景藩**

胃的病变主要在脘，脘即是腔，饮食不当，易损胃腔，亦即易损胃之内膜。随着中医学术的不断发展，护膜一法已逐渐引起广泛的重视。近贤章次公先生对此有独到经验，如用凤凰衣配马勃以护膜且能制酸，用象牙屑、琥珀、滑石为末吞服以护膜生肌，用赤石脂止血护膜，用阿胶、柿饼霜、威喜丸、当归等养血止血而兼护膜等等，投药别具匠心，每获良效。临床对护膜法的体会大致有如下几点：①白及富有黏性，苦、平而入肺经，传统用以补肺生血，现已普遍用治胃炎，胃、十二指肠溃疡出血。用白及粉加水（1∶8）调成糊状内服，不仅能止血，且能改善胃脘胀、痛、嘈杂等症状与炎症、溃疡病理变化。是当前胃病"护膜"的首选良药。若与藕粉相调,卧位服药,还有改善食管黏膜病变的效用。②黄芪、山药、饴糖、大枣等药,辨证配用,均有护膜之功。③胃寒致痛,辛温燥烈之品,如姜(良姜或干姜)、桂(桂枝或肉桂)、川椒等药,不宜多用久用。理气药物同样也要注意勿过辛燥,以免耗伤胃阴,损伤胃膜。④胃病中虚患者,配食薯蓣粥、红枣粥,阴虚胃热者配食藕粉、蜂蜜、牛乳,既有营养的价值,又有护膜的作用。(《当代名医临证精华》)

**王其玉医案**

花某,男,40 岁,教师。1970 年 10 月 10 日初诊。素有胃脘疼痛。食少呕酸已十余年,经常发作,且越发越重。每于饭前及夜间尤著,时有黑便,身体日渐消瘦,神疲不任劳累。在市某医院钡餐检查,诊为"十二指肠球部溃疡",并见有溃疡后瘢痕现象。虽经中西药治疗,但效果不显。两月前某医以泻药治疗,致刺痛无休止,呕恶不食,脘腹胀满,大便色黑,卧床不起。查面色萎黄,神疲消瘦,舌淡胖有齿痕、苔薄白微腻,脉沉细弱。此显属脾气虚弱,胃失和降,中焦阻滞,久病入络瘀血胃痛。治拟健脾益气,和胃降逆,敛酸化瘀止痛。

方药:溃疡散(自拟)加味。

山药 36g,姜半夏 36g,人参 24g,茯苓 18g,煅瓦楞 48g,上肉桂 6g,川贝母 15g,鸡内金 18g,砂仁 12g,生甘草 27g,熟大黄 27g,田三七 9g,血竭花 6g

上药共为细末,每次 4~6g 吞服,每日 3~4 次。

服药至 10 月 31 日,去熟大黄、田三七,继服。11 月 15 日疼痛消失,诸症悉除,上班工作,嘱其小量继服月余,以资巩固。1977 年体检钡餐复查,未发现溃疡,1981 年 10 月随访,10 年病无复发,身体健壮。

**按** 患者胃痛 10 余年,原本脾胃虚弱,复经误治损伤脾阳,脾虚更甚,胃失和降,中焦气机阻滞,久痛入络致血瘀为患。其证虚实杂见,本虚标实,治宜标本兼顾,理虚和中,佐化瘀止痛。用人参、山药、茯苓、甘草、肉桂温中益气健脾;瓦楞制酸;川贝母散结;半夏、鸡内金、砂仁和胃降逆;熟大黄、三七、血竭,止血化瘀止痛。药证相符,8 年沉疴竟不期两月而愈。(《河南省名老中医经验集锦》)

# 【预防护理】

**1. 预防**

(1)保持精神愉快,避免忧愁、郁怒,以防伤肝犯胃。

(2)饮食有节,切忌饥饱不调,饮食要定时定量。对于舌苔厚腻者,应禁食肥甘厚味;对于舌红少苔者,要忌食辛辣烈酒。

**2. 护理**

(1)病情较重者,应卧床休息,并防止不良的精神刺激。

(2)对寒证胃痛,其药物应热服;热证胃痛,药物可稍凉服。如患者恶心欲呕,在服药前可让患者嚼食生姜,汤药当少量频服。

(3)胃痛初愈,可参照上述饮食疗法作善后调理。

(4)对合并呕血、便血的患者,应高度重视,注意观察出血量的多少及其颜色,并及时救治。

# 痞　满

痞为痞塞不开，满为满闷不行。痞满是指心下痞塞，胸膈满闷，触之无形，按之不痛为主证的病证。多由误下伤中、饮食不化、气郁痰凝、脾胃虚弱，导致脾之清阳不升，胃之浊阴不降所致。

痞满一证，历代医家多有研究，中医典籍早有记载。《内经》中称其为否、满、否塞、否膈。如《素问·异法方宜论》所云："脏寒生满病"；《素问·五常政大论》云："备化之纪，……其病否"，"卑监之纪，……其病留满否塞"；《素问·至真要大论》："太阳之复，厥气上行，……心胃生寒，胸膈不利，心痛否满"。以上描述，均指胸膈满闷，心下痞塞之症状。东汉·张仲景在所著《伤寒论》中不仅提出"满而不痛者，此为痞"的概念，并且针对不同病因，拟就多个泻心汤方进行治疗。如《伤寒论》第149条："……若心下满而硬痛者，此为结胸也，大陷胸汤主之。但满而不痛者，此为痞，柴胡不中与也，半夏泻心汤主之。"究其成因，仲景认为主要是伤寒，太阳病阶段，医者早下，正虚邪陷，升降失调所致。如《伤寒论》第131条所说："病发于阴而反下之，因作痞也。"这些明确的辨证，精当的立方，一直为后世医家所沿用。隋·巢元方针对痞满不同成因，在《诸病源候论·诸痞候》中提出"八痞"、"诸痞"之说，明确指出引起痞满的原因非止一端，概其病机，不外营卫不和，阴阳隔绝，气血壅塞，不得宣通而致。唐宋时期的医家著作搜集和创立了许多治疗痞满的方药。如孙思邈《千金要方·脾脏方》之槟榔散，主治"脾寒、饮食不消，劳倦，气胀，噫满，忧患不安"，以人参、白术、茯苓与陈皮、麦芽、陈曲、吴茱萸、厚朴、槟榔同用；《和剂局方》中的和胃丸，以人参、白术、茯苓与枳壳、厚朴、槟榔、三棱同用；《类证普济本事方》中的枳壳散，以白术、枳壳、香附、槟榔同用。这些都是调理脾胃，攻补兼施的处方。特别是在《和剂局方》中，既有木香槟榔丸、匀气散、平胃散等以攻邪为主的处方，又有用参苓白术散等"中和不热"治疗"虚痞"的处方，充分说明唐宋时期医家治疗痞满经验十分丰富。金元时代，李东垣大倡脾胃内伤之说，在《兰室秘藏·中满腹胀论》中说："脾湿有余，腹满食不化"；"风寒有余之邪，自表传里，寒变为热，而作胃实腹满"；"亦有膏粱之人，湿热郁于内而成腹满者"；"或多食寒凉，及脾胃久虚之人，胃中寒则生胀满，或脏寒生满病"。这些对腹满中满的论述，与痞满的病因病机极其相似。《兰室秘藏》之消痞丸、枳实消痞丸，以及《内外伤辨惑论》里引用的"洁古枳术丸"，都是在上述理论指导下拟定的消补兼施、苦降辛开合用的名方。元·朱震亨在《丹溪心法·痞》中说："痞与否同，不通泰也"；"脾气不和，中央痞塞，皆土邪之所为也"。他把痞满与胀满作了区分，认为二者相似而痞满轻，胀满重，"胀满内胀而外亦有形，痞则内觉痞闷，而外无胀急之形"。在痞满治疗方面，朱丹溪特别反对一见痞满便滥用攻下之品，不知中气重伤，脾失运化，痞满便甚。这些认识对后世颇有影响。明代诸家在前人的基础上又提高一步，把痞与胀进行了明确区分。王肯堂在《证治准绳·痞》中认为胀在腹中，其病有形；痞在心下，其病无形。张介宾在《景岳全书·痞满》对本病的辨析最为明确。"痞者，痞塞不开之谓；满者，胀满不行之谓。盖满则近胀，而痞则不必近胀也。所以痞满一证，大有疑辨，则在虚实二字，凡有邪有滞而痞者，实痞也；无邪无滞而痞者，虚痞也。有胀有痛而满者，实满也；无胀无痛而满者，虚满也。实痞、实满者可散可消，虚痞、虚满者非大加温补不可。"清代医家汇集前贤经验，结合本人实践，对痞满的辨证论治作了总结。如李用粹在《证治汇补·痞满》中说："初宜舒郁化痰降火，久之固中气佐以他药;有痰治痰,有火清火,郁则兼化。"张路玉在《张氏医通·诸气门上》中认为对痞满的治疗,应考虑患者体质,"肥人心下痞闷,内有湿痰也";"瘦人心下痞满,乃郁热在中焦","老人和虚人则多为脾胃虚弱,运化不及"等。沈金鳌在《杂病源流犀烛》中说:"痞满,脾病也,本由脾气虚,及气郁不能运行,心下痞塞瞋满",林珮琴集前人经验,在《类证治裁·痞满》中对痞满的论述最为详尽,他首先指出:"伤寒(热病)之痞,从外之内,故宜苦降;杂病之痞,从内之外,故宜辛散,"还把杂病痞满分为胃口寒滞停痰、饮食寒凉伤胃、脾胃阳微、中气久虚、精微不化、脾虚失运、胃虚气滞……多种不同证候,并指出"亦有虚实寒热之不同",宜分别治之。条理清晰,选方精当,对临床治疗颇具指导意义。总之历代前贤对痞满的成因、分类、治法、方药提出许多精辟见解,值得我们认真学习和研究。

痞满作为临床证候,主要出现于西医学的各种慢性胃炎、胃神经官能症、消化不良等病。其他疾病过程中,亦可出现痞满,凡出现痞满症状者,均可参照本篇辨证施治。

## 【病因病机】

痞满的病因主要有寒、食、气、痰、虚几个方面,而脾胃虚弱,内外之邪乘虚而袭,致使脾之清阳不升,胃之浊阴不降为其主要病机。下面分而述之。

误下伤中,外邪入里 伤寒邪在肌表,医者误用攻下,致使邪气内陷,结于心下,脾气不升,胃气不降,因作痞满;亦有伤寒之邪,由表及里,入于胸胁、胃口,影响脾胃升降,造成痞满不能食。

饮食阻滞,损伤中阳 由于饮食不节,饥饱无度,或饮食不洁,或恣食生冷,中阳受损,脾胃纳化、升降失司,而致心下痞满不舒,饮食难进。

脾湿不化,痰气壅塞 由于脾失健运,不能运化水湿,聚湿生痰,痰阻气机,痰气阻塞中焦,脾胃升降失司而成满闷;痰气上逆胸中,胸中痞塞不开。

情志郁结,气机乖乱 因七情失和,气机不利,如忧思气结,恼怒气逆,惊恐气乱等,致使气机升降失调,而成痞满。其中尤以肝气郁结,影响脾升胃降,纳化传导失司而致痞满者最为多见。

脾胃虚弱,运化失司 素体脾胃不健,中气久虚,或饮食不节、不洁,或恣食生冷、油腻、硬物,或病中过用寒凉克伐之剂,重伤脾胃之气,或病后脾气虚弱,胃气未复,均可导致胃纳滞呆,满闷不舒。

尽管痞满有上述多种成因,但其部位皆在心下,即脾与胃。其病机多因脾胃素虚,内外之邪相凑,合而为病,脾阳不升,胃气不降,而作痞塞满闷。同时还需指出,上述诸多因素,很少单一发病,往往相互关联致病。

## 【辨证论治】

### 1. 辨证纲要

痞满以自觉心下痞塞不通,胸膈满闷不舒,外无胀急之形,单满而无痛为其主要诊断依据。其辨证要点是:

(1) 辨有邪无邪:痞满有虚实之分,有邪者为实,无邪者为虚,实者邪气实,虚者正气虚。因此首先要辨明有邪无邪。如伤寒表邪未解,误下成痞;表邪未解,乘虚入里,留连胸膈;饮食不节、不洁,积食难消;情志刺激,气机郁结等皆属有邪,即以邪气实为其主要矛盾。若因脾胃阳虚,胃纳滞呆,脾运不健,属无邪痞满,以正气虚为其主要矛盾。

（2）辨虚实：痞满以不能食，或食少不化，大便利者为虚，能食而大便闭者为实；痞满时减而喜按喜暖者为虚，痞满无时，满闷拒按者为实；脉细，或沉细，或涩，或虚大无力，气口为甚者为虚，脉弦急而滑，或沉滑，或迟滑为实。

（3）辨寒热：痞满舌质红，苔黄腻，脉滑数，口苦咽干，口渴喜冷饮者为热；舌质淡，苔白腻或薄白，脉沉迟，或沉涩，口不渴，或渴不思饮者为寒。

**2. 辨析类证**

痞满应与胀满、胸痹、结胸等病作鉴别。

（1）胀满：胀满腹内胀急，外见腹部胀大之形；痞满是自觉心下或胸脘满闷不舒，外无胀急之形。

（2）胸痹：胸痹是胸中痞塞不通，因而引起胸膺内外疼痛的病证，临床以胸闷、胸痛、短气三大症状为主证；痞满是心下自觉痞塞满闷，但无胸痛表现。

（3）结胸：结胸是从心下至少腹硬满而痛，手不可近；痞满单满而不痛，多数病人喜按。

**3. 治疗原则**

（1）凡治痞满，先分虚实，如《景岳全书》所说："实痞、实满者，可散可消；虚痞、虚满者，非大加温补不可。"但本病临床上以虚实互见者为多，所以攻补兼施之法最为常用。

（2）痞满一病主要表现为心下满闷不舒，常用理气通导之法。为护正气，理当中病即止，不可过剂，不可常服，对于虚证尤应注意。

**邪热壅胃**

临床表现　心下痞满，按之不柔软，兼见恶心欲呕，肠鸣下利，舌质红，苔黄腻，脉滑数。

辨证提要　①辨证要点：心下痞塞，按之不痛不硬。②辨病因：伤寒表邪传里，或误下伤中，致使邪气内陷。

理法概要　表邪内陷化热，寒热互结中焦，气机升降失常，胃气上逆则作呕，脾不健运则肠鸣、泄泻，病在中焦心下痞。治宜开结除痞，和胃降逆。

方药运用　半夏泻心汤。

半夏 10g　黄芩 10g　干姜 6g　党参 10g　黄连 5g　炙甘草 6g　大枣 5 枚

方中干姜、半夏散寒降逆；黄芩、黄连苦降清热；党参、炙甘草、大枣补中益气，诸药合用，共收苦降辛开，调和肠胃作用。

**饮食积滞**

临床表现　胸脘满闷，痞塞不舒，嗳腐吞酸，或恶心呕吐，或能食而大便不通，腹满拒按，舌苔厚浊，脉弦滑。

辨证提要　①辨证要点：宿食积滞，停塞于胃，胃失和降而上逆，故胸脘满闷，痞塞不舒，嗳腐吞酸，腹满拒按。②辨虚实：机体正气未衰，一般多属实证，治疗应以祛邪为主。

理法概要　宿食停滞，胃失和降，当以祛邪为主，邪祛正安。治宜消食化滞，调和胃气。

方药运用　李氏消积化食汤加减。

陈皮 9g　半夏 9g　茯苓 15g　枳实 9g　山楂 15g　神曲 15g　竹茹 15g　黄芩 9g　知母 9g　甘草 3g　生姜 9g

方中山楂、神曲，善消肉食之积；陈皮、半夏、枳实，行气化滞开结；竹茹、黄芩、知母，止呕清热，养胃阴；茯苓健脾祛湿；生姜开胃；甘草和中。诸药合用，可以消积和胃，健脾除满。

### 痰湿阻胃

**临床表现** 胃脘痞满,胸闷不舒,常伴恶心呕吐,头晕身重,或咳痰不爽,舌苔白腻,脉缓或滑。

**辨证提要:** ①辨证要点:素体痰湿内盛,或因饮食无节,恣食肥甘,或因劳倦,或因惊怒忧思,以致脾不运化,胃失和降,痰湿内生,聚而为患。②辨体质:素体痰湿内盛,其人多肥胖。

**理法概要** 多为脾胃虚弱,失于健运,水湿不化,蕴结生痰,胃脘痰湿,壅塞中焦,清阳不升,浊阴不降而为痞满。治宜和中理气,燥湿化痰。

**方药运用** 平胃二陈汤。

半夏10g 陈皮10g 茯苓15g 苍术10g 厚朴10g 甘草3g

方中苍术,燥湿健脾;川朴,除满宽中;陈皮,理气化痰;半夏,燥湿化痰;茯苓,健脾;甘草,和中。诸药合用,燥湿化痰,理气宽中,痞满自除。亦可酌加前胡、枳实、桔梗、旋覆花、薤白之类,以调理气机升降。

若脾胃虚弱,痰湿内阻,气逆不降,心下痞硬,噫气不除者,可用旋覆代赭汤,益气和胃,降逆化痰。

### 肝郁气滞

**临床表现** 胃脘痞满,胸胁窒闷,短气不舒,喜太息,伴心烦易怒,头晕目眩,时时泛恶,小便黄或短涩,舌苔薄白,脉弦。

**辨证提要** ①辨证要点:胸胁窒闷,短气不舒,喜太息,心烦易怒,脉弦。②辨脏腑:肝主怒,肝脉弦,胸胁为厥阴循行之处,故其病在肝,肝木克土,造成脾胃升降失司。

**理法概要** 忧思恼怒,气郁伤肝,肝失疏泄条达,横逆犯胃,胃失和降,气机不畅,肝胃气滞,故作痞满。治宜疏肝解郁,理气消痞。

**方药运用** 李氏加减柴胡疏肝汤。

香附9g 砂仁6g 陈皮9g 半夏9g 西小茴9g 枳壳9g 柴胡6g 青皮9g 甘草3g

本方以疏肝理气为主,寓"治肝可以安胃"之意。肝气条达,气机通畅,脾胃升降有序,则痞满自除,诸症自消。方中青皮、西小茴、枳壳、柴胡、香附,疏肝理气;陈皮、半夏、砂仁,调中和胃,故可用于肝郁气滞证。若口苦口干,舌红苔黄,脉弦数者,系肝郁化热,上方去砂仁、半夏,加竹茹、知母、天花粉各9g。

### 脾胃虚弱

**临床表现** 胸脘不舒,痞塞胀满,时缓时急,不知饥,不欲食,喜热喜按,得温则舒,四肢不暖,短气乏力,体倦懒言,大便溏稀,舌淡苔白,脉细无力。

**辨证提要** 痞塞满闷,不知饥,不欲食,喜热喜按,得温则舒,四肢不暖,体倦懒言,大便溏稀,舌淡苔白,脉细无力。

**理法概要** 素体脾胃不健,中气久虚,复为饮食劳倦所伤,或过用寒凉克伐之剂,重伤中阳,或病后中气未复,均能导致胃纳滞呆,脾运无力,故而胃脘痞塞,满闷不舒。治宜益气健脾,温中和胃。

**方药运用:** 李氏香砂理中汤。

党参12g 白术9g 茯苓15g 陈皮9g 半夏9g 木香6g 砂仁8g 川朴9g 干姜

6g 丁香5g 川芎9g 甘草3g

方中用香砂六君子汤加厚朴、干姜、丁香,以益气健脾,温中和胃;配川芎,以行气和血。本方意在温中健脾,适用于一般脾胃虚弱之证。若脾胃虚寒较甚,可用加味桂附理中汤:党参15g,白术9g,附子9～15g,干姜9g,肉桂6g,川芎9g,丁香6g,炙甘草9g。

## 【其他疗法】

### 1. 单方验方

(1) 砂仁40g,白豆蔻60g。共为细面,每服5g,痞寒满闷之时随用,可收立竿见影之效。

(2) 萝卜种1个。熬水饮用,治疗饮食积滞痞满。

(3) 二丑10g。每晚服用,可治饮食积滞痞满之实证。

(4) 胡椒7粒,大枣3个,杏仁5粒。将胡椒、杏仁共为面,大枣煮熟去皮,用枣肉和上药拌匀,黄酒送服。以上为一次剂量,每日空腹服一次。治脾胃虚寒痞满。

(5) 大枣7个,丁香10个。将丁香研末,装入去核之大枣内,烧焦,研末,分7次冲服,治脾胃虚寒痞满。

### 2. 饮食疗法

(1) 鲜橘子,适量吃,治疗痰湿痞满。

(2) 白萝卜1个,切碎,生姜适量,熬水。喝水、吃萝卜,治疗食积痞满。

(3) 山楂膏适量,内服治疗饮食积滞痞满。

(4) 生姜、羊肉、花椒各适量,共煮。吃肉喝汤,治疗脾胃虚寒所致痞满。

### 3. 针灸疗法

主穴　中脘、内关、足三里。

配穴　若饮食积滞者加梁门,用泻法。若情志不舒者加阳陵泉,用泻法。若脾胃虚弱,心下痞满者加灸脾俞、胃俞,或针灸并用,用补法。

## 【名医精华】

### 李振华

本病的致病因素主要是饮食所伤和情志失调,导致肝胃不和,胃失和降,脾失健运,久之脾虚胃弱,健运失职,气机不利,胃部痞满。其病位在胃,发病过程与肝脾密切相关,脾虚肝郁为病发之本,饮食或外邪伤中,常为发病之标。肝郁气滞,随着机体素质的强弱,阴阳的盛衰,病程的长短以及用药情况,气郁可化热伤阴而出现脾胃阴虚证;亦可不经化热而成脾胃气虚甚至阳虚证。所以临床上脾胃阴虚和脾胃气虚(包括脾胃阳虚),可作为辨证的内在病理依据,也是临床认证的两大证型。由于本病病位在胃,易伤中焦之气,因而脾胃气虚证多于脾胃阴虚。此外,肝郁气滞在两证中均可出现偏于气滞,或气滞血瘀,或气虚血瘀,或痰湿较盛,或气虚化热短时出现热盛伤津等兼证。在辨证中均须注意。本病治疗,在脾虚肝郁是发病之本这一基础上,分清脾胃气(阳)虚证和脾胃阴虚证,脾胃气(阳)虚者,宗东垣之说甘温以补之;脾胃阴虚者遵天士之论甘凉润养之。但两证均须强调疏肝理气,注意兼证,务使脾土敦厚,胃气和降,肝气条达,则痞满自愈。临证以自拟加味香砂六君子汤和沙参益胃汤为基本方,随证加减,疗效颇为满意。

**案1** 王某某,男,54岁,干部,1987年4月3日就诊。

主诉:反复胃满腹胀十余年。

病史:10年前,因情志不畅出现胃满腹胀。以后常因饮食失宜或情志不畅症状加重。1986年4月经纤维胃镜检查及病理活检:胃黏膜萎缩性胃炎伴轻度肠上皮化生。诊为萎缩性胃炎。几年来经常出现胃满腹胀,时轻时重,喜温喜按,饮食减少,食后胀满,下午及夜间尤甚,大便溏,日行1~2次,四肢倦怠乏力。

检查:形体消瘦,面色无华,精神倦怠,皮肤干燥,舌质淡,苔薄白,舌体胖大,边有齿痕,脉弦细无力。

诊断:痞满(脾胃气虚兼肝郁)。

治法:温中健脾,疏肝解郁。

处方:加味香砂六君子汤。

党参12g,白术10g,茯苓10g,陈皮10g,半夏10g,香附10g,砂仁8g,厚朴10g,乌药19g,丁香5g,干姜10g,山楂15g,神曲12g,麦芽12g,甘草3g

5月5日二诊:服上药25剂,胃满腹胀减轻,饮食增加,精神好转,大便正常,脉象细弦,舌质淡红,舌体肥大。上方去丁香,加川芎8g,党参改为15g,继服。

7月15日三诊:上方共服40余剂,饮食正常,诸症消失,体重增加2kg,纤维胃镜及胃黏膜病理活检:胃黏膜呈轻度浅表炎症。

**案2** 刘某,男,43岁。于2005年7月19日来诊。

主诉:胃胀、胃痛2年。

病史:两年前因心情不畅始发胃脘胀满,餐后明显,伴胃脘隐痛、烧心、泛酸,遇冷加重。食欲可,但食后即胀。2003年6月4日胃镜示:浅表性胃炎。曾口服得必泰、摩罗丹、贝络纳等药物,症状减轻即停服。此后症状时有反复,2005年6月17日再一次作胃镜示:糜烂性胃炎,HP:阳性。现症见食后胃脘胀满,时有胃脘隐痛、嘈杂、烧心、泛酸、欲食且惧食,食后胃不适加重。舌质淡红,苔白厚腻,双关脉弦,余脉细。

2005年6月17日胃镜提示:糜烂性胃炎,HP:阳性。

中医诊断:胃痞,胃痛(肝郁脾虚,胃失和降)。

西医诊断:糜烂性胃炎。

治法:疏肝解郁,健脾和胃。

处方:香砂温中汤加味。

香附10g,砂仁6g,厚朴20g,西茴10g,乌药10g,桂枝5g,白芍10g,郁金10g,土炒白术10g,茯苓12g,陈皮10g,旱半夏10g,枳壳10g,木香6g,沉香3g,甘草3g,白蔻仁10g,佛手10g,萝卜种15g,刘寄奴15g,瓦楞子15g。21剂,水煎服。

医嘱:禁酒忌辣,按时进餐,勿食生冷,调畅情志。

二诊:2005年8月9日。胃脘胀痛基本缓解,但饭后泛酸,食欲不振。舌质淡红、苔白厚腻,脉弦细。

处方:香砂温中汤加味:香附10g,砂仁6g,厚朴20g,西茴10g,乌药10g,桂枝5g,白芍10g,土炒白术10g,茯苓12g,陈皮10g,旱半夏10g,枳壳10g,木香6g,郁金10g,沉香3g,甘草3g,吴萸6g,黄连4g,白蔻仁10g,甘草10g。21剂水煎服。

三诊:2005年8月30日。病情明显减轻,饮食稍有增多,饮食不当即有胃脘胀痛。近一周自觉气短。舌质淡红,舌体稍胖大,苔白腻,脉弦。

处方:香砂温中汤加味:土炒白术 10g,茯苓 12g,陈皮 10g,旱半夏 10g,香附 10g,砂仁6g,厚朴 20g,西茴 10g,乌药 10g,桂枝 5g,白芍 10g,枳壳 10g,木香 6g,郁金 10g,沉香 3g,甘草 3g,吴茱萸 6g,黄连 4g,太子参 12g,甘松 10g。21 剂水煎服。

胃胀胃痛等症消失而痊愈。

**案3** 王某,女,62 岁。于 1992 年 8 月 20 日来诊。

主诉:胃脘胀满半年,近期加重。

病史:平素胃中不适,饮食稍有不慎即满闷、撑胀、隐痛。平素喜食热饮、身体困乏,大便时干时溏。断续服用过酵母片、胃舒平(复方氢氧化铝)、多酶片、大黄苏打片、三九胃泰等药。半月前因饮食不慎致胃中胀满,饮食大减,嗳气频作,肠鸣便溏,矢气较多,乏力。由于服用西药效果不显,特请李老中药治疗。现见胃脘撑胀,满闷,不知饥,不欲食,日进食半斤左右,恶食生冷凉食,食后嗳气频繁,肠鸣漉漉,夜寐欠佳,大便溏薄,小便清长。舌质淡,舌体稍大,边有齿痕,苔薄白,脉沉细无力。

1992 年 8 月 18 日河医二附院胃镜提示:慢性红斑渗出性胃炎。胃窦部活检:重度慢性萎缩性胃炎伴肠上皮化生。

中医诊断:胃痞(脾胃气虚)。

西医诊断:慢性红斑渗出性胃炎;重度慢性萎缩性胃炎伴肠上皮化生。

治法:益气健脾,温中和胃。

处方:香砂温中汤加减:党参 12g,白术 10g,茯苓 15g,陈皮 10g,半夏 10g,香附 10g,砂仁 8g,厚朴 10g,乌药 10g,枳壳 10g,焦三仙各 12g,丹参 15g,赤芍 12g,甘草 3g。15 剂水煎服。

医嘱:忌食生冷等刺激性食物。

二诊:1992 年 9 月 5 日。胃脘胀满减轻,食欲较前转佳,嗳气明显减少,睡眠较差,舌体稍大,边有齿痕,苔薄白,脉沉细无力。患者脾胃功能渐恢复,继予益气健脾、疏肝和胃药以资化源,同时酌加夜交藤以安心神。

处方:香砂温中汤加减:党参 10g,白术 10g,茯苓 15g,橘红 10g,半夏 10g,香附 10g,砂仁 8g,厚朴 10g,乌药 10g,枳壳 10g,郁金 10g,薏苡仁 30g,夜交藤 30g,焦三仙各 12g,甘草 3g。18 剂水煎服。

三诊:诸症减轻,胃部不撑不痛,食欲尚可,但稍多食即胀满,夜寐多梦易醒,舌淡,苔薄白,脉沉细。

处方:香砂温中汤加减:党参 10g,白术 10g,茯苓 15g,橘红 10g,半夏 10g,香附 10g,砂仁 8g,厚朴 10g,乌药 10g,夜交藤 30g,酸枣仁 15g,龙骨 15g,焦三仙各 12g,甘草 3g。7 剂水煎服。

四诊:1992 年 9 月 30 日。胃部无不适感觉,夜寐差。舌体胖大,边有齿痕,苔薄白,脉沉细无力。

处方:香砂温中汤加减:红参 6g,白术 10g,茯苓 15g,橘红 10g,半夏 10g,香附 10g,砂仁 10g,厚朴 10g,乌药 10g,桂枝 6g,赤芍 15,川芎 10g,良姜 10g,枣仁 15g,节菖蒲 10g,远志 10g,夜交藤 30g,甘草 3g。42 剂水煎服。

五诊:1992 年 11 月 2 日。胃脘基本不满不痛,体质较前明显好转,睡眠仍不佳,舌淡,苔薄白,脉沉细。

处方:香砂温中汤加减:红参 6g(先煎),白术 10g,茯苓 15g,橘红 10g,半夏 10g,香附 10g,砂仁 8g,厚朴 10g,酸枣仁 15g,川芎 10g,知母 12g,丹参 15g,桃仁 10g,夜交藤 30g,乌药 10g,甘草 3g。27 剂水煎服。

六诊:1992 年 11 月 30 日。胃部不适症状基本消失,偶于饮食不慎诱发,睡眠时间较短,时觉气短,舌淡,苔薄,脉细缓。

处方:香砂温中汤加减:红参 6g(先煎),白术 10g,茯苓 15g,橘红 10g,半夏 10g,香附 10g,砂仁 8g,厚朴 10g,酸枣仁 15g,川芎 10g,丹参 15g,桃仁 10g,夜交藤 30g,乌药 10g,枳壳 10g,元胡 10g,山楂 15g。20 剂水煎服。

七诊:1992 年 12 月 20 日。胃镜复查示:食道、贲门正常,胃底可见散在陈旧性出血点,幽门开闭情况良好,诊为浅表性胃炎。活检肠化消失,萎缩性胃炎消除。拟用下方巩固疗效。

处方:香砂温中汤加减。

红参 6g(先煎),白术 10g,茯苓 15g,橘红 10g,半夏 10g,香附 10g,砂仁 8g,厚朴 10g,酸枣仁 15g,知母 12g,桃仁 10g,桂枝 6g,赤芍 12g,夜交藤 30g,山楂 15g,甘草 3g。

10 剂水煎服。

胃脘不适症状基本消失,精神好。随访半年,病未复发。

**案 4** 张某,女,43 岁,银行职员。于 1985 年 9 月 21 日来诊。

主诉:胃脘胀满反复发作 4 年。

病史:患者因工作繁忙,饮食无规律,加之情志不畅,致胃胀反复发作已 4 年余。经服多种西药、中成药仅取一时之效。胃镜检查提示:慢性浅表-萎缩性胃炎。现胃脘脘腹胀满,隐痛时作,连及两胁,每日勉强进食 2 两左右,食不知味,常因劳累及情志不畅而加重,疲乏无力。面色萎黄,形体消瘦,舌质淡,体胖大边有齿痕,苔薄白而润,脉弦细无力。

中医诊断:胃痞(脾虚肝郁胃滞)。

西医诊断:慢性浅表-萎缩性胃炎。

治法:健脾益气,疏肝和胃。

处方:香砂六君子汤加味。

党参 15g,白术 20g,茯苓 15g,陈皮 10g,半夏 10g,木香 10g,砂仁 6g,香附 12g,枳壳 10g,川芎 10g,甘草 5g。10 剂水煎服。

二诊:1985 年 9 月 30 日。胃脘及两胁胀满减轻,隐痛发作间隔时间延长,食量增加。舌体胖大,边有齿痕,舌质淡,苔薄白而润,脉细弦。脾有健运之机,肝有疏理之象,胃有通降之况,脾肝胃同治,补疏通并行,病机已有好转。效不更方,继服 20 剂。

三诊:1985 年 10 月 15 日。诸证明显减轻,纳食知味。食量增至每日 250g 左右,体重较初诊时增加 2kg,3 天前因生气致病情有所反复。舌质淡红,体胖大。舌苔薄白。脉细。据症分析,患者脾肝胃之虚滞病机已大为改善,惟其病程较久,且情志所伤之病因明显,上方加量:党参 20g,香附 18g,以增健脾益气、疏肝理气之力。

上方加减调治 3 个月,患者胃痛、脘胁胀满未发作,诸证悉平。胃镜复查:慢性浅表性胃炎。(《李振华医案集》)

张聿青医案

气虚湿痰内阻,营卫不克宣通,往来寒热,误投阴腻之物,寒热虽止,而脘痞,少腹满,腿肢作酸,此阳气不克运行,恐成胀病。上安桂,制香附,制半夏,薤白头,连皮苓,山楂炭,半硫丸。(《清代名医医案精华》)

**按** 本证误治而致阳气失运,终为痞满,治用温通阳气,健脾化痰之法。

## 【预防护理】

根据本病发生原因,应注意调护以下几个方面:

(1) 注意饮食,常食清淡易消化食物,忌食生冷肥甘,以免损伤脾胃,滞气聚湿酿痰。

(2) 注意情志舒畅,宜恬淡,勿过极,以免气机郁滞。

(3) 多参加力所能及的体力劳动或体育锻炼,增强体质,提高抗病能力。

# 胃 缓

胃缓,是指以脘腹痞满坠胀,嗳气不舒,胃脘疼痛,胃肠间漉漉有声,平卧则减轻为特点的疾病。多由饮食失节、劳倦过度或七情内伤损伤脾胃而致升降失常,中气下陷,遂发为本病。

胃缓一语,首载于《内经》。在《灵枢·本藏》篇中曰:"脾应肉,肉䐃坚大者胃厚,肉䐃么者胃薄。肉䐃小而么者胃不坚,肉䐃不称身者胃下,胃下者,下管约不利。肉䐃不坚者,胃缓。"可见,人身之肌肉坚壮与否与胃厚薄有关,肌肉瘦薄与身形不相称者,则胃的位置偏下,肌肉不坚实则胃缓。同时说明,胃缓必有胃下。

根据胃缓的临床症状及体征,该病与西医学的胃下垂颇为相似,临床上对于慢性胃炎、胃神经官能症等有类似本病特点者,皆可参考本篇辨证论治。

## 【病因病机】

本病多由饮食不节、劳倦过度、七情失调,损及脾胃,或恣食生冷伤及脾胃,或热病之后耗伤胃阴,皆可致脾胃升降失常而发病。

**脾气虚弱,升举无力** 暴饮暴食,劳倦过度,思虑太过皆可损伤脾胃,使脾胃气虚,升举无力,遂发本病。

**脾胃阳虚,中气下陷** 脾胃素弱,又恣食生冷,伤及脾阳,升降无权,而致中气下陷,发为本病。

**胃阴不足,胃体失濡** 素体阴虚,过食辛辣香燥之品,或热病之后,耗伤胃阴,俾胃阴匮乏,胃失濡养,升降失和而病胃缓。

总之,饮食不节,情志所伤,劳倦过度,皆可伤及脾胃,气血生化不足,味不归形,使肌肉瘦薄,或脾胃气虚,升举无力,以致胃缓发生。脾气虚久,累及脾阳,可见脾胃阳虚征象。阴阳互根,阳虚日久,也易损阴,往往导致阴阳俱虚或气阴两亏等证,故临床当以互参。另外,先天禀赋薄弱;产后失于调养,腹壁弛缓,易患本病。

# 【辨证论治】

### 1. 辨证纲要

根据本病之证候特点及标本虚实辨析。

（1）辨证候特点：本病以脘腹痞满、嗳气不舒、胃脘坠痛、漉漉有声为主要症状。其中脘腹痞满坠胀以进食后则益甚，疼痛多以胃脘部坠痛为主，平卧则减轻或消失为特点。

（2）辨标本虚实：脾胃虚弱，肌肉不坚为本病的主要病机，而脾胃虚往往是肌肉不坚之原因，故胃缓之本为脾胃气陷。由于脾胃虚弱运化失健，以致食积、湿浊、痰饮丛生，而出现本虚标实、虚实挟杂之病机。

### 2. 辨析类证

胃缓应与痞满鉴别。痞满是自觉心下痞塞不通。胸膈满闷不舒，而外无胀急之形，但满而不痛，平卧而满不减为临床特点。

### 3. 治疗原则

本病之治疗宜健脾和胃，升阳举陷为主。用药时应考虑到脾胃升降之特点，脾宜升则健，但升阳举陷必须在益气健脾的基础上，否则为无源之水；健脾益气勿过于呆滞，以防阻碍脾胃之转输。另外，根据食积、痰饮、湿热，血瘀之不同，佐以消积、化饮、开泄及活血之法。

**脾虚气陷**

**临床表现** 面色萎黄，食少纳呆，食后脘腹胀满，或腹部坠胀，形体瘦弱，舌淡苔白，脉象缓弱。或肠间漉漉有声，呕吐清水痰涎。或厌食嗳气，胃脘痞满甚，大便不爽且臭秽。或心下痞满口苦而黏，舌苔黄腻，或舌质暗，或有瘀斑。

**辨证提要** ①辨证要点：本证以脘腹坠胀，食后尤甚，形体瘦弱，便溏为要点。②辨病势：脾气虚弱，运化无力，中焦失于转输，则食积、痰饮、湿热丛生；气虚运化无力而致气滞；久病不愈，络脉瘀阻，则舌质暗或有瘀斑等瘀血症状及体征。脾虚则不能运化水谷之精，后天之精乏源，肾之精气失于滋养，故脾虚日久穷必及肾，终致脾肾俱虚，证以脾虚为主，并见腰膝酸软，脉沉细无力等。

**理法概要** 脾虚气陷，升举无力为本证之主要病机，故以益气健脾、升阳举陷为主，根据食积、痰饮、湿热、瘀血之不同，分别佐以消食、化饮、化湿、通络之法。

**方药运用** 补中益气汤加味。

炙黄芪 15g　白术 12g　枳壳 15g　党参 12g　当归 9g　陈皮 6g　柴胡 3g　升麻 3g

方中党参、黄芪、白术，健脾益气；枳壳、陈皮，理气降浊，以防参芪之呆补；升麻、柴胡，升阳举陷。诸药配伍，以奏益气升阳之效。呕吐嗳气者，加半夏、丁香，以降逆和胃。气滞腹胀者，加木香、佛手，以理脾胃之气。兼血瘀者，加桃仁、五灵脂。兼痰饮者，加苓桂术甘汤或小半夏加茯苓汤。兼湿热者，宜辨证施用半夏泻心汤、生姜泻心汤。

**脾胃阳虚**

**临床表现** 面色㿠白，形体瘦弱，畏寒喜暖，食后脘腹痞满，或腹部坠胀，呕吐清水痰涎，大便稀溏或初硬后溏，舌质淡，舌体胖边有齿痕，脉沉缓。

**辨证提要** 本证除具有脾虚气陷要点外，有腹痛，喜暖喜按，畏寒肢欠温，舌苔白滑多津,脉沉迟无力。

**理法概要**　脾胃阳虚,气虚下陷为本证之主要病机,治以温补脾胃,益气升阳之法。

**方药运用**　补中益气汤合理中汤。

炙黄芪 15g　炙甘草 6g　党参 12g　当归 9g　陈皮 6g　白术 12g　干姜 6g　升麻 3g　柴胡 3g

党参、黄芪、白术,益气健脾;干姜,温暖中焦,四味相伍,以奏温补脾胃之效;陈皮,理气化浊,以助脾之运化;升麻、柴胡,升举清阳。方中加入枳壳 15~25g,以助升麻、柴胡升举之功。若兼腰膝酸冷等肾阳不足症状者,加附子、巴戟天、杜仲等。兼痰饮、湿热、食积、瘀血证者,可参考"脾虚气陷证"条加减用药。

**胃阴不足**

**临床表现**　饮食减少,食后脘腹痞满坠胀,烦闷不舒,口干唇红,时干呕或呕吐,大便干结,形体消瘦,舌红少苔,脉细或细数。

**辨证提要**　本证以食后脘腹坠胀,烦闷不舒,干呕,口干,便秘,舌红少苔为辨证要点。

**理法概要**　胃阴不足,胃体失濡为其主要病机,治宜养阴益胃为法。脾胃同居中焦,脾为胃行其津液,故滋胃阴勿忘健脾,养胃阴勿过于滋腻,以防阻碍中焦运化。

**方药运用**　益胃汤合一贯煎。

沙参 9g　麦冬 15g　冰糖 3g(冲)　细生地 15g　玉竹 5g　当归 9g　枸杞子 12g　川楝子 9g

方中玉竹、沙参、麦冬甘凉濡养胃阴;肾为胃关,胃阴须得肾阴之滋助,故用生地、枸杞滋肾润胃;当归养血润燥,以助胃之润降;川楝子疏肝理气,以防胃气壅滞之弊。方中可加麦芽、白扁豆以助脾气运化之力,使脾为胃行其津液。干呕呃逆者,加橘皮竹茹汤。气滞腹胀者,加佛手理气而不伤阴。兼血瘀者,加桃红、归尾。兼气虚者加太子参、大枣之品。

## 【其他疗法】

**1. 单方验方**

(1)胡辣猪肚:白胡椒 9g,大猪肚 1 个。将猪肚用醋搓拌,用清水洗净。白胡椒(捣碎)入猪肚中,缝住肚口,煮烂,再加精盐适量,烧开,泡一小时,取之切碎食用。适用脾胃阳虚之胃缓。

(2)枳实煎剂:枳实适量,浓煎取汁,每次饭前服 10~20ml,日三次。用于各证之胃缓。

**2. 按摩推拿法**

按揉脾俞、肾俞、三阴交、足三里、手三里;拿揉合谷、内关、外关;推百会;搓涌泉。适用于各证之胃缓。

## 【名医精华】

**李振华医案**

方某,男,56 岁。于 1992 年 6 月 4 日来诊。

主诉:腹胀纳差,心下痞闷半年余。

病史:1991 年底,天冷食凉致腹胀纳差,心下痞闷,食后加重,腹部有下坠感,经某医院钡餐检查提示胃下垂,服用中西药治疗半年余,未见明显好转。现形体消瘦,面色萎黄,腹胀食后加重,腹部有下垂感,振动时可有水声,神疲纳差,进食生冷则不舒,口淡不渴,背后恶风。舌淡红,苔薄而滑,脉沉细而弦。

中医诊断:胃缓(中气下陷,水饮内停)。

西医诊断:胃下垂。

治法:健脾升阳,温化寒饮。

处方:补中益气汤加减:黄芪20g,党参12g,茯苓30g,白术10g,陈皮10g,枳壳20g,升麻5g,半夏10g,柴胡6g,佛手10g,炙甘草6g,炒卜子10g,桂枝6g,肉桂10g。5剂水煎服。

医嘱:忌食生冷和刺激性食物。

二诊:1992年6月10日。诸症明显减轻,食欲增加,舌淡,苔薄白,脉弦细。说明脾运渐复,寒饮得化,效不更方,继服上方。15剂水煎服。

三诊:1992年6月25日。背部恶风已除,余症大减,唯腹部仍有轻度下坠感,食后稍有不舒,舌淡红,苔薄白,脉弦。

处方:补中益气汤加减:黄芪20g,党参12g,肉桂5g,白芍15g,升麻8g,茯苓15g,白术15g,枳壳10g,香附10g,厚朴10g,砂仁8g,焦三仙各12g,甘草3g。60剂水煎服。

四诊:1992年8月30日。上药连用两月余,饮食佳,体重增,诸症消,舌淡红,苔薄白,脉和缓有力。病已初愈,当以丸药巩固之。

处方:香砂养胃丸,每服6g,日三次。(《李振华医案医论集》)

### 沈仲圭

治脾宜升健,治胃宜降和,脾阳虚宜温补,胃阴虚当清补,脾胃都为中土,治法却各异。(《医话医论荟要·沈仲圭医话》)

### 冷方南

胃下垂以中气下陷,气虚胃肌松弛,张力下降为主要表现。常规治法为益气、升阳,惯用补中益气汤统治,忌用沉降镇坠之品。确属中气虚陷,又兼气滞时,应以升举之中大剂投用枳壳,以枳壳疏导气滞,且又能恢复胃肌之张力,改善胃肌松弛状态故也,不比其他疏气、降气之品,只除滞反有碍升提之虞。枳壳一药,诚为治胃下垂、子宫下降良品也;如无气滞,纯属虚陷者,亦可用之,用之可疏导益气之壅,既有疏补互施之意,又收升提恢复张力下降之功。(《近代著名中医误诊挽治百案析》)

### 章庆云医案

张某,女,50岁。初诊:1957年4月23日。胃脘胀满,饥而不能进食1月余,每天吃1两亦感困难,夜寐不安,易怒,苔薄质淡,脉细。曾服大黄苏打片后,腹泻,体重下降。钡餐检查发现胃下垂6cm,胃张力较低。证属中气不足,气滞不畅。治当补中益气,理气畅中。

炒党参9g,黄芪9g,当归9g,白芍9g,升麻9g,香附9g,郁金9g,八月札9g,厚朴花2.4g,砂仁3g(后下),沉香1.2g,炙甘草9g,钩藤9g,磁石30g,宁志丹9g(包)。

二诊:5月8日。服药10余剂,效果不显,胃脘胀满,进食困难依然,苔薄质淡,脉细。体弱气滞湿阻,姑拟芳香化湿,理气畅中,以观静动。

苏藿梗各9g,佩兰9g,厚朴2.4g,苍术4.5g,八月札9g,白豆蔻3g,徐长卿9g,半夏4.5g,白芍9g,生姜9g,六曲9g,炙甘草4.5g。

　　三诊：5月16日。饥仍不能进食，食则胀满益甚，情绪急躁易怒，苔薄脉细。未见好转，日久气滞郁伤阴，应予养胃阴、清胃热之剂。

　　生地9g，麦冬9g，升麻9g，当归9g，竹叶9g，连翘9g，黄连2.4g，丹皮9g，炙甘草9g，麻仁丸4.5g(吞)。

　　连服22帖，症状逐渐改善。于6月4日门诊随访，病员每日进食3两，脘已不胀。(《上海老中医经验选编·章庆云医案》)

## 【预防护理】

　　加强体育锻炼，改善全身衰弱状态，增强肌肉系统之张力(尤其是腹背肌肉)。适当用延长呼气法，从而使胃体张力、胃肠蠕动和腹内压增强，并使腹壁坚实。

　　注意调理饮食，勿暴饮暴食。进食后切勿剧烈活动(宜平卧30～50分钟)，以有助于脾胃升降。脾胃气虚、阳虚者，勿服用生冷肥甘黏腻之品；胃阴不足者，勿食用香燥之物。

# 呕　吐

　　呕吐，又名吐逆，是指食物或涎沫等由胃中上逆而出的病证。前人以有物有声谓之呕；有物无声谓之吐；无物有声谓之干呕，只吐涎沫谓之吐涎。临床上呕、吐、干呕和吐涎常可间作，故不易截然划分，而合称为呕吐。本病乃胃失和降，气逆于上而引起。凡外感、内伤、饮食失节以及他疾有损于胃者，皆可发生呕吐。

　　呕吐的记载，首见于《内经》。《素问·至真要大论》云："诸呕吐酸，……皆属于热。""太阴之复，湿变乃举，……饮食不化，……呕而密默，唾吐清液。"《素问·举痛论》："寒气客于肠胃，厥逆上出，故痛而呕吐。"《素问·脉解篇》谓："所谓食则呕者，物满而上逆，故呕也。"《灵枢·四时气》谓："邪在胆，逆在胃，胆汁泻则口苦，胃气逆则呕苦。"认为呕吐可由寒气、火热、湿浊、饮食以及胆气犯胃等引起。张仲景对呕吐脉证治疗阐发甚详，提出了一些有效的方剂，并且认识到呕吐有时是人体排出胃中有害物质的保护性反应，此时治疗，不宜止呕。如《金匮要略·呕吐哕下利病脉证并治》云："干呕吐逆，吐涎沫，半夏干姜散主之。""干呕，吐涎沫，头痛者，吴茱萸汤主之。""夫呕家有痈脓，脓尽自愈。"《金匮要略·黄疸病脉证并治》云："酒疸，心中热，欲吐者，吐之愈。"孙思邈在《千金要方·呕吐哕第五》中对呕吐有很多精辟的论述，如云："凡呕者多食生姜，此是呕家圣药。"这一用药经验一向为后世医家推崇。张景岳将呕吐分为虚实两候，立论自成体系，对后世影响颇深。

　　呕吐既可单独发生，亦是临床常见的一个症状，可伴见于多种急慢性疾病之中。本文主要论述以呕吐为主的病证。西医学中的神经性呕吐、急慢性胃炎、贲门痉挛、幽门痉挛、肝炎、胆囊炎、胰腺炎及某些急慢性传染病或梗阻等病，如以呕吐为主者，皆可参照本篇辨证论治。

## 【病因病机】

　　呕吐其病在胃，而引起呕吐的原因则有感受外邪，饮食不节，情志失调及脾胃虚弱之不同。《圣济总录·呕吐》云："呕吐者胃气上而不下也。"《景岳全书·呕吐》曰："呕吐或因暴伤寒凉，或暴伤饮食，或因胃火上冲，或因肝气横逆，或因痰饮水气聚于胸中，或以表邪传里，聚于少阳、阳明之间,皆有呕吐,此皆呕之实邪也。所谓虚者,或其本无内伤,又无外感而常为呕吐者,此既无邪,必皆虚也。"扼要指出了本病的发病特点。

**邪犯胃腑,胃失和降** 外感风、寒、暑、湿之邪,以及秽浊之气,侵犯胃腑,以致胃失和降,水谷之气上逆,发生呕吐。如《古今医统·呕吐哕门》所指出:"卒然而呕吐,定是邪客胃腑,在长夏暑邪所干,在秋冬风寒所犯。"

**饮食伤胃,胃气上逆** 饮食无节,过食生冷油腻、不洁等食物,皆可伤胃滞脾,而致食停不化,胃气不能下行,上逆而呕吐。

**七情内伤,肝气犯胃** 情志失调,恼怒伤肝,而肝失条达,横逆犯胃,胃气上逆,或忧思伤脾,脾失健运,食停难化,胃失和降,均可发生呕吐。

**劳倦久病,脾胃虚弱** 劳倦太过,耗伤中气,或久病中阳不振,脾虚不能运化水谷,水谷精微不能化生气血,以致寒浊中阻而引起呕吐。或聚而成饮,积于胃中,当饮邪上逆之时每能发生呕吐。或因病耗伤胃阴,胃失润降引起呕吐。正如《证治汇补·呕吐》中说:"阴虚成呕,不独胃家为病,所谓无阴则呕也。"

他如胃有痈脓,或服食有毒食物及药品,或蛔虫扰胃,都可引起呕吐。

总之,外感六淫,内伤七情,以及饮食不节,劳倦过度,引起胃气上逆,都可发生呕吐。由于病因不同,体质各异,故在临床上有虚实之分。实者因邪气所干,虚者因胃虚不降,其中有阴虚、阳虚之别。

# 【辨证论治】

### 1. 辨证纲要

根据呕吐发生的急缓、病程的长短、呕吐的特点等,辨虚、实、寒、热及病情顺逆。

(1)辨虚实、寒热:凡发病较急,病程较短,呕吐物量多,吐酸臭者多属实证、热证。发病较缓,病程较长,或反复发作,呕吐物量少,酸腐味不甚者,多属虚证,或虚实夹杂证。

(2)辨病因:呕吐物酸腐难闻者,多属食积内停。呕吐物味苦色黄者,多属胆热犯胃。呕吐酸腐或色绿伴吞酸,多属肝热犯胃。呕吐涎沫者多由痰饮中阻。呕吐清水者,多因胃虚或虫积。泛吐少量黏沫或干呕无物者,多为胃阴不足。

(3)辨顺逆:暴病邪实之呕吐,正气未虚者为顺,若能正确治疗,大多预后良好。如呕吐反复发作,日久不愈,耗伤气阴,致脾胃虚弱者,必缠绵难愈。若内外俱虚,卧不得安,身冷,脉细微,呕而不能食者为逆。

### 2. 辨析类证

呕吐应与反胃、噎膈病相鉴别。

(1)反胃:呕吐与反胃,同属胃部的病变,其病机都是胃失和降,气逆于上,而且都有呕吐的表现。但反胃多属脾胃虚寒,胃中无火,难于腐熟食入之谷物,以朝食暮吐,暮食朝吐,终至完谷吐尽始感舒畅为特征。

(2)噎膈:呕吐与噎膈,皆具有呕吐的症状。噎膈进食梗阻不畅,或食不得入,或食入即吐,其吐出现于进食之时。而呕吐多无定时,无吞咽困难,大多病情较轻,病程较短,预后较好。

### 3. 治疗原则

和胃降逆为治疗呕吐的总原则。实证分别以解表、消食、化痰、解郁等法以祛邪止呕;虚证当选健运脾胃、益气养阴等法以扶正止呕。

### 外邪犯胃

**临床表现**　突然呕吐,可伴发热,恶寒,头身痛,胸脘满闷,舌苔白腻,脉濡缓。

**辨证提要**　①辨证要点:起病突然,多伴有恶寒发热,头身痛。②辨病因:《古今医统》云:"卒然而呕吐者,多是邪客胃腑,在长夏多为暑邪所干,于秋冬乃风寒所犯。"若夏令而见呕吐,呕吐甚剧,舌苔浊腻,多为秽浊犯胃。

**理法概要**　外邪犯胃,侵犯胃腑,阻遏胃气,和降失司,气逆于上而呕吐。治疗当疏解外邪,化浊和胃为法。

**方药运用**　藿香正气散。

藿香 12g　白芷 6g　陈皮 9g　紫苏 12g　桔梗 6g　白术 6g　厚朴 9g　半夏 6g　茯苓 9g　大腹皮 9g　甘草 3g　生姜 6g　大枣 3 枚

藿香、紫苏、白芷芳香化浊,散寒疏表;大腹皮、厚朴理气除满;半夏、陈皮和胃降逆止呕;白术、茯苓、甘草化湿健脾;桔梗开宣肺气,以加强藿香解表之功;生姜、大枣调和营卫,和胃止呕。挟食滞者脘痞嗳腐,去白术、甘草、大枣,加鸡内金、神曲以消食导滞。风寒偏重,寒热无汗,头痛身楚者,加荆芥、防风、羌活以解表、祛风寒。兼气机阻滞,脘闷腹胀,加木香、枳壳以行气消胀。若为火热犯胃呕吐,可用大黄黄连泻心汤加减。若秽浊犯胃者,可用玉枢丹泄秽辟浊止呕。

### 饮食停滞

**临床表现**　呕吐酸腐,脘腹胀满,嗳气厌食,得食吐甚,吐后反快,大便臭秽或秘结,苔厚腻,脉滑数或滑实。

**辨证提要**　①辨证要点:暴饮暴食或食入不洁之物后,呕吐酸腐,吐后症减,食后加重,嗳腐厌食。②辨病因:饮食停滞之呕吐,多能追溯到伤肉、伤面食、伤米食、伤生冷及伤酒之病史。因误食不洁腐败食物,症见腹中痛,欲吐不得。③辨阳明腑实:虽可症见呕吐,但以腹胀拒按,大便秘结,发热为主,舌红苔黄,脉滑数。④辨胃中积热上冲:症见食已即吐,口臭而渴,舌苔黄,脉数有力。⑤辨伤食与停食:伤食者,平素体健,有过食史;停食者,素体脾胃不健,偶遇饮食稍有不慎,即发生停积之患。

**理法概要**　饮食自倍,伤脾滞胃,停积不化,而胃气失和。故治宜消食导滞,和胃止呕。

**方药运用**　保和丸加味。

陈皮 9g　半夏 9g　茯苓 12g　连翘 9g　山楂 12g　神曲 12g　麦芽 24g　炒莱菔子 12g

方中山楂、神曲、麦芽、炒莱菔子消食和胃,宽中利膈;陈皮、半夏、茯苓理气降逆,和中止呕;连翘清热散结。若因食肉而积者,重用山楂;因米食而积者,加谷芽;因面食而积者,重用莱菔子;因豆制品而积者,加用生萝卜汁。若舌苔黄腻,呈现湿热之象者,加黄连、黄芩。若误食不洁之物而腹痛欲吐者,可因势利导,用盐汤探吐。

### 痰饮中阻

**临床表现**　呕吐清水痰涎,脘闷不食,头眩心悸,脉弦。

**辨证提要**　本证以呕吐反复发作,吐物为清水痰涎,水入即吐,头晕为辨证要点。

**理法概要**　脾胃运化失常,生痰成饮,停聚中焦,凝滞气机,胃失和降,浊阴上逆则呕吐。

故治宜温化痰饮,和胃降逆为法。

*方药运用* 小半夏汤合苓桂术甘汤。

半夏 9g　茯苓 12g　甘草 6g　桂枝 9g　白术 9g　生姜 9g

方中用小半夏汤化饮降逆止呕,消痞散结;茯苓、白术、桂枝、甘草温中健脾。如吐清水痰涎者,加苏子、白芥子以加强化饮之效。若饮郁化热,出现心烦、口苦、失眠等症者,去桂枝加黄连、竹茹以清热化饮。

### 肝气犯胃

*临床表现* 呕吐吞酸,嗳气频作,胸胁胀痛,烦闷不舒,舌边红,苔薄腻,脉弦。

*辨证提要* ①辨证要点:呕吐吞酸,嗳气频作,随情志波动而呕吐时发时止。②辨转化:日久可见化火伤阴及气滞血瘀等变证。

*理法概要* 情志失调,肝气犯胃,胃失和降而呕吐,故治当疏肝理气,和胃降逆。

*方药运用* 四七汤加减。

半夏 9g　厚朴 9g　茯苓 12g　生姜 6g　苏叶 6g　大枣 3 个

苏叶、厚朴理气宽中;半夏、生姜、茯苓、大枣和胃降逆止呕。胸胁胀闷疼痛较甚者,加黄连、龙胆草;口苦、便秘者,加大黄、枳实;胸胁刺痛者,加川芎、桃仁、红花等化瘀之品。

### 脾胃气虚

*临床表现* 恶心呕吐,常吐涎沫,脘部痞闷,食欲不振,食入难化,大便溏薄,舌质淡,苔白滑,脉缓而无力。

*辨证提要* ①食欲不振,饮食稍多即吐,面色萎黄,脘部痞闷为其辨证要点。②病程中常兼见脾虚气滞湿停或中气下陷证候,当注意辨识。

*理法概要* 脾胃虚损,则纳化失常,升降失司,清浊壅滞中焦,谷随气逆而吐作。故治当健脾益气,和胃降逆。

*方药运用* 香砂六君子汤。

党参 12g　茯苓 12g　白术 10g　炙甘草 10g　半夏 10g　陈皮 10g　木香 6g　砂仁 3g

参、术、苓、草健脾益气;半夏祛痰降逆,和胃止呕;陈皮、木香、砂仁理气降逆。呕恶频作、噫气脘痞者,加旋覆花、代赭石;若泛吐清水较多,加伏龙肝、生姜、吴茱萸;中气下陷者,合补中益气汤;兼气滞湿停者,重用半夏。

### 脾胃阳虚

*临床表现* 饮食稍凉或稍多即吐,时作时止,面色㿠白,倦怠乏力,喜暖恶寒,四肢不温,口干不欲饮,大便溏薄,舌质淡,脉濡弱。

*辨证提要* ①本证以饮食稍凉或稍多即呕吐,时发时止,四肢不温为辨证要点。②脾阳虚久,累及肾阳,可见完谷不化,四肢逆冷,腰膝酸软等症。

*理法概要* 脾胃阳虚,水谷失腐,复因阴寒内盛,凝滞气机,浊阴上逆而发病。治宜温中健脾,和胃降逆为法。

*方药运用* 理中汤加味。

党参 12g　白术 9g　干姜 6g　甘草 3g　丁香 6g　柿蒂 12g

人参、白术健脾和胃;干姜、甘草甘温和中;丁香、柿蒂温胃降逆止呕。若呕吐较甚,可加砂仁、半夏;呕吐清水较多,加吴茱萸、白蔻仁;兼见肾阳虚者,加附子、肉桂。

### 胃阴不足

**临床表现**　呕吐反复发作,时作干呕,口干咽燥,似饥不欲食,舌红、少津、无苔,脉细数。

**辨证提要**　①辨证要点:呕吐反复发作,时作干呕,口干咽燥,舌红无苔。②辨病因:胃阴不足之呕吐有热病后期伤津,或肝郁化火伤津之别,应结合病因明辨之。③若胃阴大伤,可见烦渴喜饮,肌肤枯燥,大便燥结,舌红无苔,舌有裂纹,甚或为镜面舌。④亦有阴阳两虚证:大便时干时溏,脘腹冷痛,饥不欲食,食则腹胀,倦怠无力,时作干呕,舌红苔薄,脉沉细数。

**理法概要**　胃阴不足,失于润降而呕吐。故治当滋阴养胃,降逆止呕。

**方药运用**　麦门冬汤加味。

人参 6g　麦冬 15g　甘草 6g　半夏 6g　粳米 15g　大枣 5 枚

人参、麦冬、粳米、甘草滋养胃阴;半夏降逆止呕;大枣益气和中。若呕吐频作者,可加枇杷叶、竹茹;热病后期,余热未尽者,加竹叶、生石膏;兼脾胃郁热之象者,加白芍、丹皮、栀子;便干者,加瓜蒌仁、火麻仁;气虚者,加山药、太子参;胃阴大亏者,加玉竹、石斛、沙参;阴阳两虚者,加用理中汤。

综上所述,呕吐当分虚实两类。一般暴病呕吐多属邪实,治宜祛邪为主。凡正虚呕吐,多起于病后,反复发作,时作时止,每因饮食不慎或微劳即发。如迁延日久,必会影响水谷精微的吸收,导致化源不足,加重病情,故应及时治疗,促进病体的康复。

## 【其他疗法】

### 1. 单方验方

(1) 藿香 12g,炒苏子 9g。水煎服。治疗外感挟食的呕吐。

(2) 饭锅巴如掌大 1 块,焙焦研细末,用生姜汤送下。适宜于饮食停滞之呕吐。

(3) 黄连 3g,苏叶 3g。水煎服。治疗胃热呕吐证。

(4) 藿香 12g,半夏 9g。水煎服。治疗外邪致呕者。

(5) 伏龙肝 30g 至 60g,水煎,服其澄清之水。治疗各种呕吐均效。

(6) 生姜汤涂舌,或生姜片口含。用于痰饮呕吐、胃寒呕吐。

(7) 乌梅肉 120g,蜂蜜 120g,熬膏。每日 3 服、每服 30ml,适用于胃阴不足之呕吐。

### 2. 饮食疗法

(1) 百合 45g,鸡子黄 1 枚,用水洗百合浸 1 夜,当白沫出,去其水,再用清水煎,加鸡子黄,搅匀再煎,温服。适用神经性呕吐。

(2) 红背菜 150g,鸡子 1 个,加花生油适量,用猛火炒熟,加少许盐调味食之,每日两次,连服数日。治疗消化不良呕吐。

(3) 鸡蛋 1 个加蜂蜡 3g,蒸熟热食,每日 1 次,早饭前 30 分钟进食,连吃 1 个月。治疗溃疡病引起的呕吐。

### 3. 外治法

(1) 塞鼻法:取伏龙肝为末,水调成柱状,塞入两鼻孔。适宜于闻药味即呕吐的患者。

(2) 敷足心法:①鲜地龙数条,捣烂敷两足心,用布包扎。治热呕。②用蓖麻仁 30g,捣烂敷两足心,治呕吐不止。③用鸡蛋清调绿豆粉敷两足心,治热不止。

(3) 敷石门穴法:田螺数个去壳,加食盐少许捣烂,敷脐下石门穴一小时。适用于温热病呕吐。

**4. 针灸疗法**

主穴　中脘、胃俞、足三里、内关。

寒吐加内关、合谷、风池,针加灸。

外感暑湿之气加大椎、曲池、风池、合谷、脾俞,用平补平泻手法。

伤食呕吐加下脘、天枢,用泻法。

肝胃不和加肝俞、太冲、期门、膈俞,用泻法。

胃阴虚加脾俞、三阴交、胃俞、内关、太溪,用补法。

胃热呕吐加梁丘、脾俞、曲池、合谷、内庭,用泻法。

# 【名医精华】

## 李振华医案

**案1**　董某,男,43岁。于1992年10月19日来诊。

主诉:胃痛5日,昨起恶心呕吐。

病史:胃脘疼痛已多年,时轻时重,经当地医院诊为慢性胃炎,病发时服维生素U、普鲁苯辛一类药物对症治疗。此次胃痛已5日,服西药无效,疼痛不减,晨起忽增呕吐,时时泛恶,吐出水液稀涎,口苦而黏,大便溏而不爽,嗳气酸腐,形体消瘦,面色少华。舌质紫暗,舌苔白腻,脉弦细。

中医诊断:呕吐(肝胃不和、中虚寒盛)。

治法:温中散寒,疏肝和胃。

处方:附子理中汤、六君子汤合左金丸加减。

陈皮10g,半夏10g,苏梗10g,枳实10g,制附子6g,干姜10g,吴茱萸5g,黄连6g,大白10g,茯苓15g,白术10g,丁香5g,甘草3g。5剂水煎服。

医嘱:忌生冷、油腻食品。

二诊:1992年10月15日。呕吐止,仍有腹胀,大便不畅,得矢气较舒,舌淡红,苔薄白稍腻,脉沉细。

处方:香砂温中汤加减。

白术10g,茯苓15g,陈皮10g,半夏10g,香附10g,砂仁8g,厚朴10g,枳壳10g,焦三仙各12g,乌药10g,西茴10g,木香6g,甘草3g。

三诊:1992年11月9日。上方药连服20余剂,诸证消失、食欲转佳,精神恢复,胃痛、呕吐未犯。

**案2**　王某,男,47岁。于1991年7月12日来诊。

主诉:恶心呕吐2月余。

病史:"五一"节后,突然出现恶心呕吐,嗳气泛酸,头晕不适,经钡餐透视,脑部拍片检查,未发现异常病变,遂按神经性呕吐以西药治疗,服药多日,效果不佳,特转中医治疗。现仍恶心呕吐,嗳气频繁,头晕乏力、动则气短,纳谷不香,口黏无味,厌食油腻,睡眠尚可,二便通畅。舌质红,苔黄腻,脉弦滑。

中医诊断:呕吐(湿热阻胃、湿盛于热)。

西医诊断:神经性呕吐。

治法:芳香化浊,清热降逆。

处方:温胆汤加味。

白术10g,茯苓15g,陈皮10g,半夏10g,苍术10g,厚朴10g,枳壳10g,竹茹10g,藿香10g,佩兰10g,焦三仙各12g,甘草3g。5剂水煎服。

二诊:1991年7月17日。呕吐已止,恶心好转,气短减轻,大便一日一行,小便黄,舌质稍红,舌根苔黄,脉滑。

处方:香砂温中汤加减。

白术10g,茯苓15g,陈皮10g,半夏10g,砂仁8g,藿香10g,佩兰10g,竹茹10g,黄芩10g,焦三仙各12g,甘草3g。5剂水煎服。

三诊:1991年7月23日。各种症状消失,二便正常,舌淡苔薄白,脉象缓和有力。

处方:香砂养胃丸,每服6g,每日3次。

**案3** 黄某,女,24岁。于1992年1月9日来诊。

主诉:恶心呕吐5日。

病史:近四、五天来,恶心、呕吐,不欲饮食,食入即吐,只有进食酸味食品时呕吐稍轻,头晕思睡,周身倦怠无力,表情痛苦。舌体胖大,边有齿痕,舌质淡红,苔薄白,脉滑。平时无其他不适,停经已近两个月。

中医诊断:妊娠恶阻(胃虚气逆)。

西医诊断:妊娠反应。

治法:健脾理气,降逆止呕。

处方:香砂六君子汤加味。

党参10g,白术10g,茯苓15g,陈皮10g,半夏10g,藿香10g,砂仁6g,苏梗10g,广木香6g,黄芩10g,甘草3g,生姜三片。

医嘱:忌生冷辛辣食物;注意休息。

上方服用7剂,呕吐痊愈。

**案4** 张某,男,40岁,于1979年9月3日初诊。

主诉:呕吐已10余天。

病史:近10余天来,每于饭后即呕,吐出胃内未消化食物,经某医院诊为神经性呕吐,治疗鲜效。现腹胀食少,胸闷短气,食后即吐,吐出不消化食物,疲倦乏力。舌苔腻微黄,脉弦。

中医诊断:呕吐(痰气内阻,肝胃不和)

治法:豁痰降逆,疏肝和胃。

处方:二陈汤合丁香柿蒂汤加减。

白术9g,茯苓15g,法夏9g,陈皮12g,香附9g,白蔻仁6g,竹茹12g,西茴9g,吴茱萸5g,丁香5g,柿蒂12g,代赭石15g,佛手9g,广木香6g,生姜6g,甘草3g。6剂水煎服。

二诊:9月9日。呕吐已止,但仍感疲倦乏力,脉象较前和缓,舌质淡红,苔薄白,为中气不足之像,法当益气健脾。上方加党参15g。又服5剂。精神恢复,食欲正常,诸症消失,未再复发。(《李振华医案医论集》)

### 张锡纯

治呕吐方:①镇逆汤。治呕吐,因胃气上逆,胆火上冲者,生赭石 18g,青黛 6g,清半夏 9g,生杭芍 12g,胆草 9g,吴茱萸 3g,生姜 6g,野台参 6g。②薯蓣半夏粥。治胃气上逆,逆气上冲,以致呕吐不止,闻药气则呕吐益甚,诸药皆不能下咽者。生山药 30g(轧细),清半夏 30g,上二味,先将半夏用微温之水淘洗数次,不使分毫有矾味。用做饭小锅煎取清汤约两杯半,去渣调入山药细末,再煎 2～3 沸,其粥即成,和白砂糖食之。若上焦有热者,以柿霜代砂糖,凉者用粥送服干姜细辛末 1.5g 许。

从来呕吐之证,多因胃气冲气并而上逆。半夏为降胃安冲之主药,故《金匮》治呕吐有大小半夏汤。特别是呕者,最忌矾味,而今之坊间鬻者,虽清半夏亦有矾,故必将矾味洗净,而后以治呕,不至同于抱薪救火也。其用至 30g 者,以半夏味本辛辣,因坊间治法太过,辣味全消,以经数次淘洗,其力愈减,必额外用之,始能成降逆止呕之功也。而必以山药作粥者,凡呕吐之人,饮汤则易吐,食粥则借其稠黏留滞之力,可以略存胃腑,以待药力之施行。且山药在上大能补肺生津,则多用半夏不虑其燥,在下大能补肾敛冲,则冲气得养,自安其位。且与半夏皆无药味,故用于呕吐甚剧,不能服药者尤宜也。有因"胆倒"而呕吐不止者,《续名医类案》载:许宣治一儿十岁,从戏台倒跌下,呕吐苦水绿如菜汁,许曰:此"胆倒"也,胆汁倾尽则死矣。方用温胆汤加枣仁、代赭石,正其胆腑。可名正胆,一服即止。(《医学衷中参西录》)

### 秦伯未

呕吐一般从兼证和吐出物作为诊断和治疗的依据。吐时先觉酸味,清水较多,喜热恶寒,舌苔白腻,吐后口内多涎,仍欲泛吐,属胃寒,用半夏干姜汤、吴茱萸汤。吐出酸苦夹杂,口有秽气,喜寒恶热,常在食后即吐,舌苔黄腻,属胃热,用竹茹汤。吐前胸脘胀满,嗳气吞酸,吐下多酸腐宿食,吐后即觉舒畅,为胃有积滞,用生姜橘皮汤加神曲、谷芽。素多痰浊,胸闷头眩,心悸,吐出黏痰,为胃有痰饮,用小半夏加茯苓汤。也有寒热夹杂,胸膈痞满,时呕时止,脉滑,舌苔黄腻,用半夏泻心汤,此法辛开苦降,比较实用。又有湿热痰浊极重,舌苔厚腻,呕恶频作,水入即吐,一时难以制止,可用玉枢丹 6～9mg,分开水送服。(《中医临证备要》)

### 姜春华医案

童某某,女,35 岁。候诊时呕吐不止,披发挺胸,面赤,舌厚腻,白中带黄,诉胸中难受,如火焚,有气上冲。柴胡 9g,竹沥 30g,茯苓 9g,珍珠母 30g,青皮 6g,川连 24g,苏子 9g,白芍 9g,钩藤 9g,瓜蒌皮 9g,桂枝 3g。复诊,服药 1 剂,所患全失,昨今判若两人,舌尚腻白,胸间气闷。柴胡 9g,白芍 9g,苏子 9g,桂枝 6g,广郁金 9g,陈皮 6g,茯苓 9g,瓜蒌皮 9g,香附 6g。3 剂后不再作,停诊。此案见气冲上逆,呕吐不止,面赤苔厚,胸中如焚,乃胃热之征,治以疏气降逆,清胃止呕,1 剂而其患若失,后以前法结合理气疏肝以巩固疗效。(《现代名中医类案选》)

### 朱进忠

呕吐(神经性呕吐、胆囊息肉、肾囊肿、肋软骨炎)属脾胃虚寒、水饮上冲,治以温中健脾、化饮利水,可获良效。

**医案** 葛某,女,41 岁。2005 年 3 月 5 日。

恶心呕吐 7～8 年。

初诊:7～8年来昼夜频繁恶心呕吐,吐物为饮食物,但食欲尚可,头晕头胀,甚或头晕如坐舟船,全身及周围景物旋转颠倒,左少腹时有疼痛,左肩背痛,左胸第二肋软骨间疼痛,腰困,畏寒,大便正常,小便频而少,每日早晨起床时全身大汗出,但口不干。经多个医院住院检查诊断为胆囊息肉、左肾囊肿、肋软骨炎、神经性呕吐。察其:舌苔白;脉弦紧。诊其为:脾胃虚寒,水饮上冲呕吐。治法:温中健脾,化饮利水。方拟苓理汤加减。处方:

附子10g,肉桂10g,干姜10g,人参10g,白术10g,甘草10g,泽泻10g,猪苓10g,茯苓10g。5剂,水煎服,将诸药置凉水中浸泡30分钟,水煎2次,每次50分钟,混合,置冰箱中候冷,频频少量服用。日1剂。

复诊:服药后,头晕呕吐大减,由昼夜频繁呕吐转为白天不吐,夜间不吐,仅早晨恶心,眼涩,左少腹疼痛。舍苔薄白,脉弦紧。效不更方,继服7剂。

三诊:服药后,头晕嗜睡乏力,且时有呕吐。察其:舌苔白;脉弦紧。余5剂改为每剂服2天。服完余药后,呕吐尽解,饮食如常。

**按**　此病7～8年频用止吐药不但不止反而更甚,细审其法,本病证脉象弦紧,饮食俱吐,而小便不利,为脾阳大伤,水饮停聚格拒饮食,故治以附桂理中以温脾阳,五苓散以利水化饮,在于一扶脾肾之阳,一利水饮,复以热药冷服者,在于反佐也。正如《医宗金鉴》所说:里微热,水邪坚,故水入格拒而上吐,用五苓散者,宣气化,布津液,利水道,水不停蓄,津液得布,则水入则吐可解。本证之始效因其阳虚寒盛也,至服药数剂热郁而水仍坚反成火邪与水邪结,后改用小剂缓治,正复邪退,故愈也。

### 张伯臾医案

董某,女,65岁。

初诊:1983年3月14日。

主诉及病史:患者于1982年10月起见脘腹部胀痛,呕吐苦水,脘中烦懊不舒,不思纳食,食后即吐,1983年1月起呕吐发作转频,迄今未止,其间曾迭进多种中西药物及施行针灸治疗未效。经X光摄片,拟诊为胃窦炎(无恶性病变)。

诊查:脉沉细带弦,舌质淡红,苔薄,大便2日1次,量少颇艰。

辨证:此属胃虚作吐。

治法:拟大半夏汤加味。

处方:太子参12g,姜半夏12g,生姜4.5g,蜂蜜20g(冲入),炒吴萸1.2g,炒川连1.6g。3剂。

二诊:3月17日。药后呕吐旋止,中脘烦懊亦舒,已能纳食,大便2日1次,仍欠畅。脉细,舌淡红苔薄。再拟养胃润肠以善后。

处方:太子参12g,制半夏9g,炒川连1.6g,炒吴萸1g,蜂蜜30g,生谷芽12g,火麻仁10g(研)。4剂

**按**　呕吐一证,有虚有实,必须根据具体情况辨证施治。本例患者呕吐已50余天,正气耗伤可知,参诸脉沉细舌淡红,故其主因当责为胃中虚,胃失润养和降所致。另病人又有脘中烦懊,呕吐苦水,脉沉细中带弦,测知证中尚有肝之郁火犯胃一面,即景岳所谓"独处藏奸"是也。大半夏汤有二:一见于《金匮要略》,一见于《千金要方》,所不同的是后者较之前者多生姜、白术。张老之大半夏汤取自《千金要方》,主治因虚引起的"胃反不受食,食已即吐",因证中有便秘,故去白术,另加左金丸泄肝和胃,标本兼顾。再诊据证加谷芽开胃,麻仁润肠。

组方精专不杂,方药与病机相吻如此,故使50余日之呕吐得以痊愈。

### 徐有玲医案

李某,男,34岁。

主诉及病史:因全身浮肿,呕吐纳减,神倦腰痛,小便短少而住我院。

检查、辨证、治法:入院后,经用健脾化湿、温补肾阳、行气利水之剂,浮肿消退,诸症悉减。惟呕吐不止,自觉气上逆而呕吐饮食痰涎,每次约一茶盅,次数频繁。脉沉弦,舌淡,苔白。化验:非蛋白氮80mg/dl,肌酐6.5mg/dl,血压:160~180/90~100mmHg。经连续应用温中散寒、平肝和胃、降逆止呕之剂,以及纠正电解质平衡失调,纠正酸中毒等中西药物综合治疗,见效不显,延续月余。窃思所用诸药何以罔效,心甚歉疚。一日阅《医学衷中参西录》有云:"冲脉为肾之辅弼,气化相通,肾虚之人,冲气多不能收敛,致上冲胃府,失其下行之常而上逆。"乃宗张锡纯氏经验,重用生赭石重坠之品,以镇冲降逆。

处方:生赭石50g,生怀山药30g,炒白术12g,干姜12g,生鸡内金10g,炙甘草6g。

上方甫进1剂,呕吐大减,继服数剂后,呕吐全止。嗣后根据中医辨证施治,继续治疗,病情好转出院。

**按** 呕吐一证,一般皆责之肝脾失调,或胃火上冲,或痰饮水气。张锡纯氏提示冲气致呕重用生赭石,使呕吐顽症得以豁然而愈。后经重复验证,亦多获效,确具有临床指导意义。

### 赵健雄医案

白某,女,36岁,教师。

初诊:1984年12月27日。

主诉及病史:1月前感冒,服克感敏等药,引起胃脘痛,呕吐,食纳渐减。从12月4日起病情加重,食已即吐,吐出清水,饮水亦吐,不能进食,脘痛频发,牵引胁背,喜热喜按,伴头痛目眩,畏寒战栗,手足厥冷,大便溏薄,色呈黑绿,1周来食饮未进,曾服多种中、西药不效。12月14日胃肠钡餐透视提示:"胃炎、胃黏膜脱垂"。西医建议手术治疗,患者畏不接受。

诊查:面布愁容,精神萎靡,左上腹轻度压痛,舌暗红,有瘀斑,苔白腻,脉沉弦弱。

辨证:肝寒夹饮犯胃,胃虚寒凝。

治法:温肝和胃,化饮止呕。

处方:吴茱萸汤合小半夏加茯苓汤加减:

吴茱萸9g,生姜6g,姜半夏9g,茯苓30g,陈皮9g。水煎,小冷,频服。

二诊:12月31日。服1剂,呕吐即止,可少进食。3剂后胃脘痛大减,头痛目眩顿失,手足回暖,泄泻亦止。昨不慎食韭菜饺子过量,加之夜间受凉,又致恶心,胃脘隐痛,舌暗红,苔白厚腻,脉弦细。仍遵前旨,上方加藿香、白蔻仁、白术、鸡内金、炒麦芽各9g继服。

三诊:1985年1月3日。3剂后,恶心呕吐止,脘痛亦解,仅觉心下痞满,食纳不佳,苔转薄白,脉弦细,以枳术汤合保和丸加减,3剂而愈。

**按** 本案为肝寒夹饮犯胃,胃气上逆而呕,肝气巡经上冲巅顶,故头痛目眩。胃虚寒饮内停,中阳不宣而寒战下利;阳气不达四末,故手足厥冷。肝寒血凝而舌暗有瘀斑,寒饮内停而苔白腻、脉弦弱。治以吴茱萸温肝降逆为君,佐以小半夏加茯苓汤化饮止呕,加陈皮理气和胃,取小冷频服,避免热药与寒证格拒而不纳,方药对证,应手而愈。

### 夏奕钧医案

陈某,女,54岁。

初诊:1986年8月18日。

主诉及病史:呕吐半月。平素常头晕、耳鸣,脘痛时作。今因呕吐入院,半月来经输液、镇吐及服和胃降逆之中药等,未见好转,汤水难进。钡餐透视:胃炎伴幽门梗阻。

诊查:头晕、颧红、口干,脘中嘈杂,心中悸荡,腹中动气筑筑,舌红少苔;脉弦,轻按搏指,重按少力。

辨证:阴液亏虚,肝阳冲胃。

治法:滋柔养阴,镇潜安胃。

处方:玄精石15g(先煎),乌梅肉6g,龙骨12g(先煎),煅磁石15g(先煎),干石斛15g,生牡蛎20g(先煎),石决明20g(先煎),丹皮6g,炙橘皮6g,咸秋石1g,竹茹5g。两剂,嘱药汁分次少量频服。

二诊:8月20日。呕止,能纳少量稀粥,心腹动悸均宁,头晕较平,颧红亦淡,舌红已淡而未布苔,脉弦较柔。再以滋肾填中之法。

处方:生地黄15g,玄参15g,干石斛15g,炙橘皮6g,丹皮6g,山药10g,生牡蛎20g(先煎),石决明20g(先煎),竹茹5g,煨红枣10g。3剂。

**按**　本例由阴气先虚、肝气冲逆于胃、胃失和降所致。正如《临证指南医案·胃脘痛》邵新甫注云:"营气两虚者,不离乎膻辣动悸","肝阳克者,定然烦渴而呕逆"。呕则胃津复伤,而冲逆愈甚,渐至汤水不能下咽。由此可知,本例呕吐虽属胃病,但根源在肾,动变于肝。因而治法取咸寒酸甘以安胃养胃,金石介类以镇冲潜阳,稍佐和胃降逆之品。药服两剂,呕吐即止,后增入宜肾养阴之品而康复。若早进滋补,则与呕家不宜。

## 【预防护理】

(1)起居有常,生活有节,避免风寒暑湿秽浊之邪的入侵。

(2)不食生冷不洁之物,不过食肥甘厚味之品,不饥饱无度,以免伤脾损胃。

(3)保持心情舒畅,避免肝气犯胃,使脾胃功能正常,"四季脾旺不受邪"以防呕吐愈后复发。

(4)呕吐时,要适当休息,注意寒暖适宜。

(5)食物要易于消化、清淡,禁腥臭油腻辛热之味,少量多餐。

(6)服止呕中药,宜小量渐进,如果少量服食仍呕吐时,可于药液中放入少许姜汁。若呕吐剧烈,粥汤入胃即吐出之危重病者,系胃气衰败,可用《景岳全书·呕吐》篇人参粥之食法,此取人参粥以救胃气。

# 反　　胃

反胃,亦称"胃反",本病是以脘腹痞胀,宿食不化,朝食暮吐,暮食朝吐为主要临床表现的一种病证。

胃反之名,首见于汉·张仲景《金匮要略·呕吐哕下利病脉证治》篇,曰:"趺阳脉浮而涩,浮则为虚,涩则伤脾;脾伤则不磨,朝食暮吐,暮食朝吐,宿食不化,名曰胃反。"明确指出脾胃损伤,不能腐磨水谷为本病的病机。在治疗上,提出应用大半夏汤和茯苓泽泻汤,至今仍为临床所常用。隋·巢元方对仲景之说又有发挥,他在《诸病源候论·胃反候》中指出:

"荣卫俱虚,其血气不足,停水积饮,在胃脘则脏冷,脏冷则脾不磨,脾不磨则宿谷不化。其气逆而成胃反也。"强调了荣卫俱虚,血气不足在致病中的作用。唐·王冰在《素问》注文中说:"食入反出,是无火也。"这是对反胃病因病机的高度概括。明·张介宾在《景岳全书·反胃》一书中对本病的病因、病机、治法、方药等均有较系统的阐述,尤其补命门火之说是他对本病治疗上的一大创见。明·李中梓根据临床实践体会,对反胃的病机提出了不同的见解。他在《医宗必读·反胃噎膈》中说:"反胃大都属寒,然不可拘也。脉大有力,当作热治;脉小无力,当作寒医。色之黄白而枯者为虚寒,色之红赤而泽者为实热,以脉合证,以色合脉,庶乎无误。"这就丰富了反胃的辨证内容。清·沈金鳌在继承前人论述的基础上,作了较为系统的总结。他在《杂病源流犀烛·噎塞反胃关格源流》中说:"反胃原于真火衰微,胃寒脾弱,不能纳谷,故早食晚吐,晚食早吐,日日如此,以饮食入胃,既抵胃之下脘,复返而出也。若脉数,为邪热不杀谷,乃火性上炎,多升少降也。……亦有瘀血阻滞者,亦有虫聚而反出者,亦有火衰不能生土,其脉沉迟者。"可见,真火衰微,胃寒脾弱,或邪热不杀谷,或瘀血、虫聚阻滞等皆可导致本病的发生。

西医学的胃、十二指肠溃疡病,急、慢性胃炎,胃、十二指肠憩室,胃黏膜脱垂症,十二指肠郁积症,胃部肿瘤,胃神经官能症等,临床表现有脘腹痞胀、宿食不化,朝食暮吐,暮食朝吐等症状者,均可参照本篇内容辨证施治。

## 【病因病机】

饮食不节,或情志失调,或劳倦过度均可伤及脾胃,致使胃不腐磨,脾不运化,宿食停滞,随胃气上逆而反出。而脾的健运又赖肾阳的温煦,故肾阳亏虚,命门火衰不能温养脾土又可影响脾的运化,也可导致本病的发生或加重。

**恣食生冷,伤及脾阳**　素体阳虚,加之饥饱无常,或过食生冷,伤及脾胃,使脾胃阳虚,不能腐熟、运化水谷,宿食停滞而复出。如《景岳全书·反胃》中记载:"或以酷饮无度,伤以酒食;或以纵食生冷,败其真阳。"再者,房室不节而伤肾,肾虚则命门火衰,犹如釜底无薪,不能腐熟水谷,若此,可使病情进一步加重。正如《石室秘录·内伤门》中记载:"……然而肾中无火,则釜底无薪,又何以蒸磨水谷乎? 此肾寒脾亦寒,脾寒不能化,必上涌于胃,而胃不肯受,则涌而上去矣。"

**脾失健运,水湿停聚**　脾胃素弱,或饮食劳倦所伤,脾虚运化无力,水谷不能化生精微,水湿停聚,变为痰饮,饮滞中焦,阻碍气机,升降反作,亦可发为本病。

**情志失调,痰气交阻**　郁怒伤肝,思虑伤脾;肝主疏泄,脾主运化。肝伤而不疏泄则肝郁气滞,脾虚不运则湿聚成痰,终致痰气互结,交阻胃中,胃气上逆而成胃反。正如李用粹在《证治汇补·反胃》中云:"病由悲愤气结,思虑伤脾,……皆能酿成痰火,妨碍饷道而食反出。"

**烟酒无度,胃中积热**　平素喜饮烈酒,或过食肥甘油腻之品,而致胃中积热,热蕴成毒,损伤胃气,使胃失和降而成本证。

**热蕴中焦,耗灼胃阴**　素体阴虚,复恣食辛辣无度,或热病日久迁延不愈,热毒稽留,耗伤胃阴,或气郁化火而伤及胃阴,致使胃阴不足,胃失濡养,气失和降,宿食随胃气上逆而反出。

此外,遭受外伤,或手术创伤等可致气滞血瘀;或上述各证病久不愈,日久延及血分,而成瘀血积结,阻碍气机升降,宿食积于胃腑而发反胃。

# 【辨证论治】

## 1. 辨证纲要

应以辨别虚实寒热为要。

(1)辨虚实:虚证反胃吐出清稀水液,大便溏薄,四肢欠温,身倦乏力,面色萎黄,舌淡,脉沉细无力,多呈脾胃阳虚象;实证反胃伴见脘胁胀满,情志不遂及食后加重,上腹或有积块,或吐出痰涎,舌苔薄白或白腻,脉弦滑,多呈痰气交阻之象;如吐褐色浊液,或吐血便血,甚者腹中积块刺痛拒按,痛处固定不移,舌质暗红,边有瘀斑、瘀点,脉弦涩,多呈瘀血内结之象。临床以虚证反胃居多,实证者亦多为虚中挟实。

(2)辨寒热:寒证反胃吐出宿食或清稀水液,吐后症减,脘腹痞满,神疲乏力,面色萎黄,舌淡苔白,脉沉细。甚时面色㿠白,四肢不温,脉沉细无力;热证反胃吐出混浊酸臭,心烦口渴,口臭面红,小便黄少,大便秘结,舌红苔黄或黄腻,脉滑数。

## 2. 辨析类证

反胃应与呕吐,噎膈和翻胃相鉴别。

(1)呕吐:呕吐多见食已即吐或不食亦吐,呕吐物多为食物,痰涎酸水等,一般量不多。而反胃则是食入胃中良久而吐出,呕吐物多为宿食而量多,吐后始感舒畅,胃脘胀满减轻。

(2)噎膈:噎膈是指吞咽时梗噎不顺,甚则不能进食,食入即吐,饮食在胸膈部位阻塞不下,病位在食管、贲门。而反胃一般无吞咽梗塞感,食入胃中不化,良久而反出。

(3)翻胃:古人亦有将翻胃称反胃者,二者应予鉴别。《杂病源流犀烛·噎塞反胃关格源流》明确指出:"此外又有翻胃,或痰或热,痰阻膈间,故食入即翻而出,非如反胃之早食必晚吐,晚食必早吐也。"从症状上作了较为详细的区分。

## 3. 治疗原则

脾胃阳虚者宜温中健脾,和胃降逆;水饮内停者应温化和降;痰气交阻者宜理气化痰,佐以降逆;胃中积热者宜清胃降逆;胃阴不足者,应濡养胃阴,佐以润降;瘀血内结者,宜活血化瘀。根据证候不同,治法亦异,但和胃降逆为诸证所佐之法。

**脾胃阳虚**

*临床表现*　食后脘腹胀满,良久吐出宿食,神疲乏力,四肢欠温,面色萎黄,大便溏少,舌质淡,舌体胖大边有齿痕、苔白润,脉缓迟。

*辨证提要*　①辨证要点:脾胃阳虚之反胃以腹满而吐,食欲不振,朝食暮吐,宿食不化,胃脉浮涩或缓迟无力为特点。②辨病势:脾胃阳虚,失于调治,穷必及肾,而致脾肾阳虚证候,但以脾阳虚为主,兼见腹中冷痛,腰膝酸冷等症状。

*理法概要*　本证以脾阳虚弱,胃不磨谷,脾失健运为关键。故宜温中健脾,佐以和胃降逆。

*方药运用*　理中汤加味。

人参 6g　白术 9g　干姜 6g　丁香 5g　白蔻仁 10g　炙甘草 3g

人参益气健脾,干姜温中散寒,辅以白术燥湿健脾,甘草补脾和中,白蔻仁芳香和胃,丁香理气降逆。诸药相伍,以奏温中降逆之效。吐甚者,加法半夏、砂仁以降气和胃;水饮内停吐涎沫者,加茯苓、泽泻;肾阳不足者,加附子、肉桂、破故纸以获助火生土之效;脾胃虚寒、虫积反胃者,加乌梅、花椒以温脏安蛔。

### 水饮内停

**临床表现** 反胃吐出宿食痰涎,脘闷不食,心悸、头晕目眩,或吐后口渴,饮水不多,小便不利,舌苔白腻,脉弦滑。

**辨证提要** ①辨证要点:水饮内停之反胃吐出宿食及痰涎稀液,吐后口渴,饮水不多,时伴心悸、头晕,脉弦滑。②辨病机转化:本证常由恣食生冷,夏日暴饮,困阻中阳而致水饮内停,或脾胃阳虚,水湿不化而致饮停中焦。水饮内停,日久不得温化,伤伐中阳,而出现虚(阳虚)实(水饮)兼挟之局面,临床上应细审其因果关系,辨其孰轻孰重。

**理法概要** 饮为阴邪,应以"温药和之",故对水饮内停之反胃宜温化水饮为主。水饮之形成与脾阳不足密切相关,故治疗水饮内停时不可忽视温健脾胃之环节。

**方药运用** 茯苓泽泻汤加减。

茯苓 9g 泽泻 12g 桂枝 6g 白术 9g 甘草 6g 生姜 12g

白术燥湿健脾;茯苓、泽泻淡渗利湿,使饮邪从小便而出;桂枝通阳化气;生姜温胃化饮止呕;甘草调和诸药。脾胃气虚者,加党参;膈间有水气、心下痞、眩晕者,加半夏、陈皮以化痰散饮,和胃降逆。

### 痰气交阻

**临床表现** 胃反吐出宿食痰涎,胸膈痞闷,脘胁胀满,忧思恼怒及食后加重,呃逆,嗳气,大便不畅,舌苔白腻,脉沉弦。

**辨证提要** 痰气交阻之反胃多由忧思郁怒所致,故气郁诸病,脉象多沉弦,并且有情绪舒畅则减轻,忧怒则加重之特点。

**理法概要** 痰气互阻中焦,宿食不化,胃气上逆为本证之发病关键,故治宜理气化痰,佐以和胃降逆。

**方药运用** 导痰汤合五膈宽中汤。

陈皮 9g 半夏 9g 丁香 6g 砂仁 9g 青皮 12g 茯苓 12g 厚朴 15g 枳实 6g 胆南星 6g 白蔻仁 6g 炙甘草 5g

半夏、陈皮、胆南星燥湿化痰;香附疏肝理气;枳实、青皮理气和胃降逆;砂仁、白蔻仁、木香健脾行气;茯苓、甘草渗湿健脾和中。痰郁化热者,加黄芩、黄连;痰湿兼寒者,加干姜、细辛;若体壮正不虚者,可酌情先用礞石滚痰丸以攻逐之,而后用上方加减治之。

### 胃中积热

**临床表现** 胃反吐出宿食混浊酸臭,心烦口渴,口臭,面红,便秘,舌红、苔黄或黄腻,脉滑数。

**辨证提要** ①辨证要点:《素问·至真要大论》中记载"诸转反戾,水液浑浊,皆属热。"今吐出物混浊黏液酸臭,故为热证。舌红、苔黄为热象。②辨酒积湿热证:本证由于酒食不节损伤脾胃,湿热交阻中焦而成,以头身困重,心中懊恼而热,频频欲吐为特点,应与胃中积热证之反胃区别。

**理法概要** 本证主要由于胃中积热,损伤胃气所致。故治宜清胃泄热,佐以和胃降逆。

**方药运用** 竹茹汤加减。

半夏 6g　陈皮 6g　竹茹 15g　杷叶 12g　山栀子 12g

竹茹、栀子清胃降逆而除烦；半夏、陈皮、杷叶和胃降浊；方中减去甘草、生姜、大枣之温补，以免其滞胃助热。便秘甚者，加大黄、枳实以通腑泄热。伤于酒食者，加葛花、桑椹、砂仁。若湿热互阻中焦而致心下痞、反胃吐宿食者，加黄连、黄芩、干姜以辛开苦降。

### 胃阴不足

**临床表现**　食入后良久反出，吐物宿食兼及少量浊液，口干唇燥，形体消瘦，大便干结，舌红少苔或舌苔花剥，脉细无力。

**辨证提要**　①辨证要点：胃阴不足之反胃吐物宿食兼及少量浊液、口干唇燥，形瘦便结，舌红少苔。②辨病因：素体阴虚，复因酒色过度，或恣食辛香之品，或热病日久未愈，或气郁化火伤及胃阴，皆可致胃阴不足证。③辨病势：脾为胃行其津液，脾胃同居中焦，胃阴不足，日久必夺脾气，而致气阴两虚之证候。

**理法概要**　胃中阴液不足，致使胃不能腐熟水谷，食宿胃中良久而吐出，故宜濡养胃阴，和胃降逆。

**方药运用**　麦门冬汤。

麦冬 15g　半夏 5g　人参 5g　甘草 3g　粳米 15g　大枣 5 枚

方中重用麦冬以生津润燥；人参健脾益气，促使脾为胃行其津液；半夏降逆和胃；甘草、大枣、粳米调补脾胃之气。本方润燥相济，以润降为主，以使胃阴得复，胃降自如，自无反胃之恙。口渴甚者，加石斛、花粉；大便秘结者，加首乌、麻仁；手足心热者，加知母、黄柏。

### 瘀血内结

**临床表现**　脘腹胀满，食后尤甚，上腹或有积块，脘腹刺痛拒按，朝食暮吐，暮食朝吐，吐出宿食或褐色黏液，或吐血便血，舌质紫暗或有瘀点，脉弦涩。

**辨证提要**　①辨证要点：食入格阻不化而反出，胸脘刺痛拒按，痛有定处为其特点。②辨变证：瘀血内结证多见诸反胃后期，若吐血频频，往往导致气随血脱之危候。

**理法概要**　瘀血既是致病因素，又是反胃整个病理变化过程中之产物，无论气虚、阳虚、阴虚和痰气交阻皆可致瘀，故在治疗上虽然以活血祛瘀为主，但是临床上应细审病机，以求其所属以治之。

**方药运用**　膈下逐瘀汤。

当归 10g　川芎 6g　桃仁 15g　红花 9g　赤芍 9g　元胡 9g　五灵脂 10g　乌药 5g
枳壳 5g　香附 10g　甘草 5g

川芎、赤芍、红花、灵脂、元胡活血祛瘀；当归、桃仁活血润燥、通降胃气；气为血帅，气行则血行，故配伍香附、枳壳、乌药以行气活血。方中可酌加半夏、代赭石以降胃气。吐血、便血者，加三七粉（冲服）、降香活血止血；腹有积块者，加三棱、莪术破血散结。

## 【其他疗法】

### 1. 单方验方

(1) 壁虎 1～2 只（去腹内杂物，捣烂），鸡蛋 1 个。把鸡蛋一端打开，装入壁虎，用黄泥封固，蒸熟，日 1 只，连服数日。适用于瘀血内结之反胃。

(2) 梨 1 个，公丁香 50 粒。将梨洗净，去皮核，丁香入梨中，上屉蒸熟食用。用于阴伤气逆之反胃。

**2. 针灸疗法**

主穴中脘、足三里、内关、胃俞、脾俞。

脾胃阳虚加灸神阙,关元、章门、内关。

命门火衰加肾俞、命门和腰阳关,灸之。

痰气交阻加丰隆、天突、气海、膈俞。

酒积湿热宜加内庭、三阴交、阴陵泉、金津玉液以刺之。

瘀血内结加膈俞、梁门、天枢。

气阴两虚加气海、三阴交。

虫积加期门、阳陵泉、太冲、不容和上脘。

# 【名医精华】

叶天士

纳食主胃,运化在脾,皆因阳健失司,法当暖中,用火生土意;再以脉沉细参论,都系阴象,有年反胃格胀,清阳渐弱浊阴僭窃为多,证脉俱虚,温补宜佐宜通守中非法。[《宋元明清名医类案(三)·叶天士医案》]

余瀛鳌

反胃多由气郁、积滞、血瘀、生冷酒食或胃阴耗伤,脾肾阳虚,以致胃失通降,故而"食入即吐"。古人虽有"食入反吐,是无火也"之说,但临床所见仍有虚实寒热之别。(《现代名中医类案选》)

冷方南

反胃者,食入反出之谓,又称之为"膈"。反出之物呈完谷不化者,多由胃阳之衰;反出之物呈糜状,气味酸腐者,则属实热之候。经云:"三阳结为之膈",以手太阳小肠主液,足太阳膀胱主津,二腑热结则津液枯燥,故前后秘涩,便结尿黄;下关既局,势必上涌,故食入复出,是火上行而不降矣。正如《类证治裁》所说:"反胃由食入不化,腐浊上攻,彻底翻澜,二肠失司传送,病在幽门以下。古法多谓胃中无阳,精微不能蒸化。然经云诸呕吐逆,皆属于热,且胃津先夺,热燥难投,必细参脉症,或苦降辛通,宣行壅滞"此论颇合本病证情。(《近代著名中医误诊挽治百案析》)

赵守真

农人朱佑山,以操作过劳,饮食不节,妨害脾胃,消化不良,由是胸胃胀满,呕吐时作,久则朝食暮吐而后快,形成胃反证候。当住农村医院,诊为胃气虚寒,用黄连理中汤、旋覆代赭石汤、吴茱萸汤、大半夏汤等皆不效,因转我院医治。患者面色惨淡,骨瘦如柴,舌紫红、中心无苔、有红条,两侧微黄,心烦,口微渴,喜冷饮,朝食暮吐,呕吐物呈稀糜状,味气腥酸,便结尿黄,脉则细数,重按有力。审为实证。前医拘于"朝食暮吐"之病名及王太仆"食入反出,是无火也"之言,认为脾胃虚寒,不能腐熟水谷,变化精微,选用温阳益胃诸法而不知变。细察病者舌中红边黄,口渴喜冷,属心胃郁热;其吐物稀糜酸腥,乃非胃冷食物不化之比,实由胃热气逆,不为纳化,故历久而复吐出;证之尿黄便结脉数有力诸象,更知为实热而非虚寒矣。

据证论治,方以凉心清胃为宜:

芦根 30g,茅根 30g,橘皮 6g,竹茹 6g,半夏 6g,木通 9g,藿梗 9g,贝母 9g,滑石 9g,连翘 9g,花粉 12g,麦冬 12g。

2 剂后,脉转和缓,两日未吐食,渴亦大减,小便黄甚,大便稀溏,是湿热下降之征,药既中的,按服原方 5 日,症状逐渐减轻,食不觉胀,更不反胃,饮食如常。出院还乡,恢复劳动力。(《治验回忆录》)

【预防护理】

(1) 注意调埋饮食,勿过食用辛辣炙煿之品,戒除酒烟,饮食宜清淡流质,易消化之物,并且少量多餐。

(2) 保持心情舒畅,以免肝气郁结横犯脾胃;房事有节,勿劳倦过度。

(3) 药液宜浓缩,少量频饮,宜在空腹服或吐后服。若服药少量仍吐者,可在药中放入生姜汁少许。

(4) 若呕吐频剧,饮食难入胃者,多系胃气衰败,病情重笃,以取人参粥以救胃土。

# 吐　血

吐血,亦称呕血,是指血从胃、食道而来,经口吐出,血色鲜红或紫黯,常夹有食物残渣,或伴有黑便(柏油样便)的一种病证。

《内经》称为呕血。如《素问·举痛论》载:"怒则气逆,甚则呕血。"《素问·至真要大论》亦说:"太阴司天,寒淫所胜……。民病血变之中,……呕血。"指出精神因素及气候变化可以导致呕血。吐血之名,始于《金匮要略》,如谓:"吐血不止者,柏叶汤主之。"又云:"心气不足,吐血、衄血,泻心汤主之。"《诸病源候论·吐血候》提出吐血的病位在胃,是"因伤胃口"所致。其病因是:"皆大虚损及饮酒劳伤所致。"并与肝的功能失常有关,因"肝伤则血随呕出也,损轻则唾血,伤重则呕血。"还观察到临床很多疾病均可引起吐血。《济生方·吐血》强调吐血的主要病因是热,认为:"血之妄行也,未有不因热所发,盖得热则淖溢,血气俱热,血随气上,乃吐衄也。"《先醒斋医学广笔记·吐血》篇提出:"宜行血不宜止血,""宜补肝不宜伐肝","宜降气不宜降火"的治疗宜忌,对本证的治疗有着重要的参考价值。《景岳全书·血证》对血证的病机概括为"火盛"及"气伤"两个方面。认为:"血动之由,惟火惟气耳。故察火者,但察其有火无火,察气者,但察其气虚气实。"治疗上,亦当掌握"有火无火"及"气虚气实"这两个关键。还提出,在出血较多,气随血脱的危重时刻,应采用"血脱益气"的救治方法,为历代医家所沿用。《血证论》对各种血证的病因病机、辨证论治均有精辟的见解,特别是提出治吐血的止血、消瘀、宁血、补血四法,对本证的治疗尤有指导意义。

吐血主要见于西医的上消化道出血,其中以胃、十二指肠溃疡及肝硬化所致的食管、胃底静脉曲张破裂的出血最常见。其次如食管炎,急、慢性胃炎,胃黏膜脱垂症及某些全身性疾病(如血液病、尿毒症、应激性溃疡)等亦可引起吐血。当这些疾病以吐血为主证时,均可参照本篇辨治。

## 【病因病机】

吐血多由情志过极或嗜食辛辣醇酒,损伤胃络;脾气亏虚,统摄无权,或瘀血内阻,血不循经等,均可导致吐血。

**胃火炽盛,迫血妄行** 嗜食辛辣炙煿,则内生燥热,使胃火炽盛,迫血妄行,或嗜食醇酒厚味,内生湿热,郁久化火,灼伤胃络;或情志过极,肝郁化火,肝火犯胃,损伤胃络,均可导致吐血。正如《临症指南医案·吐血》:"酒热戕胃之类,皆能助火动血。"《素问·举痛论》所云:"怒则气逆,甚则呕血。"亦可因热病之后,或胃火素盛,使阴津耗伤,阴虚火旺,虚火灼伤胃络而致吐血。

**脾气虚弱,血失统摄** 饥饱不调,过食寒凉,损伤脾胃;或劳倦过度,伤及于脾;或久病不愈,脾气虚弱,以致统血无权,血溢脉外,而致吐血。正如《医贯·血证论》说:"胃气虚不能摄血,故令人呕吐,从喉而出于口也。"

**胃络瘀阻,血不循经** 久病不已,病久入络,使胃络瘀阻,血不循经,络破血溢而致吐血。

总之,吐血的发生,多因火(实火、虚火)、气(气虚)、瘀(血瘀)所致,其中尤以火盛迫血妄行所致的吐血最常见。

## 【辨证论治】

### 1. 辨证纲要

(1) 辨虚火、实火:大凡胃火炽盛,迫血妄行,或肝火横逆犯胃,损伤胃络而致的吐血,多属实火。其证以血色鲜红,面赤口苦,舌红,苔黄,脉滑数或弦数为特征。而阴虚火旺,损伤胃络所致的吐血,则属虚火,其证以吐血鲜红,反复不已,五心烦热,咽干盗汗,形体消瘦,舌红、少苔,脉细数为特征。

(2) 辨虚证、实证:凡胃脘痛甚,胀满不舒,出血量多势猛,血色较红,舌红、苔黄,脉数有力,病程较短者,多属实证。胃脘隐痛或不痛,出血势缓,血色较淡,舌淡,苔白,脉虚弱无力,病程较长者,多属虚证。

(3) 辨预后:吐血的预后,往往与出血量的多少和病情的轻重有关。凡出血量多势急,则常致气随血脱,形成厥脱之证,若救治不当,往往会速致死亡。若出血量少势缓,则病情较轻,加之合理治疗,预后较好。

### 2. 辨析类证

吐血与咳血,二者均经口而出,故应注意鉴别。

咳血乃肺络受损所致,患者多有肺痨、久咳、喘证等肺系病史。咳血之前多有咳嗽、胸闷等证。所出之血乃经气道随咳而出,痰血相兼,或痰中带有血丝,或间夹泡沫,其色鲜红;吐血乃胃络受损所成,患者多有胃痛、积聚等病史。吐血之前多有胃脘不适,或胃痛、恶心等证,所出之血乃经食道随呕而出,常夹有食物残渣,粪便多呈黑色。正如秦景明《症因脉治·吐血咳血总论》云:"胃中呕出名吐血,肺中嗽出名咳血。吐血阳明胃家症,咳血太阴肺家症。……咽中胃管呕出名吐血,喉中肺管嗽出名咳血。"

### 3. 治疗原则

吐血一证,病情较急,治疗时当根据引起吐血的原因及证候的寒热虚实辨证施治。但概言之,不外治火、治气、治血三个原则。

(1) 治火:治火当分清其虚火、实火。实火当清热泻火,虚火应滋阴降火,还须根据不同的发病脏腑,选用适当的方药治之。

(2) 治气:《先醒斋医学广笔记·吐血》云:"气有余便是火,降气即是降火。"故对实热之吐血当佐以清气降气之法,使气降火泻,吐血乃止。虚证吐血则注意选用益气摄血、益气升阳、或益气固脱之法,使气摄脱固,则吐血得止。正如《医贯·血症论》所云:"有形之血,不能速生;无形之气,所当急固。"

(3) 治血:吐血之证,急当止血,诚如《血证论·吐血》载:"存得一分血,便保得一分命。"临证须根据不同的病机证候,灵活地采用凉血止血、收敛止血、活瘀止血之法,以标本兼治。

### 胃热壅盛

**临床表现**　吐血量多,色鲜红或紫红,夹有食物残渣,大便色黑如柏油样。吐血前常有口渴多饮、胸脘满闷、胃脘胀痛,口臭便秘等症,舌红、苔黄,脉滑数。

**辨证提要**　①辨证要点:吐血量多,色鲜红或紫红,夹有食物残渣,口渴。②辨体质:素体阳盛者,复因嗜食辛辣醇酒等,损伤胃络,导致本证。③辨转归:胃热壅盛导致的吐血为实证,但热盛可以伤阴,且热迫血行,在大量出血之后,则会导致阴血亏损,虚火内生,转为阴虚火旺证。或因失血过多,气随血耗,转为气虚阳微证。

**理法概要**　胃热壅盛,灼伤胃络,迫血上溢,而致吐血。治宜清胃泻火,凉血止血。

**方药运用**　泻心汤加味。

黄连12g　黄芩10g　大黄10g　生石膏30g　栀子10g　丹皮12g　大小蓟各12g　侧柏叶10g　生甘草3g

黄连、黄芩、生石膏清胃泻火;大黄泻热通腑;栀子、丹皮清热凉血;大蓟、小蓟、柏叶凉血止血;生甘草调和诸药。若呕恶不止者加竹茹、枇杷叶,以降逆止呕;胃脘疼痛者,加三七粉、云南白药,以化瘀止痛;口干欲饮者,加天花粉、石斛、玉竹,以生津止渴。

### 肝火犯胃

**临床表现**　吐血色红或紫暗,脘胁胀痛,口干苦,心烦易怒,少寐多梦,或频作呃逆,舌质红、苔薄黄,脉弦数。

**辨证提要**　①辨证要点:吐血色红或紫暗,脘胁胀痛,心烦易怒。②辨体质:患者素体肝旺,复因郁怒,使肝火暴盛,横逆犯胃,灼伤胃络,导致本证。③辨转归:肝火亢盛之证,由于火邪伤阴,迫血妄行,则可伤及阴血,形成阴虚火旺证。或因失血过多,气随血耗,转为气虚阳微证。

**理法概要**　本证乃肝火横犯胃腑,灼伤胃络,迫血妄行而致。治宜泻肝清胃,凉血止血。

**方药运用**　龙胆泻肝汤合泻心汤加减。

龙胆草15g　黄芩12g　黄连12g　栀子12g　大黄10g　生地15g　丹皮12g　大蓟12g　小蓟12g　旱莲草15g　生甘草5g

龙胆草、黄芩、栀子、黄连、大黄清肝泻火;丹皮、生地、大蓟、小蓟、旱莲草凉血止血,生甘草调和诸药。胁痛,加川楝子、青皮、郁金以解郁止痛;心烦,加莲子心以清心除烦。呃逆频作,加沉香、代赭石以降气止呃。

### 阴虚火旺

**临床表现**　吐血色红量多,反复不止,胃脘隐痛,面色潮红,咽干盗汗,五心烦热,少寐多梦,耳鸣腰酸,大便黑,舌红、少苔,脉细数。

**辨证提要** ①辨证要点:吐血色红量多,反复不止,五心烦热。②辨体质:素体阴虚,复感燥热,或食辛辣,以致火旺伤络,导致本证。

**理法概要** 阴虚火旺,灼伤胃络,迫血妄行,发为吐血。治宜滋阴降火,凉血止血。

**方药运用** 玉女煎加味。

生地18g 熟地18g 知母12g 麦冬12g 石膏30g 丹皮12g 旱莲草12g 紫珠草10g 大蓟10g 小蓟10g 大黄5g 川牛膝15g

生地、熟地、知母、麦冬、石膏滋阴泻火;丹皮、旱莲草、紫珠草、大蓟、小蓟凉血止血;大黄、川牛膝导热下行。若潮热盗汗,加生龙牡、地骨皮、山萸肉以益阴清热;若咽干口渴,加天花粉、石斛、麦冬以养阴生津。腰酸、耳鸣,加桑寄生、怀牛膝、杞果、女贞子以养阴补肾。

**气虚血溢**

**临床表现** 吐血绵绵不止,血色淡而不鲜,胃脘隐痛喜按,神疲乏力,心悸气短,食少纳差,面色苍白,腹胀,大便溏而色黑,舌质淡、苔白,脉细弱。

**辨证提要** ①辨证要点:吐血缠绵不止,血色淡而不鲜,胃脘隐痛喜按,食少神疲。②辨转归:患者反复出血,气随血耗,气损及阳,则可转为阳气衰微证。

**理法概要** 脾气亏虚,统血无权,血液外溢,而致吐血。治宜健脾益气摄血。

**方药运用** 归脾汤加减。

党参15g 白术12g 茯苓10g 黄芪18g 当归12g 阿胶10g 枣仁20g 桂圆肉30g 仙鹤草20g 白及15g 炮姜炭15g 乌贼骨20g 炙甘草3g

党参、白术、茯苓、炙甘草健脾益气;黄芪、当归、阿胶益气生血止血;枣仁、桂圆肉补血养心;仙鹤草、白及、炮姜炭、乌贼骨温经固涩止血。若气虚及阳,脾胃虚寒,证见肢冷畏寒,便溏,可加干姜、艾叶、附子、肉桂以温阳止血。若出血过多,气随血脱,症见面色苍白,四肢厥冷,汗出脉微者,急用独参汤以益气固脱。

**瘀阻胃络**

**临床表现** 吐血血色紫黑有瘀块,胃脘刺痛,痛有定处而拒按,面色晦黯,舌紫暗有瘀斑,脉涩。

**辨证提要** ①辨证要点:吐血,血色紫黑有瘀块,胃脘刺痛拒按,舌紫暗有瘀斑。②辨病史:患者病程日久,或有外伤史。

**理法概要** 本证由瘀阻胃络,血不归经,溢于脉外而致。治宜活血化瘀止血。

**方药运用** 血府逐瘀汤加减。

桃仁12g 红花10g 川芎10g 川牛膝15g 当归12g 生地12g 赤芍12g 茜草12g 白及12g 大黄5g 三七粉2g(冲服)

桃仁、红花、川芎、当归、赤芍活血化瘀;当归、生地养血止血;牛膝、大黄降逆止血;茜草、三七粉活血止血;白及止血生肌。若血瘀气滞,酌加郁金、香附、佛手以理气化瘀。若出血量多、气虚血瘀,酌加黄芪、党参以益气化瘀。

总之,以上各个证型,既可单见,又可互兼,临证须据具体病情,权衡主次以治之。

## 【其他疗法】

### 1. 单方验方

（1）花蕊石 9g（煅为末）。用酒或醋水调服。用于血瘀所致之吐血。

（2）大蓟、白茅根、藕节各 30g。水煎服。适用于胃热所致之吐血。

（3）生地黄 12g，大黄粉 3g。水煎服，或用地黄汁送服大黄粉。适用于热证吐血。

（4）生地、地榆、白及各 15g。水煎服。用于热证吐血。

（5）艾叶、炮姜炭、阿胶各 9g，侧柏叶 12g。水煎服。适用于脾胃虚寒之吐血。

（6）麦冬、大蓟、生地各 12g。水煎服。适用于阴虚胃热之吐血。

### 2. 饮食疗法

（1）白萝卜汁、藕汁各 30ml。调匀服下，每日 2 次。适用于阴虚胃热之吐血。

（2）韭菜根 90g。捣汁，用童便或冷开水冲服。适用于瘀血阻络之吐血。

### 3. 外治法

（1）大蒜连皮捣烂，用布包贴于两足心，能止吐血。

（2）山栀 100g，郁金 6g，白芷 6g，大黄 16g。混合共为细末，加入韭菜汁适量，调如糊状，分别贴于膻中、上星、上脘、山根四穴。上盖纱布，胶布固定，干后另换，治疗吐血。

### 4. 针灸疗法

主穴：胃俞、中脘、内关。

胃热壅盛配内庭、曲池、行间。用泻法。

肝火犯胃配肝俞、太冲。用泻法。

阴虚火旺配三阴交、足三里，用补法；天突、膈俞，用泻法。

气虚血溢配脾俞、足三里、三阴交、隐白、百会。用补法。

瘀阻胃络配太冲、血海、三阴交。用泻法。

## 【名医精华】

关幼波

对于血证的辨证施治体会概括为以下几点：①血证诱因多，止血非上策：对于血证的治疗，单纯用止血药，仅为暂时性权宜之计，未能解除其病因，不解决根本问题，实非上策。②急则虽治标，固本更重要。对于急性大出血的病例，治标虽为急，但是对于整体情况的维护更为重要，即所谓固本扶正，否则血虽止而人已亡，止血何益？况且扶正固本，与广义的活血行血概念是相一致的。因为，一切以出血为主症的病证，由于血不循经而行，渗流外溢，最易耗伤元气，以致气血两伤，尤以急性大出血，往往引起脱证，长期慢性持续出血，正气日衰，临证时均应认真考虑其标本缓急，正确地处理邪正之间的辩证关系。③治血必治气，气和经血归。气与血相互关联，血病气必病，所以治血必须治气。而气又是占主导地位，气虚则血滞，失血者必亡气，以致气血两伤，出血过多或急性大出血又易引起气脱，单纯补血远水不解近渴，更应益气固脱，取其"阳生阴长"，互相滋助，气充足以摄血，则出血方能止。气郁化火，血与热结，瘀阻脉道，气行不畅则火势不减，所以法宜疏气解郁，气降则火自除，血得归经而

出血自止。故缪仲淳说："应降气而不降火。"总之，治血必须治气，气和则血可归经而顺行。（《北京市老中医经验选编》）

**周霭祥**

谈出血的治疗：①上部出血宜加引血下行药，如牛膝；上消化道出血宜加降胃气药，如旋覆花、代赭石、降香。②降气药多属攻剂，不宜久用，免伤正气。降气药宜用于血热妄行之初，不可用于血脱之后。③治血热不宜纯用寒凉药，寒则血凝，防其致瘀，免留病根。④寒凉药易伤胃气，为防此弊，加用酒炒或炭炒，以制其苦寒之性。⑤寒凉滋润之剂，容易碍胃，易使痰火和湿热留滞，同时注意，不宜久用。⑥下血过多，宜加补气药，以防气随血泄，阴脱亡阳，如一味独参汤，可收益气固脱之功，有形之血如不能速止，无形之气宜当速固。⑦离经之血，宜使其行散，或排出体外。（《名老中医医话》）

## 【预防护理】

调摄饮食，勿暴饮暴食，忌食难消化食物及辛辣刺激之品，避免饮酒，是预防吐血的重要措施，尤其对于有吐血病史的患者，更须注意。

对发生吐血的患者，应使其情绪安定，避免情志刺激，卧床休息，并予禁食，在出血控制后，可给流质或半流质饮食，饮食不可过热，并宜少量多餐，以免复损胃络，使吐血不止。在吐血量多时应及时救治，并密切观察病情，以防气随血脱，危及生命。

# 吐　酸

吐酸是指酸水自胃中上泛，由口吐出而言。

吐酸的记载首见于《内经》。如《素问·至真要大论》言："诸呕吐酸，暴注下迫，皆属于热"，"热客于胃，呕酸善饥"。认为吐酸乃胃热之证。隋·巢元方指出了停痰，脾胃虚弱或受寒均可致吐酸。如《诸病源候论·噫醋候》说："噫醋者，由上焦有停痰，脾胃有宿冷……"。金元时期，对吐酸病因病机的探讨有寒热之争。东垣主寒，河间主热，丹溪言热为本，寒为标。张景岳在此基础上进一步发挥，认为病因属寒，并从症状上对吞酸、吐酸作一鉴别。《景岳全书·吞酸》中说："凡喉间嗳噫，即有酸水如醋浸心，嘈杂不堪者，是名吞酸，即俗所谓作酸也，此病在上脘最高处，不时见酸而泛泛不停者是也。其次，则非如吞酸之近，不在上脘而在中焦胃脘之间，时多呕恶，所吐皆酸，即名吐酸，而渥渥不行者是也。又其次者，则本无吞酸、吐酸之证，惟或偶因呕吐所出，或酸或苦，及诸不甚者味，此皆肠胃痰饮积聚所化，气味每有浊恶如此，此又在中脘之下者也"。"治吐酸，当辨虚实之微甚，年力之盛衰，实者可治其标，虚者必治其本。"清·张璐治疗本病选方用药颇为精当。如《张氏医通·呕吐哕·吐酸》指出："肝木日肆，胃土日衰，当平肝扶胃，逍遥散服左金丸，若宿食滞于中脘，平胃散加白豆蔻、藿香、砂仁、神曲。"

本病与西医由于胃酸过多所产生的吐酸含义大致相同，故十二指肠溃疡、浅表性胃炎、消化不良等疾病出现吐酸症状时，可参考本篇辨证施治。

## 【病因病机】

吐酸的病因有内外之分。内因为平素脾胃虚弱兼有痰浊内停，或饮食情志所伤。外因多责之寒邪犯胃或过食生冷,胃阳被遏,湿食郁而作酸。内外因素相互影响,脾胃素虚,易招外邪侵袭;寒邪直中进而损伤脾胃,内外之因互有关联。

食积不化,损伤脾胃,是吐酸的病理基础。胃纳脾化,共同完成食物的消化吸收,则无积滞之患。若嗜食辛辣,或过食黏滑油腻之品,积于胃腑不化,气机受阻则壅郁作酸;亦有因贪凉饮冷,胃阳被遏,受纳失职,食积胃中而作酸者。诚如《证治准绳》曰:"中脘有饮则嘈,有宿食则酸。"

肝气郁结,胃失和降,是吐酸的主要病机。肝疏泄胆汁以助脾胃之运化,疏泄脾胃,使脾胃升降有序。若肝气郁结,郁而化火,逆克脾胃致脾胃运化失职,积食与郁火交结而作酸。正如《张氏医通》云:"肝火逆于上,伏于脾胃之间,饮食入胃,不得转化,所谓曲直作酸是也。"

总之,吐酸多因肝气郁结,胃失和降,脾胃损伤而发病,其中有偏热、偏寒之分,兼痰兼食之异。

## 【辨证论治】

### 1. 辨证纲要

(1)辨寒热:新病吐酸而有外邪者多为寒;经常吐酸伴见呕吐者多内有郁热;日久不已者多为脾胃虚寒;食后偶尔吐酸者多为食滞化热。热证吐酸,多伴嗳臭腐气,大便臭秽,口干渴心烦躁,舌红苔黄;寒证吐酸,时作时止,喜唾涎沫,四肢不温,大便稀薄。

(2)辨虚实:实证发病急,病程短,多由感受寒邪,饮食不节所伤,常伴嗳气臭腐,脘胁胀痛等;虚证发病缓,病程长,多为禀赋不足,或为劳倦内伤,脾胃虚弱所致,常兼神疲乏力,四肢不温,大便溏薄等。

### 2. 辨析类证

吐酸应与嘈杂相鉴别。

嘈杂以胃中空虚,似饥非饥,似辣非辣,似痛非痛,胃中不适,莫可名状为特征,虽表现为胃中不适,但无酸水吐出,此乃与吐酸的主要鉴别点。

### 3. 治疗原则

吐酸以和胃降逆制酸为主,针对不同证情选用或伍用益气、解郁、化痰、祛湿等法,使脾胃气旺,升降有序而达止酸之效。

寒湿中阻

临床表现　口吐酸水,胸膈满闷,胃脘痞塞,不思饮食,身重困倦,舌苔白滑或腻,脉沉缓。

辨证提要　①辨证要点:口吐酸水,胸膈满闷,胃脘痞塞不适等。②辨外感内伤:本证既可由过食生冷而作,亦可由外感寒邪所致。宜结合病史明辨之。

理法概要　寒湿阻滞中焦,阳气被遏,胃失和降,脾运失职,浊滞作酸。治宜温化寒湿,和胃制酸。

方药运用　平胃散加味。

苍术 12g　厚朴 10g　陈皮 12g　甘草 6g　干姜 9g　大枣 5 枚　吴茱萸 8g　乌贼骨 12g

本方有燥湿运脾,理气止酸之功,方选苍术为君药,以其苦温性燥,最善除湿运脾;以厚朴为臣,行气化湿,消胀除满;佐以陈皮理气化滞,甘草甘缓和中。配干姜、大枣温中健脾,加吴茱萸、乌贼骨温中止酸,诸药合用,使寒湿得化,气机调畅,脾胃复健,吐酸自除。

### 饮食积滞

**临床表现** 吐酸频发,胃中烧灼,嗳气臭腐,胃脘胀满拒按,厌食,苔黄而腻,脉滑。

**辨证提要** ①辨证要点:吐酸频发,嗳气臭腐,厌食。②辨病因:饮食所伤有伤肉食、伤面食、伤酒食之别。

**理法概要** 饮食积滞于胃腑,不得运化,蕴郁化热则自腐作酸。治宜消导和胃,降逆止酸。在消导之时,应佐以理气之法,以提高疗效。

**方药运用** 曲麦枳术丸加味。

神曲 12g　麦芽 12g　枳实 10g　白术 12g　煅瓦楞 15g　莱菔子 12g　黄连 3g　吴茱萸 8g

本方为枳术丸加神曲、麦芽而成。具有健脾消痞,消食导滞的作用。更以莱菔子行气消胀。食积易于化热故配黄连以清之,佐煅瓦楞、吴茱萸制酸和胃。若胃脘胀满可加砂仁、木香以和胃除满。

### 肝胃郁热

**临床表现** 吐酸时作,恶心呕吐,心烦易怒,口干口苦,胁肋胀痛,胃脘嘈杂,舌红、苔黄,脉弦数。

**辨证提要** ①辨证要点:吐酸时作,胁肋胀痛,胃脘嘈杂,口苦,随情志的变化而加重。②辨转归:郁热日久可以伤耗胃阴,致吐酸时作,夜间尤甚,口干不欲多饮,舌质红绛少苔。

**理法概要** 肝郁化火,肝火犯胃,郁热蕴结胃腑,胃失和降而致吐酸,故治以清泄肝火,和胃制酸。

**方药运用** 化肝煎合左金丸加减。

黄连 15g　吴茱萸 5g　青陈皮各 15g　芍药 20g　丹皮 10g　栀子 10g　泽泻 9g　贝母 10g

本方重用黄连为主药,直折其肝火上炎之势;辅以吴茱萸,辛通下达以开郁结;配青陈皮理气疏肝和胃;合芍药柔肝养肝;佐以丹皮、栀子、泽泻清泻肝火,贝母清热止酸,共奏清泄肝火,和胃止酸之功效。

### 脾胃虚弱

**临床表现** 呕吐酸水,纳差腹胀,喜温喜按,大便稀溏,倦怠乏力,少气懒言,舌质淡,苔薄白,脉弱无力。

**辨证提要** ①辨证要点:呕吐酸水,纳差腹胀。②辨正虚挟实:若在脾胃虚弱表现的基础上,兼见嗳气臭腐,吐酸频发,厌食,舌苔厚腻,属胃虚挟食滞;若兼见胃脘痞满,吐酸或呕吐痰涎,舌苔白腻,为胃虚挟杂痰湿;若兼见嘈杂烧心,吐酸量多,口干口苦,舌苔黄厚,为胃虚挟肝郁化火。

**理法概要** 脾胃亏虚,运化失职,饮食不能运化成水谷精微,反蕴积作酸。治应健脾益气,和胃制酸。运化无力则食积难化,故宜佐以消食助运之品。

**方药运用**:香砂六君子汤加味。

党参 15g　白术 10g　茯苓 15g　木香 9g　砂仁 6g　炙甘草 6g　陈皮 10g　半夏 12g

乌贼骨 10g　吴茱萸 8g

本方具有健脾益气,和胃降逆之功效。配吴茱萸温散肝郁而制酸。若胃脘疼痛甚者加川椒、蔻仁之类增强温中和胃之功;若脾虚不运,湿浊留恋中焦,苔腻者加藿香、佩兰、苍术。

## 【其他疗法】

### 1. 单方验方

(1) 煅瓦楞、煅牡蛎、乌贼骨各适量研末。每次 5g,每日 3 次,开水冲服,主治脾胃虚弱吐酸。

(2) 鸡蛋壳若干,去内膜洗净,焙干研极细末,成人每日 2 次,每次 3g,开水冲服,适应于饮食积滞之证。

(3) 番石榴 30g,焙干研末过筛,每日 3 次,每次 9g,饭前半小时服用,适应于肝胃郁热证。

(4) 蚌壳 4 只,放瓦上煅之研末,每次 1g,拌红糖开水冲服,连服有效。但久服有大便干结现象。适应于寒湿中阻之证。

### 2. 饮食疗法

(1) 生嚼核桃仁、花生仁适量,可治吐酸。

(2) 狗胃 1 只,白胡椒 5g,糯米 150g,生姜 3 片。先将白胡椒研末,糯米浸湿加生姜纳入狗胃内,外用针线缝合,蒸煮 2 小时,分 3～4 次服用,适用于寒证吐酸。

(3) 口服变蛋,可用于吐酸。

### 3. 针灸疗法

**主穴**　中脘、足三里、太冲、内关。

**配穴**　肝气犯胃配阳陵泉、行间;饮食积滞配脾俞、下脘;脾胃虚弱者配脾俞、章门。

**手法**　虚证用补法加灸,实证用泻法。

## 【名医精华】

### 章次公

吐酸多为胃酸过多,胃酸过多之因甚繁,因怫逆而起者属神经性,古人所谓肝气犯胃,可用逍遥散、一贯煎;受寒而起者属于消化不良,古人称为胃寒,宜适吴茱萸汤;胃溃疡亦有胃酸过多而吐酸,治当保护胃黏膜,用吸着剂旋覆代赭汤、独圣散之滑石;亦有胃酸不足而吐酸者,以上诸法皆无效,受寒则泛泛有酸意而大便溏,不受寒则否,所谓一过性吐酸,可施对症疗法,多用钙剂中和之,喜用煅瓦楞、煅鸡蛋壳、赤石脂、滑石、象贝母等。(《章次公医案》)

### 张镜人

宗“中焦如衡,非平不安”之意,认为脾气宜升,胃气宜降,脾喜刚燥,胃喜柔润。相反相成,故治疗吐酸应注意“衡”,其具体运用有二:一是寒湿同用,用辛温之苏梗配黄芩,长期服用不碍胃气;二是升降同用,如柴胡配旋覆花、代赭石。若为胆汁反流性胃炎,可用柴胡配黄芩。

## 【预防护理】

（1）在患病期间，要注意让病人适当休息，饮食宜清淡，勿食粗硬、黏腻之品，禁酸辣饮酒，忌茶饮暴食。

（2）保持心情舒畅，情志调达，以免肝郁乘脾。若吐酸频繁，可多次少量进食米粥以养胃气。《丹溪心法·吞酸》指出本病："必用粝食蔬菜自养。"

# 嘈　杂

嘈杂是指胃中空虚，似饥非饥，似辣非辣，似痛非痛，胸膈懊憹，莫可名状的一种疾病。

本病记载首见于元·朱丹溪《丹溪心法》。朱氏立嘈杂一证，认为痰湿、气郁、食积、热邪皆是致病之因。在《丹溪心法·嘈杂》篇说："嘈杂，是痰因火动，治痰为先，姜炒黄连，入痰药。"明·王肯堂认为："嘈杂与吞酸一类，皆由肺受火伤，不能平木，木挟相火乘肺，则脾冲和之气索矣；……故治法必当补土伐木。"《证治准绳·嘈杂》指出了嘈杂的病变脏腑及治疗大法。

张景岳在他所著的《景岳全书·嘈杂》篇说："此证有火嘈、有痰嘈、有酸水浸心而嘈。大抵食已即饥，或虽食不饱者，火嘈也，宜兼清火；痰多气滞，似饥非饥，不喜食者，痰嘈也，宜兼化痰；酸水浸心而嘈者，戚戚膨膨，食少无味，此脾气虚寒，水谷不化者，宜温胃健脾。"进一步明确了各类嘈杂证的表现及治法，为辨证论治提供了依据。清·程钟龄《医学心悟·嘈杂》对本证指出若治失其宜，可变为噎膈，并将嘈杂与虚烦作了鉴别。华岫云在《临证指南医案·嘈》案语中说："其病总在于胃"。林珮琴《类证治裁·嘈症》同意嘈杂证属胃的观点并提出了胃燥阴伤致嘈杂病机，在前人基础上有了新的发展。

本病与西医学所述的浅表性胃炎、胃溃疡、胆汁反流性胃炎等临床表现相似，故此类疾病可参照本篇辨证施治。

## 【病因病机】

嘈杂病位在胃，病因多责之饮食不节，忧郁恼怒，脾胃亏虚，营血不足等，诸因影响于胃，致胃失和降，气机逆乱而发嘈杂。

**饮食不节，滋生痰湿**　因过食辛辣香燥，助阳生火，灼津成痰；或醇酒肥甘，损伤脾胃，聚湿生痰，湿、食、痰、火，内扰脾胃而发嘈杂。

**脾胃亏虚，胃失和降**　素体脾胃虚弱，或饮食劳倦所伤而致脾胃亏虚，运化失职，胃失和降，浊阴扰乱胃腑，而生嘈杂。如《景岳全书·嘈杂》曰："嘈杂一证，多由脾气不和或受伤脾虚而然。"此外，亦有因忧郁恼怒致肝失调达，横逆犯胃，致肝胃不和而诱发本病。

## 【辨证论治】

### 1. 辨证纲要

本病有虚实寒热的不同，临证时主要结合其他脉证进行辨识。

### 2. 治疗原则

实热证以清胃化痰为主，虚证以健脾益胃为主。

### 痰热扰胃

**临床表现**　嘈杂而兼恶心吐酸,口渴喜冷,心烦易怒或胸闷痰多,多食易饥或似饥非饥,胸闷不思饮食,舌质红,舌苔黄而干,脉滑数。

**辨证提要**　①辨证要点:本证发病急,病程短,心烦易怒,多食易饥,舌红苔黄而干。②辨病因:本证多由过食辛辣,或醇酒厚味,伤及胃腑,积滞不化;或忧思恼怒,肝失调达,郁而化热,横犯胃土而发。

**理法概要**　本证以痰热内扰胃腑为基本病机,治宜清热化痰,和胃降逆。

**方药运用**　黄连温胆汤加味。

陈皮 9g　半夏 12g　茯苓 15g　竹茹 15g　枳实 10g　黄连 6g　栀子 10g　生姜 5 片
大枣 3 枚

黄连、栀子、竹茹、半夏清热化痰,降逆和胃,止嘈除烦;枳实行气消痰,使痰随气下,佐以陈皮理气燥湿,茯苓健脾渗湿,使湿去痰消,姜、枣、甘草益脾和胃而协调诸药。诸药合用,使热清痰消而嘈杂自止。

### 脾胃气虚

**临床表现**　嘈杂时作时止,口淡无味,食后腹胀,体倦乏力,舌淡白苔薄,脉虚弱。

**辨证提要**　①辨证要点:本证起病缓,病程较长,多见于年老体虚之人,嘈杂时作,体倦乏力,舌淡脉弱。②辨病因:本证多因素体虚弱,或饮食劳倦而致胃虚气逆而发。

**理法概要**　本证以脾胃气虚,胃失和降为主要病机,治疗以益气健脾和胃为法。

**方药运用**　香砂六君子汤。

党参 10g　白术 10g　茯苓 15g　木香 9g　砂仁 9g　甘草 6g　陈皮 10g　半夏 10g

方中党参为君,甘温补中,健脾益胃;白术为臣,苦温健脾燥湿。佐以茯苓,甘淡渗湿健脾,苓、术合用,健脾除湿之功更强,促其运化;陈皮、半夏燥湿化痰理气,使补而不滞;木香、砂仁调气和中;甘草调和诸药。共奏益气和胃健脾之效。

### 胃阴不足

**临床表现**　嘈杂时作,口干舌燥,不思饮食或饥不欲食,食后饱胀,大便干燥,舌红、少苔或无苔,脉细数。

**辨证提要**　①辨证要点:口干舌燥,饥不欲食,舌红少苔,脉细数。②辨病因:本证多见于温热病后期,热伤胃津,胃失濡润,和降失职而发。

**理法概要**　胃阴不足之嘈杂,主要矛盾在于胃阴亏虚,胃失濡润。故治当复其阴津,滋养胃阴。

**方药运用**　益胃汤。

沙参 24g　麦冬 15g　生地黄 15g　玉竹 12g　冰糖 5g

沙参、玉竹甘润之品养胃阴而生津液;麦冬清胃中虚热而生胃津,生地黄凉血养阴入胃,以滋水之源;冰糖甘甜化阴。本方纯以甘凉濡润的药物组成,共奏滋养胃阴之功。

## 【其他疗法】

### 1. 单方验方

(1) 黑芝麻 30g,嚼食可止嘈杂。

(2) 煅牡蛎、煅鸡蛋壳等份。共研末,每服 4.5g,每日 3 次,治胃酸过多,嘈杂。

**2. 针灸疗法**

主穴　胃俞、中脘、足三里。

肝胃不和加肝俞、期门、膈俞、梁门、梁丘。

胃热加刺金津、玉液出血。

胃寒主穴加灸。

伤食加天枢、脾俞、公孙、支沟,用泻法,强刺激。

# 【名医精华】

## 李振华医案

何某某,女,39 岁。初诊日期:2010 年 12 月 24 日。

主诉:胃脘不适两年,加重半年。

病史:患者自 2008 年因饮食不规律,进食不洁食物后,自感胃中懊憹、烧灼不适,自行服药(药物不详)后有所缓解。2010 年 6 月初,症状再次发作,不能缓解。鹤壁市某医院做胃镜检查诊断为:①反流性食管炎;②糜烂性胃炎。现症见胃中嘈杂不适,似痛非痛,似酸非酸,莫可名状,遇情绪不畅时症状加重。伴有胸骨后疼痛,嗳气频作。咽中如有甜味,饮食差,二便调。舌苔黄薄腻,舌质淡胖。脉象弦稍细。

中医诊断:嘈杂(肝气犯胃)

西医诊断:反流性食管炎;糜烂性胃炎。

治则:疏肝健脾,理气和胃。

方药:香砂六君子汤合左金丸加减。

白术 10g,茯苓 15g,陈皮 10g,半夏 10g,香附 10g,砂仁 10g,厚朴 10g,枳壳 10g,柴胡 6g,柿蒂 15g,郁金 10g,乌药 10g,黄连 6g,吴茱萸 3g,刀豆子 12g,甘草 3g。10 剂水煎服,日一剂。

二诊:2011 年 2 月 5 日,服药后胃中嘈杂不适感及嗳气均较前明显减轻,胸骨后疼痛已消失。原方加刘寄奴 15g,继服 10 剂。

三诊:2011 年 1 月 15 日,诸证消失,饮食增加,上方继服 10 剂以资巩固。(《李振华医案医论集》)

## 董建华

嘈杂大都由于郁火内炽形成,清火和胃乃为嘈杂正治之法。(《临证治验》)

## 步玉如医案

王某某,29 岁,女,1985 年 9 月 24 日初诊。

主诉:近几个月来胃脘疼痛,夜间为甚,以致不能安卧,胃中嘈杂难忍,莫可名状,不能弯腰,裤带亦不能勒紧,平卧时症亦加重,故夜间坐着睡觉。伴有嗳气,纳物欠佳,饮水则肠鸣漉漉,四肢欠温,大便尚调。曾多方求医未见效,以致性情急躁,对治疗失去信心。诊察:舌苔薄白,脉弦滑。辨证治法:证属肝胃不和,亟予调理。

处方:太子参 15g,连皮苓 20g,白术 10g,炙甘草 10g,陈皮 10g,法半夏 10g,木香 8g,焦六曲 12g,炒内金 6g,荷梗 3g,炒枳壳 8g,旋覆花 10g,生赭石 10g,百合 30g,乌药 15g,佛手 10g,玫瑰花 5g,炒山栀 8g。

二诊:10 月 15 日。上方药服 16 剂,胃中嘈杂已明显减轻,脘痛亦缓,他症均不同程度改善,惟因近日情志刺激,时觉心中烦急,舌脉同前。再本前法出入。上方连皮苓改茯苓 15g,去木香、炒内金、焦六曲,加白蒺藜 12g、焦三仙 30g。

三诊:11 月 8 日。上方药又服 20 剂,诸症已明显好转,心情亦较前舒畅,能正常上班,惟晨起稍感不适,舌脉同前。再以初诊方继服以图根治。

**按** "嘈杂"是一种似饥非饥,似辣非辣,似痛非痛之不可名状的自觉症状。在辨证上无特异性,故治疗亦无常法和定方。此患者乃因久病,水谷纳少,脾胃气虚,复又因病致郁而成肝胃不和之候,故治疗时重用香砂六君子健运中焦,又以焦六曲、炒内金消导助运,更有荷梗清轻上浮,以遂脾之升运。旋覆花、生赭石可以镇肝和胃以降逆,百合汤调肺以协胃气之通降;佛手、玫瑰花舒肝和胃理气,炒山栀清其郁热,诸药用之则脾胃健,升降复,正胜而邪退,故病能向愈。(《中国现代名中医医案精华》)

张泽生

嘈杂是指脘中如饥如嘈,甚则懊憹不宁之状,病位主要在胃,其证有虚有实,必须仔细辨别。(《张泽生医案医话集》)

## 【预防护理】

注意劳逸结合,饮食宜清淡,不过食辛辣厚味,避免情志刺激。

# 嗳 气

嗳气,是指胃中浊气上逆,由口而出的病证。因冒出有声,其声沉长,故俗称倒饱。若嗳出之气酸腐而臭者,又叫嗳腐。

嗳气一病,《内经》称为噫。《素问·宣明五气篇》曰:"五气所病,心为噫。"《灵枢·口问》篇亦谓:"寒气客于胃,厥逆从下上散,复出于胃,故谓噫"。汉·张仲景亦称本病为噫、噫气。并对嗳气的病因病机和治疗方药都有详细的论述,如《金匮要略·五脏风寒积聚病脉证并治》中说:"上焦受中焦气未和,不能消谷,故能噫耳。"说明上焦受气于中焦,若中焦之气不和,水谷不能消化,以致陈腐之气上逆,发为嗳气。《伤寒论·辨太阳病脉证并治下》又曰:"伤寒发汗,若吐、若下,解后,心下痞硬,噫气不除者,旋覆代赭汤主之。"指出伤寒误吐、误下而伤胃,胃失和降,浊气上逆而致心下痞硬,嗳气不止。这些理论和实践经验至今仍有效地指导着临床。隋·巢元方亦提出了谷不消而气逆为嗳,他在《诸病源候论·噫醋候》中说:"谷不消,则胀满而气逆,所以为噫而吞酸。"元·朱丹溪则认为本病与痰火有关,如《丹溪心法·嗳气》曰:"嗳气,胃中有火有痰。"明·张景岳在《景岳全书·恶心嗳气》篇中谓朱氏"此说未必皆然,盖嗳气多有滞逆,滞逆多有气不行,气逆不行者多寒少热,可皆谓之火耶?"提出了寒凝气滞而致嗳逆。清·叶天士在《临证指南医案·噫嗳》篇中谓:"噫嗳一症,或伤寒病后,及大病后,多有此症。盖以汗吐下后,大邪虽解,胃气弱而不和,三焦因以失职。"此种证情,临床并不少见。

嗳气是临床上的一个常见病证,西医学消化系统的一些疾病,如反流性食管炎、反流性胃炎、非溃疡性消化不良、慢性胃、十二指肠炎、胰腺炎、胆囊炎、慢性肝炎、胃肠神经官能症等病，凡以嗳气为主要临床表现者，均可参阅本篇进行辨证施治。

## 【病因病机】

嗳气的病因不外乎外因和内因两个方面。外因多系感受外邪；内因多与情志不遂、或饮食不节、或内伤虚损有关，二者之间又互有关联。无论是外因还是内因均是影响到中焦脾胃，使其升降失调，胃失和降，气机上逆而发为嗳气。

**感受外寒，邪滞中焦**　风寒侵袭，寒客胃腑，使中焦气滞不行，上逆而为嗳。

**饮食不节，损伤脾胃**　暴饮暴食，或过食腥荤难化之物，导致脾胃运化失常，宿食内停，浊气上逆而为嗳。如《景岳全书·恶心嗳气》篇说："凡人饮食太饱者，多有此证，及饮食不易消化者，亦多有此证。"

**情志内伤，肝胃不和**　忧思恼怒，使肝失条达，横逆犯胃，胃气不得和降而上逆，形成本证。

**脾胃虚弱，浊气上逆**　素体不足，或病后失调，脾胃气虚，运化无力，升降失调，浊气不降，上逆而致嗳气。

总之，嗳气的发生是由于外感或内伤诸因导致脾胃不和，升降失常，胃气上逆而致。

## 【辨证论治】

### 1. 辨证纲要

（1）辨虚实、寒热：新病多实、多热；久病多虚、多寒。实证嗳声高亢、响亮、频繁；虚证嗳气断续、嗳声低弱。

（2）辨伤食与气滞：嗳气酸腐而臭、深沉有力者为伤食之征；嗳气频频、胸胁胀闷者属肝郁之象。

### 2. 辨析类证

嗳气需和呃逆、干呕相鉴别，三者虽同属胃气上逆，但临床表现各自有别。

**呃逆**　为气逆上冲喉间，呃呃连声，声短而频，不能自止，俗称打咯忒。嗳气为气从胃中上逆，声音沉长，是患者将内郁之气嗳出，有伸而为快的感觉。

**干呕**　欲吐而呕，有声无物，或呕出少量涎沫。《景岳全书·呃逆》篇曰："干呕者，无物之吐即呕也，……噫者，饱食之息即嗳气也。"

### 3. 治疗原则

嗳气一证，是由脾胃失调，胃气上逆而致，故治疗的原则是调理脾胃，和胃降逆。并针对不同的病因予以相应的治法，如宿食内停者消而导之；肝气犯胃者配以疏肝理气。

**寒邪犯胃**

**临床表现**　嗳气深沉有力，胃脘胀闷不适，得热则减，遇寒更甚，或伴头痛、恶寒身热，舌苔白润，脉象沉缓。

**辨证提要**　①辨证要点：发病突然，遇寒则甚，得热可缓，多有受凉病史。②辨病因：外感寒邪者，多有恶寒身热之表证；内伤生冷者，每有恣食生冷之诱因，而无表证。

**理法概要**　寒邪内客于胃，胃失和降，浊气上逆。治宜温中散寒，和胃降逆。

方药运用　良附丸和二陈汤加味。

高良姜 10g　香附 12g　陈皮 10g　半夏 10g　茯苓 15g　厚朴 10g　甘草 3g

方中高良姜温中散寒；陈皮、半夏、厚朴、香附理气宽中，和胃降逆；茯苓健脾化湿；甘草调和诸药。若兼恶寒身热之表证者，可加紫苏、白芷解表散寒；恣食生冷而致食滞者，加神曲、麦芽以消食化积。

### 饮食停滞

临床表现　食后嗳气，气味酸腐而臭，胸脘痞闷，不思饮食，大便臭秽不爽，或秘结不通，舌苔厚腻，脉滑实。

辨证提要　①辨证要点：嗳气酸腐而臭，胸脘痞闷不食，并有伤食的病史。②辨病因：饮食所伤，有伤肉食、面食、生冷和酒之别，应追溯病史而辨之。③辨体质：食滞中焦每因体质强弱之不同而转化各异，如素体强壮或胃热偏盛，食积易于化热；脾虚之人易伤生冷，食积易从寒化。

理法概要　饮食不节，损伤脾胃，运化失常，食滞中焦，浊气上逆。治宜消食导滞，和胃降逆。

方药运用　保和丸加味。

神曲 15g　焦山楂 15g　炒莱菔子 12g　陈皮 10g　半夏 10g　茯苓 15g　连翘 15g　枳实 10g

神曲善消酒食陈腐之积；山楂善消肉积；莱菔子善消面积，配枳实更能宽中下气；陈皮、半夏、茯苓和胃降逆，理气祛湿；食积易于化热，故佐连翘以清之。方中还可加厚朴、白蔻、鸡内金以加强理气降逆，消食和胃之力。若食积化热兼见阳明腑实者，可加大黄、芒硝通腑泄浊。

### 肝胃不和

临床表现　嗳气频作，胸胁胀满不舒，或见脘胀纳差，每因情志不畅而诱发或加重，舌苔薄白，脉弦。

辨证提要　①辨证要点：嗳气频作，每因情志刺激而发，胸胁胀满，脉弦。②辨肝郁与肝火：前者属于肝气郁结，失于条达，木郁土壅，胃失和降，证见嗳气纳呆，胸胁胀满，精神抑郁；后者系肝火偏旺，横逆于胃，肝胃气逆，证见嗳气频频，面红目赤，急躁易怒。

理法概要　肝气郁结，疏泄失常，胃失和降。治宜疏肝解郁，理气和胃。

方药运用　柴胡疏肝散加味。

柴胡 10g　枳壳 12g　香附 12g　川芎 10g　白芍 15g　陈皮 10g　半夏 10g　甘草 5g

柴胡、香附、川芎疏肝解郁；陈皮、半夏、枳壳理气和胃；白芍养血柔肝缓急；甘草调和诸药。若属肝火偏旺，横逆于胃者，可加黄芩、丹皮、栀子清肝泻热。

### 脾胃虚弱

临床表现　嗳气时作时止，嗳声低微，神疲乏力，面色无华，舌质淡、苔白润，脉沉缓无力。

辨证提要　①辨证要点：嗳声低微，神疲乏力，舌质淡，脉沉缓无力。②辨病势：脾胃虚弱，初为气虚，久则伤阳，而致脾胃虚寒，穷必及肾而见脾肾阳虚，临证宜详辨之。③辨虚实夹杂：脾胃虚弱，纳化无力，或食积不化，或水湿内停而见脾虚挟食或脾虚湿盛虚实错杂之证。

理法概要 脾胃虚弱,运化无力,升降失常,胃气上逆。治宜健脾益气,和胃降逆。

方药运用 香砂六君子汤加味。

木香 10g 砂仁 10g 陈皮 10g 半夏 10g 党参 15g 白术 12g 茯苓 15g 甘草 5g

四君子益气健脾;陈皮、半夏、木香、砂仁理气和胃。若气逆明显,嗳气不止,可合旋覆代赭汤同用。证见脾胃阳虚,寒从内生者,合理中汤温中散寒;脾虚挟食者,加焦三仙(山楂、神曲、麦芽)消食化滞;脾虚湿盛者,加苍术、草果健脾燥湿。

# 【其他疗法】

### 1. 单方验方

(1) 代赭石 15g,郁金 10g,白芍 15g,竹茹 12g,水煎服。适应于肝胃不和之嗳气。

(2) 砂仁 8g,厚朴 10g,柿蒂 15g,丁香 5g,水煎服。适应于脾胃虚弱之嗳气。

(3) 鸡内金 10g,山楂 12g,枳实 10g,水煎服。适应于饮食停滞之嗳气。

(4) 人参 3g,干姜 6g,柿蒂 15g,丁香 5g,陈皮 10g,水煎服。适应于久病体虚之寒性嗳气。

### 2. 饮食疗法

(1) 曲末粥:神曲 10~15g,粳米适量,先将神曲捣碎,煎取药汁去渣,入粳米一同煮为稀粥,2~3 天为 1 疗程。适于嗳腐吞酸,消化不良。

(2) 梅花粥:白梅花 3~5g,粳米 50~100g,先煮粳米为粥,待粥成时,加入白梅花,同煮2~3 沸即可。适用于肝胃不和,胸脘满闷,嗳气频作,3~5 天为 1 疗程。

### 3. 针灸疗法

针刺内关、中脘、足三里。脾胃虚弱证用补法;肝胃不和者配劳宫、阳陵泉;食积不化者配胃俞、章门,均用泻法。

# 【名医精华】

#### 李振华医案

胡某,女,40 岁。于 2005 年 7 月 30 日来诊。

主诉:嗳气频作 4 年,胃痛时发 1 年余。

现病史:患者长期在外打工,饮食无规律,于 2001 年出现嗳气,经中西药物治疗效果不佳。2004 年 4 月出现胃痛,脘腹痞满,嗳气加重,食后更甚。近半年内又出现头晕。现嗳气频作,食后更甚,胃脘隐痛,脘腹胀满,头晕,饮食减少,二便正常。舌质淡,体胖大,舌苔白腻,脉弦细。

2005 年 7 月 20 日彩超提示:慢性胆囊炎,胃镜示:慢性胃炎。

中医诊断:嗳气(脾胃气虚,肝胃不和)。

西医诊断:慢性胆囊炎;慢性胃炎。

治法:健脾疏肝,和胃降逆。

处方:香砂温中汤加味。

白术 10g,茯苓 15g,陈皮 10g,半夏 10g,香附 10g,砂仁 8g,厚朴 10g,木香 6g,桂枝 6g,白芍 12g,西茴 10g,乌药 10g,丁香 5g,柿蒂 15g,萝卜种 18g,白蔻仁 10g,佛手 12g,大黄炭

12g,甘草 3g。10 剂水煎服。

医嘱:情志舒畅;饮食清淡,定时少食多餐;勿使过劳。

二诊:2005 年 8 月 9 日。嗳气明显减轻,胃痛胀满亦减,食后仍有胀痛不舒,头晕减轻,饮食增加。方证相符,脾气日趋健运,肝气亦舒,胃气和降,效不更方。仍以健脾疏肝,和胃降逆法,上方加吴茱萸 5g、枳实 10g 以加强温中和胃降逆之力。10 剂水煎服。

三诊:2005 年 8 月 23 日。嗳气已止,胃痛基本消失,停药后近两日仍有轻微胃痛,食欲增加。舌质淡,舌体略胖大,苔薄白稍腻,脉弦细。脾虚尚未完全复健,改用香砂六君子丸每服 6g,日三次,温开水送服以巩固疗效。(《李振华医案医论集》)

### 张镜人

临床所见的慢性胃炎,患者以脘痛、腹胀满、口苦、嗳气 4 个症状为最多见。治疗以调气清热和胃为主,宗"中焦如衡,非平不安",寒温相适,升降并调,患者既可见嗳气、泛恶、泛吐酸水与苦水等胃气上逆之症,又有消瘦、乏力、腹胀、便溏等脾气不振之象,故在治疗中经常以升降药物同用,如取柴胡之轻举畅达,配旋覆花、代赭石之和胃降逆。且肝与胆互为表里,肝郁不达,少阳清气失展,必致肝胆液泄,症见口苦、胁痛,尤需柴胡以升少阳清气,配黄芩之苦降而泄胆热。

**医案** 陈某某,男,36 岁,教师,脘痛年余,数月来脘腹胀满,嗳气频作,口苦口干,泛恶吞酸,大便干结,脉细滑,苔黄腻,舌质红。胃镜检查诊为反流性胃窦炎。此肝失疏泄,胆失通降,返逆于上,治拟疏泄少阳,降逆和胃。

处方:旋覆花 9g,代赭石 30g,制半夏 5g,炒黄芩 9g,炒枳壳 5g,大腹皮 15g,制香附 9g,铁树叶 30g,平地木 15g,炒陈皮 5g,金钱草 30g,煅瓦楞 15g,柴胡 5g,全瓜蒌 15g,服药 4 周后,胀痛大减,但仍有嗳气,口干且苦,予原方加炒竹茹、石斛、玉蝴蝶等,半年后诸症痊愈。胃镜复查胆汁反流较前明显好转。(《当代名医临证精华》)

### 印会河

治疗胃脘痛,制定出新的根据主证分型的辨证施治方法,效果颇佳。嗳气、胀闷型:胀甚于痛,或不见痛,嗳气频作,得嗳气则胃脘胀闷减轻,稍感舒适,脉多弦细,舌苔多净。治宜舒肝理气。方选香苏饮加减:生香附 12g,苏叶 10g,陈皮 10g,柴胡 10g,佛手 6g,玫瑰花 3g。(《当代名医临证精华》)

### 黄一峰

治疗胃病疏肝以爕理中焦气机升降;宣肺气以展舒脾胃气化;升脾气以斡旋一身气机。

**医案** 崔某某,男,37 岁。胃病十年,曾先后四次合并胃出血,近一月来,噫气连连,昼夜不已,胃痛反复发作,大便溏结不一,四肢欠温,舌苔黄腻,脉象濡软。钡餐提示十二指肠球部溃疡、胃下垂。良由脾阳衰弱,清浊相混,久痛又必入络,治法以升清降浊,温阳止逆,调中祛瘀。药用:炙升麻 2g,高良姜 1.5g,制香附 10g,制附片 1.5g,公丁香 2g,柿蒂 3 个,刀豆子 15g,煅代赭石 30g,五灵脂 9g,沉香末(冲)1g,肉桂末(冲)1g,参三七末(冲)2g,连服 10 剂,噫气得平,脘痛减轻。再循原法图治,予以调气温中,消积化瘀之丁香烂饭丸,每日 12g,丸剂缓图,以资巩固。(《当代名医临证精华》)

## 【预防护理】

(1)寒暖适宜:注意防寒保暖,避免外邪犯胃。

（2）调节饮食：避免暴饮暴食，勿食生冷油腻之物。

（3）调畅情志：保持心情舒畅，切忌忧思恼怒。

# 厌　食

厌食是指在较长的时间内不思饮食，见食而烦，甚者拒食而言。严重者恶闻食臭，见食物则恶心欲呕，故又称恶食。临床所谓之纳呆、纳差、食欲不振、不思食、不知饥等皆属本病的范畴，只不过存在程度上的区别。因此，本病临床上颇为常见，一年四季均可发生。

历代医籍有关厌食的记载较详，最早见于《内经》，如《素问·脉解篇》曰："所谓恶闻食臭者，胃无气，故恶闻食臭也"，说明胃气败则恶闻食物的气味。汉·张仲景提出与宿食有关，如《金匮要略·腹满寒疝宿食病脉证治》篇谓："下利不欲食者，宿食也"。元·朱丹溪提出情志所伤，如《丹溪心法》云："抑郁伤脾，不思饮食"。明·张景岳谓："怒气伤肝，……致妨饮食。"并将本病分虚实两端："病后胃口不开，饮食不进者，有二证，盖一以浊气未净，或余火未清，……一以脾胃受伤，病邪虽去而中气未复"（《景岳全书·杂证谟》）。到了清代对本病的认识更为全面，如《张氏医通》云："胃主受纳，脾司运化，故不食皆为中土受病，……胃实则痞满气胀；胃虚则饮食不甘，胃热则饥不能食，胃寒则胀满不食，……脾虚则食后反饱。"这些理论和经验至今仍有效地指导着临床实践。

本病既是一个独立的病证，又是多种疾病的一个临床症状。本篇所述，是以厌食为主的疾患，多见于西医学中的消化系疾病，如急、慢性肝炎，胆囊炎，慢性胃炎，消化性溃疡，胃神经官能症等病，凡是以厌食为主要临床表现者，均可参阅本篇辨证施治。

## 【病因病机】

厌食的病因有内外之分，外为感受六淫之邪，内因则为饮食劳倦、情志所伤。如《证治汇补·脾胃》曰："胃可纳受，脾主消导，一纳一消，运行不息，生化气液。……若饮食饥饱，寒暑不调则伤胃，胃伤则不能纳；忧思恚怒、劳役过度则伤脾，脾伤则不能化。二者俱伤，纳化皆难。"

**感受外邪**　由于外感风寒暑湿之气，寒邪客胃，或湿困中焦，均可致脾胃气机失调，纳化失司，厌食由生。故《素问·五常政大论》说："水饮内畜，中满不食"。《灵枢·大惑论》曰："胃气逆上，则胃脘寒，故不嗜食也。"

**饮食不节**　暴饮暴食，宿食内停，或过食生冷、恣食肥甘厚味损伤脾胃，纳化失职而致厌食，甚则恶闻食臭。如《景岳全书·饮食门》谓："伤食者必恶食"。

**情志失调**　忧思恚怒，气机不调，肝气郁结，横逆犯胃，胃失和降，脾失健运而致本证。正如《景岳全书·杂证谟》所云："怒气伤肝，则肝木之气必侵脾土，而胃气受伤，致妨饮食"。

**脾胃虚弱**　素体脾虚，或劳倦太过，损伤中气，或久病失治、误治，戕伐脾胃。脾胃气虚，运化无力；或胃阴不足，无以腐谷化物，均可导致厌食。

总之，本病的发生是由于外感或内伤诸因素，损伤脾胃，而致纳化失常。胃不和则谷不纳，脾不健则食不化，脾胃不和故不思纳食。

# 【辨证论治】

### 1. 辨证纲要

重在辨虚、实、寒、热及脏腑之归属,根据厌食的特点,结合病因、病程及兼证进行分析。

(1) 根据厌食的特点辨:不知饥饿,不思饮食,食则易饱,当责之于脾,多属虚证;饥不能食,口不知味,脘腹痞满当责之于胃,多属实证;恶闻食臭,嗳气酸腐者乃伤食之征。

(2) 根据病因和病程辨:因食生冷者多寒;恣食辛辣厚味者多热;新病多实;久病多虚或虚中挟实。

(3) 辨顺逆:病后胃气渐开,纳食递增者为顺;若纳食续减,渐至水米不入者为逆。此即《内经》:"纳谷者昌,绝谷者亡"之意。

### 2. 辨析类证

厌食应与噎膈相鉴别。

噎膈是指吞咽困难,噎塞不顺,甚者格拒食物,食不能下或食入即吐的病证。病情逐渐加重,最后饮食不入,全身消瘦,气血衰败而成危候。

### 3. 治疗原则

厌食本属脾胃不和,纳化失常。故治疗的关键在于调理脾胃,复其纳运之能。实证以祛邪为先;虚证以扶正为要。

#### 寒湿困脾

临床表现 食欲不振,泛恶欲呕,脘腹胀闷,或腹痛便溏,头重身困,或畏寒肢冷,舌苔白腻,脉濡而缓。

辨证提要 ①辨证要点:发病急骤,食少纳呆,泛恶欲呕,脘闷身困,多发于夏秋之季。②辨病因:外感寒湿之邪者,多有表证,并有衣着不慎,露宿着凉之病史;因食生冷者,少见表证,而有寒湿之偏胜。寒重者喜温喜热;湿胜者脘闷身困,舌苔厚腻。③辨体质:素体脾虚者,易感寒邪;湿盛者易伤生冷,而致湿困中焦。前者挟虚,后者属实。

理法概要 寒湿困脾,中阳被遏,脾胃不和,纳化失司。治疗重在散寒化湿,醒脾开胃。
方药运用 藿香正气散加减。

藿香10g 苏叶10g 白芷10g 陈皮10g 半夏10g 厚朴9g 白术12g 茯苓15g 甘草3g 生姜3片 大枣5枚

藿香芳香化湿,理气和中兼解表,为主药;辅以苏叶、白芷、生姜解表散寒;陈皮、半夏、厚朴理气和胃,苦温燥湿;佐以白术、茯苓、大枣益气健脾;甘草调和诸药。寒重于湿者,重用白芷、生姜;湿盛者,重用二陈;脾虚者,可加党参;挟食者,加山楂、神曲、麦芽;兼表证者,酌加荆芥、防风。

#### 宿食内停

临床表现 厌食、恶闻食臭,或呕吐食物,嗳气酸腐,脘腹胀满,或大便不调,舌苔厚腻,脉滑。

辨证提要 ①辨证要点:恶闻食臭,嗳气酸腐,有伤食的病史。②辨病因:饮食所伤,有伤肉、伤面、伤酒和伤生冷之别,应详查病史而辨之。③辨病程:初得者多实多热,病久者多挟脾虚。

**理法概要** 暴饮暴食,食滞于胃,脾运不及,阻滞气机。治宜消食化积。可因势利导,有上逆之者,吐而越之;有坚积形成者,导而下之;伤于生冷者,温而散之;食积化热者,清而泄之。

**方药运用** 保和丸加味。

神曲 15g　焦山楂 15g　炒莱菔子 12g　陈皮 10g　半夏 10g　茯苓 12g　连翘 15g

神曲善消酒食陈腐之积;山楂善消油腻肉积;莱菔子善消面积,且能宽中下气。陈皮、半夏、茯苓理气祛湿,降逆和胃;食积易于化热,故佐连翘以清之。伤于生冷者,可加生姜、肉桂。食积化热者,加大黄、枳实。有脾虚之象者,加白术、扁豆以健脾。

### 湿热中阻

**临床表现** 不思饮食,厌油腻,脘腹痞闷,周身倦怠,大便溏而不爽,舌质红,苔黄腻,脉濡数。

**辨证提要** ①辨证要点:不思食,脘痞身困,多发于夏秋季节或素喜肥甘辛辣之人。②辨湿热孰轻孰重:热重于湿者,烦渴欲饮,舌红,苔黄、脉滑数;湿重于热者,脘腹痞闷,身困倦怠,渴不欲饮,苔腻微黄,脉濡数。③辨寒热:寒湿困脾和湿热中阻,二者同为湿邪致病,但性质不同,一寒一热。前者多因贪凉饮冷或素体脾虚而致寒湿内侵,中阳被困,证见纳呆不食,口黏不渴,舌淡苔白;后者多因过食肥甘辛辣蕴生湿热,阻滞中焦,证见脘闷纳呆,烦渴欲饮,大便不爽,舌红苔黄腻,脉数。

**理法概要** 湿热内蕴,壅阻气机,脾胃不和,升降失调,纳化失司。治宜清热利湿,热重者以清热为主,湿盛者以利湿为要。既不可过用苦寒伤胃碍湿;亦不可过于香燥助其热势。

**方药运用** 三仁汤加味。

杏仁 12g　白蔻仁 12g　薏苡仁 30g　滑石 30g　通草 10g　竹叶 10g　厚朴 10g　半夏 10g

杏仁宣肺开上;白蔻仁化湿和中以醒脾;薏苡仁淡渗利湿以导下。半夏、厚朴行气和胃;通草、滑石、竹叶清利湿热。诸药合用,能疏利气机,宣畅三焦,上下分消使湿化热清。若热重于湿者,可加栀子、连翘以清热;湿盛者加藿香、佩兰以芳香化湿,醒脾开胃;湿热俱重,证见身目黄染,胁痛口苦者,可合茵陈蒿汤,以清热利湿;挟食滞者,合山楂、神曲、麦芽以消食化积。

### 肝脾不调

**临床表现** 不思饮食,脘胁胀满或痛,嗳气频频,精神抑郁善太息,或烦躁易怒,舌苔薄白,脉弦。

**辨证提要** ①辨证要点:不思饮食,脘胁胀满,每因情志因素而病加。②辨脾与胃:肝气犯胃与肝脾不调二者虽同属肝病,然有虚实之分。前者系肝气郁结,横逆于胃,胃失和降,肝胃气逆而见嗳气、呃逆等症,病多实多热;后者属肝郁脾虚,运化失职,证见纳呆,痞满,大便不实。

**理法概要** 肝气郁结,气机不畅,脾失健运,治宜疏肝健脾。若属暴怒伤肝,横逆于胃者,治宜泻肝和胃。

**方药运用** 逍遥散加味。

当归 12g　白芍 15g　柴胡 10g　白术 12g　茯苓 15g　炙甘草 6g　煨姜 5g　薄荷 3g

柴胡疏肝解郁;当归、白芍养血柔肝;茯苓、白术、炙甘草健脾和中;煨姜温中,少许薄荷,以加强柴胡疏肝解郁的作用。还可加川芎、香附以疏肝解郁。挟食者,可加山楂、内金、麦芽以消食化积。脾虚明显者,可加党参、扁豆健脾益气。若属肝郁化火、横逆于胃者,可选化肝煎,以泻肝和胃。

### 胃阴不足

**临床表现**　饥不欲食,胃脘嘈杂,唇干舌燥,口渴喜饮,大便干结,小便短少,舌红苔少乏津,脉细或细数。

**辨证提要**　①辨证要点:饥不欲食,口渴喜饮,舌红、少苔,多见于热病后期或吐泻太过者。②辨气阴两虚证:胃阴不足,迁延日久,阴损及气者,可兼见气短懒言,神疲乏力,舌淡红,无苔。

**理法概要**　胃阴不足,胃失濡润,不能腐谷化物而致饥不能食。治宜养胃生津。

**方药运用**　益胃汤加味。

沙参 15g　麦冬 12g　生地黄 15g　玉竹 20g　冰糖 30g　花粉 30g　山楂 15g　生甘草 6g

沙参、麦冬益胃生津;生地、玉竹、冰糖养阴清热。加花粉以助养阴生津之力;山楂和甘草既能酸甘化阴,又能消食开胃。若阴虚热盛者,可加石膏、知母清泻胃热。肝郁阴亏者,可用一贯煎化裁。兼见脾虚者,加茯苓、黄精、山药益气健脾。

### 脾胃气虚

**临床表现**　不思饮食,少食即胀,气短懒言,四肢倦怠,神疲乏力,甚则大便溏薄,舌质淡红,苔薄白,脉缓而弱。

**辨证提要**　①辨证要点:不思饮食,少食即胀,神疲乏力。②辨病势:脾胃气虚日久,易致阳虚,而兼见四肢不温,畏寒喜暖等脾胃虚寒之象。若脾虚不食,气血生化乏源,日久而致气血两亏,证见形瘦神疲,面色无华,心悸等症。③辨虚实夹杂:若脾虚运化无力,而致水湿内停,证见身困乏力,泛恶欲呕;若脾虚不能化物,食滞于内可致脘腹胀闷,嗳气酸腐。

**理法概要**　脾胃虚弱,纳化无力。治宜健脾益气,并视其病情,酌用温阳、化湿、消食等法。

**方药运用**　香砂六君子汤加味。

党参 15g　白术 12g　茯苓 20g　陈皮 10g　半夏 9g　木香 6g　砂仁 9g　炙甘草 10g

党参、白术、茯苓、炙甘草益气健脾为主药。陈皮、半夏和中化湿,木香、砂仁理气和胃使补而不壅。可加山药、扁豆以助益气之功。阳虚者,可加干姜,桂枝温中散寒;肾阳不足者,可加附子、肉桂温肾助阳;挟湿者,加薏苡仁、扁豆以淡渗利湿;挟食滞者,加焦三仙消食开胃。气血两虚者合四物汤以养血;心脾两亏者,可合归脾汤健脾养心;气虚下陷者,选用补中益气汤升提中气。

## 【其他疗法】

### 1. 单方验方

(1) 山楂 60g,水煮食之,并饮其汁,治食肉不化者。

(2) 牵牛适量,焙干研末,每服 3g,治食积日久不化而兼便秘者。

**2. 饮食疗法**

(1) 腊鸭肫(或鲜品)1 个(切碎),怀山药 10g,薏苡仁 10g,大米适量,文火煮稀粥,有健脾开胃,益气生津之功。

(2) 五香姜醋鱼:藿香、砂仁、草果仁、橘皮、五味子各等份,共研细末,过筛备用,鲜鲤鱼 1 条,放油锅内煎炸数分钟,加入碎生姜 5g,并放入五香粉 3g,翻动后加入米醋 1 小杯,放入菜盘内令病人嗅之,使病人口流唾液,然后作菜食服用。

**3. 针灸疗法**

(1) 针刺法:实者用泻法,虚者用补法,可取上脘、中脘、足三里等穴位。若寒中伤饱,食谷不化,刺上脘、中脘;不饥不食,刺然谷,见血立饥;饥不能食,脾胃气虚,取中极、足三里、三阴交。

(2) 灸法:脾肾两虚,纳少腹胀,灸中脘。

# 【名医精华】

## 李振华医案

郭某,男,58 岁。于 2005 年 7 月 16 日来诊。

主诉:食而无味,不知饥饿 6 月余。

病史:6 个月前无明显诱因出现饮食无味,不知饥饿,先后服用人参鹿茸片等效果不佳。在郑州市某医院确诊为"浅表性胃炎",未予正规治疗。现纳差,饮食无味,不知饥饿,形寒怕冷,小便清长,大便溏薄,面色萎黄。舌体胖大,舌质稍暗红,苔白厚腻,脉濡滑。

中医诊断:厌食(脾肾阳虚)。

西医诊断:浅表性胃炎。

治法:温肾健脾,助阳化气。

处方:健脾温肾方(李老经验方)。

白术 10g,茯苓 15g,炒薏苡仁 30g,泽泻 15g,苍术 10g,厚朴 10g,吴茱萸 5g,补骨脂 10g,桂枝 6g,白芍 12g,乌药 10g,焦三仙各 12g,甘草 3g。14 剂水煎服。

医嘱:清淡饮食,忌生冷、辛辣油腻之物,戒烟酒;保持心情舒畅,适度体育锻炼。

二诊:2005 年 8 月 6 日。自觉稍有饥饿感,胃胀消失。纳差稍有好转,大便溏薄,日行一次,形寒怕冷。舌体稍胖大,舌质稍暗红,苔稍白腻,脉虚滑。上方继服 14 剂。

三诊:2005 年 8 月 20 日。纳差又有好转,有饥饿感,形寒怕冷症状消失,大便不成形,日 1 次。舌质暗红,苔稍白腻,舌体胖大,脉弦。

处方:香砂温中方加减(李老经验方)。

太子参 12g,白术 10g,茯苓 12g,陈皮 10g,半夏 10g,香附 10g,砂仁 10g,刘寄奴 15g,厚朴 10g,桂枝 5g,白芍 10g,西茴 10g,乌药 10g,木香 6g,郁金 10g,白蔻仁 10g,佛手 10g,泽泻 15g,炒薏苡仁 25g,甘草 3g。7 剂水煎服。

四诊:2005 年 9 月 3 日。厌食有明显好转,饥饿感增强,味觉有所改善。舌体稍胖大,舌质稍淡,苔稍白腻,脉弦滑。上方去白蔻仁、佛手,加萝卜种 18g,青皮 10g。14 剂水煎服。

五诊:2005 年 9 月 17 日。饮食较前明显好转,有饥饿感,但近日凉食后病情稍有反复。

胃脘觉凉,双下肢发凉。舌体稍胖大,舌质稍淡,苔稍白腻,脉弦细。上方加焦三仙各 12g,20 剂水煎服。

六诊:2005 年 10 月 10 日。腰部及双下肢发凉,纳寐尚可,大便稍溏。舌体胖大,舌质红,苔正常,脉弦细。

处方:香砂温中方加减。

太子参 12g,白术 10g,茯苓 12g,陈皮 10g,半夏 10g,香附 10g,砂仁 10g,刘寄奴 15g,厚朴 10g,桂枝 5g,白芍 10g,西茴 10g,乌药 10g,木香 6g,郁金 10g,泽泻 15g,炒薏苡仁 25g,吴茱萸 5g,龙齿 15g,甘草 3g。15 剂水煎服。

患者饮食佳,腰部及双下肢无发凉症状消失,纳寐可,大便正常。停药半年后追访患者,病变未再复发。(《李振华医案医论集》)

**岳美中**

用资生丸治纳少而不馨之脾虚证,效果良好,尤适于老年人,资生丸是缪仲淳在参苓白术散的基础上加味而成,意取"大哉坤元,万物资生"而命名,方中以参、苓、术、草、炒扁豆、炒薏苡仁之甘温健脾阳,以茨、莲、山药之甘平滋脾阴,是扶阳多于护阴,用补脾元提脾气。并以陈皮、曲、楂、麦、砂、蔻、桔梗、藿香调理脾胃,黄连清理脾胃,且用小量,有苦味健胃的作用,是重在补而辅以调。

**医案**　患者 70 岁老人,男性,干部,于 1973 年 10 月底初诊,现患肝炎,脘胀、食欲不振,很长时期每餐不过 50g,午后心下痞硬,嗳气不止,大便稀薄,肝功能不正常,脉濡无力,右关沉取欲无,左关稍弦,苔白而润。索视以前所服方药,多属理气降逆之品,余思此症既属肝脾同病,而脾之生理日见减退,致使健运无力,宜先补脾胃以扶其本,使脾的运化功能有所恢复,食香而多,则不理虚气,虚自无从而生,胀满自无从而起。若投大量药剂,反给脾胃增加负担,欲扶之适以倾之,拟小量缓投。固予资生丸方,改为粗末,每 9g 作 1 天量,煎两次合一处,分次温服。

1 周后嗳气减,矢气多,胀满轻,脉沉取较有力,舌苔少,纳食由每餐 50g 增至 100g。续服原方半月,脾虚基本痊愈,肝功亦有所改善,回原单位工作,嘱仍服原方一个时期,以巩固疗效。(《岳美中医案集》)

## 【预防护理】

(1) 饥饱适宜:食贵有节,避免暴饮暴食,勿过食肥甘厚味,辛辣之品。

(2) 寒暖适时:注意防寒保暖,勿食生冷。

(3) 调畅情志:保持心情舒畅,避免忧思恼怒。

(4) 劳逸适度:劳逸结合,避免疲劳过度。

# 消　渴

消渴,是以多饮,多食,小便量多,久则身体消瘦,或尿中有甜味为主要特征的病证。

消渴病名溯始于《内经》。如《素问·奇病论》云:"肥者令人内热,甘者令人中满。故其气上溢,转为消渴……,"《金匮要略》认为,本病的形成与肾密切相关,治疗亦多从肾着手。《消渴小便不利淋病脉证并治》云:"男子消渴,小便反多,以饮一斗,小便一斗,肾气丸主之。"

《外台秘要·消渴中消门》中,最先记载了消渴病尿甜的表现,"渴而饮水多,小便数,无脂似麸片甜者,皆消渴病也。"《太平圣惠方·三消论》首先提出"三消"之名,并按上、中、下三焦辨证治疗。金元以后,各禀所学,对本病探讨各抒己见。提出不同论述。刘完素《三消论》认为本病的主要特征是燥热;子和从其学,明确本病当从"火"断。刘河间在治疗消渴病上提出了"补肾水阴寒之虚而泻心火阳热之实,除胃肠燥热之甚,济身中津液之衰。"总结出了补肾阴,泻心火,润肠胃,生津液的大法。《医贯·消渴论》首先提出肾阳虚的论点,认为命门火微不能蒸腾是本病的主要病机。提出:"治消之法,无分上、中、下,先治肾为急。"李用粹提出了补脾益气以复阴生津的治疗原则,《证治汇补·消渴》云:"五脏之精华,运化于脾,脾盛则心肾相交,脾健而津液自化,故参苓白术散为收功神药也。"现代名医施今墨也有相似的见解,他说:"除滋阴清热外,健脾补气实为关键的一环。"把补脾助化,气复阴回提到与滋补肾阴,清热降火同等重要的地位。

消渴作为一个独立的疾病,从其临床证候及传变特点来看,与西医学的糖尿病基本一致。尿崩证具有多饮多尿的表现,故亦可参照本篇辨证论治。

# 【病因病机】

形成消渴病的原因多恣食肥甘厚味,五志过极,房室不节所致。

恣食肥甘,燥热内生　长期过食肥甘厚味,脾胃运化失职,蕴积化热化燥伤津,发为消渴。如《素问·奇病论》云:"肥者令人内热,甘者令人中满,故其气上溢,转为消渴……。"

五志过极,化火伤阴　五志过极,易于化火,火盛必伤阴,肺胃津伤而发本病。《医宗己任篇·消症》:"消之为病……然其病之始,皆由不节嗜欲,不慎喜怒。"

房室不节,耗伤肾阴　素体阴虚,房室无度,损伤肾精,精亏阴虚,阴虚火旺,上灼肺胃,肺胃津伤而成本病。

消渴日久不愈,大量水谷精微不能吸收利用,从小便漏泄排出,水谷不能化气,日渐消耗导致气阴两虚。或者由于病久入络,气虚血瘀;或热盛耗津,使血稠运迟而致血瘀。此外,由于阴虚燥热,常致变证丛生,诸如眩晕、耳聋、雀盲、中风等,使病情日趋危重。

# 【辨证论治】

### 1. 辨证纲要

(1) 辨病位:若饮多食不多,大便如常,溲多而频为上消,病位在肺;若善渴善饥,能食而瘦,溺赤便秘为中消,病位在胃;若精髓枯竭,饮水自救,随即溲下,小便稠浊如膏为下消,病位在肾。

(2) 辨虚实:发病初期而表现为大渴引饮,消谷善饥,心烦,溲频或赤,脉数者,多偏于燥热,其证属实。若病久延而兼见五心烦热,面目黧瘦,耳轮焦枯,颧赤唇红,盗汗消瘦,小便赤或不摄,小便如脂膏,脉虚或细数者,多偏于水亏火旺,其证属虚。

(3) 辨顺逆:一般新病见多食多饮,体质壮实者,病轻为顺;体质消瘦,小便频数或饮一溲二时有昏迷者为逆证。

### 2. 辨析类证

消渴应与口渴症、瘿病相鉴别。

口渴症　为口渴饮水的一种表现,多见于外感热病津伤,其症得饮可瘥,与消渴病的多饮、多尿、多食、消瘦、尿甜等表现不同。

瘿病　以情绪激动,多食善饥,形体消瘦,心悸眼突,颈部一侧或两侧肿大为特征,无多饮、多尿、尿甜的特点。

**3. 治疗原则**

初病以滋阴清热为主,病久须结合益气温阳之法。由于本病病情复杂,单用一法不能奏效时,常需数法合用,并配合饮食疗法、体育疗法方能取得好的疗效。

## 上消

### 燥热伤肺

临床表现　烦渴喜饮,随饮随渴,口舌干燥,小便频数,大便干结,舌边尖红赤,苔薄黄,脉洪数。

辨证提要　①辨证要点:本型多见于发病初期,起病急,病程较短,烦渴喜饮量多,口舌干燥。②辨虚实:烦渴多饮有阴虚失濡和燥热津伤的不同,前者为虚,后者为实。阴虚失濡多兼见小便频数,潮热颧红,盗汗,舌嫩红少苔,脉细数多为下消证,与本证烦渴喜饮,舌红脉数的燥热实证不同。

理法概要　燥热内盛,伤及肺阴,肺失治节肃降之职,气化失常。治宜清热润肺,生津止渴。

方药运用　消渴方加减。

天花粉40g　黄连6g　生地30g　藕汁30g　麦冬15g　葛根20g　知母10g

方中重用天花粉,甘寒清热生津止渴;黄连清热降火,使心火降而不犯肺,燥热可瘥;生地、藕汁、麦冬甘凉润肺生津;选葛根升提中气,知母滋补肾阴。若消谷善饥者,加石膏、竹叶以消胃泻热;日久阳虚症状明显者,加熟地、山萸肉、枸杞子、玄参、泽泻等,补益肾阴滋其化源。

## 中消

### 胃火消中

临床表现　多食易饥,口渴多饮,小便量多,形体消瘦,或大便秘结,苔黄燥,脉洪滑。

辨证提要　①辨证要点:多食易饥,形体消瘦,苔黄燥,脉洪滑。②辨体质:本证常发于素体阳盛,体质壮实之人,易于化火生热。或上消不解引动胃火,皆为实热证。③辨转化:若病久热盛伤津,津伤阴亏,可见知饥少食,鼻咽干燥,舌红少苔,脉细数。若津伤及气,可致气阴两虚。

理法概要　胃火炽盛,消灼水谷,火盛伤津,肠道失濡。治当清胃润燥之法,不可攻下。

方药运用　白虎加人参汤加味。

石膏30g　知母20g　粳米30g　甘草10g　人参10g　葛根10g　黄芩6g　芦根15g　玄参15g　麦冬15g

人参益气生津;石膏气味甘寒,可泻大热、解烦渴;知母味苦气寒上清肺火,下滋肾阴;麦冬、玄参滋肺胃之阴液;葛根升阳气,配芦根可疗口渴引饮;黄芩配石膏,清肺胃之热,全方共具清热除烦止渴之功。若阴虚甚者,重用玄参、麦冬;大便燥结者,可加火麻仁,重用白术

40～60g,因白术量小健脾益气而止泻,量大可润肠通便。

### 脾胃气虚

**临床表现** 食入量少,渴饮不多,溲清而甘,大便溏泻,体倦乏力,舌淡脉弱。

**辨证提要** ①辨证要点:食入量少,渴饮不多,体倦便溏,见于病程较长,素体虚弱之人。②辨转化:脾胃气虚运化失职,精微直下,肾失所养,久则脾虚及肾,易转为下消之证。

**理法概要** 脾气亏虚、运化失职,不能化生津液滋润脏腑而生消渴。治宜健脾和胃,摄精生津。应选甘淡养胃升清之品,忌用温燥之法。

**方药运用** 参苓白术散加味。

党参15g 白术30g 茯苓15g 白扁豆30g 甘草6g 葛根15g 山药30g 藿香10g 黄连9g 黄精30g

方中四君子汤与山药、白扁豆相合,补脾益气;葛根生胃津,与白术相配具有健脾止泻,升举脾阳之功。稍佐清热生津的黄精、黄连使气旺津生热清。若病情缠绵,配以滋阴补肾之品,以"防微杜渐"。

## 下消

### 阴虚火旺

**临床表现** 尿频量多,尿甜小便浑浊如脂膏,腰膝酸软,口舌干燥,烦躁失眠,午后低热,盗汗,遗精,舌红、少苔,脉细数。

**辨证提要** ①辨证要点:小便混浊如脂膏,尿频尿甜量多,腰酸遗精。②辨诱因:多由劳欲过度或过服温热药物,致肾阴亏竭,龙雷火升发为消渴。本证以火旺阳亢为标,阴精亏竭为本。③辨有火无火:本证应与单纯的肾阴虚证相区别。两者虽皆有肾阴亏虚的表现,但在程度上有差别。本型阴亏严重,且火旺症状显著。治疗应合降火,引火归元之法。

**理法概要** 本证肾阴不足是其根本,虽有火旺之象,治应壮水之主以制阳光,不可过用苦寒。

**方药运用** 左归饮加减。

熟地30g 枸杞15g 山药40g 山茱萸20g 茯苓15g 玄参10g 泽泻20g 甘草6g 肉桂3g

重用山药养脾阴摄精微;山茱萸补肾固精,以固封蛰之本;熟地、枸杞补肾滋液;茯苓、甘草甘淡育阴;玄参滋肾水而降火;泽泻通利泄热;肉桂能引火归元。本方用于肾阴亏而火旺不著者,使火入水中而自息。若火旺甚者,加知母、黄柏泄热坚阴,热去则阴自守。小便混浊甚者,加益智仁、桑螵蛸、五味子固摄涩精。

### 阴阳两虚

**临床表现** 小便频数,量多色清,甚或饮一溲二,口渴少饮,面色黧黑或浮肿或消瘦,阳痿早泄或遗精,腰膝酸软,形寒肢冷,舌淡苔白,脉沉细无力。

**辨证提要** ①辨证要点:小便频数,量多色清,或饮一溲二,腰膝酸软,形寒肢冷,舌淡,脉沉细无力。②辨病势:本证多由下消证肾阴虚极,阴损及阳,致肾阳亦虚,为消渴病发展的严重阶段,预后较差。③辨兼夹:本型多见于消渴病的晚期,其病情复杂,多虚实错杂,或寒热夹杂,多表现为上、中、下消症状交错出现,须辨清标本先后主次。

**理法概要** 肾中阴阳两虚,治当温阳益肾。正如《景岳全书》所说:"善补阳者,必于阴中求阳,则阳得阴助而生化无穷;善补阴者,必于阳中求阴,则阴得阳升而泉源不竭。"

**方药运用** 肾气丸。

制附子 10g 肉桂 5g 熟地 40g 山药 30g 山萸肉 15g 丹皮 10g 茯苓 60g 泽泻 10g

方中运用熟地、山药、山萸肉、丹皮、茯苓、泽泻仿六味地黄汤意滋补肾阴;制附子、肉桂温补肾阳,使阳归于阴,肾精得以固藏,摄纳有权。因本证病情缠绵难愈,故治疗时宜守方守法,缓缓收功,并应忌房事。

**并发证候**

因下消病程较长,缠绵难愈。肾阴亏虚日久致肝木失养,可见眩晕、耳鸣、两目干涩、目盲等症。治宜滋养肝肾,方选杞菊地黄丸加减。

消渴病久入络,燥热、气虚、阴亏皆可致血行瘀阻,气滞水津失布加重病情,可见舌质紫暗有瘀斑,胸中刺痛或半身麻木,舌下静脉粗大而长,脉涩或结代。治宜配合活血化瘀之法。方可选用祝谌予降糖活血方,药用丹参、川芎、益母草、木香、当归、赤芍、葛根等。

中消日久,运化失职,湿蕴化热,湿热交蒸皮肤易生疮痈疔疖,预后多不良。《千金要方·消渴》云:"消渴之人,愈与不愈,常须虑患大痈。"治应采用清热解毒,托疮化瘀之法,方选五味消毒饮加味,药用银花、地丁、公英、当归、防风、白芷、赤芍等。

# 【其他疗法】

## 1. 单方验方

(1) 蚕茧 10 个,山药 30g,玉米须、知母、薏米根、地骨皮各 15g,水煎服,每日一剂。适用于中消。

(2) 活水蛇 1 条去皮为末,天花粉末,麝香少许,蜗牛 50 个,水浸涎,做成丸服,姜汤下,适用于上消、下消。

(3) 黑大豆炒天花粉等份为末,糊丸梧子大,用黑豆汤下 70 丸,日 2 次,适用于下消。

## 2. 饮食疗法

**食疗原则** 消渴病人不论病情轻重,不论什么类型,都首先要进行饮食疗法。而饮食治疗的关键是控制碳水化合物进入量,即控制主食和忌糖。

**膳食选择** 消渴病人的主食可选用米、面、玉米面、高粱米、荞麦面、小米等。每天总量应限制在 250～350g 为最好。副食应选择含蛋白质多的食物。黄豆和黄豆制品最理想。可适当多吃,但也应保持固定的进入量,不能过多。另外还可选择猪瘦肉、鸡蛋、植物脂肪。消渴病人限制主食后如感到饥饿,可选用下列蔬菜补充:小白菜、大白菜、菠菜、油菜、白菜、苋菜、韭菜、冬瓜、黄瓜、苦瓜、丝瓜、番茄、绿豆芽、茄子、西葫芦、龙须菜、空心菜、芥菜等。同时还有不少的水果和食物可以起到治疗消渴病的作用,食疗方法举例如下:

1) 鲜藕汁适量顿服,清热养阴适用于上消。

2) 猪胰焙干研粉,每次 5g,日 3 次,开水送服,适用于中消。

3) 南瓜粉作为冲剂,当作两餐中间的点心,有一定降低血糖的作用。

4) 番石榴每日用鲜果 250g 榨汁,分 3 次饭前服,也可吃鲜果,无鲜果时可用番石榴干叶,每日用 15～30g 煎汤服。适用于中消、下消。并有降低血糖作用。

5）桃树胶 10～15g,煎汤服,日 2 次。治消渴病。

6）天花粉粥:用瓜蒌根干者 15～20g,鲜者 30～60g,或用瓜蒌根粉 10～15g,粳米 50～100g。将瓜蒌根煎汁去渣。或鲜者洗净后切片煎汁同粳米煮粥。适用于上消。

**3. 针灸疗法**

上消取穴　大椎、合谷、鱼际、肺俞、金津玉液。适用于燥热伤肺证,手法应采用泻法不留针。

中消取穴　脾俞、胃俞、中脘、足三里、内庭、曲池、合谷。适用于脾胃气虚证,手法应采用补法,每穴留针 15 分钟。

下消取穴　肾俞、关元、三阴交、太溪、然谷。适用于阴虚火旺证,手法应采用平补平泻,不留针。若症见小便量多色清,饮一溲二,形寒肢冷等阴阳两虚证,加选命门、气海、足三里,手法改用补法,每穴留针 20 分钟。

# 【名医精华】

李振华医案

**案 1**　杜某,女,56 岁,干部。

初诊:1991 年 10 月 25 日。

主诉:多饮、多食、多尿已 3 个月。

病史:素有糖尿病史,3 个月前出现多饮、多食、多尿,在河南省人民医院检查空腹血糖 11.66mmol/L,(＋＋＋),经口服优降糖(格列本脲)、消渴停等中西药物,效果不显。现饮水多,每日饮水量达 3000ml 以上,多食,多尿,口苦咽干,腰困无力。舌质红,苔薄白,脉弦细。

中医诊断:消渴(阴虚火旺)。

西医诊断:糖尿病。

治法:滋阴清火,益气生津。

方药:沙参麦冬汤合白虎汤加减。

处方:辽沙参 30g,寸冬 18g,石斛 30g,知母 15g,花粉 15g,生石膏 24g,葛根 15g,蒸首乌 21g,王不留 15g,生山药 30g,黄精 15g,枸杞子 15g。6 剂,水煎服。

医嘱:勿劳累,禁食甜食及辛辣。

二诊:1991 年 11 月 1 日。

多饮、多食、多尿症状好转,诸症减轻,舌质红,苔薄白,脉弦细。观其胃之燥热已有缓解,去生石膏。以其壮火食气,加党参 20g 以益气,菟丝子 15g 以补肾益精,黄连 10g、泽泻 12g 以清泻心经实火和相火。20 剂,水煎服。

三诊:1991 年 11 月 20 日。

多饮、多食、多尿症状消失,舌质红,苔薄白,脉细。复查空腹血糖 5mmol/L,尿糖(一)。消渴三多症状消失,还以继续治疗,重在补脾益肾,兼清余热。消渴病气阴两伤,久则脉络瘀滞,上方加生黄芪、山萸肉、丹参以增益气活血补肾通络之力以资巩固。

方药:沙参麦门冬汤加减。

处方：辽沙参 30g，麦冬 18g，石斛 30g，知母 30g，花粉 15g，菟丝子 15g，黄连 10g，泽泻 12g，葛根 15g，蒸首乌 21g，王不留 15g，生山药 30g，黄精 15g，枸杞子 15g，生黄芪 30g，山茱萸 15g，丹参 15g。30 剂，水煎服。

治疗效果：多饮、多食、多尿症状消失，空腹血糖尿糖均转正常。一年半后追访，病未复发。

**按**　本例消渴观其脉证，其病理为肺阴亏虚、胃中燥热、肾精亏虚。治以滋阴清火，益气生津。用沙参麦冬汤合白虎汤加减。方中辽沙参、麦冬、石斛、知母养阴生津，清热润燥；生石膏、花粉、生石膏、葛根清热泻火，生津止渴；生山药、黄精、蒸首乌、枸杞子健脾益精，滋补肝肾；王不留行通利血脉。全方围绕肺脾肾治之，体现了滋、补、清的原则。复诊三多症状消失，重在健脾益肾、兼清余热，调理肺脾肾三脏功能，从本施治，而收良效。

**案 2**　杨某，男，50 岁，太康农场干部。

初诊：1981 年 6 月 1 日。

主诉：多饮、多食、多尿，消瘦一月。

现病史：今年五月开始，口苦咽干，大量饮水，每日二三暖水瓶，食欲增加，日食二斤，一月体重下降二十斤。经某医院诊断为"糖尿病"，服中药治疗无效，而来求诊。现症：烦渴多饮，多食善饥，尿频量多，口苦咽干，腰困无力，肌肉消瘦。检查：面色少华。舌质黯红，舌苔薄黄，脉弦细。查空腹血糖 360mg/dl，尿糖（＋＋＋＋）。

辨证分析：据脉证分析，本例消渴其病理主要为肺、肾、胃之阴虚热盛。由于肺阴不足，阴虚肺燥，火热灼肺，肺津不能敷布，故口渴多饮，咽干口苦。火热内炽，影响气化，肺失治节之权，饮水虽多不能四布化生津液，使水液直趋于下。肾阴不足，肾精亏虚，封藏失职，约束无权，故小便频数量多。胃有燥热，则过多消耗精微，故多食善饥。精微耗损过多，肾气不固，影响脾之统摄，水谷精微又不能充分运化吸收，随尿下注而排出，肌肉不得充养，故面色少华，肌肉消瘦，体重下降。腰为肾府，肾精亏虚，故腰困无力。

中医诊断：消渴（肺肾阴亏，阴虚内热）。

西医诊断：糖尿病。

治法：滋阴清热，益气生津。

方药：沙参麦冬汤合白虎汤加减。

处方：辽沙参 20g，寸冬 18g，石斛 30g，知母 15g，花粉 30g，生石膏 24g，葛根 15g，蒸首乌 20g，王不留 15g，生山药 30g，黄精 15g，枸杞子 15g。六剂。

二诊：1981 年 6 月 16 日。上方服药六剂，多饮、多食、多尿减轻。查血糖 280mg/dl，空腹尿糖（＋＋）。舌质黯红，舌苔薄黄，脉弦细。

处方：党参 30g，辽沙参 24g，寸冬 15g，石斛 25g，生山药 30g，蒸首乌 20g，杞子 15g，知母 12g，生石膏 20g，花粉 24g，泽泻 12g，黄连 6g，王不留 15g，黄精 15g，菟丝子 15g。20 剂。

三诊：1981 年 7 月 7 日。上方服后，面色红润，多饮、多食、多尿症状基本消失，体重恢复。但腰困无力。查空腹血糖 113mg/dl。尿糖阴性。舌苔薄白稍黄，舌质稍黯红，脉弦。

处方：黄芪 30g，党参 20g，辽沙参 24g，寸冬 15g，石斛 24g，杞子 15g，山萸肉 15g，黄精 15g，生山药 30g，花粉 22g，菟丝子 15g，王不留 15g，蒸首乌 20g，丹参 20g，泽泻 12g。嘱服 20 剂，以巩固疗效。

**按**　本例属于祖国医学三消病。据脉证分析，其病理主要为肺、肾、胃之阴虚热盛。《医学心悟》说:"三消之治,不必专执本经,但滋其化源,则病易瘥矣"。李老指出,本例治疗在第一诊治法上,依照肺为水之上源,故首先清肺热,滋肺阴,润肺燥为主,以滋其化源。兼清胃热者,使胃火不得伤肺。兼滋肾阴者,既可使相火不得攻胃,又可利于肾之封藏约束,使精微不随尿排出。故采用沙参麦冬汤合白虎汤化裁加减。方中重用辽沙参、麦冬、石斛、花粉以达清肺润肺;知母、生石膏、葛根,以清阳明胃热,蒸首乌、杞子、黄精,滋补肾阴。生山药直入肺、脾、肾、胃四经,不寒不燥,为三焦平补之药,上补肺可益气生津止渴,下补肾可缩小便而治腰困乏力;配黄精中补脾胃,以促使运化水谷精微;王不留行血通经,有利于三焦之气化。故服药六剂,诸症大减。阴精亏损,亦必气虚,故在第二诊方中加入了益肺脾之气的党参,补肾益精之菟丝子。生石膏久服易伤脾胃,故减量而加入了清胃热之黄连。泽泻可清相火。继服二十剂,三消症已痊愈,故第三诊方中去生石膏、黄连,加黄芪、山萸肉、丹参以增强补气养血固肾之力,巩固疗效。本例病发不久,辨证准确,药合病机,故疗效显著。

### 施今墨

治疗糖尿病有三消者,从脾、肺、肾三脏入手,尤以脾肾为重点。因脾肾不足,中气不升,固摄无权,精微下漏所致。基本方用黄芪、山药、苍术、玄参、生熟地、麦冬、党参、五味子。……另可选用的对药还有:绿豆衣配薏苡仁;生地配五味子;花粉配乌梅;生地配石斛;天冬配麦冬;茯苓配麦冬;白蒺藜配沙蒺藜;丹参配丹皮;内金配麦芽;瓜蒌根配瓜蒌子;油当归配肉苁蓉;金樱子配芡实米等。(《辽宁中医杂志》)

### 祝谌予

糖尿病在临床虽可分阴虚、血瘀、阴阳两虚、气阴两虚等型,但以气阴两虚型为常见。这类病人都属肥胖型,以少气乏力,自汗口干为主要症状。我常用四对降糖药:即黄芪配山药;苍术配玄参;生地配熟地;丹参配葛根。阴虚型以一贯煎为主方;阴阳两虚以桂附八味丸为主方;血瘀型以"抗自身免疫"一号方为主,药物组成为:木香、当归、益母草、赤白芍、川芎。如其他证型合并血瘀,此亦可加入其他各型中。(《中医杂志》)

## 【预防护理】

(1)对消渴病人应注意节制肥甘炙煿之食品,避免七情内伤。协助病人建立有规律的生活方式,劳逸结合,节制房事,适气候变化,预防外邪侵袭。

(2)适当参加文体活动和体力劳动,告诉病人可坚持一些对增强体质有益的体育活动,有利于病情康复。

(3)对于重证昏迷患者,要做到勤翻身,轻擦洗,防止褥疮发生。

(4)本病多有宿根,病难速愈。经过治疗若"三多"症状消除,不能立即中断治疗,宜长期服用七味白术散或六味地黄丸以巩固疗效,预防复发。

# 腹　痛

腹痛,是指胃脘以下,耻骨毛际以上部位发生的疼痛而言。其包括了大腹、脐腹、少腹、小腹等部位的疼痛。《症因脉治》云:"痛在胃之下,脐之四旁,毛际之上,名曰腹痛。"

腹痛一病,历代医籍记载甚多。在病因病机方面,《内经》多从寒气客于肠胃而立论,如

《素问·举痛论》云："寒气客于肠胃之间,膜原之下,血不得散,小络急引而痛。"《灵枢·五邪》亦云："阳气不足,阴气有余,则寒中肠鸣腹痛。"《灵枢·邪气脏腑病形》篇又云："大肠病,肠中切痛而鸣濯濯,冬日重感于寒即泄,当脐而痛,……小肠病,小腹痛,腰脊控睾而痛,时窘之后,……膀胱病者,小腹偏肿而痛,以手按之,即欲小便而不得。"不仅强调了阳虚阴盛的病理特点,也指出了腹痛与大小肠、膀胱的病理关系。时至宋代,对本病的病因病机有了进一步的认识,如《仁斋直指方》强调："气、血、痰、火皆能作痛,而食积伤脾,风冷入脾与夫脾间虫动,其为痛也居多。"从而充实了腹痛的病因病机学说。在本病的辨证论治方面,《金匮要略》提出以按之痛与否,辨别腹痛虚与实,开创立了许多行之有效的治疗方剂,如"附子粳米汤"、"大柴胡汤"、"小建中汤"、"黄芪建中汤"等,初步建立了腹痛病的辨证论治体系。《诸病源候论》将腹痛分为急腹痛与久腹痛,并以脉象来判断本病的预后,如云："凡腹急痛,此里之有病,其脉当沉若细,而仅浮大,故当愈矣;其人不当愈者,必当死,以其病与脉相反故也。"《医学发明》明确提出了"痛则不通"的病理特点,确立了"痛随利减,当通其经络,则疼痛去矣"的治疗方法,对后世影响颇大。《景岳全书》对腹痛的虚实辨证尤为精详,如云："当察其可按者为虚,拒按者多实;久痛者多虚,暴痛者多实;得食稍可者为虚,胀满畏食者为实;痛徐而缓,莫得其处者多虚,痛剧而坚定不移者为实。"《医宗必读》以充分的说理,批驳了"痛无补法"之论,肯定了补法在腹痛中的治疗作用。《医林改错》、《血证论》进一步补充了瘀血腹痛的治则与方药,至今仍有效地指导着临床实践。

本篇所述,系内科常见的以腹痛为主的病证。西医学中的多种疾病,如胃肠痉挛、神经官能症、消化不良、胰腺炎、急性胃肠炎等,以腹痛为主症时,均可参照本篇辨证论治。

## 【病因病机】

腹痛的致病因素颇多,由于生理上肝、胆、脾、肾、大小肠、膀胱、胞宫等脏腑均居腹内,且冲、任、带、手足三阴、足少阳、足阳明等经脉亦循行于此,故凡外感六淫、内伤七情、饮食以及跌仆损伤,致气血不畅,或气血不足以温养,皆可导致腹痛。

外感六淫,寒为主因　外感风寒或寒冷积滞阻结胃肠,中阳受损,气机失畅,导致腹痛。如《素问·举痛论》指出："寒气客于小肠,小肠不得成聚,故后泄腹痛矣。"说明感受寒邪与腹痛密切相关。

情志不遂,肝脾失和　情志怫郁,或恼怒伤肝,则肝失疏泄,气失条达,肝郁气滞,横逆乘脾,肝脾失和,气机失畅,脉络郁滞,不通则痛。《医学心悟·腹痛》云："诸痛皆属于肝,肝木乘脾则腹痛。"

饮食伤中,壅滞腑气　饮食不节,暴饮暴食,胃失受纳,宿食内停;或恣食辛辣厚味,酿成湿热,湿热郁结,气机不和,腑气不通;或过食生冷,寒戕中阳,凝滞气机;或误食不洁馊腐之物,损伤脾胃,肠失通降,腑气壅滞,导致腹痛。如《医学正传·腹痛》云："食积郁结于肠胃之内,皆能令人腹痛。"

阴阳亏虚,脉络失养　素体阳虚,阴寒内盛,或病后中阳虚馁,或阴血不足,脉络失其温煦、润养而致腹痛。如《景岳全书·心腹痛》云："气血虚寒不能营养心脾者,最多心腹痛证。"

此外,跌仆损伤,或腹部手术后,脉络受损,气血瘀滞,亦可致腹痛。如《丹溪心法·腹痛》云："如颠扑损伤而腹痛者,乃是瘀血。"

总之,腹痛的病因繁多,但以因寒致痛、气滞作痛、食积腹痛最常见。无论何种因素致病,不外虚实两端。由感受外邪、食积、情志、外伤导致脏腑气机郁滞,血行不畅,络脉痹阻而痛者,为"不通则痛",当属实证。若素体阳虚,气血不能温养脏腑经络,使其失于舒展而痛者,则为"不荣则痛",其证属虚。然其所形成的各证候间,常常相互转化,兼夹为病。若寒痛日久,可郁而化热;气滞不愈,则血行受阻;虚痛感邪,乃本虚标实,或虚实挟杂;感受外邪,复加饮食所伤,可致邪食相兼;若气血痰食同时为病,瘀阻血络,固定不移,则渐致瘀积;若食滞湿热,壅阻肠胃,气血凝滞,瘀热成腐,可酿成肠痈。由此可见,腹痛的病机转归是复杂多变的。

## 【辨证论治】

### 1. 辨证纲要

(1)辨病性:实痛痛势急剧,拒按或有形或饱时疼痛。虚痛痛势绵绵,喜按而无形,或饥时疼痛。寒痛暴痛无间断,腹鸣切痛,遇冷痛增,遇热痛减。热痛腹痛急迫阵作,多兼身热口渴,便秘腹胀,得寒痛减。

(2)辨气血:气滞痛多为痛无定处,攻窜不定,时聚时散。瘀血痛多痛有定处,刺痛拒按,夜间加重,或伴见面色晦黯,口唇色紫。

(3)辨部位:大腹痛:多为食积、外邪所致,脾胃、大小肠受病,可见腹部胀痛,痛甚欲便,便后痛减。少腹痛:多为厥阴肝经之病,或左或右,或两侧均痛,若偏于右侧,按之更剧,蜷足而卧,恶寒发烧者,多为"肠痈"证。小腹痛:多为肾与膀胱受病,多属瘀血、湿热致病。痛时拘急硬满,小便自利,甚至发狂,为下焦蓄血。若热结膀胱,则见小便灼热、短赤不利。脐腹痛:若痛在脐腹正中,多为肾和冲任受病,寒证多见。若痛在脐周,多为虫积所扰,若见欲吐不出,欲泻不能,腹中绞痛,烦躁闷乱者,为"干霍乱"。

(4)辨缓急:发病急迫,腹痛较剧,伴随症状明显者,多为感受外邪,或饮食不节所致。发病缓慢,病程迁延,腹痛隐隐,多属阳虚脏寒,或气病及血。

### 2. 辨析类证

本病应与下列病证相鉴别。

(1)胃痛:胃脘痛常以胃脘近心窝处疼痛,伴见嗳气、吐酸、嘈杂等症。腹痛则泛指胃脘以下,耻骨毛际以上的整个部位,一般无吐酸、嘈杂之兆。

(2)痢疾:痢疾常伴见腹痛,但其以下痢赤白、里急后重为特征,临床不难鉴别。

(3)霍乱:霍乱虽然兼腹痛,但以卒然作痛、上吐下泻为主症。

(4)外科腹痛:外科腹痛,多先腹痛、后发热、疼痛剧烈,部位局限,腹壁拘紧,压之痛甚。而内科腹痛常见先发热,后腹痛,以自觉疼痛为主,不局限,压痛不明显。

(5)妇科腹痛:痛处多在小腹,与经、带、胎、产相关,临床可资鉴别。

总之,腹痛证情复杂,临证首当详问病史,注意患者性别、年龄、已婚、未婚等,掌握腹痛的部位、程度、发病缓急以及伴随症状,以了解何脏受病,或何因致病,做到四诊合参,审证求因,辨证论治。

### 3. 治疗原则

本病的治疗,多以"通"字立法,但绝非单指攻下通利,如《医学真传·心腹痛》所云:"夫通则不痛,理也,但通之之法,各有不同,调气以和血,调血以和气,通也;下逆者使之上行,中结者使之旁达,亦通也;虚者助之使通,寒者温之使通,无非通之之法也。若必以下泄为通,则妄矣。"故"通"法之用,当分清寒、热、虚、实,及在气、在血。实证以祛邪为主,如清热化湿,消食导滞,理气化瘀;虚证以温补为法,如温中补虚,益气养血等。对于久病不愈者,佐用辛润通络活血之品,亦为临床所常用。

### 寒邪内积

**临床表现**　腹痛卒然,疼痛剧烈,遇冷加剧,得温略减,大便溏薄,小便清利,口不渴,舌苔薄白,脉弦紧。

**辨证提要**　①辨证要点:起病急暴,遇冷加重,得温痛减,口不渴。②辨体质:素体脾虚,外感寒邪,更损脾阳,可兼见四肢不温,喜暖喜按;若素体肾阳不足,寒邪内侵,则兼见脐腹剧痛难忍,四肢厥逆;若体质尚可,外寒较甚,可兼身体疼痛,或恶寒。

**理法概要**　本证为寒邪内侵,阳气不通,气血被阻所致,故治宜温中散寒。

**方药运用**　正气天香散。

干姜 10g　紫苏 10g　陈皮 10g　乌药 20g　香附 30g

干姜、紫苏温阳散寒;乌药、香附、陈皮理气止痛。若腹痛较甚者,加高良姜、木香、元胡以温中止痛;若腹中雷鸣切痛、胸胁逆满,加附子、制半夏温阳降逆;若恶寒身痛之表寒明显,宜加桂枝温经解表;若少腹冷痛者,加茴香、吴茱萸以暖肝散寒;若兼四肢厥逆者,加附子、肉桂,温肾通阳;若寒湿较甚、腹痛而泻、舌苔白腻者,加藿香、苍术、厚朴以温中化湿;若蛔虫攻痛、吐蛔或便蛔者,可配服乌梅丸,以安蛔止痛。

### 热结肠胃

**临床表现**　腹痛暴急,阵发加剧,胀痛拒按,口干引饮,大便秘结,或下利臭秽,小便黄赤;舌苔黄腻或焦黄,脉弦数。

**辨证提要**　①辨证要点:发病突然,阵发剧痛,胀满拒按,大便秘结。②辨转化:湿热食滞,壅积肠腑,气血凝滞,瘀热内结,肉腐成脓,酿成肠痈,症见右下腹处压痛明显,触及包块,发热呕吐,腹壁拘急。

**理法概要**　本证乃热结肠胃,腑气不通所致。故治宜清热通腑。

**方药运用**　大承气汤。

生大黄 12g　厚朴 9g　枳实 10g　芒硝 10g

大黄通腑泻热,荡涤积滞;芒硝软坚破结;厚朴、枳实行气导滞。本方属攻下剂,宜急火快煎,先入厚朴、枳实,后入大黄,冲服芒硝。若腹痛下利,可加苍术、薏苡仁、黄芩、栀子以清热利湿;若口渴壮热、腹痛剧烈,可加公英、土茯苓、金银花以清热解毒;若腹胀较甚,加木香、槟榔以助行气导滞之力;若热极成痈,可改用大黄牡丹皮汤加败酱草、薏苡仁、瓜蒌仁、桃仁以清热化瘀消痈。

### 饮食停积

**临床表现**　腹部胀痛拒按,食后加重,痛甚欲便,便后痛减,嗳腐厌食,甚则呕恶,舌苔厚腻,脉沉滑。

**辨证提要**　①辨证要点:腹痛胀满拒按,厌食呕恶,食后痛重,便后痛减。②辨部位:本病证当与食积胃痛辨别。胃痛的部位在上腹胃脘近心窝处,而腹痛的部位则指胃脘以下,耻骨毛际以上部位发生的疼痛,二者是有区别的。

理法概要　饮食不节,食积腹中,肠胃壅滞而致本证。故治宜消食导滞。

方药运用　保和丸加味。

炒山楂30g　半夏10g　茯苓30g　陈皮12g　莱菔子30g　连翘10g　神曲15g　川朴12g

山楂、神曲、莱菔子消食导滞兼能下气;茯苓、半夏、陈皮、川朴化湿和胃;连翘清热散结。可酌加麦芽、内金、枳实以助消食导滞之力。腹满较甚、舌苔白腻者,可加藿香、佩兰芳香化浊;若腹满而痛、大便不通、舌苔黄腻者,为食积化热,宜合厚朴三物汤。

### 气滞腹痛

临床表现　腹部胀痛,攻窜不定,痛引两胁,或及少腹,忿怒痛增,得嗳气或矢气痛缓,舌苔薄,脉弦。

辨证提要　①辨证要点:腹部胀痛,部位不定,痛引两胁或少腹。②辨部位:两胁及少腹乃肝经所布,故肝气郁滞则痛引两胁及少腹。

理法概要　忧思恼怒,肝失疏泄,气机郁滞而致。故治宜疏肝理气。

方药运用　柴胡疏肝散合芍药甘草汤加减。

醋柴胡9g　陈皮10g　白芍15g　枳壳9g　川芎6g　香附9g　炙甘草6g

柴胡、香附、枳壳、陈皮疏肝理气止痛;川芎行气活血止痛;白芍、甘草缓急止痛。若胁痛明显,加川楝子、元胡以增疏肝止痛之力;窜痛明显者,加乌药、沉香、木香、郁金以助理气止痛之效;痛引少腹,加橘核、荔枝核、小茴香以行少腹之气;若腹痛肠鸣、痛而欲便、便后痛减者,加白术、防风即取痛泻要方之意。

### 血瘀腹痛

临床表现　腹痛如针刺,痛处固定不移拒按,或有积块,昼轻夜重,经久不愈,舌质紫暗,脉细涩。

辨证提要　本证以腹痛如针刺,部位固定,痛处拒按为辨证要点。

理法概要　瘀血停滞,络脉痹阻,不通则痛,故治宜活血化瘀。

方药运用　少腹逐瘀汤加减。

小茴香6g　元胡10g　当归12g　蒲黄9g　五灵脂9g　川芎9g　没药10g　干姜6g　官桂6g　赤芍12g

当归、川芎、赤芍养血和营;生蒲黄、五灵脂、没药、元胡逐瘀止痛;官桂、干姜、小茴温经理气止痛。若跌仆创伤成瘀者,加红花、泽兰、桃仁散瘀破血;术后经脉损伤者,可加王不留行、丹参,或将蛴螬焙黄研面口服;若无阴寒凝滞,可去干姜;若大便秘结,加大黄、枳实,通腑荡滞。

### 脾胃虚寒

临床表现　腹痛绵绵,时作时止,喜温喜按,按之痛减,大便溏薄,神疲气短,畏寒怕冷,舌质淡、苔薄白,脉沉细。

辨证提要　①辨证要点:腹痛绵绵,喜温喜按,畏寒神疲。②辨病程:病属虚寒,多为久病或他病损伤中阳所致,故病程较长。

理法概要　中阳虚弱,寒从内生,气血不畅,络脉失煦而致本证。故治宜温中散寒。

方药运用　小建中汤。

桂枝 12g　芍药 15g　炙甘草 6g　大枣 5 枚　生姜 6g　饴糖 30g

桂枝、生姜、大枣、饴糖温中补虚;芍药、炙甘草缓急止痛。若将方中生姜易干姜,加党参、白术可增健脾之力。若失血虚羸不足、腹痛隐隐、心悸眩晕,加当归,以补血和营;若兼气短、自汗者,加黄芪以补气;若阴寒内盛、腹部剧痛、上下攻撑、呕不能食、腹中漉漉有声,可用大建中汤温中补虚,降逆止痛;若腹痛肠鸣、大便溏泻、手足不温,可用理中汤;若冷积便秘,可用温脾汤;若少腹拘急疼痛,加肉桂、小茴、乌药以温暖下元;若脐腹痛甚、喜暖喜按,加附子、葱白以温肾通阳。

总之,腹痛为临床常见症,多内外邪、饮食、情志、阳虚脏寒等因素,使腹部脏腑经络受损,导致气血络阻或络脉失养而成。其证候虽有寒热、虚实之分,但亦可见寒热交错,虚实夹杂之象,应视具体病情,辨别因果主次,随证立法。

## 【其他疗法】

### 1. 单方验方

(1) 小茴香 9g,乌药 6g,水煎服。适用寒痛。

(2) 莱菔子 15g,广木香 5g,共研细末,开水炖服。适用于气滞腹痛。

(3) 生姜 5 片,红糖 60g,沏姜糖水加入白酒少许温服。适用于虚寒腹痛。

(4) 鸡内金 10g,研末,开水送服。适用于食滞型腹痛。

(5) 五灵脂 9g,蒲黄 9g,研末,醋水各半,煮透连酒服下。适用于血瘀腹痛。

### 2. 外治法

(1) 青盐 500g,炒热用布包之,敷痛处。适用于寒痛。

(2) 硫黄、吴茱萸各 6g,大蒜适量,捣和,涂敷脐中。适用于寒痛。

(3) 苦瓜藤叶 10 片,洗净捣烂敷少腹痛处,或用栀子仁 20 粒,胡荽菜 30g,捣烂外敷少腹痛处。适用于腹部热痛。

(4) 皮硝 30~90g,打碎,布包敷于痛处或脐部。适用于因食滞湿热而引起的腹痛。

### 3. 针灸疗法

(1) 寒邪内积:针刺用泻法,取中脘、关元、足三里、公孙,灸神阙。

(2) 脾胃虚寒:针刺用补法,并灸。取脾俞、胃俞、中脘、气海、章门、足三里等穴。

(3) 饮食停滞:针刺用泻法,取中脘、天枢、气海、足三里、内庭等穴。

### 4. 饮食疗法

(1) 吴茱萸粥:用吴茱萸 2g,粳米 50g,生姜 2 片,葱白 2 茎。将吴茱萸研为细末,用粳米先煮粥,待米熟后,下吴茱萸及生姜、葱白同煮为粥。具有补脾暖胃,温中散寒之功效,可用于寒邪内积之腹痛。

(2) 豆蔻粥:用肉豆蔻 10g 捣碎,研为细末,用粳米 50g 煮粥,待煮沸后加入肉豆蔻末及生姜 2 片,同煮为粥,温服。具有开胃消食,温中止痛,用于饮食停积之腹痛。

(3) 甘松粥:煎甘松 5g 取汁,再用粳米 50g 煮粥,待煮将成时,加入甘松药汁,稍煮一、二沸即可。其有行气止痛之效,用于气滞腹痛。

(4) 山楂粥:先用山楂 30g 入砂锅煎取浓汁,去渣,然后加入粳米 50g,红糖 10g 煮粥。具有消食积,散瘀血之作用,可用于瘀血腹痛。

（5）干姜粥：先煎干姜、高良姜各 5g，取汁去渣，再入粳米 50g 同煮为粥。具有温暖脾胃，散寒止痛之效。适用于脾胃虚寒之腹痛。

## 【名医精华】

### 李振华医案

**案1** 孟某，男，68 岁。1992 年 3 月 24 日初诊。患者病起饮食不节，腹部胀痛经常发作达 3 个月之久，曾按"胃肠痉挛"用阿托品、山莨菪碱治疗，效果不甚明显，查腹透、B 超及其他理化检查未发现明显异常。就诊时症见：腹部胀痛、拒按、胸闷、气短、厌食、呕恶、得矢气则舒，大便三日未行，舌质淡红、体胖大，苔黄腻，脉弦滑。证属脾胃不和，食滞不化，治以和胃、消食、导滞，处方：白术 10g、茯苓 15g、陈皮 10g、半夏 10g、广木香 6g、白蔻仁 8g、川朴10g、枳实 8g、元胡 10g、乌药 10g、山楂 12g、麦芽 15g、大黄 5g、竹茹 10g、甘草 3g。服药 1剂，泄下秽臭大便、量多，腹部胀痛大减，去大黄、枳实，加薏苡仁 30g、佛手 12g、枳壳 10g，服药 3 剂，诸症皆除，故去佛手、薏苡仁，加党参 10g，再进 3 剂，病获痊愈。

**按** 腹痛一证，古人多以"不通则痛"而立论。本患者年近古稀，脾胃功能已弱，加之不节口腹，恣食过量，脾运不及，宿食停滞，而生腹痛，且疼痛拒按，证乃属实，故首剂在调和脾胃的基础上配以小承气，使邪食外出，腹痛则除。虽腹痛已去，考虑其年事已高，且舌体胖大，故加党参以健脾益气，增强其脾胃运化之功能，以善其后。

**案2** 张某，男，41 岁。于 1992 年 3 月 9 日来诊。

主诉：腹痛 5 日。

病史：5 日前不明原因出现脐腹隐隐作痛，绵绵不断，喜热喜按，得温得按痛减，两天后出现大便稀溏，日行 2～3 次，饮食减少，食后腹胀。面色萎黄，形体消瘦，身倦神疲，短气乏力。舌体胖大，舌质淡红，苔白稍腻，脉沉细无力。

中医诊断：腹痛（脾胃虚寒证）。

西医诊断：慢性肠炎。

治法：益气健脾、温中和胃。

处方：温中汤加减（李老经验方）。

党参 10g，白术 10g，茯苓 15g，泽泻 10g，桂枝 6g，白芍 15g，砂仁 8g，薏苡仁 30g，煨肉豆蔻 10g，诃子肉 10g，炙甘草 6g，干姜 10g，生姜三片、大枣 5 枚为引。5 剂水煎服。

医嘱：忌食生冷、油腻之品。

二诊：1992 年 3 月 16 日。痛减泄止，食欲较前好转，腹中仍胀，身困无力、舌体胖大、舌淡，苔白，脉沉细。湿邪渐祛，脾胃运化渐复，但气滞腹胀仍在，故原方去补气收涩之药，加以理气和胃之品，使气行胃和而胀消。

处方：香砂温中汤加减（李老经验方）。

白术 10g，茯苓 15g，橘红 10g，砂仁 8g，香附 10g，厚朴 10g，枳壳 10g，乌药 10g，焦三仙各 12g，炙甘草 6g，干姜 10g。5 剂水煎服。

三诊：1992 年 3 月 23 日。各种症状消失，食欲转好，腹中不胀，体力和精神较前明显好转，舌淡，苔薄白，脉沉缓。病已初愈，当以丸药巩固之。

处方：香砂养胃丸。每服 6g，日 3 次。

**案3** 郭某，女，58 岁。于 1992 年 8 月 11 日来诊。

主诉:脐腹疼痛 2 月余。

病史:六月初因贪食生冷,致腹痛泄泻,日行 2~3 次,住某医院诊断为急性肠炎,给予西药对症治疗。现已两月余,病情时轻时重,未能彻底根治。现脐腹疼痛,痛时即泻,日行 2~3 次,脘腹闷胀,精神倦怠,肢体困乏,食欲欠佳,面色萎黄。舌淡红,苔白腻,脉沉细。

中医诊断:腹痛 ;泄泻(寒湿困脾)。

西医诊断:慢性结肠炎。

治法:健脾利湿、温中散寒。

处方:四君子汤加味:党参 10g,白术 10g,茯苓 15g,泽泻 10g,肉桂 10g,炮姜 10g,吴茱萸 6g,厚朴 10g,砂仁 8g,焦三仙各 12g,甘草 3g,薏苡仁 30g。5 剂水煎服。

医嘱:忌食生冷油腻,宜清淡富于营养。

二诊:1992 年 8 月 16 日。痛泻均止。舌淡红,苔薄白,脉缓。

处方:桂附理中丸,每服 6g,日 3 次。

随访半年,病未复发。(《李振华医案医论集》)

### 秦伯未

腹痛偏在少腹,或左或右,或两侧均痛,痛时兼有胀感,多属肝经症状,用金铃子散,并可加柴胡、青皮疏之,有寒者加肉桂、乌药温之。亦可针刺关元、归来、行间、三阴交等穴。

脐腹属少阴,痛时绕脐,喜用手按,伴见肠鸣,饮食少味,大便不实,舌苔白腻,大多属于寒证,兼有脾和大、小肠症状。其中暴痛由受寒和啖生冷引起,痛不休止;久痛为脾肾虚寒,时轻时重,绵绵不休。前者用天台乌药散去巴豆,寒重加肉桂、干姜;后者用理中汤,阳虚甚者加附子。脐腹痛,由于气滞者,多兼胀满,并与肠胃消化不良有关,治用五磨饮。理气不应,痛时如刺,或当脐疗痛,脉象沉涩,宜从血郁论疗,用手拈散。

腹痛热证较少,一般见于伤寒、温病邪传中焦,主要由于大便秘结,多用下法。伤食亦能引起腹痛,初在上腹部,伴见胀闷,嗳腐,继传脐腹,大便不调,治宜消导去滞。

小腹痛偏在脐下,痛时拘急结聚硬满,小便自利。严重的有发狂现象,为"蓄血"证,用桃仁承气汤。(《中医临证备要》)

### 张泽生

往年于门诊带教实习医生时,曾遇一急性腹痛患者,年逾花甲,当脐腹痛,食入尤著,二便如常。舌苔薄腻,脉象沉弦,粪检未见虫卵。实习医生以肝脾不和论治,投以醋柴胡、当归、枳壳、青皮、白芍、香附、乌药、川楝子、木香、佛手等,3 剂未效。二诊时又加入肉桂 2g,疼痛更剧,呻吟不已,且吐紫血少量。余见病者痛有定处,得食尤著,服温散药出血,此乃瘀血内停之候,嘱将原方去肉桂,加五灵脂 10g。服三剂后又来复诊,患者甚喜,自诉病已十去七八,食入腹已不痛。学生问余:上次方中肉桂有温经止痛之功,何以改用五灵脂取效? 余曰:沉香、肉桂均能止痛,然为寒气凝结而设,大凡暴痛属实,食后反剧,久痛多虚,得食痛缓。此患者既往无腹痛病史,痛势得食反剧,属实无疑,服理气剂未效,投温散药腹痛更著,且吐紫血,痛有定处,故属血瘀之实证也,加投五灵脂能通利血脉,散瘀止痛,散而痛定。(《张泽生医案医话集》)

### 董廷瑶医案

陶某,男,10 岁。

初诊:1984 年 9 月 22 日。

主诉及病史:患儿幼时曾做直肠尿道造型手术,此后大便失调,经常数日不通,以致腹痛难忍。几天前腹痛又作,大便不下,呕吐不食,多次送急诊,西医诊为肠梗阻,经导便仍不解。

诊查:今腹痛呻吟,按之满实,大便秘结,食后呕吐,四末清冷,小溲短少,两脉沉弦,舌苔淡白。

辨证:久病伤阳,寒实里结。

治法:亟须温通,主以温脾汤。

处方:肉桂 1.5g,附片 4.5g,干姜 3g,当归 6g,元明粉 9g,生军 6g,党参 9g,清甘草 3g。

服药 1 剂后腹痛转缓,2 剂后大便通利数次,吐平能食,腹软肢温。续以调扶中州,用参、术、苓、草、归、芍、桂、陈等品而获安。

**按** 本案乃属急证,患儿便秘呕吐,腹痛肢冷,病史既久,气阳转衰。董师当机立断,勉从寒实不通立法,投以温脾汤全方,应手而效。设若辨证不确,药不中的,必致偾事;是以诚如董师之常云:倘非有定识于平时,曷克有定力于片刻耶。

### 姜良铎医案

李某,女,44 岁,陕西人,已婚。

初诊:2002 年 3 月 22 日。

主诉及病史:间断性腹痛反复发作 2 年余,腹痛多在午饭后,发作部位从胃脘开始转至左下腹,严重时剧痛难忍,持续数十分钟,甚至数小时不缓解。发作时靠镇痛药物控制症状。曾在某西医三甲医院作全身详细检查,花费数万元,仍未查出病因。患者多方诊治,曾采用中药、针灸等多种治疗,疗效不显。近期仍时有腹痛发作,病位不固定,时为脐周,时为少腹,腹痛未作时,如同常人。

诊查:就诊时腹部隐痛,平素大便偏干,日 1 行。舌紫暗,苔薄白腻,局部剥脱,脉细涩。

辨证:湿瘀肠络,兼有阴伤。

治法:取乌梅丸法,兼以养阴,加以虫类搜剔逐瘀。

处方:乌梅 9g,川椒 5g,赤白芍各 12g,瓜蒌 30g,枳壳 15g,川楝子 10g,石斛 10g,炙甘草 9g,九香虫 9g,刺猬皮 9g,全蝎 6g。

14 剂,水煎服,每日 1 剂。

二诊:4 月 5 日。服药 14 剂后,隐痛消失,剧烈疼痛未见。舌暗,苔薄白微腻,仍有局部剥脱,脉细略涩。效不更方,守方治疗,后在此方基础上加减,治疗 3 月余,随访 1 年,腹痛未再作。

**按** 本案腹痛,反复发作,现代医学未查出病因,辨证本案依据主要有:①病程长,参叶天士久病入络理论;②腹痛发作无常,有类似风邪特点;腹部属阴,厥阴肝经过腹,且肝为风木之脏,因此可考虑从厥阴肝经入手;③舌脉表现提示瘀血内阻。因此本案治疗从厥阴入手,采用仲景乌梅丸法结合叶天士久病入络理论,加用虫类搜剔逐瘀。如此辨治,切中病机,数年顽疾,短期而愈。

### 汪履秋医案

王某,女,37 岁。

初诊:1978 年 11 月 5 日。

主诉及病史:腹部疼痛迁延7载。疼痛时轻时重,以右侧少腹为甚,余无明显不适。曾做有关检查亦无异常发现。他医曾用理气活血、温经散寒等法治疗不效。

诊查:右侧少腹轻度触痛,舌苔薄白,脉象细弦。

辨证:此证类肠痈而非肠痈,异病同治。

治法:仿肠痈之薏苡附子败酱散治之。

处方:薏苡仁15g,熟附子5g,败酱草15g,红藤15g,赤白芍各10g,当归10g,乌药10g,延胡索10g,甘草3g。

药进5剂,腹痛大减,再进5剂,腹痛全除,病人高兴地说:"七年腹痛一朝除。"数月后腹痛再度发作,进原方7剂即收效痛除。

**按**　薏苡附子败酱散方出于《金匮要略》,具有消肿排脓、振奋阳气的功效,主治肠痈脓已成者,现临床多用于慢性阑尾炎吸收期肿块形成阶段。汪氏则将此方的运用范围扩大,治疗一般的慢性腹痛,包括西医学中慢性肠炎、手术后肠粘连、肠痉挛等多种原因引起的腹痛,尤其以痛位在右下腹者为宜。汪氏认为,凡腹痛多由经络之气阻滞不通所致,而薏苡附子败酱散中薏苡仁,据《名医别录》记载有"利肠胃"之功;附子辛温通阳,散结止痛;败酱草能行瘀止痛;全方具有理气活血通络之功,因而对一般的气血壅滞引起的腹痛亦有较好的疗效。

### 熊魁梧医案

杨某,男,45岁。

初诊:1982年5月15日。

主诉及病史:1978年9月14日,突发小腹少腹胀痛,经西医治疗,疼痛消失。旬日后,腹痛再作,此后反复发作近4年之久。痛剧时,小腹、少腹散见核桃大小团状包块,伴恶心欲吐,手指尖有凉感,需注射哌替啶方可缓解。其间虽经中西医多方治疗(曾作虫证治疗过),病情仍每况愈下,近3个月来发作频繁,甚则5~7日一作,病势急迫,几不欲生,经人介绍,于1982年5月15日前来就诊。

诊查:患者形容清癯,面色苍白,双手压腹,口中呻吟,恶心欲吐,四末厥冷;腹部喜暖,按之柔软;小腹及少腹胀痛,痛区散见核桃大小包块,触之柔软,揉按则可行消散,少顷,包块兀自又起;二便自调。舌质稍淡,苔薄白,脉沉细弦。详询病史,其妻谓其素体质弱,1978年9月13日晚曾因暑天炎热露宿至鸡鸣,次日即发腹痛。

治法:治宜养血和营,温中散寒,行气止痛。拟当归四逆合吴茱萸生姜汤加味。

处方:当归15g,桂枝9g,白芍15g,细辛4g,木通9g,吴茱萸6g,乌药10g,香附10g,生姜15g,炙甘草10g,大枣12枚,5剂。

服法:每4小时服药1次,痛解则1日服3次。

翌日,患者之妻欣喜若狂,奔走来告,昨日饮酒,须臾痛减,至今已服药5次,其痛顿失。余嘱:尽服余药,续服十全大补膏1个月以资巩固;切勿过劳,严禁生、冷、贪凉,以防复发。1983年5月、1985年7月2次随访,未见再发。

**按**　本例患者素体虚弱,阴血不足于先;江城九月,天虽炎热,然序属交秋,贪凉露宿,因热伤冷,感寒于后。血虚寒凝则气血运行涩滞,经脉肢体失于温养,治失中的,虚虚实实,故发作日见频繁,病势日益增剧,此血虚寒凝胶固之际,非补不能益其虚,非温不能散其寒。仲景《伤寒论》云:"手足厥寒,脉细欲绝者,当归四逆汤主之。若其人内有久寒者,宜当归四逆加吴茱萸生姜汤。"经义昭昭,何不用焉!遂效其法,取诸方,更加香附、乌药行气散寒止痛,众药协力则虚损得济,凝阴骤散,营卫通畅,病何有哉! 痛止之后,当气血双补以收全功。

**朱锡祺医案**

孙某,女,65 岁。

初诊:1975 年 10 月 20 日。

主诉及病史:10 月 14 日自觉左上腹部剧烈疼痛,体有发热,恶心呕吐。前往某医院急诊,查尿淀粉酶 256U/L。诊断:急性胰腺炎。留院观察 4 天,因治疗无效而自动出院。

诊查:目前发热 38℃左右,脘腹胀痛,多日来粒米未进,大便秘结,环唇麻木。今晨测体温 38.5℃,血压 100/70mmHg。X 线胸透:左肋角有少量积液。既往有高血压病史,曾高达 240/120 mmHg。脉细,苔黄厚腻。

治法:治拟清热导滞。

处方:柴胡 9g,炒黄芩 9g,生川军 9g(药汁泡),玄明粉 9g(冲),枳实 9g,木香 4.5g,蒲公英 15g,地丁草 15g,败酱草 30g,炸酱草 30g,连翘 12g。

二诊:10 月 22 日。药后得便 3 次,身热较退(今日测体温 37.4℃),腹痛已减,胸闷好转,已思纳谷,每餐吃稀饭一碗。脉沉细,苔黄腻较退。再拟原法加减。

原方去生川军、玄明粉、木香。加银花 9g,柴胡 9g 改为 6g,赤芍 9g。

三诊:10 月 24 日。身热尽退,今日测体温 35.8℃,精神好转,纳谷亦增,睡眠亦酣。脉细,苔薄腻。治拟和胃化湿,理气清热。

处方:佩藿梗各 9g,赤苓 9g,半夏 6g,陈皮 6g,泽泻 12g,丹参 9g,香附 9g,苏罗子 9g,蒲公英 15g,地丁草 15g,谷麦芽各 15g。

前后服药 7 剂,自觉症状完全消失,精神亦振,纳谷已香。

**按** 本病中医辨证为湿热蕴结,痹阻不通,气机闭塞。治宜通腑气、泄热开始,通里导滞。参考南开医院清胰汤,取大柴胡汤加味,和解少阳,泻下开结而治之。方中柴胡、黄芩、枳实、木香,乃取大柴胡汤意,行气,破气,消积,和解少阳;生军、玄明粉,乃取调味承气汤之意,荡涤胃肠湿热浊垢;蒲公英、地丁草、连翘、炸酱草、败酱草、丹参,清热解毒,消肿排脓,活血解瘀。服药 2 剂后,大便 3 次,身热已退。六腑以通为用,二诊去生军、玄明粉,加赤芍凉血活血;柴胡为和解少阳退热之品,因身热已退,故由 9g 改为 6g,取其疏肝引经之意。最后以芳香化湿,疏散和中,佐以清热解毒而收功。

# 【预防护理】

## 1. 预防

(1) 夏月勿过食生冷,或贪凉露宿,或过于冒暑劳作,以防暑热、寒湿入侵。

(2) 勿暴饮暴食或饭后跑动,以免损伤脾胃。

(3) 调畅情志,心情愉快,避免忧思恼怒等不良精神因素的刺激。

(4) 养成讲卫生的好习惯,蔬菜要洗净,以防虫卵入侵。

## 2. 护理

(1) 腹痛剧烈者,应卧床休息,严密观察。若腹痛持续不止者,应暂禁食。

(2) 若属虚寒腹痛,应食以甘温之味,可少食多餐。若属食滞腹痛,当节制饮食。

(3) 腹痛患者,宜保持心情舒畅,勿忧思郁怒,避免风寒暑湿。

（4）对伴见面色苍白，冷汗淋漓，肢冷脉微者，尤应注意，谨防变端。

# 霍 乱

霍乱，是指夏秋之际，感受时行疫毒，损伤脾胃，出现上吐下泻，腹痛或不痛为特征的疾病。因起病急骤，挥霍撩乱，故以霍乱名之。此外，虽非时行疫疠所感，但见起病卒然，吐泻交作者，亦属霍乱的范畴，诚如《景岳全书·霍乱》所云："霍乱一证，以其上吐下泻，反复不宁，而挥霍撩乱，故名霍乱。"

霍乱一病，首载于《内经》。《素问·六元正纪大论》曰："不远热则热至，不远寒则寒至，寒至则坚否腹满痛急，下利之病生矣。热至则身热，吐下霍乱。"指出了感受寒热之邪而发霍乱，并以吐下为其主要临床表现，本篇还指出："太阴所至，为中满霍乱吐下""土郁之发，……为呕吐霍乱"以及《灵枢·五乱》篇"清气在阴，浊气在阳，……清浊相干，乱于肠胃，则为霍乱"之论，均进一步阐明了脾胃损伤是变生霍乱的病理基础，"清浊相干""乱于肠胃"是其病机关键所在，为后世认识本病奠定了基础。

汉·张仲景在《内经》的基础，开辨证论治之先河。如《伤寒论·辨霍乱病脉证并治》篇较为详细地阐明了霍乱的表里寒热之别及其证治，以及霍乱阳亡阴竭、阴寒内格的危重证候及救治主药。

晋·葛洪补前贤之不足，提出霍乱的发病与内伤饮食复感外邪密切相关，如《肘后备急方·卷二·治卒霍乱诸急方》云："凡所以得霍乱者，多起饮食，或饮食生冷杂物，以肥腻酒脍而当风履湿，薄衣露坐，或夜卧失覆之所致也。"并同时记载了大量治疗霍乱的方药、针灸、外治法等，丰富了本病的治疗方法。

隋唐时代，对霍乱有了进一步的认识。巢元方于《诸病源候论》中最早提出了以腹部绞痛而无吐泻为特征的"干霍乱"，并认为脉大可治，脉微细不可治，极大地丰富了该病的内容，拓宽了辨证治疗的思路。孙思邈在《备急千金要方》中，强调了饮食宜忌在其病过程中的重要性，如谓："凡此病，定一日不食为佳乃顺三日少少吃粥，……七日勿杂食为佳；所以养脾气也。"

此后，历代诸医家对本病的认识不断深化，对该病的治疗日渐丰富，如刘河间主霍乱属热，张景岳强调霍乱属寒。时至清代，对其认识有了突破性的发展，认为本病是一种烈性传染病，有起病急、传播快、波及广、死亡率高的特点，在病因学上创"瘟毒"、"疫疠"之说，如王清任《医林改错·瘟毒吐泻转筋说》所云："上吐下泻转筋一症，古人立名曰霍乱……至我朝道光元年，岁次辛巳，瘟毒流行，病吐泻转筋者数省。"又曰："但此症得之最速，伤元气最快，一半日可伤生。"王孟英在其所著《随息居重订霍乱论》中已认识到时行霍乱发病原因有一定特异性，如云："凡霍乱盛行，多在夏热亢旱酷暑之年，则其证必剧，……迨一朝卒发，渐至阖户沿村，风行似疫。"在治疗方面，提出了"伐毛"、"刮痧"、"粹法"、"策应"等综合措施，并创燃照汤、蚕矢汤等治疗霍乱的有效方剂；在预防方面，提出应重视饮水卫生，搞好居处的清洁卫生及空气流通，并宜使隔离之法，以控制其传播，使中医对本病的认识日臻完善。

本篇讨论的霍乱范围较为广泛，包括了以急性吐泻为主要临床表现，病情急重的疾病。如西医的急性胃肠炎，食物中毒、霍乱、副霍乱等病。

## 【病因病机】

霍乱的致病原因,有外感和内伤之别。外感多系感受时邪,诸如感受暑湿秽浊之气,或贪凉露宿,寒湿入侵而致;内伤多为饮食不慎,诸如饮食不洁污秽腐馊之品,或恣食生冷,或暴饮暴食,损伤脾胃而成。然二者常相互为因,相互挟杂,内外合邪而致病,如《症因脉治·霍乱论》云:"饮食过饱,损伤中气,不能运化,膏粱厚味,肠胃凝泣,清气不升,浊气不降,又值风暑湿暍之邪外袭,则挥霍撩乱。"可见两者关系非常密切,即饮食不慎,脾胃受损,则易感外邪;反之外界的暑湿寒热秽浊之邪,困阻脾胃,亦易致饮食内伤。

**寒湿秽浊,困阻脾胃** 本病常发于夏秋季节,时值暑湿蒸腾,秽浊疫疠之气易从口鼻而入,或调摄失宜,贪凉露宿,寒湿客犯,郁遏中焦,均可损伤脾胃,气机不利,升降乖戾,清浊相干,乱于肠胃,遂致上吐下泻,挥霍撩乱之证。如《医学入门·霍乱》云:"但此病夏秋为甚。……标因外感四气,或日间感热,夜间受冷,或内素郁热,外又感寒,一时阴阳错乱。"《景岳全书·杂证谟·霍乱》亦云:"有外受风寒,寒气入脏而病者;……有水土气令寒湿伤脾而病者;有旱潦暴雨清浊相混,误中沙气阴毒而病者,总之皆寒湿伤脾之证。"

**饮食不节(洁),损伤脾胃** 霍乱发病与饮食不慎密切相关,如饮食不洁、暴饮暴食、贪食生冷、误食腐馊、饮用污水等,均能损伤脾胃,使其运化失常,升降悖逆,清浊混淆,而成霍乱。《类证治裁·霍乱》篇云:"饮食生冷失节,清浊相干,水谷不化。"《儒门事亲·吐泻生死如反掌说》云:"亦有饮酒食肉,腥脍生冷过度。"《景岳全书·霍乱》亦云:"有不慎口腹,内伤饮食而病者。"《医学纲目·霍乱》指出:"因寒饮、或因饮水,或伤水毒。"凡此种种,均可说明饮食不慎是导致霍乱的重要因素。若饮用污水而又感疫疠之气,即可产生"阖户沿村,风行似疫"的强烈传染。

综上所述,脾胃损伤是本病发生的病理基础,而清浊相干,升降逆乱乃本病发病机理之关键。《景岳全书·霍乱》篇曰:"且凡邪之易受者,必其脾气本柔,而既吐既泻,则脾气无不更虚者。"《霍乱论·总义》亦云:"若其人中阳素馁,本已土不胜湿,而复袭凉饮冷,则湿从寒化而成霍乱者亦有之。"《诸病源候论·霍乱诸疾》则指出:"冷热不调,饮食不节,使人阴阳清浊之气相干而变乱于肠胃之间,则成霍乱。"说明脾胃虚弱,客易感受外邪,内伤饮食;反之,感受时邪或内伤饮食,最易损伤脾胃,邪阴中焦,气机升降失常,而吐泻交作。若感受湿热秽浊之气,或食滞内阻,阳盛之体,病从热化,可发湿热之证;若寒湿生冷伤中,或中阳虚馁,邪从寒化,遂成寒湿之症;若气机闭阻,上下不通,而出现欲吐不得,欲泻不能,腹中绞痛,脘闷难忍之干霍乱,俗称"绞肠痧",此乃霍乱之重证。若霍乱吐泻频剧,伤津脱液,筋脉失养,可致转筋之变;若吐泻无度,阴津耗竭,可致亡阴之弊;若阳随阴脱,元气耗散,则可危及生命,其乃霍乱之危候。

## 【辨证论治】

### 1. 辨证纲要

霍乱发病急骤,变化迅速,病势凶险,临证可根据本病寒热、症状、伤津程度等方面,进行辨析,以随时掌握其病情变化,了解其预后顺逆。

(1)辨寒热:呕吐酸腐,泻下臭恶,小便黄赤,口渴烦躁,脉大者一般多属热证;而汗出肢冷,下利清稀或如米泔,脉微者多属寒证。但临证时尚须细细观察,以辨其真假。如身热烦躁而不欲去衣,面赤喜冷而不咽,脉大虚弦而不任按,均为假热之象;反之,热极似阴,热深厥深,亦可出现汗出肢冷,唇面爪甲皆青之假寒之象。

(2)辨吐泻转筋:呕吐剧烈,泄泻频多,吐泻物如米泔水,其病重;若呕吐伴恶心,呕吐物多为食物残渣,泄泻呈黄水样或挟黏液,气味较臭者,病情轻。若吐泻过甚,津液暴亡,筋脉失养,则见四肢抽搐,甚则阴囊紧缩,此为转筋,说明病情较重。

(3)辨伤津程度:①轻度:皮肤稍干,弹性略差,目眶略陷,脉数。②中度:皮肤干燥,螺纹皱瘪,目眶明显下陷,烦躁不安,声音嘶哑,时有转筋,脉细数。③重度:神情烦躁或神声不清,失声难语,皮肤松皱,目眶深陷,目不紧闭,螺纹干瘪,转筋明显,脉微弱而数,或见伏脉。

(4)辨亡阴亡阳:霍乱吐泻剧烈,而见皮肤松弛,目眶凹陷,指纹瘪凹,转筋囊缩,心烦口干,小便量少,舌质干红,脉细数者,为亡阴证候。若出现面色苍白,汗出肢冷,唇甲青紫,声底息微,脉微欲绝,此为亡阳证候。

**2. 辨析类证**

霍乱应与下列疾病相鉴别。

(1)吐泻:霍乱之病,以发病急,吐泻交作,挥霍撩乱,伤津迅速为特点。而吐泻发病缓,吐泻及伤津程度轻,多先吐后泻,吐出物多为不消化之食物。

(2)痢疾:霍乱与痢疾均于夏秋之际发病多,二者均可见上吐下泻及腹痛。但痢疾有里急后重,下痢赤白脓血,与霍乱不同,可资鉴别。

**3. 治疗原则**

由于本病为秽浊之邪,内干肠胃,清浊混乱而致。因此治疗应以芳香化浊,祛湿和中为基本原则,寒者宜温中化湿,热者应清热化湿。若出现亡阴、亡阳等危候,则当益气养阴,回阳救逆。总之治疗本病应熟悉掌握各种急救措施,切不可拘泥于一方一药。

**寒湿证**

**临床表现**　暴起呕吐下利,初起泻下稀粪,继之下利清稀,或如米泔水,不复甚臭秽,腹痛或不痛,四肢清冷,胸膈痞闷,舌苔白腻,脉濡弱。

**辨证提要**　①辨证要点:起病急骤,下利清稀,或如米泔水,不甚臭秽,腹痛或不痛,四肢清冷,舌苔白腻。②辨病因:恣食生冷不洁或贪凉露宿,致寒湿浊之邪,困遏中焦,壅滞气机,清浊不分,乱于肠胃。③辨体质:素体中阳虚馁,脾不健运,复感寒纳凉,寒邪秽气,郁遏中焦,更伤脾胃,湿从寒化,清浊不分,乱于肠胃,而成本病。④辨转化:寒湿霍乱,若迁延失治,吐泻过甚,伤津脱液,阳气衰微,可出现筋脉挛急,眼眶凹陷,指螺皱瘪,大汗淋漓,四肢冰冷等危重之证。

**理法概要**　本证由寒湿秽浊之气,壅滞中焦,损伤脾胃,清气不升,浊气不降,清浊不分而致。因此治疗则宜散寒燥湿,芳香化浊。

**方药运用**　藿香正气散加味。

藿香30g　紫苏　白芷　大腹皮各15g　茯苓30g　土白术　陈皮　半夏曲　厚朴桔梗各12g　甘草6g

方中藿香芳香化浊,辟秽止呕;紫苏、桔梗、白芷散寒利膈;半夏、陈皮和胃降逆,厚朴、大腹皮去湿消滞;茯苓、白术、甘草健脾助运。若将方中白术易苍术,苦温芳香,燥湿化浊,更为对症。诸药合用则寒湿除、气机畅、脾胃调、胸膈舒。

若寒热错杂,症兼心烦口渴、舌苔黄白相兼者,可加黄连、干姜以寒热并用;若腹痛较甚、四肢不温者,加干姜、肉桂以助温中散寒之力;若吐泻较甚、伤津脱液、筋脉失养而拘急,加白芍、木瓜、蚕沙、吴茱萸以缓急和营,舒筋和络;若津伤液脱、阳气衰微、出现眼眶凹陷、指螺皱瘪、头汗自出、筋脉挛急、四肢冰冷、脉微欲绝,急宜温运中阳,回阳救逆,用附子理中汤合四逆汤加减。

**湿热证**

**临床表现** 吐泻骤作,吐下物皆有腐臭味,口渴心烦,腹痛如绞,小便黄赤,头痛发热,舌苔黄腻,脉濡数。

**辨证提要** ①辨证要点:起病急,吐下酸腐,发热口渴,小便黄赤,舌苔黄腻,脉濡数。②辨病因:夏秋之际,暑湿蒸腾,若调摄失宜,感受时令之热,暑湿秽浊之邪由口鼻而入,直扰中焦。③辨体质:素体阳盛,或恣食辛辣、醇酒、厚味之物,温热内蕴,皆可使病从热化,而成湿热霍乱。④辨寒热真假:若湿热秽浊壅闭经络,以致阴阳不相顺接,热遏于内,而寒厥于外,出现四肢厥逆,手面唇甲皆青,身热自汗,脉象沉伏等热深厥深,真热假寒之象,临证不可不辨。⑤辨预后:湿热霍乱病情较其他证型为轻,病程较短,若治疗得当,预后较好。若至热深厥深阶段,延误治疗,则病可向寒厥转化,终至亡阳脱液,预后凶险。⑥辨类证:本证应与湿热泄泻相鉴别。湿热泄泻,吐而不剧或不吐,津伤不甚,与本证发病骤然,吐泻剧烈,津液暴失相异,可资鉴别。

**理法概要** 本证为湿热秽浊蕴遏中焦,气机逆乱所致,故治宜清热化湿,辟秽泄浊。

**方药运用** 燃照汤或蚕矢汤加减。

燃照汤:滑石15g 豆豉9g 焦山栀9g 酒炒黄芩9g 省头草9g 厚朴9g 半夏9g 白蔻6g

滑石、黄芩清热利湿;白蔻、省头草芳香化浊;半夏、厚朴苦温燥湿,和中降逆;山栀、豆豉清热除烦。诸药共奏清热化湿,辟秽浊之效。

蚕矢汤:晚蚕沙12g 木瓜9g 薏苡仁15g 大豆卷15g 川连6g 醋炒半夏9g 酒炒黄芩9g 通草6g 吴萸4.5g 炒山栀9g

黄芩、黄连、栀子苦寒泻热;蚕沙、豆卷、薏苡仁、通草清热利湿;半夏降逆和中;吴萸、木瓜暖肝通筋活络。诸药合用,苦寒泻热,舒筋化湿。

二方均为治疗霍乱湿热证之主方。前者偏于清热除烦,芳香泄浊,适用于湿热霍乱吐利较重者;后者重于苦寒泻热,舒筋化湿,适用于湿热霍乱兼有转筋者。若出现真热假寒之象,可用竹叶石膏汤合紫雪丹含化。

若呕吐酸腐较甚,加神曲、山楂以消食化滞;若小便短赤,加车前草、泽泻清热利湿;若四肢挛急者,加白芍和营缓急。

**干霍乱**

**临床表现** 卒然腹中绞痛,欲吐不得吐,欲泻不得泻,烦躁闷乱,甚则面色青惨,四肢厥冷,脉沉伏。

**辨证提要** ①辨证要点:卒然腹中绞痛,欲吐不得吐,欲泻不得泻,烦躁闷乱。②辨病因:本证之由主要在于饮食先伤脾胃,复感秽浊之气,邪阻中焦,气机窒塞,上下不通而致。③辨预后:干霍乱因病邪无从排出,此乃霍乱中的重证、危证,如《伤寒明理论·卷中·霍乱》

历云:"干霍乱而死者多,以其上不得吐,下不得利,则所伤之物不得出泄,壅闭正气,关格阴阳,烦扰闷乱,躁无所安,喘胀而死。"

**理法概要**　干霍乱为浊邪郁闭中焦,升降气机窒塞所致。故治宜辟浊解秽,利气宣壅。

**方药运用**　玉枢丹。

山慈姑　五倍子各90g　麝香9g　雄黄　朱砂　续随子各30g　大戟45g

研末为锭,每锭重3g,每服1锭,重者2锭。

麝香通窍开闭;续随子、大戟以泻秽逐浊;山慈姑、雄黄、五倍子辟秽解毒。诸药合用,辟浊解秽,利气宣壅。

若邪气过盛,不得吐泻,可急用烧盐探吐,并可同时服行军散或红灵丹0.5～1g;或以搐鼻取嚏以开窍通闭,辟秽解毒;或用吴茱萸、青盐各30g,焙研炒热,用布裹之,熨脐下以通阳气;或点刺十宣、委中、曲泽等穴出血。若吐泻通畅,病势已减,可用藿香正气散以善其后。

总之,本证临床虽不多见,但病情凶险,预后甚差,关键宜采取综合措施抢救,以宣通壅滞,切不可单凭汤药。

**亡阴证**

**临床表现**　吐泻频剧,神疲乏力,目眶凹陷,指螺皱瘪,声音嘶哑,面色㿠白,心烦口渴引饮,呼吸短促,尿少或闭,舌质干红,脉细数。

**辨证提要**　①辨证要点:吐泻剧烈,目眶凹陷、螺瘪、声哑、口渴、尿少或闭,舌质干红,脉细数。②辨病因:本证乃霍乱吐泻过甚,津液暴亡,而出现一系列肾阴暴竭的证候。③辨转化:本证若不能及时控制,则易导致阳随阴脱之亡阳证。

**理法概要**　本证为霍乱吐泻频剧,津液大量丧失所致。治宜益气养阴,生津救逆。

**方药运用**　生脉散。

人参10g　麦冬12g　五味子6g

方中人参补气生津;麦冬养阴生津;五味子敛表生津。

若吐泻频剧,可加半夏、竹茹降逆止呕;乌梅涩肠止泻,若声音嘶哑,加诃子肉以固肾开音,兼涩肠而止暴泻;若面色㿠白,重用人参,加黄精,以大补元气,若心烦,加龙骨、牡蛎以重镇安神,若口渴引饮、目眶凹陷、螺瘪少尿者,为肾水干涸,可用增液汤益水之源,或用竹沥水频饮,清热生津,若吐泻较甚、转筋痉挛、不能饮药者,务必以顾护阴液为先。

**亡阳证**

**临床表现**　吐泻过剧,精神萎靡,四肢厥冷,汗出身凉,呼吸微弱,语声低怯,舌质淡,脉沉细或细微欲绝,至数不清。

**辨证提要**　①辨证要点:吐泻剧烈,四肢厥冷,精神萎靡,汗出身凉,声怯息微,脉微欲绝。②辨诱因:本证为吐泻剧烈,津液大量丢失,阴损及阳,阳气衰微所致。③辨预后:本证预后甚差,为霍乱最危重证候。

**理法概要**　本证为阴虚及阳,肾阳亏虚,阳气欲脱所致。急宜回阳救逆。

**方药运用**　通脉四逆汤。

熟附子12g　干姜12g　炙甘草6g

本方宜久煎。方中附子温肾回阳;干姜温中散寒;炙甘草调中补虚。本方与四逆汤组方相同,唯附子、干姜用量较大,取其大辛大热,以破在内之阴寒,急回外越之阳气。本方宜加人参益气固脱,白术健脾祛湿。

若阴阳双竭,症见大汗淋漓、四肢冰冷、拘急转筋、脉沉细欲绝,此性命危在顷刻,急合生脉散,以防骤用大剂辛热,使津液愈涸。

总之,霍乱一病,常发生于夏秋季节,以起病于顷刻之间,挥霍撩乱,上吐下泻,腹痛或不痛为临床特征。既有寒热之异,又有干湿之分。致病之由,多为外感时邪或饮食不慎,邪食中阻,升降失司,清浊相干,乱于肠胃。若吐泻过甚,可耗阴伤阳,继而导致阴竭阳亡。

本病的治疗,须掌握多种急救方法,以控制症状发展为当务之急,根据辨证,在芳香化浊的基础上,分别治以清热化湿,温化寒湿,若出现亡阴亡阳之证,又当以救阴回阳为先。干霍乱还可以配以探吐、取嚏、刮痧、熨灸、针刺等治法。早期治疗,预后较好。

# 【其他疗法】

## 1. 单方验方

(1) 丁香 24g,制附子、白胡椒各 3g,共研细末,每服 3g,温开水送服。适用于寒湿霍乱。

(2) 三圣丹:木香 30g,明雄黄 60g,明矾 90g,共研细末,用鲜荷叶、橘叶、藿香叶各 60g,捣汁丸,绿豆大,每服 3g。适用于寒湿霍乱。

(3) 苎麻嫩叶 12g,生盐 3g。将叶洗净捣烂取汁,和盐用开水冲服。用于湿热霍乱。

(4) 藿香叶、陈皮各 15g,水煎服。用于暑湿秽浊乱于肠胃所致上吐下泻。

(5) 槟榔末 15g,童便半盏,水一盏,煎服。治干霍乱。

(6) 乱发一团,烧灰,盐汤二升。和服取吐。治干霍乱。

## 2. 成药

(1) 秽浊较重、呕吐甚者,用玉枢丹 1g 加生姜汁 5～7 滴,开水调服,日 2 次,或舌下含服,以辟秽化浊。

(2) 寒象明显、泄泻较甚者,用纯阳正气丸 3g,顿服,以湿中散寒,祛湿化浊。

(3) 寒湿吐泻、腹痛、舌苔白腻者,可用辟瘟丹,每次 2～4 片,每日 1～2 次,以芳香化湿,辟秽开窍。

(4) 偏于热者,可服红灵丹,每次 0.2g,每日 1～2 次。

## 3. 取嚏

用行军散或通关散揩鼻,亦可用大蒜汁滴鼻,取嚏开窍,用于干霍乱。

## 4. 拓洗

用生大蒜杵烂,贴两脚心,治疗霍乱转筋,或用吴茱萸一两研末,盐卤和,涂两足心,或用盐卤热淋洗,并用手摩擦之,亦可用烧酒擦转筋处,以软散为度。

## 5. 刮痧

用边缘光滑的钱币或瓷匙,蘸麻油少许,在脊柱两侧、胁肋或胸前,或肘膝弯曲等处自上而下刮痧,先轻后重,以皮肤出现红紫色为度,从而达到宣通经络,使邪外出,用于毒深病急者。

## 6. 针灸疗法

**主穴** 中脘、天枢、足三里、内关、承山。

寒霍乱　加下脘、气海、神阙。

热霍乱　先点刺尺泽、委中、十宣或十二井穴出血，后针刺气海、合谷、阳陵泉。

干霍乱　加十二井穴、尺泽、委中、合谷，神志模糊加人中、素髎。

脱证霍乱　加百会、神阙、气海、关元，大炷艾灸，意识模糊加人中。

#### 7. 饮食疗法

（1）用石榴果皮 10～15g，水煎服。或炙焦研末，每服 3～4.5g，开水冲服。治疗非时行疫疠所致上吐下泻者。

（2）鲜梅适量，去核，捣烂取汁，文火煎成胶状，每次 3～5ml，一日 3 次。治疗急性腹痛，上吐下泻者。

（3）鲜白扁豆 30 荚，捣汁，温开水冲服。对暑湿腹痛吐泻、误食毒草、野菜、鱼、河豚中毒引起的吐泻都有效。

（4）绿豆 4 份，甘草 1 份。水煎，大量灌服，用于治疗有机磷农药中毒。

## 【名医精华】

#### 张锡纯

霍乱之证，有实热者居多，其真寒凉者，不过百中之一二。即百脉闭塞，周身冰冷，但其不欲复被，思饮凉水，即不可以凉断，当先少少与以凉水，若饮后病增重者，其人虽欲复饮，而不至急索者，凉水可勿与也。若饮后病不增重，须臾不与，有不能忍受之状，可尽量与之，任其随饮随吐，借凉水将内毒换出，亦佳方了。曾遇有恣饮凉水而愈者，问之，言当病重之时，若一时不饮凉水，即觉不能复活，则凉水之功用可知矣。（《医学衷中参西录》）

#### 冉雪峰

霍乱，西名虎列拉屎之，流行颇广，大有谈虎色变之势，前清光绪末，是年六月，两月余不雨，野无青草，街旁树木，过半枯萎，气候酷热，是疫流行武汉三镇，死人以万计，每街均有死人。一日见一女病霍乱，一民间医正在刮痧，已安排磁针，预备放血，因此病大吐大泻大汗出，放血是促之死。走近诊察，见其目眶塌陷。声音低小，手冷过肘，足冷过膝，筋转皮瘪，六脉全无，细查渴不欲饮，舌苔白，有津，吐泻不大臭，厥冷先从足起，曰：此霍乱寒多也，速投大剂回阳，尚望死里求生。为处方用：甘草 6g，干姜 18g，乌附 12g，木瓜 2g，令市 3 剂，频频续投，吐泻越多，服药越速，吐泻稍缓，服乃少缓，若吐泻止，手足温，便来改方，不可误事。翌晨，至病者门首探望，两过无端倪，因入竹院，病者母曰：吃药就好了，你看我女儿不是在梳头吗？予为欣然，是年予治好霍乱三百余人。（《冉雪峰医案》）

## 【预防护理】

#### 1. 预防

（1）注意饮食卫生：平素饮食有节，忌暴饮暴食，食用消毒水，尤于夏秋季节，饮食宜取新鲜洁净者，不食不洁瓜果，少食生冷饮食，禁食腐馊变质及病死畜类食品。

（2）起居有常：暑夏时节，天暑地湿，秽浊之气较多，时疫霍乱易于流行，因此谨慎起居不可忽略。居处须勤扫除，门窗宜常开启，衣被不可过暖，亦不能过于贪凉，若时常点焚药物以避秽恶，对预防霍乱有一定效果。

（3）既病隔离：发现本病，应仔细询问病情，对于经检查化验确诊为时疫霍乱者，必须严加隔离，严格消毒处理其排泄物，一般应隔离两周，注意保护水源和食物，防其蔓延传染。

**2. 护理**

（1）发病期间，吐泻交作，以禁食为主；吐泻已止，可渐食稀软食物。

（2）卧床休息，保持住处空气流通、清洁，吐泻之物，应随时清扫干净。

（3）解除病人紧张情绪，保持镇静，以免气机逆乱，病势加重。

# 泄　泻

泄泻，是指排便次数增多，粪质稀薄，甚至清稀如水样而言，其中尤以粪便稀薄为重要特征。若便次虽增，而粪质成形正常者，不属泄泻。

“泄”、“泻”二字含义有别，大便稀薄，时作时止，来势犹缓者称“泄”；大便直下，如水倾注，来势较急者叫“泻”。诚如《七松岩集》所云：“泄者，漏泄，五脏之病也……；泻者，倾泻，六腑之病也”。两者虽有轻重缓急之殊，在脏在腑之别，实一病也，不必截然区分。本病一年四季皆可发生，尤以夏秋季为多发。

《内经》记载的诸“泄”，汉唐医书所谓之“下利”皆包括了本病，宋代以后，始以“泄泻”名之。泄泻的分类，历代所用名称甚多，大体可归为三类：《内经》以粪便性状言，有飧泻、溏泻、鹜泻、濡泻、滑泻之名，而略于辨证。清代林珮琴参入脉证，其理始明。其谓：“一曰飧泄，完谷不化，脉弦肠鸣，湿兼热也；二曰溏泻，肠垢污积，脉数溺涩，湿兼热也；三曰鹜泻，大便澄清如鸭粪，脉迟溺白，湿兼寒也；四曰濡泻，身重肠鸣，所下多水，脉缓，腹不痛，湿自甚也；五曰滑泻，洞下不禁，脉微气脱，湿兼虚也。”

《难经·五十七难》以发病脏腑为据，亦分五泻：“胃泄者，饮食不化色黄；脾泄者，腹胀满，泄注，食即呕吐逆；大肠泄者，食已窘迫，大便色白，肠鸣切痛；小肠泄者，溲而便脓血，少腹痛；大瘕泄者，里急后重，数至圊而不能便，茎中痛”。《医宗必读》将“食方入口而即下”者，谓之“直肠泻”。近代临床所述之“肾泻”，多指五更泄泻，从而丰富了《难经》脏腑分类的内容。

《增补万病回春》以病因立论，详分寒泻、火泻、暑泻、湿泻、风泻、食积泻、痰泻、虚泻诸种，并且描述了诸泻的不同特征。上述三类泄泻，病名繁多，实不便掌握。故目前临床上多分为“暴泻”、“久泻”两类。复以病因辨证、脏腑辨证等区分不同证型，实可执简驭繁。

泄泻既是一个独立的病证，又是脾胃系多种疾病的一个症状。本篇所述，是指以脾胃的病变为中心，以泄泻为主证的疾患。现代医学中胃源性腹泻、肠源性腹泻、功能性腹泻、内分泌紊乱性腹泻等，以泄泻为主要表现者，均可参照本篇辨证论治。

## 【病因病机】

泄泻的病因有内外之别。内因多为饮食、情志之伤，或肝郁、脾虚、肾损等方面；外因多为感受六淫之邪，其中以湿邪为主因。以致脾胃纳化、升降失常，小肠受盛和大肠传导失司，而作泄泻。如《平治会萃》云：“泄泻者，水湿所为也，由湿本土，土乃脾胃之气也。得此症者，或因于内伤，或感于外邪，皆能动乎脾湿。脾病则升举之气下陷，湿变下注，并出大肠之道，以胃与大肠同乎阳明一经也。”

　　脾胃受伤，纳运失常是泄泻的病理基础。《景岳全书》云："泄泻之本，无不由于脾胃"。脾运主升，则清气得于输布；胃纳主降，则浊阴得以下行。若内伤饮食、情志或外感六淫之邪，损伤脾胃，必使其纳运失常，升降反作，清浊混杂而致泄泻。"脾胃受伤"有虚实之分，发病之初，多为湿盛困脾，脾失健运，俾湿去则脾运自复。若失治误治，病程久延，或反复发作，因泻致虚，愈虚愈泻则属脾虚不运，俾脾运复则泄泻自止。故《景岳全书》又云："脾强者，滞去即愈"，"脾弱者，因虚所以易泻，因泻所以愈虚"。

　　肠失传化，湿滞交阻是泄泻的病理特点。小肠为"受盛之官"，主化物而泌别清浊，故既能吸收输送水谷精微于五脏六腑，又能将糟粕和水液传入大肠，渗入膀胱。大肠为"传导之官"，对水液再吸收，化糟粕为粪便。其传化之功，必赖中焦阳气之蒸化。若脾失健运，抑或脾虚不运，不能蒸化水谷，则水失转输而为湿，谷失腐熟而为滞，必致大、小肠传化失常。况且湿为致泻之主因，其性重浊黏滞，易于阻滞气机，气滞则饮食随之而滞，进而湿邪与气、食之滞交阻肠间，互为因果，遂致小肠失于泌别清浊，大肠失于传导，清浊不分，混杂而下，泄泻由生。故《景岳全书》强调："脾胃受伤，则水反为湿，谷反为滞，精华之气不能输化，乃致合污、下降，而泻痢作矣"。由此提示其治疗应严守"湿"、"滞"两端，故该书继而明确提出了"治泄泻不利小水，非其治也"和"滞去即愈"的观点。湿有阴阳之分，内外之别，即所谓"阳湿者，胃热恒多，即为湿热；阴湿者，脾阳必衰即为湿寒"（《六因条辨》）。感受外湿易于犯脾；脾失健运，湿自内生，又易感受外湿，故内湿多是外湿发病的内在依据。

　　暴泻伤阴，久泻伤阳是泄泻的两大病理趋势。暴泻伤阴以湿热泄泻为多发。或因脏腑积热，复感湿邪，或因夏令伤于暑热，或因误食腐馊不洁之物，致湿热直趋大肠，而呈"暴注下迫"之势。泻下如射，阴液随之外泄，倘不及时救治，每有亡阴之险。诚如《红炉点雪》所云："泄泻一症，为亡阴脱液之肇端、痰火病此，犹败叶经霜，鲜不凋坠"。阴既大伤，必然口燥渴，频欲饮水，然脾之运化与转输功能失职，且小便不利，以致所饮之水尽归大肠，因而泄泻愈甚。愈泻则口渴愈甚而饮水愈多，互为因果。故预后之良险，当验诸渴饮，"渴者，当致不渴方愈，谓其邪热去脾气复津液生也。"（《冯氏锦囊秘录》）

　　泄泻日久，迁延不愈脾虚及肾，"关门不固，则气随泻去，气去则阳衰，阳衰则寒从中生"（《景岳全书》）。或属"湿盛气脱，所下不禁"（《明医指掌》）。病已及此，正虚难复，往往止而复发，反复不已。愈泻则气愈伤阳愈衰，渐致神瘁肉削，或足跗浮肿，或大便滑脱不止，终成痼疾。此必以年高体弱，或素体脾肾亏虚者为多发。或属正虚挟实，邪气反不易蠲除而洞泻不止，阳气益伤。基于阴阳互根之理，往往阴损及阳，阳损及阴，宜权衡主次，不可孤立而观。

　　久泻不愈虚实各异，不可徒以"虚"字立论。《明医指掌》谓："泄之与泻略有轻重，总属脾虚。"此当指久泻病机之常，不可泛论。验诸临床，久泻属实者并非鲜见。盖肠胃为市，无物不受，易被邪气侵犯而盘踞其中；且泄泻日久，患者常自以为体虚而强食滋补，糖、蛋、奶、肉无不倍尝。甜助湿甘中满，油腻难化，积滞于中；或进补益，收涩之剂太早，邪不尽去，留恋于肠胃之间；或起居不时，外邪入中；或情志内伤气机郁滞……，致使脾胃受损，升降失司，水反为湿，谷反为滞，清浊相混，而致泄泻。积滞伤脾而作泻，脾伤则积滞反不易除，隐伏曲肠，壅滞气机，而致泄泻迁延难愈。《济生方》论久泻云："邪气久客肠胃，则为不禁之患矣"。《类经》强调："火热内蓄，或大寒内凝，积聚留滞，泻利不止"。此皆论证了积滞不去泻利不止之理。不论病情的偏寒偏热，伤阴伤阳，腑气壅滞是共同的。浊气壅滞胃肠，易致血瘀、湿郁、食滞、痰结、火郁之变，且常相因为患，故不可执一而论。邪气久羁，泄泻不止，则正气益伤。

终致脾虚肾损之变由生,此乃实中挟虚,非为病机之主流。

# 【辨证论治】

## 1. 辨证纲要

**辨证要点** 根据粪便的形、色、味,泄泻与饮食的关系,以及腹痛、腹胀、肠鸣等情况,辨泄泻的虚实寒热。

(1) 从粪便的形状、色泽、气泽、气味辨:大便稀薄不成形,或泻时成条,旋即松散,或粪便浮于水面,色淡黄,气臭不甚者,多属虚,以脾气虚者居多。若大便清稀如水,腹部畏寒或冷痛,多属虚寒。泻下黏稠或粪水杂下,腹痛即泻,泻后痛减,少顷复作痛泻,秽臭异常者,多属实证,尤以食积者为多见。久泻而见欲泻不爽,或泻后有不尽之感,兼夹黏液较多,或时溏时秘,或肠鸣沥沥有声,泻下清稀或如泡沫状,不论其整体虚象多寡,多属实证,或实中兼虚。泻下清稀如鸭粪,或如水样,米谷不化,色白不堪秽臭,多属寒证。泻下急迫,水泻如注或泻而不爽,兼夹黏液,粪色黄褐或深黄,臭味较甚,多属热证。

(2) 从腹痛、腹胀辨:腹痛绵绵不休,喜暖喜按,或黎明前脐周作痛者,多属虚证;腹痛暴急剧烈,胀痛,拒按,疼痛阵作,得食痛增,泻后痛减者,多属实证。腹痛暴作,持续不已,或腹中绞痛,得热痛减者,多属寒证。痛势急迫,痛一阵泻一阵,得冷痛减者,多属热证。脐周疼痛阵作而拒按,痛则有形,按之可移,痛止则散者,多属虫积。腹胀攻撑走窜,或胀痛并见,叩之如鼓,得嗳气矢气或泻后胀痛悉减者,多属实属热。自觉腹胀,但按之腹软,腹胀时减时甚,稍食则胀增,得温熨则舒,治以理气导滞腹胀不减或益甚者,多属虚属寒;腹胀减者,则属挟实。

(3) 从泄泻与饮食的关系辨:食少纳呆,食后作胀,口淡不渴,或渴不欲饮,每因食生冷、油腻或难消化食物则便次辄增者,多属虚属寒。厌食腹满,嗳气酸腐,多属实证。食辛热食物则泄泻益甚,口干渴而不多饮,或烦渴欲饮,多属热(湿热)证。《素问玄机原病式》辨泻痢谓:"凡谷消化者,无问色及他症,便为热也,寒泄而谷消化者,未之有也"。

**辨别顺逆** 暴泻而无津脱气耗,痉厥、神昏之象者为顺;若倾泻无度,或壮热不已,大汗淋漓,或肢体抽搐,或神昏谵语者为逆。久泻而见脉细,皮寒,少气,泄利前后,饮食不化,是谓五虚。若脉沉缓弱小者,为脉证相符,正虚邪不盛预后较好;若脉浮大弦数者,为脉证不符,正虚邪盛,预后不良。水饮入胃,不复作泻者,为尚有胃气之佳兆。

## 2. 辨析类证

泄泻宜与下列疾病相鉴别。

(1) 痢疾:泄泻与痢疾皆有腹痛,大便次数增多、多发于夏秋季节、病变皆在肠道,病因亦颇多相同。而痢疾的腹痛兼有里急后重,排便以赤白脓血为特征。《景岳全书》认为,两者病位有别,"泻浅而痢深,泻轻而痢重。泻由水谷不分,出于中焦;痢以脂血伤败,病在下焦"。

(2) 霍乱:暴泻与霍乱均发病急骤,病程较短,大便清稀,或泻下如注。但霍乱吐泻交作,大吐大泻,转筋或欲吐不吐,欲泻不泻,躁乱不已,病情凶险。霍乱还具有传染性。暴泻不同时出现剧烈呕吐,病情较霍乱为轻。

(3) 吐利:吐利证排便次数亦增多,粪质稀薄,但必兼呕吐,吐出物多为不消化的食物,或众人聚餐后皆作吐利。其吐泻及津伤程度皆较霍乱为轻,多先吐后泻,预后较好。如《证治准绳》所云："成无己云,若止呕吐而利,经谓之吐利是也。上吐下利,躁扰烦乱,乃谓之霍乱。其与单称吐利者有异也。盖暴于旦夕者为霍乱,可数日久者为吐利"。

（4）湿温：湿温之属于湿邪偏重者,每有大便溏薄或水泻。不过湿温为湿热蕴结,弥漫于上、中、下三焦,属于温病之范畴。易于热化皆兼身热不扬,或高热稽留不退,故有卫、气、营、血的传变过程。泄泻系湿阻中焦,以脾胃运化功能障碍为主,无卫、气、营、血的转变过程。

（5）热结旁流：热结旁流虽亦泻下稀水,但其属邪热与燥屎内结大肠,呈结者自结,下者自下的状态。多先大便秘结而续得下利,纯利清水而无粪,色纯清,臭秽异常,伴心下及大腹部硬痛拒按,口干舌燥等症,仍属便秘之列。

### 3. 治疗原则

泄泻本属湿盛伤脾,或肠道壅滞而作,故其治疗重在祛湿、理脾、通降。

（1）祛湿：用于暴泻以湿盛为主者。祛湿重在淡渗利湿,使湿从小便而去以止泻。即《景岳全书》所云："泄泻之病,多见小水不利,水谷分则泻自止,故曰治泻不利小水非其治也"。并明确可利与不可利的运用要点为："暴注新病者可利;形气强壮者可利;酒湿过度,口腹不慎者可利;实热闭涩可利;小腹胀满,水道痛急可利。又若病久者不可利;阴不足者不可利;脉证多寒者不可利;形虚气弱者不可利;口干非渴而不喜冷者不可利"。若不当利而利,则"愈利愈虚而速其危者矣"。渗利可与芳香化湿法同用,借其芳香、轻疏灵动之性,使湿邪得以透达,脾运得以健旺。湿从寒化,易伤脾阳,则当合用苦温燥湿法;湿从热化,易伤胃阴,则当伍用苦寒燥湿法。

（2）理脾：用于久泻脾弱失运,湿恋不除者。治此若徒补气健脾则壅滞气机,徒渗利水湿则脾气益伤。必补气与理气相合,组成调理脾胃法,俾补不碍邪,利不伤正,而达脾运复健,湿化气畅之图。棍据虚实之主次,寒热之偏盛,以及有无兼夹之邪,灵活变通。偏虚者以补为主,偏实者以理气、渗利为主,偏寒者配温中,偏热者伍清化,挟食者合消导,挟痰者佐涤痰等。

（3）通降：用于久泻实证。"通"则重在祛邪,视其脉证,或理气导滞,或化瘀通络,或辛开苦降,或攻逐水饮等,勿拘一端。即使兼有明显虚象,只要正气未至衰竭之境,仍当以通为主。若误用补法,则愈补愈滞,愈滞愈泻,终至微恙衍为沉疴。俟便次大减,或黏冻消除,宜辅以补气健脾之品,俾祛邪而不伤正,扶正而不恋邪。

《医宗必读》提出淡渗、升提、清凉、疏利、甘缓、酸收、燥脾、温肾、固涩等治泻九法,临证当视具体证情,或一法独进,或数法合施。

### 4. 治疗宜忌

（1）权衡治泻之主从：《素问·标本病传论》云："先病而后泄者治其本,先泄而后生他病者治其本"。意即因先患他病而致泄泻者,当以治疗原发病为先、病愈泻自止。因泄泻而致其他病证者,当以治疗泄泻为要,泻止病自复。强调了辨证求因和治病求本的重要性,以免见泻治泻之弊。

（2）用药四不宜：据《证治汇补·泄泻》提出四个"不可"的原则,"补虚不可纯用甘温,太甘则生湿;清热不可纯用苦寒,太苦则伤脾;兜涩不可太早,恐留滞余邪;淡渗不可太多,恐津枯阳陷"。对老、幼、孕妇患者,或素体虚弱者,尤当注意。

## 暴泻

### 寒湿下注

**临床表现**　泄泻清稀,甚或如水样,不甚臭秽,腹痛肠鸣,脘闷纳呆,恶心欲吐,口淡不渴,或肢体困倦,或恶寒发热,头痛而沉,肢体酸痛,舌苔白腻或薄白而润,脉濡缓或浮紧。

**辨证提要**　①辨证要点:发病急骤,泄泻清稀,腹痛肠鸣,纳呆泛恶,多发于夏秋季节。②辨诱因:若因恣食生冷不洁或露宿着凉而致者,每有寒、湿之偏盛,而少见表证。若初为大便清稀,旋即泻下如水样,肠鸣如雷,小便清白者,为寒重于湿;若大便稀薄而黏垢,恶心呕吐、体重肢倦,舌苔白腻者,为湿重于寒。若外感风寒而致者,则恶寒发热,头身疼痛等表证明显。③辨体质:素体脾虚者,脾阳更易受损,故每兼面色淡白,体倦乏力,手足不温,舌质淡,脉沉细等虚寒之象。④辨类证:本证若兼呕吐,应于寒霍乱相鉴别。寒湿暴泻以泻为主,吐而不剧,与寒霍乱之吐泻交作而剧烈,津液暴失大异。

**理法概要**　寒湿内困脾胃,损伤阳气,阻滞气机,脾胃纳运失司,肠失传化,湿滞交阻,水走肠间,而泄泻清稀,腹痛肠鸣。故治重淡渗利湿,同时伍用苦温燥湿,芳香化湿。并视偏寒、偏虚、兼表、挟食之不同,合用温阳、益气、解表、消导等法。

**方药运用**　胃苓汤加减。

苍术 15g　厚朴 10g　陈皮 10g　白术 12g　茯苓 20g　猪苓 12g　泽泻 12g　桂枝 6g　炙甘草 3g　生姜 12g　大枣 5 枚

泽泻、茯苓、猪苓渗湿利水,兼能健脾;苍术与厚朴、陈皮相配,苦温燥湿;理气宽中;桂枝既能温阳化湿,又能化气行水;白术益气健脾而运化水湿。生姜、大枣调和脾胃;甘草甘缓和中,调和诸药。寒重于湿者,重用桂枝,并加干姜,以增强温阳化湿;如有表寒者,加紫苏、羌活,疏风散寒,兼取其风能胜湿之用,或用藿香正气散加减;素体脾虚者,重用白术、苍术,加白扁豆健脾化湿;若手足不温、泄泻不止、兼见表证,可用四逆汤加桂枝、防风温通表里;挟食滞者,加砂仁、焦山楂、神曲、炒麦芽消食导滞。兼呕吐者,重用生姜、加半夏、丁香温胃降逆止呕。

### 湿热下迫

**临床表现**　腹痛即泻,泻下急迫,势如水注,或泻而不爽,粪色黄褐而臭,身热心烦,口干口渴,肛门灼热,小便短黄,舌苔黄腻,脉濡数或滑数。

**辨证提要**　①辨证要点:腹痛即泻,粪色黄褐而臭,或泻而不爽,多发生于夏秋季节。②辨湿热孰轻孰重:热重于湿者,泻如水注,身热,烦渴欲饮,舌苔黄微腻,脉滑数。湿重于热者,泻而不爽,脘闷纳呆,渴不欲饮,舌苔厚腻微黄,脉濡数。③辨阴伤证:暴泻津必损,热重阴易伤,故本证极易出现阴伤现象。如眼眶凹陷,皮肤干枯松弛,口燥唇红,烦渴引饮,舌质红、少津等。④辨类证:《疫疹一得》所载"热注大肠"一证,与本证颇多相同。其"有下恶垢者,有利清水者,有倾肠直注者,有完谷不化者……。考其证,身必大热,气必雄壮,小水必短,唇必焦紫,大渴喜冷,四肢时而厥逆,腹痛不已"。此乃热毒为患,而无湿热可凭。

**理法概要**　湿热下迫大肠,壅滞气机,传化失常,清浊不分,则痛泻由生,势如水注。治当苦寒燥湿与淡渗利湿合用,以分消湿热。泄泻为湿热自寻出路,虽有津伤之象,亦不能妄用滋补,以免恋邪,助其燎原之势。大泻如倾,气随津脱者,则急当益气固脱生津。

**方药运用**　葛根黄芩黄连汤加味。

葛根 30g　黄芩 9g　黄连 9g　车前子 15g　薏苡仁 30g　滑石 30g　甘草 9g

葛根能解肌清热，又能升发脾胃之清阳，故《医方集解》称之"为治泻主药"；黄芩、黄连苦寒燥湿清热；甘草甘缓和中，调和诸药。加入车前子、滑石、薏苡仁以渗湿利水，兼能清热。湿重于热者，重用车前子、滑石，并加藿香、佩兰芳香醒脾、化湿行气；热重于湿者，可加金银花、连翘以加强清热解毒之效。气滞甚而腹痛剧烈者，加木香、白芍理气缓急止痛。挟食滞者，兼见脘胀厌食、嗳气酸腐、泻下腐臭甚等症，加炒莱菔子、焦山楂、神曲消食导滞、理气和胃。津伤明显者，合猪苓汤加白芍、沙参、牡蛎滋阴清利并举。气随津脱者，证兼大汗淋漓、四肢厥冷、皮肤弛皱、目眶凹陷、脉微欲绝，急投大剂参附龙牡汤，以益气回阳，生津固脱。并速灸气海，以增强回阳固脱之力。

### 暑湿蕴蒸

**临床表现**　泻下清稀色黄，腹痛肠鸣，头昏而闷，心烦不宁，口渴不欲饮，泛恶欲吐，多汗乏力，面赤而垢，小便短赤，或发热恶寒，头痛，身重疼痛。舌苔黄腻，脉濡数。

**辨证提要**　①辨证要点：泻下清稀色黄，多汗乏力，头昏烦渴，呕恶、夏令发病。②辨暑湿泻与湿热泻：两者证候虽相似，但暑湿泻发病季节性强，多发生于夏至以后，立秋之前，且具有多汗少气，心烦乱不宁，面赤而垢之暑热伤气和暑性升散等证候特点。③辨伤暑与伤寒：避暑纳凉，阳为阴遏，而兼头痛身痛，恶寒发热等症者，易误诊为伤寒泄泻。此为阴暑泄泻，必夏令发病，暑、湿之证互见，可资鉴别。

**理法概要**　暑湿中阻，脾胃受损，壅遏气机，升降失司，清浊混杂，直趋大肠而作泻。治当以清暑化湿为法。湿邪偏重者，重用芳香化湿，俾湿去则热易透达于外；暑邪偏盛者，则以清暑为主，芳化为辅，湿热并重者，合苦辛通降法，以分解湿热。

**方药运用**　香薷散合六一散加味。

香薷 12g　白扁豆 30g　厚朴 9g　黄连 6g　滑石 30g　甘草 5g

香薷祛暑解表、化湿和中；白扁豆甘淡渗湿，升清降浊；厚朴苦温燥湿，行气散满；滑石清暑利湿，使湿热从小便而去；生甘草清热和中，其与滑石同用，则兼甘寒生津之能。俾小便利而津液不伤。伍黄连以加强清热解毒之效。兼风寒表证者，加紫苏、羌活以疏风散寒，兼能胜湿。湿邪偏盛者，加藿香、佩兰、桔梗、薏苡仁等芳香宣利之品，则上能轻开，中能运化，下能淡渗，使邪有出路。暑邪偏盛者，加金银花、连翘、生石膏以清透上焦之暑热。汗多少气者，加党参、黄芪以益气生津固表。兼呕吐者，加生姜、竹茹、半夏和胃降逆止呕。

### 饮食所伤

**临床表现**　泻下粪便臭如败卵，伴不消化之食物残渣，腹胀痛拒按，泻后痛减，或泻而不畅，脘痞肠鸣，呕吐厌食，嗳气酸腐，舌苔垢浊或厚腻，脉滑。

**辨证提要**　①辨证要点：伤于饮食后发病，泻下臭如败卵，腹胀痛拒按，泻后痛减，厌食。②辨病因：饮食之伤，有伤肉食，伤面食，伤米食，伤生冷和伤酒之别，应追溯病史辨析之。③辨病位：食滞作泻，病虽在胃肠，但偏重于肠。若吐、利并见，兼脘胀满，嗳腐频作等上逆之象者，则属肠胃并伤。④辨病程：暴饮暴食，多实多热，积滞日久，或克伐过猛，则每见脾虚湿阻、积饮、蕴痰之变。⑤辨体质：食滞中焦，每因体质强弱之不同，而兼积热或脾虚之象，若素体强壮或胃热毒盛者，则食积易于化热，兼见泻下不爽，口臭心烦，手足心热，舌苔黄厚或黄腻。若素体脾虚者，则脾气愈虚，而见脘闷纳差，食后胀甚，泄泻时作时止，倦怠乏力，舌淡苔腻等症。⑥辨伤食与停食:两者虽俱可表现为呕、痛、胀、泻、嗳气、厌食等症,但伤食者偏重于食,必有伤食病史,治重或吐或下或消;停食者重在气,责诸平素胃气不和,偶遇饮食稍不慎,即易停积为患,治重理气兼消。

**理法概要** 饮食不节,宿滞肠胃,脾运不及,气机不畅,清浊杂下,而作泄泻。治当消食导滞,损其饮食。有上逆之势者,酌以吐法引而越之;有坚结之形者,又当消导泻下合施。

**方药运用** 保和丸加味。

神曲 15g  焦山楂 15g  炒莱菔子 10g  陈皮 9g  半夏 6g  茯苓 12g  连翘 9g

神曲善消酒食陈腐之积;山楂善消油腻肉积;莱菔子善消面积,兼能宽中下气;陈皮、半夏、茯苓和胃降逆,理气祛湿;食积者易化热,故佐连翘以清之。食滞得去,脾运自复,而止泄泻。伤面食者,重用莱菔子,佐麦芽、苍术;伤肉食者,重用山楂,加鸡内金、三棱;伤酒食者,加葛花、砂仁、天花粉;伤生冷者,加肉桂、干姜、槟榔;恶心呕吐者,加砂仁、白蔻仁以和胃降逆;食积化热者,加大黄、黄连以通腑泻热;脾气虚弱者,加白术、白扁豆以消补兼施;脘腹痞闷、舌苔垢腻者,合平胃散以燥湿祛痰;寒食交阻、腹痛剧烈、泻后仍隐痛不止、舌苔白腻者,减连翘,加炮姜、吴茱萸以温阳散寒,行气止痛。

# 久泻

## 脾胃气虚

**临床表现** 大便时溏时泻,水谷不化,饮食稍有不慎或偶遇劳倦则便次辄增,脘闷纳呆,腹胀肠鸣,食后胀甚,面色萎黄,肢体倦怠,少气乏力,舌质淡、苔白腻,脉象缓弱。

**辨证提要** ①辨证要点:泄泻反复发作,大便溏薄,饮食稍有不慎即泄泻,体倦乏力。②辨病势:泄泻日久,每致脾胃阳虚或中气下陷。因其皆以脾气虚为共性,故当同中求异。脾胃阳虚者,泻下清稀如鹜溏,甚或完谷不化,腹痛隐隐,喜暖喜按,手足不温,口淡不渴,舌淡苔白,脉沉迟。中气下陷者,大便稀薄,便意频频,或滑泻不禁,或脱肛不收,头晕目眩,舌淡苔白,脉虚弱。若脾虚不复,穷必及肾,而易兼肾阳受损之象。③辨虚实夹杂:脾胃虚弱,纳少化迟,水反为湿,谷反为滞,或湿郁化热,肠络受损,而易见挟湿、挟食、挟湿热等证。若挟湿者,食已即泻,泻下清稀,腹胀肠鸣,泛恶欲吐,口淡不渴,头身困重,小便短少,舌淡胖苔白腻,脉象濡弱。挟食者,脘腹痞闷胀痛,泻下不爽,或完谷不化,嗳气厌食,舌苔厚腻,脉偏滑。挟湿热者,泻而不尽,有后重之感,大便溏薄色黄,间有黏液,腹痛肠鸣,舌苔黄腻,脉濡数。

**理法概要** 脾胃气虚,纳运失司,升降反作,清浊不分,而致溏泻。或湿滞留恋曲肠,而致泄泻顽固难愈。《赤水玄珠全集》治此倡"先夺食而益气,便与升阳先助真气,次用风药化湿,以助升腾之气"。故当以益气健脾,化湿和中为法,佐用升发脾阳,风药胜湿。

**方药运用** 参苓白术散加减。

党参 15g  茯苓 12g  白术 15g  白扁豆 30g  陈皮 9g  山药 20g  薏苡仁 30g  莲子肉 9g  砂仁 6g  桔梗 6g  防风 3g  炙甘草 9g

本方以四君子汤益气健脾升清为主;莲子肉、白扁豆、山药、薏苡仁,既能助四君健脾,又能渗湿降浊;砂仁、陈皮理气行滞,兼制参、术、草呆滞之性,使其补而不滞;桔梗与扁豆相合,以升发脾阳。全方化湿与健脾并用,重在健脾,俾脾运湿自化;升清与降浊并举,以升清为主,俾清升浊自降。实含"欲降先升"之义。防风轻用,轻则升腾,兼寓"风药胜湿"之能;若重用则发散走表,反伤正气。脾胃阳虚者,加干姜、桂枝以温中扶阳;若肾阳亦虚,则以附子理中汤加味治之；中气下陷者，宜补中益气汤加羌活、葛根以补中益气，升清举陷。并可加诃子、肉豆蔻涩肠固脱，以防气陷太过，滑脱不止；湿邪偏盛者，加苍术、厚朴、重用茯苓、薏苡仁。饮食停滞者，加神曲、麦芽、焦山楂、枳壳，消食和胃。湿郁化热者，合香连丸，以辛开苦降，两解湿热。

### 肝脾失调

**临床表现**　素有食少，脘胁胀闷，嗳气，每因恼怒或情绪紧张之时，即腹痛阵作，泻而不畅，泻后痛减，矢气频作，舌淡红，苔薄白，脉弦。

**辨证提要**　①辨证要点：泄泻每因情志刺激而发，腹痛即泻，泻而不畅，泻后痛减。②辨肝郁乘脾与脾虚肝贼：应从原发、继发、偏虚、偏实角度辨析之。肝郁乘脾者，本诸肝盛，始发在肝，后及于脾，证偏实而易化热。证以泡沫溏便，间杂未消化的食物残渣，腹痛肠鸣，矢气频多，脘胁胀痛为特征。脾虚肝贼者，责诸脾虚，虚则易为木乘而脾气益伤，始发于脾，后及于肝，证偏于虚而易生湿。证以大便清稀，完谷不化，肠鸣时作，脘腹隐痛，病程较长为特征。常伴面黄少华。倦怠乏力，肛门空坠等症。③辨风木行胃：此咎在郁火伤阴、肝风乘犯脾胃，伤及纳化，乱其气机，升降失常，泄泻乃作。即王孟英所谓"风木行胃"作泻之理。证偏热偏实，以痛泻阵作，泻下次多量少，色黄而臭，脘胀纳差，泛吐酸水为特征。兼见眩晕耳鸣，心烦失眠，口苦口干，舌质红、苔薄黄中腻，脉弦细数。

**理法概要**　肝郁乘脾，健运失常，气机逆乱，痛泻由生。"泻责之脾，痛责之肝，肝责之实，脾责之虚，脾虚肝实，故令痛泻"（《医方考》），治重抑肝扶脾。审其肝郁脾虚之主次，或疏肝以实脾，或培土以抑木。健脾不可呆滞而碍中枢，疏肝不可妄投燥烈而煽风阳，如是才能避免肝愈强脾愈伤之害。

**方药运用**　痛泻要方合四逆散加减。

白术 15g　白芍 20g　炙甘草 9g　防风 3g　柴胡 9g　枳壳 9g　陈皮 9g

白芍柔肝缓急；白术健脾除湿。两者为调和肝脾而治痛泻的主药。甘草既能助白芍缓急止痛，又能助白术健脾止泻；防风，得白术则升阳止泻，合白芍则疏肝止痛；柴胡疏肝解郁；陈皮、枳壳理气和中。诸药共奏"抑木培土"，肝脾并调之功。气滞甚者，加川楝子、青皮、旋覆花以疏肝和胃；肝郁化火，兼见嘈杂吞酸，痛一阵泻一阵，肛门灼热，心烦易怒，舌质红、苔薄黄，脉弦数者，加黄连、吴茱萸、栀子、知母清肝泻火，兼能降逆。风木行胃，宜白头翁汤加丹皮、白芍、木瓜、白蒺藜清热凉肝。俾热去津回，肝得柔和，风守其位，则中土安宁，而泄泻自止；腹痛泄泻反复不愈加诃子、乌梅、木瓜等以酸敛收涩止泻。脾虚明显者，加党参、桂枝、白扁豆、山药培土以抑木。桂枝轻扬升散，"最调木气"（《长沙药解》）；而其味甘，"最补脾土"（《本草正》），用治脾虚肝旺作泻颇为合拍。大便稀薄，纳呆呕恶，舌苔厚腻，加桂枝、苍术、茯苓、薏苡仁以温中分利。

### 脾肾阳虚

**临床表现**　久泻不止，黎明之前脐腹隐痛，旋即肠鸣作泻，泻下清稀或完谷不化，泻后则安，腹部畏寒，喜暖喜按，脘闷纳差，倦怠乏力，形寒肢冷，腰膝酸软，舌淡、苔白，脉沉细无力。

**辨证提要**　①辨证要点：五更作泻，反复发作，大便清稀，完谷不化，形寒肢冷，腰膝酸软。②辨寒痼病冷：其证久泻不止，腹中冷痛，遇寒则痛泻益增，脉象沉迟，或畏寒乏力等。其酷似脾肾阳虚，但此证腹痛而拒按，便下不畅，脉沉迟而有力，形体不衰，投温补则痛剧而泻不除,不难辨别。③辨五更泻实证:五更泻有虚实之分,不可徒以肾阳虚印定眼目,而泥于温涩。《症因脉治》云:"五更泻多属肾虚。然亦有酒积、寒积、食积、肝火不同"。可供临床参考。大凡泻而不爽,泻下臭甚,腹痛拒按,口苦或黏腻,脉或滑或弦而有力者,多属实证。并据饮食寒冷所伤,或情志所伤之殊鉴别不同证情。

**理法概要** 泄泻日久,脾虚及肾,或肾阳虚衰,脾阳失助,以致阴寒极盛,水谷不化。五更之时,当升之清阳反转为下降之势,故应时而泄。治当温肾健脾,涩肠止泻。

**方药运用** 四神丸合附子理中汤加减。

补骨脂12g 吴茱萸9g 肉豆蔻12g 五味子9g 附子9g 党参15g 白术15g 干姜9g 炙甘草6g

四神丸中以补骨脂温补肾阳为主,吴茱萸温中祛寒,两味共用则温补脾肾之阳;五味子、肉豆蔻收涩止泻,兼能温补脾肾。合用附子理中汤,则温肾健脾之功更佳。寒凝气滞、腹中冷痛不休者,加乌药、炮姜以温阳散寒,行气止痛;平素脘闷纳呆、腹胀便溏者,加厚朴、茯苓、砂仁以燥湿健脾和中。年老体衰、腹部坠胀或脱肛者,加柴胡、升麻以升提阳气。属沉寒痼冷泄泻者,宜改用三物备急丸以攻逐寒积,每次1.2~1.8g,用米汤送服,俟积去痛失,继予温中健脾,以竟全功。

### 大肠滑脱

**临床表现** 久泻不止,滑脱不禁,或脱肛不收,食后少顷即泻,脐腹隐痛,喜暖喜按,不思饮食,神疲畏寒,面色㿠白,气短乏力,舌淡、苔白,脉沉细无力。

**辨证提要** ①辨证要点:久泻不止,滑脱不禁或脱肛不收,脐腹隐痛,神疲畏寒。②久泻滑脱不禁与肌肤枯燥,神疲嗜睡,脉微细,舌淡,少苔并见者,为阳衰阴竭。

**理法概要** 久泻滑脱,咎在脾肾虚寒,不能固摄。即《景岳全书》所云:"脾弱者,因虚所以易泻,因泻所以愈虚,盖关门不固,则气随泄去"。愈泻愈虚,终致元气下陷,大肠滑脱不收。治宗"散者收之","滑者涩之"之旨,复参《济生方》"补脾不如补肾,肾气若壮,丹田火经上蒸脾土,脾土温和,中焦自治"之说,立涩肠固脱,温肾健脾法。

**方药运用** 八柱散合桃花汤加减。

附子9g 人参9g 干姜15g 白术15g 炙甘草9g 罂粟壳3g 诃子9g 肉豆蔻9g 赤石脂20g 粳米20g

八柱散用附子温补肾阳;人参大补元气;干姜、白术、炙甘草温中健脾;罂粟壳、诃子、肉豆蔻涩肠固脱。桃花汤中赤石脂涩肠固脱;干姜温中健脾;粳米益胃和中。两方皆可涩肠固脱,前方偏于温肾,后方偏于温脾,合用则温肾暖脾,收涩止泻之力益强。少腹冷痛者,加肉桂、白芍温阳暖营,缓急止痛。兼下肢浮肿者,加紫河车粉、桂枝、泽泻温阳填精,化气利水。腹痛有定处,舌质暗淡者,加乳香、没药以温阳化瘀,通络止痛。少腹坠胀,甚至脱肛不收者,宜用参附龙牡汤加麦冬、五味子以益气养阴,回阳固脱。

### 寒热错杂

**临床表现** 大便溏薄,或泻下不爽,杂有白色黏液,时作时止,胃脘痞满,腹胀肠鸣,泻下始安,食欲不振,恶心欲吐,面色㿠白,神疲乏力,舌质淡苔黄腻,脉滑数。

**辨证提要** ①辨证要点:大便溏薄,或泻下不爽,杂以黏液,胃脘痞满,神疲乏力,舌质淡苔黄腻。②辨偏热偏寒:证偏于寒者,肠鸣较甚,脐腹冷痛时作,大便溏薄,便行爽利而无黏液。证偏于热者,胃脘痞满而不痛,肠鸣不甚,大便稀溏,间杂黏冻,泻下不爽。③辨脾阴亏损:泄泻日久,质薄量少,泻下不爽,伴口唇燥红,口干欲饮,饮水腹胀,身热心烦,舌红苔黄,脉细弱。本证易误诊为寒热错杂证,然其苔黄而不腻,便溏而无黏液,便次多而无肛门灼热,且口干唇燥,饮水腹胀等脾阴虚证象显著,可资鉴别。④辨土寒木热:泄泻寒热错杂病在脾胃,若久泻不已,胁腹疼痛,泛酸呕吐,时觉饥嘈,食则不舒,四肢欠温,舌边红绛,苔白中黄,脉弦细者,证属脾胃虚寒,肝木郁热。

**理法概要** 脾胃虚寒则升降失司,大肠湿热则壅滞气机,寒热错杂,清浊难分,而致泄泻脘痞。即《灵枢·师传》所云:"胃中寒肠中热,则胀而且泄。"治当辛开苦降,以顺应脾胃之升降,而宣畅气机,两解湿热。苦辛相合,则辛开无助热之弊,苦降无损阳之害,相得益彰。发作时以苦寒燥湿清热为主,缓解时以辛开升阳温脾为主。

**方药运用** 半夏泻心汤加减。

半夏9g 干姜6g 党参9g 黄连9g 炙甘草6g 大枣5枚 黄芩9g

半夏、干姜辛开通阳,温脾燥湿;黄连、黄芩苦降泻浊,清热燥湿;党参、大枣、炙甘草益气健脾,助其运化之力。全方虚实兼顾,寒热并调,升降气机,两解湿热,而无虚虚实实之弊。湿热偏盛,重用芩、连,加生地榆、秦皮以清化湿热;虚寒偏盛,用连理汤温运脾阳,兼除余邪;食油腻泄泻加重者,加焦山楂、砂仁、枳壳以消积和胃。腹部压痛明显者,加炮姜炭、乌梅炭、肉桂以温阳和络止痛。脾阴亏损者,宜参苓白术散重用扁豆、山药,加葛根、木瓜、天花粉、北沙参、乌梅以补益脾阴。土寒木热者,宜乌梅丸加减,以温中清肝,肝脾同治。

# 【其他疗法】

## 1. 点滴灌肠疗法

即开放式输液法,将针头换成导尿管而成。操作方法与静脉输液相同,简便易行,病人易于保留药物而充分发挥药效。操作前患者排便,或先用清水灌肠。将药液浓煎滤净,取150～200ml,倒入滴瓶。药物温度接近于体温30～40℃。患者取臀高左侧卧位,双膝屈曲,臀部垫以卫生纸。用液状石蜡润滑导尿管后,插入肛门15～20cm,胶布交叉固定。调控在每分钟50～100滴,实、热证宜偏快,虚、寒证宜偏慢。点滴完毕,静卧30分钟以上,并交换体位,以便药液充分吸收。每日1次,1～2周为1疗程,必要时间隔数日后重复下一疗程。泄泻频繁、肛门括约肌松弛或妊娠者,均应谨慎使用。常用灌肠方药如下:

(1)生地榆30g,诃子20g,煎取100ml,加入锡类散,田三七粉各2g,枯矾粉1g,混匀。主治慢性结肠炎属正虚邪恋,兼见腹痛、少量黏液便者。

(2)红藤煎:红藤、生地榆各150g,千里光、黄柏各75g,黄连20g,煎取500ml,每次灌100ml。主治慢性结肠炎湿热偏盛者。

(3)结肠炎散1号:珍珠母、牛黄、象牙硝、青黛、硼砂、元明粉、白及、五倍子、乌贼骨。诸药制成粉剂,过100目筛,每次取3～5g,用25%奴夫卡因60～100ml调匀。主治慢性结肠炎,局部有溃疡、糜烂及出血者。

## 2. 针刺疗法

急性者用泻法,慢性者用补法,以长强、天枢、足三里为主穴。偏于寒湿者,加神阙隔姜灸。偏热者加曲池,腹痛加中脘。脾胃气虚者加灸脾俞、胃俞、中脘,肾阳虚者加灸命门。兼恶心呕吐者加刺内关。长强为治泄泻之有效穴,无论热泻、寒泻均可应用。针刺该穴时,必须紧贴着尾骨下方直刺 0.5～1 寸深,强刺激,不留针。

### 3. 灸法

主要用于阴证、里证、虚证、寒证。以艾灸为主,亦可根据证情选用隔姜灸、隔盐灸。寒湿泻者,灸天枢、神阙、气海、足三里、胃俞、大肠俞、水分。食积泻者,灸隐白、内关、中脘、足三里、天枢。脾虚泻者,灸脾俞、胃俞、中脘、大横、上巨虚、足三里;肝气乘脾泻者,灸期门、章门、太冲、巨阙、中脘、地机。肾虚泻者,灸脾俞、肾俞、天枢、关元、足三里。

### 4. 外治法

(1)丁香、硫黄各 2g,白胡椒 1.5g,绿豆粉 5g,共研细末和匀,将药末少许敷脐上,外以膏药封贴。主治寒湿泄泻。

(2)盐附子一大片,包肚脐上。治寒泻腹痛。

(3)胡椒 8g,大蒜数枚,捣烂作饼,贴于脐上。主治寒泻。

(4)仙人掌根 60g,捣烂炒热(以不烫皮肤为度),敷脐周围。用于小儿吐泻。

(5)刮痧:用边缘光滑的磁匙或铜钱蘸麻油在脊柱两侧、肋间、胸骨、肘和膝窝等处,自上向下,或自背后向胸前刮之,先轻后重,以出现红紫色出血点为度。主治急性吐泻。

### 5. 单方验方

(1)藿朴合剂:藿香 1000g,厚朴 600g,苍术 1000g,黄连 300g,木香 500g,槟榔 1000g,地锦草 3000g,加水 80～100L,浸泡 1 小时煎取 25L 去滓,浓缩至 20L,再加入防腐剂(苯甲酸钠 60～100g),冷却后分装于 100 瓶内,每瓶 200ml,封藏备用。每次 100ml,每日 2～3 次,开水冲服。主治暑湿泄泻湿重于热者或寒湿者。

(2)东风散:白术、甘草、葛根、黄芩、白芍、槟榔、枳壳、木香、山楂、仙鹤草。水煎服。主治慢性结肠炎。

(3)巴豆炭,用蜜蜡调和为丸,每日 3 次,每次 3g。用治久泻实证。

(4)三味止泻散:山药 150g,诃子肉 60g,石榴皮 60g,共为细末,每次 4.5g,每日 3 次,空腹服。主治脾虚久泻。

### 6. 饮食疗法

治疗本病辅以食疗并重视饮食调理,是提高疗效,防止复发的重要措施之一。饮食应在稀软、清淡、易吸收、少渣、少油原则指导下,分 3 期调理。

泄泻早期:进流质饮食,如淡米汤、淡果汁、面汤、红茶等。泻剧者,暂禁食。

病情好转:进少油、少渣的半流质饮食,如米糕糊、细挂面、稀粥、面片等。

泄泻停止:逐渐进食蛋羹、瘦嫩肉末、菜泥,直至软饭等,但仍忌油腻厚味、坚硬难化及生冷水果等。常用食疗方如下:

(1)芡实、百合各 60g,共煮粥。用于五更泄。

(2)山楂生姜红糖汤:炒山楂 30g,生姜 3 片,红糖 15g,先煎前 2 味去滓,后纳入红糖;用于风寒兼食滞吐泻。

(3)薯蓣汤粥:怀山药 30g、陈皮 6g、大米 50g,共煮粥,食盐调味服,用于脾胃虚弱泄泻,湿热中满者不宜。

(4)薏苡仁粥:炒薏苡仁 30g,大米 50g,水煮沸后加入上二味再煮,食盐调味服。用于脾虚挟湿泄泻。

（5）骨碎补煲猪肾：骨碎补 9g，猪肾一个，先将猪肾剖开洗净，将其白盘膜除去，加水适量，共炖至熟，去骨碎补，食盐调味，饮汤食猪肾。用于久泻不止，或老年肾虚泄泻。

## 【名医精华】

### 李振华

泄泻之病，主要责之内伤饮食、情志，或外感寒湿、湿热之邪，导致脾胃损伤，纳运、升降失常，清浊不分而成泄泻。在辨证上除分清表、里、虚、实、寒、热外，暴泻多实多热，但亦注意脾胃之虚；久泻脾胃虽多虚多寒，但易虚中挟实。泄泻本在脾胃，但久泻易波及他脏，如脾虚及肺，上不制下，中气下陷；脾虚肝乘；脾肾阳虚等。

在治疗方面，暴泻宜祛邪导滞为主，但应加健脾和胃之品以固其本，防止传为慢性泄泻，或反复发作。久泻本虚，在益气健脾，温中收涩的同时，需增加导滞和胃之品，以防虚不受补，或邪恋不愈。此为临床常见之病理和治法，如见其他病理，可随证治之。

在方药运用方面，暴泻要注意表里，如外感湿热，表里俱热者，宜用葛根芩连汤为主方，如挟暑湿，可与香薷饮化裁应用。如外感寒湿，土德不及，恶寒发热泄泻者，宜用柴苓汤为主方，如伤胃呕吐，可与藿香正气散化裁应用。内伤饮食泄泻而无表证者多见，每以胃苓汤去苍术加香附、砂仁、白芍、吴茱萸、焦山楂、薏苡仁、生姜、大枣以健脾利湿，祛邪导滞而收效，滞祛脾健，暴泄者可根治而不反复。如舌苔黄腻，大便色黄，肛门灼热，内有湿热者，可去吴茱萸，加木香、黄连。如久泄脾胃虚弱，泄泻反复发作，可去吴茱萸、焦山楂，加党参、煨肉蔻、诃子肉等益气收涩之品，但香附、砂仁、陈皮、川朴等行气导滞之药仍需酌予保留。如久泻气虚下陷，脱肛下坠者，宜用补中益气汤加诃子肉、煨肉蔻、薏苡仁、赤石脂等收涩固脱之品。如脾肾阳虚，出现五更泻，或久泻形寒肢冷，四肢欠温者，每以五苓散配四神丸加砂仁、白芍、诃子肉、薏苡仁、赤石脂等而收效。本证如大便有白色黏液者，注意用干姜，肢寒者用附子；本证如大肠湿热，大便有脓血者，注意用木香、黄连、黑地榆。本证常多年迁延不愈，对人健康损伤较重，现举验案如下：

**案 1** 郭某某，男，33 岁。于 2005 年 6 月 7 日来诊。

主诉：大便溏薄、次数增多六月余。

病史：半年来每日大便 3～4 次，食少神疲，有轻度腹痛，便后疼痛稍缓解。曾在外院服药治疗（药名不详），但疗效不佳。现大便次数增多，日 3～4 次，晨起必泄泻一次，粪质溏薄，甚或有黏液，食少神疲，腹部微痛，泻后则安。舌质稍淡红，体稍胖大，舌苔稍薄白，脉细数。

中医诊断：五更泄（脾肾阳虚）。

西医诊断：慢性结肠炎。

治法：温肾健脾，固肠止泻。

处方（经验方）：结肠炎方加减。

泽泻 15g，炒薏苡仁 30g，制附子 10g，炮姜 6g，厚朴 10g，乌贼骨 10g，辽五味 10g，砂仁 6g，白术 10g，茯苓 15g，猪苓 10g，桂枝 6g，苍术 10g，吴茱萸 5g，补骨脂 10g，煨肉豆蔻 10g，赤石脂 20g，干姜 10g，诃子肉 10g，甘草 3g。15 剂，水煎服。

医嘱：饮食清淡，忌生冷辛辣。

二诊：2005 年 6 月 22 日。大便次数基本正常，也无明显腹痛；大便先干后溏形，偶带黏液。舌体稍胖大,舌苔稍薄白,脉弦细。

处方(经验方):结肠炎方加减。

泽泻15g,炒薏苡仁30g,制附子10g,炮姜6g,厚朴10g,乌贼骨10g,辽五味10g,砂仁6g,白术10g,茯苓15g,猪苓10g,桂枝6g,苍术10g,吴茱萸5g,补骨脂10g,煨肉豆蔻10g,赤石脂20g,诃子肉10g,甘草3g。15剂,水煎服。

三诊:2005年7月7日。自觉病情明显好转,大便基本1日1次,先干后溏,偶带黏液;饮食稍差,腹部怕凉。舌体稍胖大,舌质稍红,舌苔稍薄白,脉弦细数。

处方(经验方):上方加车前子18g。15剂,水煎服。

治疗结果:大便正常,日1次,余症均消而痊愈。

**案2**　赵某,男,48岁。于1989年10月5日来诊。

主诉:泄泻五年余。

病史:1984年夏季出现泄泻,服黄连素(小檗碱)等西药泄止。此后腹泻间断复发,时轻时重,每因饮食不当,或劳累过度则泄泻加重。经某医院结肠镜检查,发现距肛门15cm处有水肿,诊断为慢性结肠炎,今年夏季以来持续泄泻,每日3～5次,每日晨起脐下疼痛肠鸣即泻,食少,四肢乏力,精神倦怠健忘。

中医诊断:五更泻(脾肾阳虚)。

西医诊断:慢性结肠炎。

治疗:温肾健脾,收涩止泻。

处方:自拟加味四神汤。

党参12g,白术10g,茯苓18g,泽泻12g,桂枝6g,白芍12g,砂仁8g,补骨脂10g,吴茱萸5g,煨肉豆蔻10g,五味子10g,诃子肉12g,炒薏苡仁30g,炙甘草6g。12剂,水煎服。

二诊:1989年10月20日。黎明脐下不痛,大便急迫症状减轻,每日大便2次成形,食欲增加,精神好转。上方继服12剂。

三诊:1989年11月15日。大便日1～2次,诸症基本消失,嘱服附子理中丸以巩固疗效。

处方:附子理中丸3盒,每服5g,每日3次,温开水送服。

治疗结果:三个月后随访未见复发。

**案3**　刘某,女,汉,48岁,已婚,河南省郑州市中原区人。于2005年3月11日来诊。

主诉:大便时溏时泻15年余。

现病史:15年前因经常饮食不节致大便时溏时泻,虽长期服用多种抗生素(诺氟沙星、小檗碱等)治疗,但病情时轻时重,反复发作,且每因饮食不调或劳累使病症加重。1995年曾服中药及中药灌肠(具体药物不详),但终未痊愈。2004年10月因饮食生冷致病情加重,经省人民医院纤维结肠镜检查提示:肠黏膜充血水肿明显,有散在糜烂,诊断为"慢性结肠炎"。来诊时症见黎明前腹痛肠鸣,大便溏薄,甚或完谷不化,日3～5次。食少腹胀,肛门下坠,畏寒肢冷,身倦乏力。望之面色萎黄,呈慢性病容,形体消瘦。舌质淡,体胖大,苔薄白,脉细弱。

中医诊断:五更泻(脾肾阳虚,中气下陷)。

西医诊断:慢性结肠炎。

治法:温补脾肾,益气升阳。

处方:四神丸合补中益气汤加减。

肉豆蔻10g,吴茱萸5g,补骨脂12g,党参12g,白术10g,茯苓20g,炒白芍10g,生黄芪15g,柴胡6g,升麻6g,薏苡仁30g,诃子肉12g,砂仁8g,陈皮10g,泽泻10g,煨姜5g,制附子10g,炙甘草6g,生姜3片,红枣5枚。12剂,水煎服。

嘱:忌生冷、油腻及不易消化食物,勿劳累。

二诊:2005年3月25日。腹胀,畏寒肢冷减轻,大便日行1～2次,仍溏薄,于黎明之时仍需排便,左下腹胀痛。舌质淡,体胖大,苔薄白,脉细弱。

二诊辨证论治:药后腹胀、畏寒肢冷减轻,为脾肾之阳有渐复之象;大便次数减少,为中气渐充,脾胃运化吸收功能较前好转,但便质仍溏薄,于黎明之时仍需排便,左下腹胀痛,为久病不已,阴寒极盛,非短时可以温化消散;脾胃虚弱仍须补运以待来日。治法如前,加赤石脂12g甘温调中,固涩下焦,以增药力。12剂,水煎服。

三诊:2005年4月8日。大便时而成形,时而溏薄,日行1次,多在晨起后排便,已无下坠感,饮食增加,腹胀大减,仍时感左下腹疼痛。舌质淡红,舌苔薄白,脉细弱。

三诊辨证论治:多在晨起后排便,五更泻已失,呈间断性便溏,日行1次,肛门已无下坠感及排便急迫感,此脾肾之阳愈益回复,湿邪已去大半,中气下陷已显著复升。饮食增加,腹胀大减表明脾胃已可纳运,故去升提中气之柴胡、升麻及利湿之泽泻。30剂。水煎服。

四诊:2005年5月9日。大便成形,日1次,诸症消失,饮食正常,面色红润,体重增加3kg。舌质淡,舌苔薄白,脉细。

四诊辨证论治:患者复常,病已痊愈。继服香砂六君子丸、四神丸善后巩固。复查肠镜提示:肠黏膜光滑,色泽正常,病获痊愈。半年后随访,病未复发。

**案4**　许某,女,54岁。于1992年4月23日来诊。

主诉:反复泄泻三年余,腹泻频繁,甚则肛门下坠一年。

病史:患者反复泄泻三年余,近一年来,腹泻频繁,甚则水泻无度,肛门下坠,伴有发热,体温持续在38～38.5℃之间,经某医院结肠镜检查,诊断为慢性结肠炎,功能性低热。曾用中西药物治疗,未见明显效果。现腹泻,每日4～5次,体温38.5℃,腹胀隐痛喜按,口燥咽干,渴不多饮,食欲欠佳,神疲乏力,气短懒言。舌质偏红,苔黄腻,脉细数。

中医诊断:泄泻(脾气虚弱)。

西医诊断:慢性结肠炎;功能性低热。

治法:补中益气,甘温除热。

处方:加减补中益气汤。

党参15g,黄芪20g,白术12g,茯苓15g,升麻6g,柴胡6g,木香6g,砂仁8g,葛根12g,黄连5g,焦三仙各12g,甘草3g。7剂,水煎服。

医嘱:忌食生冷、油腻等物。

二诊:1992年4月30日。泄泻减轻,大便日3～4次,体温降至38℃,舌微红,苔黄稍腻,脉细数。药已中病,原方继服。

三诊:1992年6月2日。上药连服月余,大便转软成形,日行2～3次,体温降至37.5℃左右,腹痛口渴诸症明显减轻,胃纳渐增,精神好转,舌淡红,苔薄白,脉沉细。

处方:加减补中益气汤。

党参15g,黄芪20g,白术15g,陈皮10g,升麻6g,柴胡6g,当归10g,木香6g,砂仁8g,焦三仙各 12g,茯苓 15g,薏苡仁 20g,甘草 3g。20 剂,水煎服。后随访病已痊愈。

**案5** 钟某,女,52 岁。于 1991 年 9 月 26 日来诊。

主诉:腹泄时愈时发两年余。

病史:1989 年 6~7 月份出现腹泻,大便日行 3~5 次,夹有不消化食物,脘腹胀满不舒,时有嗳气,在某医院作钡剂灌肠检查,诊断为"慢性结肠炎",给服土霉素、四环素治疗。腹泻虽减,而腹胀纳呆不去,现仍溏便,日行 2~3 次,有不消化食物,脘腹胀满,偶有嗳气,面色㿠白,纳呆神疲,四肢困重,下肢有时浮肿,以劳累后为甚。舌淡多津,苔白,根部微腻,脉濡。

中医诊断:泄泻(脾虚湿阻)。

西医诊断:慢性结肠炎。

治法:健脾益气、和胃化湿。

处方:加减参苓白术散。

党参 12g,白术 10g,茯苓 15g,白扁豆 10g,山药 15g,陈皮 10g,半夏 10g,薏苡仁 20g,砂仁 8g,藿香 10g,白芍 12g,甘草 3g,焦三仙各 12g,木香 6g。6 剂,水煎服。

医嘱:忌食生冷、油腻、不易消化的食物。

二诊:1991 年 10 月 4 日。脘腹胀满不舒大减,大便日行 1~2 次,舌淡红,白苔转薄。脉仍濡,再拟健脾为法。

处方:加减参苓白术散。

党参 12g,白术 10g,茯苓 15g,半夏 10g,陈皮 10g,厚朴 10g,白扁豆 10g,山药 15g,薏苡仁 20g,砂仁 8g,木香 6g,焦三仙各 12g,甘草 3g。10 剂,水煎服。

三诊:1991 年 10 月 17 日。腹泻已止,大便正常。唯稍有饮食不宜则腹泻复发,舌淡红、苔薄白,脉和缓。药已奏效,脾虚已复,因其久泻脾虚,湿滞易停,继服上药以培补中州,巩固疗效。

处方:加减参苓白术散。

党参 12g,白术 10g,茯苓 15g,半夏 10g,陈皮 10g,白扁豆 10g,山药 15g,薏苡仁 20g,砂仁 8g,木香 6g,焦三仙各 12g,甘草 3g。10 剂,水煎服。

治疗结果:诸症消失,随访半年无复发。

**案6** 朱某,男,42 岁,工人。于 2006 年 5 月 3 日来诊。

主诉:腹泻一周余。

病史:患者自述于一周前因过食生冷之物后出现腹泻,服西药黄连素稍好转,三天前因饮酒腹泻又作,服前药减轻。一天前又因食油腻及劳累后症状加重。现症见腹泻,便质稀薄,色淡黄,日 2~4 次,腹部隐隐作痛,喜温喜按,体倦乏力,纳差,睡眠尚可。舌质淡,舌体胖大边有齿痕,舌苔稍白腻,脉濡缓。

中医诊断:泄泻(脾虚寒湿)。

西医诊断:急性胃肠炎。

治法:健脾温中,祛湿止泻。

处方:香砂温中汤加减(经验方)。

白术 10g,茯苓 12g,陈皮 10g,半夏 10g,香附 10g,砂仁 12g,厚朴 10g,桂枝 10g,白芍 12g,西茴 10g,乌药 10g,木香 6g,郁金 10g,甘草 3g,苍术 10g,泽泻 15g,猪苓 10g,吴茱萸 6g,生姜 5 片,大枣 5 枚。10 剂,水煎服。

医嘱:饮食宜清淡,忌食辛辣、生冷等物。

二诊:2006 年 5 月 13 日。腹部已不痛,大便次数减少、稍成形。乏力、困倦减轻,食欲好转。小便色淡黄,量正常。舌体稍胖大,舌苔稍白腻,脉濡。

处方:香砂温中汤加减(经验方)。

白术 10g,茯苓 12g,陈皮 10g,半夏 10g,香附 10g,砂仁 12g,厚朴 10g,桂枝 10g,白芍 12g,西茴 10g,乌药 10g,木香 6g,郁金 10g,甘草 3g,苍术 10g,泽泻 15g,猪苓 10g,吴茱萸 6g,炒薏苡仁 30g,生姜 5 片,大枣 5 枚。10 剂,水煎服。

**案 7** 刘某,女,41 岁。于 1990 年 5 月 21 日来诊。

主诉:泄泻 10 余年,加重 5 年。

病史:患者自 1975 年开始泄泻,服多种抗生素月余,泄泻停止。后每到夏季或休息不好,过于劳累即泄泻、腹部胀痛,虽经间断应用中西药物,但泄泻未愈。1985 年冬季因出差野外受寒,出现水泻,时轻时重持续至今,重时日 7～8 次,轻时 1～2 次。现仍泄泻,左下腹部疼痛,肠鸣,肛门有下坠感,畏寒肢冷,食少腹胀。面色萎黄,呈慢性病容,按之腹部柔软,左下腹压痛明显。舌质淡红,舌体胖大,苔薄腻色白,脉沉细无力。

中医诊断:泄泻(脾肾阳虚,气虚下陷)。

西医诊断:慢性结肠炎。

治法:温肾健脾,益气升阳。

处方:黄芪建中汤、补中益气汤合附子理中汤加减。

黄芪 15g,党参 12g,白术 10g,茯苓 18g,桂枝 5g,白芍 10g,柴胡 6g,升麻 6g,薏苡仁 30g,诃子肉 12g,砂仁 8g,陈皮 10g,泽泻 12g,炮姜 5g,附子 10g,炙甘草 6g,生姜 10g,大枣 5 枚。7 剂,水煎服。

嘱:避风寒,忌食生冷油腻食品。

二诊:1990 年 5 月 28 日。水泻停止,大便日 1～2 次,有时成形,有时便溏,腹胀减轻,左下腹仍有胀痛,肠鸣,舌脉同上。上方加赤石脂 15g。7 剂,水煎服。

二诊辨证论治:水泻已止,脾胃虚弱,中气下陷,命门火衰之病机已有改善。投药已效,时日尚短,且左下腹仍有胀痛,肠鸣,加用赤石脂甘温调中,固涩肠道。

三诊:1990 年 6 月 6 日。大便日 1 次,肛门下坠感消失,腹胀大减,饮食增加,但左下腹仍时有疼痛,苔薄白,脉沉细有力。

三诊辨证论治:左下腹仍时有疼痛,为脾肾虚寒本质仍存,治在原方基础上去固涩之赤石脂,加煨肉豆蔻 10g,五味子 10g,补骨脂 10g,吴茱萸 5g。使脾肾更得温养,土旺火强,则泄泻诸症痊愈。10 剂,水煎服。

四诊:1990 年 6 月 16 日。左下腹已不痛,大便正常,饮食如常人,面色较红润,体重增加 2.5 kg,已恢复正常工作,嘱服四神丸以巩固疗效。(《李振华医案医论集》)

**案 8** 董某,女,30 岁。工人。河南省郑州市东风路。

初诊:2005 年 9 月 10 日。

主诉:大便泄泻 10 年。

现病史:患者于 10 年前无明显诱因出现大便次数增多,黏液便,有脓血,曾用西药治疗,停药后复发。病情反复不愈,曾被诊为慢性结肠炎。现大便次数增多,每日晨起即大便,日 4～5 次,黏液便,不成形,夹有脓血,里急后重症象不突出,脐周与下腹疼痛,腹冷,手足欠温,饮食减少,睡眠尚可。面色苍白。手足欠温。舌质淡,体胖大,边有齿痕,舌苔白腻。脉象沉细。

中医诊断:泄泻(脾肾阳虚)

西医诊断:慢性结肠炎。

治法:健脾祛湿,温中散寒,温肾收涩。

方名:自拟结肠炎方加味。

处方:白术 10g,茯苓 15g,泽泻 18g,猪苓 10g,桂枝 6g,苍术 10g,厚朴 10g,陈皮 10g,补骨脂 10g,吴茱萸 6g,五味子 10g,煨肉蔻 10g,诃子肉 12g,炒薏仁 30g,甘草 3g,干姜 10g,附子 10g,乌贼骨 10g。14 剂。

医嘱:忌生冷油腻。

二诊:2005 年 9 月 24 日。大便次数减少,日 2～3 次,黏液脓血便亦减少,腹冷、腹痛减轻,饮食增加。病情好转。舌质淡,体胖大,边有齿痕,舌苔白腻,脉沉细。病情好转,药已见效,继续健脾祛湿,温中散寒,温肾收涩,仍用李老自拟结肠炎方加味治之,加炮姜炭 5g、黑地榆 10g 以增温中收涩之力。

三诊:2005 年 10 月 16 日。服药后大便次数减少,日 1 次。但服至 10 余剂后因饮食不注意又出现便次增多及脓血便,且有里急后重。腹冷减轻,饮食增加,仍有腹痛。舌质淡,体稍胖大,边有齿痕,苔薄黄腻,脉沉细。

方名:自拟结肠炎方合香连丸加味。

处方:白术 10g,茯苓 15g,泽泻 18g,猪苓 10g,桂枝 6g,苍术 10g,厚朴 10g,陈皮 10g,补骨脂 10g,吴茱萸 6g,五味子 10g,煨肉蔻 10g,诃子肉 12g,炒薏仁 30g,甘草 3g,干姜 10g,附子 10g,乌贼骨 10g,炮姜炭 5g,黑地榆 10g,白头翁 10g,黄连 6g,木香 6g。21 剂。

四诊:2005 年 11 月 7 日。脓血便、里急后重症状消失,大便成形,每日 1 次,多在早饭后。腹不痛,饮食睡眠正常。舌质稍淡,舌体稍胖大,边有齿痕,舌苔稍白腻,脉沉细。服上方清热解毒止泻药后,脓血便、里急后重症状消失。继续健脾祛湿,温中散寒,温肾收涩治之,仍用二诊李老自拟结肠炎方加味处方,服 21 剂,以资巩固疗效,彻底收功。

治疗结果:患者大便每日 1 次,成形,黏液脓血便消失,无里急后重。泄泻临床治愈。随访半年,病情稳定,未再复发。

**按** 患者 10 年前出现大便次数增多,呈黏液脓血便,经过治疗,病情反复不愈,以致脾胃受损导致脾虚中寒,出现脾肾阳虚证而为泄泻。脾虚健运失职,水湿不化则大便次数增多,不成形;脾虚中寒,肾阳虚弱,则出现黏液便,腹冷,腹痛,饮食减少,舌淡胖,边有齿痕,苔白腻,脉沉细。治疗采用健脾祛湿,温中散寒,温肾收涩之法,用李老自拟结肠炎方加味治之。方中白术、茯苓、泽泻、猪苓、桂枝、苍术、厚朴、陈皮、炒薏仁、甘草健脾祛湿;补骨脂、吴茱萸、干姜、附子、五味子、煨肉蔻、诃子肉、乌贼骨温中散寒,温肾收涩止泻。收到脾气健运,脾肾之阳恢复,寒湿去,久泻止的良好效果。二诊:大便次数、黏液脓血便减少,腹痛、腹冷减轻,饮食增加。病情好转,药已见效,继续健脾祛湿,温中散寒,温肾收涩,仍用上方加炮姜炭、黑地榆以增温中收涩。三诊:继服药 21 剂,病情继续好转,大便日 1 次,饮食增加,腹冷减轻。然服药过程中因饮食失宜又导致大便次数增多,病情加重。乃因热毒蕴结肠道,气血腐败则化为脓血便,热邪下迫则里急后重。治疗在原治法基础上加清热解毒止泻之白头翁、黄连、木香以治之。四诊:服药后,脓血便、里急后重症状消失。仍用健脾祛湿,温中散寒,温肾收涩继续治之,服李老自拟结肠炎方加味,以资巩固疗效,彻底收功。本案特点:本例结肠炎患者,属脾肾阳虚证。观其久病不愈,反复发作,黏液便为主,腹冷腹痛,手足不温,舌淡胖,边有齿痕,脉沉细,可知其为脾虚中寒,肾阳虚弱,乃久病不愈,损伤脾肾阳气,脾肾虚寒而成。治疗采用健脾祛湿,温中散寒,温肾收涩止泻之法,用李老自拟结肠炎方(由胃苓汤合四神丸加减而成)加干姜、附子、乌贼骨等治之,药证相符,收到佳效。结肠炎方为李老多年治结肠炎的验方。

### 黄文东

久泻伤阴者,常见舌红苔少,甚则红绛光剥,口干咽燥。在温中健脾治疗的同时,应兼顾养阴生津。但养阴药大多甘寒滋腻,润滑肠道,对慢性泄泻,尤需谨慎选用。宜选用补养和宣升肺气的南北沙参,达到补中健脾、助阴生津的目的。也可重用芍药(12～15g),并配伍炙甘草,以酸甘化阴。枫石斛生津功效更佳,对慢性泄泻有生津厚肠之功。通过养阴生津的整体调配,可以促进肠道功能,并有利于肠壁黏膜的修复,对于厚肠止泻有独到之处。〔《上海中医药杂志》1981;(7);3〕

### 蒲辅周医案

王某,女,73岁,1973年3月初诊。

慢性腹泻6年,晨起必大便,迟则难控制,每于餐后半小时拉稀,大便化验有不消化物,无红、白细胞,培养(一),腹内觉凉,手足心如火燎,腹泻之前血压偏高,近几年血压已不高,有轻度浮肿,四肢无力,面色㿠白。脉沉弱,左关弦细;舌淡苔薄白。有脾弱肝强,治宜温中缓肝。处方:党参三钱、生白术三钱、炮姜一钱、炙甘草二钱、吴茱萸一钱半、广木香五分、泽泻二钱、小麦三钱、大枣三枚,5剂。

二诊:药后,饮食增加,饭后泄泻已控制,大便转软,尚不成形。腹凉,手足心热皆减轻。脉舌如前。原方加鸡内金二钱、冬虫夏草二钱。

继服五剂后,大便趋于成形,饮食增加一倍,面色转好,精神亦振。原方加五倍量,共研为细末,炼蜜为丸,每丸中三钱,每早晚各服一丸,温开水送下,以资巩固。《蒲辅周医疗经验》

### 施今墨医案

吴某,男,29岁。

四年前曾患腹泻,未经医生治疗,服成药数日,腹泻次数减少。以后逐渐形成晨醒即急入厕便泻一次。初不介意,近两年则感体力日虚,消化无力,有时恶心,小便短少。舌苔白厚,六脉沉弱。辨证立法:鸡鸣之泻是属肾虚,肾司二便,故有便泻溲少。六脉沉弱,虚寒之征,舌苔白厚,寒湿不化,拟理中汤合四神丸加味治疗。

处方:破故纸6g,五味子3g,炒萸连各5g,肉豆蔻6g,米党参10g,川附片5g,苍术炭6g,赤茯苓12g,白术炭6g,赤小豆12g,血余炭(禹余粮10g同布包)6g,干姜炭5g,炙甘草3g。

二诊:服药二剂,无变化,症如前,药力未及,前方姜、附各加5g。

三诊:服药十剂,见效,大便时间已可延至中午如厕,仍属便溏。体力较好,食欲增进,已不恶心,小便也多,改用丸剂。

处方:七宝妙灵丹,早晚各服半瓶服二十日。

四诊:服上药后不如服汤药时效果明显,大便一日一次,仍溏泻,肠鸣不适,拟甘草干姜茯苓白术汤合四神丸治之。

五诊：前方服七剂，大便日一次已成软便，肠鸣止，食欲强，拟用丸方收功处方：每日早服四神丸10g。晚服附子理中丸1丸。后愈。(《施今墨临床经验集》)

**韦献贵**

久泻亦肠间病，肠为腑属阳，腑病多滞多实，故久泻多有滞，滞不除则泻不止。常以"识病机者，则硝、黄可以活人；昧证候者，则参芪可以殒命"之语，示人因病治宜，随机应变。其辨析久泻实证，重在大肠壅滞之局部，以腹胀痛，泻下不畅，或时溏时秘，间黏液、脓血，或泻下清稀等为认证眼目。勿以整体之虚象障目，而主次不分，源流莫辨。论治立足一个"通"字，祛邪务尽，以防宿积未净，新邪又生。俟便次大减，黏冻、脓血俱除，始佐入补气益胃之品，俾祛邪而不伤正，扶正而不恋邪，以收全功。[《北京中医学院学报》1990；(3)：25]

**朱良春医案**

王某，泄泻反复发作三年，曾经中医药对症，抗炎常规治疗，收效甚微。诊得：大便溏泻，完谷不化，纳呆腹胀，腰酸畏寒，脉沉而细，察舌淡苔薄，一派脾肾两虚，阳微阴凝之象。拟健脾温肾法，药用：潞党参18g，生黄芪20g，炒白术18g，炒山药30g，广木香6g，砂仁3g，仙灵脾15g，补骨脂10g，赤石脂20g，熟附子5g，甘草6g。五剂后，便减，半月后痊愈。(《国医大师朱良春》)

**颜正华医案**

张某，男，38岁，初诊：2011年6月20日。

主诉：泄泻半年余。

现病史：半年多来腹胀、腹痛时发时止，腹痛后泻下，泻后痛止，食欲欠佳。舌苔薄白、根苔微黄薄腻，脉濡滑。

辨证：肝气乘脾，湿热蕴结。

治法：疏肝健脾，清化湿热。

处方：炒防风10g，炒白术18g，炒白芍18g，柴胡10g，炒枳壳10g，炙甘草6g，焦三仙各10g，黄连3g，木香6g，茯苓30g，生炒薏仁各15g，干荷叶10g。7剂，水煎服，日1剂。

二诊：2001年6月27日。药后脉症无明显变化，肠鸣较前增加。舌苔薄白，根苔微黄腻，脉濡滑。守方加佩兰10g、砂仁5g。

三诊：2001年7月5日。药后腹痛渐止，纳增，下腹仍胀，大便晨起1次，不成形，舌淡红，根苔微黄薄腻，脉濡滑。

处方：乌药10g，炒防风10g，炒白术15g，炒白芍18g，陈皮10g，柴胡10g，炒枳壳10g，炙甘草6g，焦三仙各12g，黄连3g，木香6g，茯苓30g，生炒薏仁各15g，干荷叶10g，砂仁6g，佩兰10g。7剂，水煎服，日1剂。

四诊：2001年7月12日。药后腹胀减轻，大便成形，嘱服香砂六君子丸、补中益气丸巩固疗效，随访1年，腹泻极少发生。(《国医大师颜正华》)

**周仲瑛**

刘某，男，56岁。

腹泻年余，因食冷粥引起，大便日5～6次，质溏夹有黏冻，腹痛腹胀，肠鸣窜气，舌苔薄白你，脉细。经西药及中药补气健脾、温肾助火等法治疗无效，乃从脾胃虚寒、肝气乘中施治,用苦辛酸甘法,仿乌梅丸加减。

处方:党参、诃子各 9g,乌梅、桔梗各 6g,制附片、炒黄芩各 4.5g,炮姜、川椒壳、砂仁各 3g(后下),肉桂 0.9g。服药 5 剂,泻止,大便转实,每日 1 次。仅觉有肠鸣,舌苔净,原法巩固而愈。(《国医大师周仲瑛》)

**方和谦医案**

常某,男,61 岁,1997 年 12 月 22 日初诊。

初诊:1 个月前因饮食不慎、寒凉过多导致腹泻,每日 3～4 次,并伴腹痛腹胀,便呈稀水样,自服黄连素(小檗碱)后,便次未减,但便出稀水样转为稀软便,腹痛腹胀仍在,食欲不振,疲倦乏力,畏寒,自觉腹部发凉,四末不温。神志清楚,表情痛苦,精神疲倦,面色萎黄,形体适中,唇干色淡,语音尚清,双手欠温。便常规检查:未见红白细胞。舌质淡,白苔,脉沉缓。中医诊断:泄泻(脾胃虚寒);西医诊断:胃肠功能紊乱。治法:温运中州。方药:香砂六君子汤化裁;党参 15g,茯苓 15g,炒白术 10g,炙甘草 6g,炮姜炭 5g,炒谷芽 15g,焦神曲 10g,大枣 4 个,广木香 5g,陈皮 6g,法半夏 6g,伏龙肝 12g。4 剂,水煎服,每日 1 剂。复诊:1997 年 12 月 29 日,患者服用上方 4 剂后,腹泻已停止,大便已成形,每日 1～2 次,已无腹痛,腹胀亦有改善,效不更方,投上方 6 剂继续扶正,并嘱患者忌食寒凉,注意保暖,以防再发。(《国医大师方和谦》)

## 【预防护理】

(1) 饮食要卫生,要养成饭前便后洗手的好习惯。勿食生冷不洁或腐馊变质之物,生吃瓜果洗净,以防损伤脾胃。

(2) 饮食有节,禁酗酒,勿过食辛辣,肥甘厚味,以防助湿生热。

(3) 夏季或梅雨季节,勿露宿着凉,或久卧湿地,以防寒湿入中太阴。

(4) 患病期间,饮食宜清淡易于消化。暴泻者,可予服淡糖盐水、米粥等,以和胃保津。脾虚久泻,可予淡姜汤,以温脾和胃。

(5) 劳逸适度,心情舒畅,切忌烦恼,以免病情反复或加重。

# 痢　疾

痢疾,是以大便次数增多,便下赤白脓血,腹痛,里急后重等为特征的一种病证。四季均可发病,而以夏秋多见。

痢疾之名最早见于宋·严用和《济生方》。在其以前的中医文献中,《内经》称本病为“肠澼”,《金匮要略》将其与泄泻统称为“下利”,汉以后单以“痢”称之。唐·孙思邈《千金要方》则称之为“滞下”。《难经》对痢疾症状的记述已较《内经》更为明确,如《难经·五十七难》说:“小肠泄者,溲而便脓血,少腹痛;大瘕泄者,里急后重,数至圊而不能便,茎中痛。”张仲景《伤寒杂病论》对痢疾的辨证论治已初具系统,其所用治热利下重的白头翁汤,治少阴下利便脓血的桃花汤等,仍为当今临床的常用方剂。晋代·葛洪《肘后备急方》已初步认识到痢疾的传染性。如其《卷二·治伤寒时气温病方》说:“天行毒病,挟热腹痛下痢。”其论中还载有“下痢不能食”一语,为后世创“噤口痢”之名提供了依据。金元时期的刘河间,治痢重行血调气,认为“行血则便脓自愈,调气则后重自除”,这一认识则备受后世推崇。朱丹溪《丹溪心法·

痢》一书中,驳正了前人"赤痢属热,白痢属寒"的不妥说法,提出"赤属血,白属气"的认识,为痢疾的辨证做出了贡献。书中还明确指出了痢疾的传染性,并认为痢疾的病因"皆湿热为本",很是符合临床。此外,还首次提出了"噤口痢"一证,并阐明了病机与治法。明清时期,对痢疾的认识已渐臻完善。在病机理论方面,较为突出的是认为痢疾的发病与脾肾有关。如《景岳全书·痢疾》说:"凡里急后重者,病在广肠最下之处,而其病本,则不在广肠而在脾肾。"李中梓《医宗必读·痢疾》亦谓:"痢疾之为证,多本于脾肾。"喻嘉言《医门法律》在总结前人经验的基础上,对痢疾兼有表证的治疗倡" 逆流挽舟"法,为当今临床所证实。《顾松园医镜·痢》提出治痢"四忌",即忌"温补"、"大下"、"发汗"、"分利小便"。其说虽不可拘泥,但它可提醒医者,治痢切忌妄投温补、大下、发汗、利小便之品,而以清热为治痢的常法。

西医学中的急慢性菌痢,急慢性阿米巴痢,以及一些急慢性结肠炎症,当出现便下脓白、腹痛、里急后重表现时,均可参考本篇辨证论治。

## 【病因病机】

痢疾发病,有感受外邪、饮食七情所伤、脏腑失调或亏虚诸方面的因素,其中尤以湿热为患最多见。故高鼓峰《医宗己任篇·痢疾》说,"以种种痢疾,总由湿热入胃。此一句便可悟病形矣。"痢疾多发于夏秋,其时湿热主气,易于侵害人体而成湿热痢。若天暑下迫,地湿上蒸,形成秽浊疫毒之气,侵害人体可致疫毒痢。体质偏于阳虚之人,则易感受寒湿之气,或感受湿邪,湿从寒化形成寒湿痢。饮食所伤是痢疾发病的重要因素之一,既可单独致痢,又常与感受外邪互相影响,交感为患。七情内伤常为休息痢的诱发因素,非可单独致痢。

**肠中有滞,是痢疾之病机关键** 所谓滞,非单指饮食积滞,气血和诸邪皆可为滞。湿热、疫毒、寒湿、饮食积滞等壅滞肠腑,与气血搏结,是大肠传导功能受阻,通降不利,气血凝滞,肠腑脂膜和血络受损,故痢下脓血。《湿热经纬·叶香岩三时伏气外感篇》说,"盖里有滞浊而后下也。但滞在气、滞在血、冷伤、热伤,而滞非一。"古人称本病为"滞下",理亦在于此。

**病在大肠,与脾胃肝肾密切相关** 痢疾的基本病变是在肠道,但其病机与脾胃肾肝等脏腑的功能失调或虚弱密切相关。首先,积滞的形成多责之脾胃功能失常。或饮食不节,损伤脾胃之气;或七情内伤,肝郁气滞,思虑气结,影响脾胃健运,以致饮食积滞,酿生湿热或寒湿。进而滞积于肠,于气血搏结,形成湿热或寒湿痢。其次,外受六淫湿热诸邪致痢,其侵害途径必先脾胃而后肠腑。如《时病论·热痢》说,"热痢者,起于夏秋之交,热郁湿蒸,内于脾胃,脾不健运,胃不消导,热挟湿食,酝酿中州,而成滞下矣。"既病之后,引起痢疾诸邪,在脾胃功能受损,失调或虚弱的基础上,又可反过来影响脾胃。故久痢不愈,必进一步损伤脾胃,重则累及于肾。若寒湿之痢,易伐中阳,终成命门火衰。若平时劳逸过度,或禀赋不足,脾肾素弱者,复感寒湿之气,或因痢过用寒凉攻下,每致阳气更弱,而成虚寒痢。

**邪伤正虚,变证由作** 湿热之痢,易耗津液,久致肾阴亏损,可成阴虚痢。若湿热疫毒上攻于胃,或久痢伤正,胃虚气逆,以致痢而不能进食,则成噤口痢。若痢疾失治误治,或过早使用收涩剂,或治不中病,祛邪不尽,日久正虚邪留,虚实并见;寒热错杂,痢下赤白,时发时止,则成为休息痢。

## 【辨证论治】

### 1. 辨证纲要

痢疾的辨证,以虚实寒热为纲。要抓住痢下脓血、里急后重和腹痛这三大主症,结合其他脉证进行辨析。

(1)辨虚实:实证痢疾,多为暴痢新病,或年轻体壮患者。证候的特点是腹痛胀满,痛而拒按,痛时窘迫欲便,便后疼痛暂减,或里急后重便后痛减。湿热、寒湿、疫毒痢属之。虚证痢疾,病程多较长,或为年高体弱患者。证候特点是腹痛喜按,痛势绵绵,便后腹痛不减,或更加明显,或里急后重便后不减。阴虚痢、虚寒痢、休息痢属之。至于噤口痢,则有虚有实。

(2)辨寒热:热痢的特点是大便脓血,黏稠腥臭,腹痛,里急后重明显,或见发热,甚至高热不退。寒痢的特点,是痢下赤少白多而清稀,无热臭,腹痛较轻,喜温喜按,里急后重亦较轻。

(3)辨痢色:痢下色泽的变化,赤白的多少,于临床辨证有重要的参考价值。痢下白冻,或白多赤少者,多为湿重于热,邪伤气分,其病较轻浅;若纯白清稀,或如胶如冻,如鼻涕者,为寒湿伤于气分;若白而滑脱者,为虚寒;白而如脓者则为热。痢下赤冻,或赤多白少,或纯血鲜红者,一般属热、属火、属血分。为热迫血行,热毒炽盛,其病较深。痢下赤白相杂,属热者多,为湿热挟滞,气血俱伤,深浅皆及。痢下色黄而深。秽臭者,为热证,或为积滞不化的实证。痢下紫黑者,属血瘀,或为热伤血深,湿毒相瘀。若痢下紫暗而便质淡者,为阳虚。若色焦黑,便质浓厚异臭者,多属火盛。此外,尚有痢下五色相杂,其证有虚有实。实证因收涩太早,或因热毒留滞于中所致。虚证多为痢下日久,脏腑气伤,脾肾亏虚。

(4)辨病势预后:湿热痢、寒湿痢属新病者,病程短、预后好。疫毒痢多见于小儿,病势急骤,病情凶险。噤口痢无论虚实,均属危急重症,预后较差。休息痢,阴虚痢和虚寒痢多为久痢,病情较长。

### 2. 辨析类证

痢疾应与泄泻相鉴别:泻、痢两病,皆有大便次数增多。泄泻以大便溏薄,泻下爽利,或如稀水,或完谷不化,甚至滑脱不禁为特征。痢疾大便次数增多而量少,痢下赤白黏冻或脓血,里急后重,便而不爽,甚或滞涩难下。

### 3. 治疗原则

去除邪滞,调和气血为治疗痢疾的基本原则。实证、热证,以清热湿热或解毒为主,忌用收涩之品。虚证、寒证,以补虚温中,调理脾胃为要,适当收涩固脱止痢。虚实夹杂者,应攻补兼施。整个治疗过程都应注意顾护胃气。

**湿热痢**

**临床表现** 腹痛、里急后重,痢下赤白脓血,或为黏冻,或初起一、二日为水泻,继之转为脓血便,肛门灼热,小便短赤,舌苔黄腻,脉滑数。

**辨证提要** ①辨证要点:痢下赤白脓血,腹痛、里急后重,肛门灼热,小便短赤。②辨湿重、热重:热重于湿见痢下赤多白少,口渴喜冷饮;湿重于热见痢下白多赤少,口不渴,脘闷。③辨预后转归:本证多为新发猝病,病程短,预后好。但若治疗失当,致湿热鸱张,上攻于胃,呕吐不食,可成噤口痢。或迁延不愈,成为阴虚痢。或寒冷太过而致热从寒化,转为寒湿痢。

**理法概要**　湿热积滞,蕴结肠中,传导失司,气血阻滞,肠中血络脂膜受损为其基本病机。治宜清热燥湿导滞,调气行血和营。

**方药运用**　芍药汤加银花。

黄连 6g　黄芩 9g　大黄 9g　当归 9g　芍药 15g　槟榔 5g　木香 6g　官桂 4g　甘草 5g　银花 20g

黄连、黄芩、大黄清热燥湿解毒,兼可推满积滞;当归、芍药、甘草行血和营,缓急止痛;木香、槟榔理气导滞;少佐官桂,辛能散结,热可防苦寒太过。加银花甘寒清热解毒。若热重于湿,更加白头翁、秦皮清热解毒。若痢下鲜红,加黑地榆、丹皮、侧柏叶等以凉血止痢。若湿重于热,去大黄、黄芩、当归,加茯苓、苍术、厚朴、陈皮等健脾祛湿。兼饮食积滞者,加山楂、神曲、莱菔子,以消食化滞。

若有恶寒、发热、脉浮等表证,宜先解表达邪,用荆防败毒散加减;若是夏季暑湿困表,可加藿香、佩兰、香薷等芳香透达。

若表邪未尽、里热已盛,症见痢下赤多白少,里急后重,腹痛,高热口渴,舌红苔黄,脉浮数或滑数,治宜解肌清热,用葛根芩连汤加味。

若热毒郁结,肠中热盛肌腐,证见腹痛如刀割,痢下腐臭难闻等,治宜用解毒生化丹化腐生肌。

### 疫毒痢

**临床表现**　发病急骤,痢下鲜紫脓血,腹痛,里急后重,壮热口渴,头痛烦躁,舌质红绛,苔黄燥,脉数;或先见高热神昏,后见下痢之证。

**辨证提要**　①辨证要点:发病急骤,痢下鲜紫脓血伴高热和神志症状。②辨病势、预后、转归:本证病势重急,变化迅速,在诸痢中预后最为凶险。除可见神昏动痉外,若疫毒上攻于胃,可成噤口痢;治疗不彻底,也可转为休息痢。

**理法概要**　感受湿热毒邪,热毒壅盛肠道,燔灼气血,耗伤津液,为疫毒痢的主要病机。治宜清热凉血解毒。

**方药运用**　白头翁汤。

白头翁 12g　黄柏 9g　黄连 9g　秦皮 9g

白头翁清热解毒凉血,为治热痢的专药;黄连、黄柏、秦皮清热燥湿解毒,泄中下焦之火。可加金银花、黄芩、赤芍、丹皮、黑地榆等,加强清热凉血之功。

若邪毒内陷营血,或热盛动风发痉等,可分别给以神犀丹、紫雪丹或至宝丹等以凉营开窍息风。若下痢不甚而病势深重,属热毒内闭,当急下逐闭以泄热毒,用大承气汤合白头翁汤加减。

若治不及时,邪盛正虚,正不胜邪,暴痢致脱,出现面色苍白,四肢厥逆,汗出喘促,脉微欲绝等厥逆之证,应急服参附汤、参附龙牡汤或独参汤,先回阳救逆,待脱回之后,再据证治疗。

### 寒湿痢

**临床表现**　痢下赤白黏冻,白多赤少,或纯为白冻,腹痛、里急后重,口淡乏味,脘闷不渴,头重身困,舌淡、苔白腻,脉濡缓。

**辨证提要**　①辨证要点:痢下白冻,白多赤少,口淡不渴,舌淡,苔白腻。②辨体质:本证患者多为素体阳虚。如《景岳全书·痢疾》说，"以胃弱阳虚，而因寒伤脏者，此辈极多"。③辨预后转归：本证日久，脾肾亏虚，可转化为虚寒痢或休息痢。若脾阳虚弱，胃家虚冷，上逆呕吐不食，可成噤口痢。

　　**理法概要**　寒湿客于肠胃，气血滞涩，肠中津液凝滞，运化失常，传导失司，是寒湿痢的主要病机。治宜温中燥湿，散寒导滞。

　　**方药运用**　不换金正气散加味。

　　藿香9g　苍术9g　厚朴9g　陈皮10g　半夏9g　甘草3g　生姜3片　大枣4枚

　　藿香芳香化湿；陈皮、厚朴、苍术、半夏健脾燥湿而行气导滞；甘草、生姜、大枣温中和胃。可酌加枳实、木香、炮姜、桂枝、当归等温中导滞和血之品。

　　初起兼有表证，加荆芥、防风以解表邪。若见寒湿伤阳，脾胃阳虚，痢下不止，状如鸭溏，畏寒不渴，四肢欠温，腹中微痛，苔白，脉沉迟，用理中汤加木香、肉豆蔻以温中健脾行气。

### 噤口痢

　　**临床表现**　下痢不能食，或呕不能食；实证兼有呕逆胸闷，纳呆口秽，舌苔黄腻，脉滑数；虚证兼呕恶不食，或食入即吐，形体消瘦，舌淡，脉细弱。

　　**辨证提要**　①辨证要点：下痢不能食，或呕不能食，即为噤口痢。②辨虚实：噤口痢有虚有实，又往往虚实夹杂。一般而言，暴痢不能食多实，久痢不能食多虚。

　　**理法概要**　实证多由湿热或疫毒蕴结肠中，上攻于胃，胃失和降所致。治宜泄热和胃，苦辛通降。虚证多因脾胃素弱，或久痢伤胃，胃虚气逆所致。治宜健脾和胃，降逆止呕。

　　**方药运用**

　　（1）实证用开噤散加减。

　　人参6g　黄连9g　石菖蒲9g　丹参12g　石莲子9g　茯苓15g　陈皮9g　冬瓜子30g　荷叶蒂30g　陈仓米30g

　　黄连、石菖蒲、冬瓜子、茯苓苦辛通降、泄热化湿；荷叶蒂、石莲子、陈皮、陈仓米健脾养胃、开噤升清；丹参和血；人参益气，尤能顾护胃气（可以党参代之）。可加半夏、代赭石、大黄以降逆清热，通腑泄浊。

　　若饮服汤药亦吐，可先予少量玉枢丹化服，再给汤剂缓缓频服。若延至数日，正气渐虚，可用黄连、人参煎汁，细细呷之。若呕吐频繁，胃阴耗伤，舌红绛而干，可去陈皮、半夏，加入西洋参、麦冬、石斛、芦根等以益养胃阴。

　　（2）虚证用香砂六君子汤（或参苓白术散）加生姜汁。

　　人参10g　白术10g　茯苓10g　炙甘草6g　木香6g　陈皮10g　半夏10g　砂仁6g　生姜汁适量

　　人参甘温大补元气、健脾养胃，白术、茯苓健脾除湿；木香、陈皮、半夏、砂仁、生姜汁行气化湿、温脾和胃止呕；炙甘草补脾和中。若下痢无度、饮食不进、四肢不温，应急用四逆加人参汤益气救阳。

### 休息痢

　　**临床表现**　下痢时作时止，经久不愈，发作时大便夹有赤白黏冻，里急后重，平时倦怠嗜卧，腹胀纳差，每因饮食不当，或起居不慎，或劳累过度，或思虑郁怒，或感受外邪而诱发，舌质淡、苔腻，脉弦细。

**辨证提要** ①辨证要点:下痢时作时止为其要点。②辨病因:多有初病治疗不彻底,或失治误治史,发作多有诱因。③辨虚实:本证多虚实夹杂。

**理法概要** 痢疾初发,治疗不彻底,湿热积滞内恋,脾胃正气虚弱,大肠传导失司是休息痢的主要病机。本证虚实夹杂,治宜健脾益中,消积化滞。

**方药运用** 资生丸。

人参 6g 白术 10g 茯苓 15g 白扁豆 15g 山药 15g 莲子肉 10g 薏苡仁 10g 砂仁 6g 桔梗 6g 甘草 3g 藿香叶 10g 白蔻仁 6g 橘红 10g 山楂 15g 麦芽 15g 神曲 15g 黄连 5g 泽泻 12g

本方为治疗休息痢的主方,有健脾和胃祛湿、消积化滞之功。若因思虑劳心所伤,可合归脾汤加减治疗。因七情郁怒而起,则合痛泻要方加减治之。若休息痢发作时,湿热症状明显,可暂用芍药汤加减治疗,不可苦寒太过,以免损阴伤阳。若下痢其色如酱,时作时止,可用鸦胆子仁治疗,用胶囊分装,每次 15 粒,每日 3 次,饭后服下,连用 7～10 天。若发作时寒湿症状明显,可用温脾汤温下寒积。

### 虚寒痢

**临床表现** 久痢不愈,痢下清稀,带有白冻,腹痛绵绵,喜温喜按,口淡不渴,食少神疲,四肢不温,腰酸怕冷,甚或四肢逆冷,滑脱不禁,或伴脱肛下坠,舌淡,脉细弱。

**辨证提要** ①辨证要点:久痢不愈,痢下清稀,带有白冻,伴食少神疲,腰酸怕冷等脾肾阳虚征象。②辨体质、预后:本证患者,多为脾肾素弱之体。若日久不愈,可成噤口痢重证。

**理法概要** 脾肾阳虚,寒湿阻滞为基本病机。治宜温补脾肾,收涩固脱。

**方药运用** 真人养脏汤加减。

白芍 15g 当归 10g 白术 10g 人参 6g 甘草 6g 木香 6g 诃子肉 12g 罂粟壳 6g 肉桂 6g 肉豆蔻 12g 生姜三片 大枣 5 枚

人参、白术、生姜、肉桂益气温肾脾;当归、白芍养血和营;木香调气;大枣健脾;诃子肉、罂粟壳、肉豆蔻收涩固脱;甘草调和诸药。

若病情轻者,可用理中汤加减,以温中健脾,驱寒化湿。日久气陷脱肛,可合补中益气汤举陷升清。若下痢不禁,且厥且痢,宜用参附龙牡汤合桃花汤,以固脱回阳。

### 阴虚痢

**临床表现** 痢下赤白脓血,黏稠如冻,量少难排,腹痛绵绵,虚坐努责,心烦,口干,午后低热,神疲乏力,舌红少苔,脉细数。

**辨证提要** ①辨证要点:痢下量少难出,午后低热,舌红少苔,脉细数。②辨病因、体质:本证多由湿热伤阴,或素体阴亏,久痢不愈所致。③辨预后转归:本证日久不愈,也可演变成噤口痢。

**理法概要** 阴液既虚,余邪未尽是阴虚作痢的病机特点。治疗此证,清泄余邪与扶养阴液,两者不可偏废。但临床应视阴虚与余邪孰轻孰重,灵活运用。

**方药运用** 驻车丸加味。

黄连 9g 当归 12g 干姜 5g 阿胶 10g

黄连清热止痢;当归、阿胶养阴和营;少佐干姜以制黄连苦寒太过而止痢。可加白芍、甘草、乌梅等,酸甘化阴和营。若阴虚较甚,加干地黄、北沙参、麦冬等,以滋阴生津。痢下血多,可加丹皮、赤芍、地榆炭、墨旱莲以凉血止血。

# 【其他疗法】

### 1. 单方验方

(1) 马齿苋 100～150g,加水煎服,每日 2 次。适用于湿热痢。

(2) 凤尾草 30～40g,加水 250ml,煎至 100ml 左右,再加白糖或冰糖 5～10g,分 3 次口服。适用于湿热痢。

(3) 鹿衔草干叶 200～250g,加水 1000～2000ml,文火煎沸 30 分钟,滤出药液,分 6 次服完,每日 3 次,连服 20～30 天。可用于休息痢。

### 2. 针灸治疗

(1) 湿热痢:合谷、天枢、上巨虚、曲池、内庭、中脘、大椎,用泻法。

(2) 寒湿痢:中脘、气海、天枢、大肠俞、足三里、阴陵泉,针灸并用。

(3) 噤口痢:中脘、脾俞、胃俞、章门、内关、曲池、上巨虚,用泻法。

(4) 休息痢:天枢、上巨虚、足三里、脾俞、胃俞、肾俞、关元,用补法加灸。

### 3. 饮食疗法

(1) 马齿苋藕汁饮:鲜马齿苋、鲜藕各 500g,共洗净,捣烂绞取汁,加入白糖适量,每次 200ml,每日 2～3 次。主治湿热毒痢。

(2) 松花蛋蘸白糖方:松花蛋若干枚,白糖适量。先让患者断食半日,待饿时取松花蛋 3 枚蘸糖吃,不拘时,饿时服。本方适于赤白痢。

# 【名医精华】

李振华

痢疾的病理多为湿热疫毒侵入肠胃,气血阻滞,大肠传导失司。湿热为主的叫湿热痢。如热毒过盛,热入清窍,或热极生风的叫疫毒痢。如久痢不止,湿邪寒化,导致脾肾阳虚,叫虚寒痢。这三种内在的不同病理较常见,也是临床辨证分型的依据。

(1) 湿热痢:治以清热利湿,调气行血。方用自拟芍苓汤:当归 9g,白芍 15g,白术 9g,茯苓 15g,猪苓 9g,泽泻 9g,桂枝 5g,广木香 6g,黄连 6g,黄芩 9g,焦山楂 15g,香附 9g,黑地榆 12g,甘草 3g。本证初起如有发热、恶寒、头痛等表证者,上方可加柴胡 9g、葛根 15g,即成加味柴苓汤。如炎暑之季,痢疾初起,高热不恶寒,自汗出,口渴,小便赤,表里热盛者,方用加味葛根芩连汤:葛根 12g,黄芩 9g,黄连 9g,广木香 6g,滑石 18g,焦山楂 15g,甘草 3g。如退热后,仍按上方加减调治。噤口痢为湿热痢中较重者,治宜和胃降浊、清热利湿法,方用加减开噤散:陈皮 9g,半夏 9g,茯苓 15g,菖蒲 9g,冬瓜子 30g,荷叶 30g,大黄 9g,黄连 9g,粳米 30g。如出现呃逆并呕吐绝粒不进者,系胃阴大伤,胃气将败,为噤口痢危候。可用益气养阴化浊法,方用自拟加减益气养胃汤:人参 6g,石斛 30g,寸冬 15g,陈皮 12g,法夏 9g,荷叶 30g,柿蒂 12g,代赭石 30g。

(2) 疫毒痢:治以清热解毒、透窍息风。方用黄连解毒汤合白头翁汤化裁:黄连、黄柏、黄芩各 9g,白头翁 12g,秦皮 9g,金银花 30g,丹皮 12g,元参 15g,赤芍 12g,栀子 9g。如热入清窍,引动肝火,症见神昏、谵语、抽搐,可配服安宫牛黄丸或紫雪丹以透窍息风。

（3）虚寒痢：治以温中健脾，收涩固脱。方用自拟温中止痢汤：党参 15g,白术 9g,茯苓 15g,干姜 9g,元桂 6g,诃子肉 9g,炙米壳 9g,赤石脂 30g,当归 9g,白芍 15g,炙甘草 6g。如形寒畏冷,四肢欠温,可加附子 12g,以增强温肾之力。如久痢不止,中气下陷,导致脱肛者,可用加味补中益气汤,益气健脾,升阳固脱：黄芪 30g,党参 15g,白术 9g,当归 9g,柴胡 6g,升麻 6g,陈皮 9g,赤石脂 30g,五倍子 9g,诃子肉 12g,炙甘草 9g。

休息痢在病理上主要为脾阳虚弱,正虚邪恋,每遇饮食不当等诱因、或夏秋之际,以致湿邪加重,阻滞气机化热,湿热壅塞,大肠传导失常而发病。在治疗上则需扶正祛邪,宜用补气健脾、燥湿清热法。方用加味香砂六君子汤：党参 12g,白术 9g,茯苓 15g,陈皮 9g,半夏 9g,广木香 6g,砂仁 6g,白头翁 12g,甘草 6g。（《常见病辨证治疗》）

**案 1**　刘某,男,50 岁。于 1991 年 10 月 15 日来诊。

主诉：大便不爽,里急后重八九日。

病史：半月前因腹痛绵绵,痢下清稀,里急后重,在当地医院诊为菌痢。用西药治疗得以好转,未能根治,时有复发。此次已下痢八九日,大便有黏液、便之不爽,里急后重,日行 4～5 次,左下腹绵绵作痛,体重减轻,形体消瘦,倦怠懒言,食欲减少,大便稀薄,四肢欠温。舌体偏大,舌质淡,舌尖红,苔秽腻,脉沉细。

实验室检查结果：大便常规有红白细胞,但未培养出细菌。

中医诊断：痢疾（脾阳不振,寒湿内盛）。

西医诊断：慢性结肠炎。

治法：温中健脾,运化寒湿。

处方：四君子汤合理中汤。

党参 15g,白术 10g,茯苓 15g,干姜 10g,龙眼肉 6g,陈皮 10g,薏苡仁 20g,泽泻 10g,白芍 10g,甘草 3g,苍术 10g。5 剂,水煎服。

医嘱：注意饮食,忌生冷油腻,宜食清淡易消化之品。

二诊：1991 年 10 月 20 日。大便成形,便次、黏液均减,仍有腹胀,下坠感。舌质淡红,舌苔已退,脉缓而有力。

处方：四君子汤合附子理中汤。

党参 10g,白术 10g,泽泻 10g,茯苓 15g,陈皮 10g,附子 6g,干姜 10g,桂枝 6g,薏苡仁 20g,白芍 15g,甘草 3g,焦三仙各 12g,砂仁 8g,炒卜子 10g。5 剂,水煎服。

三诊：1991 年 10 月 26 日。大便黏液消失,日行 1～2 次,腹痛,腹胀基本消失,食欲增加。舌淡红,苔薄白,脉和缓。

处方：附子理中丸 2 盒,每服 6g,早晚各服 1 次,温开水送下。

治疗结果：大便黏液消失,日行 1～2 次,腹痛,腹胀消失,食欲增加。半年后随访,未有复发。

**案 2**　钟某,女,41 岁,农民。初诊：2005 年 8 月 30 日。

主诉：大便带有黏冻伴里急后重时常发作 11 年。

病史：1994 年夏季麦收时因一次过食生冷菜肴,致腹痛,痢下黏条,便意未尽感,即去当地卫生院静滴及口服西药（具体不详）治疗,症状消失。后因饮食原因致病情时发时愈。曾到当地县医院、开封及郑州市一些医院多次治疗,口服中药汤剂及中成药补脾益肠丸、健脾丸、健胃消食片等;西医给予口服黄连素（小檗碱）、痢特灵（呋喃唑酮）、柳氮磺胺吡啶等,病情始终未有痊愈。2005 年 4 月 22 日,经郑州市肛肠医院结肠镜检查,提示为慢性溃疡性结肠炎。现大便日行 3～4 次,大便前小腹疼痛,有里急后重感,便中伴有黏冻,乏力,时常头晕,面色萎黄。舌质淡,舌体胖大,边有齿痕,舌苔白腻。脉沉细。

中医诊断:痢疾（脾气亏虚,寒湿内蕴）。

西医诊断:慢性溃疡性结肠炎。

治法:健脾益气,温中祛寒,燥湿止痢。

处方:温中止痢汤加减（自拟经验方）。

白术 15g,苍术 10g,茯苓 15g,炒薏苡仁 30g,陈皮 10g,半夏 10g,香附 10g,木香 6g,厚朴 10g,乌药 10g,砂仁 8g,西茴 10g,吴茱萸 5g,桂枝 5g,诃子 12g,白芍 12g,甘草 3g。15 剂,水煎服。

二诊:2005 年 9 月 16 日。大便次数日 3 次,仍不成形,黏冻稍减少,腹痛及里急后重感减轻,腰骶部有温热感,仍身体发困无力。舌质淡,体胖大,边有齿痕,苔白腻,脉沉细。

二诊辨证论治:诸症减轻,腰骶部有温热感,为药已中的,然大便仍不成形,身困无力。病久难以速效,故原方继服 20 剂。

三诊:大便日 1 次,不成形,黏冻、腹痛及里急后重感基本消失,身体较前感觉有力。1 周前出现食欲不振,食量减少,大便中伴有少量不消化食物。舌质淡,舌体胖大,边有齿痕,苔薄白。脉沉细。

三诊辨证论治:诸症基本消失,表明湿邪已去大半,气滞得解。食欲不振,大便中有食物残渣,为脾虚仍存,脾气不足,中寒不运,纳化失常的表现。用方加强补脾温中之力,兼以消食健胃。

处方:白术 15g,苍术 10g,茯苓 15g,炒薏苡仁 30g,陈皮 10g,半夏 10g,党参 15g,木香 6g,炮姜 8g,乌药 10g,砂仁 10g,西茴 10g,吴茱萸 5g,桂枝 5g,诃子 12g,神曲 10g,麦芽 15g。25 剂,水煎服。

四诊:大便日 1 次,基本成形,余症消失。舌质淡,舌体稍胖大,边有齿痕,苔薄白。脉沉细弦。

四诊辨证论治:病状消失,为脾虚得补,中阳得温,胃纳得健,湿邪已去,久疾基本痊愈。患者因心存畏惧,不愿再行肠镜检查。以三诊原方每日半剂,继服 30 剂,以求巩固。

**案 3** 刘某,男,43 岁。2010 年 6 月 23 日初诊。

主诉:大便间断性带有脓血 12 年。

病史:患者于 12 年前,因进食生冷、油腻性食物后出现腹痛剧烈,伴有腹胀,遂至郸城县医院检查诊断为“溃疡性结肠炎”服用抑氮碳胺吡治疗一年多,腹痛腹胀消失。但大便脓血一直未消失,听人介绍来诊。现症见大便带有黏液及脓血,白多赤少,大便质稀溏,色绿,日行 2～3 次,饮食不慎则日行 10 余次,便前伴有腹痛,便后腹痛缓解,无下坠感,时感胃脘部满闷不适,舌苔厚腻,舌质淡胖。脉象滑。

中医诊断:痢疾（寒湿痢）。

西医诊断:慢性非特异型溃疡性结肠炎。

治则:益气健脾,温化寒湿。

方药:胃苓汤加减。

白术 10g,茯苓 15g,薏苡仁 30g,泽泻 12g,陈皮 10g,半夏 10g,木香 6g,白叩仁 10g,厚

朴 10g,枳壳 10g,郁金 10g,乌药 10g,焦三仙各 12g,佛手 10g,桂枝 5g,甘草 3g。14 付水煎服,日 1 付。

二诊:7 月 7 日,大便稀溏较前好转,日行三次,胃脘满闷消失。余无变化。舌苔薄白稍厚腻,舌质淡胖。脉象弦滑,原方加黄芪 15g,刘寄奴 12g,乌贼骨 15g。继服 14 付。

三诊:7 月 21 日,便中脓血已消失,但仍有少量黏液,大便已不溏,日行两次,舌苔薄白,舌质稍淡。上方去白叩仁加炒白芍 10g,补骨脂 10g,诃子肉 10g,砂仁 10g。继服 30 付。

四诊:8 月 23 日,大便中黏液已消失,大便正常,日行一次。以求增强体质,改善胃肠功能,巩固疗效。

黄芪 20g,党参 15g,白术 10g,茯苓 15g,陈皮 10g,半夏 10g,木香 6g,砂仁 10g,厚朴 10g,薏苡仁 30g,焦三仙各 12g,刘寄奴 12g,破故纸 10g,诃子肉 10g,桂枝 5g,炒白芍 12g,良姜 6g,槐米 10g,甘草 3g。10 剂水煎服,日 1 剂。

### 李今庸医案

刘某,女,35 岁。初诊:1969 年 8 月 9 日。

主诉及病史:1969 年 8 月 5 日发病,发热,下痢红白黏冻,且时伴鲜血,1 日夜达二三十次,里急后重,痛苦不堪,口渴欲饮水,恶心欲吐,食欲不振。查体:形体消瘦,精神困惫,舌苔黄,脉细数。经他医治疗未效而于 8 月 9 日就诊于余。

诊法:投以白头翁汤。

处方:白头翁 12g,黄连 10g,黄檗 10g,秦皮 10g,当归 12g,广木香 6g,桔梗 10g,枳壳 10g。

服药 2 剂后,未见效果。拟原方稍事加减。

处方:白头翁 12g,黄连 10g,黄檗 10g,秦皮 10g,当归 12g,广木香 6g,槐花 12g,地榆 15g。

服药 1 剂,发热、口渴、恶心症状消失,食欲好转,开始吃东西。然后下痢红白黏冻不见减轻,1 日夜仍为二三十次,里急后重,困惫异常。仍以原方加减。

处方:白头翁 12g,黄连 10g,黄檗 10g,秦皮 10g,当归 12g,广木香 6g,地榆 30g,阿胶 12g(烊化),炙甘草 10g。

服药 1 剂,大便转为正常,红白冻全无,里急后重消失,痢疾已愈。再以其方 1 剂巩固疗效。(《中国现代名中医医案精粹》)

### 方和谦医案

邵某,女,40 岁,1980 年 2 月 4 日初诊。

初诊:慢性腹泻 10 余年,反复发作,曾到过市内几家医院就诊,未见明显好转。近 1 周来腹痛下坠,大便稀软,每日 2~3 次,伴有黏液便,有时便脓血,食欲不振,四肢疲倦乏力,面色萎黄,舌质淡红,苔黄腻,脉弦滑细。西医诊断:慢性痢疾;中医诊断:湿热痢。治法:利湿清热,调和气血。处方:白头翁 9g,秦皮 9g,尾连 6g,川军炭 9g,白芍 10g,炙甘草 6g,黄柏 9g,焦三仙各 9g,茯苓 10g,苍术 10g,大枣 4 枚。5 剂,水煎服,每日 1 剂。

二诊:1980 年 2 月 10 日,服上方 5 剂后,症状明显减轻,腹下坠感消失,食欲渐增,偶有腹痛腹胀,大便软,日 2 次,无脓血便。舌质略红,苔稍黄腻,脉弦缓,原方继服 5 剂。

三诊:1980 年 2 月 15 日,患者腹痛消失,但时有腹胀,大便略软,每日 1 次,无黏液脓血,舌质淡红,苔略腻,脉弦缓。考虑久泻后伤及肝脾造成肝脾不调,再用逍遥散加尾连 6g,连服 20 剂后,追访病人痊愈未再复发。(《国医大师方和谦》)

### 何任医案

蔡某,男,46 岁。

初诊:1971 年 8 月 14 日。

主诉及病史:痢下 20 余日未做治疗,脘腹胀满,不能进食,日下痢八九次,夹有黏液脓血。

诊查:形羸色败,苔厚脉微。

辨证:土虚而积滞未消,痢成噤口。

处方:党参 9g,石莲肉 6g,广木香 4.5g,黄连 4,5g,焦山楂 6g,枳壳 4.5g,砂仁 2.4g,红曲 2.4g

三诊:8 月 20 日。3 剂,痢下日仅 2 次,诸症均瘥。处方:香连丸每日 2 次,每次 3g 吞服。(《中国现代名中医医案精粹》)

### 蒲辅周

止痢需看患病之新久,年龄之老幼,身体之强弱,舌质之红淡,苔之厚薄,思凉思热,结合色脉,按表里、寒热、虚实、六经分别处理,并需掌握季节。夏季以暑为主,审孰轻孰重,暑重选用香薷饮,黄连香薷饮合六一散,若脾胃素弱者宜六和汤加减;湿重选用藿香正气散合六一散,白术改用苍术,或选用《温病条辨·中焦篇》的五个加减正气散,用之多效。秋季以燥为主,而初秋亦往往阴雨绵绵,故需审察湿与燥孰轻孰重,如湿重宜对金饮合六一散;燥为小寒之气,必有寒热,宜活人败毒散加减;如有伏暑兼夹,应采用治暑之方。痢病多兼夹饮食停滞,宜加莱菔子、神曲、山楂、枳壳、槟榔、木香之类消药物。

痢病除需掌握季节外,寒热辨证亦为重点,热痢下重,便脓血,口渴喜凉饮,小便短赤,热毒盛者,白头翁汤加减主之。人以胃气为本,治痢亦当先审胃气,热毒痢应用苦寒攻伐者,中病即止,苦寒太过则伤中气,往往会导致正虚邪陷,所谓热证未已,寒证复起。寒痢则有下利清谷,肢厥脉微,甚则滑脱不禁,宜理中、四逆辈;下利清谷而有脓血,病属下焦者,宜桃花汤温里固脱。

痢久脾虚下陷者或导致脱肛,宜补中益气汤加减,脱肛者加鳖头骨(焙干、研细,冲服)。久痢伤及阴血,而湿热未尽,引起午后潮热,腹痛绵绵,舌红少苔,脉细数,用连理汤加当归、白芍、阿胶、阴阳并调,肝脾共滋。若寒热错杂,虚实互见,消渴,呕吐不能食,烦躁,久痢者,亦可选用乌梅丸或椒梅汤。

痢病愈后,到周年季节而复发病者,古人称"休息痢"。由病邪未尽,而用收涩补剂过早,以致痢邪伏藏于肠膜之间。治宜扶正祛邪,攻补兼施。在临床上用古方救绝神丹治疗休息痢效果较好。(《蒲辅周医疗经验》)

## 【预防护理】

预防本病,首先要注意饮食卫生,忌食馊腐变质或不洁食物,亦不可过食生冷瓜果之类。不宜过饮酒醴,过食肥甘,饥饱无度;要顺应季节气候变化,起居有时,劳作有度,以避外邪的侵袭;早期发现的病人,进行生活用具隔离或彻底治疗;搞好环境卫生和水源保护,消灭苍蝇孳生场所,防止病源扩散;流行季节可多食用一些生大蒜或马齿苋,对本病也有一定的预防作用。

本病的护理,除适当休息,调畅情志和按时服药以外,重要的是注意饮食护理:

湿热痢患者,饮食宜清淡,易消化、忌食肥甘厚味、辛辣油腻煎炸之品,以防助湿生热。可多饮绿茶水或马齿苋汤。

疫毒痢或病情严重者,可先禁食数小时,待病情稳定后再进食。应先给流质或半流质,再逐渐改用软食。

久痢虚证、寒症患者,则应忌食生冷瓜果、油腻、硬固食物,以免重伤脾胃。饮食宜清淡素洁,如粳米粥、蔬菜之类,同时也应注意加强营养,多食健脾益气之品,如莲子、山药、芡实、藕粉等,且应少食多餐。

# 便 血

便血即大便下血。胃肠道脉络损伤,血液下渗肠道,流自肛门,排出体外,即表现为便血。其血可与大便混杂而下,或自大便前后排出,或排出纯血。

便血之名,首见于《内经》。《素问·阴阳别论》篇说:"结阴者,便血一升,再结一升,三结三升。"指出便血的病机为邪结阴分,阴络受损。《灵枢·百病始生》篇说:"阴络伤则血内溢,血内溢则后血"。《中藏经·卷上·第二十九》认为大肠"热极而便血,又风中大肠则下血"。热邪及风邪伤于大肠则便血,此论给后世以较大影响。汉·张仲景《金匮要略》和《伤寒论》称为"下血"、"圊血。"并把"先血后便"成称为"近血",把"先便后血"称为"远血",分别用赤小豆当归散和黄土汤治疗。开便血临床分证和治疗之首创。宋·《普济本事方·肠风泻血痔漏脏毒》根据便血的色泽而分为"肠风、脏毒":"如下清血色鲜者,肠风也;血浊而色暗者,脏毒也。"《济生方·便血评治》对便血的病因做了比较全面的论述:"夫大便下血者,多因过饱,饮酒无度,房室劳损,荣卫生虚,风冷易入,邪热易蕴,留注大肠则为下血。"明·张景岳《景岳全书》认为便血因血之妄行,而"血之妄行,由火者多,然未必尽由于火也。故于火证之外,则有脾肾阳虚而不能统血者,有气陷血亦陷者,有病人滑泻而血因以动者。"故"大都有火者多因血热,无火者多因虚滑,故血者,但当知虚实之要。"用药上《张氏医通》云:"不可纯用寒凉,必加辛散为主。久之不愈,宜理胃气兼升举药。故大便下血,多以胃药收功,不可徒用苦寒也。"这些临床经验总结,至今仍有一定的临床使用价值。

痢疾和某些肛门疾患也常有大便带血症状,不属于本病讨论的范围。

西医所说的胃肠道炎症,溃疡(包括应激性溃疡)、肿瘤、息肉、某些血液病,急性传染病,肠道寄生虫、中毒以及维生素缺乏等疾病,在出现大便下血症状时,均可参考本篇进行辨证论治。

## 【病因病机】

胃肠道络脉损伤,血溢肠道是大便下血的直接原因。而造成脉络损伤,血液外溢的病因病机主要有以下几个方面。

胃热伤络,迫血妄行　恣食辛辣,积热于胃,或感受外界六淫之邪,化热扰胃。不仅影响胃之受纳,且积热化火,灼伤胃络,迫血妄行,血溢脉外,下渗肠道而便血。如《类证治裁·便血》指出："便血由肠胃火伤阴络,血与便下。"

肝郁气滞,络脉受伤　忧思恼怒,情志过极,伤及肝脾,使肝之疏泄失司,脾之统摄无力,肝气郁结日久则气滞血瘀,以致肝经脉络血行瘀滞,络破血溢,下渗肠道而致便血。亦有因肝气郁滞,郁而化火,肝经火热犯胃而致胃络损伤而便血者。

饮食不节,聚湿化热　饮食不节,嗜酒无度,或嗜食辛辣肥甘厚味,伤及脾胃,纳运失常,湿浊内生,聚湿化热,蕴结胃肠,湿热损伤肠道络脉,血溢于外而致便血之证。

脾气素虚,统摄无力　脾主运化水谷精微,主统血。脾之气虚,不能统摄血液是便血的主要病机之一。素体脾胃虚弱,复因疾病耗伤,或饮食不节,劳倦内伤致脾气虚,不能统摄血行,血无所归,溢于脉外,流于肠道而致便血。

总之,便血的病位在肠胃,其病因主要为火与虚。火盛则血络伤,迫血妄行;气虚则血失所统,溢于脉外,离经之血下渗大肠而便血。

## 【辨证论治】

### 1. 辨证纲要

根据本病的病位、病因、寒热虚实辨析。

(1)辨部位:出血部位在胃肠,血与粪混杂而下,或先便后血,或纯下黑汁,因血自离经到排出体外需要时间较长,便出之血,已属瘀血,其色多紫暗或黑如豆汁或如沥青,临床常称黑便或柏油样便;出血部位在大肠,因离肛门较近,离经之血很快排出体外,故血色多鲜赤,或先血后便。

(2)辨寒热湿邪:因致病病因不同,故临床表现各异。《证治要诀·便血》说:"或独泻血,或与粪俱出,当辨其色与所盛施治。"血色鲜红者为热,多因热毒入肠胃;泻血色瘀者为寒,血随气走,气入肠胃,故下瘀血。"火热毒邪熏灼大肠,逼血妄行,络伤血溢则血色鲜赤,或血下如溅,或先血后便,或纯下鲜血。中焦虚寒,统摄无权,血由肠道渗出,其色多紫黯或黑;湿热蕴结于大肠所致的便血。若单从部位看,似应排出红赤鲜血,但因湿为阴邪,其性黏滞,湿与热合,蕴结郁阻,大肠络伤出血之前已有郁滞在先,故其便出之血多紫黑污浊,晦黯不鲜。

(3)辨虚实:火热损伤肠胃及湿热内蕴为实证。证见便血血色鲜红或紫黯,胃脘胀闷作痛,口干而渴,喜冷畏热,舌红少苔或苔黄腻,脉数有力。若脾胃气虚,久则损伤脾胃之阳,中焦虚寒,证见便血紫黑,脘腹隐痛,纳谷无味,怯寒肢冷,倦怠乏力,舌淡、苔薄,脉细无力。

(4)辨顺逆:初病正气尚盛,病情轻,出血量少,经过治疗出血很快被止者为顺;若出血量多,常吐血与出血并见,或泻下如黑豆汁,量多次频,伴精神疲惫、头晕、心慌、汗出者为逆,是气随血脱之危证。

### 2. 辨析类证

便血当与痢疾、痔疮鉴别。

(1)痢疾:痢疾起病急,病程大多数较短,粪便为脓血样,或粪便混有脓液、黏液,大便次数多、量少,并有腹痛,里急后重,肛门灼热等症。其中以大便脓血相兼,里急后重为临床特点。初期多伴恶寒、发热等症。便血是因胃肠道络脉损伤而致大便下血,以粪血混杂或纯下血为特点。

（2）痔疮：大便时带血，其血多黏附在粪便表面，不与粪相混，或便后有鲜血滴下，肛门部有异物感，局部检查可发现有内痔或外痔。

**3. 治疗原则**

治疗便血应针对病因，结合证候的虚实、病情的轻重进行辨证论治。《景岳全书·血证》中说："凡治血证，便如其要，而动血之由，惟火惟气耳。故察火者，但察其有火无火，察气者但察其气虚气实。知其四者而得其所以，则治血之法无余义矣。"便血一证，属实热者为多，故清热泻火，凉血止血，为其主要治疗原则。湿浊内蕴者，宜祛湿化浊。便血之属虚属寒者，则当以补益中气，温中健脾，养血止血。虚实并见、寒热错杂者则又宜攻补兼施，寒热并用。

**胃中积热**

**临床表现**　便血色紫黯或紫黑，口苦，口渴喜冷饮，胃脘闷胀作痛，伴有灼热感，时有烦躁，头昏目眩，大便干，舌燥苔黄，脉数。

**辨证提要**　①辨证要点：大便下血紫黯或紫黑，口干喜冷饮，便干，舌燥，脉数。②辨病因：平素嗜食辛辣，火热内蕴于胃，发病前有饮食不节史。③辨病位：出血部位在胃、十二指肠。④辨顺逆：起病急，出血量多，伴呕血，神疲乏力，冷汗出，头晕心慌，预后不佳。出血量少，经治疗很快出血被止，或出血量虽多，但正气尚未衰竭者，为顺，预后较好。

**理法概要**　火邪热毒内蕴于胃，灼伤胃络，耗血动血，血溢脉外，下注大肠而便血。故治疗宜清胃泻火，凉血止血。

**方药运用**　泻心汤合十灰散加味。

大黄6g（另包后下）　黄连9g　黄芩9g　焦栀子10g　丹皮10g　茜草根12g　侧柏叶10g　大蓟15g　小蓟15g

泻心汤中用大黄、黄连、黄芩苦寒泻火，为求本正治。其中大黄有泻火止血化瘀之功。为治胃肠实热出血之要药。十灰散是清热凉血化瘀止血的常用方剂，可用十灰散成药包煎。临证时可酌情加地榆炭、槐角凉血止血，三七化瘀止血，口渴喜饮者，加石斛、花粉以养阴生津；便秘者，加玄参、麦冬、生地以养阴润燥；若出血量多，伴心慌、气短、汗出者，加生脉散以益气养阴。若辨证属阴虚火旺迫血妄行所致的便血，可选用黄连阿胶汤加旱莲草、茅根以滋阴清火，凉血止血。若肝火犯胃，热伤血络，可用丹栀逍遥散加龙胆草、生地以泻肝养阴；大黄、黄芩以清泻胃热；茜草根、花蕊石化瘀止血。

**热毒内结大肠**

**临床表现**　便血鲜红，腹痛，肛门灼热，口干口燥，大便秘结或不爽，舌红、苔黄，脉滑数。

**辨证提要**　①辨证要点：便血鲜红，肛门灼热，口燥为其临床特点。②辨病位：出血部位多在回肠、小肠、大肠。③辨类症：痔疮、肛裂大便下血，血色虽亦鲜红，但痔疮下血伴肛门坠胀，有异物感；肛裂则有撕裂样疼痛，下血如溅或滴下，便后肛门疼痛。痢疾亦可见下痢纯血鲜赤，但伴腹痛，里急后重。本证便血，除肛门部有灼热感外，无以上症状，故应辨别清楚。

**理法概要**　火邪热毒，蕴结大肠，灼伤血络。火热邪毒为主要矛盾，治宜清热解毒，凉血止血为法。

**方药运用**　约营煎加减。

黄芩9g　地榆炭15g　槐花12g　炒荆芥10g　生地15g　赤芍12g　乌梅2枚　黄连6g　大黄10g（另包后下）　续断9g　甘草3g

方中黄芩泻肺与大肠之火;地榆炭清热凉血止血;生地、赤芍和营凉血;槐花、炒荆芥祛风止血;续断补肝肾而止血;乌梅收涩止血,与甘草合用酸甘化阴。加黄连苦寒泻火,大黄化瘀止血,清热通腑。若气滞腹胀者加枳壳、木香行气消胀。

### 湿热蕴结肠道

**临床表现**　大便下血,血色不鲜或紫黑,大便黏滞不畅或溏,腹部隐痛,胸膈胀闷,饮食减少,舌苔黄厚腻,脉象濡数。

**辨证提要**　①辨证要点:血色污浊,或先血后便,舌苔黄腻,具有湿(大便黏滞不爽、苔腻)和热(苔黄、脉数)的特点。②辨病因:平素嗜食肥甘厚味,或感受湿热之邪,致湿热内蕴肠道。③辨病程:湿为阴邪,其性黏滞,故病程缠绵,不易速去。④辨湿热孰轻孰重:湿重于热,除便血污浊、大便溏或不爽外,伴胸闷、纳呆、苔厚腻;热重于湿,便血不鲜,肛门灼热,口干不欲饮,舌苔黄厚腻脉数。

**理法概要**　恣食肥甘厚味,湿热蕴结大肠,损伤脉络,血随便下。治疗宜清热化湿,凉血止血。

**方药运用**　地榆散合赤小豆当归散加味。

地榆 15g　茜草 9g　山栀子 9g　黄芩 10g　黄连 6g　茯苓 15g　赤小豆 9g　当归 9g

方中地榆、茜草凉血止血;山栀子、黄芩、黄连清热燥湿,泻火解毒;茯苓淡渗利湿;赤小豆祛水湿,解热毒;当归和营养血。全方以清热燥湿为主,使热邪清,湿邪被除,则脉络宁而血止。若胸闷、苔腻加苍术、佩兰以芳香化湿,醒脾助运;腹痛加香附、枳壳理气行滞。若热重于湿,用解毒汤(大黄、黄连、黄芩、栀子、连翘、黄柏、防风、赤芍、枳壳、甘草)。若湿重于热可选用脏连丸(黄连、陈仓米、槐花米、槐角子、防风、枳壳、木香、香附、猪牙皂)。大肠湿热下血,治疗重在去湿清热,不可妄用固涩止血药,以防留邪不去,加重下血之势。

### 脾不统血

**临床表现**　便血时多时少,时下时止,血色紫黯或紫黑,面色无华,头晕目眩,神疲乏力,纳谷不香,舌淡,苔白,脉细弱。

**辨证提要**　①辨证要点:便下血色紫黯,伴面色无华,神疲乏力,脉细弱等气虚之象。②辨病因:平素脾胃虚弱,或久病体虚,或劳倦内伤,或饮食不节以致脾气虚衰,不能统血。亦有便血经久不愈,由实转虚,渐致气不摄血者。③辨病性:脾不统血属虚证,与火热内盛、湿热内蕴、迫血妄行不同,本病无热象。

**理法概要**　《景岳全书·血证》云:"盖脾统血,脾气虚则不能收摄;因而脱陷妄行。"故脾虚不统血为本证的主要病机,治疗宜健脾益气,养血摄血。

**方药运用**　归脾汤加味。

党参 10g　黄芪 12g　白术 10g　茯神 15g　酸枣仁 10g　桂圆肉 10g　木香 6g　炙甘草 5g　当归 10g　远志 10g　大枣 5 枚

方中党参、黄芪为主药,补脾益中气,统血摄血;当归、桂圆肉养营血,配合主药益气补血;远志、茯神、酸枣仁养心安神;木香、白术醒脾,调畅气机;甘草、生姜、大枣和胃健脾,以资生化。《内科临证录》在评价归脾汤时说:"盖归脾汤为治气不摄血之主方,有引血归脾之功,凡血证之因于久病气虚者,无论内、妇,如衄、崩、漏、尿血、便血诸患,用之辄能取效。"若大便稀溏者,加炮姜以温中;腹痛者加香附、甘松、良姜温中理气止痛;便血多、滑脱不止者,加诃子肉、枯矾、五倍子固涩。若面色苍白，汗出肢冷，脉细者，为气随血脱之象，急用独参汤以固脱。

**脾胃虚寒**

**临床变现**　大便下血，血色紫黯或黑，脘腹隐痛，喜暖喜按，怯寒肢冷，食欲减退，大便溏泄，舌质淡、苔薄白，脉沉细无力。

**辨证提要**　①辨证要点：下血色黯，怯寒肢冷，便溏，脉沉细，表现中焦虚寒之象。②辨病程：本证病程长，多从他病或本病失治、误治而来。③辨病位：出血部位多在肠之上端，便下之血多黯。

**理法概要**　脾胃素虚或饮食不节，损伤脾胃以致脾胃虚弱，统血无权，血由肠道渗出；或便血日久不已，渐至阳衰，阳衰则阴阳不相守也，血亦错行，所谓阳虚阴必走者是也，遂生便血。中焦脾虚寒盛为本证之本，治疗宜温补脾胃，坚阴止血。

**方药运用**　黄土汤。

伏龙肝 60g　干地黄 9g　白术 9g　附子 9g　阿胶 9g　黄芩 9g

《金匮要略心典》曰："下血，先便后血者，由脾气虚寒，失其统御之权，而血为之不守也。脾去肛门远，故曰远血。黄土温燥入脾，合白术、附子以复健行之气；阿胶、生地黄、甘草以益脱竭之血，而又虑辛温之品，转为血病之厉，故又以黄芩之苦寒，防其太过，所谓有制之师也。"可酌加炮姜温阳止血，花蕊石、三七化瘀止血。若出血日久不愈，脾虚及肾，而致脾肾阳虚，症见大便滑脱不禁，面色㿠白，腰膝酸软，畏风肢冷，舌质淡胖，脉虚细无力者，宜加温补固涩之品，如仙茅、仙灵脾、肉豆蔻。形寒肢冷者加鹿茸温补下元。

# 【其他疗法】

### 1. 单方验方

（1）栀子、槐花、金银花各 12g，水煎服。适用于胃中积热便血。

（2）五倍子 6g，煎成 100ml，分 3 次温服。治便血日久，滑脱不止者。

（3）苦参子 7 粒，桂圆肉 3g。制用法：先将苦参子去壳，然后包入龙眼肉内冲服，每日服 2 次。适用于肠风下血。

（4）海螵蛸、生大黄各等量。研细末过 100 目筛，装入胶囊，每粒 0.5g，每日 4～6 次。适用于各型胃出血及十二指肠溃疡出血。

### 2. 饮食疗法

（1）牛乳 250ml，鲜生地汁 20ml，三七粉 3g。共混匀，每日 100ml，分 2 次服。养阴止血。适用于火热灼伤胃络、阴虚之出血。

（2）猪蹄 1 只，茜草 50g，大枣 10 枚。制用法：先将猪蹄煮至八成熟，下茜草及枣共煮。日饮 2 次。补益气血，适用于脾虚不能摄血的便血。

### 3. 针灸疗法

主穴：三阴交、阴陵泉。

湿热下注便血，加长强、上巨虚。

气滞血瘀便血，加白环俞、次髎、支沟、太冲、关元。

气血亏虚便血，加灸百会、神阙，针刺三阴交、脾俞、隐白。

肝热下迫便血,加大敦、血海、隐白。

# 【名医精华】

### 李振华医案

薛某某,男。39 岁。2011 年 4 月 22 日初诊。

主诉:大便带血四年余。

病史:患者于四年前因与朋友聚餐饮酒后出现大便带血,色鲜红,大便少干,无腹痛,伴口苦。查无痔疮。舌苔薄腻,舌质红。脉象弦稍数。

中医诊断:血证之便血(肠道湿热)

治则:清化湿热,凉血止血。

方剂:地榆散加减

白术 10g,茯苓 15g,陈皮 10g,山药 15g,木香 6g,砂仁 8g,厚朴 10g,枳壳 10g,郁金 10g,乌药 10g,焦三仙各 12g,知母 12g,地榆炭 15g,槐米 15g,甘草 3g。七付,水煎服,日一剂。

二诊:2011 年 4 月 29 日,诉服药一剂后大便带血已消失,口苦减轻,其他无不适感。原方去地榆炭加生薏苡仁 30g。继服七剂,以资巩固。

赖祥林　把失血分虚实两类。实者多责之于火,火盛迫血妄行,多见于年老体虚,素体热盛者;虚者多由于气虚,气虚则血失于统摄,多见于年老体虚,或大病、久病之后,脾失健运,脾气虚弱,统摄无权,血液外溢以致便血。或症见病久不愈,血色暗红或淡红,伴头晕、心悸、四肢乏力,纳呆体倦,舌质淡,脉虚无力等,此乃脾虚不能摄血之证,治以健脾益气摄血,多选用归脾汤加减调治。[《新中医》1989;(7);54]

### 米伯让医案

一王姓男子,因反酸、胃痛六年,乏力头晕,黑便四天为主诉,于 1959 年 11 月 24 日入院。入院后诊断为"溃疡病合并出血",经多次输血和止血针药等治疗,病情反而逐渐加重,特邀米老诊治。诊查,症见精神萎靡,面色苍白,全身乏力,食欲不振,口臭,腹部胀痛,恶心呕吐,昨日吐血 200ml,大便色黑呈柏油样,舌质淡、苔黄腻,脉细弱数。血压 13/8kPa(100/60mmHg),红细胞 $2.56×10^{12}$/L,大便隐血实验阳性。

辨证:证属脾胃湿热,胃络损伤。

治疗:宜健脾化湿,凉血止血,以黄土汤加减。

处方:灶心土 24g,白术 9g,炒黄芩 9g,生地 24g,杭芍 12g,丹皮 12g,阿胶 9g(烊化兑入),炙甘草 9g,地榆炭 9g

服药 2 剂后,症状好转,无吐血便血。大便稀黄色,无恶心、呕吐、头晕、腹痛,有饥饿感,舌淡,苔白腻略黄,脉细弱,血压 13/10kPa(100/76mmHg)。继服上方 5 剂。

药后精神明显好转,多食后腹部不适,大便日 1～2 次,呈棕色,苔白腻脉沉细。继用上方加血余炭 12g,附子 3g。

照上方服药 3 剂后,大便成形,色黄,日 1 次,舌脉如前,继用上方两剂以巩固疗效。

药后大便正常,昨日食后腹胀,腹部隐隐作痛,咽干,苔白,脉细,血压正常,红细胞 3.8 $×10^{12}$/L,大便隐血试验阴性。证为脾胃虚弱,气津不足,以六君子汤加减。

处方:党参 9g,白术 9g,姜半夏 9g,茯苓 9g,陈皮 9g,炙甘草 9g,麦冬 9g,五味子 4.5g,

服上方药 6 剂后,症状消失,痊愈出院。

**按** 便血有远血,近血之分,本例远血,始用黄土汤去附子加丹皮、杭芍、地榆炭以凉血止血。待三诊时上方加用附子、血余炭以温摄止血,妙在附子用量仅 3g,若过量大热则失其温摄,反而致使出血,五诊时出血已痊愈,改用六君子汤加味,以健脾养胃,补益气血,符合陈修园所说,"血之道,化中焦"之血液生成机理。(《中国现代名中医医案精华》)

### 张镜人医案

戚某,男,40 岁。1990 年 3 月 6 日初诊。

主诉:黑便 2 天,中脘隐痛。

病史:有胃痛病史多年,平时喜食辛辣,近 1 周来中脘隐痛,食后加重,泛吐酸水,昨日起大便色黑,如柏油样两次,口苦口臭,精神疲乏。

舌脉:苔黄腻,舌红,脉弦滑。

检查:面色少华,血压 106/70mmHg,大便阴血试验(++阳性),胃镜示十二指肠球部溃疡。

辨证:胃中积热,络损血溢。

诊断:十二指肠球部溃疡合并上消化道出血。便血。

治法:清胃泻火,凉营止血,和胃安中。

方药:炒白术 9g,炒黄芩 9g,川连 5g,黑山栀 9g,白及片 9g,仙鹤草 10g,侧柏叶 9g,槐花炭 15g,白芍 9g,炙甘草 3g,煅瓦楞子 15g,白螺蛳壳 15g,凤凰衣 6g,炒楂曲各 9g,香谷芽 12g。另参三七粉 4g(分吞)3 剂。

随访患者遵医嘱,服药 3 剂,大便呈褐色,糊状,每日 1 次,复查大便隐血(+);继服 3 剂,大便色已转黄,大便隐血试验转阴。(《国医大师张镜人》)

### 施今墨医案

安某,男,74 岁。便血半载,日夜十数次,大便燥结呈球状,有时纯血无粪,气短腹胀,胀即入厕,颇以为苦。舌质淡,脉沉细而弱。

辨证立法:年逾古稀,中气已衰,脾失统摄,血不循经,运化无权,以致便血频频,阴亏肠燥粪结如球。拟补中益脾,理气润燥为法。

处方:米党参 6g,冬白术 6g,阿胶珠 10g,生地炭 10g,炒地榆 10g,熟地炭 10g,炒槐米 10g,晚蚕沙 10g,柿饼炭 30g,木耳炭 10g,火麻仁 15g,仙鹤草 25g,紫厚朴 5g。

二诊:服药 6 剂,下血次数减少,大便已成条状,余症悉除,仍以原方加减。

处方:黑芥穗 5g,黑升麻炭 5g,血余炭 10g,赤石脂 10g,生地炭 20g,苍术炭 6g,炒槐米 10g,熟地炭 20g,白术炭 6g,炒地榆 10g,米党参 10g,柿饼炭 30g,木耳炭 10g,阿胶珠 10g,仙鹤草 25g,炙甘草 6g,椿根皮炭 12g。

三诊:前方又复 6 剂,便血极少,日行二三次,仍以前方增强药力收功。

处方:米党参 10g,炙黄芪 20g,怀山药 25g,生地炭 20g,黑升麻 3g,熟地炭 20g,芥穗炭 3g,赤石脂 10g,椿根皮炭 12g,阿胶珠 10g,苍术炭 10g,炒地榆 10g,仙鹤草 25g,黑木耳炭 10g,柿饼炭 30g,石榴皮 10g,伏龙肝 90g。(《施今墨临床经验集》)

### 严二陵医案

张某,男,30 岁。

主诉及病史:昨夜大便下血甚多,色紫黑不鲜,头晕目花,肢冷汗出。

诊查:脉细弱,舌白少华。

辨证:脉症参合,阳虚阴足,真火势微。

治法:急宜扶正回阳,摄血归经。

处方:别直参30g(另煎冲),淡附片3g(先煎),甘草3g,炮姜炭9g,茯苓神各12g,地榆炭9g,阿胶珠9g,砂仁3g,炒藕节12g,熟地炭12g。(《中国名中医医案精粹》)

## 【预防护理】

(1) 应注意饮食卫生,忌烟酒、辛辣及粗纤维多的食物;保持心情开朗,精神愉快,避免过度劳累。

(2) 轻症便血的病人应注意休息,避免疲劳。便血量多者则应卧床休息,应给病人以精神上的鼓励和安慰,消除紧张、恐惧心理。应密切观察病人的血便颜色、性状和次数。若出现头晕、心慌、烦躁不安,面色苍白,脉细数等症状,常为大出血的征兆,应及时采取预防措施。

(3) 饮食应以软食、少渣、易消化、营养丰富的饮食为主,避免刺激性太强的食物,如过酸、过咸、过辣、色香过浓,以及过冷、过烫等。出血后应根据病情进食,如半流质、流质饮食,或适时禁食以利止血。待出血停止后,再进无渣半流质饮食。平时饮食宜按时定量,发病中少食多餐为宜。

# 便　　秘

便秘,是以大便秘结不通、排便时间延长,或虽有便意,而排出困难为特征,尤以粪质干结、排出艰难为诊断依据。若虽大便干燥,但并无大便艰难,腹无所苦以及其他不适者,不属便秘的范畴。

《内经》称本病为"大便难",《伤寒论》除沿用《内经》之说外,尚有"脾约"、"不大便"、"不更衣"、"大便硬"、"燥屎"、"胃家实"诸多记载。迄宋《活人书》方有"大便秘"之称。便秘的分类,综历代医家所论,大略有以下两种。一是以病因分类,而有风秘、气秘、热秘、寒秘、湿秘、热燥、风燥、燥结、阴结、阳结之分;二是从病机分类,张洁古首倡实秘、虚秘之别,且主张实秘责物,虚秘责气,这种虚实分类法,经后世不断充实和发展,至今仍是临床概括便秘的纲领。

便秘既是一个独立的病证,又是脾胃系多种疾病的一个症状。本篇所述,是指以脾胃的病变为中心,以便秘为主症的疾患。西医学的习惯性便秘、肠神经官能症、肠道炎症恢复期肠蠕动减弱引起的便秘、肛裂、直肠炎等肛门直肠疾患引起的便秘、均可参考本篇辨证论治。

## 【病因病机】

饮入于胃,经胃腐热水谷,脾吸收精微后,糟粕由大肠传送排出。故《素问·灵兰秘典论》说:"大肠者,传导之官,变化出焉。"若肠胃燥热内结,或气滞不行,或气虚传送无力,血虚肠道失濡,以及阳虚而致阴寒凝结等,皆可导致大肠传导功能失常而引起便秘。

气机升降失常是便秘的病理基础　脾胃坐镇中州,功主纳运,职司升降。脾运而能升,则清气得以输布;胃纳而能降,则浊阴得以下行。若外感六淫,或内伤饮食、情志或劳倦过度,以致脾胃之气受伤,必使其健运失常,升降失司,气机紊乱,每可进而影响大肠的传导,糟粕排泄不畅而致便秘。凡情志不畅,肝郁土壅,气机郁滞,升降失常,大肠传导失职者属实;若劳役过度,饮食失节,中气损伤,升降失常,大肠传导无力者属虚。

**大肠传导失司是便秘的病理特点**　大肠为传导之官,主化物而排泄糟粕。然肺与大肠相表里,肺主一身之气,大肠之传导必借肺气的肃降才能完成。而肺气的充盛与否,又依赖于脾气的强健,脾肺之气,易盛则同盛,衰则同衰,故脾肺气虚,则大肠传导无力,而致大便秘结。大肠之传导化物功能与阳气的温煦和阴血的濡润亦密切相关。若阳气衰微,命门之火不足,大肠传导失司;或阳衰阴盛,寒结下焦,阳气不能布津于大肠,则大便秘结不下。而阴血亏耗,肠道失于滋润,也可使大便燥结。《金匮翼》所说:"下焦阴虚,则精血枯燥,精血枯燥,则津液不行,而肠脏干槁"。以及《脾胃论》所云:"夫肾主五液,津液润则大便如常。若饥饱失节,劳役过度,损伤胃气,及食辛辣厚味之物,而助火邪,伏于血中,耗散真阴,津液亏少,故大便结燥,"均是指此而言。

**病性有寒热虚实之别,病理演变多端**　便秘的病性,可概括为寒、热、虚、实四个方面。肠胃积热者,属"热秘";气机郁滞或饮食积滞者,属"实秘";气血阴津亏虚者,则为"虚秘";而阳气衰微,阴寒凝滞者,称"冷秘"或"寒秘"。四者之中,又以虚实为纲,如"热秘"、"气秘"属实;"虚秘"、"冷秘"属虚。而寒热虚实之间,常可相兼,或互相演变。如"热秘"久延不愈,津液日耗,大肠失润,其病可由实转虚;气机郁滞,日久化火,则气滞与热结并存;气血虚弱者,复受饮食情志所伤,则虚实相兼;阳虚寒凝者,若治之温燥太过,耗其津液,或病程久延,阳损及阴,则可形成阴阳俱虚。

综上所述,便秘的病机特点虽属大肠传导失常,但与肺、脾、胃、肝、肾等脏腑的功能失调密切相关。如胃热过盛,津伤液耗,肠失濡润;脾肺气虚,肠失温煦;肝气郁结,或气郁化火伤津,腑失通利;肾阴不足,则肠失濡润,或肾阳不足,阴寒凝滞腑气,皆可影响大肠的传导,而发为本病。

## 【辨证论证】

### 1. 辨证纲要

肛裂、直肠炎等肛门直肠疾患引起的便秘,应从证候特点、腹候、脉舌象等方面,辨别本病的虚、实、寒、热。

(1) 从证候特点辨:大便干而艰硬,排便时肛门有热感者,多属热证、实证;粪便不甚干硬,或初硬后溏者,多属虚证、寒症。

(2) 从腹候辨:大便秘结而腹胀拒按,得凉则舒者,多为实证、热证;若腹胀喜按,得热则舒者,多为虚证、寒症。

(3) 从舌象、脉象辨:苔厚而腻,脉实有力者,多属实证;苔白而滑,脉沉迟者,多为寒证;舌质红苔黄,脉数有力者,多为热证;舌质淡白,脉缓弱无力者,多属虚证。

### 2. 治疗原则

便秘的治疗,应以通下为原则,针对不同的成因而采取相应的治法。

(1) 寒下法:适用于肠胃积热,燥屎内结之实证。若气滞较甚,肠道阻塞,则需配理气之药;素体虚弱者,则需佐扶正之味,以攻补兼施。

（2）温下法：适用于阴寒凝滞之里寒症。下焦阳虚阴盛，糟粕凝结，若徒用攻下则阳气更虚，徒用温阳益气则便结难开，必温阳与攻下相合，组成温下之法，以标本同治。

（3）润下法：用于津血不足，肠失濡润而大便秘结者。津血亏虚，燥屎内结为"无水舟停"，故治此纯养阴生津则燥结不开，单攻逐燥屎则复伤津血。必润、下相合，组成润下之法，以"增水行舟"。同时尚需据病情侧重之不同，或配以益气，或伍以养血。

（4）外导法：适用于便结较甚，服药不应，或年老体弱，或兼他病，而不耐药力，可用此法。即《医宗金鉴·卷四十三·大便燥结总括》所谓："直肠结，即燥屎巨硬，结在肛门难出之燥也，从导法治之。"常用方如蜜煎导、猪胆汁导等。但此毕竟为应急之法，而非为治本之图，故俟便结一通，尚需审因治疗。

此外，对平素精血不足，阴津亏损，时常便秘，愈后时复之人，可常服胡桃仁、黑芝麻、杏仁、蜂蜜等滋阴润肠之品，以防微杜渐。

### 3. 治疗宜忌

（1）便秘有先后，治疗有主从：便秘的形成，有先便秘而后发他病者，有先患他病而后并发便秘者，前者便秘为本，他病为标，治重通便，便通他病自消；后者他病为本，便秘为标，重在治疗原发病，病愈则大便易通。

（2）腹无所苦，勿忘通利：《景岳全书·秘结》云："元气薄弱之人，凡患伤感杂症，病气不足者等，而有大便不行者，但察其胸腹下焦，若绝无胀实痞塞，下坠欲解等患，此其中本无实邪，即虽十日二十日不解，亦自无妨，切不可因其不便，强为疏导，盖其胃口未开，食欲未进，则全赖中气以捍御之本，但俟邪气渐退，胃气渐和，则自然通达，无足虑也。若肠脏本无滞碍，而强为通利，以泄胃气，遂至主不胜客者有之，邪因而陷者亦有之，此其害受于冥冥之中，而人多不知也，识之慎之。"由此可见，虽便秘而腹无所苦，勿妄用通利之法，以免诛伐胃气，致变证蜂起。

## 实秘

### 肠胃积热

**临床表现**　大便干结，数日不通，腹部胀满，按之作痛，小便短黄，口干口臭，面红心烦或有身热，舌质红，苔黄燥，脉滑数。

**辨证提要**　①辨证要点：大便干结，数日不通，腹部胀满疼痛。②辨体质：素体阳盛者，胃阴更易受损，故易兼口燥咽干、口渴、舌质红少津等胃阴亏损之象。③辨类证：本证应于阳明腑实证相鉴别，阳明腑实证腹痛拒按明显，伴日晡潮热，或有谵语，而单纯的肠胃积热便秘则无。

**理法概要**　热邪蕴积肠胃，灼伤津液，热邪与燥屎结于肠道，腑气不通，而致便秘。治宜清热润肠通便。

**方药运用**　麻子仁丸加减

大黄 9g　麻子仁 15g　枳实 9g　厚朴 9g　杏仁 6g　白芍 12g　白蜜 15g

大黄、麻子仁泻热润肠通便为主，用量宜重；辅以杏仁、白蜜、白芍降气润肠，益阴和里；枳实、厚朴相伍，破滞除满。兼肺热气逆，咳喘便秘者，可加瓜蒌仁、苏子、黄芩清肺降气以通便；目赤易怒，舌红苔黄，脉弦数，加龙胆草、山栀子以清肝泻火，或佐以更衣丸泻火通便；兼痔疮便血，加槐花、地榆以清肠止血；伤津明显者，可选用增液承气汤以增水行舟。

### 气机郁滞

**临床表现**　大便秘结,欲便不得,精神抑郁,嗳气频作,胸脘痞闷,腹中胀痛,妇人可见经来乳胀,舌苔白腻,脉弦。

**辨证提要**　①辨证要点:大便秘结,欲便不得,腹中胀痛,嗳气频作。②辨类证:本证若气郁化火,可有热象,应与肠胃积热证相鉴别,二者虽均为实证,但病史不同,症状有异,不难辨别。

**理法概要**　情志不舒,肝脾气郁,气失升降,大肠传导失职而为便秘。治当舒肝理脾,降气通便。

**方药运用**　六磨汤加减。

沉香 6g　木香 9g　乌药 12g　槟榔 9g　枳实 9g　大黄 5g

方中用沉香、木香、乌药理气降逆;槟榔、枳实、大黄破气通腑。方中药物皆较坚实,非久煎不能取性,但煎煮过久,又会使芳香气味散失而影响疗效,故采取先磨浓汁,再和水煎沸的方法。现多改为纱布包"煮散",取意也同。宜加青皮、莱菔子疏肝理气。气郁化火,口苦咽干者,加柴胡、黄芩、龙胆草;兼肺失宣降,咳嗽气喘者,加苏子、杏仁、瓜蒌仁;胸脘痞闷明显,加苏梗、桔梗调节气机升降。

## 虚秘

### 脾肺气虚

**临床表现**　虽有便意,便排解困难,用力努挣则汗出短气,大便多不干硬,面色㿠白,倦怠懒言,便后疲乏益甚,舌质淡、苔薄白,脉虚。

**辨证提要**　①辨证要点:有便意但努挣不出,大便多不干硬。②辨病势:便秘日久,气虚及阳或气虚下陷,每致脾阳虚或中气下陷。脾阳虚者,兼手足不温,腹痛隐隐,喜按喜暖,口中和,舌淡、苔白,脉沉迟。中气下陷者,兼肛门重坠,或脱肛不收,头晕目眩,舌淡苔白,脉虚弱。③辨虚实夹杂:脾胃之气虚则纳少化迟,水反为湿,谷反为滞,而易兼挟湿,挟滞之实象。

**理法概要**　脾肺气虚,大肠传导无力,糟粕内停,而为便秘。治当以益气润肠为法,或据其兼证之别,伍以温中、升提、温肾、化湿、养血。

**方药运用**　黄芪汤加减。

黄芪 20g　白术 20g　火麻仁 15g　白蜜 20g　陈皮 9g

方中黄芪、白术培补脾肺之气;火麻仁、白蜜润肠通便;陈皮理气和胃,补而不壅,滋而不腻。兼血虚者,加制首乌、生地,养血补血,润肠通便;脘胀纳少者,加砂仁、炒麦芽以和胃消导;脱肛者,可加升麻、柴胡升提中气;兼湿滞者,可加炒白扁豆、生薏苡仁以健脾祛湿;兼阳虚见证,可加肉桂、肉苁蓉。

### 阴血亏虚

**临床表现**　大便燥结,面色萎黄,头晕目眩,唇甲淡白,心悸,或有耳鸣,腰膝酸软,口干,舌淡红苔少,脉细或细数。

**辨证提要**　①辨证要点:大便燥结,面色萎黄,眩晕心悸。② 辨阴虚与血虚孰轻孰重:阴虚重者,多伴有内热之症,如颧红、五心烦热,舌红少苔,脉细数。血虚重者,多伴血虚失荣之象,如面色萎黄,唇甲淡白,心悸,舌淡,脉虚。③辨病因:若热病后期,或汗、吐、下、利小便太过所致者,多属津亏;久病、产后失血过多而致者,多为血虚。

**理法概要** 血虚阴亏,大肠失于濡润,糟粕涩滞难行,则大便秘结。治当养血滋阴,润肠通便。如虚热之象明显,可配用滋阴清热之法。

**方药运用** 润肠丸加减。

生地15g 油当归12g 火麻仁12g 桃仁9g 枳壳6g 熟首乌15g

生地、熟首乌、当归滋阴养血;麻仁、桃仁润肠通便;枳壳行气宽中。阴虚内热较重者,加玄参、知母、玉竹以清热生津润燥;产后便秘,可加白芍、阿胶、肉苁蓉以养血温润;心悸者,加炒枣仁、柏子仁;若大便时通时秘,反复不已者,可合用五仁丸以润肠通便。

### 脾肾阳虚

**临床表现** 大便艰涩,排出困难,腹中冷痛,喜热怕冷,四肢不温,腰膝酸冷,面色㿠白,小便清长,舌质淡、苔白,脉沉迟或微涩。

**辨证提要** ①辨证要点:大便艰涩,排出困难,腹中冷痛。②辨阴阳俱虚:本证若温燥太过,耗其津液,或阳损及阴,可见阴阳并虚之证。

**理法概要** 脾肾阳虚,阳气不布,肠道失煦,阴寒凝滞,大肠传导失职,或阳不布津,肠道涩滞而致大便艰涩,排出困难。治当温补脾肾之阳,润肠通便并举。

**方药运用** 温脾汤加减。

附子9g 大黄5g 干姜12g 党参15g 肉苁蓉15g 当归12g 肉桂5g 木香9g

方中附子大辛大热,温壮脾肾之阳,以散寒凝;大黄荡涤泻下而除积滞;干姜、党参温补阳气;肉苁蓉、当归补肾养血,润肠通便;肉桂、木香温阳理气止痛。兼呕吐者,加半夏、砂仁、姜汁以降逆止呕;兼阳痿者,加鹿茸、海狗肾以壮肾阳;寒凝气滞明显,可加乌药、厚朴、川椒、茴香以温阳行气。本证也可用半硫丸温阳散寒,通阳开秘。

上述各证,既可单发,也易相兼,如气郁化火,气虚及阳,阳虚及阴等。他如挟湿、挟食、兼痰、兼瘀,也每每互见。故临证时应慎审其因,细察其脉,详辨其病,权衡标本缓急,轻重主次,灵活变通治法,庶可奏功。

# 【其他疗法】

### 1. 单方验方

(1) 生大黄6g,开水泡服。适用于热秘。

(2) 番泻叶3~6g,开水泡服,适用于热秘。

(3) 炒莱菔子6g,皂荚末1.5g。共研细末,开水送服。适用于气滞痰浊便秘。

(4) 黑芝麻60g,捣碎,用蜂蜜调食。每日1~2次,适用于津枯肠燥便秘。

(5) 当归15g,火麻仁15g,水煎服。适用于老年津亏血虚之便秘。

(6) 白术60g,升麻3g,生地30g,水煎服。适用于脾肺气虚之便秘。

(7) 白木耳5g,水煎,掺入白砂糖适量,此为1日量,分2~3次服。适用于阴虚肠燥之老年便秘。

### 2. 针灸疗法

热秘 取穴合谷、曲池、上巨虚,用泻法。

气秘 取穴中脘、阳陵泉、气海、行间,用泻法。

**虚秘** 取穴脾俞、胃俞、大肠俞、三阴交、足三里、关元,用补法,也可加灸。

**冷秘** 取穴气海、照海、肾俞、关元俞,用补法。

### 3. 推拿疗法

按揉天枢穴治疗习惯性便秘,患者取仰卧位,两腿屈膝,医者站立一旁,以强手法顺时针按揉患者天枢穴(脐旁 2 寸),先右后左,按揉 5 分钟后即有轻微腹痛,多于次日排便,患者也可自己按揉,但须找准穴位,按揉时有酸、胀、麻等感觉、一般 1 个疗程(每晚 1 次,连续 7 天为 1 疗程)即可形成良好的排便习惯。

### 4. 外治疗法

(1) 敷气海穴法:大田螺 3 个捣烂,加盐少许,敷贴脐下气海穴,适用于热秘。

(2) 熨脐法:葱 250g,捣成饼敷脐下,用热水袋,熨葱饼上,适用于冷秘。

(3) 敷脐法:皮硝 9g,加水溶解,再加皂角末 1.5g,调敷脐上,适用于热秘。

(4) 灌肠法:取新鲜猪胆汁存放在瓶中,灌肠时稍加温,用注射器吸胆汁 20ml,通过导尿管慢慢注入直肠中,20 分钟即可排便。如胆汁存放日久而变浓时,用时可加适量水。若20 分钟后不排便者,可重复一次。

# 【名医精华】

### 李振华医案

**案 1** 周某某,女,61 岁。初诊日期:2009 年 8 月 14 日。

主诉:排便困难 10 年。

现在症:大便排出困难,5～6 日 1 次,质干,时有胸闷气短,困倦乏力,口干口苦,食欲不振。舌苔薄白,舌质稍红,舌体稍胖大。脉象沉弱无力。

中医诊断:便秘(气虚秘)。

西医诊断:功能性便秘。

治则:益气润肠。

方药:香砂六君子汤加减。

党参 15g,白术 10g,茯苓 15g,陈皮 10g,生山药 15g,木香 6g,砂仁 8g,厚朴 10g,枳实10g,郁金 10g,乌药 10g,丹参 15g,炒枣仁 15g,火麻仁 20g,肉苁蓉 15g,西茴 10g,郁李仁15g,草决明 15g,甘草 3g。七付,水煎服,日一付。

二诊:8 月 21 日,大便三天到四天一次,较前稍通畅,便质仍干,原方加知母 12g,石斛12g。继服七付。

三诊:8 月 28 日,胸闷及口干口苦已消失,大便二日一次,乏力也有改善,便干明显减轻,舌苔薄白,舌质淡。脉象沉弦。

白术 10g,茯苓 15g,陈皮 10g,生山药 15g,木香 6g,砂仁 8g,厚朴 10g,枳实 10g,郁金10g,乌药 10g,焦三仙各 12g,炒枣仁 15g,火麻仁 20g,肉苁蓉 15g,西茴 10g,郁李仁 15g,草决明 15g,石斛 15g,莪术 10g,甘草 3g。七付,水煎服,日一付。

四诊:9 月 7 日,大便日行一次,便质不干。体力可,饮食增加。已无不适感。上方继服十付以资巩固。

**案 2** 郭某,女,36 岁。农民。河南省郑州市管城区初诊:1991 年 1 月 14 日。

主诉:大便秘结一年余。

现病史:一年来,大便经常干结,一般 6～7 天一行,胸脘痞满,胁肋胀痛,有时呕吐、咳嗽、气喘,虽经多方治疗,病情时轻时重,时好时坏。现又 6 天不曾大便,脘腹痞塞满闷,时有呕吐咳嗽,两胁胀痛,饮食明显减少,睡眠差,精神抑郁,嗳气频作。舌质淡红,舌苔白薄腻。脉弦。

诊断:便秘(气秘)。

西医:便秘。

治法:疏肝理气,导滞通便。

方名:六磨汤加味。

处方:当归 10g,杭芍 15g,柴胡 6g,乌药 10g,广木香 6g,沉香 5g,枳实 10g,大黄 6g,槟榔 10g,莱菔子 10g,合欢皮 15g,甘草 3g。3 剂,水煎服。

医嘱:保持情志舒畅;忌食辛辣刺激食品。

二诊:1991 年 1 月 16 日。

上药服用 3 剂,腑气畅,大便通,日行一次,各种症状明显减轻,饮食增加,睡眠转好。舌淡红,舌苔薄白。脉弦。治疗仍用舒肝解郁导滞通便法,调理肝脾为主。

方名:逍遥散加减。

处方:当归 10g,杭芍 15g,柴胡 6g,生白术 10g,云苓 15g,薄荷 10g,青皮 10g,枳实 10g,川厚朴 10g,乌药 10g,广木香 6g,甘草 3g。3 剂,水煎服。

治疗结果:服药后大便正常,每日 1 次,不再秘结。精神抑郁表现得以改善。病已痊愈。3 个月后随访,病情稳定,大便正常。

**按**　患者便秘为肝气郁滞证。从其脉症来看,乃属肝脾失和,肝气郁滞,木郁乘土,胃失和降,气机升降失常之病理。肝郁气滞,腑气不通,大便干结,用疏肝理气,导滞通便法为主治疗。用六磨汤行气导滞通便,方中乌药顺气,广木香醒脾调气,沉香降气,三者理肝脾而解郁调气;枳实、槟榔、大黄、破气导滞通便;加当归、白芍、柴胡舒肝理气,炒莱菔子、合欢皮行气解郁安神。嘱保持情志舒畅。复诊服药后,腑气畅,大便通,日行一次,睡眠转好,用药收效,脉仍弦,改用逍遥散舒肝解郁,调理肝脾为主,加枳实、川厚朴、乌药、广木香行气导滞通腑之品以治之。病有标本主次,治有先后缓急。

**案 3**　郭某,男,19 岁。学生。河南省郑州市金水区。

初诊:1992 年 8 月 19 日。

主诉:大便秘结,六七日不大便。

现病史:平素喜食生冷,半个月前因饮食过量引起脘腹疼痛,胀闷不舒,嗳气频作,食欲不振。最近六七天大便一直未解,腹胀如鼓。痛苦病容。嗳气频频,四肢不温。舌质淡红,舌苔薄白。脉沉弦。

诊断:便秘(胃肠积滞)。

西医:便秘;

治法:消积导滞,温阳散寒。

方名:附子理中汤合小承气汤

处方:太子参 15g,白术 10g,陈皮 10g,川厚朴 10g,枳实 10g,大黄 20,泻叶 10g,当归 10g,附子 6g,干姜 10g,槟榔 10g,甘草 3g。3 剂 ,水煎服。

医嘱:忌生冷。

二诊:1992 年 8 月 22 日。

服药后大便已通,腹痛腹胀消失,食欲渐振,每餐能食 1 个馒头。积滞已消,腑气已通。然仍畏寒身痛嗜睡,说明患者阳虚寒盛。舌淡红。舌苔薄白。脉弦。现脾胃虚寒为主。治疗宜温中健脾为主,佐以温阳通经,散寒止痛。

方名:桂附理中汤。

处方:太子参 15g,白术 10g,云苓 15g,陈皮 10g,法半夏 10g,川厚朴 10g,干姜 10g,桂枝 10g,麻黄 5g,白芷 10g,枳壳 10g,桔梗 10g,当归 10g,川芎 10g,酒芍 10g,附子 10g,甘草 3g。3 剂。水煎服。忌生冷。

治疗结果:畏寒肢冷嗜睡解除,食欲转佳,精神恢复,大便正常,便秘痊愈。

**按** 《内经》曰:"大肠者,传导之官,变化出焉",又曰:"饮食自倍,肠胃乃伤"。患者平素喜食生冷,发病又因饮食过量,脾胃与肠皆伤,胃肠饮食积滞,脾不运化,胃失和降,肠失传导,故见脘腹疼痛,腹胀大如鼓,嗳气频作,肤冷不温,食欲不振,大便六七日不解。治疗消积导滞,温阳散寒,通导大便。用附子理中汤温脾阳,散寒凝,合小承气汤加番泻叶,助大肠传导,承顺胃气下行而导滞通便;陈皮健脾胃,当归润下,槟榔消食。诸药合用,健脾胃而消积滞,温阳气而助传导,脾气健运,胃气和降,积滞下行,大便通畅。复诊脾胃虚寒,方取桂附理中汤温中健脾为主,合麻黄、白芷、桂枝、酒白芍、川芎温阳散寒,通经止痛,而便秘得愈。

### 张介宾

秘结一证,在古方书有虚秘、风秘、气秘、热秘、寒秘、湿秘等说。而东垣又有热燥、风燥、阳结、阴结之说,此其立名太烦,又无确据,不得其要,而徒滋疑惑,不无为临证之害也。不知此证之当辨者为二,则曰阴结、阳结而尽之矣。(《景岳全书·秘结》)

### 何梦瑶

有热结者,热耗血液,干燥故结也。脉洪数能食,麻仁丸,四顺饮子吞润肠丸;若燥实,坚满腹痛,承气汤治之。

有寒结,冷气隐于肠胃,阳凝不运,津液不通故结也。脉沉迟,不能食,腹痛。寒而实者,备急丸、温脾汤;寒而虚者,半硫丸、姜汁调乳香吞之,或八味丸。外用握药。

有气秘,气壅塞不通,不升不降,其人多噫。实者破结导滞,木香、槟榔、枳壳、陈皮、杏仁等类。虚者补而行之,不宜破者,人参多用。若气阴隔不通,而见噎嗝反等证者,人参利膈丸、四磨汤选用,仍分虚实治之。若气少气弱,无力推送,则惟有助气而已。丹溪云:肺气不降,则难传送,用枳壳、沉香、诃子、杏仁等;老人虚人津液少,宜滑之,用胡麻、麻仁、阿胶等。

有血秘,老人产妇,血液干枯,或病后血虚,或发汗利小便,以致津涸,均宜润剂,苁蓉润肠丸、更衣丸、四物汤、麻仁、杏仁辛润之品。又肾司二便。肾水虚燥,宜以六味滋水,少佐辛味以润之。若跌打损伤,瘀血凝滞,致气不行,而大小便不通者,破瘀导滞为主。

有风秘者,其人肠胃素有风,风能燥湿燥血,故大肠不润而结,搜风顺气丸、滋燥养荣汤。(《医碥》)

### 黄文东医案

刘某,男,34 岁,工人。初诊于 1966 年 2 月 26 日。

右肺结核已 10 个月,现较稳定,无咳嗽。大便秘结不行,腹胀痛拒按,长期服通便药,便后少腹胀痛,睡眠不安。舌质红,苔厚腻而黄,脉弦滑右较大。肠燥失润,气滞作胀。治拟调气畅中,和胃润肠。

生首乌 15g,玉竹 9g,大腹皮 12g,青陈皮各 6g,生枳壳 9g,乌药 9g,青橘叶 9g。

服上方 6 剂后,大肠渐润,腹部胀痛减半。继服 5 剂,腹部胀气消失。(《黄文东医案》)

**按**　本例肺阴素虚,肠燥失润,气机郁滞,通降失司,以致大便秘结不行。用生首乌、玉竹以滋阴润燥;大腹皮、枳壳等以破气消滞,是肠道滋润,气机通畅,则大便得以通利。

### 熊寥笙医案

孔某,男,60 岁。

主诉及病史:患者为一外科痔疮住院病人,手术后不大便已 6 日,曾多次服用泻下药无效,继又灌肠 2 次,大便仍不通,甚以为苦。西医亦感棘手。乃商于余,用中药通便。

诊查:诊视病人大腹胀硬,面红气粗,欲大便不得。舌红少津,六脉沉细。

辨证:病为精血不足,燥结便秘。

治法:法宜清热润燥为治,更衣丸主之。

处方:芦荟 9g,朱砂 4.5g(研细末)

滴好酒为丸。每丸重 3g,每服 1 丸,日 3 次。

服药 2 次,翌晨即下硬结大便一小盆,腹胀硬消失,药未服完而病愈。(《中国名中医医案精粹》)

### 孟澍江医案

张某,女,38 岁。1987 年 4 月 6 日初诊。

主诉及病史:原病月经量过多,其后日渐虚弱,心常悸动不安,继而大便困难,数日才一行,医药已多,多以补虚兼以攻导为法,但大便始终未能自调。稍一攻导,则大便溏滑,数日后依然便秘,如是病已历时两年左右。

诊查:面色萎黄无泽,微浮,贫血貌,头目空痛,稍劳即感胸闷气短,口唇无血色。大便难常数日一解。查血红细胞、血红蛋白、血小板计数均低,脉象虚大。

辨证:面黄微浮,其为血虚可知。面部有时微红,口干,血虚生热之象。大便秘而难解,腹部却不胀满,此便秘当非阳明内结可比,实系肠中失于血液濡润,是为血虚便秘。

治法:肠失血养,肠壁血少欠润。虽然便秘,但肠中多无燥屎,治疗不宜苦寒攻逐。当养血润肠以通便。

处方:当归 15g,生熟地各 15g,生黄芪 30g,丹皮 10g,生首乌 20g(《中国名中医医案精粹》)

### 卢化平医案

刘某,女,38 岁。2006 年 5 月 13 日初诊。

大便秘结不通 6 年,加重 1 年,长期口服泻下药而大便愈干。

初诊:大便不通,数日或月余甚至更长时间一行,必须用泻药方可已数年。(约五六年),近 1 年加重,服番泻叶、大黄、肠清茶、排毒养颜胶囊均无效,无腹胀,排下粪便亦不干,常觉气短,手心发热,因此病而心绪不佳。肠镜示:①轻度乙状结肠炎②轻度降结肠炎;舌淡红,苔黄;脉细缓。诊其为:肝郁脾虚气滞便秘(习惯性便秘)。治法:疏肝健脾,通畅三焦。

处方:柴胡 12g,黄芩 10g,半夏 10g,党参 12g,生白术 30g,茯苓 12g,当归 12g,熟地 12g,赤白芍各 12g,枳实 10g,酒军 6g,生姜 6g,瓜蒌 15g,炙甘草 6g。

复诊:服药 6 剂,大便日行一次,不干,但排便不畅,上方增枇杷叶,继服 6 剂,停药半月后大便可 2～3 日一行。(《当代名老中医典型医案集·内科分册》)

**孟景春医案**

张某,男,48 岁。1989 年 12 月 10 日初诊。

主诉及病史:大便干结已有 12 年,三五日一次,均呈栗子状,艰涩难下。曾服麻仁丸、果导等,初服尚效。便后肛门不适,仍有便意。近 1 年非用开塞露则大便不下。食辛辣则更甚,常见肛裂出血。

诊查:舌质偏红,少苔,脉象弦细。

辨证:证属肝阴不足、肝气郁滞,导致大肠传导失司。

治法:治以柔肝养阴,调理气机。

处方:柔肝缓急汤加味。

生白芍 15g,炙甘草 10g,生麦芽 15g,柏子仁 12g,郁李仁 10g,玄参 10g,5 剂。并嘱忌食辛辣、肥腻、炙煿之物。

二诊:栗状便已转为条形,便时较爽,但仍干燥,两日一行。再以原方加焦山栀 10g。宗养阴必清火之意。7 剂。

三诊:大便已通畅如常。效不更章再以原方加南沙参、炙紫菀各 12g。5 剂。同时再以汤剂方 10 倍量,炼蜜为丸,每服 10g,1 日 2 次,空腹以淡盐汤送服,以巩固疗效。(《中国名中医医案精粹》)

# 【预防护理】

(1) 注意饮食的调理,忌饮酒过多及过食辛辣厚味。

(2) 保持心情舒畅,加强身体锻炼。

(3) 定时登厕。

(4) 宜多吃粗纤维的食物,热秘者可生吃冷吃,虚秘寒秘者则应热吃。虚证患者可适当给一些补益食品或油脂类。

(5) 保持会阴部及肛门清洁,便后用温水洗净。

# 虫　证

虫证,是指由人体寄生虫引起的一类病证。本篇将分别讨论蛔虫病、钩虫病及绦虫病。

## 蛔　虫　病

蛔虫病是由蛔虫寄生于人体所引起的疾病。蛔虫寄生于肠道,扰乱气机,导致脾胃纳气失常,从而产生各种临床症状:如脐周腹痛,时作时止,甚或吐蛔、便蛔等。

祖国医学对蛔虫病早有认识。《内经》将蛔虫成为"蛟蛕",并记载了其引起的主要症状。如《灵枢·厥病》篇说:"肠中有虫瘕及蛟蛕……心肠痛,憹作痛,肿聚往来上下行,痛有休止,腹热喜渴,涎出者,是蛟蛕也。"《素问·咳论》也有"胃咳之状,咳而呕,呕则长虫出"的记载。"长虫"亦即蛔虫。汉·张仲景《金匮要略》对蛔虫病作了专门论述:"蚘虫之为病,令人吐涎心痛,发作有时。"把蛔虫称之为"蚘",并最早记载了蛔厥病的临床症状和治疗方药,"蚘厥者,当吐蛔,令病者静而复时烦,此为脏寒,蛔上入膈,故烦,须臾复止,得食而呕又烦者,蛔闻食臭出,其人当自吐蛔。""蛔厥者,乌梅丸主之。"乌梅丸至今仍为临床治疗蛔虫病的常用有效方药。隋·巢元方《诸病源候论·九虫病诸候》将蛔虫列为九虫之一。对其形态及引起的病症作了记载。"蛔虫者,是九虫内之一虫也,长一尺,亦有长五六寸,或因脏腑虚弱而动,或因食甘肥而动,其发动则腹中痛,发作肿聚,去来上下,痛有休息,亦攻心痛,口喜吐涎及吐清水,贯伤心者则死。"宋·《太平圣惠方·卷五十七》认为虫对人体的危害与机体状况及虫之动变与否有密切的关系,谓:"诸虫依肠胃之间,若脏腑气实则不为害,若虚则能侵蚀,随虫之动变,而成诸疾也。"该书并列有"治蛔虫诸方"十首。《小儿药证直诀》对蛔虫性腹痛与其他常见腹痛作出鉴别,说:"积痛、食痛、虚痛,大同小异,惟虫痛者,当口淡而沫自出。"明·张景岳《景岳全书》对虫证的病因、临床表现、鉴别及治疗均有比较全面的论述。如在鉴别方面,认为其腹痛以时作时止,来去无定,痛定则能饮食为其特点。在治疗上提出:"治虫之法,虽当去虫,而欲治生虫之本,以杜其源,犹当以温养脾肾元气为主,但使脏气阳强,非惟虫不能留,亦不能自生也。"综上所述,中医对蛔虫的形态及所引起的病症早有认识。早在汉代即有多种驱虫药运用于临床。自唐代以后,对蛔虫的病因、病机有了进一步的认识,用于驱虫的方剂更为丰富,方药的组成除了驱虫药外,还注意到配伍理气通腑,安蛔定痛等药物的运用。

　　由蛔虫所引起的病症属于本病的范围。西医学亦将本病称为蛔虫病。

## 【病因病机】

　　蛔虫病是因误食沾有蛔虫卵的生冷蔬菜、瓜果或其他不洁食物而引起的。《奇效良方·诸虫门》有云:"虫因食瓜果或畜兽内脏藏遗留诸虫子类而生。"《景岳全书》亦说,"惟生冷生虫为最。"这些观点与现代医学对蛔虫病病因的认识基本一致。

　　饮食不节、不洁,或嗜食肥甘厚味,或久病不愈,皆致脾胃损伤。脾失健运,不能化生输布水谷精微,反酿湿浊,困阻气机,郁而化热,胃肠湿热郁遏而致生虫。《儒门事亲》云:"然虫之变,不可胜穷,要之皆以湿热为主。"说明湿热交蒸是蛔虫生成的条件。蛔虫的生存与脾胃的虚弱有密切关系。正常情况下,人体肠道寄生少数蛔虫,并不一定致病,只有当脏腑气虚,尤其是脾胃俱虚时,蛔虫因脏腑虚弱而动引起诸病。《诸病源候论》云:"诸虫依肠胃之间,若脏腑气实则不为害,若虚则能侵蚀,随其虫之动而变成诸疾也。"

　　蛔虫生成之后,寄生于人体肠道中,扰乱胃肠气机,吸食水谷精微,并因此而引起脐腹疼痛、纳差、腹泻、消瘦、甚至烦躁、磨牙、精神不安等症。由于蛔虫具有喜温喜暖,畏寒怕热,性动好窜、善于钻孔的特性,当人体脾胃功能失调,或有全身发热疾患时,蛔虫即易在腹中乱窜而招致多种病症。如蛔虫上窜入胃,使胃失和降,胃气上逆,以致恶心呕吐,吐蛔,虫从口鼻而出;或钻入胆腑,使肝气郁闭,胆气不行,脘胁剧痛而形成蛔厥;如下窜阑门,钻入阑尾,使气滞血瘀,血败肉腐,而导致肠痈;蛔虫数量较多,又因脾胃偏寒偏热,或驱虫不当,虫不安位而缠结成团,阻塞肠道,形成虫瘕,若阻塞太甚,可导致传化不行,腑气不通。小儿可因大量的蛔虫寄生于肠道,不断地消耗水谷精微,气血渐耗,影响其生长发育形成"疳积"。

## 【辨证论治】

### 1. 辨证纲要

(1)诊断要点:本病以脐腹疼痛,时痛时止,常在食后发作。夜间磨牙,经常鼻痒,食欲反常,吐蛔或便蛔,面部白斑,舌面斑点为特点。大便显微镜检查蛔虫卵阳性者,可以作为诊断的依据。

(2) 辨寒热:寒证多因中阳不足,脾胃虚寒,证见便溏溲清,腹痛肠鸣,手足不温,畏寒神怯,口吐清涎或吐蛔、便蛔。热证多因肝胃热盛,证见腹痛时作,不欲饮食,食则吐蛔,面赤,身热,心烦,口渴,便秘,舌红,脉数。

(3) 辨并发症:即有无蛔虫上扰、阻塞或蛔厥的发生。

**2. 辨析类证**

蛔虫病以脐腹疼痛为常见症状,应注意与其他腹痛相鉴别:

食积腹痛　脘腹胀满疼痛,拒按,便后痛减,伴嗳腐吞酸,常有暴饮暴食史。

虚寒腹痛　腹痛绵绵,喜暖喜按,伴神疲气短,畏寒肢冷,舌淡苔白,脉细。

热证腹痛　腹痛较剧,腹满拒按,身腹灼热,便干,溲赤,口燥,舌红,苔黄,脉数,病势急迫。

肠痈腹痛　腹痛开始多在上腹部及脐周围,数小时后转移至右少腹部,呈固定压痛,反跳痛,或右腿屈曲而不能伸。

**3. 治疗原则**

蛔虫病的治疗应以驱除蛔虫,根除病因。驱虫治疗应注意以下几点:①蛔虫发作,腹痛或呕吐甚时,不宜驱虫,以免激惹蛔虫,乱窜窍道或缠结成团。宜先安蛔,待症状缓解后再驱虫。②用驱虫药后,仍腹痛者,为余虫未尽之故,不宜连续驱虫,应暂时用安蛔药治疗。③驱虫药应当空腹时服下,配合泻下剂,以便于余虫排出,提高疗效。蛔虫病久,气血亏耗,脾胃衰弱者,宜先健其脾胃,壮其气血,俟正气振复,能胜任攻伐时,再行驱虫。

**蛔居肠中**

临床表现　脐腹疼痛,时作时止,鼻孔作痒,睡中咬齿,流涎,不思饮食,面黄肌瘦,舌质红、苔黄微腻,脉滑。

辨证提要　①辨证要点:脐腹周围疼痛,时作时止,伴面黄肌瘦。②辨病因:进食生冷不洁瓜果之品,损伤脾胃,湿热内生,滋生蛔虫。

理法概要　蛔虫居于肠中,扰乱肠胃气机,吸食水谷精微,使人体营养日亏,气血渐耗而致诸症。治疗以驱除蛔虫,调理脾胃气机为原则。

方药运用　化虫丸加减。

鹤虱 10g　槟榔 12g　苦楝根皮 12g　铅粉 0.15g　使君子 15g　芜荑 6g

上药为末,面糊为小丸,每次 6g,1 岁服 1.5g,每日 1 次,米汤送下。

本方多种驱虫药相配伍,有良好的驱虫作用。汪昂谓本方:"治肠胃诸虫为患,肠胃之中,所以变生诸虫者,缘正气虚衰,或误食生虫之物,或湿热蒸郁而成……,此手足阳明药也,数药皆杀虫之品也,单用尚可治之,类萃为丸,而虫有不死者乎?"使用上方应注意以下两点:①本品有毒性,不宜久服;②驱虫后应调理脾胃,扶助正气,以善其后。

**蛔结阻塞**

临床表现　腹胀痛,无矢气,不大便,腹部可触及条索状的软包块,恶心呕吐,舌质红,苔黄厚,脉滑数。

辨证提要　①辨证要点:腹部胀痛,无矢气,不大便,恶心呕吐,腑气不通,上下关格。

②辨病史：曾有蛔虫病史，蛔虫过多，或服用驱虫药驱虫不当。

**理法概要**　蛔虫缠结成团形成虫瘕，阻滞肠道，使气血不畅，腑气不通，升降悖逆，上下关格。故治宜通里攻下，行气活血，驱虫导滞。

**方药运用**　复方大承气汤。

芒硝15g（另包后下）　厚朴12g　大黄10g　莱菔子15g　枳壳10g　桃仁9g　赤芍12g

方中大承气汤峻下热结，荡涤肠胃；莱菔子、枳壳消食化痰，理气导滞；桃仁、赤芍活血化瘀。诸药合用能通其闭阻，顺其升降，正其出入。

### 蛔虫上扰

**临床表现**　脐腹疼痛，胃中嘈杂，恶心吐蛔；或是大便泄泻，肠鸣，手足不温；或见身热烦躁，面赤口渴，心烦，舌红脉细。

**辨证提要**　①辨证要点：胃中嘈杂，恶心吐蛔。②辨寒热：若中阳不足，寒从内生，蛔虫畏寒，四处窜动则腹痛，吐蛔，大便溏，肠鸣，畏寒神怯，手足不温。若肝胃热盛，虫不安定，上窜乱动则腹痛，身热、面赤、口渴、溲赤、舌红、脉数。

**理法概要**　胃热或脾寒，虫不安位，上窜入胃，阻滞气机，升降逆乱。故治疗以安蛔驱蛔为主。

**方药运用**　乌梅丸为主方。

乌梅15g　细辛5g　干姜9g　黄连15g　当归10g　附子6g　蜀椒6g　桂枝9g　人参10g　黄柏9g

柯韵伯在《名医方论》中说："蛔得酸则静，得辛则伏，得苦则下。"本方以乌梅之酸安蛔为主；蜀椒、细辛温脏驱蛔为辅，配以干姜、附子、桂枝温脏驱寒，味辛伏蛔；黄连、黄柏苦能下蛔；人参、当归补养气血。方中酸、苦、辛，寒热并用，扶正补虚。适用于蛔虫证之寒热错杂证。若因寒而蛔虫上扰者，宜理中安蛔汤，药用理中汤温中健脾，乌梅、川椒酸辛安蛔。偏热者可选用连梅安蛔汤清泄里热，安蛔驱蛔。

### 蛔厥证

**临床表现**　卒然发作的胃脘及右胁部剧烈疼痛，痛引肩背，痛剧时弯腰屈膝，辗转不宁，恶心呕吐，常有蛔虫吐出，汗出肢冷，痛止如常人，苔薄，脉沉弦或沉伏。

**辨证提要**　①辨证要点：卒然发作的右胁剧痛，上腹部及右胁有压痛，腹软，痛止如常人，有吐蛔，便蛔史。②辨类证：蛔厥应与肠痈相鉴别：肠痈腹痛开始多在上腹部或脐周，继之固定在右下腹部，腹痛拒按，压痛，反跳痛，痛点固定，或右腿屈曲而不能伸，初起多伴有恶寒发热、恶心呕吐。

**理法概要**　肠中蛔虫妄动，窜入胆道，致肝胆郁闭，气机被阻，血行不畅，不通则痛。治疗宜安蛔定痛，驱除蛔虫。

**方药运用**　乌梅丸合四逆散。

乌梅15g　细辛5g　干姜9g　黄连15g　当归10g　附子6g　蜀椒6g　桂枝6g　人参10g　黄柏9g　炙甘草9g　枳实10g　柴胡10g　白芍15g

方中乌梅丸温脏安蛔，四逆散疏肝理气救厥。若无寒证，上方去干姜、附子；无虚象，可去人参、当归；痛甚者加元胡、郁金活血理气止痛；便秘者，加大黄、芒硝、槟榔泻热通腑。疼痛暂缓时,可加使君子、苦楝根皮、鹤虱、驱虫。服用利胆药,以利排出钻入胆道之蛔虫。若胁腹疼痛持续不止、右上腹部压痛拒按、且有发热、口苦咽干、小便短赤、舌红苔黄、脉弦数或滑数,甚或表现轻度黄疸者,为郁而化热,肝胆内蕴湿热,治宜疏肝清热利胆,排蛔,可用胆道排蛔汤。

## 【其他疗法】

### 1. 单方验方

(1) 苦楝根皮 6~15g,去表面粗皮,浓煎,早上空腹 1 次服下,治蛔虫。

(2) 鲜桃树叶 50g,洗净切碎,开水泡,连渣服下。治肠中蛔虫。

(3) 南瓜子(去皮)9g,槟榔 90g,芒硝 25g。先食南瓜子,约 2 小时后再服槟榔水煎液,待半小时后冲服芒硝。2~3 小时虫即排下。

### 2. 饮食疗法

(1) 姜蜜合剂:生姜 150~200g,生蜂蜜 60~100ml。制法:取生姜去皮洗净,取汁最佳,或捣碎亦可,置入蜂蜜中,搅拌均匀,顿服。儿童酌减。如一剂不瘥,可再服,1 日 2~3 次。适应于胆道蛔虫所致的腹痛。

(2) 鲜青梅洗净,去核,捣烂,绞出汁不用,将其残渣晒干,研末。小儿每服 5g,早晚各服 1 次,治小儿蛔虫。

## 【名医精华】

### 李振华医案

李某,男,8 岁。初诊时间:2005 年 3 月 15 日。

主诉:面黄消瘦,不断腹痛一年余。

病史:患者其母代诉,患儿近一年来腹痛不断发作,食少,食欲不振,面黄消瘦,有时睡中咬牙。检体:巩膜有蓝斑,口唇内有絮状白点。大便曾两次出现蛔虫。舌苔薄白,脉象弦。

诊断:蛔虫

治法:安蛔驱虫,调理脾胃。

处方:安蛔汤*,乌梅肉 8g,苦楝树根皮 10g,花椒 3g,槟榔 8g,使君子 10g,枳壳 6g,木香 4g,黄柏 5g,厚朴 5g。6 剂,水煎服,日一剂。

二诊:3 月 22 日,服药后,近几日腹部已无疼痛,排出多条蛔虫。食欲好转,饮食有所增加。嘱每日服使君子 6g,注意卫生,并长期观察疗效。

### 张羹梅医案

邵某,男,33 岁。1958 年 4 月 22 日初诊。

主诉:自 1957 年 6 月起,每日腹泻数次,大便中含有黏液,脐周腹痛,时发时止。

诊查:面㿠白,肢冷,腰酸。近在大便中查出蛔虫卵、钩虫卵。

辨证:此乃饮食失常,损伤脾胃,湿浊内生,湿蕴生虫。

治法:先驱其虫,以清积垢。

处方:苦楝根皮 60g,槟榔 30g,使君子 15g,水煎服。

二诊:4 月 25 日,上方药连进 3 剂,下虫数条,腹痛减轻,大便仍溏,虫虽已除,但脾运未复，内湿未消，当以健脾利湿为治。

处方：潞党参 30g，生白术 18g，茯苓 18g，生薏苡仁 8g，广陈皮 4.5g，白扁豆 9g，煨肉蔻 4.5g，补骨脂 9g，炙甘草 0.9g

三诊：服上方药 7 剂后，大便恢复正常，守方继服 3 剂以巩固疗效。

**按**　本例湿蕴生虫，既有虫，又有湿。故先用化虫丸驱虫，待虫去后再用参苓白术散利湿调脾。因患者有面㿠白、肢冷、腰酸等症，且腹泻已久，故加肉蔻、补骨脂温肾助脾以化湿，以加强参苓白术散健脾利湿之功，故疗效甚佳。（《中国现代名中医医案精华》）

### 易同生医案

赵某，男，13 岁。初起腹痛、呕虫、下虫已十余日，前医先后以椒梅理中汤、乌梅丸、集效丸等方治之，呕吐下虫见减，痛仍不止。

初诊：诉胸腹及两胁日夜均有数次剧痛，手足抽掣，发热汗出，呕吐酸水，间或下虫，面部有白斑，舌红、苔黄、脉弦带数。今日更不饮食，偶进稀粥亦呕。此为蛔虫上逆作痛，有肝邪犯胃之势。拟和胃抑肝之法。方用：参须 6g，玄胡 9g，法夏 9g，桂枝 6g，白芍 12g，黄连 5g，吴茱萸 3g，黄芩 9g，川楝 9g，槟榔 9g，生姜 3 片，红枣 5 枚，嘱服 3 剂。

复诊：服方后，手足抽掣已平，脉弦数较前稍减，手压腹部不见胀硬，仍作干呕，胸腹疼痛未减，神情萎顿，少气懒言。细思即使有虫，亦非主要矛盾，况数日未进食，精神萎靡，再用苦寒之剂，势必大伤脾胃，诛伐无过。法宜健脾和胃，镇惊清热。方拟：红参 6g，白术 15g，茯苓 12g，法夏 10g，陈皮 3g，甘草 6g，生姜 9g，竹茹 3g，牛黄 1g。

服两剂后病获痊愈。

**按**　本例由于营养不良，体质素弱，在虫痛期间，服苦寒杀虫剂过多，脾胃损伤有引动肝风之势。因思喻嘉言有治肝风不用风药，厥阴不治，求之太阴之法，遂仿用六君子汤加减，亦即"见肝之病，知肝传脾，当先实脾"之意，连服两剂，其病遂愈。（《湖南省老中医医案选》）

### 施今墨医案

李某，女，6 岁。

平素时出现胃疼腹痛，甚则呕吐，大便不规律，或干结或溏泻，食欲亦时好时坏，日渐消瘦，经常流鼻血。面色不华，白黄相间，俗称谓虫花之象，舌上有花点，苔斑剥不均，六脉滑实乍大乍小。

辨证立法：望诊切脉俱为虫积之象，饮食营养被消耗，故日渐消瘦，食欲无常，积滞不消，食积生热，症现鼻衄。拟驱虫消积和胃法为治。

处方：炒槟榔 5g，炒吴萸 0.6g，姜厚朴 3g，炒建曲 5g，炒黄连 2.4g，姜半夏 3g，使君肉 10g，炒榧子 6g，炒枳壳 3g，野于术 3g，壳砂仁 3g，莱菔子 5g，炙甘草 1.5g。

二诊：前方服三剂，便下蛔虫数条，胃痛腹痛未作，只鼻衄一次，再拟一方清热和胃肠，与前方交换服用，每周服二剂，无须再诊。

处方：鲜生地 10g，炒吴萸 0.6g，厚朴花 3g，鲜茅根 10g，炒黄连 2.5g，代代花 3g，莱菔子 5g，春砂仁 1.5g，杭白芍 5g，莱菔缨 5g，白蔻仁 1.5g，炒枳壳 5g，姜竹茹 10g，广皮炭 3g，益元散 10g，节菖蒲 3g，炙草梢 1.5g。（《施今墨临床经验集》）

### 江育仁医案

张某，男，16 个月。

1岁断乳,继起腹泻,至今4个月余。嗓音嘶哑,亦将1个月。所下大便色白如水,带有不消化食物,日夜共六七次,近1周内便下蛔虫11条。

诊查:腹部膨隆且坚硬,青筋暴露,时有腹痛,形瘦骨立,面色㿠白,哭声音哑不扬,喜食香味,烦躁不安,两足浮肿。

辨证:为断乳之后,食物无节,贪食生冷不洁之物,以致损伤脾胃。夫脾者主腹而实四肢,湿遏脾困,则腹大而四肢肿胀;精气生于谷,谷气行于脾,运化失司则形瘦面㿠,食滞,虫积内停;脾虚则肝木上亢,故烦躁多啼。

治法:益气健脾,化湿杀虫消积。

处方:焦白术8g,神曲10g,胡黄连5g,茯苓10g,党参10g,黄芪10g,煨益智10g,焦山楂10g,谷麦芽各10g,砂仁3g,陈皮3g,鸡内金3g。另用川楝片4片,空腹服。上方加减治疗,计21天,便出蛔虫18条,大便次数渐减,色亦转黄,后趋正常。患儿面色转润,精神振作,烦躁转安,哭声响亮,腹部柔软,形体渐丰,终至痊愈。(《中国名中医医案精粹》)

**董廷瑶医案**

王某,男,9岁。初诊于1975年6月5日。

主诉及病史:素有蛔虫,感寒腹痛3天,日夜阵作。

诊查:痛且拒安,腹部膨胀,吵扰不安,食入即呕,便下闭结,形瘦神软,舌质淡润。

辨证:虫积中阻。

治法:亟须安蛔杀虫,温里下积。

处方:乌梅6g,川椒目3g,胡连3g,雷丸9g,淡干姜3g,榧子肉9g,使君子9g,白芍9g,白芜荑9g,党参6g,生军9g(绞汁冲入),2剂。

因不能受食,药液由胃管灌入。

服上方药头汁后30小时左右,下蛔虫16条,38小时左右,又下蛔虫百余条。腹痛缓解而诸症悉平,第3天即出院回家。(《中国名中医医案精粹》)

## 【预防护理】

(1)要加强卫生宣传教育,搞好环境卫生和粪便管理工作。采用粪便无害化处理方法,以消灭外界环境中的蛔虫卵。

(2)要注意饮食卫生和个人卫生,饭前便后洗手,不吃生冷蔬菜,瓜果要洗干净。

(3)积极治疗病人,消灭传染源。

(4)病人应安静休息,不进食油腻及辛辣之品。

(5)对蛔虫阻塞患者,应密切观察病情,注意腹痛、腹胀、神志及脉象的变化。若病人的腹痛加剧,汗出肢冷,则提示病情变化。病期以禁食为宜,待腹胀、腹痛缓解后,可渐进易于消化的饮食。

(6)蛔厥病人,应观察腹痛、发热、黄疸等症状的变化,及早采取相应的方药治疗。待症状缓解后,继用驱虫法治疗,以杜绝复发。

# 钩 虫 病

钩虫病是由于钩虫寄生在人体小肠引起的疾病。临床主要表现为好食易饥,倦怠乏力,肤色萎黄,面肢浮肿等。本病流行较为广泛,在我国南方农村较为多见。

古代医籍中虽无"钩虫病"的名称记载,但根据其临床表现,中医文献中的黄胖病、黄肿病、疳黄、懒黄病、桑叶黄等即属本病。隋·巢元方《诸病源候论·九虫候》所载"一曰伏虫,长四分。""伏虫,群虫之主也。"即指今日的钩虫。元·朱丹溪《丹溪心法·疸》篇即提出了黄肿的病名,用大温丸治疗。方中含有针砂,并采用炒红醋焠成红色的炮制方法。将针砂加入处方,为治黄肿病的用药特点之一,明·龚廷贤《寿世保元·九虫形状》说:"诸般痞积,面色萎黄,肌体羸瘦,四肢无力,皆缘内有虫积,或好食生米,或好食壁泥,或食茶炭咸辣等物者,是虫积。"描述了钩虫病患者嗜食异物,面黄形瘦的临床特点。由于钩虫病有肤色萎黄的特点,故清代多把本病列入黄疸篇进行论述,对其致病原因《证治汇补·虫》认为"脾家湿热"说明素有湿热之人易生钩虫。对其临床表现《医林绳墨》作了描述:"黄肿者,皮肉色黄,四肢怠惰,头眩体倦,懒于作为,小便短少,大便溏而频,食欲善进,不能生力。"治疗上主张"健脾为主"。《杂病源流犀烛·诸胆源流》将本病与黄疸作了很好的鉴别:"黄胖,宿病也,与黄疸暴病不同。盖黄疸眼目皆黄,无肿状。黄胖多肿,色黄中带白,眼目如故,或洋洋少神。虽病根都发于脾,然黄疸则由脾经湿热蒸郁而成;黄胖则湿热未甚,多虫与食积所致,必吐黄水,毛发皆直,或好食生米、茶叶、土炭之类。"对钩虫病的临床特点,致病因素作了生动的描述。

西医学所称的钩虫病与中医文献中的黄肿病极相一致。可参照有关的黄肿病论述对钩虫病进行辨证施治。

## 【病因病机】

钩虫病病人是本病的传染源。感染钩蚴是引起本病的病因。钩蚴初侵害人体皮肤,多挟湿热之气为患。湿热浸渍皮肤,继则钩蚴由表入里,内舍于肺,肺失宣肃,引起哮咳,喉痒、胸闷等。最终钩蚴由肺到达胃肠,扰乱脾胃气机,吸吮人体精微,导致脏腑功能失调,气血生化乏源,甚则由脾胃入心肾引起心脾两虚或脾肾两虚。

## 【辨证施治】

### 1. 辨证纲要

(1)辨病史:在流行地区有赤足下田以及手足皮肤瘙痒史,皮肤瘙痒后一周有哮咳,喉痒病史;或平素喜食易饥,食后腹胀,恶心呕吐,异嗜生米、茶叶、土块、木炭之类。

(2)辨轻重:本病后期当分轻重。轻症病损涉及脾胃,常感腹胀易饥,头晕,动则心悸气短,倦怠乏力。重症损及心肾,出现显著水肿,异嗜,心悸气短,倦怠乏力,头晕耳鸣,怯寒肢冷,阳痿经闭。

### 2. 辨析类证

本证应与黄疸相鉴别。

本病肤色萎黄,两目白睛如故,眼结膜苍白,口唇淡,爪甲不华,甚伴有浮肿,小便清长,舌质淡,苔白腻。与黄疸身黄、目黄、小便黄的特点不同。

### 3. 治疗原则

本病初期以杀虫为主,后期以健运脾胃,补益气血为主。

脾虚湿滞

临床表现　面色萎黄或兼面部浮肿,善食易饥,食后腹胀,或异嗜生米、茶叶、木炭等。

神疲乏力,懒于动作,舌质淡,苔薄,脉濡。

辨证提要 ①辨证要点:面色萎黄,嗜食异物,食后腹胀,神疲乏力。②辨病史:本病初起有"着土癖"病史,未经治愈,钩蚴从肺及胃肠。

理法概要 虫邪进入肠胃,寄生于小肠,扰乱脾胃气机,吸食水谷精微,导致脾气虚,气血生化乏源,水湿停聚。治疗宜健脾燥湿,和中补血。

方药运用 黄病绛矾丸。

苍术 10g 厚朴 9g 陈皮 12g 绛矾 10g 红枣七枚 甘草 5g

方中苍术、厚朴、陈皮、甘草健脾燥湿,理气和中;绛矾燥湿补血;红枣益脾养血。本方具有健脾燥湿,和中补血的功效。为治疗钩虫病常用有效的方子。若气血亏虚较甚,加黄芪、当归益气养血;浮肿者加苡仁、茯苓、泽泻以健脾利湿。因本方无杀虫作用,病人经服上药调理脾胃,体质增强后,可服雷丸粉杀虫以杜绝隐患。

**气血两虚**

临床表现 颜面及全身肌肤萎黄或苍白,面、足甚至全身浮肿,嗜食异物,脘闷不舒,精神不振,眩晕耳鸣,心悸气短,舌质淡胖,脉弱。

辨证提要 ① 辨证要点:本证以面色或全身肌肤萎黄或苍白,心悸气短,眩晕耳鸣,精神不振,舌质淡胖,脉弱为特点。②辨类证:本证应与黄疸相鉴别。黄疸因目黄、身黄、小便黄为特点。因湿阻中焦所致。本证两目不黄,周身肌肤呈淡黄色,干萎不泽,小便清长。为钩虫吸食精微,气血双亏所致。

理法概要 本证为久病脾虚及心肾,心脾两虚,气血双亏,肌体失荣所致。治疗宜健脾除湿,补养气血。

方药运用 十全大补汤。

人参 15g 黄芪 15g 甘草 5g 肉桂 6g 白术 10g 茯苓 15g 当归 10g 熟地 15g 白芍 12g 川芎 10g

本方为补益气血之良方。人参、黄芪、甘草补益正气;肉桂、白术、茯苓温阳健脾利水;当归、熟地、川芎、白芍养血和营。上方可加绛矾燥湿补血;加泽泻、苡仁健脾利湿。运用本方治疗一段后,尚需进行驱虫治疗。中药如榧子、雷丸、槟榔、百部、鹤虱、贯众均可酌情选用。驱除蛔虫,以除病根。

钩虫病临床尚可见到虫邪犯肺证,当酌情治之,在此不做赘述。

# 【其他疗法】

## 1. 单方验方

(1) 雷丸 120g,研粉,分 5 包,每日一包,连服 5 天。专用作杀钩虫。

(2) 榧子、使君子、大蒜各一两,加水 500ml,煎至半量。早晨空腹服,每周一次。杀钩虫力宏。

## 2. 饮食疗法

(1) 南瓜子、槟榔各 120g,共为末,早、晚各服 15g。

(2) 新鲜马齿苋 90g,加水 2 碗,慢火煎剩八分,去渣后加白醋 15ml,白糖 15g,每晚睡前服。儿童酌减。

## 【名医精华】

### 张海峰医案

何某,男,45 岁。初诊　1971 年 5 月 25 日

主诉:曾在某医院检查尿常规正常,红细胞 230 万 / mm³(2.3×10¹²/L),血浆蛋白偏低,大便检查有钩虫卵,曾服过驱虫药,治疗无效。

诊断:面色苍黄,周身浮肿,按之凹陷如泥,神疲思睡,四肢无力,脘闷腹胀,不思饮食,大便软,小便清,舌苔白滑,舌质淡红,脉浮弱。

辨证:湿邪困脾,气虚血少。

治法:燥湿健脾为主,兼以益气。

处方:漂苍术 12g,川厚朴 6g,广陈皮 6g,西砂仁 6g(后下),广木香 6g(后下),醋炒针砂 30g(布包先煎),7 剂

上方加减连服 20 余剂,肿见消失,面部转红润,精神转佳,白苔退去,舌质淡红,脉见有力。改服益气为主,佐以燥湿。

处方:党参 15g,焦白术 6g,茯苓 18g,炙甘草 3g,广陈皮 6g,漂苍术 9g,生麦芽 30g,鸡内金 6g

本方药服 10 剂后,诸症痊愈。血常规检查正常,已能参加正常田间劳动。再嘱其服驱虫药物,随访 2 年,未见复发。

**按**　“黄胖病人”以面色苍黄,肌肤浮肿等症状为主,由湿邪困脾,脾不生血而引起。西医之“钩虫病”在高度贫血时多有此类症状发生。但黄胖病不仅发生于钩虫病,极度营养不良者也常常发生此病。按中医理论分析,由于脾主运化,脾为湿困,则运化无权。虽此案“黄胖病”是由钩虫引起的,但已形成“脾不运化,脾为湿困”的病机,故应以“祛湿健脾”法为主。脾能健运则不仅饮食得以运化,驱虫药的运用也能得到发挥。(《中国现代名中医医案精华》)

## 【预防护理】

(1)加强粪便管理,杀死虫卵,治疗病人,减少传染源。

(2)应尽量避免在易感染钩虫的作物区赤手裸足进行劳动,有条件时可局部涂防护药物,如涂白矾水,碘酒等。

(3)食富于营养而又易于消化的食物,可多食豆腐、瘦肉、猪肝和鱼以及新鲜蔬菜,以促进气血的生长及脾胃功能的恢复。

(4)重症病人适当休息。

# 绦　虫　病

绦虫病是由猪肉绦虫或牛肉绦虫寄生在人体小肠引起的疾病。临床以腹胀、腹泻或腹部隐痛为主,并以大便内排出虫体节片为其特征。其虫体呈白色,成熟的节片长至几分至一寸,这种节片常从肛门排出体外而被发现。古代医籍称为:“寸白虫。”

汉·张仲景《金匮要略》最早地记载了绦虫病的病因。如云:“食生肉,饱饮乳,变成白虫”。“牛肉共猪肉食之,必作寸白云。”指出了食未煮熟的牛肉、猪肉是引起感染绦虫病的感

染途径。隋·巢元方《诸病源候论·寸白虫候》对寸白虫的节片形态作了详细的描述:"寸白者,九虫内之一虫也,长一寸二色白,形小扁。"对整条绦虫描述说:"白虫相生,子孙转大,长至四五尺。"并指出以"桑枝贯牛肉炙食"而患病。因用桑枝贯牛肉在火上炙烤即食,其肉显然未熟。这与张仲景"食生肉"而患本病的认识是一致的。唐·王焘在对本病的治疗时,认识到"服药下之,须结裹溃然出尽乃佳,若断者,相生未已,更宜速除之。"治疗绦虫病,须将虫整条驱除方能治愈,否则仍能生长。若发现驱虫未尽,需继续治疗,且直至把虫头驱除为止。在治疗绦虫的方剂中提出了用疗效较好的槟榔、榧子、雷丸、芜荑、鹤虱、贯众等驱虫药。《圣济总录·九虫门》有单用榧子治寸白虫的"食榧实方"和"雷丸散方",另在复方中提到石榴根皮,至今对临床仍有效。明·张介宾《景岳全书·诸虫》对绦虫的形态有进一步的阐述"寸白虫,此虫长寸许,色白,其状如蛆,母子相生,有独行者,有个个相接不断者,故能长至一二丈。"

## 【病因病机】

本病因食入含有囊虫的未煮熟的猪肉或牛肉而引起。囊虫进入体内,幼虫吸附在肠壁上,由颈节逐渐长出节层,约2~3个月在小肠内发育成为成虫。绦虫积居于肠中,其致病的病机主要是吸食人体的水谷精微及扰乱脾胃功能从而引起腹胀、腹痛,甚则消瘦乏力,食欲亢进等症。

## 【辨证论治】

**临床表现** 腹痛、腹胀,恶心,腹泻,消瘦乏力,或食欲亢进,有白色节片排出体外。

**辨证提要** ①辨证要点:粪便中有白色节片或带状的虫体排出。②在流行区有食未煮熟猪、牛肉的习惯。③实验室检查:粪便常规化验或肛门拭子涂片检查可查到绦虫卵。

**理法概要** 绦虫寄生于小肠,影响脾的运化,胃的受纳和小肠泌别清浊,大肠的传导等功能。故引起腹痛,腹胀或腹泻;吸食水谷精微,气血化源不足而见消瘦乏力;虫体脱节,可是白色节片排出体外。由于水谷精微被虫所吸食,人体需多食以自养,故又出现食欲亢进。本病虽有脾虚胃弱之表现,但虫为致病之本,故治疗上以驱绦虫为主,兼以调理脾胃。

**方药运用** 槟榔南瓜子方。

槟榔 60~100g 南瓜子 60~120g

南瓜子去壳,研粉。清晨空腹先服南瓜子粉 60~100g,1 小时后再服槟榔煎剂(新槟榔 60~100g,先用温水 300~500ml 浸泡一宿,然后慢慢文火煎至 200ml),服后 2 小时无大便排出者,可加服芒硝 10g。

槟榔对猪肉绦虫有较强的致瘫作用,使全虫各部分均瘫痪。对牛肉绦虫则仅能使头部和前半部节片完全瘫痪,而对中、后段节片影响不大。南瓜子则能作用于中、后段孕卵节片,故槟榔与南瓜子合用可以发挥协同作用,提高疗效。

驱除绦虫,务必驱尽,连同头节同时排出,方能彻底治愈。若头节及颈节未被排出,仍能继续生长。当发现未驱尽绦虫时,仍可用上述方法治疗。驱虫之后,可继服香砂六君子汤健运脾胃。

## 【其他疗法】

### 1. 单方验方

（1）仙鹤草根芽：将深秋采集的仙鹤草根芽洗净，刮去外皮，晒干，碾粉，早晨温开水冲服 30～60g。因本药兼有泻下作用，故不另服泻药，一般在服药 5～6 小时后排出虫体。用于驱绦虫。

（2）复方槟榔煎：槟榔 30g、使君子 15g、二丑 9g、枳实 6g、广木香 4.5g、神曲 9g、山楂 9g、黄连 3g、白术 6g。

本方杀虫，健胃，行气通便。适用于较虚弱的绦虫病患者。

### 2. 饮食方法

火头鱼 1 个，红糖 50g，黄酒 250ml。将鱼头煮烂去渣，再入红糖和黄酒，晚上 1 次服完。

## 【预防护理】

注意饮食卫生，不吃未煮熟的猪、牛肉。彻底治愈绦虫病病人，减少传染源。症状轻者，不需要特别护理；重证气血亏虚者可加强饮食营养，给予高蛋白，易消化的食品。

# 脱　肛

脱肛，是指直肠脱出于肛门外的一种慢性疾病。多见于小儿和老年人，或久病体弱的患者。

隋·巢元方《诸病源候论》首载脱肛病名，并对其病因病机有所论述。其云："脱肛者，肛门脱出也。多因久痢后大肠虚冷所为。肛门为大肠之候，大肠虚而伤于寒，痢而用气堰，其气下冲，则肛门脱出。"元·朱丹溪把脱肛分为"气热、气虚、血虚、血热"四种证型论治，对后世影响颇大。明·李梴《医学入门》对脱肛发病着重从虚立论，其曰："脱肛者，诸因劳倦、房欲过度、产育用力，久泻久痢，小儿呼叫耗气，皆有此症，非虚如何？"又说："脱肛全是气下陷。"明·张景岳《景岳全书·脱肛》认为，脱肛"有因久泻久痢脾肾气陷而脱者，有因中气虚寒不能收摄而脱者，……有因肾气本虚关门不固而脱者，有因过用寒凉，降多亡阳而脱者"，也有"因湿热下坠而脱者"。孙一奎《赤水玄珠》曰："脱肛乃肠胃有积滞以致湿热之气下流，蕴于肛门而然也。"这些认识为后世辨证分型奠定了基础。清·叶天士《临证指南医案·脱肛》篇更具体地论述了脱肛的证治方药，其说："气虚下陷而脱者，宗东垣补中益气汤，举陷为主；肾虚不摄而脱者，宗仲景禹粮石脂丸及熟地五味菟丝辈，固摄下焦阴气为主，如肝弱气陷，脾胃气虚下陷而脱者，用摄阴益气兼以酸苦泄热为主；如老年阳气下陷，肾虚不摄而脱者，又有鹿茸阳起石等，提阳固气一法；有气热血热而肛反挺出者，宜苓连槐柏四物升柴之类。"上述治法及方药对当今临床仍具有重要的指导意义。

本病与西医学的直肠脱垂（肛管、直肠黏膜或直肠全层和部分乙状结肠脱出的总称）相类似，可参照本篇进行辨证论治。

## 【病因病机】

脱肛是全身疾病的局部表现,其病变部位虽在大肠,但与肺、脾胃、肾又密切相关,其中任何一脏发生病变,均可直接影响大肠而发生脱肛,其中与脾胃关系尤为密切。兹分述如下:

**中气不足,固摄失司** 素体虚弱,或劳力耗气,思虑伤脾;或饥饱不匀,损伤脾气;或久病之后,气虚不复;中气不足,气虚下陷,固摄失司,而致肠滑不收,遂成脱肛之病。

**脾肾两虚,关门不固** 小儿先天不足,后天失养,老人年高体衰,肾气不充,精亏气少;或妇女产育过多,分娩用力耗气;或久咳久泻,损伤脾肾之气;或苦寒攻伐失当,损伤真元;而致脾虚肾亏,关门不固,肠脱不收而成脱肛。

**湿热蕴结,下迫大肠** 饮食不节,嗜酒太过,或恣食辛辣厚味,滋生湿热,湿热内蕴,下迫大肠而为脱肛。

## 【辨证论治】

### 1. 辨证纲要

根据本病虚实,症状不同注意以下辨析。

(1)辨虚实:直肠脱出且无疼痛赤肿,形瘦神疲,倦怠乏力,面色㿠白,头晕心慌,舌淡脉弱者,属虚证;直肠脱出且伴疼痛红肿、瘙痒,便干溺赤,面赤身热,舌红苔黄,脉数者,属实证。

(2)辨病程和顺逆:实证脱肛起病较快,病程较短;虚证脱肛起病缓慢,反复发作,病程较长。如能正确治疗一般均可痊愈。但如久病虚劳之人脱肛不收,忽见神乱心慌,冷汗如油,呼吸难以接续,脉微欲绝,即是无气将脱的危候,此为逆证,不可作一般脱肛视之。

### 2. 辨析类证

脱肛应与痔疮相鉴别。内痔之痔核突出,外痔之肛门异物感,皆易被误认为脱肛。但痔疮常有剧烈疼痛和出血;脱肛一般不痛,亦不出血,仅是直肠脱出于肛外,如结合临床检视,两者不难鉴别。

### 3. 治疗原则

脱肛的治疗,重在治本,因其常继发于久泻、久痢、久咳、便秘等病之后,故在治疗脱肛时,应首先重视对原发疾病的治疗,视其具体情况,分别采取虚者补之,陷者升之,脱者收之,热者清之等治疗方法。气虚下陷者,以补气升提为主;肾虚不摄者,以滋肾固摄为主;湿热下注者,以清热泻火利湿为法。

中气下陷

**临床表现** 直肠脱出肛外,一般多发生在便后,如病久虚甚者,往往因咳嗽、下蹲、行路、站立、排尿时稍有用力即脱,不易回复。常伴体倦乏力,气短声低,头晕心悸,食少便溏,舌质淡胖,有齿痕,脉弱。

**辨证提要** ①辨证要点:便后直肠脱出,但无疼痛赤肿。病情严重者,往往在咳嗽、下蹲、行走、站立、排尿时稍有用力即可脱出。②辨病因:本病多有久病气虚不复,或劳倦过度,或因饮食所伤,致使脾气下陷,失于固摄,肠脱不收。③辨体质:素体虚弱者,神疲乏力,纳谷减少,大便溏薄。

**理法概要** 气虚下陷,不能收敛固摄,而致直肠滑脱不收。故治以补中益气为主,佐以升提固摄之法。

**方药运用** 补中益气汤加味。

黄芪15g 党参10g 白术10g 当归10g 柴胡10g 升麻3g 陈皮6g 炙甘草5g

方中党参、黄芪、白术、炙甘草健脾益气;升麻、柴胡升提中气;当归补血润燥;陈皮理气化滞。诸药合用,共奏补中益气,升提固摄之功。方中黄芪用量要大。若见面色㿠白,畏寒肢冷,舌淡脉弱属阳虚者,加制附片、炮姜以增温阳补气之力;若饮食减少,脘腹胀满,加鸡内金、砂仁、神曲、麦芽以运脾和胃;气滞酌加木香,用量宜小,以防破气;气虚挟热,出血较多,加黄芩、白芍、槐花、地榆、侧柏炭以清热凉血;脱肛日久不收,可酌加金樱子、五倍子、诃子肉、石榴皮、乌梅以收涩固脱;气血俱虚者,可改用提肛汤双补气血,升中举陷。

### 脾肾亏虚

**临床表现** 直肠滑脱不收,肛门常有下坠感,伴见神疲乏力,行动气促,头晕心悸,腰膝酸软,小便频数,夜尿多,大便干结等,舌淡,脉细弱,多见于老人和小儿或久病虚劳之人。

**辨证提要** ①辨证要点:直肠滑脱不收,无疼痛赤肿,肛门下坠不适;伴腰酸神疲,夜尿频多,舌淡,脉细弱。②辨病因:若久咳久泻久痢;或房劳伤肾;或苦寒攻伐,损伤真元,皆可致脾肾两虚,关门不固,肠滑不收。③辨体质:小儿先天不足,后天失养;老人气血衰退,肾气不充;妇人产育过多、分娩用力耗气;或虚劳日久之人,脾肾之气最易受损,脾肾双亏,失于固摄,则肠脱不收;精血不足,无以充养脏腑滋荣筋骨,故临床每伴神疲乏力,头晕心悸,行动气促,腰膝酸软等症。

**理法概要** 脾肾双亏,关门失守,肠滑不收。故治以补肾健脾为主,佐以收涩固肾。

**方药运用** 大补元煎加味。

人参6g 山药10g 炙甘草6g 熟地12g 山茱萸10g 杜仲10g 枸杞10g 当归10g

人参、山药、炙甘草益气健脾;熟地、山茱萸、枸杞、杜仲补肾填精;当归养血润燥;加菟丝子、肉苁蓉、五味子固肾气涩下焦。诸药合用,共收双补脾肾,固涩下元之功。方中人参须另煎兑服。若见大便干结,加火麻仁、胡桃肉、蜂蜜以润肠通便;直肠滑脱不收者,加金樱子、乌梅以收涩固脱;高龄患者,下元虚惫,精血衰少,可重用补肾养血之品;若精亏于下,应以填下建中为主,升麻、柴胡之类升阳之品不可妄用。

### 湿热下注

**临床表现** 直肠脱于肛外,肛门灼热肿痛;兼见面赤身热,口干口臭,胸脘痞闷,腹胀便结,小便短赤等症,舌红,苔黄腻或黄燥,脉濡数或滑数。

**辨证提要** ①辨证要点:直肠脱出肛外,肛门灼热肿痛,伴面赤身热,溺赤便结,舌红苔黄腻,脉濡数或滑数。②辨病因:若饮食不节,恣食辛辣厚味,或饮酒过多,均可积湿酿热,湿热蕴结,下迫大肠,而致脱肛。③辨湿热孰轻孰重:热重于湿者,肛门灼热肿痛,面赤身热,口干而渴,腹胀便结,小便短赤,舌红、苔黄燥微腻,脉滑数;湿重于热者,肛门下坠,大便不爽,胸脘痞闷,渴不欲饮,舌红苔厚腻微黄,脉濡数。

**理法概要** 湿热蕴结,结于肠道,下迫直肠,使之脱出肛外。故治以清火泻热利湿之法。

**方药运用** 凉膈清肠散加减。

生地 15g　白芍 12g　当归 9g　川芎 6g　黄芩 9g　黄连 6g　荆芥 3g　防风 3g　升麻 3g　香附 9g　甘草 3g

生地清热凉血；黄芩、黄连苦寒燥湿清热；香附、当归、白芍、川芎调气活血；升麻解毒升提；荆芥、防风祛风胜湿；甘草甘缓和中，调和诸药。热重于湿者，可去辛温之荆芥、防风，加金银花、连翘、栀子、黄柏、槐花以增清热解毒除湿之功；湿重于热者，加滑石、车前草以利湿热，通小便；大便秘结者，加草决明、大黄以泻热通便。

在治疗湿热脱肛时，苦寒攻下之剂当中病即止，不宜久服，以防伤正。

# 【其他疗法】

## 1. 单方验方

（1）人参芦（参蒂），每日 1 个，研末温开水送服。适用于气虚脱肛。

（2）炒王不留行 30g，研细末，每早晚开水送服 9g，适用于便秘脱肛。

（3）乌梅 60g，火煨，研细末，每服 3g，日服 2 次；饭后白开水送服。适用于久痢久泻所致之虚证脱肛。

（4）生黄芪 15g，升麻 9g，五倍子 30g，水煎服。适用于气虚脱肛。

（5）石榴皮 30g，明矾 15g，水煎洗患处。适用于肛脱不收。

（6）马勃 15g，焙干研末，香油调搽，适用于热盛脱肛，肛门红肿。

（7）五倍子、芒硝、白矾各 15g，水煎洗患处。适用于大肠受热脱肛、肛门赤肿。

（8）香附、荆芥等份，葱头适量，水煎洗患处。适用于大肠受寒之脱肛。

（9）熊胆，磨水点患处。适用于大肠湿热脱肛。

（10）鳖头 1 个，烧灰涂患处。适用于小儿脱肛。

（11）五倍子、地榆、土黄连各 30g，水煎外洗，候温坐浴 20 分钟。适用于湿热脱肛。

（12）黄芩、黄连、黄柏、栀子各 10g，煎汤，候温坐浴，每日 2 次。适用于湿热脱肛。

（13）苦参 60g，蛇床子 30g，白芷 15g，银花 30g，菊花 60g，黄柏 15g，地肤子 15g，石菖蒲 9g，石榴皮 30g，枯矾 15g，五倍子 10g，煎水熏洗患处，每日 1～2 次，适用于大肠湿热，脱肛不收。

## 2. 提肛运动疗法

病人每日 2 次，练习肛门内吸上提运动，每次肛门放松、紧缩运动 30 次，有加强肛门直肠肌肉收缩的能力，预防肛门松弛。

## 3. 针灸疗法

**主穴**　旁强、长强、承山、百会。

**中气下陷**　加次髎、合谷、足三里、肺俞、太渊、关元。

**脾肾亏虚**　加白环俞、脾俞、肾俞、天枢、太溪、气海。

**湿热下注**　加次髎、阳陵泉、大肠俞、承山。

# 【名医精华】

### 彭显光

肛肠疾病的发生与五脏六腑有密切的关系,是全身疾病的局部反映。因此在治疗上采取全身治疗与局部治疗相结合、内外兼治的原则,疗效颇佳,兹选验案二则如下:

**案1**　王某,男26岁,1963年7月2日初诊。

主诉:20年前便后出现直肠脱垂,屡治无效。近年来脱出严重,需用手托扶纳回,伴见消瘦乏力,食少便溏,曾有十二指肠溃疡病史。

诊查:舌质淡,苔薄白,脉细无力。蹲位排便时,可见直肠脱出约5cm,有环状沟。

辨证:完全性直肠脱垂(脾气虚型)。

治法:补气健脾,升中举陷。以补中益气汤加减。

处方:黄芪30g,潞党参20g,升麻15g,柴胡15g,陈皮9g,焦白术15g,当归9g,怀山药20g,煅牡蛎粉15g,炙甘草6g。局部治疗:用五倍子、煅龙骨、煅牡蛎各15g,冰片5g,共研细末,大便后涂敷于脱垂部分,纱布包托。

连服20剂后,于1963年7月22日痊愈出院。随访17年无复发。

**按**　脾为气血生化之源,脾主升清,若脾胃之气虚,气血生化无源,则四肢百骸失其所养,气虚日久则下陷,固摄失司而见大肠脱出,故治疗宜补气健脾,升中举陷。方中重用黄芪、党参、升麻补中升举;淮山药、煅牡蛎健脾固涩。

**案2**　吴某某,男,45岁,1963年5月29日初诊。

主诉:直肠脱垂已20年,曾做过酒精直肠周围注射,术后4个月复发,要求入院治疗,自觉肛门灼热疼痛,肿胀不适,大便溏而不爽,口干不欲饮。

诊查:脉细数,苔黄腻,蹲位用力排便姿势,见直肠脱出约6cm,直径约6cm,黏膜粗糙充血,分泌物黄稠而臭。

辨证:完全性直肠脱垂(气血虚兼湿热型)。

治法:补中益气,兼以清化湿热,以补中益气汤加减。

处方:炙黄芪20g,党参15g,升麻9g,柴胡9g,当归9g,陈皮9g,白术12g,黄连6g,黄柏15g,地榆15g,槐花9g,炙甘草6g

局部治疗:注射"脱肛注射液"。

服上药10剂后,全身及局部症状明显好转,继服前方药,于1963年6月21日痊愈出院,随访18年,疗效巩固,无复发。

**按**　本病脾胃虚弱,气血不足是本,湿热下注,肛门灼热肿痛是标,故治疗宜补气养血,兼清热化湿,方中补中益气汤加黄连、黄柏、地榆、槐花以清化湿热。(《中国现代名中医医案精华》)

**案3**　张某,男,30岁。初诊于1959年10月。

2年前患痢疾后出现便后直肠脱垂,需用手托纳方可缩回。病人入院前未进行过治疗。伴心慌心跳,四肢乏力,目眩盗汗,曾有外伤性神经官能症史。

诊查:脉沉细无力,舌质淡苔白。蹲位用力排便姿势,直肠脱出7cm,有环状沟,分泌物较多,色淡黄而清,肛门松弛,可容2指。

辨证:完全性直肠脱垂,心肝血虚型。

治法:补中益气,养血安神。

处方:补中益气汤加减。

炙黄芪 30g,党参 15g,升麻 15g,柴胡 15g,陈皮 10g,焦白术 9g,当归 9g,熟地 15g,白芍 15g,五味子 6g,炒枣仁 15g。

服上方药 7 剂,诸症大减。守方 5 剂,配合局部注射脱肛注射液后,于 1959 年 10 月 31 日痊愈出院。(《中国名中医医案精粹》)

### 施今墨医案

桂某,男,41 岁。

前年曾患痢疾,因之脱肛,迄今有两年。大便经常每日二次,溏泻兼有黏液脓样便,每便必脱肛,疼痛,时常出血。腹胀闷,不思食。舌苔黄垢,脉象沉数。

辨证立法:积热于肠,久痢未愈,苔黄脉数职是之征。清阳不升,浊阴不降,中气日虚,脱肛症现。宜分清浊,除肠热。后议补中气治脱肛。

处方:青皮炭 5g,苍术炭 6g,血余炭 6g,广皮炭 5g,白术炭 6g,椿根炭 10g,炒槐米 10g,吴茱萸 5g,葛根炭 10g,炒地榆 10g,焦薏仁 20g,条芩炭 10g,紫厚朴 5g,炙草梢 5g,苦参 10g。

二诊:服药四剂,大见功效,大便一日一次,已无脓样便,胀闷消,食欲增。脱肛未效,拟补中益气汤治之。

处方:醋柴胡 5g,黑升麻 3g,杭白芍 10g,黑芥穗 3g,血余炭 10g,箭黄芪 12g,米党参 10g,野于术 6g,炒槐米 10g,广陈皮 3g,炒地榆 10g,吴萸 2g,炙草梢 3g,椿根皮炭 10g,当归身 5g,焦薏仁 20g。

三诊:服药六剂,大便每日一次,服药期间脱肛只现二次,疼痛大减,食欲增强,拟用丸药巩固。

处方:每日早服七宝妙灵丹 1 瓶,晚服补中益气丸 10g。(《施今墨临床经验集》)

### 蒲辅周医案

张某,男,69 岁,1966 年 10 月 31 日初诊。

纳食较少,形瘦,精神不好,睡眠较差,有时脱肛。脉弦缓,舌正无苔。老年中气不足,肝肾阴虚,治宜益中气,滋肝肾。

处方:白人参二钱,莲子肉三钱,山药三钱,枸杞子二钱,肉苁蓉四钱,火麻仁四钱,化红一钱,大枣二枚,胡桃肉二枚,葡萄干二钱。五剂。

11 月 11 日二诊:药后食纳、精神、睡眠皆好转,脱肛已基本不犯。六脉缓和,舌正无苔。原方再服五剂,可服膏剂。

处方:巴戟天一两,龟甲二两,白人参一两,莲子肉一两半,山药一两半,枸杞子一两,肉苁蓉二两,火麻仁二两,葡萄干二两,核桃仁二十枚,大枣二十枚,砂仁五钱,新会皮五钱,茯神五钱,枣仁一两,五味子五钱。

慢火浓煎三次,去渣加蜂蜜熬成膏,每晚服一匙。感冒停服。(《蒲辅周医疗经验》)

### 陈亦人医案

许某,男,37 岁。初诊于 1980 年 7 月 26 日。

原有慢性腹泻,经用健脾益气要后,泻利控制,但正虚未复,形体消瘦,气短乏力,纳呆食少,便时脱肛,苦楚难言,舌质淡,苔滑,脉濡。

辨证:中虚气陷,清阳不升。

治法:补中益气,升举清阳。

处方:生黄芪15g,春柴胡6g,炙升麻6g,佩兰叶10g,炒薏仁10g,飞滑石10g,五味子3g,太子参12g,焦楂曲各6g。5剂。

二诊:8月2日。药后脱肛控制,饮食增加。精神亦振。守法以巩固疗效,原方5剂。

嗣后,体质渐壮,脱肛未作。(《中国名中医医案精粹》)

## 【预防护理】

(1)由于脱肛常继发于久泻、久痢、久咳、便秘等疾病之后,故应注意对以上疾病的积极防治,从而消除脱肛的诱发因素。

(2)脱肛发生时,应嘱患者及时复位,先用温水坐浴,再取侧卧位,以灭菌纱布蘸黄连软膏托住脱出物,轻轻向肛内推进,并用井子敷料或丁字带压迫固定。平时要注意保持肛门部的清洁卫生。

(3)对脾虚肾虚患者,在护理方面要让病人生活规律,注意适当休息,禁作重体力劳动与剧烈活动,饮食上要加强营养,宜多食滋补之品,多食软质易消化食物,忌食生冷硬物。小儿患者,宜多食高营养食品以增强体质。

(4)对湿热下注患者,在护理上要让病人保持精神愉快,注意饮食调理。饮食宜用清淡,宜多食香蕉、蜂蜜、蔬菜等食物;忌食辛辣、炙煿助火之品,以免助湿生热,加重病情。

(5)脱肛病愈之后,3个月内不宜负重劳动,以免复发。

# 黄　疸

黄疸,是以目黄、身黄、小便黄为主要症状,其中以目黄为主要依据。若只有身黄或小便黄而无目黄者,不属黄疸。

黄疸一病,历代医家均有研究。早在《内经》中就有记载,如《素问·平人气象论》曰:"目黄者,曰黄疸。"汉·张仲景对黄疸一证,已有较为全面的论述,他不但阐明了黄疸的病因病机,而且还将黄疸分为谷疸、酒疸、女劳疸、黑疸。并且还提出了相应的治法与方药,这些理论和实践经验至今仍有效地指导着临床。他最早地论述发黄和退黄的时间和病程。如《伤寒论·辨阳明病脉证并治》中说:"伤寒七八日,身黄如橘子色,小便不利,腹微满……"说明热病发黄,并非一开始就出现,而是在发热的几天后,才出现黄疸。《金匮要略·黄疸病脉证并治》又说:"黄疸之为病,当以十八日为期,治之十日以上瘥,反剧为难治。"指出黄疸经过十天左右的治疗应当逐渐消退,如不退反增剧者,预后多不良。这一经验有一定参考价值。并对黄疸提出了清热利湿,泄热通腑,和解枢机、健脾温中等多种治疗法则,创制了茵陈蒿汤、茵陈五苓散、栀子柏皮汤等,这些方剂至今还被应用于临床来治疗黄疸。隋·巢元方首先论述了重证黄疸,他在《诸病源候论·急黄候》谓:"脾胃有热,谷气郁蒸,因为热毒所加,故卒然发黄,心满气喘,命在顷刻,故云急黄。"这种重证黄疸预后多不良,如云"命在顷刻"。明·张景岳说:"盖胆伤则胆气败而胆液泄,故为此证。"提出黄疸和胆汁外溢的关系。这一认识在我国医学史上还是第一次。历代医家对黄疸一病分类甚多。宋《圣济总录》有九疸、三十六黄等。对本病的传染性方面古人也早有认识,清·沈金鳌在他所著《杂病源流犀烛·诸疸源流》一节中有"又有天行疫疠,以致发黄者,俗称之瘟黄,杀人最急"。元·罗天益首先提出阴黄与阳黄的辨证施治,这对临床研究治疗黄疸具有一定的指导意义。目前仍被采用,本节也将采取这种辨证。

本病与西医学的黄疸含义相同,泛指巩膜黄染一类疾病。如黄疸型肝炎、急性黄色肝萎缩,以及肝癌、胆道疾病,所出现的黄疸,均可参照本病辨证施治。

## 【病因病机】

黄疸的病因有内因和外因两个方面。外因多有感受外邪,内因多为饮食不节、情志不遂、内伤不足所致,而内外二因又互有关联。从外邪来说,以湿为主,如《金匮要略·黄疸病》指出:"黄家所得,从湿得之"。又《临证指南医案》有:"黄疸,身黄目黄溺黄之谓也,病以湿得之"。若湿与热合,则见湿热发黄;湿与寒合,则见寒湿发黄;感受瘟毒之邪则见急黄。其内因多有情志不遂,气机怫郁,癥瘕积聚等,使脾胃失其健运,湿阻中焦,湿热郁蒸,升降功能失调,影响胆汁的正常疏泄而发黄疸。

湿热毒邪,困遏中焦怫外感湿热瘟毒之邪,内阻中焦,郁而不达,致使脾胃健运失司;湿热郁蒸,肝失疏泄,胆汁外溢,浸渍于肌肤,下流膀胱,则身目小便皆黄,如《症因脉治·黄疸论》说:"外因风湿相搏,闭郁腠理,湿热熏蒸,而成黄,则诸黄疸之症乃作。"

饮食不节,伤及脾胃 饮食不节,嗜酒无度,伤及脾胃,则脾胃运化功能失常,湿浊内生,郁而化热,熏蒸于肝胆,胆汁不循常道,熏染肌肤而发黄。如《诸病源候论·黄疸候》说:"黄疸之病,此由酒食过度,府藏不和,水谷相并,积于脾胃,复为风湿所搏;瘀结不散,热气郁蒸,故食已如饥,令身体面目及爪甲小便尽黄。"

脾阳不振,寒湿阻滞 脾胃虚寒,或病后脾阳受伤,湿从寒化,寒湿郁滞中焦,胆液被阻,溢于肌肤而发黄疸,《临证指南医案》说:"阴黄之作,湿从寒化,脾阳不能化湿,胆液为湿所阻,渍于脾,浸淫肌肉,溢于皮肤色如熏黄。"

此外积聚日久不消,瘀血阻滞胆道,胆汁外溢发为黄疸。《张氏医通》指出:"以诸黄虽多湿热,然经脉久病,无不瘀血阻滞也"。

总之黄疸的发生是由于湿阻中焦或瘀血阻滞,肝失疏泄,胆汁外溢,浸入血流,溢于肌肤而发黄疸。

## 【辨证论治】

### 1. 辨证纲要

根据本病阴阳、虚实、寒热、症状不同注意以下辨析。

(1) 辨阴阳、气血:首先要辨别阴黄与阳黄:阳黄以目黄、身黄、小便黄、皮肤黄色鲜明为主要特征。阴黄以其色晦暗无泽,畏寒喜热,少食便溏等为临床特征。

湿热在气分者,可以不出现黄疸,湿热入血分则易出现黄疸。

(2) 辨虚实、寒热:阳黄多属实证,热证。阴黄多属虚证、寒症。

(3) 辨病程和顺逆:阳黄起病速,病程短;阴黄起病慢,病程长;急黄发病急骤,变化迅速。

黄疸色泽鲜明,神清气爽为顺。黄疸色晦滞,烦躁不宁为逆证。

### 2. 辨析类证

黄疸应与萎黄鉴别。

萎黄,两目不黄,周身肌肤呈淡黄色,干萎无泽,小便通畅而色不黄。黄疸两目发黄、身黄、小便黄为特征。

### 3. 治疗原则

阳黄的治疗以清热燥湿为主;急黄以清热解毒,兼以凉血;阴黄以健脾温化寒湿为主。

## 阳黄

**热重于湿**

**临床表现**　身黄目黄,黄色鲜明,发热口渴,心烦欲呕,小便短少而色黄,大便秘结,或腹部胀满,舌苔黄腻,脉弦数。

**辨证提要**　①辨证要点:热重于湿之阳黄起病速,病程短,黄色鲜明,身热口渴,大便秘结。②辨病因:若感受热毒炽盛者,邪热从火化,热入营血,内陷心包,则高热神昏,出血而成为急黄。③辨色泽:色黄鲜明者为热重于湿之阳黄,而色黄而不鲜者为湿重于热之阳黄。

**理法概要**　热重于湿之黄疸,其主要矛盾是热邪内盛,湿热之邪蕴结中焦。治宜清热利湿,佐以通便之法。

**方药运用**　茵陈蒿汤。

茵陈蒿 18g　栀子 9g　大黄 6g

茵陈蒿能清热利湿退黄,为治黄之专药。栀子苦寒而质轻,能清泄三焦而通调水道。大黄不仅能荡涤胃肠以泻热实,还能行血导滞,以破湿热之蕴结。临床可根据具体情况,酌用黄柏、猪苓、柴胡、滑石等清热利湿疏肝之品。

临床治疗阳黄热重的方药很虽多,但总的来说不离茵陈蒿汤之意,然而茵陈的用量要适中,防止过量因苦寒而伤脾阳,转为阴黄。若出现瘀热症状者,可重用大黄,酌加丹参、赤芍等。热重者加生石膏、板蓝根、蒲公英等清热解毒之品。

**湿重于热**

**临床表现**　身目俱黄,色黄不鲜亮,身热不扬,头重身困,口黏不渴,胸脘痞满,不欲饮食,腹胀便溏,苔厚腻或黄白相兼,脉滑而缓。

**辨证提要**　①辨证要点:湿重于热之阳黄,色黄而不鲜亮,四肢倦怠,口渴或渴不多饮,便稀不爽。②辨病程:湿为阴邪,其性黏腻重浊,不易速去,故湿重于热之黄疸病程比热重于湿之黄疸病程要长。

**理法概要**　湿重于热之黄疸,主要矛盾是湿甚于内,热被湿遏。治宜健脾利湿化浊,佐以清热。

**方药运用**　茵陈五苓散。

茵陈 18g　白术 10g　猪苓 9g　茯苓 9g　泽泻 12g　桂枝 6g

方用茵陈清热利湿退黄;猪苓、茯苓、泽泻淡渗利湿;白术健脾祛湿;桂枝通阳化气利湿。若湿邪甚者可加藿香、佩兰、蔻仁等芳香化浊之品。

湿为黏腻之邪,病情多缠绵难愈。所以在湿重于热黄疸的治疗应当耐心,不可操之过急,务必将湿热之邪尽祛,才能停药,不然病情将有反复,治疗更加困难。

## 急黄

急黄之证系热毒入侵,熏灼肝胆,胆汁泛溢,而发病。

急黄乃黄疸之危候,其发病急骤,很快会热入营血出现神昏谵语和出血症状,或出现腹水,嗜睡昏迷等。应时刻观察病情,掌握清热、解毒、凉血、透窍的治疗原则,用药及时,才能转危为安。常用方剂,犀角散加味,以清热解毒凉血,配栀子、黄连能增强清热解毒之力。临床可酌加清热药,如金银花、大青叶等。也可酌加凉血滋阴药,如元参、生地、丹皮等。若出现神昏谵语者,加用安宫牛黄丸。

## 阴黄

### 寒湿阻遏

**临床表现** 黄色晦暗,少食便溏,脘闷腹胀,神疲畏寒,舌质淡,苔白腻,脉濡缓。

**辨证提要** ①辨证要点:黄色不鲜,食少便溏,畏寒喜热,脉缓无力,舌质淡胖,苔白腻。②辨体质:脾阳素虚,感受寒湿之邪,以致寒湿困脾,湿从寒化,困阻中州。③辨转化:阳黄,若迁延日久或过用苦寒,致使脾阳日衰,湿从寒化可转为阴黄。

**理法概要** 寒湿阻遏之阴黄证,其主要矛盾是寒与湿。治疗应针对寒湿之邪,以温阳散寒,健脾化湿为法。

**方药运用** 茵陈术附汤。

茵陈蒿 12g　白术 10g　附子 9g　干姜 6g　甘草 6g

茵陈蒿除湿利胆退黄,配以附子、干姜辛温之品,能温中散寒而化寒湿;佐以白术、甘草甘温健脾。酌加茯苓、泽泻淡渗利湿,或加郁金、川朴行气利湿之品。

### 瘀血停积

**临床表现** 身目发黄而晦暗,面色青紫暗滞,胁下有痞块且疼痛不舒,皮肤可见赤纹丝缕,舌质紫或有瘀斑,脉弦涩或细涩。

**辨证提要** ①辨证要点:身目色黄晦暗,面色青紫暗滞,胁下有痞块,舌质紫有瘀斑。②辨大便:瘀血发黄,多见大便色黑,若《张氏医通·杂门》说:"有瘀血发黄,大便必黑……"。

**理法概要** 瘀血停积之阴黄证,其病机是瘀血滞塞络道。故治宜活血化瘀,疏肝退黄。

**方药运用** 膈下逐瘀汤。

五灵脂 6g　当归 9g　川芎 6g　桃仁 9g　丹皮 9g　赤芍 9g　乌药 9g　元胡 9g　甘草 3g　香附 9g　红花 9g　枳壳 9g

桃仁、红花、赤芍、丹皮、五灵脂活血化瘀;当归、川芎养血行血;元胡、乌药、香附行气活血止痛;加茵陈清热利湿退黄。

阴黄一证,虚证、寒证居多,病程较长,其病因病机是脾阳衰微,阴邪偏盛,而成寒湿。本病多有感受寒湿之邪,以致寒湿困脾,或素体脾阳不足,湿从寒化,或因阳黄迁延日久,过用苦寒之剂,转为阴黄,如《景岳全书·黄疸》说:"阴黄症,……必喜静而恶动,喜暗而畏明。凡神思困倦,言语轻微……悉皆阳虚之候,此与湿热发黄者反若冰炭"。又如《证治汇补·黄疸》说:"……此劳倦太过,气血俱虚,不可妄用凉药,宜调中培土"均说明阴黄之证属虚属寒,所以治当从脾着手,以健脾温化寒湿退黄为主。

## 【其他疗法】

### 1. 单方验方

(1) 茵陈、大枣各 30g,水煎服,日 2 次,连服 10 余日,适用于阳黄。

(2) 生鸡蛋 1 个,针砂 2g,将鸡蛋开 1 个小孔,纳入针砂,以绵纸封固,煮熟。每日吃 1 个,连服 10 余个,有效则连服,适用于阴黄。

(3) 虎茵汤:虎杖、茵陈、红枣各 30g,煎成 100ml,加糖适量,分 2 次服,连服至黄疸消退,适用治阳黄。

### 2. 饮食疗法

(1) 雪梨,切片浸于醋中,每次吃梨 2 个,每天 3 次,用于治黄疸。

(2) 荸荠打碎,煎汤代茶饮,每次 200g,用于黄疸湿热。

### 3. 针灸治疗

(1) 阳黄者

取穴　胆俞、阳陵泉、阴陵泉、内庭、太冲。

配穴　胃脘痞满纳差加中脘、足三里。恶心呕吐加内关、公孙。

手法　适用泻法。出血加血海、膈俞。

(2) 阴黄者

取穴　脾俞、胆俞、中脘、足三里、三阴交。

配穴　神疲乏力加命门、气海。

手法　用平补平泄或加灸法。便溏加灸关元、天枢。

## 【名医精华】

李振华

黄疸病的治疗,贵在辨清病机。黄疸始发,以湿邪为患。即《金匮要略·黄疸病脉证并治》篇说:"黄家所得,从湿得之。"湿虽为有形之阴邪,但可随着患者年龄体质之强弱,脾阳之盛衰,用药之过热过寒,病程长短等,湿阻气机而热化或寒化,此即谓阳黄或阴黄证。阳黄热盛化火,火热极盛为之毒,热毒内盛,可出现急黄。阳黄除急黄外,一般需辨清热重于湿或湿重于热,如热重于湿,当以苦寒的茵陈蒿汤治之,而湿重于热,湿为阴邪,"祛湿当以温药和之"。故从热重于湿所用的茵陈蒿汤的全部苦寒药,多改为温性药,仅有苦温的白术药力还不够,关键在于有辛温的桂枝以通阳,助膀胱之气化而达到利湿,同时佐以茯苓、猪苓、泽泻淡渗利湿。阳黄一个热重,一个湿重,虽同用苦寒燥湿利胆、退黄的茵陈蒿,但调整机体,改变病理的主药有原则性的区别,这是临床治疗阳黄必须严格掌握的。此外在用药上宜注意以下问题:

(1) 阳黄热重于湿,用药虽以清热为主,但苦寒药不能过量,过则寒能伤脾阳,形成热去湿重,腹胀加重,转为湿重于热,甚者转为阴黄。湿重于热证,茵陈等苦寒药更不宜过重,以防转为阴黄、缠绵难愈,甚至转为臌胀。

(2) 治疗黄疸病应加疏肝理气药。盖气行则湿行,湿行则热无所存。唯阳黄尤其热重证,理气药多香燥不宜多用。

（3）黄疸之病机，主要在湿，湿来源于脾虚，故治黄疸，始终要注意健脾以达根除湿邪。阳黄热重证，用苦寒药，苦能燥湿，寒能清热，当热清之后，包括急黄热毒清除，都要注意健脾，达到恢复健康，以免遗留后遗症。

（4）黄疸病湿阻气机，易气滞血瘀，所以在治疗中宜注意活血化瘀。

**案1** 黄某，男，43岁。初诊：2005年3月29日。

主诉：周身肌肤、小便黄已3月余。

病史：1995年发现患有乙肝。平素每日少量饮酒。去年12月初出现腹胀、纳差、厌食油腻，周身困乏，至中旬全身出现黄疸，查总胆红素50μmol/L，谷丙转氨酶440U/L，谷草转氨酶350U/L；乙肝五项：HBsAg、HBeAb、HBcAb均阳性。诊断为慢性乙肝（活动期），入住郑州市某医院治疗50天，服用丹茵合剂及中药（茵陈、大黄、丹参等）、肝泰乐（葡醛内酯）等药物效果不佳而出院。现腹胀以下午为甚，胸脘满闷、全身乏力、恶心、日进主食150g左右，厌油腻，小便黄，白睛、面色及肌肤黄染，腹部隆起。舌体稍胖大，舌质淡红、边有齿痕，苔稍黄腻，脉濡缓。腹部叩诊呈鼓音。

实验室检查结果：2005年3月16日肝功能化验结果：总胆红素67μmol/L，直接胆红素41.3μmol/L间接胆红素25.7μmol/L，谷丙转氨酶480U/L，谷草转氨酶：400U/L。

中医诊断：黄疸（阳黄，湿热黄疸、湿重于热）。

西医诊断：慢性乙型肝炎（活动期）。

治法：健脾和胃，化湿清热，理气退黄。

处方：茵陈五苓散加味。

茵陈12g，白术10g，茯苓15g，泽泻12g，桂枝6g，香附10g，郁金10g，厚朴10g，砂仁6g，广木香6g，焦三仙各15g，青皮10g，甘草3g。10剂，水煎服。

嘱：卧床休息，饮食清淡，忌食辛辣生冷油腻及饮酒。

二诊：2005年4月10日。腹胀基本消失，饮食增加，日食500g左右，周身较前有力，面色黄、小便黄减轻，舌体稍胖大，舌质淡红，苔稍黄腻，脉缓。2005年4月9日肝功能化验结果：黄总胆红素32μmol/L，直接胆红素19.2μmol/L，间接胆红素12.8μmol/L，谷丙转氨酶125U/L，谷草转氨酶97U/L。

现脾气渐旺，胃气渐和，湿热渐化，去理气祛瘀之香附、青皮，加气阴双补之太子参15g，益气而不过燥，藿香10g芳香以化中焦之湿。10剂，水煎服。

三诊：2005年4月20日。诸症继减，身黄、小便黄已退，惟多食仍感腹胀，下午身感困乏。舌质正常，苔薄白，脉缓。2005年4月9日肝功能化验：总胆红素16μmol/L，直接胆红素9.4μmol/L，间接胆红素6.6μmol/L，谷丙转氨酶35U/L，谷草转氨酶33U/L。脾虚仍未恢复，仍应以初诊方加减出入，黄疸已退可去茵陈。

处方：加味四君子汤。

党参15g，白术10g，茯苓20g，泽泻12g，郁金12g，厚朴10g，砂仁6g，丹参20g，青皮10g，元胡10g，甘草3g。30剂，水煎服。

四诊：2005年5月21日。诸症消失，饮食恢复病前食量，四肢有力，已恢复开车工作。肝功检查各项仍正常。舌质正常，苔薄白，脉象正常。2005年5月19日肝功能化验结果：黄总胆红素14μmol/L，直接胆红素8.3μmol/L，间接胆红素5.7μmol/L，谷丙转氨酶25U/L，谷草转氨酶23U/L。疾患已瘳，为防复发，以健脾益气和胃，疏肝理气通络之剂，日服半剂,以资巩固。

处方:四君子汤加味:党参 15g,白术 10g,茯苓 15g,泽泻 12g,桂枝 5g,广木香 6g,砂仁 6g,厚朴 10g,元胡 10g,郁金 10g,甘草 3g。10 剂,水煎服,每日半剂。

黄疸等诸病症消失,肝功正常而病情稳定。

**案 2 急性黄疸(急性重型肝炎)**

李某,女,72 岁,郑州市人。初诊时间:1990 年 7 月 15 日。

主诉:(其子代诉)患者于 7 月初突然出现黄疸,腹胀不食,体温 38℃。急送郑州某省级医院,经用西药及输液治疗,黄疸逐渐加重,全身黄染,并山现腹部胀人,经检查有中度腹水,黄疸指数为 90μmol/L。逐渐出现嗜睡、昏迷,黄疸继续加深。确诊为急性重型肝炎、肝性脑病,并下病危。其子遂请李老会诊。现症见:患者深度昏迷,腹水明显,体温 37.2℃。面部及全身发黄,小便黄,量少,舌质红绛,舌体胖大,舌苔薄黄,脉象洪数。

中医诊断:急性黄疸。

西医诊断:急性重型肝炎。

治法:清热解毒,凉血透窍。

处方:犀角 10g,黄连 10g,金银花 15g,板蓝根 30g,茵陈 30g,丹皮 10g,玄参 15g,郁金 10g,节菖蒲 10g,滑石 18g,甘草 3g。配服安宫牛黄丸 2 丸,早晚各 1 丸。(因患者昏迷不能吞咽,均用鼻饲喂药)

二诊:1990 年 7 月 16 日。患者服上药后,次日早晨苏醒,神智较清,面色黄疸稍有下降,小便量增加,舌脉基本同前,体温 36.5℃。

二诊辨证论治:患者恢复神智,病情转安,为体内热毒渐清,当在前药的基础上增加扶正培元之品,以健脾清热除湿,标本兼顾,稳步治疗。

处方:白术 10g,茯苓 20g,泽泻 15g,猪苓 10g,茵陈 18g,香附 10g,郁金 10g,节菖蒲 10g,丹皮 10g,玄参 12g,黄连 6g,滑石 18g,生薏仁 30g,甘草 3g。3 剂,水煎服。

三诊:1990 年 7 月 20 日。上药服 3 剂后,腹水已去大半,腹部柔软,全身黄疸已退,开始进饮食,神智已正常,小便微黄,舌质淡红,舌体不胖大,舌苔薄稍黄。

三诊辨证论治:服药后效果显著,正气渐长,湿热已退,治疗上应以养肝扶正为主,兼清余邪,待气血充盛,气机通利,则邪不可存,以逍遥散加减。

处方:当归 10g,白芍 12g,白术 10g,茯苓 18g,柴胡 5g,泽泻 15g,茵陈 12g,香附 10g,郁金 10g,白蔻仁 10g,太子参 15g,枳壳 10g,厚朴 10g,甘草 3g。7 剂,水煎服。

四诊:1990 年 7 月 29 日。患者精神好,已可下床活动,饮食基本恢复正常,经医院检查腹水消失,黄疸继续减轻。舌质淡红,苔薄白,脉象弦缓。

四诊辨证论治:黄疸继续减退,余症基本消失。为巩固疗效,继续治疗。上方去太子参、茵陈、白蔻仁、泽泻,加党参 15g,砂仁 8g,再进 10 剂。

医院让其带药出院调理,半年后随访,病痊愈未再复发。

**按** 当夏之时,暑湿当令,患者年迈,素体不足,感受暑湿,湿热内蕴,蕴积化毒,热毒炽盛,充斥三焦,内入营血,急性发病。热毒内燔,故发热;胆汁为热邪所迫,不循常道,溢于肌肤,下注膀胱,故全身黄染,小便黄,并逐渐加重;湿热蕴结中焦,气机不利,水液输布失常,留滞体内,故腹胀,腹水,小便量少;热入营血,蒙蔽清窍,故嗜睡,昏迷;舌体胖大,舌质红绛,舌苔薄黄,脉象洪数,皆为正虚热毒亢盛之象。此病进展迅速,危在旦夕,急则治其标,治疗以祛邪为主,配服安宫牛黄丸以清热解毒,凉血开窍。用药1剂,收效明显,患者转危为安。病机好转,当标本兼治,扶正祛邪。《金匮要略·黄疸病脉证并治》指出:"黄家所得,从湿得之",所谓"脾旺能胜湿",故此时用健脾补中,理气除湿之法治疗,改用茵陈四苓散加味。患者进一步好转,病情稳定,饮食恢复,黄疸及腹水消失,邪气已衰,当以固本培元养肝为主,以防复发。在此例疾病的治疗上,由于辨明主次,明确病机,药随证走,故能药中病机,而使病愈。

### 关幼波

阳黄的治疗仍以清热利湿为常法,重视疏肝利胆之惯例,以治中焦为要害,突出活血、解毒、化痰。即:"治黄必活血,血行黄易却;治黄需解毒,毒解黄易除;治黄要化痰,痰化黄易散"。(《中医专题讲座选》)

### 喻森山

我们治疗阴黄的体会可以归纳为以下四点:

(1) 阴黄一症,即可出现于急性黄疸型肝炎,也可出现于慢性肝炎或肝硬化之有黄疸者。

(2) 其病因病机是寒湿阳虚。

(3) 其辨证要点是:黄色不鲜,食少便溏,畏寒喜热,脉细无力,舌质淡胖,苔白而腻。

(4) 治疗上当温阳散寒化湿,以茵陈四逆汤加味为宜。个人体会,只要辨证正确,效如桴鼓。

**医案** 尹某,住院号1990,因乏力,纳差1周,眼黄1天,于1981年2月23日入院。入院时血清胆红素5.75/4.0mg/dL,麝浊14单位,谷丙转氨酶500单位以上,HBsAg:1:256,给予一般常规治疗。9天后因全身及消化道症状加重,血清胆红素上升到16.05mg/dL而邀请中医会诊。当时患者口中清涎频溢,畏寒喜热,不思饮食,大便溏泄,脉细弱,舌质淡胖,苔白厚腻,即按寒湿阳虚之阴黄给予茵陈四逆汤加黄芪、党参、桂枝治疗病情迅速好转而愈。[《中医杂志》1984;(9):20]

### 朱良春医案

徐某,女,43岁。

慢性肝炎已久,肝功能反复不正常,经常发热,口干而苦。脘腹痞闷,肝区胀痛,纳差,苔薄,舌质红,边衬紫,脉弦细。曾经给予疏肝理气、健脾培中或养益肝阴、清化湿热之剂,病情时剧时缓,迁延不愈。目前因发热,乃又神疲,食欲显减,身目黄染。肝功能检查:黄疸指数51U,胆红质5.5mg/dL,锌浊18U,麝浊18U,谷丙转氨酶284U。疫毒伤肝,湿热逗留,蕴阻脾胃则运化无权,熏蒸肝胆则疏泄失常,缠绵反复,诸象迭起。此次因外邪引动宿疾,病情加剧,经治发热已除,湿热疫毒之邪,缠稽不愈。"久病多瘀",故清化湿热,调理脾胃肝胆外,应着重活血化瘀,以去其瘀结所在。

豨莶草45g,田基黄30g,丹参18g,芒硝3g(分冲),石见穿30g,生麦芽30g,麸炒枳壳8g,糯稻根30g,生甘草4.5g。

药服10剂后,黄疸消退,症状缓解,食欲增加;又自服10剂,病情明显好转,肝功复查:黄疸指数10U,锌浊12U,麝浊10.7U,谷丙转氨酶72U。一般情况均好,基本稳定,继续调理巩固。随访已恢复工作。(《国医大师朱良春》)

## 沈仲圭医案

赵某,男,50 岁。初诊于 1962 年 5 月。

因患急性传染性黄疸型肝炎,住北京某医院,检查谷丙转氨酶 2000U,麝浊 15U,黄疸指数 70U,经西医治疗效果不佳。症见目黄,周身亦黄,且发奇痒,尿赤而少,夜寐不宁,右胁作痛,能食便调。脉弦数,舌红苔黄。

辨证:以脉参证,乃血分燥热与湿相搏,郁而发黄。

治法:宜清热利湿,参滋阴活血。

处方:茵陈 30g,生地 12g,车前子 12g,黄芩 9g,当归 6g,红花 6g,黄连 6g,枳壳 6g,橘红 4.5g,厚朴 4.5g,砂仁 2.4g,水酒各半煎服。

二诊:上方药服 5 剂后,黄退痒止,睡眠酣适,惟目黄尿黄尚未退净。续服药 10 剂,诸恙消失,复查肝功能均正常,遂停药观察,后未见复发。(《中国名中医医案精粹》)

## 陈伯勤医案

钟某,女,33 岁。初诊于 1979 年 2 月 1 日。

自 1978 年元月份出现尿黄,右胁疼痛,遍身发黄,黄如橘子色,经某医院查肝功能:谷丙转氨酶 452U,麝浊 10U,锌浊 15U,黄疸指数 20U。伴疲乏无力,胃纳不振,嗜睡等症,曾服保肝类西药及补液,症无改善,要求中医治疗。

诊查:诊见皮肤巩膜发黄,舌暗红,苔黄稍腻,脉弦略数。

辨证:此属肝胆郁热,湿滞血瘀之象。

治法:投以疏肝解郁,佐以化湿祛瘀之法。

处方:柴胡 12g,白芍 12g,茵陈 15g,败酱草 18g,丹参 15g,麦芽 15g,甘草 3g,郁金 9g。每天 1 剂,水煎分 3 次服。

二诊:服药 1 周,症状改善,黄疸稍退,右胁仍胀痛,时有鼻衄。舌脉无明显改变。仍以原方加生薏苡仁 24g、白茅根 15g,败酱草加至 24g。

三诊:服药 4 周,症状改善。复查肝功能:谷丙转氨酶正常,麝浊 5U,锌浊 12U,黄疸指数 6U。嘱原方去白茅根、败酱草,加豆芽 15g。服药 2 周以巩固疗效。(《中国名中医医案精粹》)

## 【预防护理】

对有传染性的黄疸,应做好以下几点:第一隔离病人,一般应隔离 30 日以上。再者注意病人的饮食卫生和餐具的消毒。用煮沸法即可。若是在流行地区,流行期,要进行预防服药。用绵茵陈 15g、山栀子 9g、生大黄 9g,水煎服,每日 1 剂。

对湿热发黄的病人,在护理方面应让病人卧床休息,保持精神愉快,切勿怒气伤肝。饮食方面,禁食酒类、辛辣油腻之品。

对寒湿发黄病人,在护理方面要让病人休息好,可作一些对增强体质有益的体育活动。增强营养,但必须是易消化的食物,禁食生冷、油腻之品。

对急黄病人,让病人绝对卧床休息,饮食应吃流质食物,禁食辛辣、油腻等饮食。对病情要密切观察,如见黄疸加深、皮肤出现斑疹等病情恶化之兆,随时采取相应的抢救措施。

# 臌　胀

臌胀,是因腹部胀大如鼓而命名。以腹部胀大,皮色苍黄,甚者腹皮青筋暴露,四肢不肿或微肿为特征。本病首见于《内经》。如《灵枢·水胀》篇曰:"鼓胀何如? 岐伯曰:腹胀身皆大,大与肤胀等也,色苍黄,腹筋起,此其候也。"这段经文详细地描述了臌胀的特征。我国历代方书对本病有不同的名称,如"蛊胀"、"蜘蛛臌"、"单腹胀"、"膨脝"等。李中梓说:"在病名有鼓胀与蛊胀之殊。臌胀者,中空如鼓,腹皮绷急多病气也;蛊胀者,中实有物,腹形充大非虫即血也。"张景岳说:"单腹胀者,多为臌胀,以外坚满而中空无物,其象如鼓,故名臌胀。又或以血气结聚,不可解散,其毒如蛊,亦名蛊胀,且肢体无恙,胀惟在腹,故又名单腹胀也。"名称虽异,皆为《内经》中所说的臌胀病。

本病属常见病,多发病,包括西医医学的肝硬化腹水,结核性腹膜炎、腹腔肿瘤等病。凡发生腹水而出现类似臌胀症状者,均可参照本病辨证治疗。

## 【病因病机】

**情志不遂**　情志不遂,肝气不舒,横逆克脾,脾不健运,水湿内停,日久不化壅塞中焦,隧道不通,渐成臌胀。若《沈氏遵生书·肿胀源流》曰:"臌胀……或由怒气伤肝,渐蚀其脾,脾虚之极,故阴阳不交,清浊相混,遂道不通。"

**嗜酒肥甘**　嗜酒过度,饮食不节(洁),酿成湿热,损伤脾胃,导致清气不升,浊气不降,清浊相混,壅滞中焦,而致臌胀。如《张氏医通》云:"嗜酒之人,病腹胀如斗,此乃湿热伤脾而成此病。"

**脾虚食积**　久病迁延日久,脾虚益甚,健运失职,谷气难消,食积胃脘,水湿不化,致成臌胀。《素问识》释曰:"此因脾土气虚,不能磨谷,故旦食而不能暮食,以致虚胀如鼓也。"

**水毒郁结**　血吸虫感染之水区,因田间劳动捕鱼捉蟹,或洗澡游泳。感染血吸虫病,经络阻滞,水湿停聚而成臌胀。

## 【辨证论治】

### 1. 辨证纲要

臌胀是一个常见病,一般成年男性患者较多见,属于疑难病证,病机复杂,临床症状变化多端,证候重叠交错,给辨证施治带来一定困难。因此,在进行辨证时要注意臌胀病的病史、特征、起病的缓急,病性的标本虚实,以及气结、血瘀、水裹的主次等。这样才能全面判断病情,进行确当的治疗。

(1)询问病史:了解过去曾患过黄疸疾病与否? 有无嗜酒史? 是否到过血吸虫疫区? 对临床诊断都有一定帮助。

(2)辨临床特征:腹部胀大是臌胀的主要特征,望诊可见病人的腹部突出,平卧时高出胸部,坐位及走路时突出胸前,四肢不肿反而更见消瘦,故称为单腹胀,或形象化喻之为蜘蛛臌。臌胀初起,以气胀为主,病人虽感腹胀,但按之尚柔软,叩之如鼓,但在转侧时叩之声浊。臌胀后期,则腹水显著增多,腹部胀大绷急,按之坚满,并可出现脐心突出,青筋暴露,脉络瘀阻症状。另外,病人面色多属萎黄,巩膜或见黄疸,在面部或颈部,胸部皮肤出现红丝赤缕等,可作为诊断的参考。

(3) 辨起病的缓急:臌胀虽然大多缓慢发病,但在辨证中仍需注意仔细询问,而且在缓慢发病当中又有缓急之分。若臌胀有半月至1月之间不断发展,则属缓中之急,多为阳证、实证。若臌胀迁延数月,则为缓中之缓,多属阴证、虚证。

(4) 辨臌胀的虚实:辨别臌胀的虚实可从以下两方来判断:一是从体质的强弱,年龄大小,神色表现进行判断。《景岳全书·肿胀》认为:"形色红黄,气息粗长者多实;形容憔悴,声音短促者多虚;年青少壮,气道壅塞者多实,中裹积劳,神疲气结者多虚"。二是从临床症状和体征方面进行判断;《医宗必读·水肿胀满》指出:"先胀于内后肿于外为实,先肿于外而后胀于里者为虚;小便黄赤,大便秘结为实;小便清白,大便溏泄为虚;滑数有力为实,弦浮微细为虚。"从腹胀与浮肿出现的先后,二便的性质、脉象等方面来辨虚实。《风劳臌膈四大证治》则根据臌胀本身的表现进行辨证。书中指出:"实者腹中常痛,外坚内痛,按之不陷,法当疏利;虚者时胀时减,气虚流滞,按之则濡,法当温药和之。"

(5) 辨气结、血瘀、水裹的主次:臌胀主要是由于气、血、水瘀积于腹内,但在疾病发展的各个阶段,气结、血瘀、水裹的主次又有所不同。应辨明主次,才能恰当用药。臌胀初期一般以气结为主,按压腹部,随按随起,如按气囊。若治疗不当,病情逐渐深入,病变则以水裹或血瘀为主。以水裹为主者,腹部坚满,摇动有水声,按之如囊裹水。若以血瘀为主者,则见腹上青筋暴露,面、颈、腹部出现红缕赤痕。

**2. 辨析类证**

臌胀须与水肿、肠覃、积证、痞满进行鉴别诊断:

(1) 水肿:水肿是指体内水液潴留,泛溢肌肤,引起头面、眼睑、四肢、腹背甚至全身浮肿。严重的水肿病人,还可以出现胸水,腹水。因此须与臌胀作出鉴别诊断。两者的鉴别要点是:臌胀为单腹胀大,腹部有青筋暴露,或兼下肢肿胀,上肢及头面一般不肿;水肿则头面四肢皆肿,若有腹部胀大,则绝无腹部青筋暴露等体征。《本事方》对此已有所认识,提出"脐腹四肢患肿为水,只腹胀气膜而四肢不甚为蛊"。《医学心悟·肿胀篇》则以发病的部位的时间顺序来区分,认为"目窠与足先肿,后腹大,水也;先腹大,后四肢肿者,胀也。"

(2) 肠覃:肠覃病名首见于《灵枢·水胀》篇。明确指出其属于妇女所患的疾病,由于寒邪留滞,客于冲任,肠络之间,结而成块,开始由下腹部发生,逐渐向上增大,最后可大如怀胎足月之状,因此需与臌胀进行鉴别。两者的鉴别要点是:臌胀初期,腹部尚柔软,叩之如鼓,臌胀晚期,腹部坚硬,不能推动。肠覃则始终均为按之坚硬,但推之可以移动。若再配合西医妇科检查,则更容易作出鉴别诊断。

(3) 臌胀与积证:臌胀与积证区别,积证是指腹内结块。臌胀虽可由积证引起,但并非所有臌胀皆由积证引起,且主证亦有所不同,臌胀以腹胀大为主症,积聚以腹中结块为主。

(4) 臌胀与痞满:痞满系腹中自觉有胀满之感,外无胀急之象。臌胀可兼有腹满,但其外皮多紧急,久则出现青筋暴露,性质不同当须鉴别。

**3. 治疗原则**

臌胀的治疗,首先要明辨虚实。臌胀初起,多属实证,当以祛邪为主,佐以健脾理气,消积化瘀。但由于臌胀病起于肝、脾、肾三脏功能障碍,从病一开始,就是实中有虚,治疗应以攻补兼施。到晚期多属虚证,当以补法为主,兼以泻实。《寓意草》指出:"从来肿病,遍身头目俱肿,尚易治。若只单腹胀,则为难治。……而清者不升,浊者不降,互相结聚,牢不可破,实因脾气之衰微所致,而泻脾之药安敢漫用乎?……后人不察,概从攻泻者何耶?其始非不遽消,其后攻之不消矣,其后再攻之如铁石矣。不知者见之,方谓何物邪气,若此之盛。自明者观之,不过为猛药所攻,即以此身之元气,转与此身为难,有如驱良民为盗贼之比。明乎此,则有培养一法,补益元气是也;则有招纳一法,宣布五阳是也;则有解散一法,开鬼门,洁净府是也。三法虽不言泻而泻在其中矣"。臌胀晚期,则多属虚证,可根据病情选用温补脾胃或滋养肝肾等治法以培其本。若需伍用泻法,则必须权衡本虚标实的主次。

## 实胀

### 气滞湿阻

**临床表现** 胀大腹满,胀而不坚,胁不痞胀或疼痛,纳食减少,食后胀甚,嗳气,小便短少,大便不爽,舌苔白腻,脉弦。

**辨证提要** ①辨证要点:腹大胀满按之不坚,常嗳气,二便不爽。②辨诱因:本证多有情志不遂,肝脾失调病史。每因情志刺激,肝脾不和,健运失常,气滞湿阻,故腹胀大。③辨腹满程度:由于本证是由气滞湿阻,升降失司,浊气充塞而致腹满,故按之如气囊而不坚。④辨转归预后:本证属臌胀初起,主要为气滞兼有少量水湿,若治疗得当,病情较易控制。若治疗不当,甚至失治误治,气郁不解,水湿不能及时施泄,蓄积与体内,则可以从寒化或热化,或因气滞日久,瘀血内生,都会使病情加重。

**理法概要** 情志不遂,精神抑郁,肝郁气滞,肝脾不和,气滞湿阻,升降失司,浊气充塞,而腹大胀满,胁下痞胀疼痛等。故其治疗首先要调情志,然后疏肝理气,除湿散满。

**方药应用** 柴胡疏肝散合平胃散加减。

柴胡 10g,白芍 10g,枳壳 15g,川芎 10g,香附 10g,炙甘草 6g,陈皮 12g,厚朴 12g,苍术 10g,生姜 2g,大枣 3 枚

柴胡、白芍、川芎、香附疏肝解郁;苍术、厚朴、枳壳、陈皮理气和中,除湿消满。诸药合用,能够起到疏肝经郁滞之气,宣通脾经困窘之湿。尿少者,加车前子、泽泻以利小便;泛吐清水者,加半夏、干姜和胃降逆散寒;腹胀甚者,加木香、砂仁行气消胀。若单腹胀大,面色晦滞,尿黄而少,此气滞夹热,宜用白茅根、车前草之类,以理气消胀,清热利水。

### 寒湿凝聚

**临床表现** 腹大胀满,按之如囊裹水,脘腹痞满,得热稍舒,头身困重,怯寒肢肿,小便短少,大便溏薄,苔白腻而滑,脉濡缓或弦迟。

**辨证提要** ①辨证要点:腹大胀满,按之如囊裹水,脘腹痞满,得热稍舒,头身困重,怯寒肢肿。②辨喜恶:本证病机为寒湿凝聚,阻滞中阳,故临床见证喜热而恶寒,得热则舒。③辨腹满程度:本证系寒湿停聚,中阳被阻,阳不化气,水湿停聚,故腹满按之如囊裹水。

**理法概要** 本证为水湿内蓄,而从寒化所致,应以温阳散寒,化湿利水。

**方药应用** 实脾饮加减。

厚朴 12g,白术 15g,木瓜 10g,木香 10g,草果仁 10g,大腹皮 30g,制附子 6g,白茯苓 15g,干姜 10g,甘草 3g,生姜 2g,大枣 1 枚

附子、干姜、草果温阳散寒除湿;白术、甘草健脾运湿;大腹皮、白茯苓渗湿利水;厚朴、广木香、木瓜宽中理气化湿行水。诸药合用,确能使寒去阳复湿自化,气化水行肿自消。

#### 湿热蕴结

**临床表现**　腹大坚满,拒按,脘腹绷急,外坚内痛,烦热口苦,小便赤涩,大便秘结,舌边尖红、苔黄腻或兼灰黑,脉弦数,或见面目色黄。

**辨证提要**　①辨证要点:腹大坚满,拒按,腹脘绷急,外坚内痛。②辨腹满程度:本证因湿热所致,湿热壅滞肝胆,可成黄疸,积聚。故本证腹满坚硬,脘腹绷急,外坚内痛,拒按。③辨二便:由于本证湿热为患,大便可出现秘结,小便赤涩。④辨预后:本证系湿热所致,热邪内迫,病情多变,如突然出现吐血、便血,系热迫血妄行,多属危候;热扰神明,出现神志昏迷,亦是危症,应时时注意。

**理法概要**　本证为水湿内蓄,而从热化,致成湿热蕴结,故用清热化湿,攻下逐水之剂,可望获得好转。

**方药运用**　中满分消丸加减。

白术9g　人参6g　炙甘草6g　猪苓15g　白茯苓12g　干生姜各6g　砂仁9g　泽泻9g　陈皮9g　炒知母10g　炒黄芩12g　炒黄连10g　半夏10g　炒枳实15g　厚朴15g

黄芩、黄连、知母清泄热邪;茯苓、泽泻渗湿利水;枳实、厚朴、陈皮、砂仁宽中行气导滞;白术运脾化湿。诸药合用,可起到热清邪退胀消,气畅滞化水能泄的作用。若水过重,暂用舟车丸攻下逐水,得泄即止。若面目俱黄,可合茵陈蒿汤清化湿热,导热下行。若因久治不愈,邪深伤络,可成肝脾血瘀之证。若治疗不当或病情加重可伤阴损阳,累及肝肾而成虚胀。若病势突变,骤然大量吐血,下血为热迫血溢,证情危重,可用安宫牛黄丸或至宝丹以清热开窍。

#### 肝脾血瘀

**临床表现**　腹大坚满,按之硬,青筋怒张,胁腹攻痛,面色黝黑,头颈胸部红点赤缕,唇色紫褐,大便色黑,舌紫暗或有瘀斑,脉细涩或芤。

**辨证提要**　①辨证要点:腹大坚满,按之不陷而硬,青筋怒张,胁腹攻痛,面色黯黑,头颈胸部红点赤缕。②辨腹满程度:本证病机为肝脾瘀血,经络阻滞,故腹满而坚,青筋怒张,布两胁,按之坚硬。③辨面色:瘀血阻滞脉络,面部可出现黧黑或见赤缕红点。④辨病程与预后:本证多因臌胀迁延不愈,久病入络,形成肝脾瘀血,易出现吐血,大便下血,应多警惕。

**理法概要**　本证系气血、水湿瘀阻所致,故治疗应以化瘀,行气利水法治之。

**方药运用**　化瘀汤加减。

丹参15g　当归12g　红花10g　桃仁10g　丹皮10g　赤芍10g　穿山甲15g　牡蛎30g　白术10g　青皮10g　泽泻10g。

方中丹参、当归、红花、桃仁养血活血;丹皮、赤芍凉血化瘀;穿山甲、牡蛎软坚破瘀;白术、青皮、泽泻健脾行气利水。诸药合用,共奏活血化瘀以通络,行气消坚以利水之效。如胀满过甚,体质尚好,能胜任攻逐者,可暂用十枣汤等逐水剂,以导水下行。但须时时注意脾胃之气,不可攻伐太过。未尽之水邪以缓缓消之,或攻补兼施,不能强求速效。若过于攻伐,耗伤气阴,病情恶化,由实转虚,可按虚胀论治。

### 虚胀

#### 脾虚水困

**临床表现**　腹部胀满,肠鸣便溏,面色萎黄,神疲乏力,四肢无力,少气懒言,舌苔薄腻,舌质淡胖有齿印,脉沉弱。

辨证提要　①辨证要点:腹部胀满,肠鸣便溏,神疲乏力,脉沉弱。②辨腹满程度:本证属虚胀,腹部虽胀满而不坚,多有肠鸣便溏。③辨精神状态:本证多由脾虚所致,临床指征多有倦怠乏力,面色萎黄。④辨类证:腹部胀满可有两种情况:一种多因情志不调,肝脾不和,升降运化失常,气不通畅而致。一种是脾虚水困而致。两者主要区别为前者胀满为气,后者胀满为气加水困,故应区别。

理法概要　本证主要是脾虚胃弱,水湿泛滥所致,治以培补脾土,渗泄水湿,可使病情逐渐缓解。若治疗不当,病邪日深,正气续败,损及肾阳,便成脾肾阳虚之证。

方药运用　异功散加减。

党参10g　茯苓20g　白术20g　陈皮12g　甘草6g　白芍12g　橘红10g　广木香10g　沉香3g　薏苡仁30g

党参、白术补脾益气;白芍柔肝;橘红、广木香、沉香调中行气;茯苓、薏苡仁淡渗利湿。若虚夹滞,胸膈满胀,胁肋隐痛,宜用健脾丸,以补脾调中、行气消胀。

### 脾肾阳虚

临床表现　腹部胀满,入暮较甚,脘闷纳呆,神疲怯寒,肢体浮肿,小便短少,面色萎黄或㿠白,舌质淡,体胖嫩有齿印,脉沉细或弦大重按无力。

辨证提要　①辨证要点:腹胀满入暮较甚,脘闷纳呆,神疲怯寒,肢体浮肿,脉沉细。②辨腹满程度:本证系脾肾阳虚所致,虽胀满而不坚,胀满夜间甚。③辨体质:素体阳虚,脾不健运,水湿不化,而成本证。

理法概要　本证是脾肾阳虚,寒水内蓄。如只补阳则水不去,专利水则阳不升。故治以温补脾肾,散寒利水并用。

方药运用　附子理中汤合五苓散化裁。

党参15g　白术15g　干姜10g　甘草6g　附子6g　肉桂1g　茯苓15g　猪苓10g　泽泻15g

党参、白术、干姜、甘草益气健脾、温补中阳;肉桂、附子补肾壮阳;茯苓、泽泻、猪苓以渗利水湿。诸药合用共起补脾肾,温阳气,散寒邪,利水湿之效。如下肢浮肿,小便短少者,可加服济生肾气丸,以滋肾助阳加强利水之功。

### 肝肾阴虚

临床表现　腹大坚满,甚者青筋暴露,形体消瘦,面色黧黑,唇紫舌燥,心烦,掌心热,齿、鼻有时出血,小便短赤,舌质红绛少津,脉弦细数。

辨证提要　①辨证要点:腹大坚满,青筋暴露,形体消瘦,面色黧黑,五心烦热,兼见鼻齿出血等。②辨腹满程度:本证多由久病入络,血瘀气滞或有积聚,故腹满而坚,青筋暴露。③辨转归及预后:病至晚期,腹大如瓮,脉络怒张,脐心突起,便如鸭溏,四肢削瘦者,预后多不良。如《灵枢·玉版》篇曰:"腹胀身热脉大是一逆也。肠鸣而满,四肢清泄,其脉大是二逆也。"又说:"其腹大胀。四末清,脱形泄甚是一逆也。腹胀便血,其脉大,时绝是二逆也。"就临证所见,臌胀而见心烦不安,寒热时作,往往病势随之进展,此为邪正相争,正虚邪盛之象。若见形脱,便血,下利频繁,喘急脉弦大重按无根,乃属五脏俱脱,最为危急之候。

理法概要　本证多由病久,或攻下逐水太过,伤津耗液,以致肝肾阴亏,治以滋肝肾养阴血,少佐化瘀。力求好转或带病延年,倘若肝肾阴竭,瘀血日甚,突发变化,便成危候。

　　**方药运用**　一贯煎合消瘀汤加减。

　　北沙参12g　麦冬10g　当归12g　生地12g　枸杞子15g　川楝子10g　鳖甲10g　牡蛎20g　青皮10g　枳壳15g　莪术6g　三棱6g　鸡内金12g　茯苓15g　赤芍10g　人参10g

　　方中一贯煎滋肝肾,养阴血;而消瘀汤化瘀血,消满胀,二方合用有滋肾清肝,养血活血,化瘀消胀之效。若内热口干、舌绛少津,可加玄参、石斛以养阴清热;午后潮热,加柴胡、地骨皮以退热除蒸;小便短赤者,加猪苓、茅根、通草以养阴利水;若齿鼻出血,可加犀角、茜草炭、丹皮、仙鹤草之类以凉血止血;若阴枯阳浮,可加龟板、生鳖甲、生龙牡之类育阴潜阳;若见神昏谵语,急用紫雪丹,安宫牛黄丸以清营解毒,凉血开窍;若气微血脱、汗出肢厥、脉微欲绝以独参汤扶元救脱。

　　总之,臌胀一证比较复杂难治,故有"风、劳、臌、膈"四大难证之说,病变演变过程中是实证夹虚,虚中有实,虚实互见,寒热错杂,还会出现各种并发症。但只要早期发现,及时治疗,饮食有节,起居有常,禁止或慎食盐(限制盐量),便能取得一定的效果。

# 【其他疗法】

## 1. 单方验方

　　(1) 牵牛子粉:牵牛子研粉,每次吞服1～3g,每天1～2次。

　　(2) 禹功散:牵牛子120g,小茴香30g,共研细末,每次吞服1.5～3g,每天1～2次。

　　(3) 甘遂末:每次0.5～1g,装入胶囊吞服,每日1～2次。

　　以上3方适用于臌胀的水湿困脾证。

　　(4) 大浮萍、红糖各60g,清水3碗,煎成1碗,分2次服,忌盐。适用于臌胀的湿热蕴结证。

　　(5) 三七粉:每服3g,每日2次。

　　(6) 大黄䗪虫丸:每次服1～2丸,每日2次。

　　(7) 鳖甲煎丸:每次服3g,每日2次。

　　上述3方适用于臌胀病的肝脾肿大。

　　(8) 十枣丸:炒芫花,制甘遂,炒大戟各10g。共研细粉,用红枣900g,煮烂去核皮,加糊打和为丸,如梧桐子大。遵医嘱服。

　　适用于臌胀病水肿喘呕,小便不利。

　　(9) 马鞭草、半枝莲、陈葫芦、河白草、石打穿、六月雪,上药任选1～3种,每味用量30g,煎汤内服。适应于水臌。

　　(10) 半枝莲30g,陈葫芦1个,水煎服。适应于水臌。

　　(11) 鸡内金15g,白术9g,生姜9g,鲜茅根60g,水煎服。适应于臌胀脾虚证。

## 2. 饮食疗法

　　(1) 鲤鱼500g(去鳞及内脏),赤小豆30g,煎汤服。适应于臌胀的虚证。

　　(2) 山药粥:生山药15g,大米50g。先将生山药切为小丁,与大米同煮成粥即可。早晚分次服用。适用于水肿消退后,脾胃虚弱,纳差消瘦者。

（3）车前子粥：车前子 30g，粳米 100g。车前子布包煎汁后，放入粳米同煎为粥。可供上下午温热服食。适用于脾虚臌胀。

（4）龙眼莲子粥：桂圆肉 15g，莲子肉 15g，红枣 5g，糯米 50g，白糖少许。将莲子去皮，去心，洗净；红枣去核；糯米淘洗干净。将糯米、红枣、桂圆肉、白糖均倒入铝锅内，加入适量水，置武火上烧沸，再用文火熬煮至熟即成。早晚餐食用。适用于水肿消退后，脾胃虚弱，消瘦纳差。

（5）甲鱼粥：甲鱼 1 只，糯米 100g，料酒 2 匙，姜片 15g，葱段 15g，鸡汤 1000ml，植物油适量，精盐适量。将甲鱼宰杀后剁去头，去掉硬壳，尾及爪尖，弃肠杂，洗净后切成小块，入开水中煮一下，捞出刮去黑皮。令取锅一只，入植物油适量，烧热后入甲鱼，翻炒 3 分钟，加入料酒、葱段、姜片略炒，再加入鸡汤和糯米，熬煮成粥，调入精盐，胡椒粉即成。适用于脾胃虚弱，臌胀并肝脾肿大者。

（6）薏苡仁汤：薏苡仁 50g，白糖 5g。将薏苡仁 50g 用清水洗净，加适量水，用文火煮烂成粥，调入白糖 50g 即可。以粥为饭，早晚餐食用，连服 1 个月。适用于脾虚臌胀较轻者。

（7）赤豆炖鹌鹑：鹌鹑 3 只，赤小豆 30g，生姜 10g，清汤 1500ml，精盐 5g，味精 3g，葱 10g，红花 10g。共炖至鹌鹑煮熟。每日 3 次、每次 1 个鹌鹑喝汤。适用于肝脾血瘀臌胀较轻患者。

（8）藿香露：藿香叶 30～50g。把藿香剪碎，放入烧瓶内，加清水适量，盖上瓶塞，连接上冷凝管。对烧瓶加热，烧沸后收集蒸馏所得的芳香水。每日 2 或 3 次，温热饮用，每次 100～150ml。适用于臌胀病有口臭者。

### 3. 针灸疗法

（1）气臌

主穴　肝俞、脾俞、三焦俞、足三里、气海。

配穴　湿热重加胆俞、阳陵泉、太冲、水分。偏虚寒加灸足三里、灸中脘、灸神阙。血瘀较重加血海、三阴交、天枢。

手法　平补平泻。

（2）水臌

主穴　脾俞、肾俞、复溜、阴陵泉、水分。

配穴　腹胀甚加足三里、中脘、天枢。胸胁痛加大包、期门。

手法　平补平泻。

（3）血臌

主穴　期门、石门、章门、三阴交、膈俞、肝俞、三焦俞。

配穴　肿甚加水分、水道、大巨。纳差加上脘、中脘、足三里。

手法　平补平泻。

## 【名医精华】

### 李振华

臌胀主要由情志不遂、饮食不节、血吸虫感染或其他疾病传变而来。

情志不遂，伤肝日久，必致肝郁。肝郁日久，横乘脾土，脾失健运，水湿内停。水湿阻滞气机,肝郁更甚,一方面致血瘀;一方面可致脾气更虚,水湿更盛。脾虚日久,可致肾脏亦虚。肾阴虚肝失所养,肝气愈旺,更耗肾阴,阴虚及阳,肾脏施泄无力,小便不利,即可形成气滞血瘀,水湿内停出现腹水。简称"木郁克土"。

若饮食不节(洁),嗜酒肥甘,脾阳受损,水湿壅滞,湿阻气机则肝郁。肝郁日久则血瘀,脾更虚,脾虚湿盛,由脾及肾,出现水液施泄无力,小便无力,形成气滞,血瘀,水停出现腹水。简称"土壅木郁"。

臌胀病不论何种病因或他病转化而成,最终殊途同归,均导致肝、脾、肾三脏彼此功能失调,形成气滞、血瘀、水停。

臌胀初期,多属肝郁气滞,脾失健运,水湿停滞的气滞湿阻证。治宜疏肝健脾,行气利水。方用逍遥散加减即可。

水湿阻滞气机可随脾阳盛衰、年龄体质、用药过于寒热等而转化为寒湿困脾或湿热蕴结证。如湿从寒化,寒湿困脾证。治宜温中健脾,行气利水。方用胃苓汤合实脾饮化裁。若腹水日增,面色㿠白,四肢不温,形寒畏冷,便溏溺清,脾虚及肾,证属脾肾阳虚。治宜健脾温肾,通阳利水。肾阳虚用济生肾气丸合五苓散加减;脾阳虚用附子理中丸合五苓散加减。如湿阻气机,郁而化热成湿热蕴结证,治宜健脾行气,清热利水。方用加减茵陈五苓散。由于湿为阴邪,热为阳邪。治热当用苦寒,过则损伤脾阳,祛湿当以温药和之,但温药又能助长热邪,本证湿热交错,阴阳互结,临床较为难治。如肝郁脾虚日久,气滞血瘀可形成肝脾血瘀证。治宜疏肝健脾,活血化瘀。方用自拟疏肝活瘀汤。若患者素体阴虚,或肝郁化热,耗伤肾阴,可出现舌红,少津,脉弦细数的肝肾阴虚证。治宜滋阴清热,疏肝利水。方用自拟加减滋水清肝饮;本证寒热虚实交错,病机复杂,健脾通阳利水易伤阴助热,滋阴清热易加重腹水,补虚易助实,泄实易伤虚,治多不易。

上述各证,临床多不单独出现,往往合而为病。治宜认真分析、全面权衡。

臌胀气滞湿阻证,多为初次腹水,由于患者正气未衰,预后多属良好;若湿从寒化,寒湿困脾证,由于寒湿皆属阴,治疗当用温药通阳利水,祛邪与扶正并用,预后多属良好;若脾肾阳虚,患者反复腹水,腹大如鼓,四肢消瘦,大肉已脱,正气衰败,预后多不良,常伴心衰而死;湿热蕴结证常与肝脾血瘀证结合,晚期会出现肝性脑病(肝昏迷)或食道胃静脉曲张大出血,预后不良;肝肾阴虚,患者后期常因内热不解,热入清窍而致肝昏迷。

肝昏迷有热入清窍和痰蒙清窍之分;热入清窍者昏迷前多有失眠烦躁不安,宜安宫牛黄丸治之。痰蒙清窍者,昏迷前往往出现嗜睡转入昏迷,宜用苏合香丸治之。

附方:

疏肝活瘀汤　当归 12g　赤芍 15g　白术 10g　茯苓 24g　柴胡 6g　香附 10g　郁金 10g　元胡 10g　丹参 24g　莪术 10g　丹皮 10g　鳖甲 20g　泽泻 10g　穿山甲 10g　车前子 15g

如大便潜血加田三七 3g(分 2 次冲服),黑地榆 15g;如脾脏肿大者,可配服鳖甲煎丸。

加减滋水清肝饮　当归 12g　白芍 15g　山药 21g　茯苓 24g　杞子 15g　蒸首乌 21g　丹皮 10g　川楝子 12g　郁金 10g　茅根 30g　鳖甲 24g　柴胡 6g　车前子 15g　炒栀子 10g

如脾脏大可配服鳖甲煎丸。如衄血加田三七 3g。如失眠加合欢皮 15g,琥珀 3g。如低烧加地骨皮 15g,银柴胡 10g,去柴胡。(《常见病辨证治疗》)

**案1** 调理肝脾,利湿化瘀法治愈臌胀一例。

李某,女,30岁。

初诊:1974年4月8日。

主诉:四年前患肝炎,经县医院治愈。但稍劳则右胁隐痛,食欲欠佳。去年夏天因过食冷食,腹痛腹泻、日泻10余次为稀水样便,伴恶心呕吐,经本地保健员按"胃肠炎"治疗好转。其后出现腹胀,每日排便两次,便中伴有不消化食物残渣。至今年2月,腹胀及右胁疼痛加重,小便短少色白,下肢浮肿。经当地医院检查发现肝脾肿大,伴有腹水。中西药治疗月余,腹水消失,唯脾肿大达14cm,转经数院,皆欲施脾切除术,病人畏惧,乃四方求治,经人介绍来诊。因途中劳累,腹水又起,腹胀难忍,午后尤甚,嗳气矢气,倦怠乏力,不思饮食,小便短少。

诊察:腹膨隆,皮苍黄,青筋微露,双下肢凹陷性浮肿,颈胸部有少许散在的蜘蛛痣,肝肿大胁下6cm,脾肿大胁下14cm,精神不振,言语低微,面容消瘦,面色暗黄,苔白腻,质淡红稍胖,脉弦缓。

辨证:肝脾失调,湿阻血瘀。为臌胀(晚期肝硬化合并脾功能亢进)。

治则:调理肝脾,利湿化瘀。

处方:当归12g,白芍15g,白术10g,茯苓20g,柴胡6g,香附9g,郁金9g,青皮9g,丹皮9g,元胡9g,丹参15g,鳖甲15g,牡蛎15g,大腹皮12g,穿山甲9g,甘草3g

上方药服6剂,腹胀大减,饮食转佳,小便自如。唯脾肿大不减,汤剂中加桃仁9g,配服鳖甲煎丸,每次60丸(小水丸),日服3次。

病人在郑州服药20余剂,回家继服药80余剂。来郑州检查时,脾肿大回缩8cm。守方守法,并视病证变化而加减用药,经治1年余,前后服药300余剂,于1975年8月4日复查,脾仅在深吸气时于胁下触及边缘,诸症未复发。

### 附 治疗前后实验室及超声波检查比较

1) 实验室检查:黄疸指数治疗前为99.6nmol/s(6U),治疗后下降为66.4nmol/s(4U);麝浊在治疗前200nmol/s(12U),治疗后100nmol/s(6U);脑絮治疗前(++);治疗后转为(-);谷丙在治疗前为108U,治疗后下降40U;总蛋白治疗前为65g/L,治疗后为66g/L;白蛋白治疗前为29g/L,治疗后为39g/L;球蛋白治疗前为36g/L,治疗后为27g/L;红细胞治疗前为$3.2 \times 10^{12}$/L,治疗后为$4.5 \times 10^{12}$/L;血小板治疗前$80 \times 10^9$/L,治疗后为$100 \times 10^9$/L;白细胞治疗前为$2.4 \times 10^9$/L,治疗后为$5.2 \times 10^9$/L;血色素治疗前为78g/L,治疗后为110g/L。

2) 超声波检查:治疗前肝脏上界在第5肋间,肋缘下4cm,剑突下6cm,横径7.5cm。脾脏治疗前厚度为6cm,肋下12.5cm。治疗后肝脏在上界第5肋间,肋缘下平,剑突下为1cm,横径7cm。脾厚度治疗后3.5cm,肋下1cm。波型:治疗前密集微波,中量腹水液平段。治疗后,密集低小微波。

**按** 本案先因慢性肝炎而致右胁隐痛,饮食不佳,复伤于冷食,脾胃受损,泄泻不已,久则脾不运化,湿浊停聚,进一步阻滞气机,肝气不舒,一方面可致血瘀,血瘀亦可加重气滞。另一方面克犯脾土,而脾愈虚,则水湿阻滞气滞,使气滞更甚,彼此恶性循环,脾阳虚久,不能游精气于肾,致肾阳虚,终至水液不能施泄,小便不利。至此,气滞,血瘀,水裹于腹中,诸症蜂起。因本例以肝脾失调为主要病机,故治疗重在协调肝脾。方中归、芍、柴胡、香附、郁金、青皮等疏肝健脾,散郁利水;术、苓、泽泻、木香、厚朴等健脾利水,化气行湿;鳖甲、穿山甲、丹皮、牡蛎等软坚活血化瘀。诸药合用,共奏调理肝脾,利湿化瘀之功。当腹水消,主症缓,而以脾肿大为主时,加用鳖甲煎丸以行气活血,祛瘀利水,则消癥化积之功倍增,且符合肝脾失调、湿阻血瘀这一病机。本病为慢性病,因而在治疗时宜守方多服。

**案2** 李某,男,62岁。1985年9月5日在河南某省级医院会诊。

病史:住院医师代诉患者长期患糖尿病、高血压、慢性肝炎。今年8月出现腹水,诊断为肝硬化合并腹水。经用各种西药治疗不见好转且日渐危重。现全身出现黄疸,由昏睡转入昏迷,已12天未解大便,近两日未解小便,体温稍高,血压基本在正常范围。院方已下病危通知,家属要求用中药抢救,遂邀李老会诊。现患者深度昏迷,全身黄疸明显,面色青黄,大小便仍未解,不能进饮食,靠输液维持生命。舌质红、舌体肿大、苔黄腻、缺津,脉象滑数。

中医诊断:臌胀、黄疸、昏迷。

西医诊断:肝硬化腹水并肝性脑病。

治法:荡涤热结、理气活血。

处方:桃仁承气汤加味。

桃仁10g,生大黄10g,枳实10g,厚朴10g,茵陈15g,芒硝10g(冲)。

嘱:上药1剂,水煎鼻饲,用药在3小时左右如大小便通,明晨神智渐清,则再调药物治疗。

9月6日二次会诊:家属代诉病情,上药服用3小时后,病人大小便已解,当晚进二煎,次日天明病人神志清醒,但仍不能进食。舌苔腻微黄,舌体胖大,舌质偏红,脉象弦滑。

治法:健脾利水、疏肝利胆。

处方:茵陈四苓散加味。

土炒白术10g,茯苓20g,猪苓10g,泽泻15g,茵陈12g,炒香附10g,醋炒郁金10g,柴胡6g,玉米须20g,白蔻仁10g,桃仁10g,甘草3g。7剂,水煎服。

9月14日三次会诊:腹水黄疸大减,大小便正常,已能进食,并日渐增多,精神好转。脉象弦滑,舌质淡红,舌苔白腻,舌体稍胖大。热象大减,上方不变,加桂枝6g以通阳利水,助膀胱之气化。14剂,水煎服。

9月28日四次会诊:腹水黄疸消失,饮食尚可,精神好转,已可下床小量活动。脉象弦细,舌苔薄白,舌质淡红。

治法:疏肝健脾、理气活血以标本兼治。

处方:当归10g,炒白芍12g,土炒白术10g,茯苓15g,柴胡6g,炒香附10g,砂仁8g,醋炒郁金10g,鳖甲15g,青皮10g,炒薏苡仁20g,太子参15g,厚朴10g,甘草3g。

连服月余,饮食精神佳,臌胀基本痊愈,出院调养。5年后追访,臌胀病未再复发。

**案3** 范某,男,45岁,教师。河南省洛宁县城关镇。

初诊:1979年2月23日。

主诉:腹部胀满,伴有腹水3月余。

现病史:患者1971年体检发现黄疸型肝炎,当时黄疸指数15单位(正常值4~6单位),谷丙转氨酶1475单位(正常值2~40单位),四肢无力,余无自觉症状。经用西药治疗一个多月,谷丙转氨酶下降为400单位,黄疸指数为6单位,连续服药2年多,诸症消失,停止治疗。至1978年10月又出现四肢无力,同时腹胀,饮食减少,至同年12月5日腹胀加重,行走困难,同时感冒发烧,体温39.5℃,住县医院一周体温下降后,因腹胀严重,检查有轻度腹水,转河南省级医院住院35天,确诊为肝硬化合并腹水,因治疗效果不明显而特来求诊。望面色㿠白,语声稍低弱。肝在胁下未触及,脾在胁下3cm,质硬。鼻及两颧部均有蜘蛛痣。腹部胀大而软,叩诊有移动性浊音。腹围85cm。舌质淡,舌体肥大。苔白腻。脉弦滑。

实验室检查:超声波检查:肝上界第5肋间,肝横径6.5cm,肝胁下未触及,脾厚度7cm,肝区密集小波,可见分隔波,腹部探查有少量腹水。肝功能检查:黄疸指数8单位(正常值4~6单位),总蛋白6.25g/dL,白蛋白2.9g/dL,球蛋白3.35g/dL,麝絮(++++),麝香草酚20单位以上,谷丙转氨酶52单位。X光钡餐透视:食道胃未发现静脉曲张征象。

诊断:臌胀(肝脾失调,气滞湿阻,脾虚为主)

西医:肝硬化合并腹水。

治法:健脾疏肝,通阳利水,活血祛瘀。

方名:加味五苓散。

处方:白术9g,云苓30g,泽泻12g,猪苓12g,桂枝6g,香附9g,砂仁6g,郁金12g,川楝子12g,广木香6g,大腹皮15g,车前子21g,丹参21g,莪术9g,焦三仙各12g,田三七3g(另冲)。24剂。水煎服。

医嘱:保持情志舒畅,忌生冷、肥甘油腻,吃富含营养食物。

二诊:1979年3月21日。

服药后,腹胀减轻,食欲好转,主食4~5两,腹水减少,四肢自觉有力,可以行走。舌质淡红,舌体肥大好转。苔白少腻。脉弦滑。方用加味五苓散合实脾饮;初诊处方去车前子、川楝子、焦三仙,加干姜9g,川厚朴9g,山甲9g,萝卜种30g。14剂。水煎服。

三诊:1979年4月3日。

腹水已消失,腹部基本不胀,食欲增加,开始有饥饿感,日食牛奶1斤,鸡蛋2个,主食5~6两,小便微黄,牙龈及鼻仍衄血。腹围82cm。舌质淡、稍暗。舌苔薄白。脉弦细。方名:加减逍遥散;处方:当归9g,白芍15g,白术9g,云苓24g,柴胡6g,香附9g,砂仁6g,川厚朴9g,干姜9g,桂枝6g,丹参24g,莪术9g,山甲9g,泽泻15g,田三七3g。18剂。水煎服。

四诊:1979年5月9日。

上方服药6剂,鼻衄减半,继用上方加黑蒲黄9g,又继服12剂,鼻衄基本停止,但仍腹胀。舌体肥大。舌苔白腻。脉弦滑脉。

肝功能检查:黄疸指数8单位,总蛋白6.8g/dL,白蛋白3.3g/dL,球蛋白3.5g/dL,麝絮(+++),麝香草酚8单位,谷丙转氨酶68单位(2~40正常)。方名:五苓散合实脾饮;处方:白术9g,云苓15g,泽泻12g,桂枝5g,干姜10g,香附9g,砂仁6g,川厚朴9g,郁金9g,丹参21g,莪术9g,鸡血藤30g,山甲9g,黑地榆12g,田三七3g(另冲),甘草3g。40剂,水煎服。

五诊:1979年6月16日。

腹部不胀,饮食增加,精神好转,面色红润,除腿困乏力、恶食油腻外,余无不适。舌体稍肥大,舌质暗红、舌苔薄白。脉弦细滑。肝功能检查:黄疸指数为6单位,总蛋白6.6g/dL,白蛋白4.0g/dL,球蛋白2.6g/dL,麝絮(+++),麝香草酚10单位,谷丙转氨酶正常。超声波检查:肝上界第五肋间,肝横径6cm,脾厚度4cm,肝区密集微波型。方名:加减逍遥散;处方:当归9g,白芍15g,白术9g,云苓15g,柴胡6g,香附9g,郁金9g,桂枝6g,川厚朴9g,元胡9g,丹皮9g,山甲9g,鳖甲21g,丹参15g,桃仁9g,甘草3g。60剂。水煎服。嘱继续保持情志舒畅,忌生冷、肥甘油腻,吃富含营养食物。

治疗结果:腹水消失,腹部不胀,饮食复常,临床治愈。肝功能检查:黄疸指数为 6 单位,总蛋白 6.6g/dL,白蛋白 4.0g/dL,球蛋白 2.6g/dL,麝絮(+++),麝香草酚 10 单位,谷丙转氨酶正常。超声波检查:肝上界第五肋间,肝横径 6cm,脾厚度 4cm,肝区密集微波型。2 年后随访,病情稳定,腹水未再发生。饮食起居如常。

**按** 患者于 8 年前患黄疸性肝炎,经过治疗好转,后又反复,病情发展而转化为肝硬化合并腹水,属中医的臌胀病。臌胀一病多由肝脾失调,气、血、水瘀积腹中所致。本证患者观其腹部胀满,饮食减少,体倦乏力,肢体浮肿,肝脾肿大、质硬,舌淡暗红,舌苔白腻,舌体肥大,脉弦滑,可知本病的基本病理是肝脾失调,脾虚湿阳,肝气郁滞。肝郁脾虚,脾失健运,则腹部胀满,饮食减少;脾虚湿盛,水湿停滞,则腹水、尿少;脾虚气弱,则肢倦乏力,面色㿠白;肝脾血瘀,则肝脾肿大、质硬,面部出现蜘蛛痣;腹部水肿胀大而软,脉弦滑,苔白腻,舌淡胖大,均为肝脾失调,气滞湿阻之臌胀特征。辨证属肝脾失调,脾虚肝郁,气滞湿阻。治疗宜调和肝脾,目前以脾虚湿阻为主,治疗宜健脾疏肝,通阳利水,活血化瘀,用五苓散加味。药用白术、云苓、泽泻、猪苓、桂枝加车前子健脾通阳利水为主;合香附、郁金、川楝子、砂仁、广木香、大腹皮以疏肝理气消胀;焦三仙和胃助纳;田三七、丹参、莪术活血祛瘀消积。服药后方证相符,腹水、腹胀减轻,食欲好转,四肢有力。然脉弦而滑,苔白而腻,舌质淡而胖大,说明脾虚未复,虽湿邪已减,但未尽去,上方加干姜、川厚朴、萝卜种等温阳芳化、理气消胀之品,以加强温阳健脾、理气化湿之力。复诊待服药后腹水消失,腹部基本不胀,食欲大增,脉弦不滑,苔白不腻,舌体肥大好转,说明脾阳开始恢复,脾气渐复健运,水湿基本消除,改用舒肝理脾,理气活血为主,用加减逍遥散为主治疗,药用当归、白芍、白术、茯苓、柴胡、香附疏肝理脾;砂仁、川厚朴、干姜、桂枝、泽泻温阳健脾、理气消胀;丹参、莪术、山甲活血消癥;田三七化瘀止血。以健脾舒肝为主而治之以彻底收功。最后再诊:脾气健运,腹部不胀,饮食增加,面红润,精神佳。肝脾和调,肝功复常,蛋白倒置恢复。治疗继续调和肝脾,理气活血,化瘀消癥,以资巩固治疗效果。

### 方药中医案

陈某,男,48 岁,1976 年 11 月 23 日初诊。

患者一年多来腹胀尿少,近一个月加重。就诊时腹胀。检查:面色灰暗,腹部膨隆如鼓,腹壁静脉隐约可见,肝肋下 3cm,质硬,脾肋下 7cm,质硬,腹水(++++),两下肢有凹性浮肿,脉弦细数,舌稍红、苔薄白而润。食道静脉造影提示食道静脉曲张。诊断:肝硬化腹水。中医诊为水臌,病在肝脾肾,证属气虚血瘀水停,治以健脾、疏肝、活血、行水法,予苍牛防己汤 6 剂每日 1 剂,早晚空腹服下,并严格控制盐、碱摄入。11 月 30 日复诊,自述服用上方 6 剂后,腹胀明显减轻,小便增多,饮食渐增。检查:腹部转平软,腹水征(++),脉沉细,苔黄腻。根据《内经》"大积大聚,其可犯也,衰其大半而止"和"治病必求于本"的原则,改予丹鸡黄精汤合苍牛防己汤 6 剂。12 月 7 日 3 诊,自述服上方 6 剂后,小便继续增多,腹胀消失。精神、饮食、睡眠均转佳,已无明显自觉症状。检查:腹部平软,腹水征(+),舌仍稍赤,苔白腻,脉弦细,拟方仍宗前法。12 月 14 日四诊,情况良好。已无任何症状,检查:腹水征(-)、再予前方 12 剂。12 月 28 日五诊,情况良好,无不适。检查:腹水征(-),舌质转正常,苔薄白,脉沉细小弦,嘱停药观察。1977 年 8 月 15 日,家属告停药后情况良好。精神、饮食、睡眠、大小便均正常,无任何自觉症状,已正常参加活动。随访至 1987 年底仍健康,并参加正常劳动。(《名医名方录》)

附方：

苍牛防己汤　苍白术各30g　川怀牛膝各30g　汉防己30g　大腹皮30g

丹鸡黄精汤　黄精30g　当归12g　细生地30g　夜交藤30g　苍白术各10g　青陈皮各10g　甘草6g　柴胡10g　姜黄10g　郁金10g　薄荷3g　丹参30g　鸡血藤30g

### 李玉奇医案

朱某，男，48岁，鞍钢职员。

患慢性肝炎已3年，于1998年经医院诊断为脾大性肝硬化。自诉：腹水明显，经服药腹水时消时胀，反复无常，尿频而短，身体逐渐瘦弱，食少纳呆，大便偏溏，午后低热，干呕欲吐，失眠，口干渴又不欲饮下。于1998年10月来院就诊，经余四诊所见：面垢无华，神态憔悴，身体瘦弱，舌质淡、苔灰白而厚腻，腹胀如鼓。脉来弦实有力，沉取而涩。诊为本虚而标实。一经出现腹水，证明肝脾气机频绝，不宜再施以峻下或利尿。至于再分偏虚偏实，或阴虚或阳虚都难辨认确切。大戟、芫花、桂枝、附子、桃仁、红花应引以为戒。

治法：柔肝软坚，渗利存阴。

方药：柔肝醒脾汤（自拟）。黄芪50g，昆布（水洗）25g，海藻（水洗）25g，知母25g，土茯苓20g，桃仁15g，鳖甲25g，当归40g，生地20g，旱莲草20g，黄柏10g，王瓜皮40g，茯苓20g，常山10g，槟榔20g，党参20g，苍术20g，鸡内金15g，柴胡10g。

水煎服，以此为主方，随症加减，连服3个月至今，脾肿大明显好转，腹水已全消退，精神状态良好，体重渐增，食欲大增。（《国医大师李玉奇》）

### 关幼波医案

刘某，男，51岁。初诊日期：1958年5月5日。

患者一年多来，自觉腹胀，阴囊及下肢肿胀，曾经医院检查确诊为肝硬化腹水。现症：胃脘胀满，精神不振，食纳不佳，睡眠不安，小便黄少色如浓茶。检查有明显腹水征，腹围83cm，肝脾未触及，下肢有明显指凹性水肿，化验检查：麝浊20单位，白蛋白1.9g/dL，球蛋白2.9g/dL。

舌象：苔白，舌质暗淡。脉象：沉弦细。

西医诊断：肝硬化腹水。

中医辨证：肝郁血滞，水湿内停。

治法：活血化瘀，利湿行水消胀。

方药：茵陈12g，赤苓15g，通草3g，泽泻10g，杏仁10g，橘红10g，当归12g，牛膝6g，生姜皮3g，杭白芍15g，丹皮12g，生芪30g。

治疗经过：5月22日，服上方15剂后，小便量逐渐增多，精神好转，睡眠、食纳好转，检查腹围75cm，移动性浊音不明显，下肢浮肿消失，血查：麝浊5单位，凡登蛋白试验阴性，血胆红素0.1mg/dL，白蛋白3.5mg/dL，球蛋白2.6mg/dL，继服上方门诊观察。（《关幼波临床经验选》）

### 魏长春医案

黄某，男，59岁。初诊：1971年11月13日。

主诉及病史：全身浮肿，腹大尿少，反复发作4年，近半月加剧，于1971年9月16日入院。经检查诊断为肝硬化腹水、肝肾综合征。经用中西药护肝、利尿等，效果不明显，腹水逐日增多,遂请魏老会诊。

诊查:诊见腹膨大坚硬而起亮光,心悸气急,不能平卧,肢冷,尿少便溏,下肢肿胀。脉象沉弦,舌红。

辨证、治法:此属脾肾阳虚,以致大气不行,水湿泛滥,治宜温运三焦。

处方:桂枝 6g,炙甘草 3g,生姜 6g,红枣 15g,生麻黄 3g,细辛 1.5g,淡附片 6g,西党参 12g,茯苓 12g,益坎散 3g(吞),镇坎散 3g(吞)4 剂。

二诊:服药后尿量明显增多,每天 2000ml 以上,腹部已转柔软,心悸气急咳嗽皆瘥,能平卧。原方续服 20 剂后,腹水基本退净,下肢浮肿亦消,精神佳,胃纳增,脉弦滑,舌淡红;尿检:蛋白痕迹,红细胞(+++),白细胞少数。再拟肺脾肾三脏同治。

处方:桂枝 6g,炙甘草 6g,干姜 3g,红枣 9g,生麻黄 1.5g,细辛 3g,淡附子 6g,生黄芪 12g,防己 6g,生白术 9g,茯苓 15g,地骷髅 12g,大小蓟各 30g。

上方药又服 1 个月,尿检:蛋白痕迹,红细胞(0~3),白细胞少数;血检:总蛋白 4.9g/dL,白蛋白 3.2g/dL,球蛋白 1.7g/dL。后乃以防己黄芪汤、六味地黄汤加减调理,好转出院。(《中国名中医医案精粹》)

## 【预防护理】

### 1. 预防

针对引起臌胀的原因,做好以下几个方面,有利于预防臌胀的发生。

(1)避免饮酒过度,已患过黄疸的病人更应忌饮。

(2)感染血吸虫也是臌胀的一个主要病因,应注意避免与疫水接触。

(3)避免情志所伤和劳欲过度。

(4)已患臌胀和积聚的病人,应及时治疗,休息,务使疾病好转,痊愈。

### 2. 护理

对已患臌胀的病人,应以下几个方面进行护理。

(1)病人以卧床休息为主,如腹水较多应取半卧位。

(2)在饮食方面,宜进低盐饮食,《格致余论》说:"却盐味,以防助邪。"食盐有凝涩助水之弊。在尿量特别少的情况下,应给予无盐饮食,对有出血现象的病人,忌食煎炸、辛辣、坚硬的食物,以防助热伤络。一般饮食以半流质和无渣饮食为宜,少量多餐,多吃蔬菜、豆腐、瘦肉、鸡蛋等富于营养的食物。餐次分配为早上、中午多食,晚餐少进,这样有助于脾胃的转输,并能避免夜间腹胀影响睡眠。

(3)住院病人,应每日记录小便次数及尿量、颜色,借以了解水湿消退情况。每星期测量体重、腹围 1~2 次,帮助判断病情。病人如发生呕吐,对呕吐物的颜色,数量需细致观察和记录。

(4)如需服用逐水药物,宜在清晨空腹为宜。

(5)病情稳定者,可适当进行轻微体育活动,如气功、太极拳之类。以助脾胃健运,肝气条达,血脉流畅,有利于疾病恢复。

# 胃　癌

胃癌，是发生于胃脘部(包括贲门和幽门)的肿瘤。癌与"嵒"通，同"岩"，是指体内肿块，表面凸凹不平，质地坚硬，有似岩石的病证。胃癌临床以胃内有肿块，上腹堵塞，心下硬满，胃脘疼痛，或朝食暮吐，暮食朝吐等为特征。

在祖国医学古代医籍中，虽然没有胃癌这一名称，但是却记载了诸多有关胃癌的症状描述。《灵枢·邪气脏腑病形》篇说："胃病者，腹膜胀，胃脘当心而痛，上支两胁，膈咽不通，食饮不下。"指出了胃癌胃脘支撑胀痛，饮食膈咽不通的症状表现。《金匮要略·呕吐哕下利病》篇指出："朝食暮吐，暮食朝吐，宿谷不化，名曰胃反。脉紧而涩，其病难治。"其描述胃反病"朝食暮吐"和"暮食朝吐"的症状，与胃癌晚期幽门梗阻表现相似。《医宗金鉴·杂病心法要诀》说："在三阳热结，谓胃、小肠、大肠三府热结不散，灼伤津液也。胃之上口为贲门，小肠之上口为幽门……，贲门干枯，则纳入水谷之道路狭隘，故食不能下，为噎塞也；幽门干枯，则放出腐化之道路狭隘，故食入反出为翻胃也……皆死证也。"明确指出噎塞病在贲门，翻胃病在幽门，二者皆属于胃癌的不同表现，且预后不良。

总之，胃癌病在胃，早期胃脘胀痛，痞塞膹胀，纳差嗳气，归属胃脘痛、痞满病证治；后期心下硬满，肿块明显，膈咽吐血，朝食暮吐，又当归入癥积、反胃等病证治。

## 【病因病机】

胃癌的发生，多由情志、饮食等因素，使脾胃损伤，正气虚弱，气血郁滞等所致。

**情志所伤，气血郁滞**　喜怒无常，忧思过度，则肝失疏泄，脾土壅塞，气机郁滞，升降失常，而成痞塞噎嗝。五志失常，动气伤神，致阴阳不和，气机不行，三焦隔绝，遂成反胃。可见，情志失调，肝失疏泄，气机不畅，脉络受阻，气滞血瘀凝结脾胃，可致胃癌。正如《素问·通评虚实论》说："膈塞闭绝，上下不通，则暴忧之病也。"

**饮食失调，脾胃损伤**　脾胃位于中焦，升降水谷，输布津液。如饮食失节，嗜食辛辣肥甘厚味，则损伤脾胃，使脾失运化，宿谷停滞，谷食不化，或生湿酿痰，痰湿阻滞，而成痞满胃反。酒客多病噎膈，尤以饮热酒者多，乃由酒热伤津耗液，或因酒湿厚味，酿痰阻气，气滞痰凝而成。可见嗜酒无度，损伤脾胃也是形成胃癌的病因。如《医学统旨》说："酒面炙煿，黏滑难化之物，滞于中宫，损伤肠胃，渐成痞满吞酸，甚则为噎膈反胃。"《张氏医通》亦说："好热之人多患膈证。"这些均是导致胃癌发生的因素。

**脾胃虚弱，气血不足**　胃癌多发生于年老体弱之人。《灵枢·百病始生》篇曰："壮人无积，虚则有之。"《景岳全书·杂证谟·噎膈》中说："少年少见此证，而惟中衰耗伤者多有之。"《外科启玄》也载："四十岁以上，血亏气衰，厚味过多所生，十全一二。"均说明了年高体弱、中气不足、阴阳气血亏损是形成胃癌的原因。《卫生宝鉴》又指出："凡人脾胃虚弱，或饮食过度，或生冷过度，不能克化，致成积聚结块。"明确提出脾胃虚弱在胃癌发病中的重要性。

可见脾胃虚弱、气血亏虚、人体正气不足是胃癌发生的内在因素，饮食、情志失调是促发胃癌的外在因素，而气郁、痰滞、食积、湿阻、热结、血瘀等则在胃癌发生中起到了重要的作用。正如《医宗必读·积聚》说："积之成也，正气不足，而后邪气踞之。"

## 【辨证论治】

### 1. 辨证纲要

（1）诊断要点：胃癌的早期，症状常不明显，有的病人出现胃脘饱胀或疼痛，饮食减少，恶心呕吐，精神不振等症状；随着病情进展，出现心下痞硬，胃脘持续疼痛，甚则疼痛难以忍受，消瘦、乏力、呕血、黑便或朝食暮吐、暮食朝吐等症状，已属晚期。故凡年龄在 40 岁以上的病人，出现上述症状表现者，即应结合现代有关检查，进行胃癌的确诊。

（2）辨呕吐胃反：胃反虽亦属呕吐范畴，但与呕吐不同。呕吐是进食即吐，或不食亦吐，呕吐物常为酸腐食物、痰涎、酸苦水或清水，是一般脾胃病的常见症状，属胃失和降、胃气上逆所致。胃反则主要表现为朝食暮吐、暮食朝吐，食物在胃腑停滞一段时间，然后再反胃而出，吐出物多为不消化的停滞食物，常是胃癌发生梗阻的表现。

### 2. 治疗原则

胃癌虽属中医脾胃病范畴，但与一般脾胃病有所不同。临床治疗除运用一般的调理脾胃原则之外，还应注意攻癌药物的运用。故其治疗原则是健脾和胃，解毒去瘀。并应注意理气止痛、祛痰化湿、消积导滞等治法的运用。

**肝胃不和**

临床表现　胃脘胀满疼痛、连及两肋，情志不舒则疼痛加重，嗳气反酸，呕吐呃逆，舌苔白或薄黄，脉弦。

辨证提要　①辨证要点：胃脘胀痛连肋，情志不舒加重，嗳气呕逆，脉弦。②辨转化：肝郁日久，可以化火，导致肝胃郁热。

理法概要　情志不舒，郁怒伤肝，肝失条达，横逆犯胃，而导致肝胃不和。治宜疏肝和胃，降逆止痛。

方药运用　胃癌Ⅰ号方。

柴胡 12g　郁金 10g　白芍 15g　枳壳 12g　旋覆花 12g　瓦楞子 15g　丹参 30g　石见穿 30g　黄药子 15g　半枝莲 30g　白花蛇舌草 30g

若纳差者，加焦三仙各 15g、鸡内金 10g，以消食和胃。嗳气呕逆甚者，加代赭石 30g，清半夏 10g，以和胃降逆。若舌红苔黄，口苦，易怒者，为肝胃郁热，加栀子 10g、丹皮 10g、黄连 6g、大黄 6g，以清泄郁热。

**脾胃虚寒**

临床表现　胃脘隐痛，喜温喜按，或朝食暮吐、暮食朝吐，或食入经久仍复吐出，时吐清水，形体消瘦，面色㿠白无华，肢凉神疲，食少腹胀，或便溏浮肿，舌质胖淡，或有齿痕，脉沉缓弱。

辨证提要　①辨证要点：胃脘隐痛，喜得温按，食少口吐清水，或朝食暮吐、暮食朝吐。②辨呕吐：若单纯见到呕吐、嗳气、时吐清水，属一般的胃失和降，胃气上逆所致。若临床出现朝食暮吐、暮食朝吐，食入反出者，属胃反，提示胃癌有幽门梗阻或不完全梗阻现象。

理法概要　脾胃虚寒，运化失职，不能腐熟温运水谷，而致胃反。治宜温中散寒，健脾和胃。

方药运用　胃癌Ⅱ号方。

黄芪 30～60g　白术 12g　肉桂 6g　干姜 6g　白芍 20g　清半夏 10g　石见穿 30g　黄药子 15g　藤梨根 30g　喜树果 30g　半枝莲 30g　白花蛇舌草 30g　急性子 15g　丁香 10g

若肢凉甚者,加附子 10～15g,以温阳散寒,面色㿠白,神疲乏力甚者,加党参 20g,以补中益气。便溏浮肿者,加薏苡仁 30g、茯苓 15g、车前子 20g,以健脾利湿。若朝食暮吐、暮食朝吐者,加代赭石 30g、吴茱萸 10g、砂仁 6g、紫蔻仁 6g,以降逆止呕;身体虚弱者,再加人参 10g(另煎),以温中补虚。

### 痰湿凝结

**临床表现**　胃脘胀满疼痛,纳食呆滞,胸闷不舒,时时恶心,呕吐痰涎,大便溏,苔白厚腻,脉濡滑或缓。

**辨证提要**　①辨证要点:胃脘胀痛,呕恶纳呆,苔白厚。②辨病势:痰湿凝结日久,可以化热,出现痰热蕴结。

**理法概要**　胃脾损伤,生湿酿痰,痰湿凝滞结聚而成。治宜温胃化湿,祛痰散结。

**方药运用**　胃癌Ⅲ号方

法半夏 12g　陈皮 10g　干姜 6g　茯苓 24g　制南星 15g　黄药子 15g　海藻 30g　夏枯草 30g　泽泻 10g　木香 10g　急性子 15g　白蔻仁 6g

若腹胀甚者,加厚朴 15g,以行气化湿。纳呆泛恶,苔白厚腻不消退者,加藿香 10g、佩兰 15g,以化湿止呕。便溏者,加薏苡仁 30g,以健脾止泻。若口苦,舌红、苔黄腻者,为痰湿蕴郁化热,加黄连 10g、竹茹 10g、贝母 10g、枳实 10g,以清化痰热。

### 瘀毒内阻

**临床表现**　胃脘刺痛,触之有块,固定不移,或心下痞硬、按之压痛,消瘦,食少,或呕血、便血,肌肤枯燥甲错,舌质紫暗,或舌见瘀点瘀斑,脉沉细涩。

**辨证提要**　①辨证要点:心下肿块拒按刺痛,或呕血便血,舌紫暗有瘀点,脉沉涩。②辨病程:心下癥块,消瘦,呕血,便血,说明病程较久,胃癌已至晚期。

**理法概要**　气滞血瘀,痰湿蕴结,化热化火为毒,热毒内蕴,阻滞气血,结成癌瘤。治宜解毒祛瘀,活血止痛。

**方药运用**　胃癌Ⅳ号方。

生蒲黄 10g　五灵脂 15g　莪术 15g　露蜂房 12g　鳖甲 30g　赤芍 12g　穿山甲 15g　蚤休 15g　冬凌草 30g　黄药子 15g　土鳖虫 15g　半枝莲 30g　急性子 20g　石见穿 30g　仙鹤草 20g　干蟾皮 5g

若疼痛剧烈者,加乳香 10g、没药 10g、玄胡 15g、九香虫 15g,以活瘀止痛。大便干结者,加槟榔 15g、大黄 10g、芒硝 15g(冲),以泻腑通便。呕血,便血甚者,加大黄粉 5g(冲)、三七粉 3g(冲),或另服十灰散,以活瘀止血。热甚,舌质红,脉沉弦数者,加丹皮 12g、生地 30g、水牛角 10g(冲),以清热养阴。胃反呕吐者,加清半夏 10g、代赭石 30g,以降逆止呕。

### 胃热伤阴

**临床表现**　胃脘隐痛,灼热嘈杂,口干饮冷,纳呆厌食,五心烦热,大便干结,舌质红绛,少苔,或花剥苔,或无苔,脉细数。

**辨证提要**　本证以胃脘灼热嘈杂疼痛,口干不食,舌红、少苔或无苔,为辨证要点。

**理法概要**　邪热内蕴,伤耗胃阴,而致本证。治宜养阴清热。

方药运用　胃癌Ⅴ号方。

北沙参24g　麦门冬15g　知母12g　天花粉12g　冬凌草15g　生大黄6g　芦荟10g　蚤休24g　黄药子15g　半枝莲30g　白花蛇舌草30g　急性子15g　赤芍15g　西洋参12g　生甘草10g

若胃脘灼热甚者,加生石膏30g、栀子10g,以清胃热。胃脘痛甚者,加玄胡10g、川楝子15g,以行气活瘀。纳食呆滞者,加生谷芽15g、生麦芽15g,以升发胃气。舌质干绛者,加生地30g、玄参15g,以养阴清热。大便干结甚者,加芒硝15g(冲),以通便泄浊。瘀毒内阻,痞满舌绛者,加败酱草30g、枳实10g,以消痞除满。

气血双亏

临床表现　病程日久,积块增大,疼痛,形体羸瘦,面色苍白无华,面目虚浮,神疲畏寒,全身无力心悸气短,头晕目眩,自汗盗汗,虚烦不寐,舌质淡胖、苔白,脉沉细无力或虚大。

辨证提要　①辨证要点:形体羸瘦,面白虚浮,神疲乏力,心悸气短眩晕,脉虚。②辨病程:病久不愈正气损伤,气血双亏,胃癌已至末期。

理法概要　大积大聚,病邪炽盛,损伤人体正气,气血亏虚,而成虚羸之候。治疗应当大补气血,健脾补中,佐以活瘀消积。

方药运用　胃癌Ⅵ号方。

人参10g(另煎)　黄芪30g　当归15g　白术15g　山药30g　熟地30g　阿胶10g(烊)　莪术10g　石见穿30g　白花蛇舌草30g　黄药子15g　天龙3条　黄精15g　仙灵脾15g　陈皮10g。

形体虚羸者,加紫河车粉5g(冲),以补益精血。疼痛较甚者,加玄胡15g,桃仁10g,以活瘀止痛。面目虚浮者,加茯苓24g、薏苡仁30g,以健脾祛湿。自汗盗汗明显者,加浮小麦30g、牡蛎30g,以固卫止汗。虚烦不寐者,加酸枣仁15g、夜交藤30g,以养心安神。饮食不佳者,加神曲15g、谷芽15g、麦芽15g,以健胃消食。经过治疗体虚有所恢复,能耐受攻邪药力后,再加冬凌草30g、蚤休15g、露蜂房15g、龙葵15g,以攻逐癌瘤。

# 【其他疗法】

## 1. 单方验方

(1)胃癌方:白英(又名蜀羊泉、排风藤、白毛藤)30g,肿节风30g,猪苓30g,石见穿30g,莪术15g,黄药子15g,干蟾皮6g,蜈蚣2条,薏苡仁30g,水煎服。《百病良方》

(2)加减漏芦汤:漏芦30～60g,土茯苓15～90g,党参(或生芪)15～60g,白术30～60g,云苓30～60g,丹皮15～30g,升麻15～30g,黄芩9～30g,吴茱萸9～24g,生甘草9～15g,制半夏50g(或生半夏15～30g)。将上药煎三遍去渣,将三煎兑在一起再浓煎缩成300ml左右,每日分3～4次服用。此煎法可除半夏之毒性。同时配合三味散(炒土鳖虫30g,炒全蝎30g,红参或太子参30g,共研细末),每次冲入汤剂1.5g,随汤药服用。如吐血、便血者,可在三味散内加田三七30g。

(3)胃癌常用的抗癌中草药:半枝莲、白花蛇舌草、山豆根、蚤休、白英、龙葵、蛇莓、香茶菜、冬凌草、肿节风、喜树果、柞木、珍珠菜、藤梨根、野葡萄根、水杨梅根、狼毒、断肠草(雷公藤)、石蒜、干蟾皮、土茯苓、菝葜、土鳖虫、蛇莓、露蜂房、蜗牛、大蒜、生半夏、生南星、乌头。

以上中草药可供在胃癌防治中选用。

### 2. 饮食疗法

（1）白鹅血，乘热服，5～7 日服 1 次。服法：将白鹅（或白鸭）两翅及两腿紧握，宰断其颈后即令患者口含颈部，饮其热血（临床实践证明，即使饮食吞咽作吐的患者，饮鹅或鸭血亦多不作吐。另将白鹅或白鸭尾部毛捋下烧成灰，研极细末，分 3 次，调米汤或稀饭服完，鹅鸭肉均可煨汤食。禁忌：各种鸡、鸽子、猪头、猪蹄、牛肉、狗肉、鲤鱼、黄颡鱼、鲇鱼、虾、蟹、辣椒、芫荽、葱、蒜、韭、薤、姜、花椒、胡椒以及一切发疮动火之物，特别是酒类，更应禁绝房事。

（2）蘑菇粥（散）：蘑菇、粳米或小米，加水同煮成粥，加香油、食盐，或红糖或白糖，每日服用。将干蘑菇焙干，捣细，每日 2～3g，糖开水或白开水冲服，此即蘑菇散。

### 3. 针灸疗法

**主穴** 足三里、脾俞、胃俞、中脘、膈俞。

**配穴** 脾虚食少加梁门。胃气上逆，恶心呕吐加内关。肝气郁滞，胁肋胀痛加阳陵泉。脾失健运，腹部胀满加天枢、气海。气血双亏，形体虚羸加关元。

**手法** 宜多施艾灸法。针刺用补法或平补平泻法。

## 【名医精华】

### 王龙宝

辨证与辨病结合：胃癌虽属中医脾胃病之一，但不能以一般的脾胃疾患论治。因为胃癌症状表现除纳化升降失常以外，还有其特定的病灶，即癌肿，这一点是必须注意的。应坚持辨证与辨病相结合，体现扶正与祛邪的治疗特点。在治疗中不可拘泥于早期以攻为主，中期攻补兼施，晚期以扶正为主的一般规律，而应紧扣胃癌本虚标实之病机，大凡以攻补兼施这一原则为善，尤其是发展至脾肾阳虚的晚期胃癌。补养常以炒党参、生黄芪、怀山药、炒白术、白扁豆等补脾胃之气以治其本；攻破每以生莪术、三棱、白花蛇舌草、天龙等祛肿核之邪以安其正。这一治则，对晚期胃癌如此重笃之患，能奏症状明显改善、生存期延长之效。若不遵循这一治则，用目前经动物体内测试筛选出来的抗癌中草药，无论单味、复方，皆无显效之望。（《著名中医治疗癌症方药及实例》）

### 胡安邦

胃癌患者一般情况都较差，常见舌淡脉细，气血不足之象。故用药攻癌，须在辨证施治的指导下，结合成方，扶正祛邪，其效始著。胃脘痞闷，进食则嗳气，大便难，可用旋覆代赭石汤，加石见穿、急性子。若脾虚气滞多痰，脉细软者，可用香砂六君子汤，加冰球子、鬼臼、石见穿。又患者因阴邪盘踞，以致中阳不振，舌苔白，脉缓濡，而喜嗳者，则宜桂枝通阳为主。如胃脘痹结，胸背板滞作痛者可用枳实薤白桂枝汤。如胃阳不振，痰饮不化，以致头晕心悸者，可用苓桂术甘汤，加生南星、生半夏、生姜。亦有气郁化火，而胃脘痞热，舌见黄腻者，则宜黄连泻心，配伍半夏、生姜以苦降辛开，佐以半枝莲、白花蛇舌草凉血解毒。若兼见下肢凉者，则须加桂枝、甘草辛甘通阳，生姜、大枣调和脾胃，这就是黄连汤的升降阴阳之法。胃癌发展至脘痛时作时止，则邪已在络，治宜用全蝎、䗪虫搜剔，入络通痹，配伍五灵脂、焦山楂散瘀，佐以党参、当归、赤白芍、制香附、延胡索、炙甘草之调和气血而止痛。（《著名中医治疗癌症方药及实例》）

张代钊

胃癌患者化疗中的中医治疗：消化道障碍很常见，多数病人常在化疗1～2周后出现胃脘饱胀，食欲减退，恶心干呕，腹泻等症状，证属邪毒内侵，损伤脾胃所致，治宜健脾和胃为主。见饮食不香，胃脘饱胀，喜热饮者，以香砂六君子汤加减；见胃脘饱胀，胸胁窜痛，喜冷饮者，以逍遥散加减；见恶心，呕吐酸水、苦水者，多属胃热之证，宜以橘皮竹茹汤加减；如恶心，呕吐清水者，多属胃寒所致，宜以丁香柿蒂汤加减；若见以腹泻为主者，多为脾虚之证，治宜健脾利湿，用参苓白术散加减。化疗中部分患者出现骨髓抑制，表现为白细胞下降，血小板减少、贫血等，系毒邪损伤气血肝肾所致。除补养气血外，尚须滋补肝肾，常用药物为枸杞子、女贞子、山萸肉、菟丝子、补骨脂、杜仲等。（《著名中医治疗癌症方药及实例》）

王济民

贲门癌属于中医"噎膈"范畴，治疗常用冬凌草60～120g，石见穿30～60g，藤梨根30～60g，白花蛇舌草30～60g（或半枝莲60～90g）。气滞者加八月札15～30g；血瘀者加丹参15～30g，赤芍9g；气虚加黄芪，党参（或人参）、白术、甘草；血虚加黄芪、当归、阿胶、熟地（或制首乌）；阴虚加天冬、女贞子；阳虚加补骨脂、淫羊藿。对于噎膈严重，甚至滴水难下，X线检查为蕈伞型、髓质型者，用鲜半夏捣碎，每次2g，装胶束内吞服，1日3次，有减轻梗阻作用，但对于食管、贲门有明显疼痛、若X线检查为溃疡型者不宜用，缩窄型用之无效。（《著名中医治疗癌症方药及实例》）

颜德馨医案

董某，男，47岁，工人。胃痛十余年，反复上消化道出血，GI证实为胃窦炎及十二指肠球部溃疡，因症状加重，服药无效，于1981年4月28日住院检查确诊为贲门癌。初诊：贲门癌。自觉胸痞腹胀，食入运迟，近来痛无定时，痛有定处，舌苔薄腻，脉细数，舌紫。久病入络，瘀浊交搏，气机阻滞，法当清热化痰，行气散结。处方：蜀羊泉30g，蛇莓30g，龙葵30g，降香30g，旋覆花9g（包），代赭石30g，大川芎6g，枸蒺藜15g，干蟾皮9g，丹参12g，14贴。二诊：药后自觉胃脘舒适，偶有食后呃逆，守法加味，同上方加刀豆子9g。原方续6个月，饮食体重不减，面色反转红润，胃镜复查局部病灶好转。（《著名中医治疗癌症方药及实例》）

李济仁医案

章某，男，45岁。1995年8月20日初诊。

诉今年元月因急腹痛而在南京某医院行剖腹探查术示：胃小弯有2cm×1.5cm急性穿孔。病理切片报告：胃腺癌。乃予缝合修补术后迅即产生腹水，曾用化疗（具体药物不详），鲜效。遂来我院就诊。患者症见腹部膨满而胀，形体消瘦，面色萎黄，疲倦乏力，精神头昏，大便干结，小便短少。舌质淡，苔黄厚腻，脉细缓。体检：患者体重49kg，腹围68cm，腹部有移动性浊音及波震感，肝脾未触及，两侧锁骨上有蚕豆大肿大淋巴结，左腋窝下有核桃大肿大淋巴结，不活动，无压痛。此乃水湿互结，正虚邪留，病在中焦，治宜健脾利湿、解毒散结。

方药：白花蛇舌草、黄元耳草、喜果树、薏苡仁、党参各30g，半枝莲60g，炒白术、茯苓、鸡血藤各20g，泽泻、枳壳各12g，制附片10g，菝葜30g。

患者坚持服上方中药加减治疗4年余，症状逐渐减轻，体力增加，腹水消失，临床无腹水证。腹围由68cm减到62cm，腹部B超检查腹水阴性。颈部及腋窝淋巴结未触及，体重由49kg增至54kg。停服中药，随访观察。现临床症状基本消失，恢复正常工作，已存活7年4

个月。(《国医大师李济仁》)

### 于尔辛医案

刘某,女,57岁。初诊于1989年5月23日。

主诉及病史:上脘不适,饮食时有梗阻感,伴乏力、纳差。

诊查:术后病理为低分化腺癌,癌侵及胃壁全层,淋巴结2/4有转移。一般情况尚可,双侧锁骨上淋巴结未见明显肿大,腹部未扪及肿块,上腹有轻触痛。舌苔薄白,舌质较淡,右脉关濡,左脉濡而左关带弦。

辨证:气虚而滞。

治法:理气而兼益气。

处方:黄芪30g,党参30g,急性子30g,藿佩各5g,乌药10g,川厚朴10g,青皮10g,茯苓30g,枳壳10g,八月札30g,生白术10g,半枝莲30g,六曲10g,生山楂15g,炒谷麦芽各12g,鳖甲30g,石斛15g,姜半夏10g,木香5g,生军3g。14剂。

同时用干扰素、白细胞介素Ⅱ等进行免疫治疗。

从初诊一直到1992年2月13日均用上方药,稍有随证加减。复查B超、胸片、肝功、纤维胃镜检查均正常。(《中国名中医医案精粹》)

### 张镜人医案

赵某,女,55岁。初诊于1972年1月18日。

1970年年11月16日因持续胃痛伴频繁呕吐2天,去某医院急诊,拟诊"溃疡病合并幽门梗阻,胃癌待排除"收住入院。经CT检查确诊:"胃癌合并幽门梗阻",转外科手术。术中见肿瘤已无法切除,术后右上腹持续疼痛,并经常出现黑便。近来病情加重,胃脘疼痛,引及胁肋,纳呆寐差。

舌脉:舌苔花剥,脉细弦。

检查:面色苍白,形瘦神萎,行走需人扶持,中上腹有压痛。

辨证:胃部癥积,虽做手术姑息,但瘤体未除,气阴匮乏,脉络瘀滞。

西医诊断:胃癌。

中医诊断:癥积、胃脘痛。

治法:益阴和胃,清热消积。

方药:北沙参9g,川石斛12g,孩儿参9g,炒山药9g,旋覆花9g,橘叶9g,川楝子9g,广郁金9g,炙玄胡9g,白英15g,龙葵15g,蛇果草15g,夜交藤30g,生牡蛎30g(先煎),香谷芽12g。(32剂)

二诊:2月23日。进服上药30余剂,精神稍振,脘痛转轻已能能独自行走,唯心悸寐差,脉细,舌苔花剥,药证尚合,再宗原旨,佐以养心定悸。

处方:北沙参15g,川石斛12g,孩儿参9g,炒山药9g,旋覆花9g(包煎),橘叶9g,川楝子9g,炙玄胡9g,蛇果草15g,夜交藤30g,淮小麦15g,生牡蛎30g(先煎),茶树根15g,白花蛇舌草30g,香谷芽12g。30剂。

三诊:11月23日。服中药历时10个月,寐食均佳,脘痛大减,脉细,苔薄,病情已有起色,效不更法。

处方:孩儿参12g,川石斛12g,炒山药9g,生米仁30g,炒川断15g,女贞子9g,炙远志

3g,茶树根 15g,淮小麦 30g,香谷芽 12g,铁树叶 15g,火鱼草 15g,白英 15g,白花蛇舌草 30g,龙葵 15g,桑寄生 15g。

随访:患者坚持服药二年,气阴得复,诸症均平,形体渐丰,仍间断服药调治,十余年多次随访病情稳定。(《国医大师张镜人》)

**刘祖贻医案**

张某,男,55 岁,长沙市某工厂工人。2003 年 10 月 17 日初诊。

患者行胃癌术后胃脘部痞闷不舒 2 周,并见反酸纳差,有时厌食,乏力,少气懒言,口稍干苦,便干。既往有慢性浅表性胃炎、胃溃疡病史。查见神情倦怠,脘腹按之软;舌暗红,苔白黄腻,脉沉。中医诊断为胃脘胀(痞证),脾虚食滞,余毒未清证。治以健脾顺气消食,清解余毒。方药如下:

西党参 15g,麦芽 30g,内金 10g,北山楂 10g,火麻仁 10g,淮山药 10g,厚朴 10g,佛手 10g,龙葵 30g,蛇舌草 30g,藤梨根 30g,莪术 12g,白术 10g,乌贼骨 10g。7 剂,水煎服。

复诊:服上方 7 剂后,患者诉脘痞闷不舒、反酸纳差、厌食、乏力诸症缓解,大便正常,故上方去火麻仁,再服 7 剂,以后再酌情调养。(《当代名老中医典型医案集》)

## 【预防护理】

(1)注意饮食卫生,调畅情志。多吃新鲜蔬菜,勿过食辛辣、肥甘厚腻;进食要有规律,勿暴饮暴食;节制烟酒,少饮或戒酒。勿忧思郁怒,保持精神舒畅。

(2)积极治疗胃脘痛,及时进行现代(如胃镜等)检查。胃溃疡若必要时应及时考虑手术治疗;萎缩性胃炎如有癌变可疑时应采取手术治疗。

(3)注意适当休息,晚期体力衰弱,身体虚羸,应卧床休息。

(4)关心、同情病人,鼓励病人树立战胜疾病的信心。安慰病人不要悲观失望,保持乐观情绪。

(5)注意饮食,加强营养,给予易消化、高热量食物,使患者保持良好的营养状态。

# 大 肠 癌

大肠癌包括结肠癌和直肠癌,是常见的恶性肿瘤。临床以腹痛、腹胀、血便、下痢、贫血、消瘦和腹部包块为主要症状。本病因不同时期可呈现不同征象,其论述散见于中医的"脏毒便血"、"肠覃"、"癥瘕"、"积聚"、"肠澼"、"锁肛痔"等病证中。

中医对本病的认识,早在《内经》一书中就有记载。如《灵枢·水胀》说:"肠覃何如? 岐伯曰:寒气客于肠外,与卫气相搏,气不得荣,因有所系,癖而内着,恶气乃起,息肉乃生。其始生也,大如鸡卵。"指出了本病的病因病机。其症状描述,类似西医学中左半结肠癌的特点。《医学入门》"……伤风犯胃,飧泄久而湿毒成癖,注于大肠,传于少阴,名曰肠澼。"说明本病发生与湿毒下注有关。《外科大成》中指出:"锁肛痔,肛门内外如竹节锁紧,形如海蜇,里急后重,粪便细而带扁,时流臭水,此无治法。"更加详细地描述了本病的临床症状,并指出了其"无治法"的严重后果。《外科正宗·脏毒论》:"……积毒深者,其形异而顽恶,毒浅者,其形正而平常,久则崩溃成漏,新则坠肿刺疼。甚者粪从孔出,血从窍流,气血日有所伤,形容渐有所削,若不早治,终至伤人。"同样指出本病逐渐恶化,预后凶险。

## 【病因病机】

本病的病因分为内因、外因两个方面。外因多由饮食不节所致,内因多与脾肾不足、正气虚弱有关,内外二因常相互关联。

**恣食辛辣,瘀热内结** 饮食不节,酒食过度,嗜食膏粱厚味、鱼腥乳酪、生冷果菜,伤及脾胃,运化失司,蕴湿生热,搏结大肠,久之成为癥积。如《证治要诀·积聚》说:"多饮人、结成酒癖,腹肚结块,胀急疼痛。"《医部全录·饮食门》引《济生方》说:"若禀受怯弱,饮饱失时,或过餐五味,鱼腥乳酪,强食生冷果菜,停蓄胃脘,遂成宿滞,⋯⋯或泄或痢,久则积结为癥积。"

**忧思郁怒,气节血瘀** 情志失调,忧思郁怒,脾气乖戾致胃肠失和,气机不畅,久之气血瘀滞,渐成癥积。《外科正宗·脏毒论》说:"又有生平情性暴急,纵食膏粱,蕴毒结于脏腑,火热流注肛门,结而为肿,其患痛连小腹,肛门坠重,二便乖违,或泻或秘,肛门内蚀,串烂经络,污水流通大孔,无奈饮食不餐,作渴之甚,凡犯此未得见其有生。"

**脾肾不足,阳气虚弱** 年老体衰,久病之后,耗气损阳,阴寒内生,寒凝血滞,蕴结大肠而成积症。如《景岳全书·积聚》说:"凡脾肾不足,及虚弱失调之人,多有积聚之病,盖脾虚则中焦不运,肾虚则下焦不化,正气不行则邪滞得以居之。"《医宗必读·积聚》说:"积之成也,正气不足,而后邪气踞之。"

总之,大肠癌的发生是由于正气虚弱,湿热蕴结,下注大肠,瘀热结聚,积块乃生。

## 【辨证论治】

### 1. 辨证纲要

主要根据本病的虚实辨析。

**辨虚实** 本病发病初起以邪盛为主要矛盾,病人多表现为实证。可见腹痛、腹胀、下痢脓血,恶心呕吐、腹块坚实不移、口渴、脉滑数、舌黯、苔黄腻或腐秽。疾病后期则正气渐衰,呈现邪实正虚,机体亏败之象。如体瘦乏力、短气畏寒,便溏脱肛,面黄,舌淡,脉沉细无力。

### 2. 辨析类证

本病应与痢疾、泄泻、痔疮相鉴别。

(1)痢疾:痢疾起病急,病程大多较短。大便次数多,粪便为脓血样,或粪便混有脓液、黏液、里急后重明显。腹部无包块。

(2)泄泻:泄泻是以大便次数增多,质稀如水为特点。虽伴腹痛,但无便血和里急后重症状。

(3)痔疮:大便时有带血,但血液大多黏附在粪便表面,或大便之后有鲜血滴下。无腹痛包块,里急后重。肛门部有异物感,局部检查可发现有内痔或外痔。

### 3. 治疗原则

本病初中期治疗以清利湿热,行气活血,化瘀解毒为法;病至后期当以扶正祛邪,温补脾肾,补益气血为治。

**湿热蕴结**

**临床表现** 腹痛腹泻,下痢赤白,里急后重,肛门下坠,腹部包块,口干发渴,发热恶寒,舌苔黄腻,质红,脉滑数。

辨证提要 ①辨证要点:病人体质不甚虚,腹痛下痢,里急后重,发热口渴,舌质红,苔黄腻,脉滑数。②辨舌脉:患者湿邪重者,苔白腻或黄腻或腐秽,脉濡滑;热邪甚者,舌质红,苔黄腻,脉滑数有力。

理法概要 湿热蕴结之结肠直肠癌,其主要矛盾是湿与热。治疗应针对湿热毒邪,应用清热利湿解毒之法。

方药运用 槐花散加味。

槐花 30g 侧柏叶 15g 荆芥穗 12g 白头翁 20g 枳壳 10g 败酱草 30g 土茯苓 30g 地榆 20g 薏苡仁 30g 半枝莲 15g

方中槐花、侧柏叶、土茯苓、薏苡仁、白头翁利湿解毒;败酱草、半枝莲、地榆清下焦之热;荆芥穗、枳壳理气止血。如湿盛纳呆,加广木香、陈皮、鸡内金行气导滞之品。

### 气滞血瘀

临床表现 腹部刺痛,痛处固定,面色晦黯,腹胀肠鸣,便下紫黑脓血,腹块坚实,推之不移,舌质紫暗或有瘀斑、点,脉涩或弦。

辨证提要 ①辨证要点:腹痛如刺,便色黑紫,腹块坚实、推之不移。②辨病程:本病出现血瘀表现时,说明病情已至中期或中晚期。

理法概要 本证主要矛盾是气滞血瘀,治疗应行气活血,化瘀解毒。

方药运用 少府逐瘀汤加减。

赤芍 20g 当归 15g 川芎 10g 蒲黄 10g 五灵脂 12g 没药 12g 元胡 15g 大黄 6g 木香 10g 地榆炭 20g 生甘草 6g

赤芍、当归、川芎、蒲黄、五灵脂、没药活血化瘀;元胡、木香行气止痛;大黄、生甘草、地榆炭凉血解毒。如大便下血甚者,大黄可易为大黄炭,酌加槐花炭;腹胀肠鸣、胸闷纳呆,加焦三仙各 12g。

### 脾肾阳虚

临床表现 腹痛隐隐,喜温喜按,便溏便血,或污浊频出无禁,形体瘦削,畏寒肢冷,腰膝酸软,肛脱下坠,舌淡无华,苔白,脉沉细无力。

辨证提要 ①辨证要点:腹痛喜暖,大便溏泻或污浊频出无禁,畏寒肢冷,舌淡无华,苔白,脉沉细无力。②辨体质:此型病人多有素体阳虚或久病伤阳,或过食生冷、苦寒之品,损伤脾阳,脾损及肾。

理法概要 本病脾肾阳虚型者,其主要矛盾为正虚邪实。此时攻邪不达,反易伤正,故治应扶助正气,抗御外邪。治宜健脾温肾之法。

方药运用 补中益气汤合附子理中汤加减。

党参 15g 炒白术 30g 茯苓 30g 当归 12g 制附子 10g 煨肉豆蔻 12g 干姜 10g 柴胡 6g 炙甘草 6g

党参、炒白术、茯苓补中益气、健脾渗湿;制附子、煨肉豆蔻、干姜温肾壮阳;当归养血和血;柴胡益气升陷。腹痛甚者,加小茴、枳壳;下血多者,加槐花炭、地榆炭。

## 【其他疗法】

### 1. 单方验方

椿树根皮汁(去粗皮取二层白皮,取汁)120g,绿豆芽汁 120g,红、白糖各 60g,蜂蜜

120g。以上药汁混合,隔水煮 15 分钟,日服 3 次,每次 1 汤匙。

### 2. 针灸疗法

**主穴** 大肠俞、小肠俞、长强、中极、上髎、次髎、中髎、下髎。

**配穴** 若湿热蕴结证加血海、天枢、阳陵泉,用泻法。若气滞血瘀证加血海、期门、大巨、水道,用泻法。若脾肾阳虚证加足三里、神阙、三阴交、肾俞、关元,针后用灸法。

### 3. 饮食疗法

(1)白术猪肚粥:白术 30g,槟榔 10g,猪肚 1 只,生姜少量,粳米 100g。猪肚洗净切成小块,同白术、槟榔、生姜煎煮取汁去渣,用汁同米煮粥。猪肚可取出蘸麻油、酱油佐餐。温热服食。此粥适用于脾胃气虚型结肠癌久泻不止者。

(2)扁豆花粥:白扁豆花 15g(鲜品可用到 25g),北粳米 100g,加水 800ml 左右,先煮成稀粥,待粥将熟时,放入扁豆花,改用慢火,至米花粥稠为度,另早晚两次温热服食。适用于脾胃湿热型结肠癌之腹胀痛下痢者。

# 【名医精华】

### 钱伯文医案

吴某某,女,32 岁。初诊:1973 年 2 月。主诉:1971 年 10 月开始发现有黑粪。隐血实验阳性。当时诊断为上消化道出血。用止血药,出血依然不止。于 1972 年 3 月住某医院摄片,诊断为结肠肿瘤,5 月 19 日进行手术。术后切片报告为结肠腺癌已侵入肌层。9 月复查,脐后下腹又触及一个包块,约核桃大小。1973 年 2 月来本院诊治。诊查:右下腹肿块已发展到鸡蛋大小,质较硬,并伴有腹痛、腹泻、胃纳不佳、形体消瘦等症状。苔薄白,质淡,脉细无力。辨证:证为脾肾阳虚,湿浊凝聚。治法:治以温补脾肾,佐以健运。经过一段时间的治疗,体力稍有恢复,后改用理气活血,消肿为主,适当加一些益气补肾药物。处方:主要药物为党参、白术、当归、黄芪、茯苓、陈皮、木香、香附、枳壳、山药、白花蛇舌草、桂皮、茴香、仙灵脾、甘草、补骨脂、牛膝、八月札、肉苁蓉等。加减药物:枸橘、山楂、丹参、赤芍、附块、苍术、薏苡仁、旱莲草、生地、橘叶、陈香橼、熟地、瓜蒌皮、没药、乳香、玫瑰花、寻骨风、青皮、三棱、山萸肉、肉桂、锁阳、桑寄生、蜈蚣、夏枯草等。酌情加用成药:人参鳖甲煎丸、归脾丸、六味地黄丸、天龙丸(守宫研末为丸)。巩固阶段方药:党参、合欢皮、熟地、白术、黄芪、扁豆、甘草、茯苓、薏苡仁、陈皮、仙灵脾、山药、木香、旱莲草、桑寄生、黄精、白芍、补骨脂等。经过 3 个多月的治疗,肿块开始缩小而至逐渐消失。调理至 1974 年 8 月,即恢复全天工作。至今健康情况良好。

**按** 本例手术后不到半年,癌肿复发转移而出现肿块,引起腹痛腹泻胃纳不佳等症状。根据辨证为脾肾阳虚,致肠胃的运化功能失常,水谷精微吸收差,导致气虚血衰。因此,在治疗时先采用温补脾肾,佐以健运,同时适当酌加一些理气活血去除病邪的药物治疗后,病人症状有所减轻,体力也显著增加,但肿块未见缩小。于是改用活血理气消肿药物,去除病邪,消除肿块,并适当酌加一些益气补肾药物。经过一段时间的治疗,肿块慢慢开始缩小,以致消失。(《中国现代名中医医案精华》)

### 李济仁医案

沈某,女,45 岁。1998 年 5 月 2 日初诊。

患者腹泻多年,腹痛时作,头晕乏力,近半月来曾便血 1 次,其量可畏。一日自己在左侧腹部扪及一拳头大小肿块,即来我院就诊。疑为恶性肿瘤,遂行剖腹探查术示:结肠肝区有 6cm×12cm 大小之肿瘤,表面不光滑,质极硬,已侵润临近网膜,肿瘤与胃只相离 15cm。分离至十二指肠下降部,见已被肿瘤侵润,黏连带较硬,水肿。病理诊断为结肠腺癌,淋巴结转移。于 1998 年 5 月 2 日就诊。刻下症:形体消瘦,面色萎黄,神情倦息,不欲饮食,腹部疼痛,大便干秘。舌质淡红,苔少,脉细微弦。证属癌毒瘀阻,脾不健运,气血两虚。治以解毒抗癌,健脾养血之法。

方一:蟾酥酒,隔 2 天服 1 次,每次 100ml。

方二:水杨梅根、藤梨根、菝葜、半枝莲、白花蛇舌草、白英各 30g,党参、白术、茯苓、当归各 15g,虎杖、生薏苡仁、红藤、大枣各 20g。

水煎服,每日 1 剂。

二诊:二方同用,共服 3 个月。药后体重增加,面色好转,精神亦振,纳谷增加,腹痛已瘥,大便转软,舌质淡红,苔薄白,脉细。

三诊:继续上方辨治 1 年余,1 年内服蟾酥酒 1 个月。患者体重增加并上班,以后没隔日服方二 1 剂,每年服蟾酥酒 1 个月,以巩固疗效。(《李济仁临证医案存真》)

## 【预防护理】

(1) 应对癌前期病变进行积极的治疗:如血吸虫病慢性结肠炎及痢疾等。早期发现并根治结肠及直肠息肉和腺瘤。

(2) 避免忧思郁怒和情绪刺激,加强体格锻炼,增强体质。

(3) 禁忌辛辣刺激、油腻而偏热食品,如:辣椒、羊肉、狗肉等。忌烟酒。

(4) 提倡用料姜石放入水缸 60~70cm 或放入水井内 100cm,或用料姜石放在烧开水的水壶内烧水泡绿茶温饮。提倡多吃新鲜菠菜、萝卜、韭菜、芹菜、西红柿等蔬菜。

下篇
脾胃相关病证治

# 咳　　嗽

　　咳嗽是肺系疾患的一个常见证候。外感或内伤的多种病因,导致肺气失于宣发、肃降时,均会使肺气上逆而引起咳嗽。前人曾将无痰而有声者称为咳;无声而有痰者称为嗽;既有痰而又有声者谓之咳嗽。验之临床,二者很难截然分开,故一般统称为咳嗽。

　　《内经》对本病已有较系统的论述。认识到其成因有内、外两个方面,外因主要是感受风、寒、暑、湿、燥、火等六淫之邪侵袭肺脏而发病;内因则指寒饮入胃,冷饮之邪,循胃口上膈,从肺系上干肺而致咳。其临床表现及证候分类,在《素问·咳论》中论述颇详,不仅记载了五脏咳与六腑咳的临床表现并确立了脏腑分类的方法。如文中指出:"肺咳之状,咳而喘息有声,甚则唾血;……脾咳之状,咳则右胁下痛,阴阳引肩背,甚则不可以动,动则喘剧;肾咳之状,咳则腰背相引而痛,甚则咳涎";"胃咳之状,咳而呕,呕甚则长虫出";"三焦咳状,咳而腹满,不欲饮食"。如此将咳嗽所并见的复杂症状,按脏腑加以归类,对临床治疗具有一定意义。其病机转归,《内经》首先认为咳嗽是肺的病变,但《素问·咳论》又明确指出:"五脏六腑皆令人咳,非独肺也。"说明其他脏腑的功能失调,均可影响于肺而发生咳嗽;而咳嗽久延不愈,又可累及各个脏腑在咳嗽的同时伴发其他脏腑之兼证。唐·孙思邈在《千金要方》中又将咳嗽按虚实寒热分类,载有"肺热"、"肺虚寒"、"肺气不足"、"肺胀上气"等证。《太平圣惠方》提出咳嗽吐痰主要责之于肺脾功能失调,其曰:"夫咳痰者,是肺气逆行也。……肺虚微寒之气,后传于胃,胃口气弱,脾中伏冷,寒邪之气,冲于胃管,胃气不摄,使阴阳气相击,所以咳痰也。"金元以后,许多医家认识到咳嗽与脾胃有着密切关系。如刘河间《素问病机气宜保命集·咳嗽论》说:"咳谓无痰而有声,肺气伤而不清也;嗽谓无声而有痰,脾湿动而为痰也;咳嗽谓有痰而有声,盖因伤于肺气,动于脾湿,咳而为嗽也。"指出了咳嗽与肺气、脾湿的关系。《丹溪心法·咳嗽》提出:"上半日多嗽者,此属胃中有火,用贝母、石膏降胃火。午后嗽者,多属阴虚,必用四物汤加炒黄柏、知母降火。"这种按咳嗽时间辨证论治的方法,为后世提供了借鉴。明·李梴《医学入门》将咳嗽中的火咳、郁咳、五劳虚咳及瘀血内阻等证的治疗,进行了较详细的论述。赵献可《医贯》对咳嗽与肺、脾、肾三脏的关系论述颇详,其曰:"咳嗽者,必责之肺,而治之之法,不在于肺,而在于脾,可是在脾,而反归于肾。盖脾者,肺之母;肾者,肺之子,故虚则补其母,虚则补其子也。"又曰:"有脾胃先虚,土虚不能制水,水泛为痰,子来乘母而嗽者矣。又有初点起于心火刑金,因误服寒凉,以致脾土受伤,肺益虚而嗽者。……子来救母,肾水复子之仇,寒水挟木势而上侵于肺胃,水冷金寒故嗽。……须用六君子汤加炮姜,以补脾肺,八味丸以补土母,而引水归源,此等治咳嗽之法。"这些观点,对后世多有启发。对此,《杂病源流犀烛·咳嗽哮喘源流》说:"盖肺不伤不咳,脾不伤不久咳,肾不伤火不炽,咳不甚,其大较也。"补充说明了肺脾肾三脏是咳嗽的主要病变所在,并指出了咳嗽病机演变规律是由肺及脾,由脾及肾。总之,历代医家对咳嗽的病因病机、证治分类、治疗原则、方药运用诸方面,均作了广泛而深入的研究,使理论、实践内容不断得到充实完善,对后世治疗咳嗽起到了很大的指导作用。

　　西医学中的急慢性支气管炎、支气管扩张、上呼吸道感染等病,表现以咳嗽为主要症状者,可参照本篇内容辨证施治。

## 【相关病机】

咳嗽是肺系疾患的主要证候之一。正如《景岳全书》说："咳证虽多,无非肺病。"究其成因,不外外感、内伤二类,因于外感者,主要是由于六淫外邪侵袭,肺卫受感,肺失宣降而致咳嗽;因于内伤者,主要是由于久咳不愈,肺气虚弱,宣肃失司,使邪气留滞肺中,或其他脏腑病变传至肺脏而为咳嗽。本篇所论内容主要是内伤咳嗽与脾胃相关证候,临床如脾胃虚弱,痰湿犯肺脾虚肝郁,木火刑金;土不生金,脾肺气虚;脾肾阳虚,寒饮犯肺等,均可致肺气宣肃失常,痰气上逆而成咳嗽。

**脾胃虚弱,痰湿犯肺** 饮食不节,过食生冷,损伤脾胃,运化失职,水湿内停,聚湿生痰,痰湿犯肺,肺失宣肃而成咳嗽。此即"脾为生痰之源,肺为贮痰之器"之意。

**脾虚肝郁,木火刑金** 脾胃虚弱,运化失健,日久不愈,土壅木郁,肝失条达,气郁化火,气火循经上逆犯肺,肺失清肃发为咳嗽,而成木火刑金的病变。

**土不生金,脾肺气虚** 素体脾虚,健运失职,气血生化乏源,土不生金,终致脾肺气虚。脾气虚则聚湿生痰;肺气虚不能肃降则痰浊上逆而发为咳嗽。

**脾肾阳虚,寒饮犯肺** 年老体弱,房室劳倦,病及于肾,肾气虚衰,气化不利,不能温化水液;再者肾阳不足,火不生土,脾失温煦,运化无力,水寒不化而凝聚为痰。终致寒饮痰湿上逆犯肺,宣肃失司发为咳嗽。

## 【辨证论治】

### 1. 辨证纲要

咳嗽之辨证,首先要辨明外感、内伤,及其见证的寒热虚实。

(1) 辨外感、内伤:一般外感咳嗽起病急,病程短,初起先有表证或同时出现咳嗽,多为实证;内伤咳嗽起病缓,病程长,发病多先有脏腑功能失调症状或肺与其他脏腑病证同时存在,多为虚证或虚中挟实。

(2) 辨咳嗽的声音、时间:咳嗽频急,声音清亮者,多为实证;咳嗽声低弱无力者,多为虚证。咳嗽时作,发于白昼,鼻塞声重者,多为外感咳嗽;晨起咳嗽,阵发加剧,或食生冷后咳嗽加重,多为痰湿咳嗽;午后或黄昏时咳嗽,声音清轻短促,多为阴虚咳嗽;夜卧咳嗽较剧,持续难已,短气乏力者,多为气虚或阳虚咳嗽。

(3) 辨痰的色、质、量、味:痰少或干咳无痰者,多属阴虚;痰多者,多属痰湿、痰热、虚寒。痰白而薄者,多属风、属寒;痰白而稠厚者属湿;痰黄而黏稠者属热;痰中带血多属热伤肺络或阴虚肺燥。有热腥味者,多属肺热;味甜淡者,多属脾湿;味咸者,多属肾虚。

### 2. 辨析类证

咳嗽应与肺痨、肺胀、哮证及喘证相鉴别。

(1) 肺痨:咳嗽是肺痨的主要症状之一,由瘵虫犯肺所致,常伴有咳血、胸痛、潮热、盗汗、消瘦等症。

(2) 肺胀:有久患咳、喘、哮等病证不愈的病史,在咳嗽的同时,伴有胸中烦闷膨满,上气咳喘,甚至面目晦暗,唇舌紫绀,颜面四肢浮肿等,且病情缠绵,经久不愈。

(3) 哮证及喘证:哮证及喘证虽然也会兼见咳嗽,但各以哮、喘为其主要临床表现。哮证主要表现为痰气交阻,发时喉中哮鸣有声,呼吸气促困难,甚至不能平卧。而喘证是以呼吸急迫,甚至张口抬肩,鼻翼煽动,喘息不得卧为特征。

**3. 治疗原则**

外感咳嗽,以祛邪为主,因病在肺,故应宣肺祛邪;内伤咳嗽,病程一般较长,有先病在肺而影响他脏者,亦有他脏先伤而及于肺者。临床以肺、脾、肾三脏功能失调发为咳嗽者为多见,治疗时应综合分析,辨明病机。正虚邪实者,当祛邪止咳,兼以扶正;正虚为主者,根据虚之所在着重扶正祛邪。

**脾胃虚弱**

**临床表现**　咳嗽痰多,色白而黏,胸脘满闷,纳差呕恶,身疲乏力,大便溏薄,舌质淡,苔白腻,脉濡滑。

**辨证提要**　①辨证要点:本证以咳嗽痰多,色白而黏,胸脘满闷为要点。②辨病史:多有饮食不节,饥饱失宜,寒温不调,损伤脾胃的病史。③辨体质:脾胃为后天之本,气血生化之源,主肌肉四肢,脾胃虚弱者,多见面色萎黄,形体消瘦。

**理法概要**　由于脾胃虚弱,健运失职,痰湿内生,上渍于肺,宣肃失常所致。治宜健脾祛湿,理气化痰。

**方药运用**　三仁汤合二陈汤加减。

杏仁 10g　白豆蔻仁 8g　薏苡仁 30g　厚朴 10g　半夏 10g　陈皮 10g　茯苓 15g　白术 10g　枳壳 10g　甘草 3g

杏仁、厚朴、枳壳宣肺止咳,宽中下气;陈皮、半夏燥湿化痰,理气除满;白豆蔻仁、薏苡仁、白术、茯苓健脾祛湿,和胃降逆;甘草调和诸药。若脾虚甚者,加党参 12g,以健脾益气。咳嗽胸满痰多者,加苏子 10g,桔梗 10g,以增宣肺降气之力。呕恶明显者,加生姜 10g,藿香 15g,以和胃降逆,大便溏泻者加桂枝 3g,泽泻 10g,以通阳利湿。证属寒痰者,加干姜 5g,细辛 3g,以温化寒痰。

**脾虚肝郁**

**临床表现**　咳嗽气逆,咳则阵作,常感痰滞咽喉而咯之难出,或痰带血丝,胸胁窜痛,急躁易怒,口干口苦,食欲不振,身倦乏力,症状常随情绪波动增减,舌边尖红,体胖大,苔薄黄、少津,脉弦数。

**辨证提要**　①辨证要点:本证以气逆咳嗽阵作,胸胁窜痛,急躁易怒,症状常随情绪波动增减为要点。②辨病程:本证病机演变由脾虚致肝郁,再因肝郁化火,木火刑金,肺失清肃而发病,故病程较长。

**理法概要**　多由脾胃虚弱,土壅木郁,肝郁化火,木火刑金,肺失清肃而致咳嗽。治宜健脾疏肝,清肺降火。

**方药运用**　逍遥散合泻白散加减。

当归 12g　白芍 15g　白术 10g　茯苓 12g　柴胡 5g　郁金 10g　薄荷 5g　桑白皮 15g　地骨皮 12g　川贝 10g　桔梗 10g　甘草 3g

当归、白芍养血柔肝;白术、茯苓、甘草健脾培本;柴胡、郁金疏肝解郁;薄荷顺肝之性,清泄肝火;桑白皮、地骨皮清肺降火;川贝、桔梗宣肺止咳。若食欲不振,加山药 15g、鸡内金 12g、麦芽 12g 以健脾和中;胸胁窜痛甚者,加元胡 10g、川楝子 12g 以理气止痛;急躁易怒甚者,加丹皮 8g、栀子 10g 以平肝降火;痰带血丝甚或咯血者,加青黛 10g、海蛤壳 12g 以平肝清肺、凉血止血。

**脾肺气虚**

**临床表现** 咳嗽痰多,色白质稀,面白微肿,气短懒言,身倦乏力,畏寒肢冷,腹胀纳差,大便溏薄,舌淡苔白,体胖大,脉沉细。

**辨证提要** ①辨证要点:本证以咳嗽痰多,色白质稀,气短懒言,腹胀纳差为要点。②辨类证:本证应与痰湿犯肺咳嗽相鉴别。因二者均有咳嗽痰多色白,腹胀纳差,大便溏薄等脾虚症状。但脾肺气虚者,为脾虚日久不愈,终致脾肺虚损,临床除有脾虚见症外,尚有气短懒言,畏寒怕冷等肺气不足症状。

**理法概要** 由于脾胃虚弱,化源亏乏,土不生金,脾肺气虚,宣肃失司而致咳嗽。治宜健脾益气,培土生金。

**方药运用** 香砂六君子汤加味。

党参 10g　白术 10g　茯苓 15g　陈皮 10g　半夏 10g　广木香 6g　砂仁 8g　甘草 3g　厚朴 10g　枳壳 10g　杏仁 10g　前胡 10g

党参、白术、茯苓、甘草健脾益气,培土生金;陈皮、半夏燥湿化痰;广木香、砂仁、厚朴、枳壳理气和胃,宽中除满;杏仁、前胡宣降肺气。若肺气虚甚,畏寒畏风,易患感冒者,加黄芪 20g,防风 10g 以益气固表。脾虚食积者,加山楂 12g、神曲 12g、麦芽 12g 以消食化积。大便泄泻者,加薏苡仁 30g、芡实 12g 以健脾止泻。呼吸气喘着,加炙麻黄 6g 以止咳平喘。痰多咯吐不利者,加苏子 10g、桔梗 10g 以降气排痰。

**脾肾阳虚**

**临床表现** 咳嗽短气,痰涎清稀,头眩心悸,自汗畏寒,肢体沉重,腰膝酸软,胸脘满闷,纳差,大便溏薄或五更泄泻,舌淡,苔白,脉沉细。

**辨证提要** ①辨证要点:本证以咳嗽短气,痰涎清稀,自汗畏寒,腰膝酸软,脘闷纳差,大便溏薄为要点。②辨预后:病在肺较轻,病在脾较重,病在肾尤重,由肺及脾至肾的过程即是病情由轻转重的过程。故病在肺脾治疗较易,及至于肾则治疗较为困难,预后较差。

**理法概要** 由于脾肾阳虚,气化不利,运化无力,水寒不化,寒饮、痰湿上逆犯肺而致咳嗽。治宜温补脾肾,散寒化饮。

**方药运用** 金匮肾气丸合厚朴温中汤加减。

厚朴 10g　陈皮 10g　干姜 5g　白术 10g　茯苓 15g　白蔻仁 8g　木香 6g　熟地 10g　山药 15g　山茱萸 15g　泽泻 10g　丹皮 8g　肉桂 5g　制附子 5g　甘草 3g

厚朴、干姜、白术温中健脾;陈皮、茯苓、白蔻仁、木香理气健脾燥湿化痰;甘草调和诸药;六味地黄丸滋补肾阴,配肉桂、附子补水中之火温肾散寒。若咳嗽气急,痰多色白质稀而有泡沫者,方中去熟地、丹皮,加细辛 3g,五味子 12g,以散寒化饮敛肺止咳。胸胁满闷者,加苏子 10g、白芥子 10g 以祛痰降气。咳而遗尿者,加补骨脂 12g、益智仁 15g,以助肾气化。五更泄泻者,加破故纸 10g,煨肉蔻 12g 以温肾止泻。

# 【其他疗法】

## 1. 单方验方

(1) 全瓜蒌 18g,川贝 10g,杏仁 10g,枇杷叶 10g,栀子 10g。水煎服。适用于肝火犯肺之咳嗽。

（2）白术 10g，茯苓 20g，橘红 10g，半夏 10g，厚朴 10g。水煎服。适用于脾虚痰湿犯肺之咳嗽。

（3）贝母、百合、苏叶、五味子、桔梗各 25g，白糖 50g。水煎服。适用于木火刑金，阴虚肺燥之咳嗽。

（4）肉桂 30g，皂角 60g，青礞石 30g。将上药共研细末，炼蜜为丸，朱砂为衣，每粒 3g，每晚睡前含化两粒。适用于脾肾阳虚之咳嗽。

### 2. 饮食疗法

（1）橘皮粥（《饮食辨录》）：鲜橘皮 30g，粳米 50~100g。先把橘皮煎取药汁，去渣，然后加入粳米煮粥。用于脾虚痰湿犯肺之咳嗽。

（2）猪肺粥（《证治要诀》）：生猪肺 500g，薏米 50g，大米 100g，葱、生姜、食盐、味精各适量。将猪肺洗净，以水煮至七成熟，捞出切成小丁块备用。将其余药及调味品加入猪肺汤中，武火烧沸，改文火煨熬，同时加入猪肺丁，待米煮烂即成。用于脾肺气虚之咳嗽。

（3）冰糖鸭蛋羹（《药膳食谱集锦》）：冰糖 50g，鸭蛋 1 枚。先将冰糖用适量开水溶化，稍冷再将鸭蛋打入，调匀，上笼蒸 5 分钟左右即可。用于阴虚肺热之咳嗽。

（4）韭菜鸡蛋饼（《饮食疗法》）：韭菜 100g，鸡蛋 2 枚。将韭菜洗净切碎和鸡蛋调匀，油煎作饼，当点心吃，用于脾肾亏虚之咳嗽。

### 3. 针灸疗法

（1）取穴：肺俞、太渊、脾俞、太白、丰隆、足三里。用补法或加灸，或用平补平泻法。适用于脾肺气虚，痰湿犯肺之咳嗽。

（2）取穴：肺俞、尺泽、阳陵泉、太冲。用泻法。适用于木火刑金之咳嗽。

（3）取穴：肺俞、脾俞、膏肓、气海、肾俞、太渊、足三里、内关。用补法或加灸。适用于脾肾亏虚之咳嗽。

## 【名医精华】

李振华

他脏有病，日久不愈，累及肺脏所致的咳嗽，属于内伤咳嗽，如脾胃虚弱，运化无力，聚湿生痰，痰随气升，上逆于肺，壅塞气道，而致咳嗽。此即古人所谓"脾为生痰之源，肺为贮痰之器"的道理。内伤咳嗽虽主要责于肺、脾、肾三脏功能失调，但尤与脾虚关系密切，正如张璐曰："夫嗽虽言肺病，而实本于胃。"

**案 1**　张某，男，51 岁，工人。于 1986 年 2 月 26 日初诊。自述 1 周前因饮食不调，过食生冷，加之饮酒，致咳嗽阵作，痰多色白质稀，胸脘痞闷，食少纳呆，身倦乏力。经用抗生素类药物治疗，效果不佳。诊视中见其形体肥胖，舌质淡、苔白腻，体胖大，脉濡滑。此脾胃虚弱，痰湿犯肺，治宜健脾理肺，燥湿化痰。方用自拟健脾止咳汤治之。处方：党参 10g，白术 10g，茯苓 15g，橘红 10g，半夏 10g，桂枝 5g，木香 6g，砂仁 8g，厚朴 10g，杏仁 10g，苏子 10g，桔梗 10g，枳壳 10g，甘草 3g。水煎服。上方服 6 剂，咳嗽胸闷大减，方中去苏子，加焦三仙各 12g。续服 6 剂，诸症消失。

**案2 咳嗽(慢性支气管炎)**

张某,男,51岁,工人。初诊:1992年2月22日。

主诉:咳嗽,胸闷,气短3月。

病史:3月前因受凉而致咳嗽,咽痒,吐痰稀白,伴胸闷,气短。经胸片检查提示:慢性支气管炎。曾用青、链霉素、螺旋霉素,特布他林等西药治疗,疗效不佳。现症见:咳嗽,咽痒,痰多色白质稀,胸闷,气短,腹胀,纳差。形体肥胖,面色无华。舌质淡,体胖大,苔白腻,脉弦滑。

中医诊断:咳嗽(风寒袭肺)。

西医诊断:慢性支气管炎。

治则:疏风散寒,宣肺止咳。

处方:三拗汤合苓甘五味姜辛汤加减。

前胡10g,黄芩10g,干姜5g,细辛5g,五味子12g,苏子10g,桔梗10g,杏仁10g,麻黄5g,生石膏15g,陈皮10g,半夏10g,茯苓15g,砂仁8g,炙杷叶10g,甘草3g。6剂,水煎服。

二诊:1992年2月29日。咳嗽,胸闷,气短大减,咽痒消失,仍感痰多色白质稀,腹胀,纳差。舌质淡,体胖大,苔白腻,脉弦滑。

二诊辨证论治:风寒得以疏散,肺气将宣,肺窍得利,然中焦痰湿仍盛故见上症,守上方去疏风宣肺止咳之麻黄、生石膏、炙杷叶,加炙麻黄5g,薏苡仁30g,枳壳10g。4剂,水煎服。

三诊:咳嗽,胸闷,气短消失,腹胀,纳差大减。舌质淡红,体胖大,苔白稍腻,脉弦滑。

三诊辨证论治:肺气宣畅,湿痰渐化故见上症。现外邪已解,治以健脾以绝生湿痰之源,以培土生金为法。

处方:香砂六君子汤加减。

党参10g,白术10g,茯苓15,橘红10g,半夏10g,广木香6g,砂仁8g,厚朴10g,枳壳10g,杏仁10g,桔梗10g,薏苡仁30g,佛手12g,甘草3g。10剂,水煎服。

**案3 咳嗽(慢性支气管炎合并感染)**

张某,女,53岁,工人。初诊:1992年11月10日。

主诉:咳嗽、咳痰3周。

病史:慢性支气管炎病史已4年余,每于秋末冬初之际发作。3周前因洗澡受凉致病情复发,当地医院胸片示慢支合并感染,曾用百喘明、强力安喘通、博利康宁、先锋霉素等药物,效果不佳,遂来就诊。现咳嗽,喉痒,咳吐稀白痰,胸闷气短,畏寒怕冷,面色少华,言语无力,纳可,二便正常。舌质淡,苔薄白,脉沉弱。

中医诊断:咳嗽(风寒袭肺)。

西医诊断:慢性支气管炎合并感染。

治法:疏风散寒,宣肺止咳。

处方:温肺止咳汤(自拟经验方)

前胡10g,黄芩10g,干姜5g,细辛5g,五味子10g,苏子10g,桔梗10g,杏仁10g,炙麻黄5g,陈皮10g,半夏10g,茯苓15g,炙枇杷叶10g,甘草3g。5剂,水煎服。

嘱:慎起居,避风寒,忌生冷之品。

二诊:1992年11月15日。咳嗽,喉痒,吐稀白痰消失,仍感胸闷气短乏力,舌淡红,苔薄白,脉沉细无力。

二诊辨证论治:咳痰已无为肺脏得温,寒饮已祛,故去细辛、炙麻黄、苏子、炙枇杷叶,仍胸闷气短,脉无力因气虚未复,故加黄芪 30g、党参 15g、白术 10g、防风 10g,以补肺健脾,益气固表。12 剂,水煎服。

三诊:1992 年 11 月 28 日。胸闷气短大减,身体较前有力,感食欲欠佳,舌脉同前。上方去前胡、黄芩,加焦三仙各 15g,以开胃消食。8 剂,水煎服。

三诊:1992 年 12 月 6 日。无明显不适,以上方为基础,随证略有加减,又服 30 余剂,精神、饮食均好,无明显不适,1 年后随访未复发。

**案 4**　咳嗽(喘息性支气管炎)

连某,男,32 岁。初诊:1980 年 6 月 24 日。

主诉:有肺病史,现咳嗽气喘 5 天。

病史:5 天前因劳作出汗,感受风寒,现咳嗽吐稍黄涎沫痰,量多;喘息不得卧,咳甚则吐,口干,口渴。舌质红,苔黄燥,脉浮数。

中医诊断:咳喘(痰热壅肺,肺失清肃)。

西医诊断:喘息性支气管炎。

治法:清宣肺热,降逆平喘。

处方:麻杏石甘汤加味。

麻黄 12g,杏仁 9g,生石膏 30g,苏子 12g,葶苈子 12g,生桑白皮 9g,炙款冬花 9g,炙远志 9g,桔梗 9g,橘红 9g,枳壳 9g。2 剂,水煎服。

嘱:避风寒,慎起居,忌油腻生冷之品。

二诊:1980 年 6 月 26 日。咳嗽减轻,不动不喘,走路仍喘,程度较前减轻。吐白痰沫,舌质稍红,苔薄白,脉弦。

二诊辨证施治:咳喘,吐量痰多稍黄,口干口渴,舌红,苔黄燥,脉浮数为肺中素有痰热,复感风寒,痰邪壅肺,肺失清肃所致,治予加味麻杏石甘汤清泄肺热,化痰平喘,药后肺气降则咳喘减,痰热清则痰不甚黄,舌苔变薄白,表证解则脉弦不浮。热去伤阴,故舌质稍红,加辽沙参 24g 清热滋阴。3 剂,水煎服。

三诊:1980 年 6 月 29 日。基本无喘,走路时气短,咳嗽减轻。

三诊辨证施治:肺气亏虚则夜间咳嗽,气短,现表证解,当以扶正固本为要,故去麻黄、生石膏。3 剂,水煎服。

治疗结果:诸症悉平。

**案 5**　黄某,男,5 岁。初诊时间:2007 年 2 月 6 日。

主诉:晨起咳嗽 4 月余。

现病史:患者家属代诉天气转凉出现晨起后咳嗽,白日不咳,出汗及食凉后轻咳,服用药物及输液治疗,未见减轻且逐渐加重。现仍为晨起后咳嗽,出汗及食凉后轻咳,痰白较稠,纳可,小便黄,大便正常,近日鼻塞。舌质稍淡,舌体稍胖大,苔稍白腻,脉缓。

中医诊断:咳嗽(风寒外束,痰湿蕴肺)。

治法:止咳化痰,辅以解表。

方药:前胡 5g,黄芩 5g,杏仁 5g,瓜蒌仁 5g,知母 5g,川贝母 5g,辽沙参 8g,荆芥 5g,苏子 5g,炙桑皮 6g,炙麻黄 4g,枳壳 5g,橘红 5g,旱半夏 5g,甘草 3g,生姜 3 片。4 剂,水煎服。

嘱:注意保暖,避风寒,忌食生冷、油腻之品。

二诊:2007 年 2 月 10 日。服上方 4 剂后,晨起咳嗽明显减轻,出汗及受凉后轻仍咳,鼻塞已无。舌脉同前。

二诊辨证论治:药进 4 剂,晨起咳嗽减轻,说明方药对证。鼻塞已无,故守上方去生姜,以减解表散寒之力。仍有出汗及受凉后轻咳,为肺卫气虚,易感外邪的表现,故加黄芪益卫固表。继服以巩固疗效。

方药:黄芪 8g,前胡 5g,黄芩 5g,杏仁 5g,瓜蒌仁 5g,知母 5g,川贝母 5g,辽沙参 8g,荆芥 5g,苏子 5g,炙桑白皮 6g,炙麻黄 4g,枳壳 5g,橘红 5g,旱半夏 5g,甘草 3g。5 剂,水煎服。

### 熊寥笙

湿痰咳嗽系脾失健运,湿郁生痰致咳,病由内发,为不足之证。此种咳嗽较为多见,凡脾胃阳虚,平素贪生冷之物过多者常患之。病不在表,非辛温发散之剂所能治;有非肺燥,亦非清润之剂所能疗。病为湿痰内阻,宜理脾和胃,燥湿化痰为治。湿痰咳嗽,病虽平常,若认证不清,妄投苦寒、甘润之剂,损伤脾胃生化之源,亦可致轻病转重而难治。脾胃为后天之本,五脏六腑之主。中医治病,以有胃气则生,无胃气则危,故胃气之盛衰,对病变之预后极为重要。《内经》论咳,谓"关于肺,聚于胃",即重视治肺,也重视治胃,是很有现实意义的。

**医案** 李某,男,52 岁。主诉:患者体丰腴,嗜茶成癖,每晨起必喝浓茶 1 大杯,数十年如一日,常有咳嗽,自恃体健,不以为意。诊查:诉 1 周来精神困乏,不思饮食但既未伤食亦未受凉,不知何以致此。近 3 日来,更加胸膈闷满,倦怠嗜卧,萎靡不振,四肢软弱无力,阵阵咳嗽,痰涎特多,滑而易出。切其脉沉濡。视其舌,苔白而腻。辨证:予曰,病系湿痰为患,君嗜茶成瘾,体胖阳虚,脾失健运,最易生痰。夫脾为生痰之源,痰阻中宫,脾阳不振,故困乏而不思食,何奇之有? 治法:健脾燥湿,豁痰快膈,以自拟经验方杏苓汤主之。处方:杏仁 12g,茯苓 12g,法半夏 12g,陈皮 9g,甘草 3g,厚朴 9g,苍术 9g,广藿梗 6g,生姜 3 片。3 剂,每日 1 剂,水煎,分 3 次服。药后精神渐佳,饮食加味,咳嗽减轻,上方药续服 4 剂,早晚兼服陈夏六君丸以调理善后。(《中国现代名中医医案精华》)

### 颜正华医案

刘某,女,53 岁。初诊时间:2006 年 3 月 2 日。

主诉:咳嗽缠绵不愈,已近 1 年。

现病史:1 年前患感冒,经治疗,发热、头痛等症均解,惟咳嗽一直未愈,曾服中西药及藏药等治疗,时轻时重。近半月咳嗽加重,痰多,黄而黏稠,心烦急躁,呼吸不畅,咽红,大便干,3 日 1 次,脉弦滑数,舌红苔黄腻。

辨证:痰热阻肺,肺失清肃。

治法:清热化痰,肃肺止咳。

处方:桑白皮 15g,地骨皮 15g,黄芩 10g,天花粉 15g,知母 10g,浙贝母 10g,化橘红 10g,海浮石(先煎)15g,海蛤壳(先煎)20g,枳实 10g,全瓜蒌 30g,杏仁 10g,紫菀 12g,百部 10g,白前 10g,生甘草 6g,竹茹 10g。7 剂,水煎服,日 1 剂。

二诊:2006 年 3 月 9 日。药后咳嗽大减,痰明显减少,心烦急躁亦减轻,大便日 1 次,仍干,呼吸渐畅。脉弦滑数,舌红,苔黄腻略减。效不更方,以首诊方继用 7 剂。

三诊:2006 年 3 月 20 日。药后咳嗽已轻,偶有喉痒做咳,痰亦少,但仍觉有少量黏痰,不易咳出,偶有口干、气短,大便日 1 次,偏干。舌红,苔薄黄,脉弦细滑。辨证为,患者痰热渐化,而肺部现气阴不足之象,需补肺阴,益肺气,遂将原方去枳实、海浮石、海蛤壳,加南北

沙参各 15g,冬瓜仁 20g,枇杷叶 10g,10 剂。随访得知,服药后,咳止,痰消,病痊愈。(《国医大师颜正华》)

**张镜人医案**

许某,女,49 岁。初诊:1982 年 3 月 18 日。

咳嗽数载,每值秋冬频发,易感冒,近来咳嗽加剧,痰多浓稠,咽干,胸闷,大便带溏。苔薄黄,脉细滑。检查:胸片示:慢性支气管炎。

辨证:脾虚痰湿滋生,肺气失于宣肃。

诊断:慢性支气管炎,咳嗽。

治法:肺脾同治,肃肺止咳以治标,健脾运中以杜痰。

方药:水炙桑皮 12g,冬瓜子 9g,甜杏仁 9g,野荞麦根 30g,水炙款冬 9g,炙百部 9g,天竺子 5g,佛耳草 15g,生白术 9g,香扁豆 9g,云茯苓 9g,生甘草 3g,炒楂曲各 9g,香谷芽 12g。7 剂。

随访:以上方加减,治疗三周,咳嗽已止,浓痰明显减少,便溏亦结,胸片复查阴性。(《国医大师张镜人》)

**方和谦医案**

赵某,男,57 岁,2005 年 1 月 23 日初诊。

自述就诊前两周因洗澡受凉引发"感冒",服用感冒清热冲剂等中成药好转。3 天后再次复感风寒,症状明显加重,喷嚏连连,流涕不止,时黄时白,头晕头沉,全身酸软无力,咽痒而咳,又服用羚翘解毒丸、通宣理肺口服液、冬凌草片等多种药物,症状不解。求诊于五官科、呼吸科,诊为:鼻窦炎、支气管周围炎。给予青霉素每天 800 万单位静滴,口服,吉瑞通,并用伯可纳点鼻。经过 6 天治疗后,鼻炎症状略有好转,但咳嗽不止而且加重,咽喉痒甚,说话则咽痒难忍,夜不能眠,不断饮温水以减轻症状。遂请方师诊治。诊视后认为外感风寒不解,肺气不宣,邪气留恋不去,拟方以辛温解表,宣肺止咳。

处方:苏叶 10g,防风 6g,薄荷 3g(后下),蝉蜕 5g,桔梗 10g,杏仁 10g,前胡 10g,牛蒡子 10g,生甘草 6g,枇杷叶 6g,川芎 6g,僵蚕 6g。4 剂,水煎服,每日 1 剂。

复诊:症状明显减轻,尤以喉痒、咳嗽好转最为明显。效不更方,继服 4 剂而痊愈。(《国医大师方和谦》)

**晁恩祥**

咳嗽变异型哮喘,中医学辨证属于咳嗽的范围,其症状及发病急骤,有风来之势,故为风咳,证属风邪犯肺,肺气不宣,治当从风,颇有效验。

**医案**　毕某,女,34 岁。2005 年 7 月 8 日初诊。

患者感冒后引起咳嗽反复发作半年。

初诊:患者半年前曾患感冒,感冒愈后咳嗽不止,咳吐白色泡沫痰,咳嗽严重时则伴呕吐,头痛。曾在当地医院就诊,查胸片未见异常,被诊为"气管炎、咽炎"等,予抗炎止咳及西替利嗪治疗无效。中药治疗有效。本次感冒后咳嗽又复发。现仍然咳嗽,呈阵发性,早晚明显,咳吐少量白色泡沫痰,伴咽痒,对冷、热空气和异味均敏感,咳嗽影响睡眠,饮食、二便可;舌质淡,苔薄白,脉弦。体温 36.5℃,血压 110/80mmHg,心率 70 次/分,呼吸 18 次/分;咽部无充血,双侧扁桃体无肿大;双肺呼吸音清,未闻及干湿性啰音;X 胸片:未见异常;肺功能

正常;激发试验:气道反应性增高。此为风邪犯肺、肺气失宣而致。治当疏风宣肺、止咳利咽。方用苏黄止咳汤加减。方药如下:

炙麻黄 8g,紫菀 15g,杏仁 10g,苏子、叶各 10g,前胡 10g,炙枇杷叶 10g,地龙 10g,蝉蜕 8g,牛蒡子 10g,五味子 10g,化橘红 10g,川芎 10g,菊花 10g,鱼腥草 25g,炒黄芩 10g。7 剂,水煎服,日 1 剂。

二诊(2005 年 8 月 5 日):7 剂药后,咳嗽明显改善,能安睡,对冷热空气敏感度下降,遂在当地再取上药服药,但无疗效(自觉所取药物质量差所致),现咳嗽渐加重,白痰多,易咯出,咽痒,咽干,无憋气,无流涕,无喷嚏,食可,大便溏 1~2 次/日;舌质淡红,舌苔白、花剥,脉细。咳嗽反复因感冒诱发,抗炎无效,抗过敏效果不佳,咳嗽剧烈,咽痒明显,存在气道敏感,对冷热空气均敏感,咳甚则呕吐,"风邪"特点仍旧明显,继以疏风宣肺为治。苏黄止咳汤加减。方药见下:

麻黄 10g,杏仁 10g,苏子、苏叶各 10g,地龙 10g,蝉蜕 10g,前胡 10g,五味子 10g,牛蒡子 10g,炙杷叶 10g,紫菀 10g,莱菔子 10g,白芥子 10g,黄芩 10g,半夏 10g,金荞麦 15g。15 剂,水煎服,日 1 剂。

三诊(2005 年 12 月 6 日):服上药后咳嗽大减,其后间断服用上方月余,病情明显好转,平素已无咳嗽。近日天气寒冷,咳嗽稍重,每天阵咳 2~3 次,对冷空气敏感,咯少量白黏痰,咽部痒干;舌质淡红,苔薄白,脉弦。继续从风论治,渐见其效。仍以苏黄止咳汤加减。处方:

炙麻黄 8g,杏仁 10g,紫菀 15g,苏子、苏叶各 10g,炙枇杷叶 10g,五味子 10g,前胡 10g,牛蒡子 10g,地龙 10g,蝉蜕 8g,白芍 10g,桔梗 10g,玉蝴蝶 5g,青果 10g。30 剂,水煎服,日 1 剂。

随诊半年,现反复感冒、咳嗽消失,对冷热空气适应。痊愈。

**按** 本案与西医咳嗽变异性哮喘表现相似,多表现为阵发性咳嗽,咳嗽剧烈,早或晚明显,少痰或无痰,咽痒,对冷、热空气和异味敏感,常因感冒或其他因素反复发作。与风邪"善行而数变"的特点类似,晁恩祥独辟蹊径,打破了"化痰止咳或润肺止咳"的俗套,从风论治,取得良好效果。方中麻黄疏风解表为主药,苏子、苏叶并用,一主散风,一主降气,且苏子味辛,降中有升,一升一降促进肺的宣发和肃降功能;杏仁、紫菀降气和润肺止咳,杷叶、前胡宣肺止咳,宣降结合,通调气机;麻黄辛散,以驱邪外出,五味子酸敛,以防麻黄升散太过而耗伤肺气;地龙、蝉蜕为虫类药,能搜风,且地龙能缓急平喘,蝉蜕能解表散邪。患者咳剧时常见头痛,为风邪上扰清空所致,故初诊时加菊花、川芎以散上扰之风。二诊时白痰较多,故加莱菔子、白芥子、半夏以降气化痰,半夏且能和胃降逆。三诊时诸症大减,他症不突出,唯咽干痒明显,表现为咽喉不利,咽喉为肺之门户,故加桔梗、玉蝴蝶、青果以利肺气而达到利咽止咳之效。本案之临床表现就有明显的"风咳"特点,故治疗始终"从风论治",随证加减,而收全功。值得借鉴。

### 朱进忠医案

张某,男,74 岁。2005 年 1 月 15 日初诊。

糖尿病 4 年,咳嗽气短 20 多天。

初诊:患者患糖尿病 4 年多。近 20 多天来,咳嗽,气短,纳差,心烦,嗅到油烟味则恶心、咳嗽、气短加重,喜叹气,疲乏无力,左手浮肿。某院 2005 年 1 月 CT 报告:双肺间质性肺炎,双肺肺气肿。住院 20 天后,不但症状不见减轻反见日渐加重;舌苔黄灰厚,脉弦大紧数。诊为暴咳(间质性肺炎、肺气肿、糖尿病):气阴两虚,湿痰蕴郁,升降失职证。治法:补气养阴,燥湿化痰,升清降浊。方拟清暑益气汤加减。处方:

人参 10g,甘草 6g,黄芪 15g,当归 6g,麦冬 10g,五味子 10g,青皮 10 个、陈皮 10g,神曲 10g,黄柏 10g,葛根 15g,苍术 15g,白术 10g,升麻 10g,泽泻 10g。6 剂,水煎服,日 1 剂。煎服方法:将诸药置凉水中浸泡 30 分钟,水煎 2 次,每次 40 分钟,混合,分温 2 次服。

二诊:服药后,精神好转,恶心乏力呃逆均减,手肿消失,惟咳嗽未减;舌苔黄灰厚,脉弦大紧数。上方加紫菀 3g 以通肺络且化痰止咳,继服 6 剂。

三诊:服药 6 剂后,精神增加,咳嗽减少,饮食增加;舌苔黄灰厚,脉弦大紧数。效不更方,继服 7 剂。

四诊:服药后,精神、食欲增加,咳嗽减少,但停药后咳嗽又作,而且痰多,呈泡沫状;舌苔白,脉弦大紧数。辨为气阴两虚,痰饮蕴肿,肝木失达。采用黄芪鳖甲散加减。处方:

方一:黄芪 15g,地骨皮 10g,紫菀 10g,人参 10g,茯苓 10g,柴胡 10g,半夏 10g,知母 10g,生地 10g,白芍 10g,天门冬 10g,肉桂 10g,甘草 6g

方二:清暑益气汤加减。

以上两方交替服用。加减黄芪鳖甲散从组成的药物比例看,肺药、祛痰药较清暑益气汤为多,且又柴胡、半夏、白芍、茯苓相配以入肝胆,今之所以应用本方者,即本案气阴两虚之证与清暑益气汤所治之证几乎相同,所不同的是其所主的脏腑已开始转入肺肝,且以湿为主而转入以痰为主,故予加减黄芪鳖甲散。各服 4 剂。服后咳嗽、痰多有减,但仍气短;舌苔白,脉弦大紧数。痰虽有减,但三焦升降失职仍较著。加减黄芪鳖甲散 4 剂,清暑益气汤 8 剂两方交替服用。

五诊:2005 年 4 月 1 日。来诊时云:咳嗽、气短、咳痰已解,但近 1 个月来,仍感纳呆,口淡乏味,腰背困,夜尿多,几乎每小时 1 次,气喘;舌苔白,有剥脱,脉弦紧大。此气阴两虚,湿郁不化,升降失职所致。与清暑益气汤加减 15 剂继服,配以耆老胶囊 5 盒,1 日 3 次,1 次 4 粒。2005 年 5 月 1 日云:诸症消失。

**按** 老年间质性肺炎、肺气肿为难治之疾。《实用内科学》11 版称:"对于已知病因的间质性肺病,首先应在去除病因。对于不明原因的间质性肺病,应当抗感染治疗。防止病变进一步发展以及形成纤维化,首选泼尼松治疗。"本病在住院治疗过程中,基本上采用了如上治法,但却日甚一日,改请中医治疗亦不见疗效,今朱进忠治疗一反常法,不用治疗咳喘病之药,反而使用治疗暑温之清暑益气汤,其何故也?

中医治病的特点为辨证论治,所谓辨证论治则按中医病机特点组方用药。本病患者为老年糖尿病患者,其症状表现虽在肺,但其主要症状不是以痰喘实证为主的表现,而是可见咳而气短,是肺气虚的表现,且时时心烦,喜叹气与此症相兼,即肝与三焦气郁夹杂其中,此为虚中夹实。此实为三焦与肝气郁滞之实,升达不能之实,而非肺实,因此从肺实论治是不恰当的。且症又见纳呆食减脾胃失运之症,水湿不化之浮肿,说明其虚为心肺之虚,其实为三焦决渎失职,其邪非痰而为湿水相结,故治疗上必须补心肺,健脾燥湿,升举清阳,降其浊阴。清暑益气汤为李东垣《脾胃论》方剂,本用于长夏湿热困脾之证,然究其用药组方尤重升降,而本病恰恰表现为升降失职,三焦运化不能,且本病之脉见弦大紧数亦为气阴俱虚,升降失序之脉,故将清暑益气汤用于治疗本病。

## 许建中

急性支气管炎,发于老年人者,需兼顾标本以及固有疾病的治疗。

**医案** 蒋某,女,72岁。2005年9月19日初诊。

咳嗽发作2天。

初诊:患者2天前受凉后出现咳嗽,自服感冒清热冲剂、止咳糖浆,症状缓解不明显,来我院就诊。刻下见:咳嗽声高,有痰,痰色白,易咯出,伴发热,体温37.6℃,流涕,纳可,二便调。胸片示:肺纹理增粗。听诊双肺呼吸音粗,有散在湿啰音。既往有糖尿病史3年,服降糖药;高血压病史两年,冠心病病史两年。查其舌质边尖红,苔薄黄,脉细数。诊为咳嗽(急性支气管炎;伴高血压病;冠心病;糖尿病),痰浊壅肺型。患者外感风寒,见发热,体温37.6℃,说明表邪未解;老年女性,肺脾气虚,痰浊内生,外邪引动宿痰,影响肺之宣发肃降,可见咳嗽,声高,有痰,痰色白,易咯出,舌淡红,苔薄白,脉弦浮为痰浊壅肺之舌苔脉象。治法:辛凉解表,宽胸理气,化痰止咳,佐以清解少阳。方拟银翘解毒方合瓜蒌薤白半夏汤加减。处方:

银花15g,连翘10g,牛蒡子12g,桑叶12g,瓜蒌30g,薤白15g,枳壳15g,半夏10g,浙贝10g,冬花10g,紫菀10g,麻黄6g,杏仁10g,柴胡20g,白芍10g,厚朴10g,芦根30g。7剂,水煎服,日1剂。加服降血压及降血糖药,控制血压及血糖。嘱避外感;避免进食辛辣、油腻、过咸之食物。建议每天坚持不懈的进行体能锻炼,不少于30~45分钟。

复诊:服药7剂后,咳嗽明显减轻,发热已退,咳痰量减少。继用前法,原方去柴胡,加百部,以加强止咳平喘之效。

连服7剂后,诸症俱失。胸片除冠心病病变外大致正常;听诊未闻及啰音。嘱病人按时服用降压药、降糖药。随访半年,病未复发。

**按** 本例为外感后咳嗽,痰浊壅肺证。患者表邪未尽,仍需解表,既往有冠心病、高血压、糖尿病史,治疗时应辨病辨证相结合,不能只顾眼前症状,只有在血压、血糖平稳时才有利于咳嗽的治疗。仍需用辛凉解表,方选银翘解毒方合瓜蒌薤白半夏汤加减,以宽胸理气、止咳化痰;枳壳、浙贝、冬花、紫菀、芦根清肺化痰;白芍、厚朴、柴胡清解少阳、理气。全方共奏宽胸理气,化痰止咳之效。

## 李辅仁

老年肺炎,多属本虚标实、虚实夹杂之证,治疗用药不可过于苦寒峻猛,也可适当加用补益之品。

**医案** 顾某,男,87岁。2006年3月17日初诊。

感受风寒而咳嗽、发烧2日。

初诊:患者咳嗽气短、发热(低热)2天,精神差,下肢浮肿,纳差,饮食尚可,睡眠一般。既往患有高血压病、冠心病、腔隙性脑梗死、老年性痴呆。2006年3月12日胸片显示:右肺纹理增多,右下较明显,考虑为支气管周围炎,左肺未见片状和结节状影,双侧肋膈角锐利,主动脉迂曲增宽明显;血常规:WBC:4100/mm³;N:65%。内科已予左氧氟沙星静点,沐舒坦30mg口服,每日3次;查其:面部表情僵硬,回答不切题,或对提问无反应;舌红,苔薄白,脉弦滑。诊为咳嗽(上呼吸道感染、右下可疑肺炎):外邪侵袭,肺卫失宣证。此因老人正气亏虚,适逢外邪侵袭,致肺卫失宣;素体内热偏盛,内热外寒,郁而发病,加之年老体衰,五脏

俱虚,形成本虚标实之证。治以疏风清热,宣肺止咳,补益气阴。自拟方药如下:

柴胡 10g,防风 10g,南沙参 15g,炙前胡 15g,桑白皮 15g,杏仁 10g,党参 20g,鱼腥草 15g,丹参 20g,薄荷(后下)5g,茯苓 30g,甘草 3g。7 剂,水煎服,日 1 剂。

复诊:服药 7 剂后,咳嗽咳痰明显改善,体温正常,纳食增加,稍感口干气短;舌红,苔薄,脉弦滑。效不更法,在基本方药不变的基础上,加入健脾补肾药物,再服 7 剂,诸症俱失。

**按**　肺炎,在中医学中相当于咳嗽或喘证的范畴,治疗则根据咳嗽或喘证的证型给予相应治疗。与一般肺炎相比,老年肺炎症状不典型,传变快,病程长,变证丛生,预后凶险。由于老年体弱,脏腑亏虚,老年肺炎多呈本虚标实、虚实夹杂之证,治疗时当顾及以上特点,用药不可过于苦寒峻猛,防止出现邪未去、正已衰,病未去、人已去之后果。根据舌、脉,可在治疗时适当加用补益之品,如党参、黄芪、枸杞、白术、大枣等,标本兼治,扶正以祛邪。疾病后期更应注重调补正气。切勿因疾病表现出发热症状,而一味使用寒凉之品。

张磊

郁毒内结、肺失通调之咳嗽,以涤浊为大法,方用涤浊汤加味,药似平淡,其力较巨。

**医案**　尹某,男,71 岁。2005 年 6 月 20 日初诊。

咳嗽右胸痛月余。

初诊:2004 年 7 月发现右甲状腺癌,在北京某医院行部分切除术。近两个月出现咳嗽吐白色泡沫样痰,右胸疼痛,活动后胸闷,自汗多,黎明时恶寒,食欲可,大小便正常,舌质红苔白厚,脉数大。胸片示:右胸腔积液。此为郁毒内结、肺失通调,水液内停,宣降失司之证。当涤浊解毒。方拟涤浊汤加味。处方:

苇根 30g,冬瓜仁 30g,生薏仁 30g,桃仁 10g,桔梗 15g,猪苓 30g,雄黄(冲)0.2g,延胡索 15g,白芥子 10g,蚤休 10g,生地 30g,茯苓 15g,甘草 10g。25 剂,水煎服,日 1 剂。

二诊(2005 年 7 月 15 日):服药后仍咳嗽吐黄痰,痰中有血丝,胸痛加重,夜不能寐。舌质淡红,苔薄黄,脉大。肺中郁热明显,涤浊中加重清肺之品。处方:

苇根 30g,冬瓜仁 30g,生薏仁 30g,桃仁 10g,桑叶 30g,桑白皮 10g,地骨皮 10g,桔梗 15g,黄芩 15g,白花蛇舌草 30g,延胡索 20g,生白芍 30g,海浮石 30g,甘草 10g,炒麦芽 20g。30 剂,水煎服,日 1 剂。

三诊(2005 年 8 月 16 日):服药后胸痛咳嗽较前减轻,痰中已无血丝,食欲不振,乏力,舌质红,苔黄厚腻,脉大。涤浊化痰解毒。处方:

苇根 30g,冬瓜仁 30g,生薏仁 30g,桃仁 10g,桔梗 15g,制半夏 10g,茯苓 12g,陈皮 10g,白蔻仁 10g,海浮石 30g,炒神曲 10g,猪苓 30g,甘草 6g,延胡索 10g。30 剂,水煎服,日 1 剂。

**按**　患者年逾古稀,正气虚弱,邪毒侵肺,肺失宣降,通调失职,水津失布,饮停胁下,咳嗽吐痰,胸胁闷痛,邪毒痰饮皆浊邪之类,故以涤浊为大法,方用涤浊汤加味。苇根、冬瓜仁、生薏仁、桃仁、桔梗、海浮石等药,看似平淡,其力较巨。其巧妙在于辨证之中注意其因,右甲状腺癌肺转移,辨病机之时注意浊毒蕴肺,治疗之时注意涤浊荡邪,勿失其宜。此属险恶之证,尽力救治,遏止或延缓其恶化之势。此为外地患者,来之不易,故每次取药较多,利于宗方治疗。

## 【预防护理】

(1) 锻炼身体,增强体质,提高抗病能力,预防感冒的发生。

（2）慎起居，重视防寒保暖。由于脾肺功能失常，卫外不固，易招致风寒侵袭，而加重病情，故衣着应温暖。

（3）内伤咳嗽应针对病因积极治疗和调护，尤其要舒畅情志，调理饮食。忌生冷、油腻、辛辣食物。戒除烟、酒等刺激品。

# 哮　喘

哮喘是哮证和喘证的合称。哮证以反复发作，呼吸急促，喉间哮鸣有声为临床特征；喘即气喘，喘息以气息迫促，甚者张口抬肩，不能平卧为临床特征。哮必兼喘，而喘未必兼哮。

《内经》对哮喘早有论述，如《素问·阴阳别论》说："阴争于内，阳扰于外，魄汗未藏，四逆而起，起则熏肺，使人喘鸣"。汉·张仲景对本证有进一步论述，并有具体治法，如《伤寒论》中云"喘家作，桂枝加厚朴杏子佳"；在《金匮要略·肺痿肺痈咳嗽上气病脉证并治》中有"喉中水鸡声"等描述。至元·朱丹溪《丹溪心法》始以"哮喘"作为独立的病名。关于哮与喘，历代医家各有见解。如《医学入门》说："哮以声音言，喘以气息言。"《医学正传》谓"喘促喉中如水鸡声响者，谓之哮；气促而连续不能以息者，谓之喘。"《医宗必读》卷九有："哮者与喘相类，但不似喘，开口出气之多，而有呀呷之声。"明·孙一奎在他的《赤水玄珠》中说："有自童幼时，被酸咸之味或伤脾，或伤肺，以致痰积气道，积久生热，妨碍升降而成哮症。"朱丹溪则认识到，哮喘可因脾虚而发，如《丹溪心法》中说："脾肾俱虚，体弱之人，皆能发喘。"《杂病广要·哮》亦云："脾肺有亏则气化不足，不足则短促而喘。"

根据本病的临床表现，西医学的支气管哮喘和哮喘型支气管炎、急慢性支气管炎、肺部感染、肺气肿等疾病过程中所出现的呼吸迫促或呼吸困难均可参照本篇辨证论治。

## 【相关病机】

哮与喘病位在肺，发病多本虚标实。标实为痰饮、痰湿或痰热干肺，本虚指肺、脾、肾之脏不足。故从哮喘发病的本标而言，皆与脾有关。

脾为生痰之源，肺为贮痰之器。若饮食劳倦，损伤脾胃，或因病脾胃受损，或素体脾胃虚弱，以致脾失健运，升降失常，水湿停滞，聚生痰浊，或聚而为饮，或郁而化热，痰浊饮热上扰于肺，发为哮喘。如孙一奎在他的《赤水玄珠》中说："有饮食厚味伤脾不能运化而发者，伤脾则津液不得布散而生痰涎，壅塞经隧……"。若脾胃虚弱，中气不足，土不生金，而致脾肺气虚，则使肺易为邪干，则哮喘发作。

## 【辨证论治】

### 1. 辨证纲要

哮喘病应辨别虚实、寒热。《类证治裁·哮》说："大率新病多实，久病多虚。喉如鼾声者为虚，如水鸡声者为实。"有如《景岳全书·喘促》说："气喘之病，最为危候，治失其要，鲜不误人，欲辨之者，亦惟二证而已，所谓二证者，一曰实喘，一曰虚喘也。"又说："实喘者有邪，邪气实也；虚喘者无邪，元气虚也。"

（1）辨虚实

1）哮证：新病多实，症见胸满痰少难出为实；身不动摇或摇不甚为实；哮如水鸡声，风寒冷哮、痰哮亦为实。若久哮、虚人、老人多虚证;胸不满,痰易出者多为虚;身动摇多虚证。

2) 喘证:证见呼吸深长有余,气粗声高,脉数有力,病势骤急者为实;若见呼吸短促难续,气怯声低,脉微弱或浮大中空,一般病势缓慢为虚。

（2）辨寒热

1) 哮证:遇寒冷而发病者为寒哮,临床特点是哮时面色发青,呼吸紧迫感,喉痒,喉中痰鸣如水鸡声,形寒肢冷,头痛身楚,又称冷哮。遇热邪或暑邪而发病者为热哮,临床特点是哮时面赤,气促胸高,喉中哮鸣,声如曳锯,张口抬肩,不能平卧,痰稠而黄。

2) 喘证:寒喘是指外感风寒之邪所致,临床特点是表寒症状,而有喘粗气数,骨节酸痛,苔薄脉浮紧,如《景岳全书·喘促》说:"盖风寒之邪,必受自皮毛,所以入肺而为喘。"热喘是指感受热、火、燥、暑之邪所致。临床特点是息数气粗而喘,痰黄稠黏,脉数。《古今医鉴·喘急》说:"肺实肺热,必有壅盛胸满,外上炎之状。"

（3）辨标本:以肺脾肾诸虚为本;以寒热痰饮诸邪实为标。

**2. 辨析类证**

喘证应与短气相鉴别:喘与短气有共同点,呼吸都有不相接续的症状。轻者为短气,重则为喘证;短气重者可发展为喘证,而喘证在病因消除之后也可转变为短气。其不同点是:喘证气急喘促,息数有声,甚者张口抬肩,倚息不得平卧。短气呼吸虽数,只有不接续之感,似喘而摇肩,呼吸虽急而无痰声。

**3. 治疗原则**

哮喘的治疗原则是:①发作时治标,以祛邪为主,未发作时以扶正为主。②哮证分冷热施治:冷哮治以温肺散寒,豁痰利气;热哮治以宣肺降逆,清热化痰。③喘证分虚实论治:外感发喘多为实,实喘治邪,清宣利气。内伤发喘多为虚,虚喘治脏。若肺虚者,宜益肺定喘;脾虚者,宜益气健脾;肾虚者,宜固肾纳气;阳虚者,温之补之;阴虚者,滋养之;虚实夹杂,扶正祛邪。

## 哮证

### 痰哮

**临床表现**　症见呼吸急促,甚者张口抬肩,喉中痰鸣,声如曳锯,胸满窒闷,痰涎壅盛,脉滑,苔腻。

**辨证提要**　①辨证要点:痰哮必有痰声,喉中痰鸣呀呷有声,咳吐痰涎,气急鼻张,胸窒腹胀。②辨类证:痰哮应与痰喘相鉴别。痰哮,喉中痰鸣呀呷有声,咳吐痰涎。痰喘,喘息有声,痰声漉漉,而无哮鸣,咳嗽多痰。

**理法概要**　脾失健运,聚湿生痰,痰气壅实为基本病机,治宜宣肺健脾化痰。

**方药运用**　三子养亲汤合二陈汤加味。

苏子 12g　莱菔子 12g　白芥子 12g　陈皮 12g　半夏 10g　茯苓 15g　麻黄 6g　杏仁 16g　薏苡仁 15g　甘草 3g

方用三子养亲汤豁痰降气;二陈汤加薏苡仁健脾燥湿化痰;加麻黄、杏仁宣肺平喘。诸药合用,宣肺健脾化痰,标本兼顾。

### 食哮

**临床表现**　恶食胀闷,胸满气高,嗳气哮鸣,抬肩瞪目,或咳或呕,苔厚腻,脉滑大。

辨证提要　①辨证要点:本证特点是,胸闷腹胀,昼夜发哮,恶食或咳或呕。②辨病因:食哮多因饮食不节,偏嗜咸、酸等而致。

理法概要　饮食不节,伤脾害肺,积湿宿痰,胶黏气道,阻碍升降而发。治宜消食健脾,豁痰利气。

方药运用　人参启脾丸加味。

人参9g　白术10g　茯苓15g　陈皮12g　白扁豆15g　山药30g　木香6g　谷芽30g　神曲15g　莱菔子12g　山楂12g　皂角6g　半夏9g　苏子15g　杏仁15g　甘草6g

方用人参、白术、茯苓、木香、陈皮、山药、扁豆益气健脾;谷芽、神曲、莱菔子、山楂消食和胃;皂角、半夏、苏子、杏仁化痰平喘;甘草调中。

## 喘证

### 虚喘(脾肺气虚)

临床表现　喘而不休,痰多稀薄,短气乏力,胸脘闷胀,食少便溏,面色苍白,四肢不温,舌淡、苔白腻,脉细弱。

辨证提要　辨证要点:本证以喘而不休,乏力短气,食少,痰多,便溏为辨证要点。

理法概要　脾肺气虚,痰湿阻滞为本证的基本病机。故治疗宜补土生金,化痰平喘。

方药运用　六君子汤加味。

黄芪15g　党参12g　白术10g　茯苓15g　半夏9g　陈皮12g　甘草3g　白果10g　麻黄2g　地龙10g

方用六君子汤合黄芪甘温益气,补土生金;陈皮、半夏理气化痰;加白果、麻黄、地龙降逆平喘。若见气虚阳弱,卫外不固者,可加干姜、五味子以温阳敛气。

### 实喘(痰湿壅盛)

临床表现　气喘咳嗽,痰声漉漉,痰多黏腻,饮食不当则喘息加剧,胸脘满闷,恶心纳呆,舌苔白腻,脉滑。

辨证提要　①辨证要点:本证以咳喘痰多,呼吸急促,脘闷纳呆为辨证要点。②辨病因:本病多因饮食不节致使脾失健运,变生痰浊,阻滞气机,升降失常而发喘。

理法概要　脾失健运,痰湿壅盛,是其主要病机。治疗宜健脾化湿,祛痰降逆。

方药运用　导痰汤加味。

半夏10g　橘红10g　茯苓20g　甘草3g　南星6g　枳实10g　生姜5片

方用二陈汤健脾化痰;枳实、南星、生姜降逆和胃。可酌加苏子、厚朴、杏仁降气平喘。脘闷纳呆者,加砂仁、鸡内金以和胃消积。脾虚甚者,加党参、白术以健脾益气。

## 【其他疗法】

### 1. 单方验方

(1) 姜春华经验方　佛耳草15g、旋覆花9g、全瓜蒌15g、五味子9g、碧桃干15g(亦称桃岛,即干在树上的桃子)、防风9g、老鹳草15g。本方有时可加合欢皮15g、野荞麦根15g。此方具有平喘降逆,止咳化痰,抗炎、抗过敏的作用,对哮喘具有较好的近期疗效。

(2) 地龙,研粉,每日服3次,每次3~6g。用于热喘、实喘。

（3）西洋参 100g，蛤蚧 4 对(去头足焙黄)，二味同研细，每次服 1.5g，每日 2～3 次。平时服用，可以预防哮喘发作。

**2. 针灸疗法**

（1）实喘

取穴 肺俞、尺泽、天突、定喘、风门。

手法 毫针刺用泻法，中强刺激。具有清热化痰，宣肺平喘之功效。

（2）虚喘

取穴 脾俞、肾俞、肺俞、太渊、足三里、气海。

手法 以补法为主，或加灸。

具有健脾固肾，益气平喘之功效。

**3. 饮食疗法**

萝卜煮鸡蛋 于冬至时日用胡萝卜 1500g，去头尾，洗净，用无油污洁净刀将萝卜切成 3～4 毫米厚的均匀片，再以线穿成串，晾干后收藏好。每次取萝卜干 3 片，鸡蛋 1 个，绿豆一小撮，共放入锅内，加水煮 30 分钟至豆煮烂。服时剥去鸡蛋皮，连同萝卜、绿豆及汤一起吃下。从三伏的第 1 天开始服用，每日 1 次，连续 30 天。治疗咳喘有良效。

# 【名医精华】

李振华医案

案 1 梁某，男，64 岁，1985 年 3 月 5 日初诊。主诉：咳喘痰鸣一月。现病史：患者自述一月前因受凉致感冒咳嗽，按感冒治疗一周，体温正常但咳嗽不减，且逐渐加重，随入市某医院治疗，经胸片检查提示：支气管炎合并感染。用青霉素、链霉素、氨茶碱等西药治疗 1 周，病情有所控制而出院。出院后第 3 日病情再次加重，胸闷气短，喘息不得卧，喉间痰鸣。服用抗生素、止咳药治疗，效果不佳，前来要求服中药治疗。现在症：喘促胸闷，不能平卧，畏寒肢冷，咳嗽气逆，吐痰稀白涎沫，量多，喉痒，且有痰鸣音，腹胀纳差。望、闻、切诊：面色晦暗无华，形体消瘦，表情痛苦，喘促气急，不能平卧，喉间痰鸣，舌淡、苔白稍腻，脉象弦滑。

辨证分析：患者既往有慢性支气管炎、慢性胃炎病史，此次发病因受凉致风寒袭肺，引动在里之伏痰，壅塞气道，痰气相搏，肺失肃降，故喘促胸闷，不能平卧，咳嗽气逆，喉间痰鸣；喉痒为风寒束表之象；畏寒肢冷，吐痰稀白涎沫为寒痰在里之象；腹胀纳差为脾胃气虚之征；舌质淡、苔白稍腻，脉弦滑为外感风寒内有寒痰之象。

诊断：哮喘(脾肺气虚，风寒侵袭)

治法：首以宣肺散寒、祛痰平喘为治；继以健脾益气、培土生金善后。

方药：加减小青龙汤。

前胡 10g，麻黄 5g，干姜 5g，细辛 5g，五味子 10g，苏子 10g，桔梗 10g，杏仁 10g，陈皮 10g，半夏 10g，茯苓 15g，炙桑皮 12g，炙冬花 10g，甘草 3g

1985 年 3 月 9 日二诊：上方服 3 剂，喘促胸闷，喉间痰鸣大减，已能半卧位休息，吐痰量减少，仍咳嗽，腹胀，纳食较前增加，舌淡苔白，脉弦滑。守方加枳壳 10g，砂仁 8g。

1985 年 3 月 15 日三诊：上方服 6 剂，哮喘症状消失，咳嗽减轻，吐少量稀白痰，已能安卧，其他未感特殊不适。效不更方，继服。

1985 年 3 月 19 日四诊：上方继服 3 剂，病情稳定，无咳喘。改以健脾益气，培土生金为治，方用香砂六君子汤合玉屏风散加减。

党参 10g，白术 10g，茯苓 15g，陈皮 10g，半夏 10g，木香 6g，砂仁 8g，厚朴 10g，枳壳 10g，防风 10g，黄芪 15g，桔梗 10g，山药 20g，甘草 3g

3 个月后随访，上方共进 30 余剂，精神、饮食均好，无特殊不适，病获痊愈。

**案 2** 王某，女，40 岁，职工。初诊：2007 年 7 月 28 日。

主诉：哮喘、咳嗽 10 余年。

病史：10 余年前因感冒出现咳嗽，以后则因感冒反复发作渐渐引起哮喘，服氯苯那敏、氨茶碱、甘草片等药可控制症状，但易复发，其发作时间常在小满至立秋，天气闷热、受雨淋后，冬季受凉亦易发病。发时吐痰，胸闷气喘。2007 年 7 月 17 日在河南中医学院二附院查心电图示：窦性心律不齐，肢导低电压，偶发房早。现症见哮喘，咳嗽，胸痛，平素急躁易怒，易感冒，口干，汗多，纳眠尚可，大便稀，日 2～3 次，小便可。舌质稍红，舌体稍胖大，苔薄白，脉沉细而滑。

中医诊断：哮喘（脾肺气虚）。

西医诊断：过敏性哮喘。

治法：益气健脾，宣肺平喘。

处方：香砂温中汤加减。

党参 25g，白术 10g，茯苓 27g，陈皮 10g，半夏 10g，木香 6g，砂仁 8g，川朴 10g，桂枝 6g，白芍 12g，乌药 20g，甘草 5g，黄芪 20g，炙麻黄 8g，杏仁 10g，苏子 10g，桔梗 10g，桑白皮 15g，葶苈子 15g。21 剂，水煎服。

嘱：避寒冷，畅情志，慎饮食。

二诊：2007 年 9 月 29 日。哮喘，咳嗽明显改善，胸痛缓解，出汗少，急躁易怒减轻，仍感口干，纳眠尚可，大便稍稀，小便可。舌质淡红，舌体正常，苔薄白，脉细弱稍滑。自服药以来，仅感冒一次，咳喘很轻，现来服药欲巩固疗效。

二诊辨证论治：脾肺功能渐复，脾得健运，肺能主气，宣降有序，故咳喘明显改善；肺气将充，气顺血畅，故胸痛缓解；肺合皮毛，卫外有固，故出汗少；金旺以能制木，故急躁易怒减轻；脾虽得健，但仍不能布津于上，故仍感口干；大肠传导渐复其职，故大便稍稀较前好转。舌脉均为病情好转之象。上方去葶苈子，桑白皮减至 12g，黄芪加至 30g，厚朴加至 12g，并加泽泻 15g，炒薏苡仁 30g。30 剂，水煎服。

三诊：2007 年 11 月 3 日。症状基本消失，无明显不适，舌淡红，苔薄白，脉细弱。

三诊辨证论治：脾胃肺功能恢复，各司其职，则病情稳定。去泽泻、炒薏苡仁，党参加至 18g，加干姜 10g 以温中健脾，巩固疗效。30 剂，水煎服。

**案 3** 冯某，男，23 岁，学生。初诊：1993 年 11 月 8 日。

主诉：咳嗽喘息伴心慌 3 年，加重 1 周。

病史：1990 年冬季感冒，缠绵月余始愈，随即出现咳嗽、喘息、心慌等症状。每年夏季轻，冬季重。经当地市级医院诊断为肺源性心脏病，中医治以中药汤剂（处方不详）、蛤蚧定喘丸，西医给予氨茶碱、心律宁、舒喘灵（沙丁胺醇）气雾剂等西药治疗，病情时轻时重。今年入冬以来，因天气寒冷自觉上述症状加重，1 周来经服用以上药物疗效不佳。1993 年 8 月 14 日在当地市级医院拍摄的 X 线胸透片，提示为肺源性心脏病。现咳嗽喘息，心悸气短，劳则加重,痰涎壅盛,恶风易汗,神疲乏力。面色㿠白,舌质暗淡,苔白腻,脉细弱。

中医诊断:咳嗽;喘证;心悸(肺脾气虚,痰浊壅阻)。

西医诊断:慢性肺源性心脏病。

治法:补肺健脾益气,止咳平喘化痰。

处方:四君子汤合三拗汤加减。

党参15g,白术9g,茯苓15g,桂枝6g,半夏9g,炒远志9g,炒枣仁15g,节菖蒲9g,苏子9g,桔梗9g,杏仁9g,白果9g,炙麻黄5g,炙甘草5g。20剂,水煎服。

嘱:调情志,避风寒,忌食生冷油腻辛辣之品。

二诊:1993年12月9日。喘气、咳嗽、心慌减轻,痰涎已少,仍恶心出汗。舌淡苔白,脉细弱。

二诊辨证论治:喘、咳、心慌已轻,痰涎减少,脾虚已见改善,运化水湿之力渐强,所聚痰湿渐化,心虚得其所补,肺气渐有开宣。惟恶风汗出依然,为气虚卫阳不固,营阴不守所致,加黄芪、防风,与初诊方中之白术相合,为玉屏风散全方,以益气散邪,固表止汗。

处方:四君子汤、玉屏风散合麻杏石甘汤加减。

党参15g,白术9g,茯苓15g,桂枝6g,半夏9g,炒远志9g,炒枣仁15g,节菖蒲9g,苏子9g,桔梗9g,杏仁9g,白果9g,炙麻黄5g,黄芪30g,防风6g,炙甘草5g。20剂,水煎服。

三诊:1993年12月30日。气喘、咳嗽、心慌基本消失。舌淡红,苔薄白,脉细。心电图提示无异常改变,心律正常。

三诊辨证论治:气喘、咳嗽、心慌基本消失,心电图提示心律正常,此气血生化之源得以资助,心神复安,脾肺之气得益,痰湿已去,故病情稳定。但哮喘、心悸合病者,症情多见顽固,稍有不慎,即易复发,故处以二诊原方继服1个月以为善后。

处方:四君子汤、玉屏风散合三拗汤加减:党参15g,白术9g,茯苓15g,桂枝6g,半夏9g,炒远志9g,炒枣仁15g,节菖蒲9g,苏子9g,桔梗9g,杏仁9g,白果9g,炙麻黄5g,黄芪30g,防风6g,炙甘草5g。30剂,水煎服。

咳嗽、气喘等证消失而病情稳定。

**案4** 王某,男,14岁。初诊:1970年6月26日。

主诉:咳喘痰多6年余。

病史:咳嗽6年余,痰多,痰中带血,经常自汗出,夜晚尤甚,不能平卧,经常发热,口干,口渴,喉中痰鸣。舌质暗红,苔薄白,两脉虚弱。查体:全肺痰鸣音重浊,干湿、啰音明显,肋间隙增宽,呈桶形胸。1970年4月29日经洛阳市第一人民医院透视提示为慢性支气管炎合并肺气肿。

中医诊断:喘证(痰热恋肺,肺肾气阴亏虚)。

西医诊断:肺气肿。

治法:清热化痰,益气养阴。

处方:麻杏石甘汤加味。

麻黄9g,生石膏30g,杏仁9g,辽沙参30g,炙款冬花9g,炙远志6g,生桑白皮12g,苏子9g,橘红9g,葶苈子12g,甘草6g。3剂,水煎服。

二诊:1970年6月30日。咳喘及喉中痰鸣稍有减轻,仍痰中带血。

二诊辨证论治:痰热灼肺,血热不循脉络,故痰中带血,上方加地骨皮15g、白茅根30g

清热滋阴凉血。3剂,水煎服。

三诊:1970年7月4日。咳喘减轻,夜间能平卧入睡,痰中带血消失,听诊哮鸣音减轻,舌质暗红,苔薄白,脉弦细数。应患者要求,嘱带初诊方药15剂回乡治疗。

**案5** 付某,女,53岁。初诊:1970年6月7日。

主诉:反复咳喘10余年。

病史:1958年罹患咳喘,以后着凉即轻微咳喘。近1月来,因受寒而咳嗽,咯吐黄白痰,气短喘息。舌苔白腻微黄,脉弦数。经河南医学院一附院胸透提示为慢性支气管炎并发肺气肿。

中医诊断:哮喘(痰热壅肺,肺失清肃)。

西医诊断:慢性支气管炎并发肺气肿。

治法:清宣肺热,降逆平喘。

处方:麻杏石甘汤加味。

辽沙参24g,麻黄9g,杏仁9g,生石膏30g,苏子6g,桔梗6g,炙远志9g,炒枣仁15g,生桑白皮12g,炙款冬花9g,苏梗9g,甘草3g。3剂,水煎服。

嘱:避风寒,慎起居,忌油腻生冷之品。

二诊:1970年6月10日。基本不喘,咳嗽吐痰均减轻,饮食增加。

二诊辨证论治:反复咳嗽、气喘,发病后咳吐黄白痰,但脉弦数,苔白腻微黄,辨证为肺有痰热,外感风寒之表寒里热证,服药后喘息基本平息,咳痰减轻,表寒已去,上方去苏梗,加橘红9g加强化痰之力。6剂,水煎服。

三诊:1970年6月17日。近两天来因劳累过度,又现轻微咳喘。

三诊辨证论治:脾不虚不久咳,劳累后咳喘为脾虚所致,上方加茯苓15g、山药20g以健脾益气,从本调治。6剂,水煎服。

四诊:1970年6月24日。咳喘基本消失,舌苔薄白,脉沉细无力。

四诊辨证论治:脾虚已有改善,上方继服10剂。

**案6** 王某,男,56岁,农民,河南省禹县五粮乡。

初诊:1970年6月10日。

主诉:咳喘、吐痰、闷气已十年余。

现病史:患者于十年前因反复感冒逐渐发展至咳嗽,吐痰,喘息,闷气,时好时犯。现咳嗽喘促,喉中有哮鸣音,吐痰呈白色黏痰,时有痰黄,并见咳嗽时不时带有血丝,夜晚喘促甚,不能入睡,呈半坐位。检查:经透视诊为慢性支气管炎、肺气肿。两肺有湿性啰音,肋间隙增宽,桶状胸。口唇发绀。舌质淡红,舌体胖大,苔薄黄,脉弦微数。

中医诊断:哮喘(痰热蕴肺)。

西医诊断:慢性支气管炎合并肺气肿。

治法:宣肺清热 化痰平喘。

方名:加味麻杏石甘汤。

处方:辽沙参24g,麻黄9g,杏仁9g,生石膏27g,苏子9g,桔梗9g,生桑皮12g,地骨皮12g,炙紫菀9g,陈皮9g,贝母9g,甘草3g,白茅根15g,黑地榆9g。3剂,水煎服,每日1剂。

二诊:1970年6月14日。

喘促基本停止,不咳血。仍咳嗽吐痰,上方去白茅根,黑地榆。加炙冬花9g、炙远志9g、赤苓 9g。继服 3 剂。

三诊:1970 年 6 月 20 日。

喘促已止,咳嗽轻微,但仍吐痰,晨起微气短。舌质红,脉弦细而不数。改用健脾祛湿,化痰止咳之法。

处方:辽沙参 15g,白术 9g,赤苓 15g,陈皮 9g,川朴 9g,炙桑皮 9g,炙冬花 9g,杏仁 9g,桔梗 9g,甘草 3g。20 剂,水煎服,每日 1 剂。

治疗结果:喘咳停止,哮鸣音已消失。

**案 7**　彭某,男,57 岁,农民,河南省禹县火龙乡五七楼村。

初诊:1970 年 6 月 19 日。

主诉:咳嗽气喘已 4 年。

现病史:患者因连年劳累于 3 年前开始咳嗽、时喘。近 1 年来咳嗽气喘,逐步加重,以致夜间不能平卧,心悸,喉间有哮鸣音,吐痰黄白相兼,晨起吐黄痰。不能行走,饮食极差。检查:听诊,呼吸音与心音减弱。经胸部 X 线透视:慢性支气管炎,肺气肿。肋间隙增宽,桶状胸。舌质红,舌苔薄黄缺津,脉象细弱无力。

中医诊断:哮喘(痰热壅肺)

西医诊断:慢性支气管炎;肺气肿。

治法:宣肺清热,化痰平喘。

方名:加味麻杏石甘汤。

处方:辽沙参 30g,麻黄 9g,杏仁 9g,生石膏 27g,苏子 9g,桔梗 9g,生桑皮 12g,地骨皮 12g,炙紫菀 9g,陈皮 9g,贝母 9g,知母 12g,甘草 3g。3 剂,水煎服。

二诊:1970 年 6 月 23 日。咳嗽、气喘减弱。夜能入睡,黎明时不能睡眠。两下肢困乏。痰黏难吐,舌苔黄腻,脉象细弱无力。上方加:生黄芪 12g,继服 5 剂。

治疗结果:1970 年 7 月 2 日复诊:咳嗽气喘消失,饮食增加,肢体有力。

**案 8**　赵某某,男,20 岁,学生,河南省禹县小召乡。

初诊:1970 年 7 月 6 日。

主诉:咳喘已 12 年。

现病史:患者自幼体质较弱,自入小学后,出现咳嗽、吐痰,继而喘促、胸闷,喉间时有哮鸣音。咳喘每逢阴雨天加剧。吐黄白相兼痰。

检查:听诊,两肺有干性啰音,肋间隙增宽,桶状胸。经胸部 X 线透视:慢性支气管炎,肺气肿。舌质红,苔薄黄,脉细数。

中医诊断:哮喘　(痰热壅肺)

西医诊断:慢性支气管炎;肺气肿。

治法:宣肺清热,化痰平喘。

方名:加味麻杏石甘汤。

处方:辽沙参 30g,麻黄 9g,杏仁 9g,生石膏 27g,苏子 9g,桔梗 9g,生桑皮 12g,地骨皮 12g,炙紫菀 9g,陈皮 9g,贝母 9g,葶苈子 15g,甘草 3g。3 剂,水煎服。

二诊:1970 年 7 月 9 日。

服药后已不喘,干体力劳动仍喘,逢雨天未犯,两肺啰音消失。治疗结果:以上方去葶苈子,3 剂。水煎服。治疗结果:1970 年 7 月 14 日复诊:咳喘止,哮鸣音消失。

**按语** 1970年在河南中医学院禹县门诊部时,曾用加味麻杏石甘汤,治疗了一批哮喘病人,包括支气管哮喘和慢性支气管炎或伴有肺气肿患者。上面所列举的三个病例均用加味麻杏石甘汤治疗,迅速止咳平喘,去除痰浊,哮鸣音消失,而获得较好的疗效。方中麻黄味辛性温,宣肺平喘;生石膏辛寒,辛能散热,寒能清热,清泄肺热;生石膏用量应大于麻黄3倍以上,方可制约麻黄之温热而发挥平喘之效。杏仁、炙紫菀、炙冬花,助麻黄以宣肺止咳平喘;苏子、桔梗,降逆消痰;辽沙参、生桑皮、地骨皮,养阴清肺;陈皮、贝母、炙远志,赤茯苓,行气化痰,祛痰湿,畅气机。痰热消除,肺气肃降,则喘促可平。根据不同的病人病情,第一例哮喘病人咳喘咳血,加白茅根、黑地榆,清热凉血止血;第二例哮喘病人肺脾气虚,肺阴不足,加知母、黄芪,养阴益气;第三例哮喘病人喘促胸闷甚,加葶苈子,以降肺气。随证用药,皆收佳效。由于哮喘日久,肺脾气虚,哮喘平后,仍需继服补肺健脾之药以根治。

### 胡建华

咳喘之证,在临床上还可见痰甜或痰咸。一般痰有甜味,多属脾经痰湿留恋所致。痰甜而稀白者为寒湿之痰,可用平胃散、苓桂术甘汤以温化湿痰;痰甜而稠黄者为湿热之痰,可用贝母瓜蒌散、黛蛤散以祛痰化湿清热。根据程门雪先生的经验,无论寒湿或湿热之痰,凡是痰甜,均应适当加入陈皮、砂仁等芳香化湿之品,可以提高疗效。宗此法,用于临床,确实灵验。一般痰有咸味,多属肾水不摄,津液上泛所致。程氏曾治一例痰有咸味而黏厚,苔白腻者,用金水六君煎加减,以补肾健脾,其中熟地重用至8钱(相当于25g),取得很好效果。盖脾为生痰之源,脾健运则痰浊自然不生;肾主水,肾气充则肾水不致上泛矣。(《当代名医临证精华·咳喘专辑》)

### 颜正华医案

齐某,女,30岁。初诊:1982年8月25日。

主诉及病史:咳喘半月余,痰白胸闷。

诊查:脉沉滑,舌质红,苔薄黄。

辨证:痰阻肺气,兼有郁热,肺失宣降。

治法:宣肺定喘化痰。

处方:炙麻黄5g,杏仁10g,炙苏子10g,款冬花10g,清半夏10g,淡黄芩10g,橘红6g,瓜蒌皮15g,茯苓10g,白果10g,地龙10g。

二诊:服药3剂后,喘咳大为减轻,原方药继服3剂。(《中国现代名中医医案精粹》)

### 高仲山医案

赵某,女,40岁。初诊:1973年秋。

哮喘三载有余,经年不愈,秋冬尤甚,胸中窒闷,不能平卧。屡屡延医,均无显效。西医诊断为支气管哮喘。就诊时,虽由二人搀扶登楼,仍感体力难支,哮喘大作,喉中痰鸣,气息艰难,汗出频频,口唇青紫。舌深红,苔黄腻,脉弦滑数。究其病因,乃于一次暴怒后而发。

辨证:此由肝火犯肺,自拟清肺化痰饮加清热平肝之品。

处方:前胡15g,苏子10g,桑皮15g,杏仁10g,陈皮10g,玄参15g,连翘10g,瓜蒌仁15g,黄连10g,黄芩10g,丹皮10g,栀子10g,钩藤10g,生草10g。

水煎服3次,日1剂。

二诊:前方药服3剂,觉气息通畅,哮喘几无发作,夜可平卧,胸闷减轻。观其口唇已无青紫,脉象滑数。知其肝火已减,遂于前方去钩藤、栀子、丹皮,加五味子5g,继服。

三诊:前方药服 6 剂,患者只身就诊,精神清爽,气息如常人,唯脉数。此肺热留恋、阴津未复之故,乃处以养阴清肺汤,连服药 10 剂,多年之疾尽除。(《中国名中医医案精粹》)

**颜德馨医案**

高某,男,52 岁,1988 年 3 月 9 日初诊。

素有哮喘病史,近来因感寒复发,形寒渐渐,气急不能平卧,痰多白沫,脉细缓,舌红苔薄白,痰饮凝滞、脾肾亦亏,治宜温阳化饮。淡附块、炙麻黄各 6g,桂枝 4.5g,细辛 3g,干姜 2.4g,白芍、半夏、五味子各 9g,茯苓 6g,甘草 3g,七剂。

二诊:前方尚合病机,喉间痰声已无曳锯之象,脉细数,舌苔薄腻,痰饮渍肺,阳失斡旋,治守前法,同上方麻黄、附子改为 9g。七剂,诸症皆瘥,续以调理之品善后。(《国医大师颜德馨》)

**周仲瑛医案**

曹某,女,32 岁,工人。初诊:1988 年 9 月 17 日。

素有过敏性鼻炎病史,年前剖宫产后发生哮喘,迁延经年不愈。近来每日夜晚均发作发作时胸闷气塞,气逆作喘,喉中哮鸣,不得安枕,吸气尤难,伴有烦热多汗,口干,痰稠色黄味咸,脉来沉细滑数,苔淡黄腻中灰,舌质暗红。肾元下虚,痰热蕴肺,肺气上逆,升降失司。治宜补肾纳气,清肺化痰。

处方:南北沙参各 10g,当归 10g,生地 12g,知母 10g,天花粉 10g,炙桑白皮 10g,竹沥半夏 10g,炒苏子 10g,炙僵蚕 10g,诃子肉 3g,沉香 3g(后下),坎脐 2 条。另:海蜇 50g(漂),荸荠 7 只同煮,代水煎服,7 剂。

二诊(9 月 24 日)药后哮喘旋即控制,惟咳频痰稠,汗出量多,舌苔淡黄灰腻,脉细滑。肺实肾虚,治守前意观察。原方去诃子肉,加五味子 3g,山萸肉 6g,续服 7 剂,诸症悉平。观察半年,未见复发。(《中国名中医医案精粹》)

## 【预防护理】

本病应时刻注意避免感冒,因为哮喘的发作,多因气候突变,尤其冷空气,更能诱发本病,故应在平时作些适当的体育锻炼,或服些健脾益气的药物,以增强体质。

在饮食上宜清淡,尽量少食些肥甘厚味之品。有吸烟嗜好者,一定要戒烟。居住环境要空气新鲜。要避免烟尘刺激,使呼吸通畅。

# 心 悸

心悸,是指病人自觉心中悸动不安,甚则不能自主,或脉见参差不齐的一种证候。心悸包括惊悸、怔忡。一般多呈阵发性。每因情志波动或劳累而发作。

惊悸、怔忡虽属同类,但两者亦有区别。惊悸常因情绪波动,惊恐、劳累而诱发,时作时辍,不发时一如常人,其证较轻;怔忡则终日自觉心中悸动不安,稍劳尤甚,全身情况较差,病情较重。惊悸日久不愈,可发展为怔忡。

心悸一病,《内经》虽无此名,但有类似的描述。《素问·至真要大论》有"心澹澹大动",《灵枢·本神》篇有"心怵惕","其动应衣"。汉·张仲景把心悸名为悸与惊悸,对其病因病机、治疗已有较全面的论述。在《金匮要略·惊悸吐衄下血胸满瘀血病脉证并治》篇把惊悸连称,并有"动即为惊,弱则为悸"的记载,指出其病因主要由惊扰、水饮、虚劳及汗后受邪等因素引发。并针对其病因创立了半夏麻黄丸、小半夏加茯苓汤、炙甘草汤等名方,尤其是炙甘草汤沿用至今,是治疗心悸的重要方剂之一。宋·严用和提出怔忡之称。同时对惊悸、怔忡的病因病机,病情演变,治法方药等,作了比较详细的论述,认为惊悸为"心虚胆怯所致也"。怔忡为"心血不足也。……又有冒风寒暑湿,闭塞诸经,令人怔忡。五饮停蓄,埋塞中脘,亦令人怔忡。"(《济生方·惊悸怔忡健忘门》)。明·虞抟对惊悸、怔忡两者的区别作了具体叙述。他在《医学正传·怔忡惊悸健忘症》中谓:"怔忡者,心中惕惕然动摇而不得安静,无时而作者是也;惊悸者,蓦然而跳跃惊动,而有欲厥之状,有时而作者是也。"李梴对惊悸怔忡的关系作了阐述,他在《医学入门·惊悸怔忡健忘》指出:"怔忡因惊悸日久而成。"认为惊悸发作久,耗伤阴血,就会形成怔忡,这是符合临床实践的。清·王清任对瘀血导致的心悸作了补充。《医林改错·血府逐瘀汤所治症目》说:"心跳心忙,用归脾安神等方不效,用此方百发百中。"说明瘀血内阻,心脉不畅,心悸自会发生,瘀血去而心悸自消。

根据本病的临床证候表现,西医学之各种原因引起的心律失常、病态窦房结综合征、预激综合征、心力衰竭、心肌炎、心包炎以及缺铁性贫血、再生障碍性贫血、甲状腺功能亢进、神经官能症等出现以心悸为主证时,可参照本篇辨证施治。

## 【相关病机】

心悸的病位、主证在心。其病理演变过程,与脾胃关系甚为密切。脾为后天之本,有生化气血的功能,脾胃气虚是心悸产生的重要条件。《医学探骊·卷五》曰:"脾气少为虚衰则悸,脾为脏腑之统宇,其他脏腑一病,脾能运气运血而保护之,至于脾一空虚,其他脏腑则不能运气运血来保护脾脏,故凡有心跳之症者,往往历久不愈……,其气复元,其悸自无。"心主血,脾生血,脾气足则气血生化有源,而心血充盈。若脾气亏虚,运化失司,血的化源不足,就会导致心失其营,心肌供血不足而发病;另一方面,脾虚失运,聚生痰浊,上干心胸,则发心悸。

**心脾两虚** 若素禀不足,或病后失于调摄,或思虑过度,劳伤心脾,或脾胃虚衰,气血化源不足以及失血过多,均可导致心血亏虚,使心失所养而发生心悸。《丹溪心法·惊悸怔忡》曰:"人之所主者心,心之所养者血,心血一虚,神气不守。此惊悸之所肇端。"

**脾肾阳虚** 大病久病之后,脾肾阳虚,不能温养心脉,故心悸不安。《证治汇补·惊悸怔忡》曰:"有阳气内虚,心下空豁……右脉大而无力者是也。"

**痰饮上犯** 脾气亏虚,水湿失运,进一影响肾阳亦虚,不能蒸化水液,停聚成饮,寒饮上迫,心阳被遏,则致心悸。《血证论·怔忡》说:"心中有痰者,痰入心中,阻其心气,是以心跳不安"。

## 【辨证论治】

### 1. 辨证纲要

根据标本及阴阳虚实来辨析。

(1)辨虚实:凡由气、血、阴、阳亏虚,不能营养心神者属虚证;由痰火扰动心神,瘀血内阻心络所致属实证。

（2）辨病势：心悸包括惊悸和怔忡。惊悸病情较轻，多为阵发性，实证居多，治疗较怔忡为易。怔忡病情较重，多有久病体虚，心脏受损所致，常持续心悸，不能自控，活动后加重，每属虚证或虚中挟实证，治疗心悸较难。

（3）辨标本：心悸之发生，多为本虚标实之证。其本为心气、心血、心阴、心阳亏虚，心神失养。其标实为寒邪、痰湿、瘀血阻滞，致心络不畅。本虚的程度常与脏腑虚损的多寡有关，一脏虚损者轻，多脏亏损者重。在标实方面，一般说来，单见一种者轻，多种夹杂者重。

**2. 辨析类证**

心悸与胸痹相区别。胸痹患者虽亦表现胸中窒闷不舒，短气，但毕竟以胸闷痛为其主要症状，临床上不难与心悸相鉴别。然而有的患者两种同时存在，临证时应加以注意。

**3. 治疗原则**

本病的特点是虚实相兼，以虚为主，故补虚是治疗本病的基本治则。当根据脏腑亏虚的情况不同，或补益气血之不足，或调理阴阳之盛衰，使心神得养，神安则心悸自除。本病的邪实，以痰饮内停及瘀血阻络最为常见，故化痰涤饮，活血化瘀为治疗本病的常用治则。

心血不足

临床表现　心悸头晕，面色不华，倦怠乏力，舌质淡红，脉象细弱。

辨证提要　①辨证要点：心悸头晕，面色不华。②辨病因：多由于先天禀赋不足，脏腑虚损，或后天脾胃虚衰，气血化源亏乏，或失血过多，思虑暗耗心血诸因素引起心血不足而致心神失养。③辨病势：此证往往是心脾两虚，以心血不足为主，心血乃后天脾胃所化生，脾胃强，则病情轻而易愈；脾胃虚，则病情重而缠绵。

理法概要　主要病机为血虚气弱，濡养失职，治宜补血养心，益气安神。

方药运用　归脾汤为主方。

人参 9g，黄芪 30g，白术 30g，当归 10g，茯神 30g，志远 10g，酸枣仁 30g，木香 15g，龙眼肉 30g，炙甘草 6g

方用人参、黄芪、白术、炙甘草益气健脾，以资气血生化之源；当归、龙眼肉补养心血；酸枣仁、茯神、远志养心安神；木香理气醒脾，使补而不滞。心血亏虚，心气不足，而见心动悸，脉结代者，可用炙甘草汤益气养血，滋阴复脉。若气阴两虚，伴见烦躁潮热，失眠多梦，短气等，本方可合生脉散加生牡蛎、龟板等益气养阴。

心阳不振

临床表现　心悸不安，胸闷气短，形寒肢冷，面色苍白，舌质淡白，脉虚弱或结代。

辨证提要　①辨证要点：心悸气短，面色苍白，形寒肢冷。②辨时令：心阳不振者易感外寒而发病，故冬季寒冷季节易发病，发时心悸闷痛，形寒怕冷。

理法概要　本证系脾肾阳虚，心阳不振，鼓动气血无力。治宜温补脾肾，振奋心阳。

方药运用　理中汤合桂枝甘草龙骨牡蛎汤。

党参 9g，白术 9g，干姜 9g，桂枝 6g，龙骨 12g，牡蛎 12g，甘草 6g

党参、白术、干姜温阳健脾；桂枝、甘草温心阳益心气；龙骨、牡蛎安神定悸。水湿内停中焦，致使胃失和降，而兼恶心呕吐，脘闷不舒者，可加半夏、陈皮理气降逆。肾阳不足，腰膝冷痛，小便不利，可合真武汤加减。若汗出肢冷，面青唇紫，喘不得卧，此为心阳欲脱，肺肾之气欲绝之证，治宜回阳救逆，敛汗固脱。急进参附汤加山萸肉、丹参，并吞服黑锡丹。

**水饮凌心**

**临床表现** 心悸眩晕,胸闷腹满,形寒肢冷,小便短少,下肢浮肿,渴不欲饮,恶心吐涎,舌苔白滑,脉弦滑。

**辨证提要** ①辨证要点:心悸眩晕,形寒肢冷,下肢浮肿,恶心吐涎。②辨病势:水饮凌心,往往病程较长,病势较重,心、脾、肾阳皆虚,心阳虚则运血无力,脾阳虚则不能运化水液,肾阳虚不能蒸化水液,以致水液停聚,凌心射肺。③辨虚实错杂:水饮凌心多为本虚标实,本虚乃心脾肾阳虚,标实为水饮内停,因虚致实,实由虚致,或标实日久,加重本虚,形成虚实错杂。

**理法概要** 水饮凌心之心悸,主要矛盾是心脾肾阳虚,水饮内停,泛滥为患。治宜振奋心阳,化气行水。

**方药运用** 苓桂术甘汤为主方。

茯苓 12g　桂枝 9g　白术 9g　甘草 6g

方用茯苓淡渗利水;桂枝通阳化气;白术健脾祛湿;甘草调和诸药。气虚甚者,可加党参、黄芪以益气利水;若水饮上逆,恶心吐涎者,加半夏、陈皮、生姜之类以和胃降逆。若胸脘痞满者,加广木香、大腹皮、枳壳等行气利水。若肾阳虚不能制水,水气凌心,症见心悸喘咳,不能平卧,小便不利,浮肿较甚者,可合用真武汤加减,以温阳利水,正如离照当空,则阴霾自散。

**瘀血阻络**

**临床表现** 心悸不宁,胸闷不舒,心痛时作,唇甲青紫,舌质紫暗或有瘀斑,脉涩或结代。

**辨证提要** ①辨证要点:心悸胸闷,心痛时作,唇甲青紫,舌有瘀斑。②辨病因:心血瘀阻,其原因有两方面:一是由于心阳不振,血液运行不畅,除表现心悸胸痛外,多伴有形寒肢冷;一是由痹症发展而来,如《素问·痹论》曰:"脉痹不已,复感于邪,内舍与心。"表现为心悸胸闷,下肢浮肿,胁下有癥块,面唇青紫。③辨病势:心血瘀阻,其病情较重,稍遇劳累或感寒,易诱发心痛顿作,甚则胸痛彻背,背痛彻胸,并有猝死之危险。

**理法概要** 其主要病机为气滞血瘀,心脉痹阻。治宜活血化瘀,理气通络。

**方药运用** 桃仁红花煎加减。

丹参 15g,赤芍 12g,桃仁 15g,红花 12g,制香附 9g,延胡索 12g,青皮 9g,当归 9g,川芎 9g,甘草 3g

桃仁、红花、丹参、赤芍、川芎活血化瘀;延胡索、香附、青皮理气通络;当归养血活血;甘草调和诸药。此方无温通心阳之药,需加桂枝 5g 温通心阳以促血行,则瘀血可去。心悸甚者,加生龙齿、琥珀以镇心安神。心血瘀阻所致心悸往往兼有气、血、阴、阳虚之不同,临床上应根据其虚实兼夹的不同情况而加减应用。兼气虚者,可去青皮、香附加黄芪、党参、黄精补益元气;兼血虚者,加熟地、枸杞子、制首乌补养阴血;兼阴虚者,去川芎、香附,加麦冬、玉竹、女贞子、旱莲草等滋阴生津;兼阳虚者加制附子、肉桂、巴戟天等温经助阳。

# 【其他疗法】

### 1. 单方验方

(1) 紫石英 10～15g,水煎服。适宜于心虚胆怯之心悸。

（2）苦参 20g，水煎服。适用于心悸而脉数或促的患者。

（3）康心宁（黄芪、川芎、苦参），每日 1 剂，2 个月为一疗程。治疗气虚血瘀之心悸。

**2. 饮食疗法**

（1）莲子粉：莲子肉 50g，桂圆肉 30g，冰糖适量。先把莲子磨粉，用水调成糊状，入沸水中，再入桂圆肉煮，加入冰糖。每晚临睡时服 1 小碗，主治心血不足证。

（2）红黄安神羹：鲜鸡蛋（去清留黄）2 枚，灯心草 9g，朱砂（研面）3g。将灯心草放入砂锅内加水 100ml，慢火煎煮 30 分钟，然后滤入碗内，加入蛋黄及朱砂面拌匀，隔水蒸后服用，每晚服 1 次，7 日为一疗程，适用于心神不宁，烦躁不眠者。

**3. 针灸疗法**

**取穴**　内关、神门、心俞、巨阙。心血不足加脾俞、膈俞、足三里、气海。阴虚火旺加太溪、肾俞、厥阴俞、三阴交。水饮内停加脾俞、三焦俞、关元、气海。痰火内动加丰隆、阳陵泉。浮肿加水分、三阴交。气短喘息加肺俞、尺泽。

**手法**　虚证用补法加灸；实证用泻法不灸。

# 【名医精华】

李振华医案

**案 1**　李某，男，28 岁，工人。1988 年 3 月因发烧而感心慌，胸闷痛，河南医科大学一附院确诊为心肌炎，服美西律无效，来我院就诊。检查：体温正常，心率 86 次/分，抗"O"均正常，早搏 12 次/分。心电图诊断为频发室性早搏，呈二联律，下壁心肌缺血。临床诊断为病毒性心肌炎。

中医辨证和治疗：心慌，胸中憋闷窒塞，时有胸痛，头晕乏力，食欲不振，恶心欲呕，舌体胖大苔厚腻，脉结代沉细。诊断为心悸，辨证为痰湿阻滞，心脉不畅。治以健脾化湿，通络安神。方药：党参 15g、白术 10g、茯苓 15g、薏苡仁 20g、广木香 10g、枳壳 12g、橘红 10g、半夏 10g、桂枝 6g、丹参 15g、节菖蒲 15g、厚朴 10g、甘草 3g。服上方 10 剂，胸闷、心慌、乏力、恶心减轻，食欲转佳，早搏减少，每分钟 1 次，守方继服 10 天，诸证痊愈，早搏消失，心肌已不缺血，随访至 1988 年 7 月未发。

**按**　此例患者由外感而引起心肌炎，表现为心悸，胸中闷痛，头晕而身困乏力，恶心欲呕，舌体胖大等症。实乃素体脾胃虚弱，中气不足，邪犯而不能御，更伤中气。一方面，中气不足，不能正常贯注心脉，心脉失养；另一方面，脾虚不运，聚湿生痰，痰湿内阻，心脉不畅，心神失养而发心悸，表现为本虚标实证。故治疗上以健脾益气补其本，化湿通络治其标。方用党参、白术、茯苓、甘草取四君子汤意以健脾益气；广木香、橘红、枳壳、厚朴，理气化浊；半夏、薏苡仁降逆利湿；桂枝、丹参通络活瘀；节菖蒲化湿透窍，安神定悸。诸药合用，共奏健脾益气，化湿通络之功。方证合拍，故能获效于数剂之间。

**案 2**　孟某，女，43 岁，经理。初诊：1992 年 10 月 3 日。

主诉：心悸、胸闷 3 个月。

病史：平素因工作繁忙，常出差外地，饮食不调，致脾胃亏虚。3 月前在外地因劳累，出现心悸、胸闷、气短，腹胀，回郑州休息一周症状无减。经心电图检查提示下壁心肌缺血。用肌苷、复方丹参、二磷酸果糖、P.S.S.、地奥心血康等药物治疗两月余，症状时轻时重，遇劳累即加剧。现心悸、胸闷气短,头晕,腹胀,纳差,身倦乏力。面色无华,气短懒言,精神倦怠。舌质淡,体胖大,苔薄白,脉沉细无力。

中医诊断:心悸(心脾两虚)。

西医诊断:冠心病(下壁心肌缺血)。

治法:健脾养心,行气活瘀。

处方:香砂六君子汤加减。

党参10g,白术10g,茯苓15g,陈皮10g,半夏10g,香附10g,砂仁8g,厚朴10g,枳壳10g,郁金10g,菖蒲10g,炒枣仁15g,当归10g,甘草3g。7剂,水煎服。

嘱:调理饮食,忌生冷油腻,避免劳累。

二诊:1992年10月11日。腹胀消失,纳食正常,仍心悸,气短,头晕,乏力,舌质淡,苔薄白,脉沉细。

二诊辨证论治:腹胀消失,纳食正常,乃脾气渐复,气机得畅,升降有序,而血虚未复,失其所养,故见心悸,气短,头晕,乏力等,故上方去行气化湿之半夏、厚朴、香附,加阿胶、丹参、远志、黄芪补气血,养心神。12剂,水煎服。

处方:党参10g,白术10g,茯苓15g,陈皮10g,砂仁8g,枳壳10g,郁金10g,菖蒲10g,炒枣仁15g,当归10g,阿胶10g,丹参15g,远志10g,黄芪20g,甘草3g。7剂,水煎服。

三诊:1992年10月23日。诸症大减,舌质淡红,苔薄白,脉沉细。

三诊辨证论治:脾已得健,气血渐渐充足,而使心有所养,血能上荣。故仍以健脾养心,疏调气血为主。

四诊:1992年11月15日。诸症消失,精神、饮食均好,已正常上班。

四诊辨证论治:脾之健运功能已恢复,气血充足。嘱其注意休息,定期复查心电图,并服归脾丸1个月以健脾养心,补益气血而善后。

五诊:1993年1月3日。又服归脾丸1月余,经复查心电图正常,无特殊不适,病获痊愈。

**案3** 杜某,女,28岁,职员。初诊:1992年4月22日。

主诉:心悸、胸闷3年余。

病史:1989年初怀孕期间因过度劳累,始感心悸、胸闷,经服肌苷片、21金维他,症状有所减轻。产后心悸、胸闷加重,并伴气短、乏力,时感心前区隐痛。多次经心电图检查提示:频发性室性早搏。经服用乙胺碘肤酮、维拉帕米、美西律、丹参片、肌苷片等药物治疗,病情时轻时重,遇劳即发。现在症:心悸、胸闷,气短、乏力,时感心前区疼痛。面色无华,形体消瘦,语言声低。舌质红,苔薄白,脉沉细结代。

中医诊断:心悸(气阴亏虚)。

西医诊断:频发性室性早搏。

治法:益气养阴,安神养心。

处方:炙甘草汤加减。

红参6g,麦冬12g,生地12g,五味子15g,桂枝3g,茯苓15g,丹参15g,远志10g,节菖蒲10g,炒枣仁15g,龙骨15g,檀香6g,阿胶10g,炙甘草6g。6剂,水煎服。

嘱:调畅情志,注意休息,勿过度劳累。

二诊:1992年4月28日。室早较前明显减少,其他症状亦有所减轻,舌质红,苔薄白,脉沉细结代。

二诊辨证论治:药后阳气始于充沛、阴血始于充足,心脏始得所养,功能始于恢复,故见上症。"气为血之母",故守上方加黄芪 15g 以补气生血。6 剂,水煎服。

三诊:1992 年 5 月 5 日。室早偶作,心悸、胸闷,气短、乏力大减,心前区疼痛消失,近两日感口干,舌质红,苔薄白,脉沉细偶有结代。

三诊辨证论治:药后阳气日趋充沛,阴血日趋充足,心有阳气温养,又有阴血濡养,功能趋于正常,而红参为大补元气之品,性偏温,阳盛易于伤津故见口干,故上方去红参,加西洋参 6g 补气养阴生津。6 剂,水煎服。

四诊:1992 年 5 月 12 日。诸症消失,病情稳定,无特殊不适,舌质红,苔薄白,脉沉细。

四诊辨证论治:阳气充沛,阴血充足,心之功能正常。效不更方,上方继服 15 剂,水煎服。

五诊:1992 年 5 月 27 日。复查心电图未发现室早,无明显不适,病获痊愈。

**案 4**　张某,女,38 岁。初诊:1992 年 5 月 17 日。

主诉:心慌,胸闷 3 年余。

病史:1989 年元月某夜里做噩梦惊醒后觉心慌,胸闷,当时未予治疗。以后每因劳累则心悸、胸闷加重。在本县人民医院治疗,心电图示频发性室性早搏。经服维拉帕米、肌苷片等药治疗有所减轻。后常服用美西律、丹参片、山海丹等中西药物,病情时轻时重。多次作心电图检查,报告结果均为"频发性室性早搏"。现症见:心悸胸闷,气短乏力,心烦急躁,失眠多梦,口干咽燥,头晕,善惊易恐,精神不振。舌质微红,苔少,脉结代。

中医诊断:心悸(气阴亏虚,心神不宁)。

西医诊断:频发性室性早搏。

治法:益气养阴,宁心安神。

处方(自拟经验方):益气养阴汤加减。

红参(先煎)6g,麦冬 15g,生地 15g,五味子 15g,杞果 15g,山茱萸 15g,茯苓 15g,阿胶 15g,丹参 15g,桂枝 3g,炒枣仁 15g,远志 10g,节菖蒲 10g,龙骨 15g,甘草 3g。6 剂,水煎服。

嘱:调畅情志,注意休息,避免劳累。

二诊:1992 年 5 月 4 日。早搏次数明显减少,其他症状均有所减轻。舌微红,苔少,脉结代。

二诊辨证论治:心气得充,心阴得养,心脉得通,心悸渐平,药中病机,诸症减轻,上方加黄芪 30g 以益气补中,再进 6 剂。

三诊:1992 年 5 月 31 日。心电图检查示偶发性室性早搏,每分钟 3 次。夜眠仍有梦,舌质淡红,苔薄白,脉弦细,偶有结代。

三诊辨证论治:患者素体不足,疾病不能速愈,现病情进一步减轻,药证相符,当乘势再进,可望痊愈。夜寐不佳,加夜交藤 30g 以养心安神,再进 15 剂。

四诊:1992 年 6 月 15 日。诸症消失,心电图提示:窦性心律、律齐。

四诊辨证论治:因患者平素心虚胆怯,为防止复发,嘱其守上方 15 剂后改服天王补心丹,每丸 6g,每服 1 丸,日 3 次。

**案 5**　慕某,男,45 岁。初诊:1992 年 6 月 5 日。

主诉:心悸,胸闷 1 年余。

病史：因平时业务繁忙，饥饱失常，又常饮酒，于 1991 年 3 月份出现心悸，胸闷。县医院心电图检查示频发性室性早搏。予肌苷片、维拉帕米、美西律等药物治疗，时轻时重，遇劳容易复发及加重。现症见：心悸胸闷，气短喘促，体倦乏力，双下肢浮肿有沉重感，脘腹胀满，大便稀溏，面色不华，形体肥胖。舌质淡黯，体胖大，边有齿痕，苔白腻，脉结代。

中医诊断：心悸（脾虚失运，痰湿阻滞）。

西医诊断：频发性室性早搏。

治法：健脾益气，豁痰宁心。

处方：健脾宁心汤加减（自拟经验方）。

党参 10g，白术 10g，茯苓 15g，橘红 10g，半夏 10g，砂仁 8g，厚朴 10g，郁金 10g，枳壳 10g，节菖蒲 10g，炒枣仁 12g，远志 10g，桂枝 6g，薏苡仁 30g，甘草 3g。10 剂，水煎服。

嘱：忌生冷油腻辛辣之品，勿劳累。

二诊：1992 年 6 月 16 日。心悸减轻，其他诸症均有好转。心电图示：偶发性室性早搏。

二诊辨证论治：从脾胃入手，健脾益气，祛湿化痰，使心有所养，脉道通达，故心悸减轻，诸症好转。上方加黄芪 30g，生山药 30g，广木香 6g，增强益气健脾，疏理气机之力。15 剂，水煎服。

三诊：1992 年 6 月 30 日。诸症消失。心电图示：窦性心律。

三诊辨证论治：脾胃健运，痰湿渐化，心脉通畅，宗气充盛，心悸等诸症消失。然脾为生痰之源，仍予健脾化痰，行气通脉法以巩固疗效。

方剂：党参 20g，白术 20g，茯苓 30g，半夏 20g，木香 12g，砂仁 15g，黄芪 60g，厚朴 20g，炒枣仁 25g，远志 20g，郁金 20g，节菖蒲 20g，甘草 6g。上药共研细粉，混匀蜜丸，每丸 6g，每服 2 丸，日 3 次。

3 月后随访，心悸未再复发。

**案 6** 庄某，男，43 岁，初诊：2007 年 9 月 8 日。

主诉：心悸 3 年余，加重 2 个月。

病史：患者有高血压病史 7 年，3 年前出现偶发性早搏。2007 年 7 月 9 日因频发性早搏于黄河中心医院住院治疗，效果不佳。现频发性室性早搏，二联律、三联律，平素常感心慌，惊惕不安，睡眠差，多梦易醒，神疲乏力，纳可，大小便正常。舌质稍淡，边尖红，苔薄白，脉结。

中医诊断：心悸（气阴亏虚）。

西医诊断：心律不齐。

治法：益气养阴，宁心定悸。

处方：炙甘草汤合黄连阿胶鸡子黄汤。

白干参 10g，麦冬 18g，元参 12g，桂枝 3g，丹参 15g，炒枣仁 15g，节菖蒲 10g，夜交藤 30g，阿胶 10g，黄连 6g，茯神 15g，生地 15g，龙齿 15g，炙甘草 6g，鸡子黄 2 个。7 剂，水煎服。

二诊：2007 年 9 月 15 日。心悸明显好转，心律基本正常，二联律、三联律消失，早搏明显减少，睡眠多梦已好转。舌质淡红，脉象沉弦。

二诊辨证论治：方证相符，仍有失眠多梦，去黄连加合欢皮 15g 以安神解郁助眠，继服 15 剂以巩固疗效。

半年后随访，病人服药后已完全康复，心悸未再发生。

### 奚风霖医案

诸某,男,47岁,初诊时间为1982年10月3日。主诉胸闷心悸4个半月。在某医院诊断为"房颤",但病因不明,曾用地高辛治疗未奏效而出院。自觉心悸,心慌依然,伴胸闷,活动后加重,神疲乏力。稍有畏寒,面色萎黄,大便不实,舌胖而嫩,舌质紫暗。脉至数不调。心电图证实为"心房纤颤"。辨证认为病有脾胃气虚,宗气不足,心气衰弱,心脉不畅而致。治以益气复脉。方用建中复脉汤。处方:生黄芪20g、白芍20g、桂枝10g、丹参15g、苦参15g、玉竹15g、龙骨30g、牡蛎30g。服药7剂,症状较前明显改善,胸闷心悸偶尔发作,脉律较前整齐,脉象数偶伴结代,乏力神疲等症也较前减轻,面色亦转红润,继续原方服用半个月,胸闷心悸,早搏等症均消失,复查心电图正常,又1个月后随访未再复发。

**按**　此例患者,房颤原因虽未明确,但患者自觉心慌,心悸,胸闷等症活动后加甚。伴神疲乏力,面色萎黄,舌胖。此为脾胃气虚之表现。奚风霖老中医认为:由于脾胃阳气衰弱,营卫宗气则生成不足,致使宗气不行,胸中阳气甚微,不能正常贯注心脉,心脉失养,心气不足,影响心脏之正常跳动。其证表现在心,但究其根源在脾胃。因此,在治疗上不直接治心而治脾胃,运用益气健中复脉之法,以健中复脉之复律。此"心胃同病"及"心胃同治"理论之例证也。[《中医杂志》1982(11):19]

### 万友生医案

蒋某,男,38岁。患频发室性早搏以半年多。脉弦而时结时促(偶有二、三联律);舌质暗红,边有瘀斑,苔微黄;右胸闷痛,痛点固定;心悸时作,气短懒言,神疲乏力,烦躁寐差。有时口干口苦,尿黄,久治无效。

治法:投以炙甘草汤。

处方:炙甘草一两,生地二两,麦冬一两,阿胶二钱,麻仁三钱,党参三钱,桂枝一钱半,生姜三片,白酒二匙。

连服药5剂,早搏大为减少,夜寐亦安,但仍气短乏力,不能稍事体力劳动。复诊守上方加重党参为一两,更加红参一钱。再进药10剂,早搏基本控制,气力增加,可多说些话,也可稍事体力劳动。最后仍守上方加减以巩固疗效。(《中国名中医医案精粹》)

### 郭士魁医案

张某,女,32岁。初诊:1975年2月27日。

主诉及病史:心慌气短胸闷反复加重9个月。缘1974年5月自然流产后即有低热、咽痛及关节痛,活动后心慌、气短胸闷。心跳达120～140次/分,某医院检查心电图有广泛ST-T改变,诊断为心肌炎。曾服激素及中药,症状曾一度好转。停药和劳累后症状反复,心跳140次/分。

诊查:精神差。体温37度。脉细数,脉率90次/分,舌质淡红,苔黄腻。心电图不正常:ST—T改变。

辨证:益气养阴,清热解毒宁心。

处方:党参25g,元参15g,北沙参25g,生地黄15g,败酱草25g,麦冬15g,莲子心10g,远志10g,枣仁10g,大青叶18g,珍珠母30g,菖蒲12g,甘草10g

二诊:3月12日。心悸胸闷有好转,活动仍明显不适,心率120次/分,乏力,睡眠差。脉沉细,舌质淡红苔白。

处方:党参 25g,北沙参 25g,元参 15g,生地黄 15g,麦冬 10g,莲子心 10g,远志 10g,炒枣仁 10g,败酱草 25g,大青叶 18g,菖蒲 12g,珍珠母 30g,甘草 10g。

三诊:3 月 31 日。心悸减轻,活动后胸闷,心率最高 100 次/分。舌质正常,苔薄白,脉沉细,脉率 80 次/分,律齐。继服前方药。

四诊:4 月 19 日。仅在活动后心率加快,安静时 70 次/分,心电图已正常。操持一般家务无明显不适。带方出院巩固治疗。观察随访半年无复发。(《中国名中医医案精粹》)

**姚寓晨医案**

沈某,女,50 岁。初诊:1978 年 8 月 8 日。

自述吞咽后心悸不安,胸闷不舒已数月,曾予中药炙甘草汤、酸枣仁汤加减治疗效不显。检查血压 164/96mmHg,心率:不吞咽食物时,88 次/分,心律齐,A2>P2。眼底检查:动脉细而痉挛,血管壁反光基本正常。X 线食管吞钡及胸部透视心肺均未有异常发现。吞咽前心电图示:窦性心律不齐,吞咽后心率 173 次/分。心电图诊断:阵发性房性心动过速,阵发性心房扑动。苔黄糙质红,脉细弦数。

辨证:证属痰热上扰,心神失养,上实下虚之候。

治法:化痰热,潜虚阳,宁心神。

处方:代赭石 45g(先煎),旋覆花 10g(包),太子参 12g,竹沥半夏 10g,川黄连 3g,炒竹茹 12g,生牡蛎 30g(先煎),上肉桂 2g(后下),5 剂。

二诊:1978 年 8 月 13 日。药后诸症减轻,吞咽后心悸明显减轻,惟仍感两足怯冷。苔薄微黄,脉细弦数。再予养血宁心、引火归原法。上方去川黄连,加全当归、紫石英各 15g,5 剂。

三诊:1978 年 8 月 20 日。诸症均平,血压 150/90mmHg,吞咽时心电图示:窦性心律。嘱服补心丹巩固疗效。1 年后随访未复发。(《中国名中医医案精粹》)

**陈亦人医案**

杨某,男,57 岁。初诊:1979 年 2 月 21 日。

主诉及病史:心悸胸闷气短年余。1 年来心悸、气短经常发作,曾在某医院诊断为"频发性室性期前收缩"。服用西药奎尼丁和中草药等罔效。经人介绍前来就诊。心悸,胸闷,气短,头晕,体倦乏力,纳差;大便稍结,二日一行;小便正常。舌红少苔,脉结代。心脏听诊:心率 89 次/分,三联律,早搏每分钟 8 次。心电图示:①提早出现的 QRS 波(无提前 P 波);②QRS 波>0.12 秒;③ST 段压低。

辨证:气虚阴亏,活络通痹。

处方:炙甘草 10g,麦冬 15g,生地黄 24g,火麻仁 10g,桂枝 6g,甘松 6g,白薇 10g,党参 10g,莪术 10g,京菖蒲 6g,仙灵脾 15g。7 剂。

二诊:1979 年 3 月 5 日。上方药服后,心悸减轻,其他诸症均有好转。然胸闷气短如前。药证合拍,稍事加减,拟上方去甘松加川楝子 6g,10 剂。

三诊:1979 年 3 月 25 日。药后诸恙悉除,停药 4 天。然因上周感冒,心悸等见症复发。心悸,胸闷,以黎明和夜晚为甚。口苦而干,夜难入寐。舌红,苔薄白,脉结代。证情改变,方随证转,气阴之虚,复加枢机不利。当拟益气养阴、和解枢机之法治之。

处方:炙甘草 10g,麦冬 15g,生地黄 30g,柴胡 6g,黄芩 6g,玉竹 15g,桂枝 6g,莪术 10g,

石菖蒲 6g,合欢皮 10g,10 剂。

四诊:1979 年 4 月 8 日。上方服后,诸症若失。惟活动后稍感气短,特来索方。为巩固计,上方 10 剂照服。

以后随访,述服上方后,再未复发。(《中国名中医医案精粹》)

## 【预防护理】

(1) 保持心情舒畅,避免不良的精神因素刺激。心悸病人往往因情志不遂而诱发。因此,应迫情放松,少思少虑,则可预防心悸之发作。

(2) 避免寒湿之气外袭,尤其是春冬季节,适当加衣保暖,以免诱发心悸或加重病情。

(3) 饮食不宜过饱过冷,禁酒远酒,生活规律,保证一定休息和睡眠。

(4) 平时可练气功及太极拳,以使气血流通,气生血旺,身体强健,病不再发。避免剧烈活动。

# 胸 痹

胸痹,是指胸部闷痛,甚则胸痛彻背,短气,喘息不得卧为主症的一种疾病。轻者仅感胸闷如窒,呼吸欠畅,时间较短,呈阵发性,重者则有胸痛,严重者心痛彻背,背痛彻心。《内经》称为"心痛"、"真心痛"、"卒心痛",《圣济总录》称为"胸痛"。

胸痹症状的描述,最早见于《内经》。《素问·标本病传论》说:"心病先心痛。"《灵枢·厥论》篇载:"真心痛,手足青至节,心痛甚,旦发夕死,夕发旦死。"这里所谓的"真心痛"是胸痹的重症。汉代的《金匮要略》首载胸痹的病名,并设专篇论述。该书《胸痹心痛短气病脉证并治》篇曰:"胸痹之病,喘息咳唾,胸背痛,短气,寸口脉沉而迟,关上小紧数,栝蒌薤白白酒汤主之。"《太平圣惠方·治心痹诸方》说:"夫思虑烦多则损心,心虚故邪乘之,邪积不去,……心中福福如满,蕴蕴而痛,是谓之心痹。"《世医得效方·占格心痛门》用芳香温通的苏合香丸,治"卒暴心痛"。《证治准绳·诸痛门》用大剂红花、桃仁、降香及失笑散等治疗死血心痛。《时方歌括》用丹参饮,《医林改错》用血府逐瘀汤治疗胸痹心痛等。所有这些均为治疗胸痹开辟了广阔的途径。

西医学的冠状动脉硬化性心脏病、心肌梗死引起的心绞痛、高血压心脏病、心肌病等出现胸膺满闷疼痛时,可参照本篇辨证论治。

## 【相关病机】

胸痹的病位在心,但其发病与脾胃关系至为密切。脾胃为后天之本,气血生化之源,心主血而运之,全赖气血以养。胸痹之发病,年龄大多在 40 岁以上,往往是气血先亏而后招外邪入侵,痹阻胸阳,甚至发生疼痛。而气血乃脾胃所化生,脾胃虚弱,心失血养,运行迟滞而痛作,或脾虚生湿,痰湿上犯,或思虑伤脾,气机郁结而致气滞血瘀,心脉瘀阻,或脾肾阳虚,心阳受损而鼓动乏力。本病临床上最多见的是脾胃虚弱,痰湿上犯,思虑伤脾,脾肾阳虚。而纯因气滞血瘀,或外感寒邪者则少见。

脾胃虚弱 因禀赋不足,脾胃虚弱,或因饥饱失常,恣食膏粱厚味,或劳倦内伤,或久病而致脾胃虚弱,气血化生乏源,以致心脏气血不足,即所谓心脾两虚之证。心气虚可进而导致心阳虚,鼓动无力,清阳失展,血行迟滞,发为胸痹。

**思虑伤脾** 久思多虑,愁忧不已而致心脾受损,脾气郁结,心脉不畅而发生心痛。《素问·脉要精微论》指出:"夫脉者,血之府也,……细则气少,涩则心痛。"《灵枢·口问》谓:"忧思则心系急,心系急则气道约,约则不称。"

**痰湿上犯** 过食肥甘生冷,或嗜酒成癖,或饥饱失节,日久损伤脾胃,运化失司,聚湿生痰,上犯心胸清旷之区,清阳不展,气机不利,心脉闭阻,而致心痛。或痰浊留恋日久,痰阻血瘀,痹阻于胸而致心痛。故《古今医鉴》曰:"心脾痛者,亦有顽痰死血……种种不同。"

**肾脾阳虚** 年老体衰,或劳倦伤脾,或大病久病之后,脾肾阳虚。脾主后天,肾主先天,此阳一虚,不能鼓舞心阳,心阳不振,血脉失于濡运,痹阻不畅;再则,心阳亏虚,阴寒痰饮乘于阳位,阻滞心脉,而作心痹,即仲景"阳微阴弦"之谓。

总之,胸痹乃本虚标实之证,其本虚为气血不足,阴阳亏虚;标实为气滞、痰湿、瘀血阻滞。无论本虚标实,均与脾虚有关,脾气健,则气血自充。脾健运化,无痰湿生焉,痰瘀无停留之地,胸痹自愈。

# 【辨证论治】

## 1. 辨证纲要

根据本病的临床表现,重点辨虚实、标本;次辨心痛的性质、舌脉变化,以判断病势之顺逆。

(1) 辨虚实标本:一般发作期以标实为主,缓解期以本虚为主。标实常见有阴寒内结,痰浊闭阻,血瘀气滞,痰瘀互结。本虚常见有心脾两虚,气阴两虚,脾肾阳虚,气虚阳脱。本虚标实常见有气虚血瘀,阳虚痰浊等。

(2) 辨心痛的性质:心痛有闷痛,刺痛,绞痛或灼痛之别。临床中须结合伴随症状,辨明心痛的属性。闷痛,以痰浊阻闭为多;灼痛,总由火热所致,或为阴虚火旺,或为痰火上犯;刺痛,以气滞血瘀者为多;绞痛,乃寒凝血脉,或阳虚阴盛,乘于阳位。

(3) 辨心痛的轻重顺逆:心痛发作频繁者重,偶发者轻;发作持续时间长者重,瞬息即逝者轻;疼痛部位固定,病情较深、较重;不固定者,病情较浅、较轻;心痛证候属实者轻,证候虚象明显者重。

(4) 辨舌脉:在心痛发作中,舌体越变越胖,舌苔越来越腻或越滑,或变得越光红而干者,往往病情加重。相反,为病情向好的方面发展。在脉象方面,脉象变大或越来越细,越来越无力或越来越速,越变越迟或脉象由匀变不匀,由无结代脉变为结代脉,都表示正气越来越弱,心气越来越不足。

## 2. 辨析类证

(1) 胃脘痛:主要表现在胸腹之间,心下的疼痛,常伴有恶心、呕吐、腹胀、便秘或腹泻等脾胃病症状,痛甚可向背部放射,并不向手臂放射,多起于饮食不节。

(2) 结胸:此乃伤于寒邪,表邪内陷,与水饮互结而致。主要表现为心下疼痛,按之硬满,并可见大便秘结,口干舌燥等症。

(3) 悬饮:此病亦可见到胸部疼痛,但多掣及胸胁,持续不解,并伴有咳嗽等肺系症状,转侧及深呼吸时疼痛加重。

### 3. 治疗原则

本证的病机为本虚标实,虚实夹杂,治疗中必须权衡标实本虚,轻重缓急,以决定治本为主,还是治标为主。抑或标本同治。实证者当以"通"为主,并视其寒凝、痰浊、血瘀之不同,分别给予温通、化痰、活瘀等法;虚证者,权衡气血阴阳之不足,调阴阳,补不足。发作期多表现为标实证,往往潜在着本虚。缓解期表现为本虚为主,并常兼见邪实。故治疗上发作期应先治其实,后顾其虚,缓解期当以补虚为主,但是应当补中寓通,通中寓补,通补兼施,不可一味纯补,或一味猛攻,总以祛邪而不伤正,扶正而不碍邪为原则。

**心脾两虚**

**临床表现**　胸闷或胸部刺痛,心悸气短,失眠健忘,头晕乏力,面色无华,舌淡红,脉细微。

**辨证提要**　①辨证要点:本病之发生多先由于脾虚,生化乏源而致心血失养,以气短乏力为重,伴胸闷或胸部刺痛,面色无华。②辨体质:素体脾虚者,脾阳更易受损,生化乏源,表现为气短畏寒,胸闷等心脾阳虚现象。素体阴虚者,或劳心过度心血耗伤,火不生土而心脾亏虚,表现为心悸气短,胸闷或胸部刺痛,舌偏红等气阴两虚证。③辨顺逆:脾胃为后天之本,气血生化之源,脾虚恢复,胸痹易愈。若脾虚日甚,饮食减少,胸痛频发或加重,则病情恶化。

**理法概要**　心脾亏虚,中气不足,阴血亏虚,心失其养,运行失畅,治宜益气健脾,补血养心。

**方药运用**　归脾汤加减。

黄芪 10g　白术 10g　人参 10g　当归 9g　茯神 10g　远志 10g　酸枣仁 6g　木香 6g　龙眼肉 10g　生姜 3g　大枣 3 枚

黄芪、人参、白术、炙甘草益气以生血;当归、龙眼肉补养心血;茯神、远志、枣仁宁心安神;木香行气使补而不滞。气虚较著,症见自汗,纳呆,便溏,神倦者,加怀山药、茯苓以健脾益气。阴虚较著,症见心烦口干,胸闷失眠者,可加玉竹、生熟地、首乌以养血安神。心痛舌暗者,可加丹参、川芎、三七粉、红花及郁金,以活血通脉。

**心血瘀阻**

**临床表现**　胸痛如刺,或绞痛阵作,痛有定处,甚至胸痛彻背,或痛引肩背,胸闷如窒,舌质紫暗或有瘀斑,苔薄白,脉弦或结代。

**辨证提要**　①辨证要点:胸痛如刺,痛有定处,或绞痛阵作,或痛引肩背。舌质紫暗或有瘀斑。②辨诱因:年过四十,脾肾亏虚,心脉不畅,遇有精神刺激,肝郁血瘀心痛卒然而作;或寒邪内侵,凝滞血脉,不通而痛作;或脾虚痰阻,瘀痰闭塞心脉而致心痛。③辨病势:心痛持续时间长,发作频繁,疼痛部位固定,病程迁延久者为重;若心痛偶发,走窜作痛,瞬息即逝者为轻。

**理法概要**　情志所伤,气机郁结,气滞日久,血流不畅,则脉络瘀滞,或久病入络,气滞血瘀,心脉瘀阻。治宜活血化瘀,通脉止痛。

**方药运用**　血府逐瘀汤。

当归 10g　生地 10g　桃仁 10g　红花 6g　枳壳 9g　赤芍 9g　柴胡 6g　川芎 10g　桔梗 6g　牛膝 12g　甘草 3g

当归、川芎、桃仁、红花及赤芍，活血化瘀而通血脉；柴胡、桔梗、枳壳及牛膝同伍，一升一降，调畅气机，开胸通阴，行气而助活血；生地一味，《神农本草经》谓其能"逐血痹"，《本草求真》认为有"凉血消瘀之功"，且又能养阴而滋血燥。诸药共成祛瘀通脉，行气止痛之剂。心痛甚者，可去生地、牛膝，酌加降香、郁金、玄胡、丹参以活血理气止痛。血瘀气滞并重，胸痛甚者，可加沉香、檀香、荜茇等药辛香理气止痛，并吞服三七粉。若痛甚，伴恶寒肢冷等症，加细辛、桂枝、高良姜等药以温阳散寒。

### 痰浊闭阻

**临床表现** 胸闷如窒而痛，或痛引背部，气短喘促，咳嗽，痰多黏腻色白，舌苔浊腻，脉濡缓。

**辨证提要** ①辨证要点：本证以老年、身体肥胖者发病率高，胸闷如窒而痛，痛引肩背，痰多黏腻。②辨痰的性质：咳吐痰涎，胸闷重而心痛轻为痰饮，痰黏稠色白，胸闷而兼心痛时作，为痰湿。痰稠色黄，心胸时作灼痛，为痰热。③辨病程：湿为阴邪，其性黏腻重浊，不易速去，又往往痰瘀交阻，心脉不畅，故病程久而治愈慢。

**理法概要** 痰为阴邪，其性黏滞，痰浊血瘀，心脉不通而致心痛。治宜通阳泄浊，豁痰降逆为法。

**方药运用** 栝蒌薤白半夏汤加味。

栝蒌 10g 薤白 10g 半夏 6g 枳壳 10g 桂枝 10g 白术 10g 陈皮 10g 甘草 6g

栝蒌、陈皮、白术、半夏化痰开结；薤白、桂枝辛温通阳；甘草调和诸药。痰浊甚者，胸闷脘胀，加菖蒲化浊开窍，枳实、厚朴宽胸降气；痰多咳嗽，加杏仁、陈皮、茯苓以健脾化积；痰浊化热者，可去薤白，加竹茹、胆星、黄芩、天竺黄以清化痰热；痰瘀交阻，应配合活瘀行气之品，如丹参、当归、益母草、泽兰、桃仁、红花等药。

### 胸阳痹阻

**临床表现** 胸痛彻背，感寒痛甚，胸闷气短，心悸，重则喘息不能平卧，面色苍白，自汗，四肢厥冷，舌苔白，脉沉细。

**辨证提要** ①辨证要点：脾肾阳虚者易罹患此证，胸痛彻背，感寒甚痛，胸闷气短，喘息肢冷。②辨体质：素体脾虚，久而及肾，脾肾阳虚，或终日伏案少动，胸阳不展，外寒乘虚入侵，凝滞血脉，故胸痛卒发。③辨虚实夹杂：本病之发，其本为脾肾阳虚，水湿不化，反为痰浊，痰浊乃病理产物，寒阻心脉，形成虚实夹杂；另一方面，脾肾阳虚，又易遭外邪入侵，凝滞血脉，使心脉不通。

**理法概要** 诸阳受气于胸中而转行于背。脾肾阳虚，心阳不振，复受寒侵，以致阴寒痰浊盛于心胸，阳气失展，寒凝心脉，营血运行失常，发生本证，治宜辛温通阳，开痹散结。

**方药运用** 当归四逆汤加减。

当归 10g 桂枝 6g 白芍 10g 细辛 3g 通草 6g 甘草 6g 大枣 3 枚

桂枝、细辛温散寒邪、通阳止痛；当归、芍药养血活血；白芍与甘草相配，能缓急止痛；通草入经通脉；大枣养脾和营。若疼痛发作较剧而彻背者，可进一步应用乌头赤石脂丸以温通之。疼痛时缓时急，时觉胸中痞闷并兼见其他湿象者，属阳虚寒湿留着，宜薏苡附子散以温化寒湿。若胸痛短气，汗出肢冷，面色苍白，甚者昏厥，舌淡苔白，脉沉细无力者，为阳气虚衰，心阳欲脱之征，应急服参附龙牡汤以回阳救逆。如体质较虚，疼痛不甚剧烈，平时可常服人参振奋阳气,以化阴结。

## 【其他疗法】

### 1. 单方验方

(1)苏冰滴丸:每服 2~3 丸,每日 2 次。

(2)心痛丸:发作时用,2~5 分钟发生止痛作用。

### 2. 推拿疗法

据报道,按摩腹部上脘、中脘、下脘、神阙、关元、心俞、厥阴俞或华佗夹脊压痛点等治疗心痛有效。

### 3. 气功治疗

据报道,每日做 2~4 次内养功(坐功及卧功),1 周后心痛减少,逐渐停止发作。另有报道,每当心痛发作时,练功可以减轻。亦能预防发作。

### 4. 饮食疗法

(1)苇茎三仁汤:苇茎 15~30g,薏苡仁 30g,粳米 100g,冬瓜仁 30g。上味共煎,去苇茎及冬瓜仁,米与汤同服。主治痰热壅盛之胸痹。

(2)朱砂蛋黄油:鸡蛋 25 枚,煮熟后取出蛋黄,入锅内用文火炒,至出黑烟为度,然后放在双层纱布里榨取蛋黄油。榨后再炒,至第 3 次为止,再将朱砂 3g,珍珠粉 3g 加入蛋黄油内搅匀,每次服 1 剂,连服 10 剂。

### 5. 针灸疗法

**取穴** 膻中、巨阙、内关、太渊、通里。

**配穴** 恶寒肢冷,加大椎、心俞、肺俞、并拔火罐;咳嗽痰多,加足三里、丰隆、脾俞;胸中刺痛、唇紫舌暗,加心俞、膈俞、阴郄。

**手法** 用平补平泻为主,虚寒、痰浊在膻中或背俞穴上加灸或拔火罐。

## 【名医精华】

李振华医案

**案 1** 苗某,女,53 岁。于 1991 年 5 月 30 日来诊。

主诉:阵发性心前区隐痛 1 年余。

病史:1990 年 3 月份因工作劳累,加之心情不畅出现胸闷,心悸,气短,继之心前区隐痛,晨起后明显,并时作头晕。服西药(药名不详)治疗,病情时轻时重。1991 年 5 月初,因工作劳累致病情加重。心电图检查示心肌缺血。现症见:阵发性心前区隐痛,牵及左侧肩臂,胸闷气短,头晕心烦,性急易怒,失眠多梦,口干苦,善太息,身倦乏力。面色萎黄,舌边尖红,体胖大,苔薄白,脉弦细。

中医诊断:胸痹(肝郁脾虚,兼有郁热)。

西医诊断:冠心病。

治法:疏肝健脾,解郁清热。

处方:逍遥散加减。

当归 10g,白芍 15g,白术 10g,茯苓 15g,柴胡 6g,香附 10g,枳壳 10g,郁金 10g,檀香 10g,节菖蒲 10g,全瓜蒌 15g,菊花 12g,天麻 10g,生地 10g,甘草 3g。10 剂,水煎服。

嘱:调情志,适劳逸,忌辛辣刺激性食物。

二诊:1991 年 6 月 10 日。胸痛、胸闷、气短、头晕等症减,仍觉睡眠差,身倦乏力。舌边尖红,体胖大,苔薄白,脉弦细。

二诊辨证论治:由于郁热之象已减,去全瓜蒌、生地,现睡眠不佳症状明显,加丹参 15g,夜交藤 30g,活血通络,养心安神。12 剂,水煎服。

三诊:1991 年 6 月 24 日。胸痛、胸闷、气短、善太息等症状消失,精神、饮食均好,面色红润,身体有力,心急烦躁、口干口苦等症消失,睡眠较前好转,偶有头晕。舌质稍红,苔薄白,脉弦细。

三诊:檀香辛温,去之防其助热,加杞果 15g 滋养肝阴,助清余热。12 剂,水煎服。

四诊:1991 年 7 月 8 日。诸症消失,无明显不适感。

四诊辨证论治:症状渐除,但虑其平素性情多思易怒,嘱其自服逍遥丸善后。

随访:患者服逍遥丸一月后诸症未再发作,复查心电图未提示异常。

**案 2** 程某,男,61 岁。初诊:1991 年 10 月 19 日。

主诉:胸痛,胸闷,气短时发 8 月余。

病史:1991 年 2 月受凉后觉心慌,胸闷,继之时常感心前区疼痛。于某医院经心电图检查提示心肌缺血;房性期前收缩,诊为冠心病。3 月份入某医院治疗,曾用烟酸、月见草油、异山梨酯、肌苷、复方丹参滴丸等药物治疗 3 月余,症状有所好转而出院。后在家据其症状自服苏合香丸、硝苯地平、速效救心丸、心脉宁等药,病情时轻时重,现欲以中医治疗。现症见:胸痛胸闷、心悸气短时常发作,口干乏力,形体较胖,面色无华。舌质暗红,苔薄白,脉沉细。

中医诊断:胸痹(气阴亏虚,瘀血阻滞)。

西医诊断:冠心病。

治法:益气养阴,化瘀通脉。

处方:养阴益气汤加味(自拟经验方)。

西洋参 6g,麦冬 15g,五味子 10g,杞果 15g,山茱萸 15g,蒸首乌 20g,茯苓 15g,酸枣仁 15g,丹参 15g,节菖蒲 10g,枳壳 10g,山楂 10g,赤芍 15g,炙甘草 6g,三七粉 3g(分 2 次冲服)。5 剂,水煎服。

嘱:调情志,适劳逸,慎起居,忌肥甘油腻之品。

二诊:1991 年 10 月 25 日。心前区疼痛明显减轻,心悸,胸闷,气短等症状亦有所减轻,仍觉身倦乏力。舌质暗红,苔薄白,脉沉细。

二诊:胸痛、胸闷等诸症减轻。去五味子、蒸首乌,加生地、阿胶、黄精滋阴养血,黄芪易茯苓增强益气健脾之力,以檀香、薤白代枳壳、节菖蒲,开胸理气,通阳散结。

处方:黄芪 20g,西洋参 6g,麦冬 15g,杞果 15g,生地 12g,山茱萸 15g,黄精 15g,酸枣仁 15g,丹参 15g,檀香 10g,薤白 10g,山楂 15g,阿胶 10g,赤芍 15g,炙甘草 6g,三七粉 3g(分 2 次冲服)。12 剂,水煎服。

三诊:1991 年 11 月 8 日。病情稳定,除偶感心前区不适外,余症消失。舌质暗红,苔薄白,脉沉细。

**三诊**：当循法续进,守方加桂枝 3g 温阳通脉,砂仁 8g 温中行气,再服 12 剂。

**四诊**：1991 年 11 月 21 日。心前区疼痛未作,乏力消失。舌质淡红,苔薄白,脉沉细。继服 12 剂。

**五诊**：1991 年 12 月 3 日。无明显不适,胸痛、胸闷、心悸、乏力等诸症均消失,饮食、睡眠、精神皆可。舌质淡红,苔薄白,脉沉细。继服 20 剂,以巩固疗效,防止复发。

### 朱汉昌医案

王某,男,60 岁,患冠心病三年余,近月来,因劳累、情绪激动,宿病发作,于 1982 年 7 月 5 日初诊。自述胸闷,胸憋,阵发性心前区疼痛,气短,心慌(活动时加重)。饮食不香,夜寐不宁,梦多,二便调,症见面色滞暗,舌淡胖嫩有齿痕、苔白腻,脉沉细,心电图提示 ST 段降低,诊为冠心病心绞痛。中医辨证为胸痹(心阳不振,痰瘀痹阻),治宜温补心阳,祛痰行气,活血化瘀。方用温胆汤加减,药用党参、云苓、丹参各 15g,瓜蒌 12g,甘草 5g,枳壳、桃仁、川朴、制附片、法半夏、陈皮、薤白各 9g,田七粉 2g(冲服)。五剂,每日 1 剂。

**二诊**：诸症减轻,守方再进五剂。

**三诊**：胸闷,阵发性心前区疼痛,胸憋,心慌消失,饮食睡眠尚可,仍感气短神疲,症见舌体稍胖嫩,苔薄腻,脉细弦。前方去枳壳、桃仁、田七粉,加郁金、炒白术各 9g,生黄芪 15g,党参改为 18g,附子改为 5g,5 剂。

**四诊**：诸症基本消失,心电图大致正常。上方去附子进七剂,以巩固疗效。

**按**　胸痹之发生,与脾虚关系甚为密切。此例乃由于脾虚而致痰湿阻滞。痰湿为阴邪,久之损伤心脾之阳,鼓动无力,痰瘀交阻,故用温胆汤化裁祛痰湿、温心阳、行气活瘀调之,随又以健脾益气收功。(《脾胃病证论治》)

### 李克绍医案

李某某,男,23 岁,未婚。初诊:1980 年 12 月 24 日。主诉:一年前始觉胸闷不舒,背部重沉喜按压,饮食日减,心率渐慢,每分钟 55 次,且伴心悸不安,服补心丹,柏子养心丸等药,又增心前区疼痛,时而牵及背部,惊悸憋气加重,夜间尤甚。心率减至每分钟 45 次。心电图检查:窦性心律不齐,心动过缓。服大量维生素 C、维生素 B 及阿托品、麻黄碱等药,仍未获效,遂请李老诊治。

**诊查**：舌淡苔白滑,脉沉迟小紧。

**处方**：半夏 6g,陈皮 6g,茯苓 6g,白术 6g,干姜 10g,桂枝 3g,炙甘草 3g。

**一诊**：服药三剂,食欲增多,胸痛消失,胸闷心悸减轻,心率每分钟 60 次。原方药继服四剂,心率每分钟 70 次,诸症已随之消失。

**按**　本案胸阳不振,寒湿内生,湿阻胸阳,胸阳更受其遏。重用干姜,取其大辛大热以宣通心阳,逐寒湿,又以苓桂术甘汤合二陈汤化饮温阳,经治胸阳振,诸症除。(《中国现代名中医医案精华》)

### 任应秋医案

王某,男,54 岁。初诊:1974 年 7 月 15 日。

7 月 1 日起突觉胸骨及心前区闷胀,并伴压榨性疼痛。面色苍白,冷汗时出,经某医院检查,诊为心绞痛,住院治疗 10 天,绞痛越来越频,医生嘱服中药,特来诊治。症见:肢体怠惰,手足厥冷,绞痛时必出冷汗,汗出则寒栗不禁,心悸难安,气短身乏。舌质胖嫩无苔;脉沉细而弦,时或间息。

辨证:阳气衰竭,心失温煦。

治法:宜温补心阳,用《金匮》人参汤加味主之。

处方:白人参15g,炙甘草15g,干姜9g,炒白术15g,川附片9g,五灵脂9g,山楂9g,乳香3g,降香9g。

药煎成去滓,冲入米醋一匙,乘热服。

二诊:7月19日。上方药连服3剂,绞痛未发。面色较红润,表情亦很活跃,与3日前相比判若两人。自诉除胸闷、身乏外,无其他异常。脉虽仍沉细,但已不间歇。舌质淡。食欲仍差,两手已不凉,惟两膝以下尚有冷感。心阳已渐恢复,脾肾之阳犹待温补。守方出入续进。

处方:白人参15g,炙甘草15g,干姜9g,炒白术15g,川附片9g,肉桂3g,全当归9g,山楂9g,陈皮6g,赤芍12g。嘱其浓煎连服10剂。10剂药服完后,心绞痛痊愈。(《中国名中医医案精粹》)

**张镜人医案**

俞某,男,67岁。初诊:1991年10月16日。

主诉:胸闷心悸多年。

病史:有高血压、冠心病、心律失常史多年,今年3月因心肌梗死住某医院,9月份出院,现仍感心悸,胸闷,喉间有痰,夜寐少安。舌苔黄腻,边有瘀点,脉细弦。

辨证:高年心血不足,心气失宣,痰湿中阻。

中医诊断:胸痹。

西医诊断:陈旧性心肌梗死。

治法:养心调营而化痰湿。

方药:孩儿参12g,丹参15g,炒白术9g,炒白芍9g,水炙甘草3g,制半夏9g,炒陈皮6g,炙远志3g,生香附9g,广郁金9g,炒枣仁9g,生蒲黄9g(包煎),佛手片5g,制黄精9g,象贝母9g,香谷芽12g。14剂。

二诊:11月1日。心悸胸闷较减,喉间痰少,不耐劳累,夜卧少安,脉细缓,苔薄腻,上法出入。

处方:上方去象贝母,加夜交藤30g。

随访:服药后胸闷心悸渐平,病情一直稳定。(《国医大师张镜人》)

**邓铁涛医案**

邵某,男,54岁,干部。

因心前区间歇发作针刺样疼痛及压迫感4年余,于1976年1月21日入院。

于1971年7～9月因陈旧性心肌梗死在某医院住院,出院月余后开始经常感到心前区间歇发作针刺样疼痛及压迫感,含服硝酸甘油片后能缓解,近来发作较频而入院。检查:血压120/90mmHg(16/12kPa),心界向左下扩大,心律整,心率56次/分,心尖区可闻及Ⅱ级吹风样收缩期杂音,舌黯红,苔黄浊腻,脉缓。胸透:主动脉迂曲延长,左心室向左下延伸,左心室扩大。心电图:窦性心动过缓兼不齐,陈旧性后壁心肌梗死。眼底检查:A∶V为1∶3,反光度增强,眼底动脉硬化。

西医诊断:冠心病,心绞痛,陈旧性后壁心肌梗死。

中医诊断:胸痹(痰瘀闭阻型)。

治则:除痰通瘀,芳香化浊。

处方:以温胆汤加味。党参15g,云茯苓12g,法半夏9g,橘红5g,甘草5g,竹茹9g,枳实6g,布渣叶15g,郁金9g,藿香5g。

住院期间曾出现头痛,左手麻痹不适,用健脾补气法以四君子汤加味治疗。

处方:党参15g,白术12g,云茯苓15g,甘草5g,丹参12g,葛根30g,山楂子30g。后期又用温胆汤加味治疗至出院。住院期间心绞痛发作症状明显减轻,无需含化硝酸甘油片。心电图复查:窦性心律不齐,陈旧性后壁心肌梗死。病者精神、食欲均正常,于1976年4月26日出院。出院后续服温胆汤加味制成的丸剂。治疗追踪3个月,无心绞痛发作,病情稳定。(《国医大师邓铁涛》)

### 张伯臾医案

徐某,男,74岁。初诊:1985年5月30日。

主诉及病史:有动脉硬化性心脏病5年,高血压10余年,目前血压稳定。动辄胸闷发作,闷久则痛,头昏,时有胃脘隐痛不适,甚或泛恶,口黏腻,心慌艰寐,纳呆,腰酸耳鸣。舌红偏暗,苔白腻,脉弦小滑,两尺弱。

辨证:心肾两亏,痰浊内阻。

治法:拟养心益肾化痰,十味温胆汤出入。

处方:孩儿参15g,熟地15g,制半夏10g,陈皮10g,茯苓15g,炒枳实10g,炒竹茹6g,瓜蒌皮10g,细石菖蒲6g,炙远志6g,郁金10g,丹参15g,生蒲黄12g(包)。7剂。

二诊:6月6日。药后苔腻见退,夜寐向安,胃脘不适得减。舌红苔薄脉细。宗前法出入。

处方:炒党参15g,生熟地各15g,制半夏9g,炒竹茹6g,麦冬12g,生黄芪18g,全瓜蒌15g,郁金9g,炒枳实10g,丹参15g,熟附片9g(先煎),苦参片9g,炒川连2g。7剂。(《中国名中医医案精粹》)

### 施今墨医案

罗某,男,37岁。

胸闷心悸已有两年,自恃体质素强,迄未医治,近月来症状加重,心悸气短,胸闷而痛,头晕目眩,不能劳累,影响工作。舌苔正常,脉弦沉弦。

辨证立法:体力素强,自以壮健,虽病而未求医,赖饮酒以解乏倦,日久损及心肾,肝肾本同源,头目眩晕,脉象沉弦,乃阴虚肝旺之象。阴血不足,心络闭阻,故胸闷而痛。病在心肾,着重治肝为法。拟养阴平肝,佐以通阳宣痹,活血通络。

处方:米党参6g,鹿角胶6g(另烊兑),炒远志10g,广郁金10g,全瓜蒌12g,代赭石(旋覆花6g同布包)10g,薤白头10g,白蒺藜10g,节菖蒲6g,东白薇6g,沙蒺藜10g,米丹参15g,炙甘草30g。

二诊:服药四剂,诸症均有所减,拟回家乡调治,希予丸方常服。

处方:沙苑子30g,鹿角胶30g,夏枯草30g,双钩藤30g,广郁金10g,炒远志30g,米党参30g,龙眼肉30g,酸枣仁30g,甘枸杞30g,炙甘草30g,白蒺藜60g,苦桔梗30g,左牡蛎30g,

节菖蒲 30g,石决明 60g,川续断 30g,千薤白 30g,川杜仲 30g,山慈菇 30g,东白薇 30g。

共研细末,蜜丸如小梧桐子大,每日早晚各服 10g。

**按** 经云"劳伤肾",而君相相资,肾损遂及于心,故积久劳伤,多见心肾双损。肝肾同源,治肝以益肾,助肾以利心,体现中医辨证施治之整体观念。本案疗法,心、肝、肾三脏并治,而以治肝为重点,组方用药比例恰当,照顾全面。患者服完丸药来信云:"头晕目眩症状已除,胸闷、胸疼也大为减轻"。

### 路志正医案

杨某,男,35 岁。素来体健,嗜食肥甘,吸烟,饮酒有时每顿竟达斤许。曾因左胸闷痛,稍劳则甚而多次查心电图,均为多个导联 T 波低平或倒置,确诊为:冠状动脉供血不足。发病一年,经多方调治,奏效甚微而来求诊。患者形体丰腴,精神萎顿,面色晦黯,下颌部有散在痤疮,舌质黯红,舌苔黄厚而腻;闻之语声重浊;自诉常感胸闷气短,左胸疼痛,稍劳则剧,纳呆泛恶,口黏干苦而不欲饮,便干溲赤,肢体酸重,心情烦躁,夜寐梦多;切之脉沉细而涩。查心电图,结果同前。

四诊合参,为胆胃失和,痰热蕴结,上蒙于心,络脉痹阻所致,属心痹中之胃心痛范畴。治宜清胆涤痰,和胃降逆。药用:竹茹 12g、茵陈 12g、清半夏 12g、茯苓 15g、菖蒲 12g、郁金 10g、炒杏仁 10g、苡仁 20g、忍冬藤 15g、赤芍 10g、枳壳 10g、旋覆花 9g、甘草 3g,水煎,早晚各服 1 次。同时投予茶饮方:小麦 30g、绿豆 15g、赤小豆 15g、荷叶 6g、六一散 15g、枳椇子 12g。

以上方为基础,随证略有增损,经治 3 个月,诸症日渐减轻,直至消失。复查心电图正常。追访半年无复发。

本例即属前人所说,害于饮食,而胸中阳气不亏之类证。故不用通阳宣痹、益气养心、活血祛瘀之剂,而用竹茹、茵陈以清胆祛湿热,清半夏、茯苓、苡仁以健脾化痰,辅以菖蒲、郁金、枳壳以豁痰开窍,取流气行湿之意,佐杏仁、旋覆花以降逆和络,忍冬藤、赤芍以活血通络,甘草、枳椇子调和诸药并解酒毒。诸药合用,共奏和胃清胆、祛痰除热之功。

### 任应秋医案

王某,男,54 岁。

初诊:1974 年 7 月 15 日。

主诉及病史:7 月 1 日起突觉胸骨及心前区闷胀,并伴压榨性疼痛。面色苍白,冷汗时出。经某医院检查,诊为心绞痛,住院治疗 10 天,绞痛愈来愈频,医生嘱服中药,特来诊治。

诊查:肢体怠惰,脉沉细而弦,时或间息;舌质胖嫩无苔;手足厥冷,绞痛时必出冷汗,汗出则寒栗不禁,心悸难安,气短身乏。

辨证:此为阳气衰竭,心失温煦。

治法:宜温补心阳,用《金匮》人参汤加味主之。

处方:白人参 15g,炙甘草 15g,干姜 9g,炒白术 15g,川附片 9g,五灵脂 9g,山楂 9g,乳香 3g,降香 9g。

药煎成去滓,冲入米醋一匙,乘热服。

二诊:7 月 19 日。上方药连服 3 剂,绞痛未发。面色较红润,表情亦很活跃,与 3 天前相比判若两人。自诉除胸闷、身乏外,无其他异常。脉虽仍沉细,但已不间歇。舌质淡。食欲仍差,两手已不凉,惟两膝以下尚有冷感。心阳已渐恢复,脾肾之阳犹待温补。守方出入继进。

处方:白人参15g,炙甘草15g,干姜9g,炒白术15g,川附片9g,肉桂3g,全当归9g,山楂9g,陈皮6g,赤芍12g。

嘱其浓煎连服10剂。10剂药服完后,心绞痛痊愈。

**按**　参、草、姜、术,是人参汤原方,有温补心阳的作用。但据患者病情来看,恐嫌其药力不足,因加川附片10g,使之寓《伤寒论》治少阴病手足厥冷、脉微欲绝的"四逆汤"之意,同时附片与人参相伍,是《世医得效方》治阳气暴脱的有效方剂;附片与白术、炙草相配,又是《金匮》所引治卒暴心痛,脉微气弱、身寒自汗的"近效术附汤"。三方配合,用以急救心胸中阳气。本病患者"标本俱急",故须标本两图,于急救心阳的基础上,再配以"独行散"(《证治准绳》方:五灵脂二两,研细末,温酒调服二钱,治产后血晕、冲心闷绝)、"独圣散"(《医宗金鉴》方:南山楂一两,清水煎,童便砂糖和服,治产后心腹绞痛,血迷心窍,不省人事)诸法,急止其痛。两方都是活血定痛之效验方。乳香、降香通行十二经,具有活血伸筋作用,与五灵脂、山楂配合,能迅速止痛。

### 刘志明医案

丹某,男,63岁。

初诊:1981年4月23日。

主诉及病史:心前区憋闷,阵发性心绞痛无规律发作月余。患者于1956年患高血压病,1961年又罹糖尿病,1972年出现心前区闷痛,在北京某医院诊为冠心病。心绞痛发作时需服硝酸甘油、心痛定等方可缓解。1973年曾患脑血栓,左侧半身不遂,经治疗恢复正常。

诊查:现症左胸前区憋闷,气短,不耐劳累,稍劳则心绞痛发作。精神欠佳,左侧体温低于右侧,左手握物发抖,汗少,腰酸软无力,口干纳少,大便微干。脉弦细,沉取无力,舌苔薄。血压130/90mmHg(服用降压药),血糖237mg/dL。

辨证:此属老年肾阴素亏,胸阳不振,血气不和。

治法:治宜滋肾通阳,兼理气血。

处方:瓜蒌15g,薤白12g,首乌12g,桑椹15g,桑寄生12g,当归9g,太子参12g,牛膝9g,枳壳9g,赤芍9g,川芎4.5g,三七粉1g(冲服)。

上方药服7剂后,自觉精神转佳。继以此方为主,调治半年余,心绞痛基本未发作,血糖降至118mg/dL,临床症状改善,血压稳定,并在治疗至4个月时恢复全日工作。只有在特别劳累时才出现胸闷,但稍事休息即可缓解。1981年10月20日在某医院作心电图检查,T波低平,较前好转。后改服丸剂,以资巩固。

处方:西洋参30g,首乌45g,桑椹45g,茯苓30g,生黄芪30g,瓜蒌45g,薤白30g,枣仁30g,桑寄生45g,牛膝45g,枳实30g,三七30g。

共为细末,炼蜜为丸,每丸10g,日服2丸。

1年后,患者来告知:上药服用3料,后因工作需要外出半年余,身体较为健康,虽有时劳累,但不曾发生心绞痛。

**按**　胸痹心痛,其病机与心胃肝肾有关,尤与心肾关系密切。肾虚则精不上承,致使心气失养,胸阳不振,阴浊内生,气血失调。治疗上应注意和阴通阳、心肾兼顾。本例患者高血压病、糖尿病、冠心病等多种疾患,证情较为复杂,但若把握住胸痹心痛之主证,采用滋肾通阳的方法,调阴阳,和气血,标本兼顾,攻补兼施,使频繁发作之心绞痛得以控制,心电图转佳,其他疾病也得到相应改善,此即中医治病求本思想的体现。

### 张琪医案

华某,男,65岁。

初诊:1975年8月15日。

主诉及病史:8月7日工作中突然发生心前区紧束感,随之心绞痛发作数次,伴呼吸困难而入某院。经心电图检查,诊断为急性前间壁心肌梗死。经中西医结合抢救,8天来病情不稳定,谷草转氨酶300单位持续不降,心电图ST段始终抬高,血压90/60mmHg,病势未脱离危险。

诊查:诊见患者神志清晰,心前区憋闷,气短,口干喜饮,口唇破,五心烦热,食欲不振,睡眠不佳,舌质暗红、光净无苔,脉象沉涩。

辨证:为气阴两伤,络脉痹阻。

治法:治宜心气滋阴,通络化瘀。

处方:红参15g,寸冬15g,五味子15g,生地25g,玄参15g,丹参20g,丹皮15g,生麦芽20g。

二诊:8月31日。服前方药12剂,症状明显好转,心前区舒畅,五心烦热减轻,睡眠转佳,食欲增进。舌质转红,仍光净无苔,口渴喜饮,脉象沉、涩象消失。心电图示:陈旧性前间壁心肌梗死。气阴复,络脉通,仍以前方加减。

处方:红参15g,寸冬15g,生地15g,玄参20g,五味子15g,丹参20g,丹皮15g,花粉15g,沙参20g,甘草10g。

三诊:9月12日。上方药服10剂,口渴消失,睡眠好,食欲增进,全身较前有力。舌红润薄苔,脉沉。继以益气养心之剂善后。前方减花粉、玄参,加柏子仁15g,远志15g。

药后病情稳定而出院。

**按** 本例急性前间壁心肌梗死,经中西医结合抢救8天,未脱险境。中医辨证以其伴有口干喜饮、口唇破、五心烦热、舌暗红光净无苔、脉沉涩,辨证为气阴两伤、络脉痹阻。气阴虚为本,络脉阻为标。阴虚则营血不能润养,气虚则无力推动营血运行。心之络脉阻滞,不通则痛,故见胸痹心痛。以益气滋阴、通络化瘀治疗,用药后除症状明显好转外,心电图ST段抬高转为正常,谷草转氨酶下降至正常值,病情趋向稳定,最后缓解出院。

本病例在笔者会诊前,除西药肝素外,中药用大剂量活血化瘀之剂。活血化瘀是根据西药辨病观点而用,忽视了中医辨证,所以未能取效。通过本病例的治疗,可见辨证论治是中医的特点,但个别情况下亦不能排除辨病,应该将二者有机地结合,才有助于提高疗效。

## 【预防护理】

(1) 注意养性怡情,避免过于激动或忧愁恼怒,保持心情愉快,对预防胸痹的发病至关重要。

(2) 注意寒温适宜,起居有节,特别是冬季,气候寒冷,应尽量避免寒冷刺激,避免感冒,以防诱发或加剧病情。

(3) 注意饮食调节,避免膏粱厚味,吃饭应定时定量,不可过饱,并注意纠正偏食。

(4) 注意劳逸结合,特别是久病年迈者,正气渐虚,要加强体育锻炼,亦应避免激烈运动及劳累。

（5）心痛发作时应保持心情平静，及时卧床休息，并迅速对症用药。

# 不　寐

不寐，即失眠，是指不能获得正常睡眠为特征的一种病证。轻者入寐困难，或少寐易醒，醒后不寐，时寐时醒，重者整夜不寐。《灵枢》称为"目不寐"，"不夜寐"，《金匮要略》、《诸病源候论》均称"不得眠"。

早在《素问·逆调论》中就有"胃不和则卧不安"的记载。《灵枢·大惑论》较为详细地论述了"目不瞑"的病机，认为"卫气不得入于阴，常留于阳。留于阳则阳气满，阳气满则阳跷盛，不得入于阴则阴气虚，故目不瞑矣。"后汉·张仲景丰富了《内经》的内容。《伤寒论·辨少阴病脉证并治》中说："少阴病，得之二、三日以上，心中烦，不得卧，黄连阿胶汤主之"。论述了少阴病热化伤阴后出现阴虚火旺的证治。《金匮要略·血痹虚劳病脉证并治》指出："虚劳虚烦不得眠，酸枣仁汤主之。"上二方至今仍为临床所常用。不寐的原因虽多，但总不外虚实两种，正如《景岳全书·不寐》说："不寐证虽证有不一，然惟知邪正二字则尽之矣，盖寐本乎阴，神其主也，神安则寐，神不安则不寐，其所以不安者，一由邪气之扰，一由营气之不足耳"。

西医的神经官能症、高血压、脑动脉硬化、贫血、肝炎、更年期综合征以及某些精神病等，凡有失眠表现者，均可参考本篇内容辨证论治。

## 【相关病机】

人之正常睡眠，系由心神所主。多种原因影响到心神的安宁，均可导致不寐，其中与脾胃相关者，有如下几个方面。

心脾两虚　素体虚弱，或病后体虚，或思虑过度伤及心脾，或大吐，大泻，暴饮暴食，劳倦等伤及脾胃，致使胃气不和，脾阳不运，食少纳呆，气血化源不足，无以上奉心神出现心脾两虚而致不寐。《医法圆通·卷二·不卧》所说："因吐泻而致者，因其吐泻伤及中宫之阳，中宫阳衰，不能运津液而交通上下。"正是此意。

胃气不和　饮食不节，脾胃受伤，化谷无力，宿食停滞，或肠中有燥屎，均能导致为胃气不和，升降失常，睡卧不安而不寐，故《素问·逆调论》有"胃不和则卧不安"的论述。

情志内伤　暴怒伤肝，横逆犯脾；或思伤心脾，阻遏气机，脾失运化，化源不足，心失所养，或气郁化火，扰动心神，均可导致不寐。

痰热内扰　《景岳全书·不寐》说："痰火扰乱，心神不宁，思虑过伤，火炽痰郁而致不眠者多矣。"《张氏医通·不得卧》更具体指出："脉滑数有力不眠者，中有宿食痰火。"说明痰热内扰，也是引起不寐的一个重要病因。

## 【辨证论治】

### 1. 辨证纲要

不寐一证常见于多种急慢性疾病的过程中，凡是由于其他病证影响而致不寐者不在讨论之列。本篇专论不寐为主证，或入睡艰难，或时寐时醒，或彻夜不能入寐之证。重点辨不寐的脏腑虚实,其次辨病情轻重。

（1）辨脏腑:不寐的主要矛盾是心神不安,往往因其受不同脏腑影响,表现症状有所差异。若面色不华,肢倦神疲而不寐,多为心脾两虚,神失奉养;若急躁易怒,胸闷头重为肝火痰热上扰;若胃脘胀闷,腹胀,嗳腐吞酸而不寐多为食滞胃脘,胃气不和。

（2）辨虚实:虚证多属阴血不足,心失所养。临床特点为体质虚弱,面色不华,神疲懒言,心悸健忘,多因脾胃虚弱,气血生化乏源。实证为火盛扰心,临床特点为心烦易怒,口苦黏腻,便秘溲赤,多因肝郁化热,痰火上扰所致。

（3）辨病势:轻者少眠或眠后易醒,病程较短,往往病因较单纯;重者彻夜不眠,数月不解,甚至终年不眠,病机多为虚实错杂,或病久入络,瘀阻心脉。

**2. 治疗原则**

不寐的治疗应掌握重在治本的原则,着重调整所病脏腑及气血阴阳,补心脾、化痰热、和胃气,而在治本的基础上兼用治标安神之法,并应充分重视精神治疗。

**心脾两虚**

临床表现　患者不易入睡,多梦易醒,心悸健忘,头晕目眩,神疲乏力,食淡无味,舌淡苔薄白,脉细弱。

辨证提要　①辨证要点:本病与化源亏虚或失血过多有关。患者入寐艰难,睡中多梦易醒,醒后再难入睡,心悸神疲。②辨病程:素体脾虚,或暴食伤脾,气血乏源,病程较久,先气短心悸,久之入睡困难。③辨虚实夹杂:此病虚证为多,往往虚证致实,久病多瘀,而成虚实错杂证候。

理法概要　心脾两虚之不寐,主要是脾虚乏源,营血不足,不能奉养心神所致。治宜补益心脾,养心安神为法。

方药运用　归脾汤加味。

黄芪20g　白术10g　当归10g　茯神12g　远志6g　酸枣仁10g　木香10g　龙眼肉9g　甘草3g　人参6g　陈皮10g

黄芪、人参补心脾之气;当归、龙眼肉养心脾之血;白术、木香、陈皮健脾畅中;茯神、酸枣仁、远志养心安神。血虚较甚者,加熟地、白芍、阿胶补血;失眠较重者,加五味子、合欢皮、夜交藤以助养心安神;脘闷纳呆者,可加半夏、茯苓、厚朴行气健脾;脾虚便溏者,可加山药、白术、干姜以温脾益气。若阴血亏虚而致虚火上扰,症见心烦失眠,盗汗,口干,可滋阴降火以安心神,方用六味地黄汤加减。

**痰热内扰**

临床表现　不寐心烦,多梦纷纭或时寐时醒,胸闷恶心,口黏目眩,嗳气吞酸,头重,苔黄腻,脉弦滑。

辨证提要　①辨证要点:形体肥胖,痰热内盛之人,夜寐多梦纷纭,心烦口黏,头重目眩。②辨病因:形成痰火的病因不一,由食积伤胃,积痰化火,表现嗳气恶食,夜寐不安,口苦心烦;或痰湿素盛之人,复因情志刺激,气郁化火,痰火交织,扰乱心神而夜寐不安,性情易躁易怒,心烦口苦,头重目眩。③辨病程:痰湿为阴邪,其性黏腻重浊,痰与热相合,如油入面,不易速去,故痰热内扰之病程较长。

理法概要　痰浊宿食壅遏于中,积而生热,痰热扰心。治宜化痰清热,和中安神为法。

方药运用　温胆汤加味。

半夏 10g　陈皮 10g　茯苓 12g　枳实 10g　竹茹 10g　甘草 6g

半夏、陈皮、竹茹化痰降逆;茯苓健脾化痰;枳实理气和胃降逆。上方可加黄连、山栀清心降火。若心悸惊惕不安者,可加入龙齿、珍珠母、百合之类,以安神定志。痰热重者,可考虑用滚痰丸降火泻热,逐痰安神。

胃气不和

临床表现　胸闷嗳气,脘腹胀满,不寐,大便不爽,嗳腐吞酸,苔腻,脉滑。

辨证提要　①辨证要点:饮食不节,宿食停滞而致胃不和,脘腹胀满,嗳气,不寐。②辨病因:脾胃素虚,运化无力,稍有饮食不慎即停滞而致脘腹不适,或暴饮过饱,损伤脾胃,饮食积滞,胃不和则卧不安。③辨病位:病位在中焦脾胃,胃纳失常,脾运不健,宿食停滞,壅遏中焦;或食滞化热于中焦,痰热交阻,上扰心神而不寐。

理法概要　饮食不节,脾胃受伤,食滞于中,或肠中有燥屎,均可影响胃气不和,升降失常而致卧不安。治宜健脾和胃,消食导滞为法。

方药运用　保和丸为主方。

神曲 10g　山楂 10g　茯苓 9g　半夏 9g　陈皮 10g　连翘 6g　莱菔子 10g

神曲、山楂、莱菔子、茯苓消食和胃;陈皮、半夏理气降逆;连翘以清积滞中伏热。如积滞较重,腹胀便秘,可用调胃承气汤,胃气和,腑气通即止,不可久服。如积滞已消,而胃气未和,仍不能入睡者,用半夏秫米汤以和胃气。

## 【其他疗法】

### 1. 单方验方

(1) 炒枣仁 10g,捣碎,水煎后,晚上临睡前顿服。适用于心脾两虚不寐证。

(2) 酸枣树根(连皮)30g,丹参 12g,水煎 1～2 小时,分 2 次,在午休及晚上临睡前各服 1 次,每天 1 剂。适用于痰热内扰证。

### 2. 饮食疗法

(1) 柏子仁粥:柏子仁 15g,蜂蜜适量,粳米 50～100g。将柏子仁去皮壳杂质,捣碎如粉,与粳米共煮,待粥将成时放入蜂蜜,续煮 10 分钟即可食用。主治失眠心悸。

(2) 葱枣汤:小红枣 20 枚,连须葱白 7 根,将红枣洗净后用水泡发,煎煮 20 分钟后加入洗净之葱白,继以文火煎煮 10 分钟,吃枣喝汤。主治病后体虚,胸中烦闷,失眠。

### 3. 针灸疗法

(1) 肝胆火旺不寐取穴:太冲、胆俞(泻)、太溪(补)。手法:补泻兼施。

(2) 心脾血虚不寐取穴:神门、三阴交、内关、脾俞、足三里。手法:针灸并施,用补法。

(3) 心肾不交不寐 取穴:神门、太溪、心俞、肾俞。配穴:心悸加内关;耳鸣加听宫、听会;头痛加太阳、风池、印堂。

## 【名医精华】

李振华医案

案1　王某,女,49 岁,工人。初诊:1992 年 3 月 13 日。

主诉:心烦失眠,急躁易怒半年余。

病史:半年前因母病故,悲忧过度,渐致,心烦易怒,哭泣无常。半年来经多家医院检查均提示无器质性病变,按自主神经功能紊乱治疗,服安定、谷维素、维生素B₁、维生素C、更年康等药物,效果不佳。现头晕失眠,噩梦惊恐,心烦急躁,哭泣无常,胸闷气短,腹胀纳差,倦怠乏力。面色少华,精神萎靡,善太息。舌红,苔黄稍腻,舌体胖大,脉弦滑。

中医诊断:不寐(脾虚肝旺,痰火扰心)。

西医诊断:癔症。

治法:健脾疏肝,清心豁痰。

处方:清心豁痰汤加减(自拟经验方)。

白术10g,茯苓15g,橘红12g,半夏10g,胆南星5g,香附10g,栀子10g,莲子心5g,郁金10g,菖蒲10g,淡竹叶12g,龙骨15g,琥珀粉3g(冲服),甘草3g。12剂,水煎服。

嘱:畅情志,调饮食,忌生冷辛辣。

二诊:1992年3月26日。烦躁除,能安睡,诸症减轻,唯时感胃脘隐痛,舌质淡红,苔薄白,舌体胖大,脉稍弦。加砂仁8g,枳壳10g。24剂,水煎服。

二诊辨证论治:烦躁除,能安睡,诸症减轻,说明痰火扰心基本已除,然脾虚肝郁未复,故去淡竹叶、琥珀粉以减清心除烦之力,加砂仁8g,枳壳10g以增化湿行气和胃之效。

三诊:1992年4月20日。诸症消失,偶感心慌。舌质淡红,苔薄白,脉和缓。

三诊辨证论治:痰火已清,标症已无,现患者主症为心慌,治疗以疏肝健脾,养心安神为主,稍用清心化痰之药以巩固疗效。用逍遥散加减,方中当归、白芍、白术、茯苓同用,实土以抑木,使脾健则气血生化有源;使血充则肝得滋柔。焦栀子、郁金、香附、柴胡疏肝解郁清心;菖蒲、远志、酸枣仁、龙骨配伍,有开有合,既清心镇怯定志,又养心安神益智。枳壳行气除胀。

处方:逍遥散加减。

当归10g,白芍12g,白术10g,茯苓15g,柴胡5g,焦栀子10g,郁金10g,香附10g,菖蒲10g,远志10g,酸枣仁15g,龙骨15g,枳壳10g,甘草3g。15剂,水煎服。

四诊:1992年5月6日。面色红润,精神饱满,饮食、睡眠好,病获全愈。

**案2** 赵某,女,33岁,汉族,出租司机。初诊:2005年5月21日。

主诉:失眠多梦1年余。

病史:2004年3月份因事物纠纷致心绪烦乱渐致失眠,经市中医院检查无异常发现,诊断为神经官能症,经服安神补脑液及镇惊养心安神汤剂效果不显,需借助西药方可入眠。3个月前因情绪波动,失眠加重,现每日服用谷维素,每晚需服舒乐安定(艾司唑仑)3片方可入睡4小时左右,且多梦,易于惊醒。白天脑中纷纭,不能自己,心烦,急躁,易怒,常有悲伤欲哭之感,记忆力明显减退,心慌,惊悸,四肢无力,头晕,胸闷气短,全身不定时游走性疼痛。面色萎黄呈慢性病容,精神疲惫。舌体胖大,舌质淡红,苔薄腻,脉数弦。

中医诊断:不寐(心脾两虚,肝气郁结,痰火扰心)。

西医诊断:神经官能症。

治法:健脾养心、解郁安神、清化痰火。

处方:清心豁痰汤加减(自拟经验方)。

白术10g,茯苓15g,远志10g,柏子仁15g,橘红9g,半夏9g,香附10g,西茴9g,胆南星

9g,节菖蒲9g,栀子9g,莲子心6g,龙骨15g,淡竹叶10g,琥珀粉(冲)3g,甘草3g。15剂,水煎服。

嘱:自我精神调节,按时作息,适当活动。

二诊:2005年6月8日。心烦,心悸胸闷气短,急躁,欲哭感及头晕症状大减,现已停服谷维素,每晚服舒乐安定2片可睡6小时左右,夜梦减少,惟胃部有时隐痛。舌体胖大,舌质淡红,苔薄腻,脉数弦。

二诊辨证论治:心脾得补,肝气得疏,痰火已降,故诸症好转,夜寐转佳,夜梦减少。胃脘有时隐痛为药剂偏凉之因,为防伤胃,去淡竹叶,加砂仁6g,木香6g理气止痛。25剂,水煎服

三诊:2005年7月6日。已停服舒乐安定,夜晚可安稳睡眠7小时左右,精神、饮食及面色均恢复正常,惟走路快时感觉心慌,余无不适。舌体胖大,舌质淡红,苔薄白,脉弦。

三诊辨证论治:经用健脾疏肝,清化痰热之剂,调其虚实,使阴阳平衡,脏腑气血得以调整,功能得以复常,故诸症基本消失。行走较快感觉心慌,为病后正气未复之象,拟健脾安神,疏肝清火之剂善后。

处方:逍遥散加味。

当归12g,白芍15g,白术12g,茯苓15g,炒枣仁15g,石菖蒲10g,龙骨15g,柴胡6g,香附10g,西茴9g,炒栀子9g,菊花10g,甘草3g。15剂,水煎服。

患者夜寐安,诸证消失而痊愈。2005年12月21日电话随访,知已正常驾驶出租车三个多月,现每晚10时左右即睡,早晨6时许起床,身体一切正常,无任何不适感。

### 吴少怀医案

张某,男,28岁,干部,1961年23日初诊。久患失眠,时有腹泻。现少眠多梦,气短消瘦,饮食不佳,四肢酸软,体倦乏力,大便稀薄,日2～3次,小便清,面少华。舌苔薄白、质淡红,脉沉细缓,两寸细弱。

辨证:心脾两虚,气血不足。

治法:养心脾,以生气血。拟归脾汤加减。

方药:炙黄芪9g,茯苓9g,沙参9g,生白术9g,制远志4.5g,当归9g,龙眼肉6g,炒枣仁9g,丹参9g,炒谷芽6g,合欢皮6g,炙甘草4.5g,水煎服。

连服7剂,诸症减轻,改服归脾丸,巩固疗效。

**按** 此例乃心脾两虚之候。因久泄伤脾,化源不足,以致不能上奉于心,心神失养则不寐。吴老用归脾汤去木香耗气伤津之弊,加丹参、合欢皮、炒谷芽养心脾升胃气,诸症消失,不寐遂愈。(《吴少怀医案》)

### 靳士英医案

孙某,86岁,女。1984年12月8日初诊。近年来由于操心烦劳,思虑过多,以致睡眠欠佳,几整夜难寐。其特点是睡眠甚浅,且睡中噩梦多,无法熟睡。以致次日终日困乏,疲惫不堪。另外周身有位置不定之疼痛或热气游走,忽起忽灭。因此,经常服用安定、安眠酮(甲喹酮)、去痛片等药物。

诊查：见患者步履尚称矫健，精神略有不振，面色不华，唇淡，舌质淡，苔薄白，脉浮大无力。

辨证：为心脾两虚。

治法：治以补脾养心，方用归脾丸加减。并劝止催眠药和止痛药。

处方：黄芪 18g，白术 9g，茯神 12g，远志 6g，酸枣仁 9g，枸杞子 9g，当归 6g，龙眼肉 12g，陈皮 6g，炙甘草 6g

二诊：服药 4 剂后，自觉睡眠渐深，噩梦减少，疲劳感减轻，不服安眠酮亦能入睡。舌脉同前。嘱续服前方药 4 剂。

三诊：睡眠情况虽有明显改进，但周身疼痛出现，左右手四五指发麻，痛引肩臂时轻时重，大便秘结，手足心热。舌脉同前。乃在前方基础上加减。

处方：黄芪 18g，首乌 12g，当归 6g，枸杞子 9g，酸枣仁 9g，老桑枝 9g，怀牛膝 12g，威灵仙 9g，忍冬藤 9g，瓜蒌仁 9g

四诊：服药 4 剂后睡眠较好，夜梦已减，大便通畅，肢痛减轻。嘱再服药 4 剂。

五诊：诸证好转，食欲有增。为今后计，嘱服归脾丸。

**按** 老人不寐多属虚证。因于实邪者不多。盖因年老体衰，精血内耗，忧思较多之故，其表现或为入睡困难，或为觉醒过早，或为睡眠过浅，或为夜梦过多不能熟睡，或为中间觉醒再难入睡等。其病机总与心脾肝肾有关。

本例由于操劳过度，忧虑思念，有伤心脾，营血内耗，血不养心，遂致失眠多梦，故以补养心脾，益气宁神之剂收功。

老人因脑力衰退，髓海空虚，维持白日之正常觉醒与夜晚之正常睡眠能力下降，故见白日之瞌睡多，饭后常昏昏欲睡，夜晚之熟睡少，常见入睡困难多梦早醒，此乃衰老之一般规律。因此对老年不寐，应作具体分析，往往单靠药物难于取得长期效果，要在指导患者养生之道。如合理安排生活，消除忧虑恐惧心理，增强睡眠信心，学习太极拳，气功等等。使患者血脉周流，脑力活动白日有加，精神有所寄托，不寐之恶性循环始能改变。（《中国现代名中医医案精华》）

**万友生医案**

金某，女，21 岁。初诊：1963 年 4 月 23 日。

久患失眠，每晚只能入睡三四小时。即寐亦多梦易醒，醒时口苦，但不干渴，痰多食少，食后嗳气，多食则吐，进干饭则梗阻余胃脘，大便隔日 1 行而硬结涩痛难下。舌润，脉濡细稍数。

治法：投以《灵枢》半夏汤加味。

处方：半夏一两，糯米二两，夜交藤一两

连服药 3 剂，失眠显著好转，每晚上床不久即能入眠直至天亮，只是稍有响声即被惊醒，但亦随醒随睡，不似过去醒则不能再入睡。大便虽硬但易出，不似过去艰涩难下。痰亦大减，食欲渐开，但食后仍感胃脘不适而时时嗳气。复诊守上方加旋覆花、陈皮、甘草各五钱。再进药 3 剂，大便通畅，失眠痊愈。（《中国名中医医案精粹》）

**颜德馨医案**

陈某，女，46 岁。1979 年 6 月 14 日初诊。

因突受惊恐而失眠,逐渐加重,入睡艰难,甚则彻夜不眠;情绪焦虑不安,头晕耳鸣,两胁胀痛,口干且苦,舌紫苔黄腻,脉细弦。此乃胆气郁结,痰火内扰之证。

炒竹茹、陈皮各 5g,法半夏、远志、枣仁、柏子仁各 9g,夏枯草、夜交藤各 15g,茯苓 12g,生甘草 3g。

七剂后夜寐渐安,头晕、胁痛亦平;续以上方加减治疗一月,睡眠正常,其他症状次第消失。(《国医大师颜德馨》)

## 【预防护理】

(1)注意精神调摄,解除烦恼,消除顾虑和恐惧。

(2)临睡前不宜喝浓茶,咖啡,不宜用烟酒,少谈话,少思考。

(3)服汤药要浓煎,一般以早晨和上午不服药,只在午休及晚上临睡前各 1 次。这种方法常可收到较好的疗效。

(4)居处环境宜安静,尽量避免及消除噪音。

(5)注意生活规律,按时作息,养成良好的睡眠习惯。

# 多　寐

多寐,指不分昼夜,时时欲寐,呼之能醒,醒后复睡的病证。《内经》称之为"嗜卧"、"善眠",《伤寒论》称之为"但欲寐",《医学入门》称为"多眠"。

《内经》无多寐的病名,但有类似的记载。《素问·诊要经终论》说:"秋刺夏分,病不已,令人益嗜卧。"《伤寒论·辨少阴病脉证并证》说:"少阴为之为病,脉微细,但欲寐也。"金·李东垣明确指出多寐和脾虚的关系,如《脾胃论·卷上》指出:"脾胃之虚,怠惰嗜睡。"至清·沈金鳌在其所著看《杂病源流犀烛》中,正式以多寐命名,且较前贤描述本病的临床特点及病机更为详细。该书《不寐多寐源流》一篇指出:"多寐,心脾病也。一由心神昏浊,不能自主,一由心火虚衰,不能生土而健运。"总的来说,多寐主要是与阳气不足、阳气痹阻有关。阳气不足多为脾气不足,阳气虚衰所致;阳气痹阻则与痰湿困扰,痰瘀阻滞有关。多寐病人,一般中老年居多。其临床表现,有轻重之别,初病之轻者,精神萎顿,疲困无力,但欲眠而多卧。病情重者,不论白天黑夜,不分场合地点,甚至走路时,都可随时入睡,但呼之能醒,未几又入睡,严重影响正常生活、工作和学习,应及时治疗。

西医学中的发作性睡病、神经官能症、精神病的某些患者,其临床症状与多寐类似者,可参考本篇内容辨证治疗。

## 【相关病机】

本病与脾胃关系至为密切。睡眠为心神所主,赖血以养,气血充盛,邪不上扰,心神主其位,则睡眠正常。若脾虚化源不足,心失所养;或脾虚生湿,痰湿壅滞,甚而痰滞血瘀,阳气痹阻;或脾气虚进而发展为脾肾阳虚,阴寒内生则多寐。本病最常见的是脾胃虚弱,痰瘀阻滞,脾肾阳虚。

脾胃虚弱　因禀赋不足,脾胃虚弱,或思虑劳倦,饮食不节,损伤脾胃,脾虚失运,化源不足,而致气血亏虚,心血失养,发为多寐。《古今医通·倦怠嗜卧门》曰:"脾胃一虚,则谷气不足,脾愈无所禀,脾运四肢,既禀气有亏,则四肢倦怠,无力以动,故困乏而嗜卧也。"说明了多寐的发病机理乃脾气不足所致。治疗必以健脾益气为要。

痰瘀阻滞　脾为生痰之源,素体肥胖之人,多痰多湿;或过食生冷肥甘,损伤脾胃,湿从内生。湿乃阴邪,其性重浊黏滞,弥漫于肌肤分肉之间,阳气痹阻,甚而痰滞血瘀,气血不畅,阻滞血络,阳气痹阻而成多寐。《丹溪心法·中湿》曰:"脾胃受湿,沉困无力,怠惰嗜睡。"治宜燥湿健脾,醒神为法。

阳气虚衰　老年久病,肾阳衰惫,或脾阳虚而及肾阳,脾肾俱虚,阴气盛而多卧。故《医学入门·多眠》说:"多眠阴盛,而昼寐不厌。"故本病重在益气温阳。

# 【辨证论治】

### 1. 辨证纲要

根据本病的临床表现,重点辨阴、阳、虚、实。首以阳气不足或阳气痹阻来辨虚实,再结合症状的不同,辨析标本主次。

(1) 辨别虚实:多寐的主要病机是阳气衰微,但导致阳气衰微的则有阳气不足和阳气痹阻。阳气不足为虚证,表现为精神困惫,嗜睡懒言,畏寒肢冷;阳气痹阻为实证,表现为头蒙如裹而嗜睡,肢体沉重。

(2) 明辨标本:多寐虽分虚实,但由于病程较久,症状较为复杂,往往是虚中挟实,实由虚致。在辨证时应结合病史、体质、顺逆,临床见证及标本主次,以助诊治。

(3) 辨病程顺逆:湿痰阻滞所致的多寐,只要治疗得当,疗效较为满意。但要注意湿性特点黏滞难化,不可急于求成。虚证患者,特别是年老体衰,阳气不足者,则疗效欠佳。

### 2. 辨析类证

本病之多寐应与年老体衰,睡眠较多相鉴别。年老体衰,睡眠多而不是整日睡卧,不应以多寐名之。或热病后期,昏昏欲睡,这是热病邪正相争的表现,亦不应以多寐论治。

### 3. 治疗原则

多寐是因阳气衰弱和阳气痹阻而作,故应以补气温阳、宣通为原则,但要根据具体病情而分别施之。气虚者从健脾入手;阳虚者当以温补脾胃为本;痰湿阻闭当以化痰为主;兼有瘀血者,又当加入活血行气之品。若病程延久,虚实挟杂者又当分别主次而施治。

脾胃虚弱

临床表现　精神倦怠,嗜睡,身困乏力,气短懒言,面色萎黄,纳少便溏,苔薄白,脉沉细无力。

辨证提要　①辨证要点:多为禀赋不足,或大病久病之后,脾气受损易现倦怠嗜睡,气短乏力。②辨体质:素体脾虚者,脾阳更易受损,故每兼面色淡白,四肢不温,舌质淡,甚者腹泻便溏。

理法概要　本证主要是脾虚气弱,运化无权,气血化源不足,脾气不足,清阳不生。治宜健脾益气为主。

方药运用　香砂六君子汤加味。

党参12g　白术10g　茯苓15g　甘草3g　姜半夏6g　陈皮10g　木香5g　砂仁9g
生姜10g　大枣5枚

党参、白术、茯苓、甘草益气健脾;半夏、陈皮化痰和中;木香、砂仁醒脾开胃;生姜、大枣补脾温胃。若脾虚下陷脱肛,可用补中益气汤益气升阳。若胃寒喜暖,可加干姜温胃散寒。

### 痰瘀阻滞

**临床表现**　精神萎顿,昼夜嗜睡,身体重困,胸脘痞闷,形体肥胖,面色晦暗,舌质淡暗、体胖、苔厚腻,脉滑。

**辨证提要**　①辨证要点:中老年居多,形体肥胖,身困嗜睡,面色晦暗。②辨病因:因素禀不足者,每兼气短乏力;因外湿而致者,每兼头重如蒙;因饮食无节而伤脾者,每兼脘痞身困。夹瘀者,面色暗滞。

**理法概要**　痰瘀阻滞之多寐,主要是脾运不健,水谷不化精微而成痰浊,痰阻瘀滞,阳气痹阻。治宜化痰醒神,佐以活瘀为法。

**方药运用**　温胆汤合丹参饮加味。

半夏 10g　陈皮 9g　茯苓 12g　枳实 6g　竹茹 9g　甘草 3g　丹参 12g　檀香 9g　砂仁 6g

陈皮、半夏、茯苓、甘草、砂仁健脾益气化湿;枳实下气宽胸;丹参、檀香活血理气。无痰热者,可去竹茹。若痰郁化热,可加黄芩、菖蒲、远志、胆南星。若瘀血重者,可加川芎、桃仁、红花、当归。

### 脾肾阳虚

**临床表现**　精神疲惫,整日嗜睡懒言,畏寒肢冷,健忘,食欲不振,气短乏力,舌淡苔薄,脉沉迟。

**辨证提要**　①辨证要点:本病多为年老体衰或大病久病之后,脾肾阳虚,则精神疲惫,嗜睡畏寒而乏力。②辨病势:脾虚不复,穷必及肾,而致肾阳虚,肾阳虚无以温运脾土,而成恶性循环。久虚不复,可引起阴阳气血亏损,招致全身疾病。③辨虚实夹杂:病程日久,正气大衰,每因虚中挟实。除畏寒肢冷,身困乏力外,往往见到腹胀痞满,下肢浮肿等本虚标实证。

**理法概要**　年高久病,脾虚及肾,肾气亏虚,命门火衰,阳气虚弱。故治宜益气温阳为法。

**方药运用**　附子理中丸加减。

附子 10g　干姜 8g　白术 9g　党参 10g　甘草 3g

附子、干姜辛热温阳;党参健脾益气;甘草和中益气;白术健脾化湿。共奏温肾健脾之功。脾肾阳旺,阴霾自退。水谷得运,化源得充,则精神自振。若兼脘痞胀满,可加厚朴、木香行气宽中;下肢浮肿者,可合用真武汤加减。

## 【其他疗法】

### 1. 单方验方

(1) 大麦叶 150g,川椒 30g 并炒,干姜 60g 碾末,每服 2g,开水送服,每日 3 次,治脾虚多寐,食毕辄甚。

(2) 马头骨烧灰,水送服 2g,每日 3 次;作枕亦良,主治喜眠。

### 2. 饮食疗法

(1) 羊脏羹:羊肝、羊肚、羊心、羊肺、羊肾各 1 具,牛酥 30g,胡椒 30g,荜茇 30g,淡豆豉

30g,陈皮、良姜各 6g,草果 2 枚,葱白 1 握,先将羊肝、心、肺、肾洗净,放入锅内加水用慢火煮熟,捞出,再将牛酥、胡椒、荜菝、淡豆豉等佐料用纱布包好,与羊肝、心、肺、肾同放入羊肚内缝合,再放回锅内煮,至羊肚熟烂,放入适量盐、姜即可。佐餐食之,每日 1 次。适用于脾肾亏虚之多寐证。

(2) 乌鸦汤:乌鸦 1 只,将其去毛,除净内脏杂物。切成小块,加水炖汤,至肉熟烂,加入葱、盐等调料,稍煮即可,用时服汤食肉。主治脾胃虚弱之多寐证。

**3. 针灸疗法**

取穴　大椎、曲池、合谷、血海、足三里。

配穴　胸脘痞闷加内关、心俞;头重如裹,加太阳、地机、阳陵泉。

手法　用平补平泻法或泻法。

# 【名医精华】

### 李振华医案

刘某,女,75 岁。于 2005 年 10 月 22 日来诊。

主诉:多寐、头重 1 月余。

现病史:患者于 1 个月前因感冒引发多寐、头疼、头晕、头重如裹,未予重视,自服感冒药物,病情未见根本好转,后每逢天冷时上述症状复发。现症见:多寐,头重,神疲,纳差,胃中嘈杂不适,口干,精神萎靡,面色萎黄。舌体正常,舌质淡暗,苔稍白腻,脉弦缓。

中医诊断:多寐、头重(湿邪困脾)。

治法:运脾化湿,疏肝和胃。

处方(经验方):香砂温中方。

太子参 12g,白术 10g,茯苓 12g,陈皮 10g,半夏 10g,香附 10g,砂仁 10g,厚朴 10g,西茴 10g,乌药 10g,桂枝 5g,白芍 10g,枳壳 10g,木香 6g,郁金 10g,沉香 3g,泽泻 15g,细辛 5g,川芎 8g,天麻 10g,焦三仙各 12g,甘草 3g。10 剂,水煎服。

医嘱:慎起居,避风寒,清淡饮食,忌生冷、辛辣油腻之物。

二诊:2005 年 11 月 1 日。多寐、头重、神疲乏力、纳差、胃中嘈杂不适、口干均有好转,怕冷较前减轻,二便可。舌体正常,舌质淡暗,苔白腻。脉弦缓。

处方:香砂温中方(经验方)。

黄芪 15g,太子参 12g,白术 10g,茯苓 12g,陈皮 10g,半夏 10g,香附 10g,砂仁 10g,厚朴 10g,西茴 10g,乌药 10g,桂枝 5g,白芍 10g,枳壳 10g,木香 6g,郁金 10g,沉香 3g,泽泻 15g,细辛 5g,川芎 8g,天麻 10g,焦三仙各 12g,刘寄奴 15g,甘草 3g。14 剂,水煎服。

三诊:2006 年 11 月 20 日。症状消失,偶觉身冷。舌体稍胖大,舌质稍暗红,苔稍腻,脉弦数。上方继服 10 剂。

治疗结果:多寐、头重、神疲乏力及胃中嘈杂不适消失,无口干。夜眠及纳食可,二便正常。停药半年后追访患者,病变未再复发。

### 岳美中医案

黄某,男性,21 岁,广东籍,因全身浮肿,尿少。于 1955 年 12 月 6 日,住入北京某医院。入院后由中西医结合治疗至 1956 年 1 月底,浮肿消退,肾功不见好转。至 4 月中旬,血压升至 25/19kPa(190/140mmHg)，非蛋白氮增至 92.5mg/dL，病人头晕，恶心，呕吐，粒米不下，渐至神志昏迷，西医救治无效，且病情日渐加重，渐于危笃。乃于 4 月 16 日邀请中医会诊。

初诊时，见患者昏迷较深，不能进食，呼吸微弱，脉细微，乃与老人参 24g 煎服，频频饲入，药后神志渐清，目能视人，脉亦略起，但仍嗜睡，改用六君子汤救治，药用移山参、白术、茯苓、炙草、陈皮、法半夏。二诊之后神志全清，胃能纳谷，血压降至 20/15kPa（150/110mmHg），非蛋白氮回至 58.3mg/dL。脱险之后，仍由中西医结合治其肾炎。至 1957 年 5 月出院时，一般情况良好。

**按**　初诊时患者气息奄奄，汤饮不下，胃气已败，正气不支。此时之处理，挽回胃气，抢救生命，是第一要着，一俟胃气来复，药饵可下之时，方可进行其他治疗。因而初用独参汤频频饲入，果能药后神志渐清，但仍嗜睡，仍属正气衰微，故专用六君子汤扶正和胃，正气既复，胃能纳食，症情得以缓解。此时若舍正气不顾，而从其他方面治疗恐生命难以挽回，所谓"体实气壮，要治病留人；体衰气虚，须留人治病。"本例遵循这个原则，先挽回了正气，间接治愈了尿毒症，收到满意疗效。(《岳美中医案集》)

### 朱锡祺医案

栾某，男，42 岁。主诉：长期精神萎顿，四肢倦怠无力，遍体虚浮，嗜睡，静坐片刻即呼呼入睡，有时乘车亦会入睡，呼之则醒，醒后复睡。平素畏寒而不怕热，大热天亦很少出汗，诊查：纳谷不振，大便溏薄。体型矮胖。脉沉迟，苔白腻。治法：治拟温阳化痰，导痰开窍。处方：苍术 9g、厚朴 6g、陈皮 6g、半夏 6g、陈胆星 6g、石菖蒲 6g、补骨脂 9g、附子 9g、益智仁 6g。

以上方加减，连续服药 2 个月后，浮肿消退，大便转实，精神得振，胃纳亦佳，嗜睡症获得治愈。

**按**　阳主动，阴主静，阳虚阴盛，故而嗜睡。中医学理论认为："脾气虚则急惰嗜卧"，"脾胃受湿，沉困乏力，急惰嗜卧"。患者体格丰肥，体胖者多湿，脾恶湿喜燥，湿困脾阳，脾阳不振，运化无权，临床可见：纳呆、便溏、身重、嗜睡等症。苔白腻，脉迟缓，系痰湿内阻所致。脾主四肢肌肉，脾气虚弱，水湿内停，溢于肌肤，故而遍体虚浮，精神疲乏。方中苍术、川朴、陈皮取平胃散之意，以燥湿健脾；半夏、胆星、石菖蒲化痰降逆开窍；命火式微，故不怕热，但畏寒，拟以附块、补骨脂、益智仁温壮真阳，益火之源，以运脾阳，脾运得健，诸症均解。全方宗温阳化湿，导痰开窍之法，连续服药六十余贴，临床症状消失而愈。(《中国现代名中医医案精华》)

### 任达然医案

徐某，男，62 岁。初诊：1979 年 9 月 15 日。

主诉及病史：精神不佳，纳谷欠香，头昏乏力，面色㿠白，大便不实，舌淡苔白，脉象虚软无力。

辨证：脾气虚弱，清气不升。

治法：益气扶脾，升清降浊。

处方：党参 15g，炒白术 10g，茯苓 10g，陈皮 10g，炙甘草 6g，麻黄 2g，生姜 2 片，大枣 5 枚。3 剂。

二诊:药后多寐减轻,惟感纳谷不香。上方去麻黄,加香谷芽 15g,再服药 7 剂而愈。(《中国名中医医案精粹》)

### 李克绍医案

孟某,女,42 岁。初诊:1984 年 3 月 5 日。

2 个月来,每晚在 7 时左右出现嗜睡,不能自制,沉睡 1 小时左右便醒,醒后一切如常。每次不管是谈话,还是干活,均可和衣坐着而睡,时间从未错过戌时。患者曾试图趁嗜睡证发作前早睡,以作纠正,但取卧位后反不能入睡,导致彻夜难眠。亦曾服过治疗嗜睡证的单方、验方都未取效。予 3 月 5 日由人介绍,请予施诊。察其形体略胖,舌淡红瘦瘪,脉沉实稍数。询知有大便干燥史,几个月前曾有一段时间感到胸闷,余无异常。

处方:生地 9g,熟地 12g,当归 9g,升麻 6g,枳实 9g,炒杏仁 6g,陈皮 9g,甘草 6g,红花 6g,白蔻仁 6g,生姜 3 片。水煎,下午 2 时服,每日 1 剂。

1 剂药进后,当晚未发作嗜睡,仅在 7 时许稍有困意,但已能自己抑制。药进 4 剂,嗜睡症基本痊愈,困倦感亦向后延至 9 时左右。察舌质如前,脉滑稍数。前方去白蔻,加白芍 9g,细辛 1g,服法如前。

二诊:3 月 15 日。上方药服 3 剂,嗜睡、困倦等症均已消失。患者追述过去经常数日不大便,是无便意,大便虽较硬而不是大便困难,胸部时有满闷感。前方加理肺降气药。

处方:生地 9g,熟地 12g,炒杏仁 9g,当归 9g,炙甘草 6g,升麻 3g,枳壳 6g,红花 6g,紫菀 9g,苏梗 6g,生姜 2 片。

上方药共服 4 剂,痊愈。(《中国名中医医案精粹》)

### 汪履秋医案

许某,男,39 岁。初诊:1988 年 4 月 10 日。

患者嗜睡年余,近来加重,终日呵欠频频,昏昏欲睡,以致影响工作,平素精神委顿,易于出汗,形寒怕冷。舌苔薄白,脉象细缓。

辨证:阴阳失调,营卫失和。

治法:调营卫,和阴阳。

处方:桂枝 4g,白芍 10g,炙甘草 3g,生枣仁 10g,白术 10g,茯苓 10g,大枣 5 枚,生姜 3 片,石菖蒲 5g。

上药进服 7 剂,瞌睡、呵欠症状明显减少,精神振作。续服上方 20 剂,瞌睡症状基本消失,呵欠偶作,形寒、出汗等症亦除,恢复正常工作。(《中国名中医医案精粹》)

## 【预防护理】

(1) 保持室内干燥,勿居潮湿之地。

(2) 饮食要节制肥甘厚味,选取清淡而营养丰富的食物。

(3) 保持精神愉快,勿怒勿躁。

(4) 适当进行气功、太极拳等锻炼,以增强体质,振奋精神。

# 昏　厥

　　昏厥，以突然昏倒，不省人事，或伴有四肢厥冷为主要表现的一种病证，轻证可在短时间内苏醒，醒后无偏瘫，失语和口眼歪斜等后遗症。重证则昏厥时间较长，甚至一厥不复而导致死亡。

　　昏厥，古有寒厥、热厥、阴厥、阳厥、煎厥、薄厥、暴厥（大厥、尸厥），风厥，太阳厥（踝厥）、阳明厥（骭厥）、少阳厥，太阴厥，痿厥、气厥、血厥、痰厥、食厥、色厥及蛔厥之分。厥证之名，首见于《内经》。除《素问》有"厥论"专篇外，还散见于其他三十多篇章之内。《素问·厥论》曰："厥……或令人暴不知人，或至半日，远至一日乃知人者。"《素问·大奇论》亦曰："暴厥者，不知与人言。"《内经》以后，历代医家对昏厥的论述更加深刻。金·张子和《儒门事亲》对昏厥有专篇论述，并将昏厥进行分门别类，如该书《指风痹痿厥近世差玄说》云："厥之为状，手足膝下或寒或热也。……厥亦有令人腹暴满不知人者，或一二日稍知人者，或卒然闷乱无知觉者，……有涎如拽锯，声在咽喉中为痰厥，手足搐搦者为风厥，因醉而得之为酒厥，暴怒而得之为气厥……"。其后，《医学入门》、《景岳全书》、《医宗金鉴》等又在总结前人经验的基础上，结合临床实际，对昏厥的认识不断加以充实，提出气、血、痰、食、暑、尸、酒、蛔等厥，并以此作为辨证的主要依据。

　　西医学中的休克、虚脱、晕厥、中暑等病，都可参考本篇辨证治疗。

## 【相关病机】

　　厥证属于内科急证，与脾胃关系至为密切。常见的病因是脾胃虚弱，情志内伤，亡血失津，痰饮内伏，食滞中脘等。

　　脾胃为后天之本，气血化生之源，主运化水湿，统摄血液之职。若素体脾胃虚弱，气血亏少，陡遇惊恐或情志过激，而致气机逆乱，发为昏仆，或脾虚血亏，大吐大泄，失血而亡津，清窍失用，或脾虚生湿。痰浊上涌，清阳被阻，或食滞中脘，阴阳升降受阻，均可发生昏厥。

　　脾气不足　素体脾胃虚弱，脾气不足，或饮食不节，损伤脾胃，或忧思伤脾，使中焦气机逆乱，复加突遇惊恐，"恐则气下"清阳不升，神明失养而昏仆。

　　血亏津耗　大病久病而致脾虚血亏，或大吐大汗大下，气随液耗，或创伤出血，产生失血，以致气随血耗，血液不能达于清窍而昏不知人，血液不能荣于四肢而逆冷，发为昏厥。

　　痰阻气逆　痰为病理产物，乃脾虚所为；或过食肥甘生冷伤脾而致。痰阻中焦，气机不利，如痰浊一时上壅，清阳被阻则发为昏厥。《丹溪心法·厥论》指出："痰厥者，乃寒痰迷闷。"

　　食滞中脘　暴饮暴食，积滞内停，上下不通，阴阳升降受阻，故窒闷而厥。或饱食之后，骤逢恼怒，气机受阻，食填中脘，上下痞隔，气逆挟食，也可导致昏厥。

　　总之，厥证的病因虽多，但其基本病机为气机逆乱。与脾虚气逆关系密切。《景岳全书·厥逆》说："盖厥者……即气血败乱之谓也。"但气机逆乱又有虚实之分，大凡气逆上冲，血随气逆，或挟痰或挟食，壅滞于上为厥者属实。气血不足，清阳不升，气陷于下，血不上达，以致神明失养，也可发生厥证，则属虚。

# 【辨证论治】

### 1. 辨证纲要

根据本病的临床表现,重点辨昏厥的阴阳虚实,首以病因为依据,结合不同兼证,注意以下几个辨析。

(1) 辨病因:厥证的发生,常有明显的诱因可寻。气厥、血厥多发生于脾虚血亏,过度劳累,饥饿受寒之后,复因精神刺激所致;素来痰盛,形体肥胖则有助于痰厥的辨识;暴饮过食与食厥有关。

(2) 辨虚实:昏厥之实证表现为声高息促,喉间痰鸣,面红口噤,脉象沉实或沉伏;虚证多表现为气息微弱,口张自汗,手撒肢冷,舌胖淡,脉象沉细无力。

(3) 辨昏厥之轻重顺逆:神昏肢冷,甚而持续时间长,气壅息促,脉来迟缓而乱者为重,为逆。相反,神志昏迷时间短,气息平和,肢冷不甚,脉滑数有力而不乱者为轻,为顺。

### 2. 辨析类证

昏厥应与昏迷,中风,痫证相鉴别。

(1) 昏迷:多由他病引起,一般昏迷时间较长,病情较重,在短时内不易苏醒。苏醒后有原发病或后遗症存在。

(2) 痫证:多卒倒号叫,肢体抽搐,口吐涎沫,目睛上视,醒后精神困惫,休息后,一如常人。上述表现时间短暂,每次发作症状相似,一般诱发因素不明显。

(3) 中风:昏迷时间一般较厥证为长,同时可见口喝僻不遂等症,清醒后常有后遗症存在。

### 3. 治疗原则

昏厥之治疗,发作时应开窍醒神,缓解后应分辨虚实而治之。实证急以祛邪为先,或豁痰,或探吐,或降气,或祛瘀。虚证宜调补气血为主。

**气厥**

**临床表现** 眩晕昏仆,面色㿠白,汗出肢冷,气息微弱,脉象沉细。或由惊恐诱发,突然昏倒,口噤拳握,四肢厥冷,脉伏或沉弦。

**辨证提要** ①辨证要点:本病发生于劳累或惊恐后,突然昏倒,不省人事,汗出肢冷。②辨虚实错杂:素体亏虚或脾胃虚弱而致营气不足,气虚下陷,清阳不振,或偶遇惊恐,气机逆乱,上壅心胸,蒙蔽清窍,而形成虚实错杂证。

**理法概要** 脾胃虚弱,元气亏损,加之悲恐惊吓,气机逆乱,阴阳之气不相顺接而发为本证。治宜益气固本,调理气机。

**方药运用** 先灌服参附汤,后用四味回阳饮,配服五磨饮子。

参附汤:人参 10g　附子 9g

四味回阳饮:人参 10g　附子 10g　炮姜 6g　甘草 6g

人参大补元气;附子、干姜相配,复周身之阳气;甘草调和诸药而补中气,汗出较多时,加黄芪、煅龙骨、煅牡蛎以益气固涩止汗;心悸不宁者,加远志、枣仁以养心安神。

五磨饮子:沉香 10g　乌药 10g　枳实 8g　木香 10g　槟榔 10g

沉香、乌药降逆疏肝;枳实、木香宽中理气;槟榔理气化滞。若哭笑无常而睡眠不宁者,加珍珠母、茯神、远志等药,以宁心神。若痰湿重者,可加陈皮、半夏化痰理气。

### 血厥

**临床表现**　突然昏厥,面色苍白,四肢震颤,肢冷出汗,目陷口张,呼吸微弱,舌质淡,脉芤或细数无力,或由暴怒引发,突然昏倒,不省人事,牙关紧闭,脉弦有力。

**辨证纲要**　①辨证要点:本病发生于营血骤亏之后,突然昏仆,四肢震颤,呼吸微弱。或恼怒引发而致昏仆,牙关紧闭。②辨虚实:大吐大汗大下,或创伤出血,或产后大量失血,以致气随血耗而神明无主,多为虚证。若肝阳素旺骤逢恼怒而致血随气壅,则突然昏厥,乃为实证。③辨病势:化源不足,营血亏乏,或大量津伤血脱而致昏厥,病势较重,救治苏醒后较易恢复。

**理法概要**　血耗过多,气随血脱,神明无主。治宜补养气血,必先益气固脱。血随气逆者宜活血降气。

**方药运用**　先用独参汤,后用人参养荣汤。标实证宜用通瘀煎为主方。

人参养荣汤:人参 10g　黄芪 10g　白术 10g　茯苓 10g　甘草 6g　当归 10g

白芍 10g　熟地黄 12g　五味子 6g　远志 10g　橘皮 10g　生姜 6g　肉桂 3g　大枣 3 枚

人参、黄芪、白术、甘草补气以生血;当归、白芍、熟地乃补血之妙品;五味子敛耗散之气以安心神;茯苓、远志安神定志;肉桂温养气血;陈皮、生姜、大枣行气和中。标实证可用通瘀煎。方中归尾、山楂、红花活血通瘀;香附、青皮、木香、乌药顺气开郁;泽泻,善泻,其性下行。若心悸甚,可加桂圆肉、炒枣仁以补血安神;口干、舌燥者,可加沙参、黄精、石斛等养胃生津。

### 痰厥

**临床表现**　突然昏厥,喉有痰声,呕吐涎沫,胸膈满闷,呼吸气粗,舌苔白腻,脉滑。

**辨证提要**　①辨证要点:本病多见于肥胖人。突然昏厥,喉有痰声,呕吐涎沫,苔白腻。②辨寒热:寒痰在胸,呕吐涎沫,突然昏厥,喉有痰声,多见于形盛气弱之人;痰郁化热,咳痰黄稠,不易咯吐,突然昏厥,面赤,痰鸣,多见于肝旺肥胖之躯。③辨病势:脾虚痰湿之人,平时喜运动,心情豁达者,犯病较轻;肝旺喜怒之人,易病且重。《辨证录·厥证门》指出:"肝气之逆,得痰而厥。"

**理法概要**　脾虚失运,痰湿内盛,气逆痰升,上蒙清窍。治宜行气豁痰为法。

**方药运用**　导痰汤加减

陈皮 10g　半夏 10g　茯苓 15g　枳实 10g　南星 10g　甘草 6g

半夏、南星辛温性燥,能燥湿化痰、降逆散结止呕;陈皮、枳实顺气化痰;茯苓健脾利湿且可安神;甘草和中补土。若痰湿寒化,症见突然昏仆、口角流涎、脉沉迟或沉滑,加干姜、白芥子以化寒痰、开阴气。痰郁化热,可加山栀、黄芩、竹茹等,清化痰热。

### 食厥

**临床表现**　暴饮过食之后,突然昏厥,气息窒塞,脘腹胀满,苔厚腻,脉滑实。

**辨证提要**　①辨证要点:本病发生于暴饮过食之后,突然昏厥,气息窒塞。②辨类证:本病之发生,应与真心痛发生于食后而致厥脱相鉴别。真心痛往往有胸痹病史,年龄大多在 40 岁以上,由饮食过量诱发。而食厥为食填中脘,气机痞塞,多发生于儿童,但成人亦可发生,素无胸痹病史。

**理法概要** 暴饮过食,或复遇恼怒,气逆于上,清窍被蒙,治宜和中消导为法。

**方药运用** 昏厥发生于食后不久,可用催吐法以涌之,再用神术散合保和丸加减。

苍术 10g　陈皮 10g　厚朴 10g　藿香 10g　砂仁 6g　甘草 3g　山楂 10g　神曲 10g　半夏 10g　茯苓 10g　莱菔子 9g

山楂、神曲、莱菔子消食;藿香、苍术、厚朴、砂仁等理气化浊;以半夏、陈皮、茯苓和胃化湿;甘草调和诸药。若腹胀而大便不通者,可用小承气汤导滞通腑;若饮酒过度,可加入葛花、枳椇子,以解酒醒神。

# 【其他疗法】

### 1. 单方验方

(1)厥证突发,可用生半夏末或皂荚末,取少许吹入鼻中,使之喷嚏不已,有通窍醒神之效。

(2)醋炭熏法:将烧红之煤炭置于碗中,将食醋浇上,气味遂即出,使患者嗅之以治厥证,可以醒神开窍。

(3)以灶心土适量,研细,泡汤,以此灌服尸厥患者即醒。

### 2. 饮食疗法

(1)红枣龟胶冻　生地 50g,麦冬 50g,阿胶 50g,龟板胶 50g,冰糖 50g,红枣 100g,黄酒 20ml。先将生地、麦冬、红枣加水煮取浓汁约 500ml,然后去渣(留红枣另食),再将阿胶,龟板胶加水 100ml,隔水烊化,倒入药汁加冰糖,黄酒,慢火煎膏,每次服 20ml,每日服 3 次,适用于血厥虚证。

(2)糯米粉掐粉　羊肉 50g,苹果 5 个,良姜 6g,羊肝 250g,胡椒 15g,面酱适量,糯米粉 1000g,豆粉 500g,盐、醋适量。先把羊肉、苹果、良姜熬汤滤净,再煮羊肝,面酱,熬取清汁,入胡椒面,糯米粉,豆粉作掐粉。食时入盐,醋,调成浑汁即可,主治气厥之虚证。

### 3. 针灸疗法

(1)闭证

主穴　人中、涌泉、内关、十宣(刺出血)

配穴　热盛,加曲池、大椎;抽搐,加合谷、太冲;痰多,加丰隆;牙关紧闭,加颊车。

手法　用泻法不灸。

(2)脱证

主穴　神阙(隔盐灸)、气海、足三里、百会(艾柱或艾条温灸)。

配穴　血压下降加人中、内关、涌泉。

手法　用补法,针灸并施。

# 【名医精华】

### 陈苏生医案

沙某,男,41 岁。主诉:1964 年 7 月由家属陪来门诊,自言头额如山压顶,头昏嗜寐,神志时清时昏。据家属言,因未被评为先进工作者而气愤成疾。诊查:今不食而但欲寐,舌苔脉搏正常。治法:郁者多痰,从开痰醒脑而治。①龙虎丸(杭州胡庆余堂产品)3 瓶,每日一瓶,一次下。②处方:菖蒲 9g、化橘红 6g、天竺黄 6g、陈胆星 4.5g、瓜蒌 9g、川连 1.5g、香附 9g、乌药 9g。

复诊:服上方药 4 剂,神志即醒,龙虎丸第 1～2 瓶未得泻,第三次服后得泻 2 次,无其他异常。调理经月,气伸郁解,精神安宁,诸恙如失,即嘱其全天上班,无异征。

**按**　中医言"怒则伤肝",肝伤则气郁不疏,痰浊内生,清窍受蒙,故头昏神迷见矣。本例用菖蒲、远志醒脑开窍;半夏、茯苓、橘红、天竺黄、陈胆星、瓜蒌化痰祛浊;香附、乌药疏肝开郁。待郁解痰除,则神迷自愈。(《中国现代名中医医案精华》)

### 陈仁勤医案

庞某,男,10 岁。1981 年 3 月 7 日初诊。头昏跌仆反复发作已月余,严重时突然昏倒,不省人事,四肢厥冷,时而震颤,面色苍白,汗出肤凉,目陷口张,呼之不应,呼吸微弱,长则十余分钟,少则几分钟即逐渐苏醒,醒后觉头昏肢麻,疲乏无力,胃纳不振,溲清便溏。

检查:诊见神清乏力,面色㿠白,形体瘦弱,气短懒言,呼吸微弱,唇舌色淡,脉虚细无力。

辨证:此乃元气素虚、中气不足、清阳不升所致之昏厥也。

治法:治宜大补元气,佐以健脾养血为主,方选独参汤合当归补血汤加味。

处方:党参 12g,北黄芪 12g,当归 6g,白术 9g,红枣 15g,北五味子 6g,每天一剂,水煎分三次服,连服三剂。

二诊:3 月 20 日。药后头昏减轻,食欲增进,未再昏厥,舌质淡红,脉虚。药已中病,效不更方,原方药再进 3 剂。

三诊:3 月 27 日。服药 6 剂,诸症大减,但仍觉气力不足,夜寐多梦,溲清而长。舌质淡红,苔白,脉虚而缓。继以补气益血,滋养肝肾之法以善其后。

处方:党参 12g,北黄芪 12g,首乌 12g,当归 6g,熟地 12g,枸杞子 9g,茯苓 9g,北五味子 6g,大枣 15g

嘱服药 3 剂,并忌服寒凉生冷及萝卜、芥菜之类食物。

**按**　此例患孩素体虚弱,气血不足,脾肾两虚,以致精清不升,浊阴不降,上扰清窍故突然昏仆,四肢厥冷,目陷口张,脉虚细无力。因此必须以大补元气之独参汤,合补气益血之当归补血汤以补气生血,使元气充足能载血上行,清升浊降,佐以健脾之白术、红枣以健脾养血,使气血生化有源,故服药 6 剂而获效。继以补气益血,滋养肝肾之法以竟全功。(《中国现代名中医医案精华》)

### 梁贻俊医案

曹某,男,51 岁。1981 年 4 月 2 日初诊。昏厥伴头部触电感 2 周。2 周来经常突然晕厥,昏厥前后头后部有触电感,眩晕,继则昏厥,不省人事,无汗,无抽搐,约 1～2 分钟能缓解,醒后闭目不敢睁眼,视物旋转而发黑,心烦恶心,2 小时后好转。现头晕,出汗则舒畅,余无不适。诊查:望之神清,语言清晰,舌体大,舌尖红,苔白腻。脉弦滑。辨证:风痰壅盛,上扰清窍而致眩晕、昏仆。治法:化痰息风开窍。处方:半夏 15g,陈皮 15g,茯苓 15g,甘草 5g,胆南星 10g,竹茹 5g,菖蒲 15g,枳壳 15g,3 剂。

**按**　此例患者脉滑,舌苔白腻,发作前头有触电感,眩晕系痰湿上扰,阻塞睛明之府脉络,故诊为痰厥。痰厥之病,素日多痰多湿,由于不同原因,气机逆乱,痰随气升,上闭清窍而眩仆。移时气机复得,苏醒后痰浊未去,故仍有眩晕、恶心之症。选用温胆汤加胆南星菖蒲祛风痰开窍。因舌尖红,心烦,不用天南星改胆南星,取其性味凉以清热除烦。服药后未来就诊。于1981年7月6日追踪,患者服3剂药后头晕好转,晕厥未发,故未来就诊。(《中国现代名中医医案精华》)

### 姜春华医案

邵某,男,68岁。素有高血压病史,两天前因大便时努进突然昏倒,不省人事,送医院急救时瞳孔散大,对光反射消失,血压260/130mmHg,脑脊液呈血样,压力增高。西医诊断为脑出血,并急请姜老会诊。诊查:症见神志昏迷,牙关咬紧,痰涎壅盛,声若拽据,面赤气粗,躁动不安,大便秘结,苔黄厚,舌质红,脉弦滑。辨证:素体肝阳偏激,风火上炎,清空失清,脑络受灼,努进后气血逆走于上,直冲犯脑,发为卒中。风火闭遏,灼津为痰,内蒙心窍,上阻廉泉,此为阳闭之证。治法:急先开窍醒脑,平肝息风。处方:羚羊角粉3g(冲),生石决明31g(先煎),钩藤15g,怀牛膝15g,小蓟15g,丹皮12g,山栀9g,陈胆星6g,天竺黄9g,石菖蒲12g,黄芩9g,生大黄9g,生地30g,竹沥1支(冲)。

上药煎水鼻饲。另用安宫牛黄丸2粒,分早晚2次研化鼻饲。3剂。

二诊:进上药3剂后大便得通,神志已清,喉痰仍多,左半身偏瘫,语言謇涩,口眼㖞斜,血压180/110mmHg。苔黄腻,质红,舌底有青筋,边有瘀点。风火趋熄,脑络已清,清窍渐开,风痰未化,脉络阻滞。续以清肝化痰,活血化瘀法为治。处方:石决明30g,夏枯草15g,生地30g,丹参15g,牛膝15g,钩藤15g,丹皮9g,赤白芍各12g,小蓟15g,半夏9g,僵蚕9g,地鳖虫9g,炙鳖甲12g,全蝎3g,大黄3g。

三诊:上方加减服药半月后,口眼㖞斜渐复正,左半身能活动并起床行走;感眩晕腰酸,苔黄质红,舌下青筋色淡,尚有瘀点,脉细弦尺弱。拟调益肝肾之阴,以收全功。处方:生熟地各12g,首乌12g,女贞子12g,枸杞子12g,赤白芍各9g,丹参12g,炙龟板9g,炙鳖甲12g,石决明15g(先煎),白蒺藜9g,钩藤12g,杜仲9g,桑寄生9g,牛膝9g,牡蛎30g。

**按** 此例脑出血病情危重,经姜老用分层扭转法,逐次救治,遂康复如常人。案中先用平肝化痰开窍,以后相继以清肝化瘀化痰及滋肾涵肝柔阴为治,层次分明,条理清楚,故能逐层扭转,力挽狂澜,化险为夷。(《中国现代名中医医案精华》)

### 石学敏医案

刘某,男,52岁。2000年8月4日初诊。突然晕倒3分钟。初诊:既往患慢性冠状动脉功能不全5年余,发病前因在烈日下行走,突然昏倒,不省人事,四肢厥冷,故来我院治疗。现症:神志恍惚,面色苍白,四肢厥冷,额部冷汗,查体:心律齐,率92次/分,血压80/50mmHg;脉细数。诊为:阳气虚弱之厥证。治法:醒脑开窍。处方:内关、人中。操作:先针人中,重雀啄,持续1~3分钟,以患者恢复神志为度。继针内关,针1.5寸,施捻转泻法,持续1~3分钟。

复诊:针后2分钟病人苏醒,血压110/80mmHg,四肢肤温正常,1周后出院,自述1次外出在烈日下行走50分钟,也未复发。

**按** 暑邪内袭,热郁气逆,闭塞清窍,扰乱神明,故不省人事;气属阳,阳气虚弱,失于温煦,则四肢厥冷;不能卫外,则自汗出。

引起厥证的原因一为元气亏虚,如《素问·脉解篇》有"下虚则厥";二为寒邪,如《素问·调经论》说:"厥气上逆,寒气积于脑中而不泻";三为气逆,《素问》云:"厥者,逆也,气逆则乱,故忽为闹晕,脱绝,是名为厥。"

石学敏教授认为,经气逆乱,窍闭神匿为厥证的基本病机,故治疗以醒脑开窍、调理气机为原则,临床获得了满意的疗效。(《中国现代名中医医案精华》)

## 【预防护理】

(1) 要怡情开怀,避免剧烈的精神刺激,节制忿怒。

(2) 注意劳逸结合,保持充足的睡眠时间,不要过度饥饿。

(3) 要饮食有节,饮酒适度,不要暴饮暴食。

(4) 一旦厥证发生,不要忙乱失措,保持安静,使患者平卧。

(5) 有痰者应立即吸痰,保持呼吸道通畅,防止窒息死亡。

# 痫 证

痫证,是以突然仆倒,昏不知人,口吐涎沫,两目上视,肢体抽搐,或口中如作猪羊叫声,移时苏醒,醒后如常人等为主要临床表现的一种发作性神志异常的病证。具有发作突然、时间短暂、反复出现的特点。因病人在发作时有类似羊的叫声,俗称"羊痫风"。

《内经》称本病为癫疾。如《素问·奇病论》云:"人生而有病癫疾者……此得之在母腹中时,其母有所大惊,气上而不下,精气并居,故令子发为癫疾也。"认为本病的发生与先天因素有关。唐·孙思邈《千金要方》首次提出了"癫痫"的病名。本病的发生,多数医家认为与"脏腑不平"、"痰迷心窍"有关。如《三因极一病证方论》云:"夫癫疾病,皆由惊动,使脏气不平,郁而生痰,痰闭塞诸经,厥而乃成。"《古今医鉴》云:"原其所由,或因七情之气郁结,或为六淫之邪所干,或因受大惊恐,神气不守,或自幼受惊,感触而成,皆是痰迷心窍。"《医学纲目》也指出"癫疾者,痰邪逆上也"。《景岳全书·癫狂痴呆》篇论痫之治法指出"治此者,当察痰察气,因其甚者而先之"。概括了痫证的治疗法则。大凡治法,痫证发作之时,豁痰顺气为必用之法,而平时则以调补气血,强健脾胃,息风祛痰为主,防止痫证复发。总之,历代医家对痫证的病因、证候、诊断和治疗都有很多详细的描述和记载,为研究痫证提供了大量宝贵的资料和依据。

西医学称本病为"癫痫",临床分为原发性癫痫和继发性癫痫两大类。可参考本篇内容辨证施治。

## 【相关病机】

"痰"与癫痫的发生密切相关,古有"无痰不作痫"之论。痫证之作,或因脾虚不能运,津液水湿积聚成痰,痰浊内伏所致;或因惊恐,脏腑气机逆乱,痰随气逆,痰迷心窍所致;或因情志不舒,肝郁化火,痰随火升,内扰神明,横窜经络所致。皆与痰浊有关。

七情失调 古人认为"积惊成痫"即指此,急剧的精神创伤,紧张、恐惧是癫痫发病的诱因。或因惊恐,肝肾受损,水不涵木,而生热生风;或因郁怒忧思,肝郁气滞,克伐脾土,脾失运化,聚湿成痰,痰随风动,风痰上扰心神发为痫证。

脾胃虚弱,湿聚成痰 若饮食失调,脾胃受损;或因禀赋不足,脾失健运,水谷精微不化,凝聚成痰,蕴结于内;或因生活起居失于调摄,脏腑功能失调,气机逆乱,触动伏痰,发为痫证。

先天因素 《内经》中将癫疾称为"胎病"。《慎斋遗书》云："羊癫风系先天之元阴不足，以致肝邪克土伤心故也"。明确提出本病的发病与先天因素有关，由于肝肾阴血不足，心肝之气易于受损，致使肝气逆乱，神不守舍，则发为痫证。

痫证之作，主要与肝脾肾三脏的功能失调有关。肝脾肾三脏损伤，是造成气机逆乱，痰浊内生，生风生痰的主要病理基础。而痰浊为患，蒙蔽心窍，壅塞经络，则是造成痫证发作的直接因素。因此可见，"痰"贯穿于"痫病"发生发展的全过程，"痰"的形成主要责之于脾胃功能失调，古有"脾为生痰之源"之说，充分说明痫证的发生与脾胃关系最为密切。

# 【辨证论治】

## 1. 辨证纲要

（1）辨虚实：本病发作持续时间的长短，间歇时间的久暂，则与正气盛衰和痰浊内聚的程度有关。痫证初发，正气尚盛，痰虽结而不深，故其发作持续时间短，间歇时间长，多属实证。若反复发作，正气渐衰，痰结较深，故其发作时间长，间歇时间短，多属正气亏虚或虚中挟实。

（2）辨阴阳：发作期根据症状表现不同，可分阳痫、阴痫两类。阳痫：卒然仆倒叫嚎，声尖声高，瞬息即不省人事，两目上视，手足抽掣有力，牙关紧闭。口中溢出大量白色涎沫。发作后 5～15 分钟逐渐清醒。阴痫：失神呆滞，不动不语，两目直视或眼睛上翻。常见手中物件掉落，也可伴有眼睑、颜面及肢体颤动或抽动。其神志丧失 5～30 秒钟即恢复如常。

## 2. 辨析类证

痫证发作时，常须与其他神志不清的病证相鉴别。

（1）辨中风：中风以卒然昏倒，不省人事，或突然发生口眼歪斜，言语不利为主要症状。一般仆地无声，无四肢抽搐及口吐涎沫的症状，常须及时救治。若中风兼有抽搐症状者，一般多在一侧，另一侧则半身不遂，而痫证病人多为全身性抽搐，故一般临床不难鉴别。

（2）辨厥证：厥证多因情志郁怒而卒然仆地，不省人事，可见口噤握拳，四肢厥冷，面色苍白，无口吐涎沫，抽搐等痫证发作的特点。

## 3. 治疗原则

本病的病理因素以痰浊为主，发病机理是痰聚气逆，病变涉及心肝脾肾。故其治疗重在治痰，而治痰又当顺气。

临证治疗须首分阴阳虚实，发作期以治标为主，无论虚实，重在豁痰顺气，息风开窍。休止期则以治本为主。阳痫以息风涤痰泻火为主；阴痫以补益气血，调理阴阳为大法。肝虚者养其血；肾虚者补其精；脾气虚者助其运；心气不足者，安其神。总以补虚为本。

### 脾虚痰盛

临床表现 发作前常有短时头昏、眩晕、胸闷，随即仆倒，不省人事，手足抽搐，口吐白沫或流清涎，两目上视或伴尖叫声，醒后神疲乏力，面色不华，舌质淡，苔白厚腻，脉濡滑。

辨证提要 ①辨证要点：发作前有头昏、眩晕、胸闷先兆，发作时口吐白沫或清涎；平素伴有食少纳差，大便溏薄等脾虚表现。②辨病因：本病疲劳时发作较勤，多因感寒或饱食后易诱发。痰结越重则发作时间越长，口吐白沫或清涎亦多。③辨形体：平素形体肥胖，面色不华,多为脾虚湿盛之体。

**理法概要**　平素脾胃虚弱,痰浊内蕴,因外感风寒或饮食不节,脾胃受伐,气机升降失常,而致痰聚气逆,风痰上蒙清窍发为痫证。治宜补气健脾,化痰止痫。

**方药运用**　六君子汤加味。

人参 12g　茯苓 9g　白术 9g　炙甘草 9g　半夏 9g　陈皮 9g　附子 3g　菖蒲 3g

人参、茯苓、白术益气健脾除湿;陈皮、半夏、甘草消痰和中;妙在用附子、菖蒲以起心之迷引各药直入心窍之中,心清则痰自散,而癫痫自除。本方用于发作频繁,病情久延,脾虚痰壅,正气已耗者。若痰多者,再加制南星、瓜蒌;呕恶者,加竹茹、旋覆花;纳呆者,加麦芽、神曲。

### 肝郁痰热

**临床表现**　突然仆倒,神志不清,手足抽搐,口吐黏涎或伴有尖叫声,息高直视。平素情绪急躁,心烦失眠,口苦而干,舌红、苔黄腻,脉弦滑数。

**辨证提要**　①辨证要点:烦躁不安,发病突然,发作时息高直视,口吐黏涎,缕缕成丝。②辨病因:平素性情急躁易怒,失眠,口苦而干等肝胆火旺的症象。痫证的发作与情绪的波动有密切的关系。每因焦急郁怒等情志因素诱发。③辨类证:脾虚痰盛证重在脾胃虚弱,运化无权,痰浊内生,阻遏气机。发作前有头昏、眩晕、胸闷的先兆证,发作时,口吐白沫。本证重在肝郁化热,痰热互结。发作常因焦急郁怒而诱发,发作突然,可无先兆证,发时吐黏涎缕缕成丝。

**理法概要**　本证由于情志不舒,肝郁化热,脾虚痰聚,痰热互结,风动痰升,心窍闭阻而成。治宜清泻肝火,健脾和胃,豁痰开窍。

**方药运用**　龙胆泻肝汤合涤痰汤加减。

龙胆草 6g　柴胡 6g　黄芩 9g　当归 3g　天麻 6g　半夏 6g　陈皮 6g　茯苓 9g　石菖蒲 6g　甘草 3g　胆星 6g

龙胆草泻火定惊、清热燥湿。《本经》谓:“主惊痫邪气”;黄芩苦寒泻火,协助龙胆草清除肝胆实火;柴胡疏畅肝气,主“痰热结实”(《本草备要》)引药入肝;当归补血养肝,泻肝之剂,反用补肝之药,寓有泻中有补,疏中有养之妙;天麻熄肝风,止抽搐,定惊痫;半夏、胆星燥湿化痰;石菖蒲,芳香开窍、化浊宣壅;陈皮理气醒脾,通畅气机,溶化痰凝;茯苓健脾利湿,和中化饮,湿无所聚,痰无由行;甘草和中补土,脾健湿化,气顺痰消。临证亦可酌情加入石决明、钩藤、地龙、蜈蚣、全蝎、竹沥等加强平肝息风,化痰定痫之力。

## 【其他疗法】

### 1. 单方验方

(1) 全蝎、蜈蚣各等份研面,每服 0.5～1.5g,日服 2 次,小儿酌减。适用于痫证发作期。

(2) 地龙焙干研面,每次服用 6g,一日 1～2 次。适用于癫痫的轻证或间歇期。

(3) 大腹皮煅焦存性,装瓶内,放阴凉处,一周后可用。每次 9g,和白矾 0.9g,炖猪心吃。适用于脾虚痰盛证候。

(4) 羊痫风饼药:煅青礞石 18g,姜半夏 24g,天南星 21g,海浮石 18g,沉香 9g,生熟二丑各 45g,炒建曲 120g。以上药物,分别轧细过筛为粉,混合拌均匀。每 45g 药粉为 1 料,每料药粉再和 600g 白面拌匀加水制成薄饼。成人烙饼(微焦)20 个,小儿 1～3 岁烙饼 40 个,4～7 岁烙饼 30 个,8～15 岁烙饼 25 个。每天早上按上述各年龄组制作规定空腹吃一个,白开水送服。服药期间不能中断。若服时觉有麻味可酌量加红糖,服药后均有泻下黏条状现象,是正常的治疗反应。若服药后无泻下黏条状物现象者,可酌情增加用量以泻下为度。适用于痰湿壅盛证。

**2. 饮食疗法**

(1) 癫痫尚未发作时,用鳖煮食,可用油、盐调味,每天吃一个,连服 7 天。适用于气阴两虚证。

(2) 紫河车(胎盘)一个,朱砂 10g(水飞细)。胎盘焙干,与朱砂共研和,每服 15g。治气血双亏证。

**3. 针灸疗法**

(1) 风痰夹火

取穴　涌泉、太冲、人中。

手法　大发作时,用强刺激泻法。

(2) 痰阻清窍

取穴　内关、足三里、百会、人中

配穴　痰多加丰隆;牙关紧闭加合谷、下关;头痛取风池、太阳。

手法　用平补平泻法。

# 【名医精华】

## 李振华医案

时某,男,43 岁。于 1991 年 9 月 11 日来诊。

主诉:头晕、抽搐 14 年。

病史:1977 年元月因二尖瓣狭窄而手术。术后恢复良好。1977 年 5 月,无明显诱因出现头晕,抽搐等症状,在当地医院按癫痫予以治疗,经较长时间治疗,效果不甚理想。1991 年 6 月在上海某医院经核磁共振检查,发现在头右枕叶浅表部血管有缺血性改变(脑栓塞),范围约 1cm²。现头晕抽搐,每天发作 7～8 次,严重时曾出现昏迷。纳差,精神萎靡,记忆力明显减退。舌质紫黯,苔薄白,脉细弱无力。

中医诊断:痫证(气虚血瘀、脑脉失养)。

西医诊断:癫痫;脑梗死;心脏瓣膜狭窄病术后。

治法:益气活血、透窍通络。

处方:通窍活血汤加减(经验方)。

红参 6g,当归 12g,川芎 10g,赤芍 15g,桃仁 10g,红花 10g,丹参 15g,郁金 10g,菖蒲 10g,全蝎 12g,蜈蚣 3 条,天麻 10g,细辛 5g,菊花 12g,香附 10g,乌梢蛇 12g,甘草 3g,元寸(另冲)0.2g。

3 剂,水煎服。

医嘱:注意休息。

二诊:1991 年 9 月 16 日。各种症状均有所好转,自感头脑较以前清晰。检查心功能发现2度心衰,舌黯红,苔薄白,脉细弱。仍为气虚血瘀,照原方加减。

处方:通窍活血汤加减(经验方)。

红参8g,当归12g,川芎10g,赤芍15g,桃仁10g,红花10g,丹参15g,郁金10g,节菖蒲10g,党参18g,黄芪20g,天麻10g,细辛5g,菊花12g,半夏10g,乌梢蛇12g,甘草3g,元寸(另冲)0.2g,泽泻12g,地龙15g。

25剂,水煎服。

三诊:1991年12月16日。头晕抽搐再未发作。记忆力、睡眠均有所好转。舌脉均正常。上方去元寸、泽泻,加杞果15g,酸枣仁15g,黄芪改用30g。

处方:通窍活血汤加减(经验方)。

红参10g,当归12g,川芎10g,赤芍15g,桃仁10g,红花10g,丹参15g,郁金10g,节菖蒲10g,党参18g,黄芪30g,天麻10g,细辛5g,菊花12g,半夏10g,乌梢蛇12g,甘草3g,杞果15g,酸枣仁12g,地龙15g。

15剂,水煎服。

四诊:1992年1月22日。上月24日晚,睡前感觉头沉,其爱人称,睡后说梦话,以后好像抽搐,遂将其唤醒,醒后不像往常发作,以前发作头晕,抽搐,昏迷,醒后几天不舒服,从整体看,现在的精神、体力、饮食、睡眠均较服药前好转。舌淡红,苔薄白,脉象有力。

处方:通窍活血汤加减(经验方)。

黄芪40g,红参(另包)8g,当归12g,川芎10g,赤芍15g,桃仁10g,红花10g,丹参18g,郁金10g,节菖蒲10g,蒸首乌20g,乌梢蛇12g,水蛭10g,天麻10g,细辛5g,桂枝5g,甘草3g。

20剂,水煎服。随访,半年来未再发作。

### 王孟英医案

邵竹鱼给谏令郎之子旅,久患痰多,胸膈满闷,连年发痫,药之罔效。孟英脉之曰:气分偏虚,痰饮阻其清阳之旋运,宜法"天之健"以为方,则大气自强,而流行不息,胸次乃廓然如大空矣。与六君子汤去甘草,加黄芪、桂枝、薤白、蒌仁、石菖蒲、蒺藜、旋覆,服之满闷渐舒,痫亦不发矣。(《回春录新诠》)

**按** 此案之特点为胸膈满闷,久患痰多。王氏凭脉审证,断为"气虚痰阻"。痰浊虽阻于上,病源实在于脾。胸中之阳,亦根于脾。故用六君子汤从补脾治本着手,加黄芪、桂枝、薤白、蒌仁、旋覆肃上而宣运胸阳;石菖蒲宣通痰浊;蒺藜平肝息风。胸阳振,痞满消,脾健得运而风痰自熄,虽未治痫,而痫证亦随之而愈。

### 陈伯勤医案

梁某,男,13岁,1974年春初诊。主诉:痫证反复发作已四年余,经某医院诊断为"原发性癫痫"。近月来又频频发作,发时似猪羊惊叫,昏仆着地,不省人事,眼睛上视,四肢抽搐,口吐涎沫,小便自遗片刻即醒,醒后头昏脑涨,困倦乏力,脉滑而数。

辨证:此属顽痰作祟,蒙蔽清窍之候。

治法:治以荡涤顽痰之法,使从大便而解,方投礞石滚痰丸加味。

处方:礞石15g,黄芩12g,大黄9g,牛膝12g,白芥子9g,正南沉香3g,每日一剂,水煎分两次服。

按上方加减连续调治3月余,痫证发作次数明显减少,由原来数日一发减为数月一发。

继以调理脾胃,健脾化痰之法调治。

处方:怀山药12g,扁豆12g,茯苓12g,谷芽15g,薏苡仁8g,红枣15g,白芥子9g。

守上方加减服药半年多,病已不发,精神好转,已能上学读书。随访至今,未见复发。

**按** 痫证发作时多以痰涎壅盛为多见,故治疗应以荡涤顽痰为主,病情好转后着重调理脾胃,杜绝顽痰复聚而善其后。盖脾为生痰之源,肺为贮痰之器,脾胃健运,则痰无所生,故调理脾胃是治本之法。本例初投荡涤顽痰之峻剂礞石滚痰丸,加牛膝以引药下行,加白芥子搜脏腑经络之痰。病情好转后改用轻清甜淡之怀山药、薏仁、谷芽、茯苓之类调理脾胃,收效良好。(《中国现代名中医医案精华》)

### 任继学医案

某女,15岁,患者时发抽搐,下肢震颤半年。初诊:时发抽搐,下肢震颤,近期发作频繁,每日一次,发则下肢震颤酸软无力,突然向后仆倒,双手握固、两目上视,口中怪叫,下肢乱蹬,10分钟左右可恢复正常。但抽搐后乏力,头晕视物旋转。查其:舌质淡红,舌苔白腻,脉沉弦而滑。诊其为:风痰痫证(癫痫病)。治法:理气调营,豁痰安神。方拟柴胡桂枝龙骨牡蛎汤。处方:党参15g,柴胡10g,清夏10g,酒芩5g,桂枝10g,白芍15g,炙甘草5g,生龙骨15g,生牡蛎15g,白僵蚕10g,钩藤3g,4剂,水煎口服(灌服),日1剂。

二诊:服药后下肢震颤好转,风痰闭阻于清窍,清窍不利而发为癫痫,仍按上方继续治疗。4剂,水煎口服(灌服),日1剂。

**按** 突受惊恐,情志逆变,脑髓元神失统,风痰瘀血阻塞清窍发为癫痫。方中桂枝、白芍、柴胡理气调营;余药豁痰安神,故获显效。(《当代名老中医典型医案集》)

### 王国三医案

张某,女,24岁。2005年6月8日初诊,患者间断癫痫发作24年,加重2年。出生时产钳吸引后,导致点头发作,经服用中草药后,症状消失。两年前无明显诱因又出现四肢抽搐,症状日渐严重,经北京医院检查诊为"癫痫",欲求中药治疗,今来我院,现症:经前经后发作性四肢抽搐,痉挛,口吐白沫,重则昏迷。自觉咽中有痰,不易咯出,眩晕时作,发作前症状尤为明显。查:精神欠佳,神志清;语音流利;形体较胖;舌质淡红,苔白,脉弦滑。诊其为:痰涎壅盛痫证(癫痫)。治法:祛痰开窍,息风定痫。处方:胆南星15g,陈皮10g,清半夏10g,白附子15g,僵蚕18g,全蝎15g,蜈蚣4条(去头足),石菖蒲18g,远志15g,磁石40g(先煎),龙齿40g(先煎)。3剂水煎服,日1剂。

复诊:服药后眩晕减轻,平素性情急躁,咽部有异物感,夜寐欠安。查:舌质暗淡,苔白;脉沉弦。效不更方,继以原方加葶苈子15g,紫贝齿40g,祛痰开窍,平肝潜阳,水煎服,日1剂。随访半年,病未复发。

**按** 本案证属痰涎壅盛。痫证亦称"癫痫",其病因主要是由先天后天两方面因素所致。先天因素是由胎气受损,禀赋不足,脏气虚衰而致;后天因素主要因饮食,情志因素或产时损伤,致痰湿内阻,瘀血阻络等,使气机升降失司,痰随气动上扰于脑,痰瘀闭阻清窍而发癫痫。此病王老辨证以痰涎壅盛,痰瘀闭阻清窍为其病机关键,故治法当以祛痰开窍,息风定痫为主,取其急则治其标原则。方中胆南星、清半夏、陈皮、菖蒲、远志豁痰开窍;白附子、僵蚕、全蝎、蜈蚣息风解痉,此外以磁石、龙齿、紫贝齿平肝潜阳息风,同时方中加减用川芎活血通络,治方得当,故病人日渐好转。(《当代名老中医典型医案集》)

### 陆长清医案

乔某,男,21 岁,2005 年 6 月 15 日初诊。间断性抽搐半年。半年前突然出现抽风,未明确原因,10～20 天发作 1 次,发时双目上视,牙关紧闭,四肢僵直,家长自行予服"丙戊酸钠"(2 片,日 3 次),服药后仍每月发作 1 次,发作时症如前。查其:舌质红,苔薄黄,脉沉细。诊其为:痰浊阻窍,肝风内动之抽搐(癫痫)。此为素体亏虚,致脏腑虚损,痰浊内生而不化,伏痰内隐,遇诱因而激发,痰扰风动则发抽搐。治法:豁痰开窍,息风止痉。方以自拟止痫散加减,处方:人工牛黄 30g,琥珀 30g,僵蚕 30g,钩藤 30g,蝉蜕 25g,菖蒲 20g,远志 20g,郁金 20g,天麻 30g,全蝎 20g,胆南星 20g,天竺黄 20g,茯苓 30g,路路通 20g,珍珠母 60g,龙骨 30g,柴胡 15g,法半夏 20g,陈皮 15g。一付共研细末,每次 5g,每日 2 次。

复诊:服药 4 个月未发病,自行减丙戊酸钠 2 片,日 2 次,于 20 日早饭后突然头仰摔倒,当时意识尚清,无明显抽搐,头颅 CT 正常,舌红苔白脉弦,继前方案巩固疗效。处方:人工牛黄 30g,琥珀 30g,僵蚕 30g,钩藤 30g,蝉衣 25g,菖蒲 20g,远志 20g,郁金 20g,天麻 30g,全蝎 20g,胆南星 20g,天竺黄 20g,茯苓 30g,路路通 20g,珍珠母 60g,龙骨 30g,柴胡 15g,当归 30g,红花 30g。日一剂共研末,每次 5g,每日 2 次。随访半年,仍服药,病情未再复发。

**按**　风、痰是癫痫发病的主要机理。风主动摇故抽搐,痰蒙清窍而神昏,治疗上常豁痰开窍,息风止痉为常法,但癫痫的发作又常与火热炽盛有关,《医学正传》:"癫痫之痰,因火动所作",火热可灼液为痰,风火相搏则扰乱神明,造成该病的发作。故要加入清心泻火通实之药,自拟"止痫灵"方中人工牛黄清心泻火通实,胆南星、菖蒲、郁金、远志豁痰开窍,蝉衣、僵蚕、钩藤、全蝎、天麻、龙牡、珍珠母息风止痉,琥珀、朱砂镇惊安神。此案因清心、豁痰、息风合而取效。(《当代名老中医典型医案集》)

### 胡建华医案

靳某,女性,20 岁。2004 年 10 月 19 日初诊。癫痫病史 10 年,发作频繁 1 年余。癫痫病史 10 年,经治一度控制,停药后复发。去年 5 月始大发作一次后频繁发作短暂失神,每周数次。现未服抗癫痫西药。既往有头部外伤史。现症:头晕,纳呆,睡眠不安,记忆力减退,胆怯,容易感冒,经常腹泻。近日感冒咳嗽,经行腹痛,乳房胀痛,烦躁易怒。脉细数,苔薄腻。辨证:风阳扰动,痰浊内蒙,冲任失调,神明不安;治疗拟:平肝息风,化痰定痫,调和冲任,养心安神。处方自拟加味四虫汤加减。处方:天麻 9g,钩藤 15g,炙僵蚕 9g,炙地龙 9g,菖蒲 9g,远志 6g,白芍 30g,知母 15g,百合 15g,生南星 15g,陈皮 9g,柴胡 12g,仙灵脾 9g,苁蓉 12g,炙紫菀 15g,炙百部 15g,蝎蜈胶囊 10 粒(分两次服用)。

医嘱:忌羊肉、酒类、咖啡、可乐。少看惊险刺激的影片不打游戏机。

二诊(2004 年 11 月 2 日):服上方后,短暂失神发作明显减少。记忆力减退,胃纳欠香,情绪抑郁,学习压力重,咳嗽已较前减轻,在前方基础上予以甘麦大枣养心安神。处方:天麻 9g,钩藤 15g,炙僵蚕 9g,炙地龙 9g,菖蒲 9g,炙远志 6g,白芍 30g,知母 15g,百合 15g,制南星 15g,仙灵脾 9g,柴胡 12g,陈皮 9g,炙甘草 9g,淮小麦 30g,大枣 5g,煅龙骨 30g,制半夏 12g,益智仁 9g,蝎蜈胶囊 10 粒(分两次服用)。

三诊(2004 年 11 月 16 日):失神发作明显减少,每周平均多次降为 1 次,胃纳欠香,情绪抑郁,记忆力差,又值经期,但经期无腹胀乳胀,有时有欲发预兆。续用前方。加益母草、仙灵脾调和冲任,活血通经。

**按** 胡老认为癫痫的发病无外乎惊、风、痰、瘀，故治当以息风、化痰、祛瘀、镇痉为主。以加味四虫汤为主，天麻、钩藤平肝息风；菖蒲、远志、生南星化痰；僵蚕、地龙、全蝎、蜈蚣镇痉、息风、化瘀；白芍养血柔肝。本例患者20岁，除癫痫之疾外，还伴有经行腹痛、乳胀、烦躁易怒等经期综合征症状，胡老认为此乃冲任失调所致，故予以调和冲任兼以舒肝理气，药用仙灵脾、苁蓉、柴胡。百部、紫菀宣肺治疗咳嗽上感。次诊癫痫症状有所控制，临床以情绪抑郁，纳谷不香，记忆力减退，此乃患者先天不足，又兼因病致郁，所以在原方基础上合用甘麦大枣养心安神，龙骨、益智仁补肾健脑。再诊癫痫症状继续控制，故仍以前方服药，正值经期，故加强活血通经，予以益母草。综观，化痰息风贯穿，随症出入。(《当代名老中医典型医案集》)

## 【预防护理】

(1) 做好孕妇保健，避免惊吓劳累，以免胎气受损。

(2) 不要独自外出，不宜登山，高空作业，水上作业或驾驶车辆，以免卒然发作出现意外。

(3) 发作时宜有人看护，让病员平卧，头偏向一侧，使呼吸道畅通。注意去除义齿，保护舌头。

(4) 禁用刺激食物，食宜清淡，少食辛辣助火之品。对于会使血液酸化的东西，如鱼肉，动物性脂肪，白糖等少吃；多吃新鲜水果，青菜，海藻或含有钙质的食品。

# 胁　痛

胁痛，是以一侧或两侧胁肋部疼痛为主要表现的病证，也是临床上常见的一种自觉症状。胁，是指胁肋部分的统称。《医宗金鉴·正骨心法要诀》曰："其两侧自胸以下，至肋骨之尽处，统名曰胁。"

历代医家对胁痛的论述甚多，首先提出胁痛病名的是《黄帝内经》，如《素问·缪刺论》说："邪客于足少阳之络，令人胁痛不得息。"从此，后世对本病一直沿用胁痛之名。对本病病因病机的研究，《内经》认为与寒、热、瘀等因素有关；《难经》提出主要责之于情志失调。仲景则创立了治疗胁痛的具体措施。这些理论及治疗方法的提出，对后世医家进一步研究本病，具有重要的指导意义。明·张景岳在前人认识的基础上，补充丰富了胁痛理、法、方、药诸方面的内容。他不仅指出胁痛的主要发病脏腑在于肝胆，而且认为与脾、胃、肾等脏腑功能失调密切相关。如《景岳全书·胁痛》篇曰："胁痛之病，本属肝胆二经，以二经之脉皆循胁故也，然而心肺脾胃肾与膀胱亦皆有胁痛之病。"对胁痛的原因，景岳提出与情志、饮食、房劳等因素最为密切，并且他还认为不同的病因所导致的发病脏腑也不尽然。他说："凡以焦劳忧虑而致胁痛者，此心肺之所传也；以饮食劳倦而致胁痛者，此脾胃之所传也；以色欲内伤水道壅闭而致胁痛者，此肾与膀胱之所传也。"在分类方面，提出胁痛应分外感、内伤两大类，并以内伤为主。因此，他将内伤胁痛的发病机理归纳为郁结伤肝、肝火内郁、痰饮停伏，肝肾阴亏，瘀血阻络等。治疗方面，"胁痛篇"中专列45张方剂，分别具有疏肝理气，清肝利胆，温化痰饮，活血化瘀，健脾和胃，调和肝脾，养血柔肝等功能。明·虞抟从脾胃角度阐述了导致胁痛的机理。如《医学正传·胁痛》说："或有痰痰食积，流注胁下而为痛者，……又有饮食失节,劳役过度,以致脾土虚乏,肝木得以乘其土位,而为胃脘当心而痛,上支两胁痛。"清·张璐亦认为肝脾失调是导致胁痛的主要因素,如《张氏医通·胁痛》指出:"肝主阴血而属于左胁,脾主阳气而隶于右胁。左胁多怒伤或留血作痛,右胁多痰积或气郁作痛。其间七情六郁之犯,饮食劳动之伤,皆足以致痰凝气聚,血蓄成积。虽然痰气亦有流于左胁者,然必与血相持而痛。血积亦有伤于右胁者,然必因脾气衰而致。"总之,由以上医家的论述可见,胁痛虽责之于肝胆,但与脾胃密切相关。因此,从脾胃论治胁痛,确为有效方法之一。

西医学中的急慢性肝炎、急慢性胆囊炎、胆道结石、胆道蛔虫、肋间神经痛、干性胸膜炎等病,表现以胁痛为主要症状者,可参照本篇内容辨证论治。

## 【相关病机】

胁为肝胆经脉循行之处,故胁痛之作,主要责之于肝胆功能的失常。然而影响肝胆功能失常的因素,确与脾胃有着密切的关系。临床如肝脾失调,湿热蕴结,食积气滞,气虚血瘀等,均可使肝胆失其疏泄条达,气阻络痹而致胁痛。

脾虚肝郁　饮食不节、劳倦过度、忧思抑郁,均可损伤脾胃。脾胃虚弱,运化无力,痰湿阻滞,土壅木郁,肝失条达,疏泄不利,胁为肝之分野,胁络痹阻而致胁痛。

湿热蕴结　感受外湿,或酒食不节,损伤脾胃,运化失常,湿浊中阻,气机不利,郁而化热,湿热交蒸,蕴结肝胆,以致肝胆失其疏泄条达,发为胁病。

气虚血瘀　气为血之帅、气行则血行。因禀赋不足,或病后失养,致脾胃气虚。气虚则推动无力,血行不畅,逐渐瘀血停积,阻塞胁络,发为胁痛。

食积阻滞　暴饮暴食,肥甘过度,食积中焦,致土壅而反侮肝木,肝失条达,气机不畅,疏泄不利,气阻络痹而致胁痛。

## 【辨证论治】

### 1. 辨证纲要

胁痛之辨证,当分清气血虚实,但以区别气血为主,临证时应详加甄别。

(1)辨气血:以胀痛为主,且游走不定,痛无定处,时轻时重,每因情绪变化而增减,多为气滞;以刺痛为主,且痛处固定不移,疼痛持续不已,入夜尤甚,多为血瘀;以隐痛为主,且绵绵不绝,疲劳后加重,按之反较舒适者,多为血虚。

(2)辨虚实:痛势剧烈,痛处拒按,形体壮实,脉弦数有力,病程短者,多为实证;痛势隐隐,痛处喜按,形体瘦弱,脉弦细无力,病程久者,多为虚证。

(3)辨湿热之轻重:胁肋部有发热感,或呈灼痛、钻痛、痛如刀割,口干口苦,大便秘结,舌红苔黄,脉弦数有力者,多偏于热盛;胁肋不适,坠着疼痛,口中黏腻,大便溏薄,舌淡、苔腻,脉弦滑者,多偏于湿盛。

### 2. 辨析类证

胁痛应与胸痛、胃痛相鉴别。因为胁痛、胸痛、胃痛均可由肝郁气滞而导致,所以在临床表现上有相同之处,诊断时易于混淆。现根据各病证的不同特征,作如下鉴别。

(1)胁痛:以胁肋部胀痛为主,并可兼见两胁窜痛,口苦目眩,其时可引起胸部及胃脘部疼痛不适,且疼痛每因情志变化而增减。

（2）胸痛：以胸部胀痛为主，并可兼见胸闷不舒，心悸少寐，甚至可涉及脘胁疼痛，亦每因情志变化而增减。

（3）胃痛：以胃脘部胀痛为主，并可兼见嗳气频作，吞酸嘈杂，有时可牵及胁肋部疼痛，亦每因情志变化而增减。

**3. 治疗原则**

胁痛一证，虽有虚实之分，气血之辨，但在治疗原则方面根据"不通则痛"，"不荣则痛"的理论，采取以健脾疏肝为主。具体运用时根据病机，综合分析，辨明主次，灵活掌握。多在此基础上配合理气、活血、清热、化湿、消积等法。

**脾虚肝郁**

**临床表现** 脘胁胀痛，纳食减少，嗳气频作，胸闷不舒，身倦乏力，大便溏薄，疼痛常因情绪变化而增减，舌质淡、苔薄白，脉弦细。

**辨证提要** 辨证要点：①本证以脘胁胀痛，纳食减少，嗳气频作，身倦乏力为要点。②辨病程：脾虚肝郁为虚中挟实之证，临床上形成此病机需有一过程，故病程较之其他证相对要长。③辨类证：本证候应与肝气郁结胁痛相鉴别。因脾虚肝郁证，为虚中挟实之证，除有胁肋疼痛症状外，尚有脾虚表现，而肝气郁结胁痛，多属实证，以胁肋胀痛，走窜不定为主症，一般无脾虚表现。

**理法概要** 脾虚肝郁之胁痛，主要由于饮食不节，劳倦过度，忧思抑郁，损伤脾胃，脾胃虚弱，运化无力，土壅木郁，肝失条达，疏泄不利，胁络痹阻而致胁痛。治宜健脾疏肝理气通络。

**方药运用** 逍遥散加减。

当归 12g　白芍 15g　白术 10g　茯苓 15g　柴胡 6g　郁金 10g　元胡 10g　砂仁 8g　厚朴 10g　炙甘草 5g

当归、白芍养血柔肝、缓急止痛；柴胡、郁金、元胡疏肝解郁，通利胁络；白术、茯苓、砂仁、厚朴、炙甘草健脾益气，和胃降逆。若胁痛甚者，加青皮 10g、香附 10g、川楝子 12g 以增疏肝理气之功。脾虚食积者，加山楂 12g、神曲 12g、麦芽 12g 以消食化积。大便溏泻者，加泽泻 10g、薏苡仁 30g，以健脾利湿。

**湿热蕴结**

**临床表现** 胁痛口苦，胸闷纳呆，恶心呕吐，心烦不安，大便不畅或秘结，小便黄赤，或身目面发黄如橘色，舌苔黄腻，脉弦滑数。

**辨证提要** ①辨证要点：本证以胁痛口苦，胸闷纳呆，恶心呕吐，心烦不安，小便黄赤，舌苔黄腻，脉弦滑数为要点。②辨体质：多见于素体脾虚，形体肥胖，痰湿甚者。如嗜酒肥甘，尤易患本证。③辨病程：脾虚日久，痰湿阻滞，失治误治，渐致湿郁化热，蕴结肝胆，发为胁痛。故病程较长。④辨湿热孰轻孰重：热重于湿者，胁胀热痛，呈掣急感，甚则剧痛难忍，不能转侧，痛势引及肩背，兼见寒热往来，口苦口渴，喜冷饮但饮不多，腹胀纳差，心烦不安，目赤肿痛，大便秘结，小便黄赤，或身目面发黄如橘色；湿重于热者，胁肋胀痛，口干口苦，但渴不欲饮，脘痞腹胀，食少纳呆，恶心呕吐，身倦乏力，小便色黄，大便溏泻。

**理法概要** 酒食不节，或感受外湿，损伤脾胃，运化失职，痰湿阻滞，郁而化热，蕴结肝胆，疏泄失常，发为胁痛。治宜健脾疏肝，清利湿热。

**方药运用**　温胆汤合茵陈蒿汤加减。

陈皮 10g　半夏 10g　茯苓 20g　枳实 6g　竹茹 10g　甘草 3g　生姜 6g　茵陈 12g
栀子 10g　龙胆草 8g　柴胡 6g　香附 10g　滑石 18g

二陈汤健脾祛湿化痰；枳实、竹茹、生姜降逆和胃止呕；茵陈、栀子、龙胆草苦寒清热燥湿；柴胡、香附，疏肝理气止痛；滑石配甘草，功专清利湿热。若大便秘结，加大黄 10g，以通腑泄热；胁痛较甚者，加元胡 10g、川楝子 12g，以理气通络；湿胜于热，恶心呕吐，脘闷纳呆，大便溏泻者，去茵陈、栀子、龙胆草、滑石等苦寒之品，加藿香 10g、厚朴 10g、砂仁 8g、大腹皮 15g，以健脾和胃，化湿辟浊，达到湿去热无所附，不治热而热自除。

**气虚血瘀**

**临床表现**　胁肋刺痛，固定不移，入夜尤甚，或胁下有痞块，腹胀纳差，气短懒言，身倦乏力，舌质淡暗，苔薄白，脉沉涩无力。

**辨证提要**　①辨证要点：本证以胁肋刺痛，固定不移，腹胀纳差，气短乏力，舌质淡暗，脉沉涩无力为要点。②辨病因：本证由内伤脾胃所致。主要责于脾胃气虚，血液运行无力，渐致瘀血阻络而成。③辨病程：内伤所致血瘀证，多为虚中挟实，故病程长，发病缓；外伤或强力伤络所致血瘀证，多为实证，故病程短，发病急。

**理法概要**　禀赋不足，或病后失养，致脾胃气虚，血液运行无力，瘀血阻络发为胁痛。治宜健脾益气，活血通络。

**方药运用**　香砂六君子汤合复元活血汤加减。

党参 15g　白术 10g　茯苓 15g　陈皮 10g　半夏 10g　广木香 6g　砂仁 8g　大黄 3g
桃仁 10g　红花 10g　穿山甲 10g　当归 12g　柴胡 6g　甘草 3g

方中四君子汤健脾益气，培补后天；陈皮、半夏、木香、砂仁醒脾和胃、理气除满；大黄、桃仁、红花、穿山甲活血祛瘀、散结通络；当归养血行瘀；柴胡疏肝调气。若气虚甚者，加黄芪 30g，以助血液运行；胁下痞块明显者，可配服鳖甲煎丸，以增消癥化积之力。

**食积阻滞**

**临床表现**　胁肋胀痛，胸脘痞满，腹胀嗳气，嘈杂吞酸，不思饮食，或呕吐泄泻，舌苔黄腻，脉弦滑。

**辨证提要**　①辨证要点：本证以胁肋胀痛，胸脘痞满，腹胀嗳气，不思饮食为要点。②辨病因：多由暴饮暴食，脾运不及所致。③辨体质：由于本证发病急，若及时得当治疗病程较短，一般体质无明显变化。

**理法概要**　暴饮暴食，肥甘无度，脾运不及，壅滞中焦，肝失疏泄，气机不畅，发为胁痛。治宜理气和胃，消食导滞，佐以疏肝清热。

**方药运用**　消食丸加减

山楂 12g　神曲 12g　麦芽 12g　陈皮 10g　青皮 10g　莱菔子 10g　香附 10g　砂仁 6g　连翘 12g

山楂、神曲、麦芽、莱菔子行气消食，健脾开胃；陈皮、砂仁醒脾和中，理气除满；青皮、香附疏肝解郁，理气止痛；连翘散结清热。若胸脘痞满甚者，加枳实 10g、白术 10g，以宽中消痞。胁痛甚者，加柴胡 6g、元胡 10g，以增疏肝解郁之力；气郁化火者，加栀子 10g、黄芩 10g，以清解郁热。

## 【其他疗法】

### 1. 单方验方

(1) 砂仁10g,茯苓20g,香附10g,苏梗10g,生姜3片。水煎服。适用于脾虚肝郁之胁痛。

(2) 龙胆草15g,金钱草30g,薏苡仁30g,厚朴10g。水煎服。适用于湿热蕴结之胁痛。

(3) 黄芪30g,全瓜蒌18g,没药3g,红花6g,元胡10g,甘草6g。水煎服。适用于气虚血瘀之胁痛。

(4) 厚朴10g,香附10g,陈皮12g,青皮10g,桔梗10g,五灵脂6g,砂仁8g,鸡内金12g。水煎服。适用于肝胃不和,食积阻滞之胁痛。

### 2. 饮食疗法

(1) 佛手柑饮(《食物中药与便方》):佛手柑15g,白糖适量。共入杯中以沸水加盖浸泡15分钟,取汁代茶频服,每日数次。用于肝脾失调之胁痛。

(2) 鸡蛋清黄瓜藤饮(《常见病的饮食疗法》):黄瓜藤100g,鲜鸡蛋1个。将黄瓜藤洗净切碎,煎水约100ml,取鸡蛋清冲服。用于肝胆湿热之胁痛。

(3) 猪肝羹(《太平圣惠方》):猪肝1具,葱白1握,鸡蛋3个,淡豆豉10g。先将淡豆豉煎汁去渣,再将猪肝去筋膜切成薄片,葱白洗净去须,二者同放入豉汁中煮至肝熟,然后把鸡蛋打入碗中,搅匀,加入肝羹汤中煮开即可。用于肝脾虚损之胁痛。

(4) 期颐饼(《医学衷中参西录》):生芡实米180g,生鸡内金90g,面粉250g,白砂糖适量。先将芡实米用水淘去浮皮,晒干,研为细面过箩。再将鸡内金洗净焙干,研细面过箩,然后放入盆内,浸以滚开水,半日许。再入芡实粉,白砂糖,面粉,用所浸原水调和,做成小圆薄饼,烙成焦黄色,不拘时食之,用于脾虚食积之胁痛。

### 3. 针灸疗法

(1) 取穴:肝俞、期门、支沟、阳陵泉、太冲。用泻法。适应于肝郁气滞之胁痛。

(2) 取穴:阳陵泉、支沟、期门、日月、行间、中脘。用泻法。适应于肝胆湿热之胁痛。

(3) 取穴:阳陵泉、支沟、膈俞、丘墟、足临泣、三阴交。用泻法。适应于瘀血阻络之胁痛。

(4) 取穴:肝俞、肾俞、期门、行间、足三里、三阴交。用补法。适应于肝脾虚损之胁痛。

## 【名医精华】

#### 李振华医案

**案1** 郭某,男,26岁。于1992年6月16日来诊。

主诉:胁肋胀闷半年余。

病史:去年岁末患急性传染性黄疸型肝炎,目黄、周身皮肤发黄,尿黄,遂入当地医院住院治疗,经中西医治疗,现今黄退尿清,病愈出院。春节过后出现胸胁胀闷,有时隐痛,游走不定,有时口苦口干,恶食油腻,腹胀,嗳气,纳差,便溏,在当地医院诊为乙型肝炎,再次入院治疗,服药多日,病情不见好转,面色㿠白,体倦懒言,舌体胖大,舌质边、尖红,舌苔薄黄,脉弦。

中医诊断:胁痛(脾虚肝郁);郁证(肝气郁结)。

西医诊断:慢性乙型肝炎。

治法:疏肝理气,健脾和胃。

处方:当归 10g,白芍 15g,白术 10g,茯苓 15g,柴胡 6g,香附 10g,郁金 10g,青皮 10g,川楝子 12g,龙胆草 10g,焦三仙各 12g,甘草 3g。

二诊:1992 年 7 月 19 日。上药服 30 剂,各种症状明显减轻,腹胀已消,食欲增加,胸胁仍时痛,小便仍黄,睡眠不好。舌胖质红,苔薄黄,脉弦。

处方:当归 10g,白芍 15g,白术 10g,茯苓 15g,柴胡 6g,香附 10g,郁金 10g,青皮 10g,川楝子 10g,龙胆草 10g,栀子 6g,丹参 20g,甘草 3g。

三诊:1992 年 9 月 10 日。上药服用 50 余剂,各种症状消失,自觉和常人无异,唯化验检查表面抗原仍呈阳性,舌苔薄白,脉象和缓。

处方:当归 10g,白芍 15g,白术 10g,茯苓 15g,柴胡 6g,香附 10g,郁金 10g,青皮 10g,川楝子 10g,丹参 30g,砂仁 8g,甘草 3g。

病人出差路过郑州往告,回家服上药两月,表面抗原转阴,至今一切正常。

**案 2**　贺某,男,33 岁。于;2005 年 7 月 5 日来诊。

主诉:右胁胀痛四月余。

现病史:患者自述因经商事有不遂,致 2005 年 2 月下旬始感右胁胀痛,时或牵引背部,在河南省军区医院检查 B 超提示慢性胆囊炎。服清肝利胆口服液、舒胆胶囊、胆宁片等药,疼痛稍有减轻。上月初又因情志不舒致右胁胀痛加重,伴胸脘胀闷,食后尤甚,纳差嗳气,厌食油腻,身倦乏力,大便溏薄,日两次。面色萎黄,形体消瘦,右胁部按之有压痛。舌质淡,舌苔白腻,舌体胖大,边有齿痕,脉滑弦。

2005 年 6 月 21 日河南省军区医院 B 超:胆囊壁增厚,毛糙,提示慢性胆囊炎。

中医诊断:胁痛(脾虚肝郁,湿邪内蕴)。

西医诊断:慢性胆囊炎。

治法:健脾祛湿、疏肝理气、通络止痛。

处方:健脾利胆通络汤(自拟)。

党参 15g,白术 12g,茯苓 15g,青皮 10g,半夏 10g,广木香 6g,砂仁 8g,厚朴 10g,郁金 10g,柴胡 6g,元胡 10g,川楝子 12g,乌药 10g,焦三仙各 12g,甘草 5g,15 剂,水煎服。

医嘱:注意调节情志,饮食清淡,避免劳累。

二诊:2005 年 7 月 21 日。胁肋胀痛大减,胸脘胀闷、纳差嗳气亦有所减轻,仍大便溏薄。舌质淡,舌苔白腻,舌体胖大,边有齿痕,脉滑弦。

处方:健脾利胆通络汤加减(自拟)。

党参 15g,白术 12g,茯苓 15g,青皮 10g,半夏 10g,广木香 6g,砂仁 8g,厚朴 10g,郁金 10g,薏苡仁 30g,元胡 10g,泽泻 10g,乌药 10g,焦三仙各 12g,甘草 5g,15 剂,水煎服。

复诊医嘱:注意调节情志,饮食清淡,避免劳累。

三诊:2005 年 8 月 7 日。胁痛基本消失,大便成形,日一次,腹胀嗳气消失、纳食正常,仍感乏力。舌质淡,舌苔薄白,舌体胖大,脉弦。

处方:健脾利胆通络汤加减(自拟)。

党参 15g,白术 12g,茯苓 15g,青皮 10g,半夏 10g、广木香 6g,砂仁 8g,厚朴 10g、郁金 10g、薏苡仁 30g、元胡 10g、生黄芪 15g、乌药 10g、焦三仙各 12g,甘草 5g。

25 剂,水煎服。

复诊医嘱:注意调节情志,饮食清淡,避免劳累。

四诊:2005 年 9 月 4 日。诸症消失,病获痊愈。舌质淡,舌苔薄白,舌体胖大,脉弦。

实验室检查:2005 年 8 月 30 日河南省军区医院检查 B 超提示胆囊壁光滑。

处方:香砂六君子丸 3 盒,每服 5g,每日三次,温开水送服。

复诊医嘱:注意调节情志,饮食清淡,避免劳累。

治疗结果:胁痛等诸症消失而痊愈。2005 年 12 月 16 日电话随访,知患者一切正常,病未复发。

**案3** 李某,男,30 岁,汉族,工人,现住址:河南省郑州市布厂街。

初诊:2005 年 6 月 21 日

主诉:间断性右胁肋疼痛 3 年,加重 15 天。

现病史:7 年前体检时,发现患有"丙肝",由于没有症状,未给予正规治疗。3 年前无明显诱因始觉右胁肋部疼痛,呈隐痛,到郑州市第三人民医院诊断为"丙肝",住院治疗 15 天,症状消失后出院。此后间断服用中西药物治疗,常因情绪及劳累间断性出现右胁肋疼痛。半月前又因情绪变化,出现此症,且呈加重趋势,现右胁肋部隐痛,饮食、睡眠可,二便尚可。面色稍黄。舌体稍胖大,边有齿痕,舌质淡,苔薄白。脉弦。

实验室检查:2005 年 6 月 1 日 20 日郑州市三院检查:B 超:肝脏无异常;肝功能:谷丙转氨酶 84U/L,乙肝五项检查:全阴性;丙肝抗体:阳性。

中医诊断:胁痛(肝郁气血郁滞)

西医诊断:肋间神经痛;慢性丙型肝炎。

治法:疏肝解郁,活血化瘀。

处方:逍遥散加减。

当归 10g,白芍 10g,白术 10g,茯苓 15g,柴胡 6g,香附 10g,郁金 10g,厚朴 10g,青皮 10g,丹皮 10g,炒栀子 10g,板蓝根 12g,莪术 12g,甘草 3g。14 剂,水煎服。

医嘱:畅情志。清淡饮食,忌生冷、辛辣、油腻之物,忌饥饱无常。

二诊:2005 年 7 月 16 日。右肋部隐痛症状较前稍减轻,行走时隐痛症状稍明显。舌体稍胖大,舌质暗红,苔稍白腻,脉弦细。

处方:逍遥散加减。

当归 10g,白芍 10g,白术 10g,茯苓 15g,柴胡 6g,香附 10g,郁金 10g,厚朴 10g,青皮 10g,丹皮 10g,炒栀子 10g,板蓝根 12g,莪术 12g,元胡 10g,枳壳 10g,甘草 3g。14 剂,水煎服。

医嘱:畅情志。清淡饮食,忌生冷辛辣油腻之物,忌暴饮暴食,饥饱无常。

三诊:2005 年 9 月 6 日。仍觉右肋部隐痛,遇劳累或情绪变化时加重,但较前明显减轻。饮食、睡眠可,二便正常。舌体正常,舌质稍暗红,苔稍黄腻。脉弦滑。

处方:逍遥散加减。

当归 10g,白芍 10g,白术 10g,茯苓 15g,柴胡 6g,香附 10g,郁金 10g,厚朴 10g,青皮 10g,丹皮 10g,炒栀子 10g,板蓝根 12g,蒸首乌 18g,茵陈 15g,甘草 3g。14 剂,水煎服。

医嘱:畅情志。清淡饮食,忌生冷、辛辣油腻之物,忌暴饮暴食,饥饱无常。

四诊:2005 年 10 月 8 日。右肋部隐痛消失,遇劳累或情绪变化时仍可出现。睡眠可,二便正常。舌体正常,舌质稍暗红,苔薄稍黄腻。脉弦滑。上方继服 21 剂。

五诊:2005 年 11 月 15 日。右胁肋部疼痛消失,食欲可,二便调。舌体正常,舌质稍红,苔薄,脉弦。

处方:逍遥散加减。

当归 10g,白芍 10g,白术 10g,茯苓 15g,柴胡 6g,香附 10g,郁金 10g,青皮 10g 丹皮 10g,炒栀子 10g,元胡 10g,枳壳 10g,五味子 12g,太子参 12g,板蓝根 15g,蒸首乌 18g,茵陈 10g,甘草 3g。21 剂,水煎服。

医嘱同上。

治疗结果:右胁肋隐痛消失,纳食、睡眠可,二便正常。停药半年后追访,病未复发。

**案 4**　平某,女,64 岁。于 1992 年 2 月 7 日来诊。

主诉:胁痛年余。

病史:1990 年下半年以来,两侧胁肋隐痛,其痛悠悠不止,伴有饮食欠佳,口干咽燥,面部烘热,心中烦热,两颧发红,视物昏花,经中西药物治疗,见效甚微。现两胁时常疼痛,绵绵不休,饮食欠佳,饭菜不香,一日仅食 4~5 两,且食后腹胀,偶有嗳气,经常口干舌燥,心中烦热,头晕耳鸣,视物昏花。畏寒肢冷,面色无华,两颧发红。舌体偏瘦,质红少苔,脉弦细稍数。

中医诊断:胁痛(肝肾不足)。

西医诊断:肋间神经痛。

治法:养阴柔肝,理气止痛。

处方:一贯煎合逍遥散加减。

生地 15g,杞果 10g,沙参 10g,麦冬 10g,当归 10g,柴胡 6g,白芍 15g,茯苓 15g,生白术 10g,薄荷 10g,白蒺藜 10g,女贞子 10g,甘草 3g。6 剂,水煎服。

二诊:1992 年 2 月 15 日。胁痛次数较前减少,食欲稍增,心烦稍减,口已不干,心烦减,舌红、苔薄、脉弦细。

处方:生地 15g,沙参 10g,麦冬 10g,杞果 10g,当归 10g,白芍 15g,茯苓 15g,元胡 10g,香附 10g,白蒺藜 10g,女贞子 10g,川楝子 10g,甘草 3g,柴胡 6g,栀子仁 6g。6 剂,水煎服。

三诊:1992 年 2 月 29 日。症状明显好转,胁痛大减,食欲有所增加,心烦消失,口已不渴,视物不再昏花。舌淡红,苔薄白,脉弦。

处方:生地 15g,沙参 10g,麦冬 10g,杞果 10g,蒸首乌 10g,当归 10g,杭芍 15g,柴胡 6g,元胡 10g,川楝子 10g,青皮 10g,女贞子 12g,甘草 3g。

7 剂,水煎服。

四诊:1992 年 3 月 10 日。诸症消失,但因饮食不慎使食欲下降,食量减少,脘腹满闷。舌淡红,苔薄白,脉象弦滑,系饮食所伤,治宜消导和胃,方用保和丸,平胃散加减,调和脾胃。

处方:白术 10g,云苓 15g,陈皮 10g,半夏 10g,香附 10g,砂仁 10g,厚朴 10g,枳实 10g,焦三仙各 12g,炒卜子 10g,甘草 3g,生姜三片为引。

6 剂,水煎服。

**案 5**　李某,女,58 岁。于 2005 年 7 月 30 号来诊。

主诉:胁部隐痛加重半年余,伴烦躁,失眠。

现病史:患者于 60 年代出现右胁痛,按压痛甚,时作时止。于 80 年代做 B 超检查诊为:胆囊炎;胆结石。胃镜示:慢性浅表性胃炎。经过治疗,胆结石已排出,而后右胁隐痛不止。于 2004 年 12 月份胁部隐痛加重,夜间疼痛更甚,心烦急躁,失眠多梦突出。现右胁隐痛不适,胆区有压痛,胃时有胀满不舒,心烦急躁易怒,失眠多梦,经常夜不能寐。舌体淡胖有齿痕,舌边尖暗红,舌苔白稍腻,弦细数。

中医诊断:胁痛(肝脾失调,肝郁化热)。

西医诊断:慢性胆囊炎;慢性胃炎。

治法:疏肝健脾,清心安神。

处方:自拟脏躁方加味。

白术 10g,茯苓 15g,橘红 10g,半夏 10g,香附 10g,郁金 10g,西茴 10g,乌药 10g,栀子 15g,莲子心 6g,龙齿 20g,夜交藤 20g,节菖蒲 10g,枳壳 10g,甘草 3g,川楝子 12g,元胡 10g,青皮 10g,厚朴 10g。15 剂,水煎服。

医嘱:保持情志舒畅,忌怒;不能吃辛辣之物如辣椒。

2005 年 8 月 14 日二诊。胁痛、烦躁失眠有所减轻,胃脘仍有胀痛不舒。舌体淡胖有齿痕,舌边尖暗红,舌苔白稍腻,脉弦细数。

处方:自拟脏躁方加味。

白术 10g,茯苓 15g,橘红 10g,半夏 10g,香附 10g,郁金 10g,西茴 10g,乌药 10g,栀子 15g,莲子心 6g,龙齿 20g,夜交藤 20g,节菖蒲 10g,枳壳 10g,甘草 3g,川楝子 12g,元胡 10g,青皮 10g,厚朴 10g,金钱草 12g。15 剂,水煎服。

2005 年 9 月 10 日三诊。胁痛基本消失,偶有心烦急躁,睡眠好转,基本能入眠。胃脘胀痛消失。二便正常。舌质淡,体略胖大,舌苔白,脉沉缓细。上方继服 15 剂。

治疗结果:胁痛及胃痛消失,夜已能寐。随访 3 个月,胁痛未再发作,夜寐正常。(《李振华医案医论集》)

### 李克绍医案

呼某,男,28 岁,已婚。初诊:1980 年 10 月 24 日。主诉:因情志不畅致右胁疼痛,脘腹胀闷,纳呆,肢困。曾服多种保肝西药及疏肝中药,病情时轻时重。近月来,右胁疼痛剧增,时而左胁亦痛,饮食欠佳,厌食油腻,哕逆嗳气,脘腹胀闷,食后尤甚,头晕脑涨,神疲乏力。诊查:体瘦面苍,舌质淡,苔薄白,脉沉弱。辨证:胁痛,气虚血滞。处方:木瓜 6g,三棱 6g,莪术 6g,生麦芽 10g,生白扁豆 10g,刺蒺藜 10g,生黄芪 12g,乌梅 3g,甘草 3g。5 剂。二诊:药后胁痛大减,胃纳好转,仍头晕乏力,舌脉如前。原方药继服 6 剂,诸症皆除。嗣后肝功能检查,恢复正常,迄今未发。(《中国现代名中医医案精华》)

### 王自立医案

范某,女,57 岁,2006 年 2 月 21 日初诊。右胁背胀痛反复发作 6 年余,加重一月。患者六年来每因饮食失节、情志失调出现右胁背胀痛不适,多次查 B 超示:脂肪肝,胆囊炎,三系统示小三阳,经对症支持治疗后,肝纤维化指标逐渐好转,一月前因饮食而复,刻见右胁背胀痛,心烦易怒,情绪不畅则症显,纳食可,二便调。舌体胖,舌质淡略暗,舌苔薄白,脉象沉细弦微。诊断:胁痛(慢性胆囊炎;脂肪肝;慢性乙型肝炎),证属肝脾不和。辨证:患者年逾五旬,久病体弱,饮食所伤,脾运失健,气血失充,肝失所养,经络不畅而成胁痛,拟健脾助运,养血柔肝,方用归芍运脾汤化裁。处方:当归 15g,白芍 15g,党参 30g,白术 30g,茯苓 10g,石菖蒲 15g,炒麦芽 15g,山楂 15g,香附 12g,郁金 15g,甘草 6g。水煎服,日一剂。

复诊:服药 6 剂,患者精神好转,面色略润,右胁背胀痛减轻,情绪稳定,纳食可,二便调。

舌体胖,舌质淡,舌苔薄白稍黏,脉象沉细微弦。药已中病,上方调服。处方:当归 15g,白芍 15g,党参 30g,白术 30g,茯苓 10g,石菖蒲 15g,炒麦芽 15g,山楂 15g,香附 12g,郁金 15g,甘草 6g,金钱草 30g,木瓜 15g,茵陈 10g。水煎服,日一剂。

药后右胁背胀痛进一步减轻,仍心烦易怒,唇干口苦,脉转沉弦,调方以柴胡疏肝散加味 6 剂。

**按** 治疗肝病,不可一味疏泄、清解、攻伐,否则肝阴被伐,肝体受阻,肝阳失制,致病势反剧。而应以养肝为第一要务,使肝阴得养,肝体得柔,肝气可疏,"治肝必柔肝,柔肝先养肝",亦即"养肝即柔肝,柔肝可疏肝"之义,临证须悉心揣摩。(《当代名老中医典型医案集》)

### 姚希贤医案

张某,女,48 岁,2005 年 7 月 20 日初诊。患者自觉疲乏无力 2 年,加重伴胁痛 3 个月。患者 2 年前无明显诱因出现疲乏无力,病情时轻时重。现症:症状加重,伴腹胀,纳呆,时有右胁肋胀痛不适,尤于生气后较重。查:腹平软,肝于肋下 2cm 剑下 3cm 可触及,质中等偏硬;脾肋下刚可触及;乙肝五项:小三阳 HBsAg(+),抗 HBe(+),抗 HBc(+);肝功能:ALT 84U/L,AST 86U/L;HBV DNA 3.3×$10^5$copies/ml;肝穿刺活检病理:G3/S1-2(明显炎症、坏死/轻,中度纤维化,属中度慢性乙肝);舌暗红边尖青,苔白腻;脉弦细滑。诊其为:肝郁气滞、脾胃虚弱胁痛(慢性肝病)。治法:活血化瘀,舒肝理气,健运脾胃。方拟益肝康加减。处方:丹参 60g,柴胡 12g,黄芪 30g,川朴 12g,白芍 30g,赤芍 60g,炒白术 12g,云苓 8g,内金 8g,当归 10g,青皮 9g,秦皮 10g,藿香 10g。水煎服,日一剂。

复诊:服药后,诸症好转,大便略稀,日 2 次。查其:肝功能正常;HBV-DNA 阴性;舌暗红,苔白,脉弦细。患者诸症好转,脾虚腹泻较明显,故加强健脾止泻之力。处方:黄芪 30g,丹参 60g,茯苓 10g,炒白术 10g,赤白芍各 30g,柴胡 12g,内金 10g,当归 10g,厚朴 10g,延胡索 9g,藿香 9g。水煎服,日一剂。

**按** 此案乃情志所伤而致肝气郁结不畅。肝居右胁,肝气不利则右胁肋胀痛不适,肝气郁结、失于疏泄,则脾胃运化不利,气血生化乏源,则乏力,腹胀,纳呆;肝气郁结、气机阻滞,日久致血瘀,血瘀滞于胁下而成癥积,故胁下有块;舌暗红边尖,苔白腻,脉弦细滑皆为肝郁气滞,脾胃气虚之象,治宜活血化瘀,疏肝理气,健运脾胃。(《当代名老中医典型医案集》)

### 金洪元医案

许某,女,37 岁。2006 年 6 月 1 日初诊。右胁痛时作 2 年,腹胀 1 月。乙肝病毒感染 10 年,未经系统治疗。近 2 年感右胁时痛,疲乏口干时苦,曾就诊本院。查 B 超示:肝硬化,胆囊炎,脾大。血常规:三系降低,提示脾亢,近一月腹胀,遂求诊。舌体暗淡,舌苔薄。脉弱。实验室检查:HBV-DNA(+),血常规:WBC 2.67×$10^9$/L,RBC 3.5×$10^{12}$/L,PLT 6.2×$10^9$/L. 肝功:ALT:42U/L,AST:53U/L. 诊断:肝积、胁痛(阴伤瘀阻,热毒未清);乙肝,肝硬化。此为久染邪毒,蕴阻于肝,气滞血阻而成瘀,热毒耗伤肝之阴血,致成阴伤血瘀成积,肝病及脾,失于健运,正邪相争日久,正伤邪衰。治法:滋养肝肾,解毒化瘀,运脾软坚。处方:柴胡 9g,郁金 9g,赤白芍各 12g,党参 12g,蛇舌草 15g,北沙参 12g,郁金 12g,赤白芍 12g,茵陈 10g,鸡内金 9g,生牡蛎 15g,生麦芽 12g,香附 9g,黄精 12g,厚朴 9g,一枝蒿 9g,垂盆草 12g,水煎服,日一剂。

**复诊**：服药 7 剂,DNA(＋)症状减轻,肝功好转,病情轻,证治对路,阴伤渐复但毒热未清。加减续服。

**按** 久病毒蕴,血瘀滞气,耗血伤肝,瘀阻成积,治当清热解毒,疏肝运脾,软坚化积,遂获良效。一枝蒿系维吾尔药,非雪山一枝蒿有毒之品。本案以柴胡、郁金、生麦芽、香附、川厚朴之品疏肝达郁。又以沙参、黄精、党参扶脾布津,防肝病及脾,配以蛇草、一枝蒿、垂盆草解毒,再以牡蛎、鸡内金软坚散结。(《当代名老中医典型医案集》)

### 颜正华医案

王某,男,43 岁,教师。1992 年 1 月 9 日初诊。3 个月来右胁胀痛不适。西医诊断为：脂肪肝,胆囊多发小息肉。肝功能正常,服西药治疗乏效,遂来求治。刻下除见上症外,又见口苦,心慌心悸,尿少而黄,大便正常,舌红,苔黄腻,脉弦。腹部柔软,肝脾未触及,胆区无压痛。证属肝郁化火,夹湿夹瘀。治以疏肝清热,除湿化痰。药用柴胡、青皮、枳壳、郁金、姜黄、法半夏、黄芩各10g,丹参 24g,当归 6g,赤芍 15g,桃仁 6g,茯苓 20g。共 12 剂,每日一剂,水煎服。忌食辛辣油腻,免生气。

**二诊**：药后心慌心悸除,口苦胁胀痛减,胃中不适,时有反胃,小便稍黄,苔黄腻。近日又见咳嗽,晚重,吐少许白黏痰,治宗原法并佐以清肺化痰。原方去青皮、姜黄、当归、桃仁,加浙贝母、旋覆花(包)、陈皮各10g,生牡蛎30g(打碎、先下),茵陈20g,续进 7 剂。

**三诊**：咳已,仍口苦,胁下不适,又见心悸心慌,治以疏肝利胆,活血安神。药用蒺藜12g,丹参30g,牡丹皮、郁金、川楝子、枳壳、赤芍、白芍各10g,桃仁、青皮、陈皮各6g,茵陈30g。连服 10 余剂,诸症基本消失后可停服。并嘱其定时去医院检查,观察胆囊息肉有无变化,平日少食肥甘,以防脂肪肝加重。

半年后来告,药后果如其所,胆囊息肉无大变化,而胁痛未发。

**按** 颜师认为,本案为肝郁化火、夹湿夹瘀所致。右胁为肝脏所居,今肝郁不疏,故胀痛。火灼液扰心,故心慌心悸,尿少而黄。郁久必瘀,故见脂肪肝、胆囊息肉。脉弦为肝郁之征,苔腻为夹湿之兆。有鉴于此,初诊颜师以柴胡、青皮、枳壳、郁金等疏肝理气解郁；黄芩、赤芍等清肝火；当归、丹参、桃仁、姜黄等活血化瘀；半夏、茯苓除湿宁心。二诊肝郁化火虽减,而湿热未尽；又见咳嗽吐痰,乃肝火扰肺之香。故颜师去青皮、当归、桃仁、姜黄,加浙贝母、旋覆花、茵陈等,意在清肝肺之火与曾疏肝清利湿热之力两相兼顾。三诊咳已,治肺热已去；仍口苦心慌心悸,知仍当清肝疏肝,利胆宁心。颜师以此用药,终始胁痛得除。胁痛虽除而脂肪肝和胆囊息肉则非短期能愈,故颜师在诊毕又告诫患者要时时检查,以防不测。(《颜正华学术经验辑要》)

## 【预防护理】

(1) 加强体育锻炼,使四季脾旺不受邪。
(2) 保持心情舒畅,尽量减少不良的精神刺激。
(3) 饮食有节,以清淡易于消化之品为宜,忌生冷油腻及刺激性食物。
(4) 注意生活规律,做到起居有节,清心寡欲。
(5) 劳逸结合,避免重体力劳动。

# 积 聚

　　积聚是腹内结块,或胀或痛的病证。积聚分述有别,积证触之有形,固定不移,痛有定处;聚证触之无形,聚散无常,痛无定处。正如《景岳全书·积聚论治》曰:"积者,积垒之谓,由渐而成者也;聚者,聚散之谓,作止不常者也……。是坚硬不移者,本有形也,故有形者曰积;或聚或散者,本无形也,故无形者曰聚。"指出聚证无形,可聚可散;积证有形,固定不移的证候特征。在祖国医籍中,还常见到癥瘕、痃癖的载述,与积聚有着异名同类的关系,乃为本证之别名。

　　积聚之病,首载于《内经》。该书对本证的病因、病机及其治则有所论述。如《灵枢·百病始生》篇云:"若内伤于忧怒,则气上逆,气上逆则六输不通,温气不行,凝血蕴裹而不散,津液涩渗,著而不去,而积皆成矣。"指出积聚的病因和情志有关。病机在于气机逆乱,温气不行,凝血蕴裹,津液涩渗,著而不去以致成积。在治则方面,《素问·至真要大论》载:"坚者消之","客者除之","结者散之","逸者行之","坚者软之","衰者补之",对治疗本证,都有着根本性的指导意义。隋·巢元方对本证设立专论,于《诸病源候论》中专列"积聚病诸候"、"癥瘕病诸候"、"癖病诸候"等,并创立虚劳致积的理论学说,如在《诸病源候论·虚劳癥瘕候》说:"虚劳之人,脾胃气弱,不能克消水谷,复为寒冷所乘,故结成此病也。"明·李中梓根据病变过程中正邪之间的盛衰关系,提出了分期治疗的方法。如《医宗必读·积聚》曰:"初者,病邪初起,正气尚强,邪气尚浅,则任受攻;中者,受病渐久,邪气较深,正气较弱,任受且攻且补;末者,病魔经久,邪气侵凌,正气消残,则任受补"的初、中、末三期治法,至今仍为临床借鉴。在辨证上,《类证治裁·积聚》云:"诸有形而坚着不移者为积,诸无形而留止不定者为聚。积在五脏主阴,病属血分;聚在六腑主阳,病属气分。"较完整地概括了本证的主症和病机。在治疗上提出:"初为气结在经,入则血伤入络,必理血分(如归尾、桃仁、苏木等),兼通络瘀(如归尾、韭根、鸡血藤等),搜逐之中,酌补元气(如五积丸用参、苓之类)。即邪深积锢,务令脾胃气旺,乃可消磨坚结,否则尚事攻削,正气益衰,积聚何由去乎?"提出通络瘀、补元气、健脾胃药物的运用,对于积证的治疗则更加深入实质。在施治立法上,《医宗金鉴·积聚治法》云:"积聚宜攻,然胃强能食,始可用攻,若攻虚人,须兼补药,或一攻三补,或五补一攻,邪去而不伤正,养正而不助邪,则邪正相安也。"同书"积聚难治"又曰:"积聚牢固不动,坚硬不软,则病深矣。胃弱食少,大便溏泻,不堪攻矣。"特别提出以食量的多少,胃气的强弱,作为可攻与否的标准,对于治疗积之末期,尤有重要价值。

　　本篇主要讨论内科的腹腔积聚病,属于妇科的癥瘕及外科的瘿、瘤、瘰疬则不为本篇讨论范围。西医学的胃肠功能紊乱、不完全性肠梗阻、肠扭转、肠套叠、肝脾肿大、腹腔肿瘤等病,均可参照本篇辨证施治。

## 【相关病机】

　　本病的发生,多因情志抑郁、寒湿侵袭、饮食所伤及黄疸、疟疾等经久不愈使脏腑失和,气机阻滞,瘀血内停,或兼痰湿凝滞,而成积聚。

　　情志所伤　气为血之帅,脏腑失和,使气机阻滞或逆乱,聚而不散,则致聚证;若气滞不能帅血畅行,以致瘀血内停,脉络受阻,结而成块者,则成积证。正如《金匮翼·积聚统论》

载:"气滞成积者,凡忧思郁怒,久不得解者,多成此疾。"

**饮食所伤** 酒食不节,损伤脾胃,脾失健运,聚湿成痰,痰阻气机,滞而不畅,则致聚证;若气滞使血行不畅,脉络壅塞,痰浊与气血相搏,结而成块,则成积证。亦有因饮食不调,因食遇气,食气交阻,气机不畅,而成聚证者。如《太平圣惠方·卷第四十九·治食症诸方》云:"夫人饮食不节,生冷过度,脾胃虚弱,不能消化,与脏气相搏,结聚成块,日渐生长,盘牢不移。"

**感受寒湿** 寒湿侵袭,内伤于脾,使脾阳不运,痰湿内聚,阻滞气机,滞而不畅,则致聚证;若气滞痰阻,滞碍血行,使脉络瘀滞,则成积证。如《灵枢·五变》篇云:"肠胃之间,寒温不次,邪气稍至,蓄积留止,大聚乃起。"

**他病转归** 黄疸病后,或黄疸经久不退,湿邪留恋,阻滞气血;或久疟不愈,肝脾气血不畅,血络瘀滞等,均可导致气滞血瘀,结而成块,以致成积。

总之,本证的病因虽有多种,但其发病的病机关键,乃为气滞血瘀。大凡以气机阻滞,痰气交阻,食气交阻等以气滞为主因者,多成聚证;若气滞血瘀,脉络阻塞,结而成块者,则成积证。在本证的病变过程中,气滞可使血瘀,而血瘀亦可阻滞气机,使气滞越甚,如此互为因果,相互贼害,交滞瘀积,以致本证日益为甚。

从导致本证发生的病机方面来看,则主要责之肝脾二脏的功能失调。肝以血为体,以气为用,主贮藏血液与调节血量,并司全身气血的疏泄条达,若肝的疏泄功能失常,则必影响到气机的畅达,血液的循行,以致气滞而成聚证日久血瘀而成积证。脾居中州,为后天之本,气机升降的枢纽,不仅能转运精微,化生气血,以灌溉五脏六腑,而且能运化水湿津液以布达周身。如脾之功能失常,则气机升降随之失度,以致血行滞涩,痰湿凝聚,而成积聚。

另外,积聚的形成与人体的强弱亦密切相关。正如《素问·经脉别论》曰:"勇者气行则已,怯者则著而病也。"由于积聚的病机关键乃为气滞血瘀,而形体壮盛之人,正气充盛,气血流畅,不致郁滞为患,则积聚无由所生;而形体虚弱,正气不足,气血皆虚,运行迟缓,则每遇邪犯,易罹郁滞为患,导致本病的发生。正气的盛衰不仅关系到积聚的形成,而且与其病机演变亦有密切关系。正气充盛,气血畅达,则瘀滞之患随之而散,病可向愈。正气愈虚,则血运行愈发迟缓,而病趋日甚。同时,积聚日久不愈,病邪日益侵凌,则可削弱人体正气,使正气愈虚,以致形成恶性循环,而加重本证。如《医宗必读·积聚》曰:"积之成也,正气不足,而后邪气踞之……,正气与邪气,势不两立,若低昂然,一胜则一负,邪气日昌,正气日削。"精辟地阐明了积聚的生成及其病机演变与正气的内在关系。

# 【辨证论治】

## 1. 辨证纲要

(1)辨积聚:聚证触之无形,聚散无常,痛无定处,病在气分,多为腑病;积证触之有形,固定不移,痛有定处,病在血分,多为脏病。

(2)辨积证初、中、末三期:初期积块形小,按之软而不坚,人体正气未伤。中期积块增大,按之觉硬,人体正气已伤。末期积块按之明显坚硬,人体正气大伤。

## 2. 辨析类证

积聚应与痞满、奔豚气相鉴别。

(1) 痞满：痞满是患者自觉脘腹部(主要是胃脘部)痞塞不行,胀满不舒的一种病证。外无形证可见,无论病之轻重,均触及不到块物。《丹溪心法·痞》曰:"痞者……,处心下,位中央,膜满痞塞者,皆土之病也。痞则内觉痞闷,而外无胀急之形也。"《证治准绳·痞满》:"痞者,痞塞不开之谓;满者,胀满不行之谓。"它既不同于聚证的时聚时散,发时有形,散则无物,更不同于积证的有形有物,结而不散,这是其根本的鉴别要点。

(2) 奔豚气：奔豚气是病人自觉有气从少腹上冲胸咽的一种病证。如《金匮要略·奔豚气病》载:"奔豚气,从少腹起,上冲咽喉,发作欲死,复还止。"其与积聚的鉴别关键在于:奔豚气是其气由少腹上冲胸咽或有水气自少腹上冲至心下,其特点是自下逆上,如豚奔之状。聚证是气聚时聚时散,仅限于腹部。积证是腹内结块,固定不移。三者主症显然不同。

**3. 治疗原则**

对于本证治疗当须注意攻补适宜。大抵来说,聚证病情较轻,正伤不显,治疗多以疏肝理气,或兼导滞化痰。积证病情较重,治疗则须根据病机演变过程中,正邪盛衰的趋势,或攻,或补,或攻补兼施并行,权衡斟酌以治之。一般积之初期,积块软而不坚,正气尚强,治疗则以攻邪为主,予以理气活血,通络消积;中期积块增大,按之觉硬,正气已伤,形体日渐消瘦,治疗则应攻补兼施,予以祛痰软坚,补益脾胃;末期积块坚硬疼痛,正气大伤,消瘦脱形,治疗则以扶正培本为主,予以大补气血,配合活血化瘀。但这仅是一般的常规治疗原则,若患者素体虚弱,初病即见明显的正气亏虚,那么,即使病之初期,亦不可纯攻,而应以攻补兼施,或先补后攻。

另外,对于本证的治疗还当注意攻伐之药不宜过用。妄用攻伐之药,虽可图一时暂快,但耗气损正,最终必致正虚邪盛,使病情益重,所以《素问·六元正纪大论》提出:"大积大聚,其可犯也,衰其大半而止。"

总之,本病发展到一定阶段,常呈虚中有实,实中挟虚的病机,治疗时,尤当处理好"正"与"邪","攻"与"补"之间的关系,注意"治实当顾其虚","补虚勿忘其实",根据临床所出现的具体情况,或先攻后补,或先补后攻,或寓攻于补,或寓补于攻,灵活施法,随证论治。

## 聚证

肝气郁滞

**临床表现** 腹中气聚,攻窜胀痛,时聚时散,脘胁之间时或不适,脉弦。

**辨证提要** ①辨证要点:腹中气聚,时聚时散。②辨体质:素体阳亢者,肝郁易于化火,症见头痛,眩晕,面红目赤,口苦而干,烦躁易怒,舌红苔黄,脉弦数。素体阴虚者,肝郁易于化火伤阴,症见头晕,耳鸣,两目干涩,咽喉干燥,舌红少津,脉细数。③辨病势:气滞日久,可致血瘀,症见疼痛如刺,入夜尤甚,舌质瘀暗,脉沉涩。

**理法概要** 情志失调,肝失疏泄,气结成形作梗或气机逆乱,以致聚证。治当疏肝解郁,行气消聚。并当视其化火、伤阴、致瘀等不同,合以泻火、养阴、活瘀等法。

**方药运用** 柴胡疏肝散加味。

柴胡 10g　白芍 15g　川芎 10g　香附 10g　枳壳 12g　佛手 12g　川楝子 15g　青皮 10g　甘草 5g

柴胡、川芎、香附、枳壳、佛手、青皮、川楝子疏肝解郁行气;白芍、甘草柔肝缓急止痛。若肝郁化火,可选加丹皮、栀子、黄芩、龙胆草、菊花以清肝泻火。若肝郁日久,化火伤阴,可选加首乌、杞果、玄参、天冬、麦冬以清热养阴。若气滞日久,致使血瘀者,可选加玄胡、莪术、桃仁、丹参、红花、赤芍以活血化瘀。若肝气横逆犯胃,症见脘腹胀痛,恶心呕吐,呃逆,嗳气者,可选加陈皮、半夏、砂仁以和胃降逆。若肝气横逆乘脾,症见两胁胀痛,脘腹满闷,纳差便溏者,可选加党参、白术、薏苡仁、车前草,以健脾利湿。

### 食滞痰阻

**临床表现** 腹胀或痛,便秘纳呆,腹部时有条状物聚起,舌苔腻,脉弦滑。

**辨证提要** 本证以腹胀或痛、便秘纳呆。腹部时有条状物聚起为辨证要点。

**理法概要** 脾运失司,痰湿内生,痰食互阻,腑气不通。治当理气化痰,导滞通腑。

**方药运用** 六磨汤加味。

大黄 10g　枳实 12g　槟榔 10g　沉香 2g　木香 10g　乌药 10g　厚朴 10g　半夏 10g　陈皮 12g

大黄、枳实、槟榔、厚朴行气导滞,通利大便;沉香、木香、乌药、陈皮、半夏疏利气机,导滞化痰。若患者有经常发作的病史,其病因是蛔虫结聚,阻于肠道,可配服乌梅丸,或驱虫汤。由于本证可见于西医学的肠梗阻,故在病人服药后,应密切观察病情变化。如经过积极合理的治疗仍不能奏效或加重,则须考虑外科手术治疗。

## 积证

### 气滞血阻

**临床表现** 胀痛并见,固着不移,积块软而不坚,舌质青,或见瘀斑,脉弦。

**辨证提要** 本证以胀痛并见,固着不移,积块软而不坚为辨证要点。

**理法概要** 气滞血阻,脉络不畅,积而成块,以致本证。治当理气活血,通络消积。

**方药运用** 金铃子散和失笑散加味。

川楝子 12g　元胡 12g　五灵脂 12g　蒲黄 12g　丹参 30g　桃仁 12g　赤芍 12g　红花 12g　香附 10g

元胡、五灵脂、蒲黄、丹参、桃仁、赤芍、红花活血化瘀;川楝子、香附行气止痛。若兼见风寒表证,症见寒热,身痛,苔白,脉浮弦大等,应予宣表理气,通滞消积,可用五积散。本方汇集解表、散寒、祛湿、行气、利水、活血、通络、温中、止痛之药于一炉,以治积证初起,又兼外感,气机不利所导致的一系列不通的证候,能使其逐步消散。

### 气结血瘀

**临床表现** 积块明显增大,硬痛不移,消瘦乏力,纳差,时有寒热,面黯,舌边暗或质紫,或见瘀斑,脉细涩。

**辨证提要** 本证以积块明显增大,硬痛不移,消瘦乏力,纳差为辨证要点。

**理法概要** 积成日久,气血凝结,脉络阻塞,血瘀日甚,而致本证,治当祛瘀软坚,兼调脾胃。

**方药运用** 膈下逐瘀汤。

当归 12g　川芎 10g　桃仁 12g　红花 10g　赤芍 12g　五灵脂 12g　丹皮 10g　玄胡 15g　香附 12g　乌药 12g　枳壳 10g　甘草 5g

当归、川芎、桃仁、红花、赤芍、五灵脂、丹皮、玄胡活血化瘀;香附、乌药、枳壳行气止痛;

甘草益气缓中。由于本证的病机是气血凝结,正气已虚,故在用膈下逐瘀汤的同时,可与六君子汤间服,以补益脾胃,攻补兼施。

**正虚瘀结**

**临床表现**　积块坚硬,疼痛加剧,饮食大减,面色萎黄,消瘦脱形,舌质淡紫,无苔,脉细数或弦细。

**辨证提要**　本证以积块坚硬,疼痛加剧,饮食大减,消瘦脱形为辨证要点。

**理法概要**　积证日久,血络瘀甚,精血亏耗,形体失养。治当大补气血,活血化瘀。

**方药运用**　八珍汤和化积丸加减。

党参 15g　白术 12g　茯苓 15g　熟地 15g　黄芪 15g　当归 15g　白芍 15g　三棱 10g
莪术 10g　川芎 12g　香附 12g　槟榔 10g　穿山甲 15g　瓦楞子 15g

党参、白术、茯苓、黄芪健脾益气;熟地、当归、白芍养血和血;三棱、莪术、川芎活血化瘀;香附、槟榔疏肝理气;穿山甲、瓦楞子软坚消积。若症见面色苍白、头晕眼花、心悸、脉细等以血虚为甚者,可加首乌、阿胶,以补血养血。若症见口干咽燥,渴欲饮水等以津亏明显者,可加石斛、沙参、花粉以生津养液。若积块坚硬,瘀血尤甚者,可加鳖甲、䗪虫、丹参、桃仁以活瘀软坚。

# 【其他疗法】

## 1. 单方验方

(1) 三棱、莪术、桃仁、杏仁各 9g,厚朴、半枝莲各 10g,大黄、苍术、赤芍各 6g,沉香 3g,鳖甲 20g,破犁铧 30g(醋淬),水煎服,治疗积证。

(2) 制川乌 3g,姜半夏 9g,炼赭石 15g,枳壳 9g,半枝莲 30g,紫丹参 9g,白茅根 30g,鸡内金 12g,党参 9g,巴豆霜 0.15g,浓煎取汁加白糖 50g,制成糖浆 200ml,装瓶备用,每日 3次,每次 20ml,治疗积证。

(3) 金铃子 15～20g,延胡索 20～40g,白芍 20～60g。水煎服。治疗积证疼痛。

(4) 巴豆霜 36g,醋三棱 30g,醋莪术 30g,青皮 18g,陈皮 12g,黄连 12g,半夏 12g,木香 12g,丁香 12g。共为细末,配制成米粒大小的药丸。成人一次 3g,每日 2 次。治疗聚证(肠梗阻)。注意:①患病初期(1～3 天)可用此药,若患病较久,不可贸然用药。②服药后呕吐,需按同量补服。③服药期间,用葱 1000g,盐 100g,炒热后用布包好,热敷腹部。

## 2. 饮食疗法

(1) 食油 150ml,1 次服下,30 分钟后仍不大便,肚子仍痛,可再服 150ml。治疗聚证(肠梗阻)。

(2) 鲜姜 60g,捣碎取汁加水 20ml,调入蜂蜜 60g,分 4 等份,分 4 次口服,每 30 分钟服 1份。儿童可酌情减少用量。服药后 6 小时不能饮水或吃其他食物。服药后不漱口,保持口中有姜辣味。症状消失后,可口服驱蛔灵(哌嗪)治蛔虫。治疗蛔虫性肠梗阻。

## 3. 简易外治法

(1) 麝香 0.5g,冰片 6g,大黄 10g,蟾酥 1g,雄黄 4g,乳香 10g,没药 10g,血竭 6g,白芥子 8g。按上药比例配方,共研细粉和匀,其用量视肿块面积大小而定,用黄酒(白酒也可)调成糊状药膏,局部清洁热敷后,将药膏遍涂于肿块处,厚度约 2mm,用麝香虎骨膏或橡皮膏覆盖固定,每隔2~3天换敷1次。用于体表恶性肿块或相应脏腑癌肿的穴位敷贴,局部皮肤溃破者忌用。

(2) 阿魏0.6g,丁香0.3g,麝香0.06g。丁香研末,同阿魏、麝香和匀,放脐上,外用大膏药贴,并用热水袋熨。治疗聚证(肠梗阻、肠套叠所致的少腹板硬,疼痛难忍)。

(3) 大葱、胡椒、枯矾,共捣烂,热敷脐腹部。治疗聚证(单纯性肠梗阻)。

### 4. 针灸疗法

**主穴** 肝俞、期门、足三里、脾俞。

**配穴** 若食滞痰阻,加胃俞、中脘、内庭,用泻法。若气滞血阻,加血海、气海、梁丘,用泻法。若气结血瘀,加胃俞、血海、三阴交,用泻法。若正虚瘀结,加胃脘、足三里,用补法;气海、血海用泻法。

## 【名医精华】

### 李振华

聚证多由情志因素,伤及于肝,使肝脏疏泄功能失常,气结不行或气结逆乱所致。气结不行多由肝气郁结,疏泄不利,使气机郁滞,以致成聚,而气机逆乱多由肝气横逆,气行逆乱,滞而成聚。二者病机不同,存在着相应的太过、不及之异。肝气郁滞,当以疏之、散之,使肝气疏畅条达,而气行则已。《素问·六元正纪大论》云:"木郁达之。"《素问·藏气法时论》说:"肝欲散,急食辛以散之。"治疗当以辛散之品,如柴胡、薄荷、香附、青皮、郁金之类,疏解肝郁。肝气横逆,则应缓之、和之,使肝气和畅,气平则已。《素问·藏气法时论》又云:"肝苦急,急食甘以缓之"。"……用辛补之,酸泻之。"治疗除用调气药物外,还应选入酸、甘之味,如白芍、当归、甘草之类,以缓肝之急,柔肝之体,使之疏泄不致过极。这在临床之中,尤须注意。

积证初期,病邪初起,正气尚强,故对初期的治疗,在病人正气不虚的情况下,应着重于攻,采用理气活血,通络消积之药,急速治疗。但应注意,不可攻伐无度,而应适可而止,待积消后,选用六君子之类,以善其后。积证中期,气结血瘀,正气渐虚。故于中期的治疗,活血化瘀虽当首用,而扶正健脾亦当重视。否则,徒以大剂猛剂专政其积,则益损正气,使积反愈甚,以致转向末期,而终属难治。同时,积至中期,非一朝一夕所致,所以在运用攻邪破积药时,切应注意法度,"攻""补"贵在适宜,不可急于求成,单重于攻,反致伤正则欲速而不达。积证末期,邪盛正衰,脾气虚损,精血亏耗,病势日趋严重。因此,在治疗时,不仅要看到邪实,更须着眼于正虚。诚然有形之积,非攻不去,而妄行攻伐,则正气愈虚,血瘀更甚,又复加重其积。所以,本证首当补虚扶正,而配以祛邪消积,取"强主可助逐寇"之意。至于临证是攻补兼施,或是先补后攻,或先攻后补,当视具体情况而定。明·李中梓于《医宗必读·积聚》提出:"补中数日,然后攻伐,不问积去多少,又与补中,待其神壮,则复攻之,屡攻屡补,以平为期。"《医彻·积聚》云:"察其脏腑之阴阳……,气血之多寡,新久之浅深,元气之厚薄,或十攻而一补,或半攻而半补,或十补而勿一攻,握一定之算,然后能取决必胜也。"总之,或攻,或补,必量人之虚弱、强盛而施之可也。另外,对于病人末期的患者,尤当注意饮食情况,若饮食量少则首当调理脾胃,选用适当的药物以开胃进食,使中气振,气血生化有源,正气强盛,则有助于攻邪。正如《医学心悟·积聚》曰:"必先补其虚,理其脾,增其饮食,然后用药攻其积,斯为善治。"(《中医内科学教学参考资料》)。

**案 1**　张某,30 岁。于 1992 年 3 月 15 日来诊。

主诉:脐两侧时痛年余。

现病史:1991 年腊月间出现脐两侧疼痛,有时有硬块,遂到当地医院检查治疗。B 超检查无异常,妇科检查正常即按炎症对症治疗。曾经服用西药,效果不佳,特来求治中医。现在自觉脐两侧有硬块,且可游走聚散,时或疼痛,并觉上腹胀不舒,待矢气痛胀减轻,而情志不舒则痛胀加重。食欲下降,饮食减少,体倦乏力,偶尔出现头晕心悸。舌体胖,舌质淡红,舌苔薄白,脉弦滑。

中医诊断:聚证(肝郁气滞);腹痛(肝郁气滞)。

西医诊断:肠功能紊乱。

治则治法:疏肝解郁,理气止痛。

处方:五磨饮子加减。

乌药 10g,沉香 6g,大白 10g,枳实 10g,木香 6g,柴胡 6g,白芍 15g,川芎 10g,元胡 10g,砂仁 8g,香附 10g,甘草 3g。

7 剂,水煎服。

医嘱:调畅情志,保持心情舒畅。

二诊:1992 年 3 月 22 日。

病情:上药连用七剂,脐两侧疼痛有所减轻,食欲稍增。舌淡红,苔薄白,脉弦。

处方:五磨饮子。

乌药 10g,沉香 6g,槟榔 10g,枳实 10g,柴胡 6g,白芍 15g,川芎 10g,高良姜 10g,元胡 10g,砂仁 8g,吴茱萸 5g,焦三仙各 12g,甘草 3g。7 剂,水煎服。

三诊:1992 年 3 月 29 日。

病情:上药又进七剂,脐两侧疼痛明显转轻,食后腹中不再胀满,腹中硬块消失,精神较前好。舌淡红,苔薄白,脉沉滑。

处方:香砂和中汤加减。

白术 10g,茯苓 15g,陈皮 10g,枳实 10g,香附 10g,砂仁 8g,乌药 10g,木香 6g,柴胡 6g,高良姜 10g,元胡 10g,炒莱菔子 10g,焦三仙各 12g,甘草 3g。7 剂,水煎服。

四诊:1992 年 4 月 5 日。

病情:上药进七剂,脐两侧未再疼痛,胃脘不再作胀作痛,食欲恢复正常。舌淡红,苔薄白,脉沉缓。

处方:加减香砂六君子汤。

党参 10g,白术 10g,茯苓 15g,陈皮 10g,香附 10g,砂仁 8g,乌药 10g,厚朴 10g,高良姜 10g,元胡 10g,焦三仙各 12g,甘草 3g。15 剂,水煎服。

治疗结果:腹胀消失,脐周未再痛硬,纳食好,气力增。病情稳定,随访半年,未再复发。

**案 2**　朱某,男,38 岁。

初诊:1991 年 5 月 14 日。

主诉:阵发性两胁隐痛十年余,伴脾大。

现病史:患者于 1981 年春节期间因饮酒过量始感两胁胀痛,伴胸脘痞满,食欲不振。1981 年 4 月 25 日入商丘市人民医院住院检查治疗,发现 HBV 阳性,ALT:400U/L,诊断为：慢性乙型肝炎，口服肝泰乐（葡醛内酯）、维生素 C、维生素 E、云芝肝泰、肌苷等药物，治疗 4 个月病情好转出院。此后每因情志不畅或饮酒过量则病情加重，常服保肝类西药治疗，病情时轻时重。1983 至 1988 年间，曾省内外多方求治，共服中药 400 余剂，疗效欠佳。1991 年来病情逐渐加重，经人介绍，前来请李老诊治。现在症：两胁隐痛，腹胀纳差，嗳气，身倦乏力，齿衄，大便溏薄，日行 2～3 次。面色晦暗，形体消瘦，舌质淡暗，体胖大，边见齿痕，苔白稍腻，脉弦滑。

实验室检查：1991 年 4 月 22 日河医一附院检查：HBV 阳性，肝功正常，B 超：肝脏形体尚正常，实质回声光点粗大，分布欠均匀，管系走向尚正常，PV：17mm。脾厚 58mm，肋下 100mm，脾静脉 13mm，门静脉 17mm。

患者平素嗜酒成性，损伤脾胃，脾虚运化失职，见腹胀纳差，嗳气；脾胃虚弱，气血生化乏源，不能荣养机体，则身倦发力；脾胃虚弱，统摄无力，故见齿衄；脾虚清气不升，化生内湿，则大便溏薄；土壅木郁，肝气郁结，则两胁疼痛，久之气血瘀滞，日积月累，渐成积块。

中医诊断：积证（脾虚肝郁，气血瘀阻）。

西医诊断：乙肝；肝硬化代偿期。

治法：健脾疏肝，理气活血。

方名：逍遥散加减。

处方：当归 10g，炒白芍 15g，白术 10g，云苓 15g，柴胡 5g，香附 10g，郁金 10g，乌药 10g，砂仁 8g，青皮 10g，穿山甲 10g，鳖甲 20g，薏苡仁 30g，泽泻 10g，焦三仙各 12g，甘草 3g。12 剂，水煎服。并配服鳖甲煎丸每次 6g，每日 3 次。

医嘱：调饮食，畅情志，适劳逸，慎起居；忌烟酒及刺激性食物。

二诊：1991 年 5 月 28 日。

精神好转，腹胀、嗳气减轻，纳食增加，仍感胁痛，乏力，时有齿衄。舌质淡暗，体胖大，苔薄白，脉弦滑。患者脾虚得以改善，然肝郁日久，气血瘀滞，经年沉疴，非短时用药即可奏效，守方加元胡 10g、土元 10g、牡蛎 15g 以增疏肝理气，软坚散结之功。12 剂，水煎服。

三诊：1991 年 6 月 11 日。

饮食大增，胁痛、腹胀、嗳气大减，齿衄消失，身体较前有力，大便仍溏薄，日行 1～2 次。舌质淡红，苔薄白，脉弦细，上方中去青皮、土元，减破气化瘀通络之品；加丹皮 8g 以清血分之余热。20 剂，继服。

四诊：1991 年 7 月 6 日。

精神，饮食好，二便正常，胁痛大减，腹胀嗳气、齿衄消失，身体有力。舌质淡红，苔薄白，脉弦细。1991 年 7 月 5 日经商丘县医院复查 B 超示：脾厚 41mm，肋下 75mm。症状基本消失，脾脏明显缩小，为巩固疗效，不可骤撤其药，在调和肝脾的基础上，突出化瘀、散结消积之力。

治法：健脾疏肝，活血化瘀、散结消积

方名：逍遥散加减。

处方：当归 10g，白芍 15g，白术 10g，云苓 18g，柴胡 6g，香附 10g，青皮 10g，郁金 10g，丹皮 10g，穿山甲 10g，鳖甲 20g，牡蛎 15g，乌药 10g，元胡 10g，丹参 15g，甘草 3g，三七粉 3g（分 2 次冲服）。30 剂，水煎服。配服鳖甲煎丸，每次 6g，每日 3 次。

五诊：1991 年 8 月 8 日。

精神、饮食均好,二便正常,面色红润,无特殊不适症状,舌质淡红,苔薄白,脉弦稍数。改服逍遥丸,每日3次,每次6g;鳖甲煎丸,每次6g,每日3次。

治疗结果:患者服丸剂2月,自觉情况良好,无明显不适,1991年10月8日经本县医院复查B超示脾厚38mm,肋下:39mm。守方继服。后随访,患者一直坚持服逍遥丸和鳖甲煎丸,定期复查肝功正常,B超示肝硬化,未有脾大,病情稳定。

**按** 患者平素嗜酒,损伤脾胃,脾虚运化失职,土壅木郁,肝气郁结,久之气血瘀滞,日积月累,渐成积块。见腹胀纳差,嗳气,身倦发力,齿衄,便溏,两胁疼痛,脾大成积块。治疗在逍遥散健脾疏肝的基础上,配伍香附、郁金、青皮、砂仁、乌药以理气活血止痛;胁痛脉络不通,且患者脾大,故突出以穿山甲、鳖甲、丹参、三七粉、元胡、土元、丹皮、牡蛎活血通络,软坚散结,以达消积缩脾之效;治疗脾大之积证,穿山甲、鳖甲为李老常用之药物,可收明显缩脾消积之效。积证治疗李老重视调理肝脾,通和气血,调和阴阳,而使一身气机条达,血脉舒展,肝脏安和。

### 顾丕荣

运用"三辨"、"三法"、"三忌""三要"治疗肝癌,通过临床观察,多数患者改善了症状,延长了寿命,也有获得多年生存者。"三辨"者,即辨其气血阴阳亏损;辨其湿痰、气滞、血瘀;辨其部位、性质。"三法"者,即扶正固本以抗癌,祛邪化积以制癌,因病选药以治癌。"三忌"者,即忌破血,忌烟酒,忌乱投医药。"三要"者,即要食疗,要乐观,要练功。

(1)辨虚扶正:本病的形成,是由正气先虚,而后邪气踞之,导致气滞、血瘀、聚痰酿毒,相互搏结而成。前人有言:"壮人无积,虚人则有之。"所以在治疗过程中,根据"养正则积自消"的论点,侧重扶正固本,增强自身抗癌作用,又为祛邪创造必要的条件。

(2)辨证祛邪:祛邪的目的在于化积。《内经》有:"坚者削之"、"客者除之"、"结者散之"、"留者攻之"的疗法,俾邪去则正自安。

(3)辨病选药:根据肝癌的特殊情况,筛选适应药物。气虚:人参、党参、黄芪、白术、山药等。血虚:当归、川芎、白芍等。阴虚:天冬、麦冬、沙参、玉竹、女贞子等。阳虚:肉桂、仙灵脾、补骨脂、韭菜子等。气滞:木香、乌药、香附、小茴、枳壳等。瘀血:乳香、没药、桃仁、红花、三七、延胡、丹皮等。湿痰:厚朴、枳壳、鲜南星、生半夏、茯苓、瓜蒌等。

(4)肝癌选药:斑蝥、莪术、生鳖甲、八月札、夏枯草、虎杖、地锦草等。此外,还有清热、解毒的抗癌药物,如白花蛇舌草、七叶一枝花、蒲公英、半枝莲、白英、紫草、龙葵、牛黄、青黛、鱼腥草、败酱草等,在辨证中虽无热象,也可选用。本病在重视"三辨"、"三法"的基础上,还要注意"三忌""三要"对药物的宜忌:一忌破血,如三棱、水蛭、山甲等,用之过久,以防瘀毒扩散或转移。二忌烟酒,烟酒辛热有毒,可伤肝助邪。三忌乱投医,有的信中不信西,有的信西不信中,有的信巫不信医,以致贻误病机,还要注意食疗在饮食上应多吃新鲜蔬菜和萝卜、胡萝卜、扁豆、海带、紫菜以及蕈类中的猴头、银耳、蘑菇、香蕈等。也可以吃些蛤类、龟、鳖等,都与病有益。二要患者心境旷达,乐观对待,树立战胜疾病的信心。三要练功,以使气血调和,阴阳平衡,相辅而行,以收事半功倍之效。(《名医特色经验精华》)

### 王绵之医案

胡某,男,43岁,港商,祖籍江苏省扬州市。2005年9月28日初诊。患者近期B超显示:肝脏回声不均,肝硬化图像,门脉直径:14mm;病毒性肝炎;肝硬化。其母曾因肝硬化腹水于1998年病逝。刻下:面色不佳。面带倦容,下眼袋重,寐可,梦无,左太阳穴疼;舌质淡红苔薄;左脉浮弦小,右脉小浮弦;AFP186.5μg/L,SF 228.6μg/L,透明质酸151.1μg/L,3型前胶原蛋白137.8μg/L,层粘连蛋白94.2μg/L,4型前胶原蛋白84.9μg/L,TG 2.47mmol/L证属脾肾不足,湿热中阻。拟健脾益肾,清热化湿法治疗。处方:法夏10g,陈皮10g,云苓10g,炙草5g,竺黄5g,炒枳实5g,厚朴10g,大腹皮10g,内金10g,白梅花10g,生地10g,象贝5g,天花粉10g,北沙参10g,麦冬10g,川石斛10g,炒槟榔10g,山萸10g。15剂,每日一剂。

复诊(2005年10月27日):患者电传叙述:药服后感觉良好,再次复查结果:CT扫描正常;透明质酸110μg/L,AFP 9.63μg/L;SF 158.5μg/L;A/G=1.33;ALT 53U/L;AST 38U/L。效不更方,即用前法,加重补脾益气之药,意在强脾土以退肝木。处方:法夏10g,陈皮10g,云苓10g,炙草5g,天花粉10g,炒枳实5g,厚朴10g,大腹皮10g,内金10g,丹参15g,生地10g,象贝5g,北沙参10g,麦冬10g,龙胆草5g,川石斛10g,炒槟榔10g,山萸10g,枣仁10g,党参5g,太子参5g,15剂,水煎服。

**按** "甲胎蛋白"是临床诊断早期肝癌的一个特异性指标,其可靠性为98%,假阳性为2%。肝癌中有相当一部分是由慢性肝病史发展而来,因此检测"甲胎蛋白",是判断由慢性肝病转化为肝癌的重要指标。本案已出现"甲胎蛋白增高",并伴有脾肾不足,湿热中阻的一系列症状,证属虚实夹杂。故治以健脾益肾,清热化湿,方用温胆汤加减。其实全方应用,是仿照王孟英阴虚内热治法构思的,结果一举成功。值得研究和借鉴。(《当代名老中医典型医案集》)

### 谌宁生医案

敖某,男,46岁。2006年3月2日处方。乏力,偶有右胁隐痛。初诊:患者于1995年发现乙肝标志物阳性,未治疗。2002年因劳累出现乏力,在湘雅二院住院治疗,肝功能恢复正常出院。至2003年在我科住院。肝穿诊断为肝炎后肝硬化,经治出院,今见稍感乏力,偶有右胁隐痛,余无明显不适。皮肤巩膜无黄染,可见肝掌,未见蜘蛛痣。舌稍暗,苔薄白,脉弦。实验室检查结果:肝功能:ALT 70U/L,AST 66U/L,ALP 135U/L,GGT 145U/L;B超示:肝硬化,门静脉内径高值,脾肿大,胆囊继发性改变。西医诊断:肝炎后肝硬化(代偿期);中医诊断:肝积,肝郁脾虚证。治法:活血理脾。方药以活血理脾汤加减。处方:柴胡6g,白芍10g,桃仁10g,红花6g,川芎10g,当归10g,太子参30g,郁金15g,茯苓15g,薏苡仁20g,枳壳10g。10剂。西药护肝,对证处理。辅助理疗。

二诊:肝区仍有不适,纳食好转,余症减轻;舌稍暗,苔薄白,脉弦。结合初诊症状和舌脉,证型基本未变,辨证同前。方药以活血理脾汤加减。处方:柴胡6g,白芍10g,桃仁10g,红花6g,川芎10g,当归10g,太子参30g,郁金15g,茯苓15g,薏苡仁20g,枳壳10g。10剂。西药护肝,对证处理。辅助理疗。

三诊:肝区不适消失,纳食可,肝掌减轻;舌淡,苔薄白,脉弦。治疗后病情好转。

**按** 肝炎肝硬化属中医肝积范畴,是由多种病因所致全身气血机能失调,导致脉络瘀阻,停聚于肝。病机复杂,正虚邪实。本案从虚和瘀为主,着重从补虚和化瘀着手,效果明显。(《当代名老中医典型医案集》)

### 金洪元医案

许某,女,37岁。2006年6月1日初诊。右胁痛时作2年,腹胀1月。初诊:乙肝病毒感染 10 年,未经系统治疗。近 2 年感右胁时痛,疲乏口干时苦,曾就诊本院。查 B 超示:肝硬化,胆囊炎,脾大。问:甲肝查过没有? 答:查过,阴性。实验室检查:B 超:肝硬化,脾大门脉 11mm,慢性胆囊炎,HBV-DNA(+),血常规:WBC $2.67\times10^9$/L,RBC $3.5/\times10^{12}$/L,PLT $6.2\times10^9$/L。肝功能:ALT42 U/L,AST53 U/L。诊断:肝积、胁痛(阴伤瘀阻,热毒未清);乙肝,肝硬化。此为久染邪毒,蕴阻于肝,气滞血阻而成瘀,热毒耗伤肝之阴血,致成阴伤血瘀成积,肝病及脾,失于健运,正邪相争日久,正伤邪衰。治法:滋养肝肾,解毒化瘀,运脾软坚。处方:柴胡 9g,郁金 9g,赤白芍各 12g,党参 12g,蛇舌草 15g,北沙参 12g,郁金 15g,茵陈 10g,鸡内金 9g,生牡蛎 15g,生麦芽 12g,香附 9g,黄精 12g,厚朴 9g,一枝蒿 9g,垂盆草 12g,水煎服,日 1 剂。

复诊:服药 7 剂,DNA(－)症状减轻,肝功好转,病情轻,证治对路,阴伤渐复但毒热未清。加减续服。

**按** 久病毒蕴,血瘀滞气,耗血伤肝,瘀阻成积,治当清热解毒,疏肝运脾,软坚化积,遂获良效。一枝蒿系维吾尔药,非雪山一枝蒿有毒之品。本案以柴胡、郁金、生麦芽、香附、川厚朴之品疏肝达郁。又以沙参、黄精、党参扶脾布津,防肝病及脾,配以蛇草、一枝蒿、垂盆草解毒,再以牡蛎、鸡内金软坚散结。(《当代名老中医典型医案集》)

### 钱英医案

黄某,男,30 岁。2004 年 12 月 3 日初诊。肝病史 1 年,肝功能异常 2 年。初诊:患者饮酒每月 2 次,其父为乙肝病毒感染者,HBsAg(+),HBeAg(+),HBcAg(+),HBV-DNA $35\times10^6$ copies/ml,肝功能正常:舌质淡、苔薄白,舌下静脉增粗、延长、变黑;脉沉细。西医诊断:肝炎肝硬化,代偿期,乙型。中医诊断:肝积。辨证:阴虚血热,毒损肝络。治法:养阴凉血,解毒通络。处方:生地 20g,丹参 20g,丹皮 12g,炒栀子 8g,赤芍 15g,叶下珠 30g,槲寄生 20g,水红花子 15g,莪术 6g,郁金 10g,苦参 15g,蛇舌草 30g。14 剂,每服 150ml,每日 2 次。

二诊(2004 年 12 月 7 日):腹胀,舌红,苔白。处方:生地 20g,丹参 20g,丹皮 12g,炒栀子 12g,赤芍 15g,叶下珠 30g,槲寄生 20g,水红花子 15g,莪术 6g,郁金 10g,苦参 15g,蛇舌草 30g,川朴 10g。14 付,每服 150ml,每日 2 次。

三诊(2004 年 12 月 31 日):腰部有压痛,食可,二便正常;舌质暗红,苔薄白;脉细数。处方:生地 20g,丹参 20g,丹皮 12g,炒栀子 8g,赤芍 15g,叶下珠 30g,槲寄生 20g,水红花子 15g,莪术 6g,郁金 10g,苦参 15g,蛇舌草 30g,ALT 122U/L,HBV-DNA $10^8$ copies/L。处方:生地 20g,败酱草 15g,丹皮 20g,麦冬 10g,赤芍 30g,白茅根 30g,坤草 12g,水牛角 10g,蛇舌草 30g,半枝莲 15g,草河车 15g,炙甘草 10g。14 付,每服 150ml,每日 2 次。

**按** 乙肝病毒复制活跃是肝硬化持续进展的关键,但肝硬化患者抗病毒治疗常受病情限制,和用药后病毒变异可出现病情加重的危险,因此,中医从养阴凉血,解毒通络治疗是一条重要途径。(《当代名老中医典型医案集》)

### 裘沛然医案

夏某,男,9 岁。1989 年 3 月 15 日初诊。消瘦乏力、腹部膨大 1 年余。幼时有肺结核,用西药抗痨药治疗后痊愈。1 年前,因消瘦、纳呆、两胁涨满疼痛等症,乃赴外院诊治,发现肝脾肿大,作对症治疗及休养处理,但效果不佳,故而慕名前来诊治。初诊:诊其面色萎黄无华,瘦弱神痿,皮肤干燥不泽,头晕时作,口渴喜饮,两胁时有胀痛,纳谷不香,夜寐躁动不安,大便不畅。舌质淡白、舌苔薄腻,脉弦细。体格检查:慢性病容,睑结膜苍白,腹膜皮下脂肪少,肝肋下 4.5cm,质地中等,表面无结节;脾平脐,肋下 7cm,边缘钝;四肢肌肉消瘦。实验室报告:ALT 50U/L,ALP 50U/L。此因正气素虚、脏腑失和、气机不利、瘀血凝结所致,治宜舒肝理气,活血化瘀、散结止痛。处方:炙鳖甲 20g,炙地鳖虫 12g,荆三棱 15g,蓬莪术 12g,丹参 18g,川郁金 12g,金铃子 9g,延胡索 15g,左牡蛎(先煎)30g,生白术 15g,枳实(炒) 9g,槟榔 12g,木茴香(各)10g,炙甲片 12g,7 付,水煎服。

复诊:患者自服上药 2 月,两胁胀痛明显改善,面色萎黄也除,神清较前活泼,头晕不显,口渴亦消,胃纳有增。实验室报告:ALT 40U/L,ALP 21.5U/L;体格检查,肝肋下 3cm,质地中等,表面光滑,脾肋下 4.5cm。

三诊:患者仍以上方再进,断续服药 1 年,因要复学,为开具健康证明而来我院复查,诊病时患者面色已转华润,神清健康,头晕已消失,两胁胀痛基本已除,仅玩耍过度则两胁隐隐微痛,胃纳颇佳,体重增加 5.5kg,身高增长 15cm。实验室检查:全部正常。腹部体格检查:肝右肋下 2cm,脾左肋下 3cm。同意复学。

**按** 肝硬化大抵中医所谓“癥积”一类。病机多因长期感邪,或酗酒湿热蕴结。肝主疏泄,喜条达,浊邪潜留,气机失于调畅,气滞则血瘀,气血瘀积日久成癥。故治疗当以调气行瘀为原则,先生重用鳖甲、蟅虫、三棱、莪术、甲片、牡蛎、丹参等活血软坚散结;木香、茴香、郁金、金铃子、延胡索、槟榔、枳实等理气化滞,白术健脾,乃点睛之笔,仲景所谓见肝之病,当先实脾是也。裘老认为该病邪气去除,正气自复,故重在祛邪。同时祛邪不是一味蛮攻,而是在祛邪不伤正的基础上,活血、理气即是祛邪。现代药理研究也认为活血化瘀对积证治疗作用在于改善结缔组织代谢,使病变的胶原纤维变细、疏松,对增生型疾病有不同程度的软化及吸收;能增强网状内皮系统的吞噬功能,促进病灶的吸收。近人临床实践中也体会到确有治疗肝脾肿大的作用。该病例证实了本方法有较好的临床价值。(《当代名老中医典型医案集》)

## 【预防护理】

### 1. 预防

积聚之病,起于情志失和者居多,故正确对待各种事物,解除忧虑、紧张,避免情志内伤,至关重要。饮食上应少食肥甘厚味及辛辣刺激之品,多吃新鲜蔬菜,平时应注意锻炼身体,如见胃痛、胁痛、黄疸、泄泻、便血等病证,应及时治疗以免转为积聚。

### 2. 护理

在护理上,首先要做好病人的思想工作,使病人保持愉快的精神状态,积极配合治疗。积聚患者脾胃运化功能较差,故食物宜新鲜、清淡可口而又富于营养。并注意休息,切勿过劳。

# 眩 晕

眩,是目眩;晕,指头晕。二者常同时并见,故统称眩晕。《医学心悟》说:“眩,谓眼黑;晕者,头旋也。故称头旋眼花是也。”眩晕轻者闭目或静卧即止,重者如坐车船,自觉外界景物旋转,自身摇摇欲倒,起坐站立不稳,不敢张目而视,或伴有恶心、呕吐、汗出,甚或昏倒等症状。

早在《内经》,对眩晕一病已有明确论述。如《灵枢·卫气》篇云:"上虚则眩";《灵枢·口问》篇说:"上气不足,脑为之不满,耳为之苦鸣,头为之苦倾,目为之眩。"东汉·张仲景《金匮要略》认为痰饮是眩晕发病的原因之一,立泽泻汤治支饮"冒眩",小半夏加茯苓汤治水饮"眩悸"。后世在《内经》和《金匮要略》认识的基础上,逐步发展完善了眩晕之理法方药。值得特别提出的是,元代朱丹溪倡"无痰不作眩"。明·周之干《慎斋遗书》着重从五脏虚弱论述眩晕的发病,指出眩晕"有脾虚生痰者,有寒凉伤其中气,不能升发,故上焦元气虚而晕者。"治疗上主张脾虚者用四君子汤加半夏、天麻。《景岳全书》治头晕上虚,用四君子汤、五君子煎、归脾汤、补中益气汤;兼呕吐者,圣术煎大加人参。以上这些认识,都为后世从脾胃论治眩晕提供了参考。从当今临床看,眩晕以虚证或本虚标实证多见。其中因气血亏虚和痰浊中阻而眩晕者,确与脾胃密切相关。

## 【相关病机】

气血亏虚,头目失养　人体气血的生成,主要源泉是脾胃运化的水谷精微之气。故气血因生化不足而亏虚,主要责之脾胃。若饮食失节,或思虑劳倦过度,或因病过用寒凉、吐下、攻伐之品,或大病久病之后,损伤脾胃,胃纳减少,脾失健运,水谷精微之气不足,气血生化乏源,日久致气血亏虚。气血既亏,则脑无所濡,目失血养,遂发为眩晕。正如《医灯续焰》所说:"清阳出上窍,而目在其中。清阳者,气也,气不足则不能上达,以致头目空虚,而眩晕时作矣。"若因诸内伤、外伤失血,或大病久病耗伤气血,亦可致气血亏虚,发生眩晕。其病不在脾胃但关乎脾胃,在治疗上除止血之外,必须健运脾胃以助气血生化之源,气血得复而眩晕自止。

脾失健运,痰浊中阻　脾主运化水湿,而为生痰之源。脾之阳气健旺,则水湿气化运行,为津为液,清升浊降。若饮食失节,饥饱无常,或肥甘厚味太过,或思虑劳倦,损伤脾胃,脾失健运,水谷之气不能化为精微,聚湿生痰,痰浊中阻,清阳不升,浊阴不降,蒙蔽清窍,发为眩晕。《医灯续焰》说:"胸中痰浊,随气上升,头目高而空明,清阳所注,涌浊之气扰乱其间,欲其不晕不眩,不再得矣。"

## 【辨证论治】

### 1. 辨证纲要

(1)辨虚实:新病多实,久病多虚;年轻体壮者多实,年老体弱者多虚。伴呕恶面赤、头痛且胀者多实;体倦乏力、舌淡脉弱者多虚。偏阳虚者,多见舌质胖嫩淡暗,脉沉弱;痰湿盛者,多见舌苔滑腻,脉滑。

(2)辨类证:肝阳上亢眩晕,多兼头痛而胀,面色潮红;肾亏眩晕,多兼腰酸腿软,耳鸣如蝉等。

### 2. 治疗原则

健脾和胃,助气血生化之源,绝生痰之源,是其基本治则。由于眩晕多本虚标实,故常须标本兼顾。若有明显诱因或原发病者,则须去除诱因,积极治疗原发之病。

气血亏虚

**临床表现** 眩晕动则加剧,或遇劳即发,神疲懒言,气短声低,纳减体倦,面色少华或萎黄,唇甲不华,发色不泽,心悸失眠,舌淡,脉细弱,或兼诸失血证。

**辨证提要** ①辨证要点:眩晕动则加剧,遇劳即发,伴全身气血亏虚的脉证。②辨病因:有诸失血证或失血史者,多以血虚为主,但单纯血虚者少见,以气虚为主者,常有持强劳力,过度劳神,饮食失节,或大病久病史,或有脾胃素弱等。

**理法概要** 气血亏虚,头目失其荣养是该证病机关键。治宜补养气血,健运脾胃。

**方药运用** 八珍汤加减。

当归10g 川芎10g 白芍12g 熟地12g 党参10g 白术10g 茯苓15g 甘草3g

八珍汤是平补气血的代表方。方中四君补脾益气;四物补血和血,共成气血双补之剂。亦可用十全大补汤温补气血。若血虚较甚,心神失养表现突出者,可选用归脾汤或人参养荣汤加减。偏于脾胃中气虚弱者,眩晕而兼少气懒言,肢软体倦,神疲乏力等,则选用补中益气汤。若气虚阳弱,出现形寒肢冷,腹中隐痛等症者,可用理中汤加当归、肉桂等。若因暴失血而气随血脱,突然晕倒者,可重用六味回阳饮,并重用人参,或配合针灸治疗以回阳固脱救急。

痰浊中阻

**临床表现** 眩晕,头重如蒙,倦怠,胸闷,恶心或时吐痰涎,食少多寐,舌体胖,苔腻浊或白厚,脉滑或弦滑;或兼见心下逆满,心悸怔忡;或伴有头目胀痛,心悸而烦,口苦尿赤,舌苔黄腻,脉弦滑数等。

**辨证提要** ①辨证要点:眩晕而头重如蒙,舌胖,苔腻,脉滑。②辨寒热:痰浊(湿)常从阴、从阳而寒化、热化,表现为寒饮、痰热或痰火为患。

**理法概要** 脾失健运,湿聚成痰,阻滞气机,清浊升降失常,清阳不展,清窍蒙蔽是其基本病机。治以燥湿祛痰,健脾和胃。

**方药运用** 半夏白术天麻汤加味。

白术10g 茯苓15g 半夏10g 陈皮10g 天麻10g 甘草5g 生姜3片 大枣3枚

白术、陈皮、半夏、茯苓健脾理气,祛湿化痰,绝生痰之源以治本;天麻为止头眩要药而治标;生姜、大枣和胃;甘草调和诸药。湿重,可加泽泻利湿,或合五苓散以化湿利水。若眩晕较甚,呕吐频作,为痰浊壅逆,胃失和降,可加旋覆花、代赭石、胆南星等除痰降逆,或者改用旋覆代赭汤加减。

若属痰饮内停,宜用苓桂术甘汤以温化之;阳虚寒重者,更加附子、干姜、白芥子等以温阳化饮。痰浊化热化火,宜用温胆汤加黄连、黄芩、胆南星等以清热化痰。

## 【其他疗法】

**1. 单方验方**

(1) 五月艾生用45g,黑豆30g,煲鸡蛋服食;或川芎10g,鸡蛋1只,煲水服食;或桑椹子15g,黑豆12g,水煎服。治疗血虚眩晕。

(2) 生明矾、绿豆粉各等份,研末,用饭和丸如梧桐子大。每日早晚各服5丸,常服;或用明矾7粒(如米粒大),晨起空腹开水送下,治痰饮眩晕。

### 2. 针灸疗法

(1)气血不足

取穴　百会、脾俞、肾俞、关元、足三里、三阴交。

手法　用补法加灸。

(2)痰浊中阻

取穴　中脘、内关、足三里、丰隆、头维。

手法　用泻法。

### 3. 饮食疗法

(1) 茯苓粉:茯苓适量,碾为细粉,每次冲服 6～10g,每日 3 次。用于脾胃气虚,气血不足眩晕。(《实用中医营养学》)

(2) 何首乌煮鸡蛋:何首乌 60g,鸡蛋 2 枚,共入锅,加水煮。鸡蛋熟后去壳再煮片刻,食蛋饮汤。适用于气血亏虚眩晕。(《饮食疗法》)

(3) 橘皮粥:橘皮 15～20g(鲜者 30g),粳米 50～100g。先用橘皮煎取药汁去渣。然后与粳米同煮为稀粥。或将橘皮晒干,研为细末,每次用 3～5g 调入已煮沸的稀粥中,再同煮煨熟。日服 2～3 次,连服 2～3 日。适用于痰浊中阻眩晕。(《饮食辨录》)

## 【名医精华】

#### 李振华医案

**案 1**　任某,男,62 岁,采购员。初诊:1993 年 10 月 3 日。

主诉:阵发性头晕 20 年余,加重半年。

病史:平素出差甚多,工作忙碌,饮食无规律,20 年前出现头晕,初较轻微,未经治疗,后渐加重,曾在西安市人民医院查 CT 示:未见异常。诊断为梅尼埃病,先后服用头痛粉、天麻丸、眩晕停(地芬尼多)等药物治疗,时轻时重。近半年去海南工作,因不适应南方饮食、气候,眩晕加重,尤其晨起及劳累后,觉天旋地转,不能站立,伴恶心、呕吐,有时晕倒。特来就诊。现头晕,不敢视物和转动头部,伴恶心,耳鸣,肢体麻木,倦怠乏力,纳少,舌硬,言语不清。体胖,面色无华,精神不振,常闭目,舌边红,苔黄腻,脉滑数。

中医诊断:眩晕(痰湿停滞,郁而化火)。

西医诊断:梅尼埃病。

治法:健脾祛痰,清热泻火。

处方:温胆汤加味。

白术 10g,茯苓 15g,泽泻 15g,橘红 12g,半夏 10g,枳实 10g,竹茹 10g,胆南星 9g,龙胆草 12g,天麻 10g,菊花 10g,钩藤 15g,甘草 3g。15 剂,水煎服。

嘱:多休息,忌食辛辣、生冷、油腻之品。

二诊(1993 年 10 月 18 日):头晕减轻,已无天旋地转,诸症均减,唯耳鸣、眠差,舌脉同前,加灵磁石 30g 补肾聪耳,且能平肝潜阳,重镇安神,配夜交藤 30g 以治失眠,继服 15 剂。

三诊(1993 年 11 月 2 日):头晕又减,已能稍稍劳作,恶心、耳鸣减轻,肢体麻木,舌硬,舌淡红,苔白腻。上方去枳实、竹茹、龙胆草,加郁金 10g、节菖蒲 10g、乌梢蛇 15g、地龙 15g、山甲 12g。15 剂,水煎服。

三诊辨证论治:诸症均减,说明脾虚得健,痰湿得化,风得息,火得降,故上方去枳实、竹茹、龙胆草,加郁金、菖蒲以化痰开窍治舌强,乌梢蛇、地龙祛风痰,通络善行;山甲性善走窜,能化瘀消癥,通经脉,三药合用,共治肢麻。

四诊(1993年11月18日):头晕基本消失,余症均无,为巩固疗效,嘱其继服上方1个月。半年后随访,头晕未犯,病获痊愈。

**案2** 马某,女,39岁。于2005年8月20日来诊。

主诉:眩晕耳鸣、体倦乏力已三年余。

病史:患者自述于2002年5月开始感觉眩晕,耳鸣,时觉头沉,体倦乏力,但未引起重视。2003年初病情开始加重,乃至洛阳市第一人民医院诊治,经检查确诊为高血压、高脂血症,经服西药维压静、寿比山(吲达帕胺)、舒降之(辛伐他汀)等药血压下降,上述症状有所减轻。后至洛阳市中医院给予育阴潜阳、健脾利湿等中药及大蒜油胶囊效果不显。现感头晕,耳鸣,头目胀痛沉重,每因劳累及心情不佳时加重,胸闷,恶心,周身困倦乏力。体形较胖,面色潮红,舌质暗淡、边有瘀斑,舌体胖大,舌苔白腻,脉弦滑。

实验室检查:2005年3月21日洛阳市第一人民医院检查报告单:TC 7.73mmol/L,TG 3.84mmol/L,HDL-C 1.14mmol/L,LDL-C 4.87mmol/L。BP 160/100mmHg。

中医诊断:眩晕(脾虚湿阻,血行不畅,肝阴不足,风阳上扰)。

西医诊断:原发性高血压;高脂血症。

治法:健脾养肝、祛湿活血、潜降息风。

处方:平亢通络汤加减(经验方)。

白术12g,茯苓10g,泽泻10g,节菖蒲10g,川牛膝9g,女贞子15g,荷叶30g,草决明12g,全蝎9g,牡蛎15g,赤芍10g,山楂15g,地龙21g,鸡血藤30g,丹参20g,桃仁12g,甘草5g。25剂,水煎服。

医嘱:嘱忌食肥甘油腻及不易消化食品,适当锻炼,尽量保持心情舒畅。

二诊:2005年9月15日。头晕耳鸣,头目胀痛显著减轻,胸闷恶心已失,舌质暗淡,瘀斑略减,舌苔薄白腻,脉弦滑。

处方:平亢通络汤加减(经验方)。

白术12g,茯苓10g,节菖蒲10g,川牛膝9g,女贞子15g,荷叶30g,全蝎9g,牡蛎15g,赤芍10g,山楂15g,地龙21g,鸡血藤30g,丹参20g,红花12g,甘草5g。20剂,水煎服。

三诊:2005年10月5日。头晕,耳鸣,头目胀痛沉重感及舌边瘀斑已消失,周身较前有力。舌体稍胖大,舌质稍暗,舌苔薄白,脉微弦无力。

处方:平亢通络汤加减(经验方)。

党参15,白术12g,茯苓10g,泽泻10g,节菖蒲10g,川牛膝9g,女贞子15g,荷叶30g,全蝎9g,牡蛎15g,赤芍10g,山楂15g,地龙21g,鸡血藤30g,丹参20g,红花12g,甘草5g。30剂,水煎服。

治疗结果:眩晕等症消失而病情稳定。11月7日在省人民医院检查,结果:TC 5.22mmol/L,TG 1.92mmol/L,HDL－C 1.16mmol/L,LDL－C 3.64mmol/L。BP 136/86mmHg。平时多次测量血压,基本在此范围,生气后血压有升高,就自服寿比山可缓解。

**案3** 温某,男,48岁。河南省洛宁县城关镇。

初诊:1978年3月23日。

主诉:头晕三年。

病史:于 1974 年 4 月,开始头晕目眩,有时胸闷气短。经某医院检查诊断为"高血压、高脂血症"。服中西药降压、降脂,效果不显。近来病情逐渐加重而来求诊。现头晕目眩,口苦咽干,心烦易怒,肢体困倦,腿沉乏力。身体肥胖,面色少华舌质红、少津,舌体稍肥,脉弦细无力。

检查:血压 175/110 毫米汞柱。查血清总胆固醇 370mg/dl(正常值:100~230mg/dl),甘油三酯 730mg/dl(正常值:355mg/dl),β 脂蛋白 1686mg/dl(正常值<700mg/dl)。

中医诊断:眩晕(心肾阴虚,肝阳上亢)。

西医诊断:高血压病;高脂血症。

治法:滋阴养肝,清热活血。

处方:滋阴清肝汤加减(经验方)。

蒸首乌 21g,川牛膝 15g,赤芍 15g,茯苓 15g,泽泻 15g,荷叶 30g,草决明 15g,山楂 15g,地龙 21g,鸡血藤 30g,丹参 21g,全蝎 15g,桃仁 15g,菖蒲 9g,牡蛎 15g。12 剂,水煎服。

医嘱:忌肥甘油腻,食清淡食物。

二诊:1978 年 4 月 17 日。头晕目眩减轻,胸闷气短好转,舌淡红有津,脉弦细有力。复查血清总胆固醇 188mg/dl,甘油三酯 405mg/dl,β 脂蛋白 948mg/dl。肝肾阴虚,经络不畅,病理亦非短时可复。仍守初诊治法,效不更方,上方继服 21 剂。

三诊:1978 年 5 月 7 日。诸症大减,四肢有力,现已能跑步,惟下午腿困乏力。舌淡红、有津,脉弦软有力。血压 120/70mmHg,血清总胆固醇 120mg/dl,甘油三酯 222mg/dl,β 脂蛋白 536mg/dl。照原方继服 25 剂,以巩固疗效。

治疗结果:至今七年后随访身体健康。

**案 4** 徐某,女,57 岁。于 2005 年 10 月 8 日来诊。

主诉:头晕间断发作 10 年余。

病史:患者平素性情急躁,10 余年前因生气出现头晕,当时测血压 150/100mmHg,后被确诊为高血压,间断口服维压静治疗,然症状时有时无,近几年头晕发作频繁,时感心前区憋痛,伴后背疼痛,现症见:头晕且胀,耳鸣,遇劳、恼怒加重,时感心前区憋痛,伴肩背疼痛,眠差,食后时有腹胀,纳可,二便正常。舌质红,舌苔黄,脉弦。

心电:侧壁 ST 段压低。

中医诊断:眩晕(肝阳上亢型)。

西医诊断:高血压病。

治法:清热平肝,解郁安神。

处方:脏躁方加减(经验方)。

土炒白术 10g,茯苓 12g,橘红 10g,旱半夏 10g,香附 10g,郁金 10g,炒栀子 7g,节菖蒲 10g,莲子心 6g,夜交藤 25g,丹参 15g,砂仁 6g,檀香 10g,西茴 10g,枳壳 10g,龙齿 10g,天麻 10g,厚朴 10g,甘草 3g,琥珀 3g(冲),朱砂 2g(冲)。30 剂,水煎服。

医嘱:畅情志,戒躁怒,忌肥甘辛辣。

二诊:2005 年 10 月 7 日。心前区憋闷、腹胀、睡眠均改善,然头晕未见减轻。舌质红,舌苔薄黄,脉弦。

处方:脏躁方加减(经验方)。

土炒白术 10g,茯苓 12g,橘红 10g,半夏 10g,香附 10g,天麻 10g,钩藤 12g,郁金 10g,节菖蒲 10g,炒栀子 17g,龙齿 25g,知母 12g,合欢皮 15g,夜交藤 25g,厚朴 10g,砂仁 6g,檀香 10g,丹参 15g,莲子心 6g,西茴 10g,枳壳 10g,甘草 3g,琥珀 3g(冲),朱砂 2g(冲服)。30 剂,水煎服。

三诊:2005 年 11 月 2 日。头晕明显减轻,胸闷情况基本消失,睡眠明显改善。舌质稍红,舌苔薄黄,脉弦。

处方:脏躁方加减(经验方)。

天麻 10g,钩藤 12g,龙齿 25g,栀子 10g,厚朴 10g,砂仁 6g,檀香 10g,丹参 15g,土炒白术 10g,茯苓 12g,橘红 10g,旱半夏 10g,香附 10g,郁金 10g,节菖蒲 10g,莲子心 6g,西茴 10g,枳壳 10g,夜交藤 25g,甘草 3g。30 剂,水煎服。

治疗结果:头晕基本消失,胸闷、耳鸣皆无,心电图大致正常。血压 140/85mmHg。

一年后随访,病情稳定,未有反复。

**案 5** 黎某,男,28 岁。于 1992 年 10 月 5 日来诊。

主诉:眩晕、不能下床活动半年余。

病史:半年前正在劳动时突然晕倒,伤及头部,遂到当地医院求治。经 CT 检查发现颅内有核桃般大的血肿,后在该院做手术清除淤血。术后患者一直感觉头晕,不能下床。服用脑复康(吡拉西坦)、脑复新(吡硫醇)、安定等药物,效果不甚理想。患者呈慢性病容,神志清晰,回答问话准确,语言不清。仍头晕,失眠,视力差,下楼不稳,只在室内活动。纳可,二便调。舌质黯红,舌苔薄白,脉沉细涩。

中医诊断:眩晕(瘀血阻窍、肝风内动)。

西医诊断:脑挫伤后遗症。

治法:通窍活血、养肝息风。

处方:当归 12g,川芎 10g,赤芍 15g,丹皮 12g,郁金 10g,节菖蒲 10g,桃仁 10g,红花 10g,丹参 12g,天麻 10g,细辛 5g,菊花 12g,元寸(另包)0.1g,蒸首乌 20g,甘草 3g。15 剂,水煎服。

二诊:1992 年 10 月 20 日。头已不痛、不晕,睡眠也有所好转。舌红苔薄白,脉沉细。拟用滋阴养肝,活血息风之法。

处方:蒸首乌 20g,赤芍 15g,杞果 15g,丹皮 10g,黄精 15g,山萸萸 15g,珍珠母 30g,丹参 15g,菊花 12g,天麻 10g,细辛 3g,郁金 10g,菖蒲 10g,夜交藤 30g,甘草 3g。

治疗结果:上方连服月余,诸症消失,恢复正常生活。(《李振华医案医论集》)

**岳美中医案**

麻某,女性,48 岁。主诉:患眩晕证四年,闭经已 4 年,汗出,往常晕倒仆地,恶心,有时呕吐,血糖 75mg/dl,诊断为低血糖症,久治不愈。脉沉取粗大,舌质淡,舌本有薄白苔,血压 15/9kPa(112/70mmHg),躯体肥胖形,不任劳累。细询患者,起初因劳累过度兼汗出不止而得,舌淡脾阳虚,而舌本苔白,脉大是运化失权,纳入之水谷,不化精微而酿成痰湿,弥漫中焦,遭肝风挟持时时泛滥上冲眩晕仆倒,持久难愈。治取健脾涤痰为主,辅以补虚泻火祛风。李东垣半夏白术天麻汤主之。

姜制半夏 45g,炒白术 30g,麦芽 45g,炒神曲 30g,米泔浸苍术、党参、蜜炙黄芪、陈皮、茯苓、泽泻、天麻各 15g，干姜 9g，酒黄柏 6g。

共为粗末，分成 30 包，宗东垣法小量久服，避免脾胃久虚，不能多纳，缓缓治之，以便由量变达到质变。每服 9g，煎 2 次，合在一处，分 2 次饭后半小时至一小时温服之。

本方以补脾胃为主，取半夏和胃以化中焦之湿痰；痰多阻滞，则以神曲、麦芽消之；痰系水湿则以苍白术、苓泻利之；究其痰湿之来，因脾胃虚弱，以致中焦停痰蓄饮，上冲而为头目眩晕，则以参芪之大力补气，合术苓以健脾，干姜温脾，橘皮行气，黄柏清火，天麻祛风，培本治标兼顾并进，适用于脾虚弱，慢性头晕，手足倦怠。

服上方 3 料，共 90 包，头晕汗出基本痊愈。（《岳美中医案集》）

**张镜人医案**

张某，女，23 岁。1981 年 7 月 7 日初诊。眩晕阵作，伴有泛恶，胸闷。有前庭功能紊乱病史。近来胸闷，头晕时作，剧则目眩，欲跌仆，发作时伴泛恶，迄今五载，辗转治疗未愈。苔薄腻，质红，脉细。辨证属痰热夹肝阳上扰。西医诊断为前庭功能紊乱。眩晕。治以平肝化痰，清热潜阳。处方：炒滁菊 9g，景天三七 15g，赤白芍各 9g，丹参 9g，炒白术 9g，泽泻 15g，白蒺藜 9g，生石决明 30g（先煎），制半夏 5g，炒陈皮 5g，炒竹茹 9g，炒枳壳 5g，炙远志 3g，淮小麦 30g，香谷芽 12g。14 剂。

二诊（7 月 21 日）：头晕已缓，泛恶亦平，稍有胸闷，便形带溏，脉细滑，苔薄，质红。仍守前法。处方：桑叶 9g，菊花 9g，景天三七 15g，徐长卿 15g，白术 9g，泽泻 15g，赤白芍各 9g，陈胆星 3g，生香附 9g，炒竹茹 9g，炒枳壳 9g，炒黄芩 9g，炙远志 3g，香谷芽 12g，佛手片 6g。14 剂。

上方加减服用 2 月，病情一直稳定，眩晕未再发作。余症亦都平安。

**按**　眩晕一证，病因病机复杂，历代论述亦多。《素问·至真要大论》云："诸风掉眩，皆属于肝。"《海论》又云："脑为髓海，髓海不足，则脑转耳鸣，胫酸眩冒，目无所见，懈怠安卧。"后世朱丹溪曰："无痰不作眩。"张景岳氏曰："无虚不作眩"。归纳各种论述，不外风、火、痰、虚所致。本案眩晕兼见胸闷、泛恶，且舌质偏红，痰湿夹火作祟是病机的重要方面，故平肝潜阳外，重用泽泻汤、温胆汤以清化痰湿，二诊更川黄芩、桑菊等清肝降火，痰火平化，肝阳不浮，眩晕乃安。（《国医大师临床经验实录》）

**张学文医案**

刘某，女，61 岁。1990 年 3 月 11 日初诊。头痛头晕头胀手麻 10 余年。头痛头晕头胀手麻 10 余年，右腿痛，右耳鸣，睡眠差，精神萎靡，腰膝酸软，血压：180/100mmHg，舌色紫暗；脉弦。曾服不少中西药，症状时轻时重。诊其为：阴虚阳亢，血瘀风眩。治法：平肝息风，滋阴潜阳，化瘀通络。处方：菊花 12g，川芎 10g，牛膝 15g，磁石 30g（先煎），丹参 15g，豨莶草 30g，赤芍 10g，路路通 15g，僵蚕 10g，生地 12g，夜交藤 30g，生龙骨 30g（先煎）。6 剂，水煎服，日一剂。

二诊（1990 年 3 月 25 日）：症状如前。仍用上方加天麻 10g，姜黄 10g。

三诊（1990 年 10 月 21 日）：上方服 20 剂，诸症减轻，遂未再服药。半年来头又胀痛，双手发麻，睡眠差，耳鸣。查：舌质暗，少苔；脉沉细；血压又达以前高度。处方：炙黄芪 30g，当归 12g，川芎 10g，赤芍 10g，桃仁 10g，红花 6g，地龙 10g，炒枣仁 30g，夜交藤 30g，川牛膝 15g，磁石 30g（先煎），生龙牡各 30g（先煎），豨莶草 30g，生山楂 15g。6 剂，水煎服，日一剂。

四诊(1990年10月28日):服上方后头痛减,睡眠改善,仍手麻,耳鸣,心慌,胸闷。查:舌淡,苔薄白;脉弦细。仍用上方加瓜蒌15g,天麻12g,蝉蜕6g,去牡蛎。

五诊(1990年11月25日):头痛大减,手麻减轻,耳鸣已不发生,自觉诸症大减,唯因感冒求治。血压140/90mmHg。仍以上方加葛根、菊花、薄荷、丹参等加减。嘱长期服用杞菊地黄丸及复方丹参片。

**按** 此证先以滋阴潜阳化瘀为主法,后以益气活血,平肝活络。乃因瘀血为标,当急化之;风眩乃木旺络阻之证。故治分急缓而获愈。(《国医大师临床经验实录》)

### 邓铁涛医案

何某,女,65岁。2006年3月12日初诊。患者反复头晕30余年,加重3天来诊。患者于30余年前始出现头晕无耳鸣,遂到当地医院就诊,当时测血压最高达220/120mmHg,诊断为"高血压病3级,极高危组",平时予服用心痛定(20mg,日3次)、间断加用美托洛尔以控制血压,血压控制在130~160/80~90mmHg之间,但头晕仍时有发作,此次因症状加重在外院及我院住院治疗。3天前患者又出现头晕加重,并伴气促,遂到我院急诊求治,当时测血压为220/120mmHg,治疗上给予静滴硝酸甘油以控制血压,但患者觉症状缓解不明显,留观后收入我科。患者有2型糖尿病病史约5年,平素服用美迪康控制血糖,血糖可控制在6~10mmol/L之间。2002年曾因"十二指肠球部溃疡并急性上消化道出血"在我院留观治疗,予制酸、止血、输血等处理后治愈,平素无诉不适。否认肝炎、肺结核等传染病史。否认外伤、手术史。

初诊:患者头晕,肢体乏力,困重,稍口干,饮水不多。心电图(2月27日):窦性心律、ST—T改变、P—R间期稍延长、左心室高电压。2月27日留院观察急诊生化示:血糖6.8mmol/L,尿素12.97mmol/L,肌酐202μmol/L。查其:舌质暗淡,舌下络脉增粗,苔黄厚腻,左脉细,右脉滑。诊其为:眩晕(气血亏虚,痰热瘀阻)。患者年过六旬,脏腑功能渐衰,久病不愈,耗伤气血,气虚则无力推动血行,血行不畅则日久化瘀;气虚不能运化水湿,输布失司,聚湿为痰,痰浊上蒙清窍,瘀血阻络,可发为"眩晕"。治法:补气健脾,化痰活血。方拟四君子汤和温胆汤加减。处方:党参20g,白术12g,茯苓15g,当归5g,法夏12g,橘红6g,升麻12g,北芪15g,枳壳5g,丹参12g,甘草5g。水煎服,日一剂。

复诊:服药7剂,患者头晕减轻,血压平稳在145/95mmHg水平,已停用静脉降压药。

**按** 气虚清阳不升,加之痰瘀阻络,脑脉不畅而致眩。因此予以益气祛痰活血之治。(《国医大师临床经验实录》)

### 颜正华医案

王某,女,34岁。初诊:2010年2月27日。主诉:头晕半年,加重2周。头晕半年,近2周加重,现乏力伴心慌,腰酸,夜寐多梦,纳可,二便调。末次月经:1月23日,周期正常,量偏少。舌红苔薄少,脉沉细。曾于2009年9月接受人工流产。辨证:心脾两虚。治法:补气养血,宁心安神。处方:生黄芪15g,茯苓、茯神各10g,生白术10g,当归6g,生白芍10g,炒枣仁20g,珍珠母(先下)30g,夏枯草15g,夜交藤30g,桑寄生30g,白菊花10g,钩藤15g。7剂,水煎服,日一剂。

二诊:2010年3月6日。患者诉:服上方头晕、腰酸、心慌减轻。现气短乏力,寐多梦。舌脉如前。处方:生黄芪15g,茯苓、茯神各10g,生白术10g,当归6g,生白芍10g,炒枣仁

20g,珍珠母(先下)30g,夏枯草15g,夜交藤30g,桑寄生30g,白菊花10g,钩藤15g,党参15g,远志6g,生龙骨、生牡蛎(先下)各30g,五味子6g,龙眼肉10g。14剂,水煎服,日一剂。

**按**　本案患者头晕气短,乏力,心慌,腰酸,夜寐多梦,脉沉细。系脾胃虚弱,气血不足,心神失养所致,治当补气养血,宁心安神。方中生黄芪、茯苓、生白术补气健脾,使气血生化有源,和当归、生白芍养血,共收补养气血之效;炒枣仁、夜交藤、茯神、珍珠母养心镇心安神;桑寄生、夏枯草、白菊花、钩藤补肝肾、强腰膝,平肝清热针对头晕而设。二诊头晕、腰酸、心慌减轻,仍气短乏力,寐多梦。故在前方基础上加党参增强补气健脾之力;加远志、生龙牡、五味子增强宁心安神之功;加龙眼肉增强补养气血,安神之效。诸药合用,证症相参,服药20余剂,诸症皆消。(《国医大师临床经验实录》)

### 朱锡祺医案

陆某,男,47岁。初诊:1965年12月17日。

主诉及病史:血压190/134mmHg。身体素健,因1年前儿子突然死亡而悲伤过度,连续彻夜不眠。嗣后常感头晕胀痛,面赤升火,心悸怔忡,尤以紧张时更甚。曾在某医院治疗,服西药并休息年余。

诊查:口舌干燥。脉弦细,苔薄腻。

辨证:综合症情乃阴虚阳亢,心火内炽。

治法:治以滋水涵木,养血安神。

处方:当归9g,丹参9g,豨莶草15g,夜交藤30g,枣仁9g,女贞子9g,旱莲草12g,生槐花12g,夏枯草12g,牡蛎30g(先煎)。5剂。

二诊:1966年1月26日。血压166/116mmHg。药后睡眠好转,头仍胀痛,面部生火,夜间怕冷,二足不温。脉弦细,苔薄。阴亏于下,阳浮于上,治以育阴潜阳,引火归原。

处方:熟地12g,玉竹12g,女贞子9g,旱莲草12g,当归9g,巴戟天9g,仙茅9g,仙灵脾9g,附片9g(先入),磁石30g(先煎),萸肉6g。

**按**　本例因儿子暴亡,忧思郁结,伤及心阴,阴虚火炽,下及肾阴,水不涵木,厥阳偏胜,久则阴损及阳而致阴亏于下,阳浮于上,阴不敛阳,神不守舍,故现面赤升火,心烦不寐,头晕胀痛之实证,并见畏寒怯冷、二足不温之肾阳虚兼证。初以平肝潜阳、养血安神之品治疗月余,自觉症状虽有改善,但血压降之未够理想,后用育阴潜阳增入附块、仙茅、仙灵脾等温肾壮阳、引火归原之品,血压顿见下降,自觉症状显著改善,并已恢复半天工作。

一般在治疗高血压时,习惯用滋阴降火、平肝潜阳之凉药;对桂枝、附块辛温大热之品,畏如蛇蝎,恐其火上添油,不敢沾唇。实际上如掌握辨证论治原则,辨明阴阳,分清虚实,有是证,用是药,处理得当,则虽用辛温大热之品,亦能获效。本例验案足可证之。

### 金寿山医案

万某,男,45岁。

主诉及病史:1个月前因左副鼻窦炎连续注射链霉素7g,引起眩晕耳鸣,走路时摇晃如醉人,并有复视(不走路时没有复视),至今未愈。经常嗳气上逆,大便干结。已经3个医院神经科检查,无异常发现。

诊查:血压100/70mmHg。脉弦细带滑,舌胖,苔微黄而润。

辨证、治法:清气不升,痰浊上逆。治于升降中求之。

处方:蔓荆子12g,杭菊花9g,升麻4.5g,葛根9g,党参12g,生黄芪12g,黄柏4.5g,炙甘草3g,赤白芍各9g,当归12g,旋覆花9g(包煎),代赭石12g(先煎),五味子3g。7剂

同年12月11日来信述:服药7剂后诸症基本痊愈;自己再已原方连服药7剂,诸症悉除。

**按** 鼻为肺窍,久患副鼻窦炎,风热外袭,痰浊内蕴,肺气本已失宣,治疗不当,邪未去而正又伤,遂致清阳失展,神精不敛,眩晕、耳鸣、复视之所由也;清不升则浊不降,时时嗳气上逆,大便干结,浊阴不走下窍而上逆也。治以益气聪明汤(蔓荆子、升麻、葛根、党参、黄芪、黄柏、芍药、炙甘草)加旋覆、代赭,前者用以升阳益气(全方升中亦有降),后者用以和中降浊,再加菊花以散风热,当归以和营血,五味子以敛神精。立方之意如此,故云"治于升降中求之"。

### 张镜人医案

**案1** 前庭功能紊乱(眩晕)

张某,女,23岁。

初诊:1981年7月7日。

主诉:眩晕阵阵,伴有泛恶,胸闷。

病史:有前庭功能紊乱病史。近来胸闷,头晕阵作,剧则目眩,欲跌仆,发作时伴泛恶,迄今五载,辗转治疗未愈。

舌脉:苔薄腻,质红,脉细。

辨证:痰热夹肝阳上扰。

诊断:前庭功能紊乱;眩晕。

治法:平肝化痰,清热潜阳。

方药:炒滁菊9g,景天三七15g,赤白芍(各)9g,丹参9g,炒白术9g,泽泻15g,白蒺藜9g,生石决30g(先煎),制半夏5g,炒陈皮5g,炒竹茹9g,炒枳壳5g,炙远志3g,淮小麦30g,香谷芽12g。14剂。

二诊:7月21日。头晕已缓,泛恶亦平,稍有胸闷,便形带溏,脉细滑,苔薄,质红。仍守前法。

处方:桑叶9g,菊花9g,景天三七15g,徐长卿15g,白术9g,泽泻15g,赤白芍(各)9g,陈胆星3g,生香附9g,炒竹茹9g,炒枳壳9g,炒黄芩9g,炙远志3g,香谷芽12g,佛手片6g。14剂。

随访:上方加减服用2月,病情一直稳定,眩晕未再发作。余症亦都平安。

**按** 眩晕一证,病因病机复杂,历代论述亦多。《素问·至真要大论》云:"诸风掉眩,皆属于肝。"《灵枢·海论》又云:"脑为髓海,……髓海不足,则脑转耳鸣,胫酸眩冒,目无所见,懈怠安卧。"后世朱丹溪曰:"无痰不作眩"。张景岳曰:"无虚不作眩"。归纳各种论述,不外风、火、痰、虚所致。本案眩晕兼见胸闷,泛恶,且舌质偏红,痰湿夹火作祟是病机的重要方面,故平肝潜阳外,重用泽泻汤、温胆汤以清化痰湿,二诊更用黄芩、桑菊等清肝降火,痰火平化,肝阳不浮,眩晕乃安。

**案2** 脑供血不足(眩晕)

方某,男,52岁。

初诊:1983年6月16日。

主诉:眩晕阵作,伴有泛恶。

病史:有心动过缓史。近来眩晕阵作,甚则泛恶,胸闷,心悸,夜寐不宁,喉间痰稠,口干。

舌脉:舌边红,苔薄黄腻,脉细而缓。

检查:心电图示:心动过缓。

辨证:素体心气虚弱,痰湿夹热内阻,肝胆升降失常,肝升太过,胆降不及,胃气不和。

诊断:心动过缓,脑供血不足。眩晕,心悸。

治法:平肝而泄胆热,和胃而运脾湿。

方药:天麻粉 1.5g(吞),生白术 9g,制半夏 9g,炒陈皮 6g,生石决 30g(先煎),泽泻 15g,景天三七 15g,炒黄芩 9g,姜炒竹茹 9g,炒枳壳 9g,白蒺藜 9g,丹参 9g,香谷芽 12g。7 剂。

二诊:6 月 23 日。药后泛恶已平,眩晕亦减,心悸,夜寐欠安,脉细缓,苔薄。再拟上法,兼以养心。

处方:上方去竹茹,加水炙远志 3g,茯神 9g。

随访:药后症情渐渐好转,守法加减调治。

**按** 本案眩晕亦由痰湿夹热,引发肝阳浮动而致。故治以天麻白术半夏汤、泽泻汤、温胆汤为主,佐平肝和络治之。本案眩晕与上案眩晕,一由心动过缓所致,一由前庭功能紊乱,完全是两类不同的疾病,但二者临床表现相似,审证求因,病机类同,故异病同治。均以平肝化痰清热为基本治法而获效。此乃中医辨证论治特色之一。

朱炼之医案

程某,男,80 岁,退休伤科医生。

初诊:1991 年 8 月。

主诉及病史:因发热住院后突发眩晕,头不能动已近月。

3 个星期前始患高烧住院,经西医治疗一周,热退而突发眩晕,只能平卧,头不能转侧,虽用葡萄糖、复方丹参注射液、低分子右旋糖酐静滴,并口服扩血管、镇静药片,同时兼服平肝息风中药多剂 10 余天,眩晕无好转,卧床不能动弹。患者头一动即眩晕昏瞀不识人,出冷汗,恶心;头平卧静止则诸症缓解。纳食呆钝,口苦不思饮,稍咳黏痰。大便一天一次,先干后软,小溲微黄。无寒热、头痛项强等症。入院近月,病房医生已无计可施,家属抬回家中,邀余往诊。

患者数十年来,偶有发热头痛,热退痛止;既往无眩晕史。

诊查:患者面色无华,形体消瘦,神志清晰,呼吸平稳,口唇微绀;舌苔白腻兼薄黄不干;舌质稍暗红,脉象小弦带数而促。住院时查血压 150/90mmHg;心电图示:房颤;脑电图示:椎基底动脉弹性减退,余检无殊。

辨证:余初辨为水不涵木,风阳上扰,痰浊阻络,本虚标实。经二次诊治,疗效不著;第三次辨为气虚清阳不升,药投补中益气亦少效;第四次辨证,乃认为气虚清阳不升是本,瘀阻清窍脉络是标,投药乃效。西医对该病拟诊:①椎基底动脉供血不足性眩晕;②位置性眩晕。

治法:一二诊,用滋水涵木,平肝息风,化痰宣窍法不效,三诊按投补中益气法仍少效;四诊起改用益气升阳、活血化瘀、除痰宣窍法疗效显著。

处方:(第四诊起)药用黄芪、党参各 30g,红花、龙胆草各 5g,桃仁、王不留行、赤芍、川芎、当归、半夏、天麻、白术、丹参、菖蒲各 10g,生焦、山楂各 15g。

先试服 5 剂,患者头脑已能动弹,嘱原方再服 5 剂,已能起坐半小时,后继服 20 余剂病竟霍然。

**按** 本例属《灵枢·海论》所说之"眩冒",有别于一般之"眩晕"。余初按"诸风掉眩,皆属于肝"论治,不效;又按"水不涵木,风阳上扰夹痰上蔽清窍"论治,亦不效;三诊按"东垣脾胃气虚,清阳不升"论治,"眩冒"似有减轻,但患者头一动弹,仍出现昏瞀未好转。乃细究病机,悟出《医林改错》、《医学正传·眩运门》提示"瘀阻亦可致眩"之论述,缘因高年髓海不足,且早年从事"气功"事务,曾头顶石块敲击表演,难免陈瘀阻于头部脉络。辨证正确,于是第四诊起径投王清任之黄芪桃红汤加味,集补气升阳、活血化瘀、除痰宣窍之品于一炉,多管齐下,先服5剂,果见奇效,遂按此方药继进20余剂,"眩冒昏瞀"不再发作,病竟痊愈,停药后老人能扶杖外出走动,生活如常。

### 路志正医案

何某,女,41岁,干部,住北京市,因头晕脑涨,眼花目暗六年,于1974年3月28日求余诊治。

患者平时面清肢凉,神倦乏力,心慌胸闷,耳鸣不绝,眠差梦多,纳谷不馨,口干不欲饮,眩晕频作,发则头晕、脑涨、眼花目暗、恶心呕吐、视物旋转、身体晃动、站立不稳、突然晕倒。每次发作需数日后才能逐渐缓解。多方求医,久治未效。舌淡苔白,脉细缓。诊为眩晕,属心脾阳虚,寒饮中阻。治以温阳蠲饮,健脾化湿,养心安神:茯苓15g、桂枝10g、炒白术15g、甘草4.5g、党参12g、厚朴10g、枣仁10g、远志10g、泽泻6g、红枣4枚,3剂。

上方尽剂,诸症好转,精神渐复。即见佳兆,原方继进二剂,以尽余氛。药尽,诸症锐减,仅食欲欠佳,身倦乏力,大便时溏。舌淡苔白,脉沉缓。寒湿虽化,脾运未健,拟益气健脾法,以杜复萌:党参15g、炒白术12g、茯苓15g、甘草5g、陈皮10g、砂仁6g、法夏10g、焦三仙各12g、莲子肉15g、山药15g、生姜3片、红枣4枚,3剂。

服上方尽剂而愈。

**按** 《伤寒论》第67条载:"若吐若下后,心下逆满,气上冲胸,起则头眩,脉沉紧,发汗则动经,身为振振摇者,茯苓桂枝白术甘草汤主之。"指出中焦阳虚,寒饮内停的眩晕、身为振振摇、站立不稳的证治。此证若阳虚寒盛,则右眩晕昏仆现象。本例患者素体阳虚,寒饮内停,重伤脾阳,健运失司,清阳不升,浊阴上逆,蒙蔽清窍,发为眩晕;上凌于心,则心慌不制。心阳式微,则昏仆倒地。宜温药和之,苓桂术甘适为对证之方,有温阳化饮之功。加党参助桂、草复其阳气,使阴得阳而化,泽泻助苓、术利湿健脾,使阴消阳自得复。枣仁、远志养心安神,厚朴、大枣一刚一柔,宽中燥湿悦脾。阳复阴消,长达六年之久的眩晕、心悸、昏仆之证告解,再以四君、香砂之剂增损,补脾化湿,理气祛痰,健运中土,使寒饮无再生之虑,杜绝了疾病复发的根源。

## 【预防护理】

(1)避免精神刺激,保持心情舒畅、乐观。

(2)避免体力和脑力过度劳累,注意劳逸结合。

(3)忌暴饮暴食及过食肥甘厚味,以免损伤脾胃。

(4)发病后要及时治疗,注意适当休息,症状严重者一定要卧床休息,派人陪伴或住院治疗以免发生意外。

(5)要注意饮食调理,气血亏虚者宜食营养丰富且易于消化的食物,如蛋、豆、乳等;痰浊中阻者少食肥腻之品,以免助湿生痰。

# 痉　证

痉证,是以项背强急,四肢抽搐,甚至角弓反张为主要表现的病证。轻者只有项背强急,重者有角弓反张表现。

痉病首见于《内经》,如《素问·至真要大论》云"诸痉项强,皆属于湿",又指出"诸暴强直,皆属于风"。阐述了湿邪和风邪是导致痉证的重要因素,创立了外邪致痉的理论。《金匮要略》立专篇论述痉病,描述了痉病的临床特征"身热足寒,颈项强急,恶寒,时头热,面赤目赤,独头动摇,卒口噤,背反张",为辨治本病提供了依据。并提出:不但风寒湿之邪可以致痉,误治伤正也同样可以致痉,而津液耗伤,筋脉失养,则是痉病发生的关键。《景岳全书》认为正虚为本,指出"盖精血不亏,虽有邪干,亦断然无筋脉拘急之病。"又云:"其病在筋脉,筋脉拘急,所以反张。其病在血液,血液枯燥,所以筋挛。"《医林改错》认为"项背反张,四肢抽搐,手足握固,乃气虚不固肢体也;两目上吊,口噤不开,乃气虚不上升也;口流涎沫,乃气虚不固津液也。"提出了气虚血运不畅致痉的观点。

痉证的范围较广,可见于西医学中多种疾病的发展过程中。如流行性脑脊髓膜炎、流行性乙型脑炎、继发于各种传染病后的脑膜炎、脑肿瘤和各种原因引起的高热惊厥等,均可参考本篇进行辨证论治。

## 【相关病机】

脾胃属土居于中焦,为气血生化之源。脾胃运化健旺,生血有源,肝有所藏,筋得其养,则运动有力而灵活。若脾胃虚弱,不能化生气血,肝无血可藏,筋脉失血之濡养发为痉证。《医学原理》指出痉证"虽有数因不同,其于津液有亏,无以滋荣经脉则一"。可见,痉证虽病在筋脉,其病理变化在于阴虚血少,筋脉失养,而脾胃健运失职,津血无以滋生,实为痉证的重要成因。

**阳明热盛**　热邪内结阳明,胃津被劫,阴血亏少,筋脉拘急,发为痉证。《温热经纬·湿热病篇》云:"发痉撮空,神昏谵语,舌苔干黄起刺,或转黑色,大便不通者,热邪内结阳明。"

**脾胃虚弱**　脾胃气虚,复因误治损伤阴血而致阴血亏损,难以濡养筋脉,筋脉拘急而致痉。

另外,临床还可见到久病伤正,气血运行不畅,气滞血瘀,筋失所养发为痉证。或因久病伤精,或失血伤正,气血亏损,血脉空虚,筋失濡养发为痉证。

## 【辨证论治】

### 1. 辨证纲要

(1) 辨外感内伤:一般说来,外感致痉多有恶寒发热,有感受风寒湿邪的病史可察。内伤致痉,多因素体气血不足或因误治伤津夺血,或因产后失血过多,筋脉失养所致。

(2) 辨虚实:外感致痉多为实证;内伤致痉多为虚证。抽搐有力属实证;抽搐无力属虚证。

(3) 辨预后顺逆:外感致痉若能迅速驱散外邪,痉证得以控制者,预后良好为顺。抽搐发作,愈频愈剧者,病情危重,预后不佳,为逆。诸反张,大人脊下容侧手,小儿容三指者难治,为逆。

**2. 辨析类证**

(1)辨痫证:痫证是一种发作性神志异常的疾病。其临床特点:突然仆倒,昏不知人,四肢抽搐,吐涎沫或伴尖叫声,发作时间短,可自行恢复,醒后如常人。痉证不经治疗是不会自行恢复的,即使暂时缓解,亦多有发热、头痛的症状存在,且有多次发作的病史可查。

(2)辨中风:中风可兼有筋脉拘急的抽搐症状,但同时伴见口眼歪斜,半身不遂,醒后多有后遗症。

**3. 治疗原则**

痉证的治疗,当遵照急则治其标,缓则治其本的原则。以补养脾胃,滋养津血,荣润筋脉为法。若由于阳明热盛,耗伤阴津致痉者,则宜清泄胃热,存阴止痉。若由于中焦虚弱,化源不足,阴血不能濡养筋脉者,则宜益气养血,扶正祛邪并施。

阳明热盛

临床表现 项背强直,甚者角弓反张,手足挛急,心烦口渴,发热胸闷,腹满便秘,舌质红赤,苔黄厚而燥,脉数而有力。

辨证提要 ①辨证要点:高热,腹胀满疼痛或拒按,大便秘结。②辨类证:阳明热盛与肝经热证均有热势鸱张之临床表现。前者为实热;后者热盛风动。前者以腹满实证为特点;后者以营阴耗伤为主,可见舌质红绛、少苔,腹部证不明显。

理法概要 胃热亢盛,邪热内蕴,燥实结于肠间,热盛伤津,津伤血少,筋脉失养发为痉证。治宜清泄胃热,存阴止痉。

方药运用 增液承气汤。

玄参 30g 麦冬 25g 生地 25g 大黄 9g 芒硝 5g

大黄荡涤积热;芒硝软坚化燥;玄参、生地、麦冬养阴增液,滋润肠燥。诸药相合则能泄热通便,滋阴增液,热去津回,筋脉得津液濡润而痉证缓解。如腑证较重,症见腹满疼痛拒按,神昏谵语者,可用大承气汤荡涤燥实,急下存阴。如热盛津伤,并无腑实之证者,可用白虎加人参汤清热生津。如痉证发作较频时,可加羚羊角、钩藤等凉肝息风之品,加强止痉之力。

气血亏虚

临床表现 项背强急,四肢抽搐,筋惕肉瞤,面色不华,头目昏眩,自汗,神疲乏力,短气,舌质淡,脉细弱。

辨证提要 ①辨证要点:神疲乏力,自汗,短气,舌质淡。②辨病因:素体脾胃虚弱,气血生化功能不足,或因产后失血,或因汗下伤津夺汗,气津两伤,筋脉失其濡养发为痉证。③辨类证:气血亏虚与阳明热盛。前者因气血生化不足,其抽搐无力为虚;后者因阳明热盛灼伤津液,其抽搐有力为实,并常伴高热。

理法概要 脾胃阳气素虚,复因呕吐、泄泻或误用汗下,津伤气耗,筋失阴血的滋润而致痉者。《金匮要略心典》云:"盖病有……损伤阴阳而成痉者。经云:气主煦之,血主濡之。又云:阳气者,精则养神,柔则养筋,阴阳既衰,筋脉失其濡养,而强直不柔矣"。治宜益气补血,养筋缓痉。

方药运用 八珍汤加减。

党参 12g 白术 9g 茯苓 9g 当归 15g 白芍 12g 川芎 6g 鸡血藤 15g 牡蛎 15g 钩藤 15g 熟地 15g

党参、白术、茯苓培补脾胃后天之本,增强气血生化之源;当归、白芍、熟地、川芎补血养肝,以滋润筋脉;鸡血藤补血行血、舒筋活络;牡蛎、钩藤平肝潜阳有止痉之功。诸药相合,则能益气补血,畅通血脉,故有养筋缓痉之作用。如脾胃气虚明显者,也可选用培补元气,扶正祛邪之法。《温病条辨》云:"按此证必先由于吐泻,有脾胃两伤者,有伤及肾阳者,参苓白术散、四君、六君、异功、补中益气、理中汤等皆可选用。"

痉证是以阴阳失调,阳动阴不濡而筋脉失养为主要病机的病证。因此在治疗上滋养营阴是不可忽视的一环。外感致痉者,当先祛邪;内伤致痉者,当先扶正,或补益中气,增加气血生化之功能;或气血双补。痉证发作较频者,当先止痉,但治其标不可忘治其本。

# 【其他疗法】

### 1. 单方验方

(1) 止痉散:全蝎、蜈蚣各等份,研细末,每次 3～6g,日 2～3 次,适用各种痉证。

(2) 犀角大黄散:水牛角(代犀角)粉 100g,大黄 30g,川芎 15g,石膏 60g,牛黄 0.5g,共研细末,每次 6～9g,不拘时,竹叶煎汤调下。适用于阳明热盛致痉。(《圣济总录》)

(3) 风湿两祛散:薏仁 15g,芡实 15g,白术 15g,山药 15g,茯苓 15g,肉桂 3g。水煎服。适用于脾虚湿阻致痉。(《石室秘录》)

(4) 蜈蚣 1 条,全蝎、南星、天麻、白芷、防风各 3g,羌活 3g,鸡矢白 6g(焙干研细另包)。用法:先煎诸药去渣,放入鸡矢白末,加黄酒 1 杯,分 3 次服用,为 1 日量。必要时成人可加倍服用。治破伤风。

### 2. 针灸疗法

(1) 阳亢化风

取穴 太冲、太溪、曲泉、阴谷。

手法 用平补平泻或泻太冲、曲泉,补太溪、阴谷。

(2) 热极生风

取穴 大椎、曲池、合谷、三阴交。

手法 针刺用泻法。

(3) 血虚生风

取穴 肝俞、曲泉、神门、三阴交。

手法 针刺用补法。

配穴 神昏加人中;痰多加丰隆;口噤加下关、颊车。

### 3. 外治法

(1) 栀子 15g、桃仁、杏仁各 6g,胡椒、糯米各 0.3g。制用法:研为细末,加面粉适量,鸡蛋清调成膏,敷劳宫、涌泉穴。治高热惊厥。

(2) 明矾 6g,醋调敷两足底涌泉穴。治热盛惊厥。

# 【名医精华】

## 李振华医案

邓某,男,8岁。河南省郑州市金水区省广播电台。

初诊:1978年11月20日。

主诉:右上肢痉挛1个月。

现病史:患者因于1978年10月份和同龄孩童打架,右上肢被扭伤,随即出现右上肢持续性痉挛,伴有疼痛酸困。曾在省某医院检查诊断为臂丛神经痉挛,经治无效,现右上肢持续不停地抽搐,痛苦面容。舌质淡,舌苔白,脉弦。

中医诊断:痉证(气血不畅,筋脉拘挛)。

西医诊断:臂丛神经痉挛。

治则治法:活血通络,舒肝息风。

处方:黄芪四物汤加减。

当归6g,川芎6g,白芍10g,丹参15g,鸡血藤18g,地龙12g,桑枝24g,秦艽6g,黄芪12g,磁石18g,全蝎6g,节菖蒲6g,龙骨12g,牡蛎12g,甘草3g。

25剂,水煎服。

医嘱:勿做剧烈运动。右上肢适当活动。

二诊:1979年3月31日。上方服药10剂后,基本上不再抽搐,惟天气阴雨时仍有轻度抽搐。又继服15剂,抽搐已愈,阴雨天气亦无抽搐。舌质淡,舌苔薄白。脉缓。

处方:加减牵正散。

地龙45g,全蝎30g,白附子30g,龙骨45g,牡蛎45g。

上药共为细末,每服3g,每日2～3次,水冲服。

复诊医嘱:右上肢勿做剧烈运动。

治疗结果:抽搐已愈,右上肢不再痉挛,阴雨天气亦无抽搐现象。舌质淡红,苔薄白,脉和缓。3个月与一年后分别随访,右上肢未再发生抽搐。

## 王孟英医案

何新之令媛适汤氏,孟冬分娩,次日便泄一次,即发热痉厥,谵语昏狂。举家惶惶。乃翁邀孟英察之,脉弦滑,恶露仍行。曰:此胎前伏暑,乘新产血虚痰滞而发也。与大剂:犀(角)、羚(羊角)、元参、竹叶、知母、花粉、栀(子)、楝(实)、银花,投之。遍身得赤疹而痉止神清。乃翁随以清肃调之而愈。(《回春录新诠》)

**按** 新产血室空虚,伏邪所化之热,乘虚而直袭营分,王氏用清营转气透表之法,使邪外泄,果得遍身斑疹。方用犀、羚、元参、知母、山栀平肝息风,养阴清热;银花、竹叶解毒祛暑透邪;川楝为使,兼清湿热,随后其翁以甘凉清润,兼以肃肺祛痰之药,调理而安。

## 陈松筠医案

黄某,青年农妇。体健力强,因夫妻不和,抑郁寡欢,渐至月事愆期,至此停经4月,但非妊娠。一日田间劳动,热甚汗出,解衣纳凉,移时发病、即口噤不能言,阵发抽搐,医以消风止痉之剂治疗20余日,痉病反而加剧,3～5分钟发1次,日夜无已,渐至昏不识人,数日不大便,寝食俱废,容颜锐减。某医邀余往诊,正值病势发作,症见腰背强直,牙关紧闭,目呆,微汗。少顷痉止厥回,以手扪胸、捧腹,时而长吁短叹,问之不能言答。两手脉皆弦长而滑,少腹按之坚实。审此脉证,知内因肝气郁结,气血逆乱,经闭瘀凝,滞阻厥阴之络;外因劳汗当风,风袭太阳阳明之经。与伤寒刚痉柔痉及血虚筋脉失养之痉者俱不相同。治疗之法,拟先行针刺,畅通经络,缓解痉挛,再以药饵疏肝理气,活血通瘀。

针刺:合谷、颊车、太冲、中极、哑门,即噤开能言。方用桃仁承气汤加减:桃仁 15g,桂枝 10g,赤芍 10g,大黄 10g,归尾 10g,柴胡 10g,青皮 10g,玄胡 10g,红花 6g。水煎服。

针后进药,约过 3 时,痉厥再作,症势较轻,但小腹绞痛,较以往痛经更剧。半日一夜,进药 2 剂,次早月经来潮,瘀血稠黏,气腥量多。少腹绞痛顿止,痉厥亦不再发。改投逍遥散加川芎、香附,疏肝解郁,益气调经。

**按**　忿怒忧思,肝气抑郁。气滞则血凝,肝病累及冲任,以致瘀阻胞宫,月经停滞。气郁化火,火甚生风,复因劳汗当风,内外合邪,风火相煽而发痉厥,故先行针刺以通经络,缓解痉挛,继以桃仁承气汤去芒硝加疏肝解郁之品,行气导瘀,气血畅通而病自愈。[《湖南省老中医医案选》(二)]

### 李聪甫医案

陶某,女,7 岁。发热数日,忽然昏迷不醒,目闭不开,两手拘急厥冷,牙关紧闭,角弓反张,二便秘涩。诊查:伏脉不应指,口噤,舌不易察,面色晦滞,手压其腹则反张更甚,其腹必痛。辨证:《金匮》"痉为病,胸满口噤,卧不着席,脚挛急,可与大承气汤",此为厥深热深的反映。治法:议用急下存阴法。处方:炒枳实 5g,制厚朴 5g,锦纹大黄(泡)10g,玄明粉(泡)10g。

二诊:启齿连续灌服上方药后一时许,扰动不安,呻吟一声,泻下黏溏夹血的粪便极多,痉止厥回。更进一剂,热退神清,但口渴甚,腹部阵痛拒按,显然"胃夹实"也。处方:杭白芍 10g,炒山栀 5g,淡黄芩 5g,川黄连 3g,炒枳实 5g,牡丹皮 5g,天花粉 7g,锦纹大黄(泡)7g,飞滑石 10g,粉甘草 3g

**按**　二诊方药至 3 剂,渴止,二便畅利而痉。小儿口噤肢冷,目合面晦,脉不应指,似为阴寒所袭。通过手触其腹,反张更甚,二便秘涩,断定为"热盛于中"之证。断然用承气急下,泻热存阴,釜底抽薪,因而获救。诸如此类的病例,经历不少,寒热疑似之间,必须透过现象看到病机的实质,予以正确解决。举此一例,以概其余。(《中国现代名中医医案精华》)

### 许占民医案

陈某,女,69 岁。1997 年 10 月 6 日初诊。舌体不自主颤动 4 月余。患者于 4 月前,因感冒后出现口唇及舌体不自主细微颤动,每日发作数次,持续时间长短不等,以夜间为甚,重时口舌发出轻微响声,影响睡眠,无不适。诊查:舌淡红,苔少,脉弦细。辨证:阴血亏虚,筋脉失养。治法:酸甘化阴,柔肝舒筋,祛风止痉。处方:白芍 15g,木瓜 15g,乌梅 10g,甘草 10g,天麻 10g,钩藤 10g(后下),玄参 10g,生牡蛎 30g,怀牛膝 10g,炒枣仁 30g。

二诊:服药 5 剂,症状得以缓解。再进前方加山茱萸 15g,继服 5 剂而安。

**按**　痉病的临床症状多见拘急、颈项拘急、独头动摇、口噤、角弓反张等,而表现为口噤、面颊拘急作声响者,古今医籍鲜见记载。本病西医名为"感染性多发性肌痉挛综合征",多于感冒后突然出现口、舌、咀嚼肌三联征。即不自主的反复伸舌,过度地张口、闭口及下颌偏斜,呈阵发性,持续时间数秒至数分钟不等,日发 1～2 次,或数分钟发作一次。对神志无影响,间歇期如常人。中医认为本病多为邪气外袭,循经入络,或阴血亏虚,筋脉失养所形成。患者年老体弱,阴血亏虚,筋脉失于濡养所致,故用养阴柔肝,祛风舒筋之品。(《中国现代名中医医案精华》)

**颜正华医案**

王某,男,50岁,工厂干部。1992年5月25日初诊。平日嗜酒,性情急躁。1年前又发右下肢抽动,站,坐,卧抽动不已、而行走则止。西医怀疑为神经元损伤所致,经多方治疗乏效,遂专程从外地来京求治。刻诊右腿抽动,且发软乏力,但不痛,运动自如,眠差,舌淡苔白腻,脉弦滑。查其双下肢肌肉不萎缩,感觉灵敏,运动灵活,无阳性体征。既往体健,兄妹中有一个患上肢抽动症。证属肝风内动,心神失养。治以平肝息风,养心安神。药用生白芍15g,炙甘草6g,生地龙10g,制僵蚕10g,全蝎6g,生龙骨、生牡蛎各30g(打碎,先下),珍珠母30g(打碎,先下),炒酸枣仁15g(打碎),远志10g,茯苓30g,首乌藤30g。共7剂,每日一剂,水煎服。忌食辛辣油腻,戒烟戒酒,调畅情志。

二诊:上方服至第4剂抽动即止,停药1周后又发,但症状较轻。睡眠转佳,腿感有力,原方生白芍、生地龙各增至30g,再进20剂。

3个月后其亲友来告,连进20剂,诸症悉除。

**按** 风搐一病,按《儒门事亲·风形》所云,以手足抽动为主症。本案主症为右腿抽动,似当归此。《罗氏会约医镜·杂证》云"风搐证者,由火盛制金,金衰不能平木,木旺而自病,或平肝,或吐、下,因证治理。"本案患者平日性情急躁,乃肝阳偏亢之兆。因不影响生活与工作,故未引起注意,遂致调摄失度,肝血日耗、肝风内动,引发右腿抽动发软乏力等症。颜师治以平肝息风,兼以养心安神,方投芍药甘草汤加味,恰中病的。初诊以大量生白芍并合生甘草、生地龙、制僵蚕、全蝎、生龙骨、生牡蛎、珍珠母等养血平肝息风;以炒酸枣仁、远志、茯苓、首乌藤等养心安神。二诊效不更方,再以原方进剂,并加大生白芍和地龙之用量,以增强养血平肝息风之力。如此进剂,效专力宏,隧使肝风平息,心神得安,诸症自然而解。(《颜正华学术经验辑要》)

## 【预防护理】

(1) 痉证发作时,护理人员应守护在床边,立即使病人平卧,头侧向一边,敞开衣领,有义齿者,取下义齿,并在上下牙之间填以纱布包裹的压舌板,以防止咬伤舌头。牙关紧闭者,用开口器缓缓打开。床边可设护栏,以防跌堕受伤。

(2) 注意保持呼吸道通畅,及时吸出痰涎。必要时可给予氧气吸入。

(3) 因高热而痉者,应加强降温措施,如额部冷敷,酒精擦浴,或用风扇降低室温。

(4) 虚证致痉者,应加强精神、饮食的护理,增强体质,减少和预防发作。

(5) 注意观察神志变化,脉象、瞳孔、血压的变化,及时采取相应的抢救措施。

# 水　肿

水肿,是指体内水液潴留,泛溢肌肤,引起头面、眼睑、四肢、腹部甚至全身浮肿为特征的一类病证。

《内经》称本病为"水"。认为其发病与脾、肺、肾三脏有关。如《素问·阴阳别论》云:"三阴结谓之水";《素问·水热穴论》云:"其本在肾,其末在肺";《素问·至真要大论》云:"诸湿肿满,皆属于脾"。张仲景《金匮要略》称本病为"水气病,"并列专篇进行讨论。至隋·巢元方《诸病源候论》始将"水肿"作为各种水病的病名。对于本证的治疗,在汉唐以前,主要以攻逐、发汗、利小便等为大法,其后又增入健脾、补肾、温阳以及攻补兼施等法。近年来,根据《血证论》"瘀血化水,亦发水肿,是血病而兼水也"的理论,应用活血化瘀法治疗水肿取得了一定的疗效。

西医学中的心源性、肾源性、营养障碍及内分泌失调等疾病所出现的水肿可参考本篇辨证论治。

## 【相关病机】

水液的运行,主要依靠肺气的通调,脾气的转输,肾气的开合,从而使三焦能够发挥决渎的作用。膀胱气化畅行,小便通利,水液的代谢才能保持平衡。若因各种因素影响了肺脾肾的功能,膀胱气化不行,水液蓄积于内,泛溢肌肤即可发为水肿。

若久居湿地,涉水冒雨,湿邪内侵,渍淫脏腑,脾受湿困,不能制水输布,水湿泛溢肌肤,发为水肿。若脾胃素虚,或恣食生冷,损伤脾阳,脾失健运,水湿不化溢于肌肤而发本病。若素体脾阳不足,运化失权,津液不化,停聚为湿,水湿渍肾,损及肾阳,气化不行,水肿遂生。若饥饿、劳役、营养不良,脾胃元气损伤,运化无力,湿邪泛滥,也可产生水肿。

此外,肺的宣发肃降,通调水道功能失常,及肾虚不能主水,水液内停;或肾阳素虚,不能温暖脾土,进一步影响脾之运化水湿功能,亦可使水肿加重。水肿的发生虽与肺脾肾的功能失调有关,但与脾胃关系尤为密切。

## 【辨证论治】

### 1. 辨证纲要

(1)辨阴水与阳水:水肿辨证,以阴阳为纲。阳水者,起病急,病程短,多属实证。水肿多从上而下,以上半身肿较显著,水肿处皮肤光亮而薄,按之凹陷易复,常伴口苦烦渴,小便黄赤量少。阴水者,起病缓,病程长,多因内伤所致或由阳水转来,多属虚证或虚实夹杂证。水肿多从下肢开始,逐渐发展为全身肿,以下半身肿较显著,按之凹陷,恢复较慢,常伴神疲气怯,口淡不渴,尿少便溏。

(2)辨病因:水肿从头面部开始者,多属风。水肿从下肢开始者,多属水湿。早上面浮,午后腿肿,劳累加重,休息后减轻,伴面色萎黄或无华,多由于脾虚气弱。伴形寒肢冷,脘胀便溏,多属脾肾阳虚。

(3)辨肿势顺逆:一般说水肿先起腹部而后散于四肢者,为顺;水肿先起于四肢而后归于腹者不治,为逆。

### 2. 辨析类证

(1)辨水肿与臌胀:二者均为水液潴留体内出现的肿胀,小便短少的病证。其不同点:臌胀为肝脾肾功能失调,气血水互结所致,肿势为单腹胀大,青筋暴露,肤色苍黄为特征。水肿为肺脾肾三脏功能失调所致,其肿主要表现为头面,四肢,甚则肿及全身。

(2)辨水肿与淋证:淋证甚者,或因久淋不愈亦可出现水肿,但以下肢肿为甚,小便始终为急、频、涩、痛,一日尿的总量多为正常。水肿一日尿的总量减少,小便短少,而无尿急、尿频、尿涩、尿痛的症状。

**3. 治疗原则**

水肿的治疗以消除水湿为主要治则。病初起多在肺脾,属阳水,多实证,故治宜祛邪,多用发汗、利水、攻逐之法。久病责之脾肾,属阴水,虚证为多或呈虚实兼夹之证,故治宜扶正祛邪,采用健脾温肾,通阳利水之法。

**水湿浸渍**

**临床表现**　全身水肿,按之没指,小便短少,身体困重,胸闷,纳呆,泛恶,苔白腻,脉沉缓。

**辨证提要**　①辨证要点:身肿而困重,腰以下肿甚,胸闷,纳呆,苔腻。②辨病程:湿性黏腻,不易骤化,故起病缓慢,病程较长。

**理法概要**　久居湿地或冒雨涉水,水湿浸渍肌肤,脾为湿困,运化失职,水湿不化,壅滞于内,水液代谢失衡,发为水肿。故治宜健脾化湿,通阳利水。

**方药运用**　五苓散合五皮饮加减。

茯苓皮 24g　猪苓 6g　泽泻 9g　白术 9g　桂枝 9g　大腹皮 12g　桑白皮 9g　生姜皮 6g　陈皮 9g

方中茯苓皮渗湿利水;陈皮理气健脾;桑白皮肃降肺气;大腹皮消胀化湿;生姜皮辛散水气。五皮合用,功善化湿健脾。配以白术健脾燥湿;猪苓、泽泻通利小便;桂枝辛温用以温化膀胱之气。诸药相合,有健脾化湿,通阳利水之效。

如上半身肿甚而喘者,加麻黄、杏仁。舌苔白厚,口淡,神倦脘胀,下半身肿甚而难行者,去桑白皮,加厚朴、川椒目、防己以行气化湿。如湿胜阳微,怯寒肢冷,脉沉迟者,再加附子、干姜以助阳化气行水湿。

**脾不制水**

**临床表现**　身肿,腰以下为甚,反复不愈,按之凹陷不易恢复,胸闷腹胀,纳减便溏,面色萎黄,神倦肢冷,小便短少,舌质淡,苔白滑,脉沉缓。

**辨证提要**　①辨证要点:水肿以腰以下为甚,按之凹陷不易恢复,神倦肢冷,纳减便溏。《症因脉治》云:"脾虚身肿之症,小便清利,大便溏泄,面色萎黄,语言懒怯,常肿常退,此脾虚肿之症也。"②辨体质:素体中阳不足,脾气虚弱,水湿运化无权,故身肿反复不愈。

**理法概要**　本证的发生多由于水肿实证,失治或误治损伤脾阳,或因劳倦伤脾,脾虚不能输布水津,水津内停聚而成灾,泛溢肌肤发为水肿,故治宜温运脾阳,行气利水。

**方药运用**　实脾饮加味。

茯苓 15g　白术 9g　附子 6g　干姜 9g　木香 6g　厚朴 6g　木瓜 12g　大腹皮 12g　炙甘草 3g　生姜 6g　大枣 3 枚　草果 6g

附子、干姜温阳祛寒;白术、甘草、生姜、大枣健脾益气;大腹皮、草果、厚朴、木香行气除满;茯苓、木瓜利湿消肿。诸药相合使气行湿化,小便通利。

如水湿过重,可加桂枝、猪苓、泽泻,助膀胱之气化而利小便。气短便溏为中气大虚,加党参、山药、黄芪补益中气。水气上泛、不思饮食者,去大枣、甘草,加砂仁、陈皮、紫苏叶健脾祛湿。

脾肾阳虚

临床表现　全身浮肿,面色㿠白,脘胀腹满,腰膝酸软,畏寒肢冷,食少便溏,舌体胖大边有齿痕,苔白滑,脉沉弱。

辨证提要　①辨证要点:全身浮肿按之凹陷不起,腰膝酸软,畏寒肢冷,舌体胖大,脉沉弱。②辨病史:本证多由脾阳不足损及肾阳而成,有反复发作的病史,一般病程较长。

理法概要　本证多由脾阳不足,不能制化水湿,水肿反复发作,日久不愈,脾病及肾,肾阳虚损,气化失常,固摄无权,膀胱开合失度,水液代谢失衡,水蓄于内泛溢肌肤所致。故治宜补益脾肾,化气行水。

方药运用　真武汤加味。

茯苓 9g　芍药 9g　白术 6g　生姜 9g　附子 9g　猪苓 12g　薏苡仁 15g

水之所运在脾,水之所主在肾。脾阳虚,则湿积为水;肾阳虚,则聚水而从其类。故方中以附子大辛大热,温肾暖土,以助阳气;茯苓、薏苡仁、猪苓健脾渗湿,以利水邪;白术健脾燥湿,以扶脾之运化;生姜辛温宣散,佐附子之助阳,是于主水中有散水之意;芍药既可敛因和营,又可制附子刚燥之性。诸药相伍,温中有散,利中有化,脾肾双补。如虚寒过甚,可加葫芦巴、巴戟天、肉桂等温补肾阳而化水气。如心悸,唇绀,脉虚数或结代,乃水邪上逆,心阳被遏,瘀血内阻,宜重用附子,再加桂枝、丹参以温阳化瘀。

气血两虚

临床表现　渐见面部、四肢浮肿,头晕心悸,气短,纳少体倦,精神不振,唇淡白,少苔,脉虚细无力。

辨证提要　①辨证要点:精神不振,头晕心悸,气短,晨起头面肿甚,动则下肢肿甚。②辨病史:平素脾胃虚弱,长期营养不良,脏腑功能失调,水液代谢紊乱,水肿时轻时重,反复不愈。

理法概要　素体脾胃虚弱,不能化气生血,充养脏腑,或久病后、产后而致气血两亏,脏腑失养,水液代谢的功能紊乱发为水肿,故治宜益气补血,健脾运湿。

方药运用　归脾汤加减。

白术 30g　黄芪 30g　人参 15g　茯苓 15g　龙眼肉 15g　木香 6g　炙甘草 6g　当归 6g　远志 6g　泽泻 12g

人参、黄芪、白术、炙甘草补益中气;当归、龙眼肉、远志养心血、安心神;茯苓、泽泻甘淡,健脾渗湿利水;少佐木香,理气醒脾,以防众多补剂之滞。诸药相合,共奏益气养心,健脾运湿之功。如水肿较甚者,加猪苓、车前子利水消肿。气血两亏浮肿,治疗以大补气血为主,不可多用通利之品。《医学正传》云:"产后浮肿,必大补气血,少佐以苍术、茯苓使水自降,大剂白术补脾,壅满者,用半夏、陈皮、香附监之。"《类证治裁》云:"病后虚肿,及产后面浮足肿者,补元气,六君子汤、归脾丸。"

## 【其他疗法】

### 1. 单方验方

(1) 木香散:木香、大戟、白牵牛子各等份,研为细面,每次用糖开水冲服 3~6g。多用于水湿浸渍证。

（2）蜈蚣 1 条,生鸡蛋 1 个。将蜈蚣去头足焙干为末,纳入鸡蛋(先打 1 小洞)内搅匀,外用湿纸或黄泥糊住口,放灶内煨熟,剥取鸡蛋皮吃。每日 1 个,7 天为 1 个疗程。适用于脾不制水,水湿泛滥证。

（3）紫河车 60g,鸡内金 20g,人参 9g,山药 10g,大枣 30g,上药共为细面。另以:黄芪 30g,党参 30g,熟地 25g,当归 12g,白术 10g,茯苓 10g,猪苓 9g,炙甘草 9g,泽泻 10g,车前子 12g,上药浓煎,去渣收膏,加入上药面,烘干为粉,制蜜丸,每丸重 9g,每次 1 丸,日服 3 次。适用于中阳不足,气血两亏证。

**2. 饮食疗法**

（1）用赤小豆 60～100g 和冬瓜 250～500g,一同煮汤饮下,可以治疗肾炎及脚气。多用于水湿浸渍证。

（2）鲤鱼一尾,清理干净后,与花生米 60g,一同放锅中加水适量一起煮,煮熟后,加点酒食用。适用于气血两虚证。

**3. 外治法**

鲜田螺 2～3 只,洗净,和食盐 3 茶匙,捣烂,摊于约 9×9cm 的塑料布上,敷贴脐上,外盖纱布,日 1 次。适用于热结水肿证。

**4. 针灸疗法**

（1）阳水

取穴　肺俞、合谷、大杼、三焦俞、足三里、三阴交、水分。

手法　毫针刺用泻法,不灸。

配穴　面部浮肿加水沟;上肢肿加偏历。

（2）阴水

取穴　脾俞、肾俞、三焦俞、足三里、三阴交。

手法　毫针刺用补法,多灸。

配穴　下肢肿加阴陵泉,便溏加天枢。

# 【名医精华】

### 李振华医案

**案 1**　张某,女,29 岁。初诊:2007 年 5 月 19 日。

主诉:素体肥胖,产后胖甚双膝以下水肿 2 月余。

病史:去年 5 月份怀孕后不久,自感心中烦热,加之天气逐渐炎热,身心燥热更甚,每日多食冷饮瓜果,以求清凉。8 月初感下肢行走沉重,手指按之双下肢有凹陷。在当地市级医院妇科诊治,确诊为"妊娠水肿",因虑及服药对胎儿或有影响,故未服药,平时多平卧于床以求肿轻。今年 3 月份剖宫产一女婴后至今,双下肢水肿较妊娠期为重,服西药利尿剂如氢氯噻嗪、螺内酯等药,水肿时消时聚,仅取一时之效。现全身肥胖,双下肢水肿,膝以下为甚,晨起肿轻,活动后加重,按之凹陷。体重 82kg。肾功能及其他有关理化检查,结果均无异常。患者面色偏于萎黄,舌质稍淡,舌体胖大,边有齿痕,舌苔稍白腻多津,脉沉细弱。

中医诊断:妊娠水肿;肥胖病(脾失健运,湿阻气机)。

治则:健脾理气,温阳利水。

处方:香砂温中汤加减(自拟经验方)。

党参15g,白术12g,茯苓10g,泽泻15g,陈皮10g,半夏10g,香附10g,砂仁8g,厚朴10g,桂枝5g,西茴10g,乌药10g,木香6g,生薏苡仁25g,玉米须30g,沉香3g甘草3g。12剂,水煎服。

嘱:忌食生冷,饮食宜淡,避免劳累。

二诊:2007年6月2日。自述晨起后下肢水肿已明显减轻,下肢脚踝处水肿稍甚。舌质稍淡,苔腻已去而薄白,脉沉细弱。上方加生黄芪15g,丹参20g。12剂,水煎服。

二诊辨治:脾虚状况得到改善,寒湿渐得温化,水湿输布渐趋正常,故水肿减轻,加生黄芪补气利水退肿,丹参活血通络,以助水行。

三诊:2007年6月16日。浮肿基本消失,唯活动后脚踝处按之稍有凹陷。上方加桂枝量为9g,丹参30g。12剂,水煎服。

三诊辨治:中州得健,脾气自能升降运行,则水湿自除。增量桂枝、丹参加强温经通络之力。

四诊:2007年6月30日。水肿消失,活动后亦未再水肿,体重减轻13kg,自感身体轻快,余无异常。以参苓白术散,每服6g,每日早晚各服1次,嘱连服1个月。

四诊辨治:病愈之初,应继续培土化湿以求巩固,庶免再犯之虞,故以参苓白术散健脾益气,理气燥湿。

**案2**　韩某,女,汉族,28岁,已婚,农民。于2005年8月20日来诊。

主诉:头面部及膝关节以下水肿半年余。

病史:今年4月上旬不明原因出现头面部及双膝关节以下水肿,按之凹陷,即住入洛阳市第三人民医院,诊断为慢性肾小球肾炎,中医治以口服中药汤剂(具体药物不详),西医治以静滴(药物不详)及口服双氯噻嗪、氨苯喋啶等,好转出院,后间断性服用中药汤剂(具体药物不详),病情相对稳定。5月底因感冒致病情加重,到洛阳市钢铁公司医院住院20余天,病情再度好转出院。现颜面和双下肢浮肿,全身困重,脘腹胀闷。望诊:面色萎黄浮肿。舌质淡,舌体稍胖大,舌苔薄白,脉象沉缓。特殊切诊:面部及膝关节以下部位按之凹陷。2005年8月19日洛阳市第三人民医院尿常规:红细胞:(+),蛋白:(+);肾功能化验正常。血压:120/76mmHg。

中医诊断:水肿(脾气亏虚,水湿内停,气机不畅)。

西医诊断:慢性肾小球肾炎。

治法:健脾益气,化湿利水,行气通阳。

处方:五苓散加味。

泽泻18g,葶苈子20g,玉米须25g,茯苓18g,猪苓15g,生黄芪25g,白术15g,薏苡仁30g,桂枝8g,白蔻仁10g,厚朴10g,乌药10g,檀香10g。25剂,水煎服。

嘱:注意休息,勿劳累,防止感冒,饮食勿咸。

二诊:2005年9月6日。小便较多,头面部及双膝关节以下水肿明显减轻,身困脘胀亦有好转,食量有所增加。大便日两次,不成形。舌质淡,舌体稍胖大,舌苔白,脉沉细。

二诊辨证论治:水肿明显减轻,身困脘胀亦有好转,为水湿渐去,气机渐畅之象。大便不成形为脾虚尚未恢复,脾气下陷之征,上方加党参20g,山药25g,升麻10g,加强健脾益气之力,并升阳举陷。25剂,水煎服。

三诊:2005年10月15日。水肿、身困、脘腹胀满消失,大便日1次,成形。舌质淡红,舌体稍胖,苔薄白,脉沉细。2005年10月12日洛阳市第三人民医院尿常规:红细胞:(一),蛋白:(一)。

三诊辨证论治:脾气亏虚、水湿停滞的病理状况已为改善,以健脾利湿之剂继服以巩固疗效。

处方:五苓散合四君子汤加减。

生黄芪20g、党参15g、白术10g、茯苓18g、薏苡仁30g、猪苓15g、玉米须20g、桂枝6g、白蔻仁10g、厚朴10g。20剂,水煎服,每日半剂。

水肿消退,病情稳定。2006年2月21日电话随访,患者告知水肿未再复发,病情稳定,尿常规正常。(《李振华医案医论集》)

### 刘志明

功能性水肿的病因病机与一般水肿有别,故治疗不可拘于常法,根据个人的认识及临床经验认为此类水肿主要是气血失调所致,故治疗应注重调补气血。

功能性水肿属本虚标实,治疗应以补虚扶正为主,若重用分利之品,不仅浮肿不消,反易伤正气。曾遇患者李某,西医诊为功能性水肿半年,西药治疗罔效而求治中医。初诊时,我即用党参、黄芪、白术、云苓配当归、白芍以健脾益气,养血调血治之,服五剂而肿见消。患者第2次复诊,某医生观我所用方药有术、苓等健脾利湿之品,以为意在利水,故又于原方中加入若干分利之品。但三诊时患者肿反复。我再处以第1方,数日后,患者欣然告曰肿已消尽。何以第2方无效?因过于分利,反致气血不调之故。(《医话医论荟要》)

### 黄文东医案

秦某,女,49岁,工人。初诊:1975年6月21日。全身浮肿已8～9年,腹胀食后更甚,身重无力,大便溏,小便甚多,每逢夏季加甚,冬日较舒。曾经中西医治,均未见效。舌质淡、苔灰厚腻,脉濡细。由于脾虚湿重,气机运行失常,充满于肌肤,因而发生浮肿。治以健脾燥湿为主。用胃苓汤加减。

苍白术各9g,川朴4.5g,茯苓12g,炙甘草4.5g,桂枝4.5g,木防己12g,赤芍12g,槟榔4.5g,焦神曲12g。14剂。

二诊:7月5日。腹胀浮肿已减,舌苔厚腻微黄未化,二便通利。仍守原法。前方加藿香、佩兰各9g。7剂。

三诊:8月2日。服药时断时续,病情尚不稳定。近来浮肿减轻,二便通调。舌苔薄黄,脉濡细。仍守原法。前方去川朴。14剂。

四诊:8月30日。浮肿基本退尽,略有轻度腹胀,精神已振,纳食有时欠香。舌苔薄腻中黄,脉濡细已较有力。余湿未清,脾胃功能渐复,从初诊以来,单服中药治疗病情已趋稳定。仍拟前法加减。初诊方去槟榔加陈皮9g。

**按** 本例浮肿多年不愈,时轻时重。鉴于患者小便甚多,与水肿小便不利者有不同之处。其病缠绵难愈,属于脾虚不主健运,气机运行失常,因气滞而发生肿满,发作时则气滞更甚。故治法以理气宽胀为主。但从舌质淡、苔灰腻厚以辨之,可知脾虚湿重,湿中有热,其邪郁蒸,必须燥湿以健脾,湿去则热郁可泄,气得宣畅,足以加强理气宽胀的作用,因而浮肿得以逐渐消除。(《黄文东医案》)

### 岳美中医案

刘某,女,42岁,患慢性肝炎五年,肾盂肾炎10个月,至今不愈。目前全身浮肿,头晕失眠,腰酸口干,自觉上半身热下半身发凉,两眼流泪,汗出不止。舌苔粗糙而垢,舌质暗红,脉迟。自头部皮下至足跗全身均有凹陷性水肿。予《金匮》防己黄芪汤。

汉防己 12g,黄芪皮 30g,生白术 12g,炙草 9g,生姜 12g,大枣 4 枚。

服药 1 周后,口干失眠、上身发热等症均消失,水肿已渐消退,舌苔白腻边红,脉迟如故,于前方中加炮附子 6g,云苓 9g,又服 1 周。尿量增多,次数减少,全身浮肿基本消失,精神转佳,乃易他药调理为善其后。

**按** 此例是患慢性肝炎、肾盂肾炎后发生浮肿等临床症状,从辨证论治方面来看,分为 2 个小的阶段:其一为初诊时,流泪汗出不止,全身浮肿,当属表虚水肿,故予防己黄芪汤 7 剂后前证减轻,但仍有下身发凉脉迟等证,则说明下寒偏重,方中加用附子、云苓加强温阳利湿的药力。再从方剂组成来看,是套用了真武汤的方义,从脾肾论治。脾阳复则水有所运,肾阳复则水有所主。(《老中医医案医话选》)

### 王国三医案

王某,男,7 岁。1998 年 3 月 15 日初诊。患者反复周身浮肿 3 年,加重伴腹胀 2 周。初诊:3 年前因感冒发热后出现颜面及周身浮肿,遂去唐山市妇幼医院,经化验尿蛋白(+++),诊为"急性肾炎",住院治疗一个月,予以青霉素、利尿药等,经治疗病好转,出院时尿蛋白阴性。以后每因劳累或感冒后诱发,间断服用六味地黄丸、百令胶囊等,病时轻时重,2 周前病情加重。现症:周身浮肿,乏力,腹膨隆。查:神清,精神欠佳,面色不华,舌质黯淡,苔白,脉沉细。诊其为:脾气虚损,水湿留滞水肿。治法:益气健脾燥湿。方拟苍术防己汤加减。处方:苍术 15g,白术 10g,汉防己 30g,怀牛膝 15g,党参 15g,黄芪 18g。14 剂,水煎服,日一剂。

复诊:服药后,病情明显好转,纳食增加,食后略感腹胀,双下肢稍肿,劳累后腰酸,二便调。查:尿蛋白(+),镜检:红细胞 0～2/HP;舌质暗淡,苔白,脉沉弦。效不更方,继以原方加川断 15g,水煎服,日一剂。随访半年,病未复发。

**按** 本案证属脾气虚损,水湿不化。中宫被困,脾失健运,水精不布,则水湿溢于肌肤而为水肿。"苍术防己汤"为方药中教授治肝病腹水的经验方,传于后又扩大治疗范围,用于心肾性腹水,亦屡验不爽,惟用量宜大,方老防己用 60g,验之临床,可视病情而定。但防己不能少于 30g,用之得当,可保疗效。此方以健脾燥湿为主,兼能通利下行,扶正又祛邪,祛邪而不伤正。用治水湿壅盛之证,因而获此良效。(《当代名老中医典型医案集》)

### 方和谦医案

刘某,女,43 岁。2005 年 5 月 5 日初诊。患者可能因过量服用木通,引患隐匿性肾小球肾炎,出现浮肿 2 个月。初诊:患者今年 2 月因"风湿性关节炎"服用中草药汤剂治疗,药物中有木通 10g,连续服用 1 月后,出现腰酸症状,尿常规检查发现:尿蛋白(+++),红细胞 10～25 个/HP,颜面浮肿,恶心呕吐。在当地医院肾内科住院治疗,诊断为隐匿性肾小球肾炎,治疗好转后出院。闲颜面浮肿,面色不华,下肢水肿(+),腰酸,腰痛,经常恶心,干呕,尿少,大便调;舌淡苔白;脉缓。尿常规提示:蛋白 250mg/dl。诊为水肿(隐匿性肾小球肾炎):脾肾不足证。治以健脾益肾,化气行水消肿。方拟滋补汤加减。方药如下:党参 9g,茯苓 9g,白术 9g,炙甘草 6g,当归 9g,熟地 9g,白芍 9g,官桂 3g,陈皮 9g,木香 3g,大枣 4 个,枸杞子 10g,麦冬 10g,半夏 6g,佛手 6g,怀牛膝 5g,焦曲 5g。7 剂,水煎服,日一剂。

复诊:服药 7 剂后自觉舒畅,症状均有所减轻,仍有恶心,干呕,乏力,大便偏干,尿常规(一);舌洁,脉平。继服前方加炙黄芪 10g,16 剂。服 3 天停 1 天。

以后患者仍用此方调理近 1 年,浮肿消失,面色红润,体重增加,多次尿常规检查正常,一直坚持正常工作。

**按** 此患者的致病因素虽为药物中毒,但其表现出来的临床症状为脾肾两虚,邪滞不通。脾气虚则见面白无华,神疲,乏力,纳呆。而肾气不足,气化失司,浊邪壅塞水道,则见尿少、尿闭、水肿。肾府失于温煦则见恶寒、腰冷腰酸等脾肾不足之征。因此调补气血,健脾益肾是治疗水肿的关键。方老治疗上采用滋补汤,方中四君子汤加炙黄芪益气健脾,合木香、陈皮、佛手、焦曲行气利水消肿;用当归、白芍、熟地、枸杞子合大枣补血以固后天之本;在气血同补,阴阳同调的基础上,加以官桂、牛膝温补肾阳,使水邪祛,水道通,浮肿消。后用此方长期服用以巩固疗效,使患者临床化验指标趋于正常。(《当代名老中医典型医案集》)

### 孙郁芝医案

赵某,男,61 岁,2005 年 12 月 13 日初诊。患者尿中出现泡沫 1 月余,伴腰困,颜面,双下肢轻度浮肿。初诊:2005 年 10 月因劳累后出现尿中泡沫,腰困,颜面,双下肢轻度浮肿,就诊某院,查:尿蛋白(＋＋＋),潜血(＋＋＋),24 小时尿蛋白定量 8g,尿中红细胞(10～12)个/HP;血脂 TG:8.76mmol/L;血浆白蛋白 ALB 31g/L;血流变:全血黏 4.49mPa·s;双肾功能未见异常。先后用中西药治疗效果不显。现症:尿中泡沫,腰困,轻度浮肿。查其:舌淡红,苔白腻,舌底脉络暗红无迂曲;脉沉细,诊其为:脾虚水湿内停水肿(肾病综合征)。治法:益气健脾,清热化湿,活血化瘀。方拟补脾益肾汤加减。处方:黄芪 20g,白术 10g,茯苓 12g,丹参 30g,当归 10g,石韦 10g,薏苡仁 30g,女贞子 15g,旱莲草 15g,白茅根 30g,土茯苓 30g,杜仲 15g,黄芩 9g,小蓟 30g,车前子 15g,陈皮 10g,赤芍 10g。7 付,水煎服,日一剂。

复诊:服药后,浮肿消,泡沫尿稍好转,效不更方,方药略有增减,连服 30 余剂,诸症好转,继服中草药调理,定期复查相关检查,病情一直稳定,并未加重。

**按** 此为劳伤脾,脾失运化,水湿溢于肌肤,脾虚失于摄纳,精微下注则泡沫尿,久虚及肾,则腰困。补脾益肾汤具有理气健脾,利水消肿的作用,黄芪益气固表,茯苓、石韦、白茅根甘淡渗利,利水消肿,当归、丹参、小蓟、旱莲草活血凉血止血,杜仲、女贞子补肝肾,陈皮理气和胃,醒脾化湿,黄芩、土茯苓清热解毒,再加白术健脾燥湿,共奏益气健脾,清热利湿,活血化瘀之效,遵循其旨,方药略加变通效佳。(《当代名老中医典型医案集》)

## 【预防护理】

### 1. 慎起居

宜寒温,避免外邪侵袭。注意调节情志,明·皇甫中《明医指掌》云:"水肿病多起于外触怒气。"戒房劳,产乳勿过劳。《备急千金要方》云:"房事等三年慎之……不尔者,差而更发、重发,不可更治也。"

### 2. 饮食宜忌

水肿患者,一般多有胃肠功能障碍,临证可根据不同的病情,选用既有营养又不碍脾胃运化;既有利治疗,又容易吸收的食物调养。如多吃鲤鱼、虾仁、荸荠、甘蔗、黄牛肉等食品,盐及猪肉宜少吃为佳。水肿初期,应吃无盐饮食,肿势消退后,逐步改为低盐饮食,最后恢复普通饮食。治疗期间忌食辛辣、烟酒、生冷、肥甘等。

### 3. 护理

避免褥疮。严重水肿如喉间有痰，要注意吸痰，保持呼吸道的通畅，防止痰涎阻塞气道而引起窒息死亡。注意寒温的变化，及时增添衣服，防止重感。给患者无论打针或擦身时，要避免皮肤的损伤，若有损伤要及时给予处理，否则易引起感染而生他变。

# 关　　格

关格者，上为格，下为关。格者，格拒之意，即吐逆称格；关者，关闭之意，即二便不通称关。《类证治裁·关格》曰："下不得出为关，二便俱闭也；上不得入为格，水浆吐逆也。下关上格，中焦气不升降，乃阴阳离绝之危候。"

关格一语，最早见于《内经》。《灵枢·终始》曰："人迎与太阴脉口俱盛四倍以上，名曰关格。"记述了关格的脉象特征。《灵枢·脉度》篇曰："阴气太盛，则阳气不能荣也，故曰关。阳气太盛，则阴气弗能荣也，故曰格。阴阳俱盛，不得相荣，故曰关格。"阐述了关格的病理。汉·张仲景发展了《内经》对关格的认识，《伤寒论·平脉法第二》曰："关则不得小便，格则吐逆。"补充了关格的症状。

隋代巢元方则认为，关格是指大小便不通，《诸病源候论·大便病诸候》曰："大便不通谓之内关，小便不通谓之外格，二便俱不通为关格。"唐代孙思邈把张、巢两说并列，而王焘认为腹部痞块亦属于关格的一个常见症状。南宋时期，把仲景说与巢氏说合而为一。如张锐在《鸡峰普济方·关格》中提出了关格病上有吐逆，下有大小便不通，并举一病例，应用大承气汤而取效。该案所记："奉职赵令仪妻，忽吐逆，大小便不通，烦乱，四肢渐冷，无脉几一日半，与大承气汤一剂，至夜半渐得大便通，脉渐生。翌日，乃安。"清代费伯雄《医醇賸义·关格》曰："始见气机不利，喉下作梗；继则胃气反逆，食入作吐；后乃食少吐多，痰涎上涌，日渐便溺艰难。"指出由呕吐而渐见大小便不通者，为关格，可见于反胃、噎膈之证的后期。

近年来，在辨证论治基础上应用历代治疗本病的通腑降浊法来治疗尿毒症、肠梗阻等，取得了一定的疗效，在理论机制方面也作了进一步阐发，受到国内外医者的重视。

西医学泌尿系统疾病引起的慢性肾功能减退（如尿毒症），其他如肝硬化、休克、败血症等疾病的晚期引起的急性肾功能衰竭者，或急性肠梗阻、幽门梗阻、急性阑尾炎等，均可参考本篇内容进行辨证施治。

## 【相关病机】

本病之作，《内经》认为是阴阳不相应所致，《伤寒论》认为系邪气格拒三焦所为。后世医家代有发挥，巢元方主阴阳气不和，荣卫不通，王焘主风寒，《兰室秘藏》认为"邪热"为疾，《丹溪心法》认为"有痰"、"中气不运"，《景岳全书》认为是肾虚所致，《类证治裁》认为"气逆于上，津涸于下"等，根据历代医家论述，结合近代认识，其病因病机主要有以下几方面：

浊邪侵犯，升降失和　素体脾胃虚弱，浊邪乘虚侵入，停滞中焦，使胃失和降，胃气上逆而为呕吐；邪阻小肠，分清泌浊功能失司而致小便不通；或素体湿盛，脾失健运，湿邪停聚，壅塞三焦，气机升降受阻而致腑气闭阻不通，下闭上格发为本病。

情志不畅，痰瘀互结　忧思恚怒，情志不舒，肝气横逆，脾胃失和，气机不畅，水湿不化而痰浊遂生；气郁不行则停滞，气滞则血瘀，痰瘀互结，搏结于内，升降痞塞，上下不通而成本病。

**火热郁闭，壅滞胃肠** 外邪侵入，日久不去，郁而化热，或恣食辛辣厚味，热自内生，邪热熏蒸于胃则烦呕吐逆；邪热蕴结于肠，则肠道痞塞而大便秘结不通，使热邪与积滞壅结于胃肠而发关格。

**脾肾阳虚，气化无权** 水肿日久不愈，水湿浸渍，更伤脾阳，脾阳虚久，往往累及肾阳不足；或劳倦太过，酒色无度，肾气内伤，肾虚则水湿内盛，湿为阴邪，最易伤阳，久之可致肾阳衰微。在整体病理过程中，脾阳不足，土不制水，可影响到肾阳虚衰；而肾阳不足，命门火衰，不能温煦脾土，可使脾阳更亏。脾肾阳虚，气不化水，阳不能化浊，使水湿之邪更甚，又进一步损伤阳气，最后导致阳损及阴，形成阳败阴竭之危候。

**热邪稽留，阴虚津枯** 热病后期或嗜食辛辣厚味，热自内生，邪热稽留不去，热邪耗伤阴津，久而久之可致阴虚津枯，上下滞涩不通发为关格。

**蛔虫聚结，腑气不通** 饮食不洁，或杂食生冷，蛔虫遂生，且蛔虫性动好窜，又好团聚，喜温喜暖，畏寒怕热是其妄动致病的原因。当人体脏腑气实，功能不乱时，则能制约蛔虫，使之安其位。一旦脏腑气弱，功能紊乱，便会引起种种病证，如脾胃偏寒偏热，虫不安定，缠结成团，形成虫瘕，阻塞肠道，以致腑气不通，升降悖逆，则并发本病。

总之，或因浊邪侵犯，或情志失调，或饮食不节（洁），或劳欲过度，导致邪舍脏腑，阻碍气机，气化不行，升降乖戾而发为本病。

# 【辨证论治】

### 1. 辨证纲要

本病以呕吐、大小便不通为其主证，故临床应根据呕吐及呕吐物的性状不同来辨别其寒热，根据是以小便不通为主，还是大便不通为主来辨别其标本虚实。根据治疗过程中的不同转归来分辨其顺逆。

（1）辨呕吐：呕吐热腐酸臭，嗳气频作者多属热；呕吐清水或夹杂有未消化食物多属寒。

（2）辨标本虚实：以小便不通为主者多属本虚标实，症状多表现为虚实夹杂。一般患有水肿、癃闭的病人，出现神倦身疲，不欲饮食，小便不利或小便甚少为本证的早期；若进一步出现腹胀，呕吐，小便点滴不下，口中有尿臊气，此为重证；若发展至昏迷、抽搐者，多为危候。以大便不通为主者多属实证，症状多表现腹部有癥块或瘕聚可扪及，且腹痛剧烈，呕吐，大便闭而不通，此证多为急重证。临床应详察细审，认真辨识，方不致误。

（3）辨顺逆：临床经过治疗若小便得通，水肿渐消，饮食渐增，精神转佳；或大便秘结得下，腹痛去，腹胀减，呕吐止，渐思食皆为顺；反之，虽经多方治疗溲闭仍不通，水肿日甚，出现昏迷，或出现惊厥者为逆。若服药后，大便仍闭结不通，腹痛腹胀日甚，应考虑采取手术治疗。

### 2. 辨析类证

本病首先应与癃闭、便秘、噎膈、反胃等病证相鉴别。癃闭是小便不通；便秘是大便秘结不通；噎膈是格塞闭绝，饮食不下；反胃是朝食暮吐，暮食朝吐。四者与本病的阴阳格绝，关格不通，上吐下闭的表现有明显区别。

其次,还应与走哺相鉴别,走哺是以呕吐伴有大小便不通利为主症,《千金要方》曰:"若实,则大小便不通利,气逆不续,呕吐不禁,故曰走哺。"在病机上,《三因极一病证方论》把走哺放在呕吐篇中,认为呕吐是主证,因呕吐不禁而致大小便不通利;而关格是由于大小便不通,升降逆行而引起呕吐。一般说来,走哺多属实热,而关格多为虚中夹实之证。

### 3. 治疗原则

本病除了表现大小便不通,呕吐外,其兼症极为复杂。临床应根据其不同见证,分辨标本虚实,治疗以通腑决闭为首务,大小便得通,浊逆得降而呕吐可止。当然还需根据其不同兼症,适当佐以温中散寒,或疏肝理气,或消食导滞,或温阳利水,或清热养阴,或通便驱虫等法。

浊邪侵犯

临床表现　神疲乏力,四肢困重,面色无华,恶心,或呕吐频作,口黏无味,腹胀,纳呆,小便短少或不通,大便秘结,苔厚腻,脉弦数。

辨证提要　本证以面色无华,四肢困重无力,呕吐频作,小便短少,大便秘结、舌苔厚腻为其辨证要点。

理法概要　脾胃素弱,浊邪困脾,使脾的运化功能减弱,其"为胃行其津液"的功能失职,产生受而不化,纳而不行的病理现象,使浊邪乘之而犯胃,使脾胃升降失和而诸症遂生,故治宜健脾和胃,降逆化浊。

方药运用　温脾汤合旋覆代赭汤加减。

党参15g　制附子10g　干姜10g　大黄10g(后下)　旋覆花10g(布包)　代赭石15g　半夏12g　陈皮12g　茯苓15g　薏苡仁15g　甘草3g

党参、制附子、干姜温中健脾;陈皮、半夏和胃降逆;配旋覆花、代赭石降逆止呕作用更强;茯苓、薏苡仁健脾渗湿;大黄攻下降浊;此三味相伍,使邪从二便排出,诸药合用共奏健脾和胃,降逆化浊之功。若泛吐涎沫者,可加吴茱萸以温胃降逆;腹胀甚者,加川朴、炒莱菔子以理气消胀。

情志不畅

临床表现　吞咽困难,或滴水难入,胸胁胀满,烦闷不舒,呕吐吞酸,嗳气频作,泛吐黏涎,大便坚如羊粪,形瘦体衰,肌肤枯燥,舌质绛红苔少,脉细涩或弦细。

辨证提要　本证以吞咽困难,或滴水难入,呕吐,或泛吐黏涎,大便坚如羊粪,舌质绛红,苔少为其辨证要点。

理法概要　此证由于忧思日久,气结于上,津涸于下之故,治宜开郁理气,和胃化痰。

方药运用　启膈散加味。

郁金10g　砂仁壳10g　沙参12g　川贝母10g　丹参15g　茯苓15g　杵头糠15g　麦冬12g　荷叶10g

郁金、砂仁壳开其郁结以利气;沙参、麦冬润燥利咽;川贝母解郁化痰;丹参活血化瘀;茯苓补脾和中;荷叶善行胃气;杵头糠能疗膈气噎塞。诸药合用共奏开郁理气,和胃化痰之效。若津伤严重者,加玄参、白蜜,以助增液润燥之功;若药后大便仍不下者,加生大黄,以通腑攻下;若血瘀甚者,酌加桃仁、红花,以增活血祛瘀之力;若痰结甚者,酌加橘红、杏仁、白芥子,以助化痰散结之效。

### 火热郁闭

**临床表现** 腹痛胀满,硬痛拒按,躁扰不宁,大便燥结不通,烦呕吐逆,呕吐物热腐酸臭,或热结旁流,下利清水臭秽,溲黄不利或尿闭,重则神昏谵语,四末逆冷,舌质红或绛红、苔黄而燥,重者黄垢,脉弦滑或沉实。

**辨证提要** 本证以腹痛胀痛硬痛拒按,大便燥结,烦呕吐逆,溲黄不利或尿闭,苔黄而燥为其辨证要点。

**理法概要** 此证由于外邪入里化热,或恣食辛辣,热自内生,邪热与积滞壅结于胃肠而致,故治宜攻坚破结,荡涤实热积滞。

**方药运用** 大承气汤加味。

大黄 12g(后下)　枳实 12g　厚朴 12g　炒莱菔子 30g　玄明粉 10g(冲)

方中大黄苦寒泄热通腑,荡涤胃肠为主药;辅以玄明粉咸寒泄热,软坚润燥;佐以枳实、厚朴消痞除满,行气散结;伍以炒莱菔子导气下行而除胀。诸药合用共奏攻下邪热积滞之功。若兼有瘀血者,可加桃仁、红花、赤芍以活血化瘀。若烦躁口渴,口舌生疮者,酌加黄芩、黄连以清热泻火。

### 脾肾阳虚

**临床表现** 溲尿滴沥不爽,重则癃闭不下,呕吐不止,时轻时重,呕吐物多夹有未消化食物,面色㿠白,神情呆滞,形寒肢冷,四肢不温,腰膝乏力,周身浮肿,舌淡胖有齿痕,苔白滑,脉沉迟或沉细欲绝。

**辨证提要** ①辨证要点:小便不通,渐至呕吐不止,面色㿠白,形寒肢冷,四肢不温,舌淡体胖苔白滑,脉沉细。②辨偏损程度:若偏脾阳虚者,可伴见少气乏力,腹胀,纳食不馨,泛恶,呕吐频作;若偏肾阳虚者,则伴见神疲乏力,腰酸膝软,浮肿以腰以下为甚。

**理法概要** 此证多由劳倦过度,或年老脾肾阳虚,致使升降失职,胃气上逆为呕吐;气化无权为溲便不通发为本病。治宜温阳益气,补肾通关。

**方药运用** 胃苓汤合实脾饮加减。

白术 12g　川厚朴 9g　陈皮 10g　茯苓 24g　猪苓 12g　泽泻 5g　砂仁 6g　木香 9g
川椒目 6g　桂枝 6g　大腹皮 15g

白术、陈皮健脾助运;厚朴、砂仁、木香醒脾燥湿;椒目、桂枝温肾阳而助气化;茯苓、猪苓渗湿利水;泽泻、大腹皮利尿消肿除胀。诸药合用,使脾阳复而运化健,肾阳复而气化行,小便利则水肿自消。偏于脾阳虚者酌加红参、干姜益气温中;偏于肾阳虚者酌加附子、肉桂温肾助阳。呕吐甚者加生姜、半夏、竹茹和胃降逆,温中止呕。

### 阴虚津枯

**临床表现** 饥不思食,呕吐反复发作而量不多,或干呕,脘部有嘈杂感,小便短少,或大便干结,状如羊矢,渐至大小便不通,腹痛时作,形体消瘦,口燥咽干,五心烦热,舌红而干,或有裂纹,少苔或光净无苔,脉弦细而数。

**辨证提要** 本证以呕吐频作而量少,小便短少,或大便干结,状如羊矢,口燥咽干,五心烦热,舌红而干,苔少或无苔为辨证要点。

**理法概要** 热病后期,余热未清,或嗜食辛辣,热自内生,热邪积久,耗伤阴津,而致阴虚津枯,上下不通发为本病。治宜滋阴养液,泄热通便。

方药运用　增液承气汤加味。

玄参 20g　生地 15g　麦冬 15g　大黄 12g(后下)　玄明粉 10g(冲)

玄参、生地、麦冬滋阴增液,配合硝、黄泄热通便,诸药合用以成"增水行舟"之效。若呕吐剧烈者,酌加竹茹、代赭石以和胃降逆止呕;若口渴甚者,加花粉、石斛以生津止渴。

**蛔虫聚结**

临床表现　阵发性腹部剧痛,或腹部有攻撑感,并可见虫瘕,坐卧不安,心烦喜呕,或吐蛔虫,不欲饮食,得食则呕,小便短少,大便秘结不通,舌苔白腻或黄腻,脉弦。

辨证提要　①辨证要点:阵发性腹痛,呕吐,便秘,腹部有攻撑感,并见虫瘕,脉弦。②辨寒热:若腹痛时作,不欲饮食,食则吐蛔,身热或厥逆,面赤心烦,口渴欲饮,溲赤便秘舌红,脉弦数多属热证。若腹痛绵绵,喜温喜按,时觉恶心,口吐清涎,或吐蛔,手足不温,畏寒神怯,面色苍白,舌淡,脉细弱多属寒证。③辨病势:若蛔虫妄动,窜入胆道,导致肝胆郁滞,气机被阻,气血不畅,而见卒然胁腹剧痛阵作,痛引肩背,恶心呕吐,汗出,脉沉弦可并发蛔厥证。

理法概要　本证多由体内蛔虫较多,或驱蛔不当,激惹虫群,致使蛔虫集结成团,壅塞肠道,气机被阻,传化停顿而发为本病。治宜行气导滞,通便驱虫。

方药运用　驱虫通便汤。

乌梅 12g　苦楝根皮 18g　槟榔 15g　广木香 9g　花椒 9g　大黄 15g　芒硝 15g(冲)
枳实 9g

乌梅酸能制蛔;花椒辛能驱蛔;苦楝根皮,苦能下蛔。柯韵伯云:"蛔得酸则静,得辛则伏,得苦则下。"本方不仅酸、辛、苦俱备以安蛔止痛,大黄、槟榔、枳实、芒硝行气导滞,软坚通便,配木香以芳香理气,诸药相伍,共奏行气导滞,通便驱虫之效。若偏寒者加附子、干姜以温中祛寒;若偏热者加黄连、黄柏以增苦寒清热驱蛔之效。

由此看来,本病除火热郁闭者应攻逐泻下外,其他多属本虚标实,治宜攻补兼施,在脾肾阳虚阶段应以温阳为先,兼以化浊利水;在浊邪壅盛阶段,应补中有泻,补泻并重,泻后即补,或长期补泻并用。若情志不畅者宜开郁理气,若阴虚津枯者宜滋阴润燥,若蛔虫聚结者宜通便驱虫。总之,治疗本病用药贵在灵活变通,或降浊通便,或渗湿利溲,宜开通,宜疏利。

# 【其他疗法】

## 1. 灌肠疗法

即采用中药煎液由肛门滴入做保留灌肠的一种治法。

(1) 复方大承气汤(生大黄 30g 后下,芒硝 15g 冲化,川朴 15g,炒莱菔子 30g)水煎,去渣过滤,取汁 200~300ml,倒入滴瓶中,病人取右侧卧位,以细肛管插入乙状结肠(自肛门插入 15cm),每分钟约 60 滴,1 小时后无效可再滴 1 剂。适用于火热郁闭证。

(2) 何首乌 30g,玄参 30g,肉苁蓉 15g,天冬 30g,蜂蜜 30g(冲化)。水煎,过滤取汁 300ml,通过肛管由肛门徐徐滴入,适用于阴虚津枯证。

## 2. 针灸疗法

(1) 取穴:内关、合谷、中脘、天枢、足三里、三阴交。采用(提插捻转强刺激)泻法。适用于火邪闭郁证。

(2) 取穴:气海、关元、中脘、天枢。采用点燃的艾卷熏烤穴位皮肤。适用于脾肾阳虚证。

**3. 外治法**

(1) 大蒜 100g,捣烂敷于腰部(即肾俞穴),每日 1 次。适用于小便不通者。

(2) 白胡椒 30 粒,麝香 1g,共研极细末,取适量敷于脐部,用胶布覆盖,每日 1 次。适用于浊邪侵袭和脾肾阳虚证。

**4. 单方验方**

(1) 甘遂末 0.6g,开水冲服或抽空胃内容物后由胃管内注入,每 4 小时 1 次,3 次为 1 疗程。适用于火热郁闭证。

(2) 生豆油或生菜籽油,敢 200～300ml,加温至 30℃,抽空胃液后由胃管注入。适用于阴虚津枯和蛔虫聚结证。

(3) 植物油 30ml,川花椒 9g,将油置锅内加热,油煎花椒至焦,去花椒,待油凉后 1 次顿服。适用于蛔虫聚结证。

**5. 饮食疗法**

(1) 葫芦壳 30～60g,冬瓜皮、西瓜皮各 30g,水煎服,适用于小便不通者。

(2) 赤小豆 60～90g,冬瓜 250g～500g,水煎服,适用于脾肾阳虚证。

(3) 柏子仁、大麻仁各 12g,微炒研细,以绢包水煎 30 分钟,过滤取汁加白糖适量,1 次顿服。适用于阴虚津枯证。

(4) 南瓜籽炒熟,取 100～300 粒研细,以蜂蜜调服,每日 2 次。适用于蛔虫聚结证。

# 【名医精华】

### 费伯雄

关格一症,所系最大。……至西江喻氏,力讲调和营卫,不偏阴,不偏阳,听胃气之自为敷布,不问其关于何而开,格于何而通,一惟求之于中,握枢而运,以渐透于上下,营气通则加意于营,卫气通则加意于卫,因立进退黄连汤一方,又立资液救焚汤一方,以为标准。……而愚则以为所重者尤在于上。苟在上之格者能通,则在下之关者亦无不通。尝见患此症者,多起于忧愁怒郁,即富贵之家,亦多有隐痛难言之处,可见病实由于中上焦,而非起于下焦也。(《医醇賸义·关格》)

### 刘赤选医案

何某,男,38 岁,广州市玻璃二厂工人。于 1975 年 4 月 11 日初诊。

病者自诉:胃病已五六年,自去年 12 月开始,时有饮食难下,食后 2 小时左右即作呕吐,所吐者多是水液,吐后才感舒服,大小便俱闭塞难通,腹胀,自觉有水气停在胃中,饮食日减,有时不能食,形体黄瘦,时觉腹痛,脉弦,舌淡红,无苔垢。诊断为下关上格之症,由于气滞血瘀所致。广东省人民医院 X 线钡餐检查报告:"十二指肠球部溃疡并不完全性梗阻排空延迟"。治则:行气消滞,活血化瘀。处方山楂肉 15g,白芍 12g,蒲黄 4.5g,五灵脂 9g,水煎服,每日 1 剂,服 3 天。

二诊(1975 年 4 月 16 日):病者服前方后第二天已能进食,胃痛亦止,大便得下溏粪,小便通利,腹胀稍减,已没有水气停留在胃中的感觉,脉缓弱,继予下方:陈皮 3g,五灵脂 12g,

蒲黄 6g,山楂肉 15g,水煎服,3 剂,每天服 1 剂。

三诊(1975 年 4 月 21 日):自觉饮食、二便已正常,平卧后觉有水气自上而下,脉弦,舌淡转红。处方:法半夏 9g,党参 9g,佛手 9g,丹参 12g,白芍 12g,水煎服。每天 1 剂,服 3 剂。

四诊(1975 年 5 月 1 日):胃口比前稍减,多食后自觉消化不良,大便溏薄,食糖质后有些肠鸣,惟面色红润,舌淡润,脉缓。此为脾虚气滞,用补气健脾法,茯苓 12g,白术 9g,白扁豆 12g,陈皮 3g,山药 12g,莲子肉 12g,炙甘草 6g,法半夏 9g,砂仁 6g(后下),炒山楂肉 12g,服 3 剂,每天 1 剂。

五诊(1975 年 5 月 18 日):各症已除,但不能多食,多食则觉消化不良,脉缓,舌苔薄白,用下方善后:白扁豆 12g,山楂肉 15g,茯苓 12g,竹茹 9g,橘红 3g,每天 1 剂,亦服 3 剂。

**按**　本病名关格,关是下关,二便不通;格是上格,饮食难进。本例由于气滞血瘀,阻塞幽门,上下不通之故。山楂肉有化恶血,消食滞的功能,单味为方,名独戏散(《医宗金鉴》),除肠胃心脾之瘀滞。失笑散(《局方》)化瘀通脉,止心中绞痛及幽门痉挛,二方合用,通胃肠痞结,亦有捷效。(《老中医医案医话选·内科案例·关格》)

王国三医案

袁某,男,44 岁。1994 年 12 月 2 日初诊。患者反复双下肢浮肿 4 年,尿少、恶心呕吐 1 月。初诊:4 年前出现双下肢浮肿,遂去唐山市开滦医院,经查尿蛋白(＋＋＋),诊为“慢性肾炎”,间断性服用中药(不详)及六味地黄丸、肾炎四味片等,症状时轻时重。一月前感冒后症状加重,且出现尿少、恶心、呕吐,遂来我院欲求中药治疗。现症:颜面及双下肢浮肿,消瘦,尿少,便溏每日 2 次,时恶心呕吐。查其:面色萎黄,精神不振,舌质淡胖,苔白腻,脉虚缓无力。诊其为:脾肾阳虚水肿(慢性肾功能衰竭)。治法:补气健脾,温阳化气,消除浊邪。方以自拟复肾汤。处方:红参 10g,黄芪 30g,茯苓 15g,白术 10g,熟附子(先煎)6g,白芍 10g,防己 10g。水煎服,日一剂。

复诊:服药后,双下肢浮肿减轻,尿量渐增,恶心呕吐稍减。查其:舌淡红,苔白略腻,舌边有齿痕,脉沉虚。效不更方,继以原方加怀牛膝 20g,增加补肾之功。另以健脾泄浊之法开中药灌肠方:生大黄(后下)10g,白术 15g,黄芪 18g,汉防己 30g。水煎至 100ml 灌肠,每日一次。开中药 10 剂,水煎服,日一剂。随访半年,病未复发。

**按**　本案证属脾肾阳虚。久病肾气损伤,温化无权,肺脾虚败,三脏受损,水液运化失司,长期滞留体内,化为水毒、浊邪而致水肿;湿浊中阻,气机升降失调而恶心呕吐,本病病位在肺、脾、肾,为本虚标实之证,当扶正祛邪,以补气健脾,温阳化水,消除浊邪治之。自拟复肾汤口服与中药保留灌肠治疗水肿。复肾汤的主旨在于温养脾肾之阳,补气健脾,运化水湿,清除浊毒。方中参芪扶正补气,振奋机体之功能;术苓健脾利湿消肿;白芍《本经》有“利小便”的记载,助茯苓利水之效,且又能解病缓急,通顺血脉,以破阴结,开水液下行之路。诸药共奏温阳益气,健脾除湿之功。除内服中药外,弥漫于胃肠的水毒浊邪,遵“六腑以通为用”之旨,拟大黄为君药之灌肠方,因大黄疾行走之力,可荡涤阴霾之气。水肿日久,气血已衰,此时宜用黄芪调补肺脾之机,白术厚肠胃健脾除湿;汉防己通下渗湿,消除水毒。全方药物配伍得当,荡涤水毒浊邪而不伤正,厚肠胃而不留湿。(《当代名老中医典型医案集》)

吕仁和医案

徐某,男,67 岁。2006 年 5 月 31 日初诊。患者血糖升高 28 年,肾移植术后 4 年。初诊:患者 28 年前血糖升高,诊断为 2 型糖尿病,予胰岛素早 10 单位,午 10 单位,晚 16 单位治疗,血糖控制尚可。4 年前因糖尿病肾病肾功能衰竭行肾移植手术。现症见下肢浮肿,易感冒,疲乏无力。实验室报告:血尿素氮 11.9mmol/L,血肌酐 146$\mu$mol/L,血钾 6.77mmol/L,总二氧化碳 16.7mmol/L,血常规:红细胞 $3.46 \times 10^{12}$/L,血红蛋白 112g/L,尿常规:尿蛋白(+++)。中医诊断为关格病,肾病虚劳期。辨证为肝肾阴虚,血脉不活。患者肝肾阴虚,气滞血瘀,肾用失司,出现尿蛋白。浊毒内生,血脉不活,出现血肌酐、尿素氮升高。治法:调补肝肾,行气活血。处方:生黄芪 30g,当归 10g,芡实 10g,泽兰、泽泻各 20g,枳实、壳各 10g,金樱子 10g,乌药 10g,香附 10g,川芎 15g,猪苓 30g,车前子(包)30g,太子参 30g。14剂,水煎服。

复诊(2006 年 6 月 28 日):患者诸症减轻,下肢不肿。实验室报告:血肌酐 126$\mu$mol/L,尿蛋白(++),总二氧化碳 19.9mmol/L。继续以调补气血加行气活血、通经活络之法治疗。继用前方加桑白皮、赤芍、白芍、蝉衣、倒扣草活血化瘀、清热解毒。嘱其忌肉类、海鲜,避免劳累,舒畅情志。

**按** 方中生黄芪、当归、太子参补益气血,芡实、金樱子补肾消除尿蛋白,泽兰、泽泻、车前子、猪苓活血利水,枳实、枳壳、乌药、香附、川芎行气活血。二诊加桑白皮、赤芍、白芍、蝉衣、倒扣草活血化瘀、清热解毒。经治患者血肌酐维持在正常水平,尿蛋白减少。有效。(《当代名老中医典型医案集》)

### 张琪医案

耿某,女 31 岁。2005 年 11 月 7 日初诊。腰痛乏力 1 年,恶心呕吐 10 天。初诊:贫血 6年。1 年前自觉腰酸乏力,未系统检查治疗。10 天前出现恶心、呕吐,伴有黑便,于绥化市第一医院就诊,钡餐透视检查诊断为胃及十二指肠壶腹溃疡,服甲氰咪呱片 1 周,黑便好转,但仍恶心,呕吐,化验肾功:BUN 34.8mmol/L,Cr 868$\mu$mol/L,血红蛋白 73g/L,故来诊。现症:腰痛乏力,恶心,呕吐,便干,查体面色萎黄,形体消瘦,眼睑无浮肿,舌淡苔白少津,脉沉细。实验室检查尿常规:PRO(+),BLD(+);血细胞分析:血红蛋白 98g/L;肾功 BUN34.15mmol/L,Cr 1018.9$\mu$mol/L。诊其为:虚劳,脾肾两虚,浊毒内蕴型。病久伤及脾肾,脾失健运,无以濡养四肢肌肉,故周身乏力;肾虚故而腰痛;脾失健运,肾失气化,浊毒不得外泄,上逆犯胃,故恶心,呕吐。舌质淡,脉沉细均为脾肾两虚之征。

治法:养阴祛热,化浊止呕。方拟加味甘露饮。

处方:生地黄 20g,茵陈 20g,黄芩 15g,枳壳 20g,枇杷叶 20g,石斛 20g,麦冬 20g,大黄10g,草果仁 15g,砂仁 15g,竹茹 20g,半夏 20g,芦根 30g,当归 20g,黄连 15g,干姜 10g。水煎服,每日一剂。

服前方药 14 剂后腰痛乏力减轻,恶心呕吐次数减少,眠欠佳。肾功 Cr 919$\mu$mol/L,效不更方,加夜交藤 30g,酸枣仁 20g 安神,服 14 剂后诸症减轻,Cr 799$\mu$mol/L,续前方加活血化瘀药。服 7 剂腰痛乏力减轻,无恶心,呕吐,舌质淡,苔白,脉沉。血 Cr 896.9$\mu$mol/L,病情好转续前方治疗。

**按** 本例慢性肾衰竭是由于脾肾两虚,升降失司,湿浊毒邪内蕴化热,湿热日久损伤胃阴而致。急则治标,缓则治本,先清胃中湿热,养胃阴,化浊降逆。针对病机特点选用《太平惠民和剂局方》之甘露饮加味。方中生地、熟地、石斛、寸冬滋养脾胃之阴,清虚热;黄芩、茵陈、黄连苦寒清热祛湿,以清热存阴;枇杷叶降逆气,枳壳行气和胃,共清上蒸之湿热;竹茹、半夏、芦根降逆止呕；干姜、草果仁、砂仁温中化湿浊；大黄攻下泻毒导滞，给毒邪以出路。现代药理研究表明，大黄可使一部分氮质从肠道清除体外，具有降尿素氮、肌酐的作用。养阴与芳化泄浊并进是本案用药特点。(《当代名老中医典型医案集》)

**龚丽娟医案**

陈某，女，56 岁。初诊：1978 年 3 月 24 日。慢性肾盂肾炎、肾性高血压十余年，平时未重视治疗。最近 1 月头昏痛，食欲减低，恶心，饮食即吐，皮肤痒。诊查：精神萎靡不振，头昏痛，面浮色黄，牙龈出血，吐出黏痰米粒；胃部胀满，口干苦，大便四天未行，小便少而色黄。舌苔黄厚腻，舌质淡，脉弦细。血尿素氮 43.9mmol/L，肌酐 742.6μmol/L，血压 170/94mmHg。尿常规：蛋白(＋＋)，脓细胞(＋＋＋)。辨证：湿热内蕴，上逆犯胃，腑气失降。治法：泄浊通腑，和胃降逆。处方：生大黄 10g(后下)，黄连 3g，干姜 1.5g，炒竹茹 10g，制半夏 10g，陈苍术 10g，黄柏 10g，泽泻 12g，车前草 15g，玉枢丹 0.06g(吞服)

二诊：3 月 28 日，药后呕吐已止，能进少量饮食；大便 1 天两次，前干后溏；尿少色重，但舌苔满布白腻，罩淡黄色，脉细弦。原方加制附片 9g，去玉枢丹、黄连、黄柏。

三诊：4 月 5 日。舌苔白腻已退，饮食增加，然肌肤瘙痒又起；大便间日一次，质干；脉弦。湿郁营热，拟转祛风盛湿、凉血止痒法。血尿素氮 30mmol/L，肌酐 574.6μmol/L。处方：生大黄 12g(后下)，炒荆芥 6g，紫草 15g，银花 15g，连翘 12g，蝉衣 10g，地肤子 12g，丹皮 10g，乌梢蛇 10g，当归 10g，生甘草 3g。

四诊：4 月 16 日。上药服 6 剂，皮肤瘙痒已减；续投 5 剂，瘙痒消失。小便黄，不浑；惟腰部酸痛，脉细。原方加减。处方：制大黄 10g，当归 10g，蝉衣 10g，地肤子 10g，怀山药 10g，茯苓 10g，桑寄生 12g，荔枝草 15g，车前草 15g。

五诊：4 月 30 日，肤痒未起，小便色清，无明显不适。原方去蝉衣、地肤子，加首乌 12g，杞子 12g。血尿素氮 14.6mmol/L，肌酐 353.6μmol/L。血压 140/80mmHg。

**按**　本例为肾衰重症之尿毒症期。初诊时病势较急，湿热阻于中下二焦，经清热泄浊通腑、和胃降逆，腑气通，胃气降，然舌苔又转白腻，乃去连、柏苦寒之品，加附片温阳，后期又以皮肤瘙痒为苦，此与肾衰之瘙痒不同，乃是血虚生风、湿郁于营所致，专用祛风凉血止痒法 10 天，痒止，病势渐趋稳定。患者肾衰延缓 3 年，于 1981 年因受凉高热诱发，救治病故。(《中国现代名中医医案精粹》)

## 【预防护理】

(1) 本病多由水肿、臌胀、淋证、癃闭、黄疸、胃脘痛、腹痛、便秘及蛔虫病等发展而来。因此，要预防本病，首先应预防治疗以上各种病症。

(2) 本病的发生与外邪侵袭，饮食不节(洁)、劳倦过度等因素有关，因此，平时注意寒温变化，预防感冒的发生，以及注意饮食调理，劳逸适度等，对预防本病有着重要的意义。

(3) 患病期间宜给高热量高脂肪、低蛋白富有维生素的饮食。若见水肿、小便不通者，应限制盐和水分的摄入量；若呕吐频繁，腹痛剧烈，大便秘结不下者，宜暂时禁食。

# 脏　躁

脏躁，是指由七情内伤所引起的以精神情志方面的改变为主的病证，临床表现繁杂，主要以喜悲伤欲哭,数欠伸,或忧郁,或烦躁,喜怒无常,失眠多梦等为特征。

脏躁作为一个独立的病证被认识,始于张仲景的《金匮要略》。《金匮要略·妇人杂病脉证并治》篇说:"妇人脏躁,喜悲伤欲哭,象如神灵所作,数欠伸,甘麦大枣汤主之。"仲景以后历代医家多遵循《金匮要略》原文作解释、发挥或补充,对脏躁的病因病机和证治认识不够统一。根据多年的临床实践与体会,我们以脾胃理论为基础论治脏躁,提出脾虚、肝郁、痰火脏躁病机,并创制"清心豁痰汤"应用于临床,发展了对脏躁证治的认识。

## 【相关病机】

脏躁属精神情志方面的病证,其发病与五脏皆有关联,但其中与脾的关系尤为突出。

脾虚肝郁,痰火扰心　脏躁发病,多是在素体脾弱的基础上,复为情志因素所伤而起。如思虑伤脾,脾失健运,湿浊内生,阻滞气机,土壅木郁,则肝失疏泄;或郁怒伤肝,肝郁气滞,化热化火,横逆犯脾,则木郁土壅。脾虚肝郁,气滞湿阻,化火成痰,痰火内盛,上扰心神,或痰浊随肝气上逆,蒙蔽清窍,以致心神不明不宁,魂魄不安,发为脏躁。肝郁不解,脾虚不复,痰火时常上扰,故脏躁常常发作,反复不愈。

脾虚肾弱,五神失主　脏躁的发病特点之一,是《金匮要略》中所记述的"妇人脏躁,"即甘麦大枣汤证。对其病因病机,目前倾向于认为其发病基础是"脏气弱。"在此基础上,长期忧思不解,心气耗伤,营血暗亏,心神失养而惑乱,则发为脏躁。可以认为,脏气弱非单指哪一脏,而是五脏之气皆弱,而尤以脾脏之气弱为主。盖脏躁发病,悲伤欲哭,不能自制,象如神灵所作,或喜怒无常,心神不宁;从五脏所藏之神看,神魂魄意志,皆有所失,即魂魄不守,精神不宁,志意散乱。《灵枢·本藏篇》说:"志意者,所以御精神,收魂魄,适寒温,和喜怒者也。"今志意不定而散乱,无以御精神,收魂魄,适寒温,和喜怒,故有诸多精神情志失常证候出现。志者肾所藏,意者脾所主,脾肾气弱,则志意失所主。仲景特别将"数欠伸"作为脏躁的证候特点之一,于理解脏躁(甘麦大枣汤证)属脾肾气弱,志意不收,实为画龙点睛之笔。欠者肾所主,伸者,伸四肢;精神困倦,四肢懈怠,久伸以求振奋;非脾肾气弱,则无此证。从治疗上看,仲景纯以入脾胃的甘草、小麦、大枣,益中州而安五脏,对于认识"妇人脏躁"之病机关键在脾肾气弱,又是有力佐证。

## 【辨证论治】

### 1. 辨证纲要

(1)辨虚实:本病以本虚标实证多见,纯为虚证者少发,故典型的甘麦大枣汤证亦少见。

(2)辨发病:多发于中青年妇女;尤多见于素体脾弱,或长期忧思之人。

(3)辨类证:本病需与常见的气郁气滞证相鉴别。一般而言,本病有反复发作、证候类似的特点。

### 2. 治疗原则

甘缓躁急、健脾安中以治本,豁痰理气清心以治标;不可妄施阴柔滋补,以免滞气助邪。

#### 脾虚肝郁痰火

临床表现　急躁易怒,坐卧不宁,急躁时易哭,甚至哭笑无常,多疑善感,失眠噩梦,或心惊恐惧,头晕头沉,记忆力减退,胸闷气短,体倦乏力,食欲欠佳,肢体串痛,舌苔多腻、舌体稍胖大,脉弦或弦数。

辨证提要　①辨证要点:情绪不稳,急躁易怒,健忘,多梦易惊,苔腻,舌体稍胖大。②辨病因:素体脾虚,复为情志因素所伤而发。若无脾虚见证,则不属本证。

理法概要　脾虚肝郁,气滞湿阻,痰火扰心为其基本病机。治以健脾豁痰,理气清心。

方药运用　清心豁痰汤。

白术9g　茯苓15g　橘红9g　半夏9g　香附9g　枳壳9g　西茴9g　乌药9g　郁金9g　节菖蒲9g　栀子9g　莲子心9g　胆南星9g　生龙骨15g　琥珀3g　甘草3g

方中白术、茯苓健脾以杜生痰之源;橘红、半夏、胆南星豁痰降逆;香附、郁金、西茴、乌药疏肝理气解郁,使气行湿行,郁解热散;郁金配菖蒲透窍和中;栀子、莲子心清心泄火、除烦燥湿;龙骨、琥珀安神宁志、镇惊平肝;甘草调和诸药而安五脏。诸药相合,使脾运得健,肝气条达,痰火散除,则心神自宁,脏躁自安。

若气滞不甚,则去西茴、乌药;便溏去胆南星,加薏仁30g、泽泻12g以健脾祛湿;失眠重加夜交藤30g;口干口苦加知母12g。

## 志意不收

临床表现　精神恍惚,悲伤善哭,不能自制,时时欠伸,舌质淡、苔薄白,脉弦细。

辨证提要　①辨证要点:悲伤欲哭,不能自制,时时欠伸。②辨体质及病因:素体脾肾有亏,复为情志因素所伤。

理法概要　脾肾气弱,志意不收,五神失御而散乱为基本病机。治宜甘缓补脾,定中州而安五脏。

方药运用　甘麦大枣汤。

甘草10g　小麦15g　大枣5枚

本方纯以甘味之品,缓躁急、补脾气、定中州则志意内收,安五脏使精神魂魄自安。

## 【其他疗法】

**1. 单方验方**

(1)党参25g,大枣10枚(或加陈皮)。上药共煎取汁代茶饮。补脾和胃,调营卫,可辅治妇女脏躁。

(2)百合10g,龙齿(或龙骨)15g,琥珀粉3g,炙甘草6g,浮小麦15g,红枣7g。水煎服,日一剂,治脏躁心肝不和。

**2. 针灸疗法**

取穴　肝俞、太冲、行间,用泄法;足三里、三阴交、丰隆,用补法。适用于脾虚肝郁脏躁。

**3. 饮食疗法**

朱砂煮猪心　取猪心1个,剖开,将朱砂1g塞入心腔内,外用细线扎好,放进足量的清水中煮,至猪心煮熟止,可加几块萝卜,酌加细盐、味精、大葱,以去腥味。然后去药食猪心,喝汤汁,四天吃完。可用于脏躁心神不宁。

## 【名医精华】

### 李振华医案

**案 1**　王某,女,48 岁。于 1991 年 10 月 18 日来诊。

主诉:心惊、烦躁、失眠两年余。

病史:病人近十年来常常出现烦躁易怒,无端发火,情绪不能自制,长时间不能入睡,时常惊恐易醒。次日疲乏不堪。近两年来心急烦躁加重,整日悲伤欲哭,不能自控,眠差多梦,记忆力减退,时常心存恐惧,有自杀意愿。胸闷气短,两胁窜痛,食欲较差,体困乏力,经多项检查未见异常,多方治疗效果欠佳。现除上述症状外,尚有头晕头胀,胸闷气短,面色无华,精神恍惚,话语重复,语音低微。舌边尖红,苔白腻,脉弦细沉。

中医诊断:脏躁(脾虚肝郁,痰热内扰)。

西医诊断:神经衰弱。

治法:健脾疏肝,清心豁痰。

处方:自拟清心豁痰汤。

白术 10g,茯苓 15g,橘红 10g,半夏 10g,胆南星 10g,香附 10g,郁金 10g,节菖蒲 10g,栀子 10g,莲子心 5g,龙骨 15g,琥珀 3g(分两次冲服),甘草 3g。15 剂,水煎服。

医嘱:注意饮食、忌烟酒辛辣油腻。注意情绪,保持心情舒畅。

二诊:1991 年 11 月 5 日。心急烦躁有所好转,有时发怒能够自控,未再哭泣。睡眠较前也有好转,饮食较前增加。肢体游走疼痛减轻,自觉身体较前有力。舌淡,苔白,脉弦细。

处方:白术 10g,茯苓 15g,橘红 10g,半夏 10g,香附 10g,乌药 10g,郁金 10g,节菖蒲 10g,栀子 10g,莲子心 5g,龙骨 15g,枳实 10g,柴胡 6g,甘草 3g,焦三仙各 12g。

20 剂,水煎服。

三诊:1991 年 12 月 13 日。诸症消失。现在谈及以往病情,患者自己也不能解释。犯病烦躁起来自己无法控制,鬼使神差,哭笑无常,且哭笑过后非常疲乏,数日难消。从来此就诊至近两月没有犯病,精神,饮食,睡眠已恢复到病前水平。

**案 2**　王某,女,49 岁,工人。初诊:1992 年 3 月 13 日。

主诉:急躁易怒、心烦失眠半年余。

病史:半年前因母病故,悲忧过度,渐致心烦易怒,失眠多梦,哭泣无常。半年来经多家医院检查均提示无器质性病变,按自主神经功能紊乱治疗,服安定、谷维素、维生素 $B_1$、维生素 C、更年康等药物,效果不佳。现心烦急躁,哭泣无常,头晕失眠,噩梦惊恐,胸闷气短,腹胀纳差,倦怠乏力。面色少华,精神萎靡,善太息。舌红,苔黄稍腻,舌体胖大,脉弦滑。

中医诊断:脏躁(脾虚肝旺,痰火扰心)。

西医诊断:癔症。

治法:健脾疏肝,清心豁痰。

处方(自拟经验方):清心豁痰汤加减。

白术 10g,茯苓 15g,橘红 12g,半夏 10g,胆南星 5g,香附 10g,栀子 10g,莲子心 5g,郁金 10g,菖蒲 10g,淡竹叶 12g,龙骨 15g,琥珀粉 3g(冲服),甘草 3g。12 剂,水煎服。

嘱:畅情志,调饮食,忌生冷辛辣。

二诊:1992 年 3 月 26 日。烦躁除,能安睡,诸症减轻,唯时感胃脘隐痛,舌质淡红,苔薄白,舌体胖大,脉稍弦。加砂仁 8g,枳壳 10g。24 剂,水煎服。

二诊辨证论治:烦躁除,能安睡,诸症减轻,说明痰火扰心基本已除,然脾虚肝郁未复,故去淡竹叶、琥珀粉以减清心除烦之力,加砂仁 8g,枳壳 10g 以增化湿行气和胃之效。

三诊:1992 年 4 月 20 日。诸症消失,偶感心慌。舌质淡红,苔薄白,脉和缓。

三诊辨证论治:痰火已清,标症已无,现患者主症为心慌,治疗以疏肝健脾,养心安神为主,稍用清心化痰之药以巩固疗效。用逍遥散加减,方中当归、白芍、白术、茯苓同用,实土以抑木,使脾健则气血生化有源;使血充则肝得滋柔。焦栀子、郁金、香附、柴胡疏肝解郁清心;菖蒲、远志、酸枣仁、龙骨配伍,有开有合,既清心镇怯定志,又养心安神益智。枳壳行气除胀。

处方:逍遥散加减。

当归 10g,白芍 12g,白术 10g,茯苓 15g,柴胡 5g,焦栀子 10g,郁金 10g,香附 10g,菖蒲 10g,远志 10g,酸枣仁 15g,龙骨 15g,枳壳 10g,甘草 3g。15 剂,水煎服。

四诊:1992 年 5 月 6 日。面色红润,精神饱满,饮食、睡眠好,病获全愈。

**案 3** 李某,男,54 岁。初诊:2007 年 8 月 11 日。

主诉:烦躁,忧郁 2 年余。

病史:因工作原因遭受惊吓后出现情绪时有低落不振,易烦躁,眠差,服百忧解至今,效可,但不能根除,特来求诊。平素易扁桃体发炎,易感冒,易上火。现症见:情绪经常低落不振,心烦,眠差,纳可,二便正常。舌稍暗红,舌体胖大,苔稍白腻,脉沉弦略数,尺脉无力。患者血压 140/(90～100)mmHg,自服尼莫地平控制良好。

中医诊断:脏躁(脾虚肝郁,气滞痰阻,痰火扰心)。

西医诊断:抑郁症。

治法:健脾疏肝,清心豁痰,理气安神。

处方:清心豁痰汤加减(自拟经验方)。

土炒白术 10g,炒香附 6g,醋炒郁金 6g,煅龙齿 20g,沉香 3g,炒枳壳 6g,夜交藤 9g,乌药 5g,节菖蒲 10g,甘草 2g,茯苓 6g,橘红丝 6g,旱半夏 10g,西茴香 5g,莲子心 4g,合欢皮 15g,炒栀子 8g,白蔻仁 10g,焦三仙各 10g,厚朴 10g,甘松 10g。14 剂,水煎服。

二诊:2007 年 9 月 8 日。易上火症状消失,扁桃体亦不发炎,烦躁、忧郁减轻,睡眠好转,现偶有情绪低落、心烦,纳可。舌稍暗红,舌体胖大有齿痕,苔稍白腻,脉沉弦。

二诊辨证论治:脾气渐复,肝郁将解,气机舒畅,则肺气始充,卫外得固,营卫和谐,故见上症。上方去理气宽中导滞之白蔻仁、焦三仙、厚朴、甘松。14 剂,水煎服。

三诊:2007 年 10 月 6 日。药后,患者烦躁、忧郁时见,睡眠好转,现情绪正常,心不烦,纳少,二便正常。舌稍红,舌体胖大有齿痕,苔稍白腻,脉沉弦。

三诊辨证论治:脾气渐复,肝郁将解,气机舒畅,心火将去,然肝火未解,痰湿未祛,中焦受阻,故上方去清心解郁之炒栀子、合欢皮,加豨莶草 18g,泽泻 15g,夏枯草 15g,焦三仙各 10g 以清肝祛湿消食。14 剂,水煎服。

四诊:2007 年 10 月 20 日。睡眠好转,烦躁、忧郁好转,体质增强。现烦躁、忧郁时有存在,纳可,二便正常。舌稍淡,舌体胖大有齿痕,苔薄白,脉沉弦。

四诊辨证论治:脾复肝疏心宁,气畅火去湿行,脏腑功能日趋恢复,故上方豨莶草加至 20g,泽泻加至 18g,珍珠母 20g,菊花 12g 以清热平肝。14 剂,水煎服。

五诊:2007年11月3日。患者烦躁、忧郁基本痊愈,自诉睡眠较以前已有明显改善,纳可、二便正常。舌稍淡,舌体胖大有齿痕,苔薄白,脉沉弦。

五诊辨证论治:脏腑功能日趋恢复,故上方加解郁安神之合欢皮15g以助睡眠。14剂,水煎服,以巩固疗效。

**案4** 赵某,女,33岁,汉族,出租司机。初诊:2005年5月21日。

主诉:失眠多梦1年余。

病史:2004年3月份因事物纠纷致心绪烦乱渐致失眠,经市中医院检查无异常发现,诊断为神经官能症,经服安神补脑液及镇惊养心安神汤剂效果不显,需借助西药方可入眠。3个月前因情绪波动,失眠加重,现每日服用谷维素,每晚需服舒乐安定(艾司唑仑)3片方可入睡4小时左右,且多梦,易于惊醒。白天脑中纷纭,不能自已,心烦,急躁,易怒,常有悲伤欲哭之感,记忆力明显减退,心慌,惊悸,四肢无力,头晕,胸闷气短,全身不定时游走性疼痛。面色萎黄呈慢性病容,精神疲惫。舌体胖大,舌质淡红,苔薄腻,脉数弦。

中医诊断:脏躁(心脾两虚,肝气郁结,痰火扰心)。

西医诊断:神经官能症。

治法:健脾养心、解郁安神、清化痰火。

处方:清心豁痰汤加减(自拟经验方)。

白术10g,茯苓15g,远志10g,柏子仁15g,橘红9g,半夏9g,香附10g,西茴9g,胆南星9g,节菖蒲9g,栀子9g,莲子心6g,龙骨15g,淡竹叶10g,琥珀粉(冲)3g,甘草3g。15剂,水煎服。

嘱:自我精神调节,按时作息,适当活动。

二诊:2005年6月8日。心烦,心悸胸闷气短,急躁,欲哭感及头晕症状大减,现已停服谷维素,每晚服舒乐安定2片可睡6小时左右,夜梦减少,惟胃部有时隐痛。舌体胖大,舌质淡红,苔薄腻,脉数弦。

二诊辨证论治:心脾得补,肝气得疏,痰火已降,故诸症好转,夜寐转佳,夜梦减少。胃脘有时隐痛为药剂偏凉之因,为防伤胃,去淡竹叶,加砂仁6g,木香6g理气止痛。25剂,水煎服

三诊:2005年7月6日。已停服舒乐安定,夜晚可安稳睡眠7小时左右,精神、饮食及面色均恢复正常,惟走路快时感觉心慌,余无不适。舌体胖大,舌质淡红,苔薄白,脉弦。

三诊辨证论治:经用健脾疏肝,清化痰热之剂,调其虚实,使阴阳平衡,脏腑气血得以调整,功能得以复常,故诸症基本消失。行走较快感觉心慌,为病后正气未复之象,拟健脾安神,疏肝清火之剂善后。

处方:逍遥散加味。

当归12g,白芍15g,白术12g,茯苓15g,炒枣仁15g,石菖蒲10g,龙骨15g,柴胡6g,香附10g,西茴9g,炒栀子9g,菊花10g,甘草3g。15剂,水煎服。

患者夜寐安,诸证消失而痊愈。2005年12月21日电话随访,知已正常驾驶出租车三个多月,现每晚10时左右即睡,早晨6时许起床,身体一切正常,无任何不适感。(《李振华医案医论集》)

**案5** 史某,女,42岁。

初诊:1979年12月15日。

主诉:近一年来,急躁易怒,心烦失眠,寐则噩梦纷纭,记忆力明显减退,长期服用安定、利眠宁(氯氮)无效。就诊时心烦急躁,喜悲伤,甚至哭泣无常,头晕头沉,失眠,噩梦惊恐,胸闷气短,腹胀纳差,倦怠乏力。

诊查:面色少华,精神萎靡,舌质淡红、苔薄腻、体胖大,脉象弦滑。

辨证:肝脾失调,湿郁化热成痰,痰随气升,干扰清窍发为脏躁。

治法:豁痰透窍,理气清热。

处方:白术 10g,茯苓 15g,橘红 10g,半夏 10g,香附 10g,郁金 10g,栀子 10g,胆南星10g,节菖蒲 10g,莲子心 5g,生龙骨 15g,琥珀 3g,淡竹叶 12g,甘草 3g。

二诊:1980 年 2 月 1 日。上方共服 25 剂,烦躁除,能安睡,诸症减轻,但时感胃脘隐痛,舌质淡红、苔薄白,脉稍弦。原方加厚朴 10g,砂仁 6g,广木香 6g。

三诊:3 月 5 日。上方药服 23 剂,诸症悉平,惟时有心慌。苔质淡红,脉和缓。

处方:当归 10g,白芍 10g,白术 10g,茯苓 15g,柴胡 6g,香附 10g,郁金 10g,节菖蒲 10g,枣仁 15g,远志 10g,龙骨 15g,炒栀子 10g,丹皮 6g,甘草 3g。

四诊:3 月 29 日,上方服药 10 剂,面色红润,精神饱满,诸证痊愈。仍守上方,带药 5 剂返里,以巩固疗效,至今未再复发。

**按** 本案症状喜悲伤以至哭泣无常,噩梦恐惧,有如神灵所作,和《金匮》"妇人脏躁"病基本一样。50 年代余治此病亦用甘麦大枣汤,屡用不效。后根据症状进一步分析,认为本病一般均有胸闷气短,心急烦躁易怒,脉弦等症,显系肝郁气滞,气郁化热,再据头晕头沉,腹胀纳差,舌体胖大,苔薄腻,脉有滑象等症,又系脾虚痰湿。肝郁化热,肝气上逆,可致痰随气升,干扰清窍,故现悲伤欲哭,甚至哭笑无常,噩梦失眠,恐惧善感,健忘等。按肝脾失调,痰随气升,干扰清窍这一病理,用豁痰透窍,理气清热之法,易甘麦大枣汤为导痰汤加减,收到满意效果。20 多年来,用此法治愈大量患者。本病恢复期可用丹栀逍遥散加减,但不宜早服。实践中观察到,若早服此方药,反使病情加重,可能与早用归芍等阴分药滋阴而助痰湿有关。(《中国现代名医医案精华》)

### 钱伯煊医案

脏躁,此证主要病因,由于忧虑郁结,于是肝脾受伤,心肾不交,症见悲伤欲哭,惊恐失眠,呵欠频作,甚至神志不宁,行动失常,并有周期发作,治疗方法,以疏肝和脾,宁心益肾,方剂采用《金匮要略》甘麦大枣汤加味,使忧虑得解,心神得宁,则诸恙可以渐愈。

病例 张某,女,41 岁,已婚,病历号 32383。

初诊:1976 年 5 月 20 日。1972 年 10 月,因子宫内膜异位症,行子宫全切术,并将左侧卵巢切除。术后经常虚汗淋沥,手足浮肿,心跳失眠,悲伤欲哭,周期性发作,每在月中,心烦懊恼,到处乱跑,烘热阵作,胸闷泛恶,纳少寐差,右胁胀痛,二便频数,舌苔薄黄腻,脉象沉细。病由心肾两虚,肝胃不和,治以益心肾,和肝胃。

处方:甘草 6g,淮小麦 15g,大枣 6 枚,茯苓 12g,合欢皮 12g,麦冬 9g,橘皮 6g,扁豆 9g,制香附 6g,川断 12g。9 剂。

二诊:6 月 10 日,服上方 9 剂,诸恙均见好转,睡眠亦较前安宁,二便正常,舌苔淡黄腻,脉象沉细。治以健脾,宁心,疏肝。

处方:党参 12g,茯苓 12g,甘草 6g,淮小麦 15g,大枣 6 枚,麦冬 9g,旋覆花 6g(包),橘皮6g,莲肉 12g,竹茹 9g,9 剂。

三诊：7月1日，服药后，诸恙均见改善，上月中旬患病时，仅感心烦胸闷，已不乱走，目前症状，头晕头痛，面浮肢肿，右胁作胀，口渴喜饮，大便偏稀，日1～2次，两腿酸痛，舌苔薄白、边有齿痕，脉象细软，治以健脾宁心，疏肝益肾。

处方：甘草6g，淮小麦15g，大枣6枚，党参12g，茯苓12g，山药12g，橘皮6g，木香6g，白芍9g，川断9g，9剂。

**按** 此例属于现代医学更年期证候群范畴，患者由于手术之后，阴气受伤，阳气偏亢，根据症状，心悸失眠，烘热自汗神志不宁，悲伤欲哭，四肢浮肿，二便增多，分析以上病情，从中医理论来说，阴虚则阳亢，故心悸烘热，汗为心液，心阳亢则自汗出，心藏神，心营虚则神不宁，而悲伤欲哭，脾主四肢，脾弱则四肢浮肿，肾司二便，肾虚故二便增多，病在心脾肝肾四经，且有脏躁现象，故治法根据《金匮要略》治脏躁方法，采用甘麦大枣汤加味，治疗将及3月，诸恙渐见向愈。（《钱伯煊妇科医案》）

### 步玉如医案

巩某，女，42岁。初诊：1985年4月29日。主诉及病史：由于精神受刺激，自1976年以来胆小易惊，烦急易怒，哭笑无常，自觉气逆上冲，全身及头部麻木疼痛；经前诸症加剧，睡眠不实，纳差食少（2～3两/日），大便躁结不畅。诊查：舌苔黄，脉弦小。辨证：证属脏躁。治法：拟甘麦大枣汤合温胆汤加味。处方：竹茹30g，生姜10g，云苓16g，法夏10g，陈皮10g，炒枳壳10g，炙草10g，浮小麦30g，大红枣8枚，炒秫米12g。

二诊：9月6日，自诉服前方药1剂，大便即变软；服药4剂哭笑无常止。近缘家中事故，夜眠差。心烦纳少复作。脉仍弦滑，舌苔黄腻。证属肝气上逆，心胆郁热，拟清化镇抑，平肝安神。处方：竹茹30g，生姜10g，茯苓16g，法夏10g，陈皮10g，枳壳10g，甘草10g，浮小麦30g，大枣8g，荷叶3g，合欢皮10g，珍珠母30g，白蒺藜12g，野菊花12g，山栀子10g，夏枯草10g，莲子心10g。

药后未见复诊。

**按** 本证因情志受挫，精神抑郁，木失条达，中宫壅滞，气血生化乏源，心失所养，虑无所定；复因脾运不健，痰邪内生而成。故初诊处以半夏秫米汤化痰燥湿，和胃安神；温胆汤以清化热痰，疏利气机；复以甘麦大枣汤，甘以缓急，养心安神。三方合用，标本相得，方药虽杂而法明药当，故神安志定，诸症若失。（《中国现代名中医医案精粹》）

### 周筱斋医案

王某，女，已婚。主诉及病史：心悸，眩晕，恐惧，时而战栗，发时卧床震摇，格格作响，头痛，失眠，寐则多梦，自汗，胸闷，纳差，大便偏干，间日或数日一行，历时数月，症情不减，剧时甚则一日数次战栗，进诸药未效。诊查：舌淡，脉细。辨证：据证乃作"脏躁"论治。治法：拟甘麦大枣汤为主方，随症加味，先后加入枣仁、柏子仁、夜交藤、代赭石、太子参。茯神、磁朱丸等药。

5剂得效，约服至20剂时，战栗得止，饮食增加，睡眠良好，逐渐恢复正常劳动。4年后因其他疾病来院就诊，言及恙未再发。

**按** 脏躁一证，多由情志久郁，血躁神伤，气血不足，心神失养所致。因此病较多见于妇女，故《金匮要略·妇人杂病脉证并治》有"妇人脏躁"的记载，并以甘麦大枣汤养心安神，和中缓急为治。临证当根据具体病情，随症加味。同时还当重视精神治疗，须靠病人移情易

性,心情舒畅,才能有助于康复。(《中国现代名中医医案精粹》)

**胡毓恒医案**

廖某,男,18岁,未婚。初诊:1959年5月10日。主诉及病史:因恋爱未成而受刺激发病。精神错乱,表情呆滞,语言失常,或歌或泣,或无故发笑,失眠多梦,心惊胆小,头昏头痛。病已6个月余。医治无效。休学在家。诊查:刻诊表情呆滞,沉默少言,或半言半语,或发笑。失眠多梦,头昏痛。舌苔薄白,舌尖有赤点。脉弦细滑。辨证:心肝火扰,阴液暗耗,心神失养。治法:养心安神,降火滋阴,镇心缓肝。处方:黄连6g,当归10g,生地10g,朱砂(冲服)1.5g,甘草5g,柏子仁10g,茯神10g。3剂。

二诊:5月13日,服药3剂后,精神、表情恢复正常,问答正常,头痛,失眠减轻。尚有头昏,睡眠欠佳,梦多,健忘。舌苔薄白,脉细弦。治法守方3剂。

三诊:5月16日,续前方3剂,精神正常,余症基本消失。舌苔薄白,脉象弦细。治拟原方化裁,巩固疗效。处方:黄连6g,龙齿15g,茯神10g,生地10g,朱砂(冲服)1g,当归10g,柏子仁10g,甘草5g。6剂。

服后病愈,嘱患者多到室外体育锻炼,与同学多交谈,适当看些书报,关心国家大事。半年后获悉病未复发。

**按**　本例患者属于中医"癫疾"、"脏躁"范畴。因早恋未成,多思郁怒伤心肝,心肝火暗耗阴液,心肝火亢,扰乱心神,而导致精神失常。用朱砂安神丸(汤剂)降火滋阴,镇心安神,疏肝和中。处方对证,使休学治疗半年未效的患者很快缓解近愈。最后原方化裁服6剂,已获全功。(《中国现代名中医医案精粹》)

# 【预防护理】

(1) 要耐心劝导患者保持乐观情绪,积极配合药物治疗,注意避免外界一切不良刺激。

(2) 适当配合气功、太极拳等,以增强体质,有利于疾病恢复。

# 肌　衄

肌衄,是以血液溢出肌肤之间,皮肤呈现青紫斑点或斑块,平铺于皮肤之上,抚之不碍手为临床特征,并常伴有齿衄、鼻衄的一种疾病。秦汉时期称本病为"衄";隋唐时称为"斑毒";明清时谓之"紫斑";《外科正宗》谓之"青紫斑"、"紫癜";《医宗金鉴》称之"青腿牙疳";《医林改错》称之"紫印";亦有名之为"葡萄疫"者等。

在症状上,清·余奉仙《医方经验汇编》论葡萄疫说:"疫以是名者,乃以其色之青紫相似也……,斑迹有如瓜瓣者,有如萍背者,亦有如指甲青钱之大者,累累成片,梭圆不等。"对肌衄紫斑的形态作了生动的描述。在发病上,《外科正宗·葡萄疫》载:"葡萄疫其患多生小儿。感受四时不正之气,郁于皮肤不散,结成大小青紫斑点,色若葡萄。"在发病部位上,《医宗金鉴·外科心法·葡萄疫》说:"发于遍身,惟腿胫居多"。在病机上,《诸病源候论·小儿杂病诸候·患斑毒病候》曰:"斑毒之病,是热气入胃,而胃主肌肉,其热挟毒蕴积于胃,毒气熏发于肌肉,状如蚊蚤所啮,赤斑起,周匝遍体。"《丹溪心法·斑疹》云:"内伤斑毒,胃气极虚,一身火游行于外所致。"在治疗上,《外科正宗·葡萄疫》曰:"初起宜服羚羊散清热凉血,久则归脾汤滋益其内"等,从诸方面对本病作了详细的论述。

西医学中的原发性血小板减少性紫癜,过敏性紫癜,在继发性血小板减少引起的紫癜中除了感染性血小板减少性紫癜外,其他如肝病、药物、化学和物理因素等引起的血小板减少性紫癜,某些血液病而见皮下出血等,均可参照本篇辨证施治。

## 【相关病机】

外感或内伤均会引起肌衄而发紫斑。病机多由胃火炽盛、阴虚火旺、气虚不摄所致。

胃火炽盛　脾之于胃,互为表里而主肌肉。若外邪入侵,酿成热毒,蒸于阳明胃腑;或过食醇酒辛辣厚味,则致脾胃积热,胃火亢盛,熏于肌肉血脉,使血溢肌肤而致肌衄紫斑。正如《丹溪手镜·发斑》曰:"发斑,热炽也。"

阴虚火旺　由于嗜食辛辣炙煿,损及胃阴;或胃火亢盛,损伤胃阴;或肝郁化火,灼伤胃阴,以致阴虚火旺,虚火内炽,伤及血脉,血溢肌肤而致肌衄紫斑。

气虚不摄　饮食劳倦,伤及于脾;或久病不愈损及于脾;或禀赋不足,中气素虚。脾虚不能统血,使血溢肌肤,而致肌衄紫斑。同时,若长期反复出血,则气随血去,致气血愈虚,出血益甚,而病趋日重。

## 【辨证论治】

### 1. 辨证纲要

根据本病的临床表现及证候特征,应注意以下辨析。

(1) 辨紫斑的数量及颜色:紫斑面积小,数量少者,病情较轻;面积大,数量多者,病情较重。斑色红赤者,病情较轻;斑色紫黑者,病情较重。

(2) 辨有无其他部位出血:病情较重者,除血溢肌肤而表现紫斑外,还常伴有齿衄、鼻衄。少数患者甚至可见尿血或便血。

(3) 辨火热的有无及证候之虚实:《景岳全书·血证》说:"血本阴精,不宜动也,而动则为病;血主营气,不宜损也,而损则为病。盖动者多由于火,火盛则逼血妄行;损者多由于气,气伤则血无以存。"肌衄的证候主要有胃火炽盛、阴虚火旺及气虚不摄三类。归纳起来,胃火炽盛及阴虚火旺均属火热熏灼,但前者为实火,后者属虚火;前者为实证,后者为虚证。气虚不摄则为虚证,属于无火的类型。临证应综合四诊所得,辨别有火无火,属实属虚,抑或虚实夹杂,以便正确地立法、选方、用药。

### 2. 辨析类证

肌衄应与下列疾病相鉴别。

(1) 出疹:有出疹表现的一类疾病,其出疹的疹点需与肌衄病之紫斑呈点状者相区别。《仁术便览·癍疹》说:"有色点无头粒者,谓之癍;有头粒而随出即没,没而又出者,谓之疹。"《罗氏会约医镜·论伤寒发斑发疹》云:"斑隐于皮肤之间,视之则得;疹累于肌肉之上,手摹亦知。"归纳起来,二者区别的要点是:紫斑隐于皮肤之内,摸之不碍手,压之不褪色;疹子则高出皮肤之上,摸之如粟粒碍手,压之褪色,随即复现。

(2) 温病发斑:温病发斑与本病在皮肤表现斑块方面,两者相似。但通过对皮肤的全面观察、分析及对病史的详细了解,可以对两者作出鉴别。温病发斑是病情重笃,热入营血,耗血动血时出现的证候,发斑之前,一般均有邪犯卫分及气分热炽的临床过程。发斑时常呈一派气血两燔或热深动血的证候,症见高热,或烦扰不宁,神识不清,甚至昏狂谵妄;与此同时,常伴衄血、吐血、便血等出血的症象,舌质红绛。而肌衄可不伴随有明显的全身症状,或伴有内伤发热,身体虚弱等症,或因接触某物而作,可伴发热,头痛等症;一般神识清楚,且无温病发斑之急骤。部分肌衄患者,皮肤紫斑可有持续出现或反复发作的病史,由于证候的不同,舌质红或舌质淡,一般不出现绛色。

**3. 治疗原则**

肌衄多由火热熏灼,阴虚火旺而致络脉损伤,血溢脉外,皮肤发斑,故治疗当以泻胃火,养胃阴为大法;而由素体脾虚或久病不愈,以致气血亏虚,气不摄血,血溢脉外者,治疗当以健脾益气摄血为大法。正如《景岳全书·血证》曰:"凡治血证,须知其要。而血动之由,唯火唯气耳。故察火者,但察其有火无火;察气者,但察其气虚气实。故此四者,而得其所以,则治血之法无余义矣。"

泻火:用于热盛迫血之实证,治以清热解毒,佐以凉血止血、化瘀消斑之法。

养阴:用于阴虚火旺证,治以养阴清热,伍以凉血止血、化瘀消斑之品。

健脾益气:用于脾虚气不摄血证,治以益气健脾,摄血为主,辅以止血消斑之药。

对于兼见两种证候者,如既有热盛,又有阴虚;或既有阴虚,又有气虚,应根据其侧重不同,两相兼顾。

**胃火炽盛**

临床表现　皮肤出现紫红色斑点、瘀斑,以下肢为多见。紫斑形状不一,大小不等,有的甚至互相融合成片。发热、口渴、便秘、尿黄,常伴鼻衄、齿衄,或有腹痛,甚则尿血、便血,舌质红、苔薄黄,脉弦数或滑数。

辨证提要　①辨证要点:皮肤出现紫红色瘀点、瘀斑,以下肢为多见,伴有明显的胃热证候。②辨病因:外邪入侵或平素嗜食辛辣动火之物,以及鱼、虾、蟹、牛乳等腥味之品,或因接触某物,而酿成热毒,胃火炽盛,而致发斑。③辨病位、病势:火热肌衄,发斑多见于四肢,病机主要责之于胃火,而火盛往往伤及其他脏腑。火热迫肺,上循其窍,或胃火上升,血随血动,则致鼻衄、齿衄;热聚膀胱,伤及血脉,则致尿血;热郁肠胃,气血瘀滞,热盛动血,则致腹痛、便血;素体阳盛,内热郁蒸,则阳明热势更加亢盛,而致发热,口渴,便秘,尿黄,舌质红、苔黄,脉数等全身症状。

理法概要　火热熏灼,血溢脉外,而致肌衄。治以清热解毒,凉血养阴,佐以活血消瘀。

方药运用　清营汤加减。

水牛角30g　生地15g　元参9g　竹叶3g　麦冬9g　丹参6g　黄连4.5g　金银花9g　连翘6g

水牛角、元参、生地、麦冬滋阴清热凉血;金银花、连翘、黄连、竹叶清热解毒;丹参活血化瘀。可酌加茜草、紫草凉血止血、化瘀消斑。诸药合用,可使胃火下降,热清毒解斑消。

**阴虚火旺**

临床表现　皮肤瘀点、瘀斑,其色红或紫红,时轻时重,或有鼻衄、齿衄。常伴有头晕心烦,手足心热,或潮热盗汗,舌质红,少苔,脉细数。

辨证提要　①辨证要点:皮肤瘀点、瘀斑,其色红或紫红,时轻时重。伴有明显的阴虚火旺证候。②辨病因:本证一般起病缓慢。胃阴不足,肾精亏损,以致阴虚火旺;或由胃热炽盛,灼伤胃阴,而致阴虚火旺。火热灼伤血脉,血溢肌肤而致本病。③辨病程:阴虚可致火旺,火旺则易伤阴,二者常相互影响,互为因果。以致本证病程较长,病情缠绵,反复出现紫斑。

**理法概要** 阴虚火旺,火热熏灼,血溢脉外,而致肌衄。治以养阴清热,凉血止血,佐以化瘀消斑。

**方药运用** 玉女煎加味。

生石膏 15g　熟地 15g　麦冬 9g　知母 15g　川牛膝 12g　丹皮 12g　生地 15g　旱莲草 10g　侧柏叶 12g　茜草 10g　紫草 10g

生石膏、知母清阳明胃热;熟地、麦冬滋阴养液;川牛膝活血化瘀,导热下行;丹皮、生地、旱莲草、侧柏叶、茜草、紫草凉血活血、化瘀消斑。诸药合用,可起阴复火降,血止斑消之功。

气不摄血

**临床表现** 紫斑色紫暗淡,多呈散在性出现,时起时消,反复发作,遇劳则重,神疲倦怠、心悸、气短,头晕目眩,食欲不振,面色萎黄或苍白,舌质淡、苔白,脉弱。

**辨证提要** ①辨证要点:紫斑色紫暗淡,多呈散在性出现,时起时消,反复发作,遇劳则重。②辨病程:本证多见于病程较长,久病不愈的患者。由于长期反复出血,气随血去,每致气血两虚。因此,气不摄血除由脏腑内伤所致者外,往往可因反复出血,以致肌衄紫斑时常出现。

**理法概要** 脾虚失统,气不摄血,而致肌衄。治以健脾益气摄血,佐以止血消斑。

**方药运用** 归脾汤。

白术 10g　茯苓 15g　黄芪 30g　龙眼肉 30g　酸枣仁 30g　人参 15g　木香 6g　甘草 5g　当归 10g　远志 8g　生姜 5 片　大枣 5 枚

人参、白术、茯苓、甘草取四君子汤意健脾益气以摄血;黄芪、当归取当归补血汤意益气生血;龙眼肉、大枣补脾养血;酸枣仁、远志养心安神;木香理气,使补而不滞。本方为治疗气不摄血,肌衄发斑的良好方剂。若气损及阳,兼见手足不温,大便稀溏,舌质淡嫩,苔白滑,脉沉细等阳虚之象者,可合用保元汤(黄芪、人参、甘草、肉桂)益气温阳摄血。若肾气不足,腰膝酸软者,可酌加山萸肉、菟丝子、续断等补益肾气。另外,对于本证,还可选用仙鹤草、地榆、蒲黄、紫草等,增强止血消斑之功。

总之,肌衄一证,多见于以上 3 种证型,但三证之间,常可互相联系,相互转化。初病肌衄,以胃热炽盛为多见,起病较急,热势亢盛,皮肤紫斑较多,出血较甚。若病情迁延则多转化为阴虚火旺。此时,热势虽减,但阴精已伤,虚火内生。而热盛迫血及阴虚火旺的肌衄,在久病不愈,长期反复出血时,都会产生气血亏虚,以致转化为气虚不摄证。三种证型之间,既有区别,又有联系。有的患者可兼见两种证型,只是侧重点不同而已。如既有热盛,又有阴虚;既有阴虚,又有气虚等,临证应根据其侧重点的不同,采取相应的兼治方法。

# 【其他治法】

## 1. 单方验方

(1) 红枣 60～100g,花生仁(连衣)50g 左右,煮食或煮粥食用半年以上或长服。适用于脾虚气不摄血证。

（2）大枣 4 份,藕节 1 份,将藕节水煮至黏胶状,再加入大枣同煮,每天吃适量大枣。适用于气阴两虚之肌衄。

（3）连翘 30g,水煎,份 3 次服。适用于血热肌衄。

（4）蒲黄炭 10g,五灵脂 10g,生地 30g,赤芍 10g,丹皮 12g,紫草 30g,侧柏叶 20g,水煎服。适用于血热肌衄。

（5）生大黄 12g,加水略煎,放冷,加新鲜童便 30～60ml,一次或分次服之(一日量)。适用于胃火炽盛之肌衄。注:童便为滋阴清热良药。朱丹溪指出:"降火最速,莫过于童便,其味咸而走血,治诸血证必不可缺,……血逆者加童便,其效更速。"蒲辅周说:"阴虚火动,热蒸如燎,服药无益者,用童便滋阴清热,效更佳。"

### 2. 饮食疗法

（1）羊骨 1000g 左右,粳米或糯米 100g,细盐少许,葱白 2 茎,生姜 3～5 片。适用于脾肾气虚肌衄。

（2）大蒜炖猫肉:每次用大蒜 30g(去皮),猫肉 250g(切成小块),共放炖盅内,加入清水适量及少许油、盐调味,隔水炖熟服食。适用于脾虚气不摄血之肌衄。

### 3. 针灸疗法

取穴　脾俞、胃俞、关元、气海、足三里、隐白。

手法　大补法,多灸。适用于脾虚不摄之肌衄。

## 【名医精华】

李振华医案

**案 1**　关某,女,28 岁。初诊:2007 年 8 月 2 日。

主诉:皮肤发斑 2 月余。

病史:平素身体羸弱。2 月前出现皮肤紫斑,2007 年 7 月 25 日于驻马店某医院查:WBC:3.0×10⁹/L,PLT:35×10⁹/L。未与其他治疗。现症见:皮肤紫斑,下肢多发,大者如掌,皮肤时时作痒,神疲乏力,头晕心烦,急躁易怒,失眠多梦,自汗盗汗,时作干呕,月经量多,夹有血块,纳可,二便正常。舌质稍红,舌体稍胖,苔少,脉沉弦细。

中医诊断:肌衄(气虚阴亏)。

西医诊断:原发性血小板减少性紫癜。

治法:健脾益气摄血,养阴止血消斑。

处方:归脾汤加减。

黄芪 25g,党参 18g,白术 10g,茯苓 15g,当归 12g,白芍 15g,生地 15g,酸枣仁 15g,山茱萸 15g,杞果 15g,黄精 15g,阿胶 10g,黑地榆 15g,黑柏叶 15g,地骨皮 12g,丹皮 10g,蒸首乌 15g,仙鹤草 15g,麻黄根 10g,炙甘草 5g。20 剂,水煎服。

二诊:2007 年 8 月 23 日。患者皮肤紫斑面积减小,体力有所增加,头晕稍轻,睡眠好转,出汗大减。舌质稍红,舌体稍胖,苔少,脉沉弦细。2007 年 8 月 21 日复查:WBC:3.0×10⁹/L,PLT:29×10⁹/L。

二诊辨证论治:脾气渐复,虚火渐清,气阴得充。气盛则血有所摄,热消则血行归经,故紫癜减少,诸证减轻。虽药症相符,然此病本属难治,非一时之力可复,故恢复较慢,诸症尚存。现患者睡眠好转,出汗减轻,故去酸枣仁、枸杞、地骨皮、仙鹤草、麻黄根等,加鸡血藤以补血调经,舒经活络;熟地养血滋阴;时作干呕,加白蔻仁温中行气止呕。

处方:归脾汤加减。

黄芪30g,党参18g,白术10g,茯苓15g,当归12g,白芍15g,生地15g,山茱萸15g,丹皮10g,鸡血藤30g,黄精15g,阿胶10g,黑地榆15g,黑柏叶15g,蒸首乌15g,熟地15g,炙甘草6g,白蔻仁10g。20剂,水煎服。

三诊:2007年9月14日。患者诸症略有减轻,干呕已止,紫斑稍淡,精神较前好转,仍神疲乏力,不能从事体力劳动。舌体稍胖,苔少,脉沉弦细。于明港镇医院检查示:WBC:$3.2×10^9$/L,PLT:$53×10^9$/L。

三诊辨证论治:患者诸症继续好转,紫斑进一步消退,干呕止故去白蔻仁,观其舌脉,阴虚内热之症已好转,故去生地;现患者神疲乏力,紫斑色淡,脾虚尤待恢复,故在归脾汤养气补血之基础上加山药健脾益气,加川芎、丹参行气活血消斑,加仙鹤草以增止血之力。

处方:归脾汤加减:黄芪30g,党参20g,白术10g,茯苓15g,当归12g,白芍15g,熟地15g,川芎8g,丹参15g,山茱萸25g,丹皮10g,山药30g,鸡血藤30g,黄精15g
阿胶10g,黑地榆15g,黑柏叶15g,仙鹤草15g,炙甘草6g。20剂,水煎服。

四诊:2007年10月6日。患者紫斑明显减少,神疲乏力,睡眠不佳。舌体稍胖,脉沉弦细。于确山县医院检查示:WBC:$3.3×10^9$/L,PLT:$51×10^9$/L。

四诊辨证论治:患者长期发斑,气随血去,气血两虚,根本不固,虽药中病机,容易反复,仍采用归脾汤补气养血摄血。方中莲子肉、酸枣仁补脾养心安神以治心烦失眠,易党参代之以白干参以增补脾益气之力。

处方:归脾汤加减。

黄芪30g,白干参10g,白术10g,茯苓15g,当归12g,白芍15g,川芎8g,熟地15g,鸡血藤30g,山茱萸25g,阿胶10g,黑地榆15g,生地炭15g,莲子肉18g,酸枣仁15g,炙甘草6g。20剂,水煎服。

五诊:2007年10月27日。患者紫斑基本消失,余症俱已不显,唯体力不佳。舌体稍胖,脉沉细。2007年10月21日于明港镇医院检查示:WBC:$3.5×10^9$/L,PLT:$60×10^9$/L。

五诊辨证论治:患者诸症基本消失,效不更方,以资巩固。

**案2** 张某,女,46岁,工人。初诊:1991年3月5日。

主诉:四肢皮肤紫癜3个月。

病史:素有慢性胃炎,经多方治疗效果不佳。3个月前,因工作繁忙,饥饱失宜,随出现四肢皮肤紫癜,伴食欲不振,体倦乏力,动则气短,少气懒言,心慌心悸,月经量多。至河南医科大学一附院检查,确诊为"原发性血小板减少性紫癜",服用中西药物,病情时轻时重,缠绵难愈,故前来诊治。现:四肢皮肤散在出血点和出血斑,头晕乏力,心悸气短,纳差,齿衄、鼻衄,月经量多。舌淡,体胖大,苔薄白。脉缓无力。

中医诊断:肌衄(肺脾气虚,统摄无力)。

西医诊断:原发性血小板减少性紫癜。

治法:健脾益气,养血止血。

处方:党参10g,白术10g,茯苓15g,当归12g,白芍15g,山茱萸15g,杞果12g,酸枣仁15g,阿胶10g,龟甲胶10g,鸡血藤30g,黑地榆12g,炙甘草6g。15剂,水煎服。

嘱:注意休息,避免劳累,调节饮食,忌生冷肥甘之品。

二诊:1991 年 3 月 20 日。皮肤紫癜明显减少,气短心悸头晕均好转,舌脉同前,仍感食少腹胀。

二诊辨证论治:紫癜减少,肺脾气虚之征有所改善,然有食少腹胀,故于上方加木香 6g,砂仁 8g 理气和胃,以防补益之药滞脾腻胃。继服 25 剂。

三诊:1991 年 4 月 15 日。除下肢存在少量皮肤紫色斑点外,诸症均愈,查血小板计数:7.5 万/mm³,效不更方,将上方共研粉细,制成蜜丸,每丸 9g 重,每服 1 丸,早晚各 1 次。

四诊:1991 年 7 月 20 日。上药服 3 月余,诸症消失,面色红润,精神饱满,皮肤色泽正常,血小板计数 12.7 万/mm³。

**案 3**　李某,女,24 岁,汉族,学生。初诊:1991 年 12 月 21 日。

主诉:肌肤时常出现红点及紫斑已 3 年余。

病史:近 3 年来肌肤时常出现红点及紫斑,先后在多家医院诊治。血常规化验血小板始终在 5×10⁹/L 左右,确诊为血小板减少性紫癜,服西药止血敏、泼尼松等药及补血清热类中药效果不佳。查患者双下肢有暗淡色片状紫斑,伴头晕,心悸,纳差,身倦懒言,腰膝酸软,时时自汗。望诊:双下肢紫斑色淡,身倦懒言,面色萎黄。切诊:按压红点及紫斑色泽无变化。舌体胖大,舌质淡红,苔薄白,脉虚细缓。

实验室检查:血常规化验:血小板 5×10⁹/L。

中医诊断:肌衄。

西医诊断:血小板减少性紫癜。

治法:益气健脾,养血补血。

处方:四君子汤合当归补血汤加味。

生黄芪 30g,红参(另煎)6g,白术 10g,茯苓 18g,当归 10g,白芍 15g,熟地 15g,阿胶 10g,山茱萸 15g,杞果 15g,炒枣仁 15g,炒杜仲 15g,黑地榆 15g,陈皮 12g,炙甘草 6g。27 剂,水煎服。

嘱:忌食生冷油腻及辛辣食品。

二诊:1992 年 1 月 18 日。精神好转,食欲增加,头晕心悸减轻,紫癜逐渐消失,脉沉缓有力。舌体稍胖大,舌质淡红,苔薄白,脉细缓。血常规化验:血小板 17×10⁹/L。

二诊辨证论治:脾气渐旺,统血之功渐复,则紫斑渐退;气血渐盈,形神得充,则精神好转,头晕心悸减轻。上方去炒杜仲,加三七粉 2g(冲服)。35 剂,水煎服。

患者共服药 60 余剂,诸病症消失,血常规化验血小板上升至 17×10⁹/L。

嘱其继续服药治疗。(《李振华医案医论集》)

**案 4**　陈某,女,48 岁。

初诊:2008 年 10 月 23 日。

主诉:皮肤出现紫斑 10 余年,加重 1 年。

现病史:患者于 18 年前因劳累后皮肤出现紫暗色出血点,而到确山县医院检查。血常规提示:PLT 6×10⁹/L,结合临床症状和病情,诊断为"继发性血小板减少性紫癜"。经多方中、西药物治疗,疗效欠佳。于 1 年前病情加重,皮下紫斑反复发作,呈点状、片状,大小不等。并出现全身乏力等症状。经治疗近一年病情不缓解,遂于 2008 年 9 月开始服用激素治疗,症状稍有改善。后经人介绍,来请李老诊治。现在症:皮肤紫癜,点状、片状大小不等,色紫暗。伴见头晕,右手麻木,全身困倦乏力。面色萎黄,满月脸,形体偏胖,纳可,眠可,大便正常。舌质淡暗,舌体稍胖大,舌苔稍白腻,脉沉弱。2007年曾做子宫切除术。实验室检查:①2008年3月10日在当地县医院查血常规显示:PLT $6×10^9$/L,血糖7.7mmol/L。②2008年4月2日在省某医院血液病研究所作骨髓细胞检查示:血片中PLT少见。③2008年6月24日在解放军某医院B超提示:脂肪肝,胆囊炎,脾大,厚46mm,脾静脉内径8mm。

诊断:肌衄(气血两虚)。

西医:继发性血小板减少性紫斑。

治法:益气健脾,养血止血。

方名:十全大补汤加减。

处方:黄芪20g,党参15g,白术10g,云苓15g,生山药30g,陈皮10g,香附10g,砂仁10g,川朴10g,郁金10g,黑地榆12g,当归12g,炒白芍15g,甘草3g。30剂,每日1剂,水煎服。

二诊:2008年12月9日。

皮肤紫癜已消退,遇碰触时尚出现。头晕已基本消失,手麻和全身乏力较前减轻。舌质稍淡,舌体稍胖大,舌苔薄白,脉沉弱。上方加枸杞子15g,山茱萸15g,熟地12g,黄精15g。继服30剂。

三诊:2009年2月20日。

上方服药70剂,皮肤紫癜已基本消退,较少出现,手麻已基本消失,无全身困倦乏力感。血常规检查提示:PLT:$166×10^9$/L。上方加蒸首乌20g。继续服药治疗三个月以资巩固。

治疗结果:病情稳定,PLT均在正常值范围,未再反复。2009年6月21日在信阳市某医院检查血常规:PLT:$224×10^9$/L。

**按** 李老认为本证因劳累损伤脾气,脾失统摄,而出现皮肤紫斑,伴见头晕、乏力、面色萎黄,肢体麻木,舌淡胖,脉沉弱,为气血不足,血失统摄所致。结合检查结果,属血小板减少性紫癜。治以健脾益气,养血止血之法。用党参、黄芪、白术、茯苓、山药、甘草益气健脾;当归、白芍、熟地、黄精、枸杞子、何首乌、山茱萸养血滋阴,以补血虚不足;香附、砂仁、川朴理气和中;郁金化瘀通络,黑地榆止血。先后服药115剂,治疗近4个月,皮肤紫斑基本消退,头晕、乏力消失。后又巩固治疗3个月,病情稳定。血常规检查已达正常。辨证准确,用药得当,而收佳效。

### 潘澄濂

紫癜病《圣济总录》称为"紫癜风"。现代医学根据血液学变化,分过敏性紫癜与血小板减少性紫癜。

过敏性紫癜初期,往往伴有全身不适,四肢出现紫癜,特别是两下肢。对此病,我认为急性期属热毒入营,络脉损伤证。治以清营解毒法,药用生地、茜草、赤芍、荆芥、甘草、红枣等为基本方,加减法:有衄血或血尿者,加阿胶;脐腹阵发性绞痛者,去荆芥加白芍、延胡索;关节疼痛者,加防己、秦艽、忍冬藤。其移行为亚急性或慢性,反复出现紫癜外,尿检出现蛋白、红细胞、管型,认为是转属营血耗伤,肾阴亏损证,治宜滋阴益肾法,药用知柏地黄丸加茜草、阿胶为基本方。加减法:气血两虚者加黄芪、当归。

原发性血小板减少性紫癜起病较骤,不论其为急性型或慢性型,主要分血热妄行证与气营两虚证。对血热妄行证,治以清热凉血、活血法。药用生地、羊蹄根、丹皮、赤芍、水牛角、杜秋石、蒲黄炭、怀牛膝、炙甘草为基本方,加减法:出血倾向严重者,去水牛角、加广犀角、云南白药;妇女月经过多者,加益母草、艾叶、阿胶;消化不良者,加焦山楂。对气营两虚证,治以益气养营、填精补髓法,药用熟地、当归、黄芪、萸肉、鹿角片、阿胶、补骨脂、陈皮、红枣、炙甘草为基础方。随证加减如前。

对紫癜病的诊断及辨证治疗,审其气血之虚实,是关键所在,临床实践认为茜草、阿胶煎膏持久服,对过敏性紫癜疗效满意。但对血小板减少性紫癜的疗效,不及过敏性紫癜,说明血小板减少性紫癜,有待进一步研究。(《名医特色经验精华》)

**周霭祥**

血小板减少性紫癜,本人常按四型论治。①血分实热型:多由热毒入血,迫血伤络引起。治宜清热解毒,凉血止血,用犀角地黄汤加味,犀角可用广角或水牛角代,水牛角可用 20～30g,先煎 15 分钟,再入他药。清热解毒药加用金银花、连翘;凉血止血药用白茅根、侧柏叶、旱莲草、茜草。②阴虚血热型:多为久病伤阴,内热由生,迫血伤络。治宜滋阴清热,凉血止血。用三甲复脉汤合茜根散加减;凉血止血药同上。③脾气虚寒型:因久病脾气亏虚,不能统摄血液,或阴损及阳,血寒不与气俱行。寒象不重者,用归脾汤加减,止血药宜用藕节、仙鹤草、紫珠草之类;虚寒重者,可用温养下元法,上方加鹿角胶、巴戟天、杜仲、炮姜炭,脾肾两补,还可加灶心土温经止血。④瘀血型:可用化瘀止血法,药用当归、赤芍、丹参、鸡血藤、益母草、血余炭、景天三七、蒲黄炭、花蕊石,煎服,三七粉适量冲服。

过敏性紫癜,发病原因多与风热有关,急性者,常用祛风清热,凉血止血法,可用防风、蝉蜕、地龙、白鲜皮、地肤子等祛风;银花、连翘、公英、地丁等清热解毒;凉血止血药同前;再根据咽痛、腹痛、便血、关节痛的情况,随症加药。急性型者,也可用麻黄连翘小豆汤加味。慢性型者,多有脾虚气弱,可用归脾汤健脾益气,稍加祛风药以祛余邪,根据"治风先治血,血行风自灭"之理,适当加用活血化瘀药,此外,凉血止血药、收敛止血药均可应用。

治疗各类紫癜,可加大剂甘草,用药过程中注意如有浮肿、高血压及低血钾出现,须减量或停药,并对症治疗,副作用可以消除。(《名医特色经验精华》)

**李辅仁医案**

杨某,女 42 岁。初诊:1982 年 10 月 14 日。主诉及病史:三年来全身散在紫色瘀点,时隐时现,四肢关节处明显;牙龈出血,心慌失眠,口干纳少,头晕心烦。诊查:脉象浮数,舌质红,苔薄黄。四肢散在紫色瘀点,牙龈溢血。化验:血小板计数 $26 \times 10^9$/L,白细胞计数 $12.5 \times 10^9$/L,血红蛋白 89g/L,出血时间 15 分钟,凝血时间 2 分钟。辨证:阴虚血热,脾失统血,热迫血溢。治法:养阴清热,健脾化瘀,凉血止血。处方:丹皮 10g,赤小豆 15g,芦茅根各 30g,生地黄 15g,杭白芍 10g,炒薏苡仁 10g,紫草 10g,银花 15g,连翘 15g,桃仁 10g,杏仁 10g,赤芍 10g,炒三仙 30g。7 剂。

二诊:齿衄出血已止,周身出血点转为淡红色,心烦减轻好转,食欲增加,有时心悸、气短;脉弦细,舌苔薄白。营热见清,中气虚弱。宜原方加生黄芪 15g,大红枣 15g,旱莲草 15g,养阴清热。

三诊:诸症痊愈,血小板计数正常。续服药 14 剂,以固其效。随访数年未复发。

**按** 本例为阴虚血热,脾虚血失统摄,外溢于肌肤成为紫斑。治疗大法则以清热养阴、解毒凉血止血,并佐以健脾之品以使血能归经而血不外溢。用药重在苦寒,甘淡加健脾利湿

之物。(《中国现代名中医医案精粹》)

### 谢昌仁医案

叶某,女,23 岁,已婚。主诉及病史:患者于 3 天前周身出现散在紫斑,逐渐增多,伴有头昏心慌,纳差乏力,伴有头昏心慌,纳差乏力,便溏色黄,3 天后出现鼻衄。停经 3 个月。血小板 2 万/mm³,西医诊断为急性血小板减少症。诊查:舌红有紫泡,脉滑数。辨证:肌衄,乃邪热伏于营分,迫血妄行。治法:治以清热凉血,滋阴降火,仿犀角地黄汤意。处方:水牛角 30g,生地 30g,玄参 30g,白芍 15g,龟板 20g,女贞子 15g,旱莲草 15g,侧柏炭 10g,仙鹤草 10g,阿胶 10g,3 剂。因病情危重,须防血脱之变,并输血 200ml。

二诊:精神好转,鼻衄停止,紫斑渐减。前方加羊蹄 15g,丹皮 6g。

三诊:服上药 4 剂,诸症渐平,面潮红,舌质嫩红,乃营血余热未尽,原发续进 7 剂。

四诊:诸症虽平,但偶有心慌,舌质偏红,脉细,一派阴伤未复之象。"炉烟虽熄,防灰复燃"。处方:水牛角 30g,丹皮 6g,阿胶 10g,白芍 10g,石斛 10g,墨旱莲 10g,共住院 20 天,症情均愈,血小板升到 6.7 万/mm³,痊愈出院。

**按** 本例急性血小板减少症,皮肤黏膜广泛性严重出血,血小板计数仅 2 万/mm³,病笃,中药采用清热凉血、滋阴降火大法,仿犀角地黄汤化裁。连服药 3 剂,霍然血止,继服,血小板上升到 6.7 万/mm³,说明中药不仅止血力卓,且能提高血小板数量,再配用输血等支持疗法,使能奏效更速。(《中国现代名中医医案精粹》)

### 任继学医案

某男,22 岁。皮肤散在出血点 1 个月。初诊:6 月前曾有鼻出血 1 次,未予注意。10 余天后突然前胸及上臂出现少量散在出血点,遂就诊于当地医院,经骨髓穿刺后诊为"原发性血小板减少性紫癜",给予糖皮质激素治疗,血小板一度上升至 $400 \times 10^9$/L,后又经 3 个月激素逐渐减量而停用。停激素后血小板又开始下降。现症:身无紫癜,唯有手足心热。查:实验室检查:PLT:$30 \times 10^9$/L,诊其为:阴精亏损紫癜病(原发性血小板减少性紫癜)。治法:添精调血。处方:当归 10g,熟地 15g,桂枝 15g,白芍 15g,桂圆肉 15g,鹿角胶 10g(烊化),龟板胶 10g(烊化),黄精 15g,枸杞 20g,生白术 5g,脐带 1 条,茯苓 15g,肉桂 2g。4 剂,水煎服(灌服),日一剂。

二诊:服药后症状好转,但应泻血中伏火。处方:当归 10g,熟地 5g,桂圆肉 15g,鹿角胶 10g(烊化),首乌 15g,丹皮 15g,龟板胶 10g(烊化),枸杞 20g,脐带 1 条,红花 2g,淡菜 15g。4 剂,水煎服(灌服),日一剂。

**按** 糖皮质激素的使用耗竭人体的精气,使阴虚火旺迫血妄行。方中当归、熟地、白芍等添精调血,故获显效。(《当代名老中医典型医案集》)

## 【预防护理】

(1) 由于外感及内伤均可导致肌衄的发生,所以增强身体素质,避免感受外邪及接触诱发肌衄的各种"不正之气",是预防肌衄发生的重要措施。

(2) 对发病较急及出血较多的患者应绝对卧床休息。一般的肌衄患者,亦应适当休息,避免劳累。保持室内安静、清洁,避免污浊气的刺激。安定病人情绪,消除恐惧紧张心理,使之配合治疗。对于严重的肌衄患者,应严密观察其出血的部位、颜色、数量及出血的原因和时间,注意病人的神志、面色、体温、呼吸、血压、舌象、脉象及汗出等症状的变化,认真做好记录。对伴有齿衄的患者,要注意口腔卫生。

(3)肌衄患者,饮食应清淡富有营养且易于消化,虚证宜食用血肉有情之品,予以补养,戒烟酒,忌香辣、辛辣动火之物,及鱼、虾、蟹、牛乳等腥味之品。对于肌衄的发生与进食某些食品有密切关系的患者,更应注意饮食的宜忌,切忌食用有关诱发肌衄的食品。

(4)在服药方面,热证肌衄,汤药宜凉服;虚证肌衄,汤药宜温服。

(5)对久治不愈,或原因不明的肌衄,应警惕恶性病变,须严密观察,并尽可能查清病因。以便采取相应的治疗措施。

# 内 伤 发 热

内伤发热由多种内伤病因所导致。多表现为低热,但有的可以是高热。某些患者仅自觉发烧或五心烦热,而体温并不升高。本病一般起病缓慢,病程较长。

内伤发热的记载,首见于《内经》,如《素问·调经论》曰:"有所劳倦,形气衰少,谷气不盛,上焦不行,下脘不通。胃气热,热气熏胸中,故内热。"指出劳倦过度,耗气伤阴,影响脾胃的运化功能以致热从内生。《金匮要略·血痹虚劳篇》对虚劳所表现的"手足烦热,咽干口燥",用甘温的小建中汤治疗,实为甘温除热法之先声。李东垣继承了《内经》、《伤寒论》等学术思想,在其所著《脾胃论·饮食劳倦所伤始为热中论》篇中曾曰:"脾胃虚弱,元气不足",会导致阴火而生内热。主张当以辛甘温之剂补其中而升其阳,甘寒以泻其火,制补中益气汤为疗此证之主方,创立了"阴火学说",在治疗上独树一帜。《证治准绳》更明确指出:"饮食劳倦为内伤元气,此则中阳下陷,内生虚热,故东垣于补中益气用人参、黄芪等甘温之药,大补其气而提其下陷,此用气药以补之不足也。"

西医学中的功能性低热、肿瘤、血液病、结缔组织病、结核病、慢性感染性疾病、内分泌疾病所引起的低热,以及某些原因不明之发热,均可参照本篇辨证施治。

## 【相关病机】

内伤发热主要由情志、饮食、劳倦等内伤脾胃而致多为虚证。由气郁、血瘀、食积、湿郁所致之发热,可表现为实证或虚实夹杂证。本篇重点论述与脾胃相关之内伤发热。

脾胃虚弱,化源乏竭,为虚证发热的病理基础　《脾胃论》曰:"脾胃气虚,则下流于肾,阴火得以乘其土位。"脾胃为后天之本,气血生化之源。脾胃强健,化源充足,气血旺盛,则气以充阳,血以濡阴,则五脏六腑得养,故无内伤发热之患。若饮食失调,劳倦过度,或大病久病,皆可使脾胃受伤,健运失职,化源乏竭,气血阴阳亏损,以致阳气浮散,或水不制火,或阴盛格阳,终致虚热内生。

肝脾失调,湿郁、气滞、血瘀为实证发热的病理特点　肝主疏泄,脾主运化,肝气条达,气机畅利,则脾胃升降适度,脾之运化正常,即所谓"土得木而达"。而肝主藏血,脾主生血、统血,脾气健运,化源充足,脾能生血统血,则肝有所藏,肝血充足,肝体得养,疏泄功能方能正常,即所谓"木赖土以培之"。若肝脾失调,土郁木壅,或土壅木郁,必致气壅血瘀,或湿郁日久化火,而致内伤发热。

久热不除,耗气伤阴,病多兼挟,为其病理趋势　发热日久,病邪久羁,脾虚更甚,正气衰退,虚者愈虚,或虚实交错,病邪兼挟,或兼气郁,或有挟湿,或有挟瘀,或挟食滞,故病情较为复杂错综。然"壮火食气,"也可伤津损阴,故病之经久,多为脾胃之气大伤,气阴双虚。

# 【辨证论治】

### 1. 辨证纲要

根据本病的临床表现,着重辨别虚实,进而辨别病情轻重缓急。

(1) 辨证候虚实:内伤发热虽然属虚证者多,但亦有属于实证,或正虚邪实,虚实夹杂者。若属正虚,应进一步辨识是阴虚、血虚,还是气虚、阳虚;若属邪实,应辨别是气郁,瘀血,还是湿热。因虚致实及邪实伤正者,则可以既有正虚,又有邪实的表现,而成为正虚邪实、虚实夹杂的证候,尤为明辨。

(2) 辨病情轻重:可以结合病程长短,发热状况,兼见症状,脉舌表现等,辨识内伤发热病情之轻重。一般病程长,热势亢盛,持续发热,兼见症状多者,病情较重。如《张氏医通》谓:"若发热而脉反沉细,或疾数无力者,病脉相反也,死。病热有火者,心脉洪是也。缓而涩,涩而身有热者死。热而脉静者难治。脉盛,汗出不解者死。脉虚,热不止者死。脉弱,四肢厥,不欲见人,食不入,利下不止者死"。其中谈到了发热不止,四肢厥冷,饮食不入,下利不止,脉疾数无力等,均是病情严重的表现。

### 2. 辨析类证

本病当与外感发热相鉴别,两者外象相似,病机迥异,应从起病特点,临床表现等方面进行鉴别。李东垣对外感及内伤发热鉴别,见识颇真,如曰:"外感寒热齐作而无间,内伤寒热间作而不齐;外感恶寒虽近火不除,内伤恶寒则就温即解;外感恶风乃不禁一切风寒,内伤恶风唯恶些少贼风;……外感邪气有余,故发言壮厉,且先轻后重,内伤元气不足,故出音懒弱,且先重后轻;外感手背热,手心不热,内伤手心热,手背不热;外感头痛不止,至传里方罢,内伤头痛,时作时止"。

### 3. 治疗原则

内伤发热属实者,宜以解郁、活血、除湿为主,适当配伍清热。属虚者,则应益气、养血、温阳。对虚实夹杂者,则宜兼顾之,《景岳全书·火证》说:"实火宜泻,虚火宜补,固其法也。然虚中有实者,治宜以补为主,而不得不兼乎清……,若实中有虚者,治宜以清为主而酌兼乎补"。

### 4. 治疗宜忌

(1) 禁用汗法,慎用苦寒:内伤发热禁用汗法,慎用苦寒,以免"虚虚实实"。内伤发热病情日久,往往阴阳气血已经损伤,如果采用辛散之剂,势必化燥伤阴,辛散发汗之后,使阴血更虚,阴虚则火更旺,而使发热更甚。苦寒之剂,容易损伤脾阳,使气血生化之源受到影响而使病情更重。

(2) 用药剂量,宁轻勿重:内伤发热,脾胃已弱,补益太过,则虚不受补;滋阴太过则又碍脾胃,故用药剂量宜轻。诚如蒲辅周所说:"治疗内伤发热宁可再剂,勿用重剂,用之欲速则不达,反伤中气,宜服服停停,以保脾胃。"

**脾气亏虚**

**临床表现** 发热,热势或高或低,常在劳累后发作或加剧,倦怠乏力,短气懒言,食少便溏,自汗,易于感冒,舌质淡,苔薄白,脉弱。

**辨证提要**　①辨证要点:发热常在劳累后发作或加重,自汗乏力。②辨兼夹:气虚每易挟湿,而见胸腹痞闷,舌苔白腻,此证盛夏尤多。若见舌苔黄,则为挟,有湿热。

**理法概要**　中气不足,劳则气耗,阴火内生。治疗重在益气健脾,升阳举陷,宗"甘温除大热"之要义,以甘温培补中土为主,同时视其兼挟之不同,合用化湿、清热、养血、消食等法。

**方药运用**　补中益气汤加减。

党参10g　黄芪15g　白术10g　甘草5g　当归10g　陈皮6g　升麻3g　柴胡3g　生薏苡仁15g　白扁豆12g

黄芪、党参、白术、甘草益气健脾、甘温除热;当归养血培气;陈皮理气和胃、使补而不滞;升麻、柴胡升举清阳、透泄邪热;生薏苡仁、白扁豆以健脾益气、兼能化湿。自汗多者,加牡蛎、龙骨固表止汗;时寒时热,汗出恶风者,加桂枝、白芍以调和营卫;兼湿邪者,加苍术、茯苓、厚朴健脾燥湿;兼血虚者,加熟地、何首乌以养血;挟食滞者,加砂仁、焦山楂、神曲、炒麦芽消食导滞。

### 心脾两虚

**临床表现**　发热,热势或高或低,头晕眼花,身倦乏力,心悸不宁,面白无华,唇甲色淡,舌质淡,脉弱。

**辨证提要**　①辨证要点:发热,头晕眼花,心悸不宁,面白无华,唇甲色淡。②辨类证:气分大热之白虎汤证,其表现与血虚发热颇同,唯脉象有异,故应注意辨别,对此《医碥》曰:"血虚发热,或由吐衄便血,或由产后血崩,一切失血所致,证见烦躁面目黑,温饮不止,证类白虎,唯脉不长不实,浮大而重按全无为异耳。"《金匮翼》亦曰:"东垣云,饮困劳役之后,肌热烦躁,口渴引饮,目赤面红,昼夜不息,其脉大虚,按之无力,经云,脉虚则血虚。血虚则发热,症象白虎,唯脉不长实为辨也,误服白虎旬日必变。"然白虎汤证乃热邪为患,而无血虚之征可凭,是以明辨。

**理法概要**　营血亏虚,血虚则内无营守,阳气失于依附而浮越,故内伤发热由生。治宜益气养血,切忌纯用滋腻养血之品,以免腻滞气机。因失血而致血虚发热之证,更亟宜益气固脱。

**方药运用**　归脾汤加减

黄芪12g　党参12g　茯苓10g　白术9g　甘草5g　当归10g　龙眼肉10g　酸枣仁10g　远志10g　木香5g　陈皮9g　柴胡9g

黄芪、党参、茯苓、白术、甘草益气健脾,以冀阳生阴长,气旺血生;当归、龙眼肉补血养血;酸枣仁、远志宁心安神;木香理气健脾,使补而不腻;陈皮、柴胡疏肝理气和胃,调达气机。血虚甚者,加熟地、枸杞子、制首乌、鸡血藤,以增强滋养生血作用;头晕目眩甚者,加菊花、白芍;手足心热者,加地骨皮、白薇、银柴胡、鳖甲;慢性失血所致的血虚发热,酌加三七粉、仙鹤草、茜草、棕榈炭等,并可据出血的不同部位选用止血药。

### 脾肾阳虚

**临床表现**　发热而欲近衣,形寒怯冷,四肢不温,头晕嗜卧,腰膝酸痛,舌质淡胖或有齿痕、苔白润,脉沉细或浮大无力。

**辨证提要**　①辨证要点:发热而欲近衣,四肢不温。②辨脾阳虚与肾阳虚孰轻孰重:《金匮翼》云,"脾胃气虚,阳浮于外,其症上见呕恶,下为溏泄,其脉大而不实;肾虚大小归经,游行于外,其症烦渴引饮,面赤舌刺唇黑,足心如烙,或冷如冰,其脉洪大无论,按之微弱。"

**理法概要** 阳气亏虚,阴寒内盛,逼阳外越,阳气浮散则发热,故《医碥》曰:"阳虚为肾大虚也,阳虚应寒,何以反发热? 则以虚而有寒,寒在内而格阳于外,故外热,寒在下而戴阳于上,故上热也,此为无根之火,乃虚炎耳。"治宜温补脾肾之阳,以纳火归元。

**方药运用** 金匮肾气丸加减。

肉桂 9g　附子 9g　熟地 24g　山萸肉 12g　山药 12g　茯苓 9g　丹皮 9g　泽泻 9g　干姜 6g　党参 15g

方中以六味地黄丸补肾阴化肾阳;附子、肉桂,壮命门火。其中肉桂一味,不仅有温阳作用,且有引火归元之妙,对命门火衰,虚阳上浮者,用之尤佳。故《证治准绳》说:"有肾虚水冷,火在归经,游引于外而发热者,……宜用八味丸,导龙入海,所谓踞其窟穴而招之,即益火之源以消阴翳也。"加干姜、党参以助脾气充肾阳。纳少腹胀便溏者,加大腹皮、鸡内金、砂仁、白扁豆;五更泄者,加破故纸、吴茱萸、肉豆蔻;阳痿早泄者,加淫羊藿、巴戟天、金樱子、芡实;下肢浮肿者,加车前子、牛膝、茯苓;腰膝酸软甚者,加怀牛膝、金狗脊、桑寄生、杜仲。

### 肝气郁滞

**临床表现** 时常身热心烦,热势常随情绪变化而起伏,精神抑郁,烦躁易怒,胸胁闷胀,口干而苦,大便秘结,舌红、苔薄黄,脉弦数。

**辨证提要** ①辨证要点:发热常随情绪的好坏而起伏,平时性情急躁易怒,胸胁闷胀,喜叹息,口苦。②辨诱因:因暴怒伤肝,郁而化火而致者,每见面红耳赤,浑身轰热,心烦易怒;因肝经湿热熏蒸所致者,则多见午后发热,胁痛口苦,舌苔黄腻。

**理法概要** 肝气不舒,郁而化火,而热从内生。治宜疏肝解郁,清肝泻热,同时宜使用养肝柔肝之品,以养肝体助肝用,慎用苦寒之味。并视其兼湿、兼瘀之不同,合用化湿、化瘀之法。

**方药运用** 丹栀逍遥散加减。

丹皮 12g　栀子 12g　柴胡 15g　白术 12g　当归 12g　茯苓 12g　白芍 12g　甘草 9g　生姜 3g　薄荷 3g

丹皮、栀子清肝泻热;柴胡、薄荷疏肝解热;当归、白芍养血柔肝;白术、茯苓、甘草培补脾土。胁痛明显者,加郁金、香附理气止痛;热象较甚、口干便秘者,宜去白术、茯苓,加黄芩、龙胆草以清肝泻火;阴伤较重者,可加沙参、杞果、麦冬;纳少不馨者,可加生麦芽、生稻芽。

### 湿阻中焦

**临床表现** 低热,午后热甚,胸闷,身重纳少,呕恶,口不渴,或饮入欲吐,大便稀薄或黏滞不爽,苔白腻或黄腻,脉濡数。

**辨证提要** ①辨证要点:低热午后热甚,胸闷身重,纳少呕恶。②辨湿热孰轻孰重:湿重于热者,身热不扬,头痛身重,四肢倦怠,舌苔白腻;热重于湿者,发热起伏,心烦口渴,身重疼痛,小便短赤,舌苔黄腻。③辨析类证:湿郁发热一证,颇似阴伤发热,极易误治。故《温病条辨》曰:"舌白不渴,弦脉细而濡,面色淡黄,胸闷不饥,午后身热,状若阴虚,病难速已"。其鉴别要点是:湿温病发热其皮肤表面比较湿润,热郁在内而不外透,初摸热低,久触热高,甚至感觉烫手,口干而不欲饮,舌苔黄而厚腻,脉滑数;阴虚发热则其热如蒸,皮肤较干燥,口干欲饮,舌质红少津,脉细数。

理法概要 内伤脾胃,健运失职,水湿停留,久则郁而化热引起内伤湿郁发热。治宜宣畅气机,清利湿热,同时,根据湿与热偏盛之不同,或侧重化湿,或侧重清热。

方药运用 三仁汤加减。

杏仁15g 滑石18g 白通草6g 白蔻仁6g 竹叶6g 厚朴6g 生薏苡仁18g 半夏15g

杏仁宣肺降气,善开上焦;蔻仁芳香化湿,和畅中焦;薏苡仁益脾渗湿,疏导下焦;配以半夏、厚朴理气除湿畅中;通草、滑石、竹叶清热利湿。呕恶重者,加竹茹、藿香、陈皮和胃降逆;胸闷重者,加郁金、佩兰芳香化湿邪;寒热如疟者,加青蒿、黄芩清解少阳;食欲欠佳者,加神曲、陈皮理气和胃。

### 瘀血阻滞

临床表现 下午或夜晚发热,或自觉身体某些部位发热,口燥咽干,但漱水不欲咽,肢体或躯干有固定痛处或肿块,面色萎黄或晦暗,皮肤粗糙甚至肌肤甲错,舌质青紫或有瘀点、瘀斑,脉弦或涩。

辨证要点 ①辨证要点:午后或夜间发热,口干咽燥,面色萎黄或黯黑,唇口青紫或有瘀斑。②辨阴虚发热与血瘀:两证均见午后或夜间潮热,热象都为低热,然前者多由阴亏气燥,虚火上炎所致,故其特征是午后潮热兼见虚火上炎的症状;后者多由血滞而成瘀,瘀血内郁化热所致,故其特征为午后发热,兼见瘀血内结的症状。

理法概要 瘀血阻滞,气血不通,壅而为热,瘀血病在血分。治宜活血化瘀。正如《谦斋医学讲稿》所云:"伴有瘀血的发热,不是单纯的退热药所能收敛,必须结合祛瘀。"切忌寒凉辛散之品。寒凉愈增其血瘀,瘀血益固,理当所忌。辛散之剂亦非所宜,因瘀血不去,新血不生,久必血虚,汗血同源,辛散之品耗血散气,伤正可知,故其治疗,重在活血化瘀。故《金匮翼》云:"瘀血发热者,其脉涩,其人但漱水而不饮咽,两脚必厥冷,少腹必结急,是不可以寒治,不可以辛散,但通其血,则发热自止"。

方药运用 血府逐瘀汤加减。

桃仁12g 红花9g 当归9g 生地黄9g 川芎5g 赤芍6g 牛膝9g 桔梗5g 柴胡3g 枳壳6g 甘草3g

桃仁、红花、当归、川芎、赤芍、牛膝、地黄活血祛瘀,兼以养血生津;柴胡、枳壳、桔梗理气行气;甘草调和诸药。热势较甚者,可稍加秦艽、白薇、丹皮;跌仆损伤而致的瘀血发热,可选用复元活血汤治疗;兼见便秘腹胀者,可用桃仁承气汤破血下瘀。

### 饮食积滞

临床表现 低热午后较甚,嗳腐吞酸,恶心呕吐,大便溏或结,儿童患者常有两颊潮红,腹胀按之硬,舌苔腻,脉滑。

辨证提要 ①辨证要点:午后低热,伴见嗳腐恶闻食臭,两颊潮红,腹胀肤皮热,脉滑。②辨类证:本证与脾胃湿热证,虽皆可表现为发热午后为甚,纳运失司。但脾胃湿热午后低热尤以日晡为甚,多伴见脘闷、不饥、不欲饮、便溏;而本证多伴见嗳腐、恶食、恶心。③辨病因:热病后期,饮食调摄不当,引起低热者,虽无明显停积,但亦属食积发热范畴。《素问·热论》曰:"热病已愈,时有所遗者,何也?岐伯曰:诸遗者,热甚而强食之,故有所遗也。若此者,皆病已衰而热有所藏,因其谷气相薄,两热相合,故有所遗也。"

**理法概要** 食滞中焦,气机壅滞,郁积生热。治当消积导滞清热,同时佐以降逆和胃止呕,大便溏甚者则又需佐以健脾化湿止泻。

**方药运用** 保和丸加减。

山楂 18g 神曲 15g 半夏 9g 茯苓 9g 陈皮 6g 莱菔子 12g 连翘 9g

山楂、神曲消食导滞;莱菔子消食宽膈;陈皮、半夏、茯苓化湿浊而和胃;连翘,清食积所生之郁热,并能助脾运。诸药以化滞为主,佐以清热。滞消、郁伸、热清故低热可愈。可加麦芽、鸡内金以消食导滞。大便秘结者,加大黄、枳实;酒积者,加葛花、枳实;腹闷腹胀甚者,加苏梗、桔梗、大腹皮、香附、槟榔。

# 【其他疗法】

### 1. 单方验方

(1) 乌龟、鳖鱼各 1 个,去头尾内脏,炖服,每周 1 次,可作为阴虚发热的辅助治疗。

(2) 银耳 10g 用开水泡开,细火煮烂,放冰糖少许,每周服 1～2 次,用于阴虚发热。

### 2. 针灸疗法

(1) 针刺大椎、内关、间使等穴,或灸气海、关元、百合、神阙、足三里等穴,可用于气虚发热。用补法。

(2) 刺期门、行间、三阴交等穴,可用于气郁发热的治疗。用泻法。

# 【名医精华】

#### 李振华医案

**案 1** 葛某,男,汉族,26 岁,教师,河南省郑州市二七区人。初诊:1992 年 11 月 10 日。主诉:持续低热 2 个月。

病史:2 个月前因感冒发热自服板蓝根冲剂、抗病毒口服液、清热解毒口服液、维 C 银翘片、感冒清等药,服药 1 周,高热虽降但每日午后低热,体温在 37～38℃,即入住河南省人民医院观察治疗。经理化检查未发现异常,诊断为功能性低热,用抗生素类药物治疗两周无明显效果,反添腹胀、纳呆、嗳气,遂出院寻求中医诊治。现低热,午后为甚胸脘痞闷,纳呆食少,恶心欲呕,嗳气,大便溏薄,日 1～2 次。望之面色萎黄,慢性病容,形体消瘦,精神倦怠。语音低微。舌质淡红,体胖大,边有齿痕,苔黄腻,脉滑数。

中医诊断:内伤发热(脾虚胃滞,湿热蕴结)。

西医诊断:功能性低热。

治法:健脾和胃,清化湿热,宣畅气机。

处方:三仁汤合四苓散加减。

白术 10g,茯苓 20g,薏苡仁 30g,泽泻 12g,杏仁 10g,白蔻仁 8g,厚朴 10g,枳壳 10g,橘红 10g,半夏 10g,竹茹 10g,佛手 10g,藿香 10g,葛根 10g,甘草 3g。3 剂,水煎服。

医嘱:多饮水,忌生冷油腻之品,避风寒。

二诊:1992 年 11 月 13 日。体温降至 37.2℃,胸脘满闷、恶心好转,纳食增加。舌质淡红,体胖大,脉滑。

二诊辨证论治:脾气渐复,湿热已有清利,气机已见宣畅,故体温稍降,脘闷恶心好转,食纳增加,腻苔渐化。上方加滑石18g增强清利湿热之力。

三诊:1992年11月19日。体温降至37℃以下,诸症进一步好转。纳食仍欠佳。舌质淡红,苔白稍腻,脉滑。

三诊辨证论治:体温再降,诸症又见转好,脾虚失运,湿热蕴结之病机基本消除,所留纳食仍见欠佳,苔白稍腻之状,其因为胃气尚未全复,去利湿之滑石,解肌之葛根,加焦三仙各12g以健胃和中。6剂,水煎服。

四诊:1992年11月27日。体温正常,诸症消失,精神可,饮食如常。舌质淡红,苔薄白,脉沉细。

四诊辨证论治:体温正常,诸症消失,苔腻转为薄白,为湿热尽去,故去利湿化湿之泽泻、杏仁、白蔻仁、竹茹、藿香,加党参10g,砂仁8g,木香6g以健脾醒胃,和胃调中,从本治疗,以防湿热再作。12剂,水煎服。

低烧退而痊愈。3个月后随访,患者一切正常,无任何不适感。

**案2**　杜某,女,40岁。初诊:2004年11月9日。

主诉:反复发热2年。

病史:感冒之后反复发热恶寒2年,现午后发热,体温37.2~38.5℃,晚上自行消退。伴恶寒,头痛,咽干,手足心发热,精神疲惫,肢体倦怠。胃脘胀痛、呃逆呕恶。理化检查如胸部X光片,CT,B超和多次化验等均未查出病因。服多种中西药物效果不佳。舌质暗红,舌体稍胖大,苔薄白,脉弦细。

中医诊断:内伤发热。

西医诊断:发热待查。

治法:和解少阳。

处方:小柴胡汤加减。

柴胡10g,黄芩10g,桂枝5g,党参12g,葛根15g,半夏10g,丁香6g,柿蒂15g,知母12g,白蔻仁10g,厚朴10g,枳壳10g,甘草3g,生姜5片,大枣5个为引。3剂,水煎服。

嘱:避免劳累,保持情志舒畅,预防感冒。

二诊:2004年11月13日。午后热势稍减,头痛,胸脘胀痛,呃逆呕恶等症减轻。舌质暗红,体稍胖大,苔薄白,脉细弦。上方去丁香,党参加为15g,加川芎10g,黄芪20g,鳖甲15g,牡蛎15g,以退无名之热。3剂,水煎服。

三诊:2004年11月16日。2天内午后低热未现,自感乏力。舌质稍暗红,体稍胖大,苔白,脉弦细。上方加青皮10g、焦三仙各12g调和肝脾。5剂,水煎服。

1个月后随访发热未起,身体如常。

**案3**　许某某,女,66岁,工人。河南省郑州市金水区健康路。

初诊:2005年9月7日。

主诉:低热三年。

现病史:患者三年前因感冒未愈引起低热,经胸部X光摄片、CT、B超和多种化验等均未查出病因,服多种中西药物效果不佳。三年来一直低热,平时易感冒。因在《大河报》上看到记者采访李老"中药浇灭无名烧"文章,故来诊治。现低热,每天下午2点后体温升至37.2~37.6℃,体温升高时自觉口中出热气,周身怕风怕冷,背部发凉,手足心发热,于每晚

8～9点之后体温自行下降。精神疲惫,肢体倦怠,舌质暗红,舌体稍胖大,舌苔白,脉弦细。

中医诊断:内伤发热(肝脾失调,肝阴不足)。

治法:疏肝理脾,养阴清热。

处方:加减丹栀逍遥散。

当归10g,白芍12g,白术10g,茯苓15g,银柴胡10g,黄芩10g,香附10g,郁金10g,炒栀子10g,地骨皮15g,丹皮10g,鳖甲15g,牡蛎15g,青蒿15g,知母12g,厚朴10g,甘草3g。7剂,水煎服。

医嘱:避免劳累,保持情志舒畅,预防感冒。

二诊:2005年9月24日。低热于午后热势稍减,口中热气感亦轻,手足心热好转,仍畏风怕冷背凉,乏力。近两天来时觉寒战,又有欲感冒征象。舌质暗红,体稍胖大,舌苔薄白,脉细弦。

处方:加味柴胡桂枝汤。

黄芪20g,柴胡10g,黄芩10g,桂枝5g,白芍10g,党参12g,葛根15g,鳖甲15g,牡蛎15g,半夏10g,厚朴10g,甘草3g,生姜5片,大枣5个为引。

3剂,水煎服。

复诊医嘱:药后避风。

三诊:2005年9月27日。寒战消失,感冒征象消除,午后仍发低热,乏力,畏风怕冷,背凉。舌质稍暗红,体稍胖大,舌苔白,脉弦细。

处方:加味柴胡桂枝汤。

黄芪15g,柴胡10g,黄芩10g,桂枝6g,白芍12g,香附10g,砂仁8g,厚朴10g,鳖甲15g,牡蛎15g,吴茱萸5g,青皮10g,青蒿15g,知母12g,甘草3g。

5剂,水煎服。

复诊医嘱:药后避风。

四诊:2005年10月4日。感冒已愈,午后低热已降,近两三天来体温37.2℃左右,手足心热亦轻,畏风怕冷、背凉好转,仍乏力,时有心烦,腿软。舌质淡边暗红,体稍胖大,舌苔薄白,脉弦细。

处方:加减丹栀逍遥散。

当归10g,白芍12g,白术10g,茯苓15g,银柴胡10g,黄芩10g,香附10g,郁金10g,炒栀子10g,骨皮10g,丹皮10g,鳖甲15g,牡蛎15g,青蒿15g,厚朴10g,知母10g,黄芪15g,甘草3g。

14剂,水煎服。

复诊医嘱:坚持服药以巩固治疗。后经随访已痊愈。(《李振华医案医论集》)

**案4** 刘某,女,33岁。郑州市杨槐庄人。

初诊:2009年7月3日。

主诉:不明原因低热7个月。

现病史:患者平素易感冒,2008年12月因工作压力大,过度劳累后突感周身不适,头晕昏沉,困倦乏力,查体温37.7℃左右,至某院检查支原体(+),遂住院进行输液(药物不详)治疗2个月后低热仍持续不退而出院。又经多方治疗,效果欠佳,经他人介绍来诊。现在症:低热,体温持续在37.2～37.6℃,头晕昏沉,周身困倦无力,精神不振,纳差,眠差,二便调。舌质淡,舌体稍胖大,舌苔薄腻,脉沉细稍数。

诊断:内伤发热(气虚发热)。

治法:益气健脾,宣畅气机。

方名:自拟香砂温中汤加减。

处方:白术 10g,云苓 15g,陈皮 10g,旱半夏 10g,香附 10g,砂仁 10g,川朴 10g,枳壳 10g,郁金 10g,乌药 10g,焦三仙各 12g,柴胡 10g,炒黄芩 10g,桔梗 10g,天麻 10g,甘草 3g。7 剂,水煎服,每日 1 剂。

医嘱:避风寒,多饮水,忌生冷、油腻、辛辣之品。

二诊:7 月 27 日。服药 3 剂,体温已下降,诸症也明显改善,继服药 11 剂,症状已基本消失,体温恢复正常。继续服药 7 剂,以资巩固疗效。

治疗结果:体温恢复正常。三个月后随访:低热至今未作。

**按**　发热分外感和内伤两大类。内伤发热是饮食、情志、劳倦所伤,气血阴阳亏损或失调所致的发热,一般起病较缓,发热以低热为主。李老认为:内伤发热分虚证和实证,实证辨气郁、血瘀、痰阻、湿郁、食积等;虚证辨气虚、血虚、阴虚、阳虚。临床而尤以气郁发热,湿郁发热,和阴虚发热,气虚发热为常见。对于治疗,李振华指出,肝气郁滞为主者,遵《内经》"木郁达之"原则,用疏肝理气解郁之法。湿郁发热者,据"土强则可胜湿"之理,用健脾祛湿之法。阴虚发热者,宗《内经》:"阴虚则内热"(《素问·调经论》)之论,用滋阴清热之法,即"诸寒之而热者取之阴"(《素问·至真要大论》)。气虚发热者,宗李东垣所提出的脾胃气衰,元气不足,阴火内生之说,治疗"惟当以甘温之剂补其中而升其阳"(《脾胃论》),用甘温除热法。此例气虚内伤发热病人。李老用益气健脾之法治疗,用香砂六君子汤合小柴胡汤化裁而收到佳效收效。内伤发热,病机不同,证候不同,李老辨证用药,而收良效。

皇甫中

内伤饮食发热者,气口脉紧盛,胸满噫气,蒸蒸然热,明知其热在里也,消导则自已。劳役内伤发热者,脉虚而弱,四肢怠惰无力,不恶寒,身汗出,明知其无表里证,虚热也,补养则热退。阳虚发热者,不任风寒,自汗,脉大而无力。阴虚发热者,脉数而无力,作于下午。阴分郁热者,手足心热,肌肤不甚热,热不伸越也。烦热者,即虚烦燥热也。劳热者,其热者骨,骨蒸热是也。(《明医指掌》)

万友生

火有邪正之分,而邪火有阴阳之别,阳火病性属热,治法宜清;阴火病情属寒,治法宜温。如阳火实证,治宜苦寒泻火除热;阳火虚证,治宜甘寒滋水除热。阴火实证,治宜辛温散火除热;阴火虚证,治宜甘温益气或回阳除热等。就其虚阳亢奋的阴火病机来说,主要有二:一为脾气虚甚,导致血虚,使气无所附,引起虚阳亢奋,而见脾虚阴火证;二为肾阳虚极,不能潜藏,而反浮越,以致虚阳亢奋,而见肾虚阴火证。前者治宜补中益气汤方甘温补脾益气除热,后者治宜通脉四逆汤方甘温补肾回阳除热。(《热病学》)

岳美中医案

郭某,女,40 岁。初诊于 1973 年 6 月 17 日。患者 3 年来下午低烧,常达 37.7～37.8℃,每到夜间两腿发麻,精神萎顿不振,经检查原因未明,久治无效。脉细而稍数,左关稍弦,舌无苔略红。

辨证:阴虚肝旺。

治法:滋阴调肝。

方药:生地黄24g,山萸肉12g,怀山药12g,丹皮12g,泽泻9g,茯苓9g,柴胡9g,五味子6g,白芍9g,紫肉桂6g

6月26日复诊:低烧已下降到37℃,嘱再服前方10余剂,以巩固疗效。(《岳美中医案集》)

### 周仲瑛医案

王某,女,23岁,2005年12月16日初诊。患者无明显诱因低烧一个月,经查血常规、胸片、抗"O"、血沉等未见异常。初诊:低烧一个月,体温升高时37.8℃,不恶寒,无汗,无身痛酸楚,右下腹坠胀感,右侧卧位明显,白带稍多。口微苦,不渴,食纳二便正常。在鼓楼医院系统检查未能确诊,B超:子宫直肠窝积液。西药(具体不详)治疗无明显改善。查其:舌质红,舌苔黄薄腻,脉象细滑。诊其为下焦湿热、枢机不和之内伤发热(西医:发热待查)。患者低烧一个月,无恶寒身痛,可以排除外症发热。右下腹有坠胀感,且白带稍多,B超子宫直肠窝积液提示病位在下焦,乃下焦湿热郁蒸,枢机不和所致。舌红,苔黄薄腻,证实为里热之证。证属下焦湿热郁蒸,枢机不和。治法:清化下焦湿热,和解枢机。方拟柴胡疏肝散、二妙散加减。处方:柴胡10g,炒黄芩10g,法夏10g,丹皮10g,红藤20g,败酱草20g,薏苡仁15g,椿根白皮15g,炒苍术6g,黄柏6g,蒲公英15g,鸭跖草15g。水煎服,日一剂。

二诊(2005年12月23日):低烧不减,早晚37.2℃,但离床活动后体温高达37.8℃,无汗,不怕冷,右侧小腹疼痛,坠胀,腿酸重,带下多,发黄,二便正常,食纳尚好,苔黄薄腻,质红,脉细滑。治守原意加味。处方:12月16日方加青蒿(后下)15g,白薇15g,萆草20g,土茯苓20g。

三诊:(2005年12月30日):低烧降而不净,午后最高37.5℃,无自觉不舒,昨日经潮右下腹稍有坠胀,血色鲜红,无结块。原法巩固。处方:12月16日方加青蒿(后下)15g,白薇15g,萆草20g,土茯苓20g,赤芍10g。

随访:服药后体温降至正常未发。

**按** 患者低烧1个月,但不恶寒,病属内伤发热。小腹坠胀,带下偏多,色黄,B超示子宫直肠凹积液,故病位在下焦,结合舌红、苔黄薄腻、脉细滑,辨证属下焦湿热郁蒸,而致枢机不和。治疗以清化下焦湿热、和解枢机为法,选方小柴胡汤、鸭跖草和解清热;二妙散加丹皮、红藤、败酱草、薏苡仁、椿根白皮清利下焦湿热。服药7剂低热未减,腹痛依然,复入萹苓清胆意,加青蒿、白薇、萆草清热;加土茯苓解毒化湿。三诊时发热腹痛诸症痊愈。

本案根据发热主症,结合带下腹痛辨证为下焦湿热,枢机不和,经用和解清热化湿解毒法,热退病愈。柴胡配黄芩、青蒿、白薇、萆草为周师治疗内伤发热常用之药。(《当代名老中医典型医案集》)

### 段富津医案

王某,女,65岁,2004年8月12日初诊。发热40余天。初诊:患者素体虚弱,因发热40余日,正在某医院住院治疗。现症:热不退,体温仍在37～38℃,时而微恶寒,头眩心悸,四肢无力,口干不欲饮水。查其:面色无华;舌淡白;脉沉细无力。诊为:血虚发热。治法:补气生血,和解退热。方拟当归补血汤加减。处方:黄芪50g,当归15g,柴胡15g,白薇15g,炙甘草15g。3剂,水煎服,日一剂。

二诊:服药后,诸症减。效不更方,原方加黄芩15g,人参10g。4剂,水煎服,日一剂。方中加人参以助补气生血之力,黄芩合柴胡为小柴胡汤之义,以增和解退热之效。

三诊:服药后,体温降至37℃原方加薏苡仁25g。4剂,水煎服,日一剂。病人腹泻,加入薏苡仁,此药可淡渗利湿健脾,既能止泻,又可补虚。

四诊:服药后,热退3日,便仍微溏。上方加云苓25g,半夏10g,柴胡、黄芩各减5g,去白薇。4剂,水煎服,日一剂。方中加入云苓利水渗湿而健脾止泻,热已退,故柴胡、黄芩用量减,去白薇,投4剂巩固疗效。

**按** 此案为血虚发热,时而微恶风寒,似有血虚外感之后,余邪未尽,邪伏少阳之象,故方中以当归补血汤为主补气生血,当归味厚,故能养血;重用黄芪为君以补气生血。邪伏少阳,故加入柴胡透表而泄热;白薇既清实热,又清虚热,《本事方》有白薇汤,以其配当归、人参治产后血虚发热晕厥;炙甘草调和诸药。《医方考》云:"血实则身凉,血虚则发热。"关于当归补血汤,张路玉在《伤寒绪论》有一段精彩论述:"血之肇始乎营卫也,每见血虚发热,服发散之药则热转剧,得此则决然自汗而热除者,以营卫和则热解,热解则水谷之津液皆化为精血也。"此方药味极为简练,疗效卓著,该患者共服药10余剂而热退。(《当代名老中医典型医案集》)

### 张学文医案

刘某,男,62岁。1981年3月初诊。前列腺术后觉全身轰热1年余。初诊:1980年2月曾患前列腺肥大,行手术治疗后,渐觉周身皮肤阵发性烘热,日6～7次,以上半身为甚。现症:轰热时心中烦乱不堪,伴有汗出,体温不高,口不渴,需急解开衣襟,让风吹之始能缓解,烘热后如常。不论春夏秋冬,病情变化基本如此。舌质暗红而淡,舌下有瘀点数个,苔白而润,脉沉细弱。辨证:气虚血亏、瘀血内阻发热。治法:益气补血,活血化瘀,佐以清虚热。方拟当归补血汤、丹参桃红四物汤加减。处方:丹参30g,桃仁10g,红花10g,生地10g,赤芍10g,川芎10g,当归10g,黄芪30g,牡蛎(先煎)15g,胡黄连10g,白薇10g,五加皮15g。日一剂,水煎2次合匀,分早晚温服。

复诊(1981年3月21日):服药后,发热诸症大减,每日仅作1次,且热势轻微,很快即过,舌脉略有起色,唯药后大便稍溏,遂于原方去桃仁,减丹皮、当归之量,并加茯苓15g,嘱继服。共进10剂而热退病愈。

**按** 患者发烧时起时伏,烧时心烦不安,而无弦脉、口苦、往来寒热之症,知病机不在少阳;热甚汗出,但口不发渴,苔无黄燥,知病机不在阳明;舌无红赤少苔,五心并不烦热,知亦非阴虚骨蒸。据舌质暗淡,舌下瘀点等,分析此为术后瘀血不行,瘀郁生热。且患者年逾六旬,气血已衰,鼓动无力,瘀血日甚,故阳郁外发作热。治以当归补血汤义气生血,丹参桃红四物汤活血化瘀;并佐胡黄连、白薇、五加皮以退虚热。药合病机,故3剂即效。二诊大便略溏,故去桃仁,减当归、丹参等润滑药品之量,加茯苓以扶脾益心,而病归痊愈。(《当代名老中医典型医案集》)

### 王国三医案

吕某,女,41岁。1993年7月18日初诊。午后低热2年。初诊:2年来每日午后低热,体温在36.7～37.7℃,伴头晕,心烦,口干,双下肢麻木,精神萎靡不振,经多种检查,原因不明。曾用中、西药治疗,效果欠佳。现症:午后低热,眩晕,两目干涩,急躁易怒,口干咽痛。查其:舌红少苔有裂纹,舌面少津,脉弦细数。诊其为:肝肾阴虚发热。治法:滋补肝肾,清热潜阳除蒸。方拟六味地黄丸加减。处方:熟地 15g,山萸肉 10g,山药 10g,丹皮 8g,茯苓 8g,泽泻 8g,鳖甲 15g,青蒿 10g。水煎服,日一剂。

复诊:服药后,自觉低热较前减轻,精神转佳,但仍眩晕,口干咽干,两目干涩。查其:舌红,少苔有裂纹,脉弦数。效不更方,继以原方加太子参 15g,天花粉 10g,栀子 6g,养阴清热。20 剂,水煎服,日一剂,分早晚分服。

随访半年,病未复发。

**按** 本案内伤发热证属肝肾阴虚,多由于长期情志不遂,饮食劳倦,房劳过度,脏腑功能失调,阴液亏虚,水不制火,以致虚热内生,故见心烦易怒、低热不止等症。治疗当以滋养肝肾,柔肝潜阳,清热除蒸之法,即景岳谓"北水以平之",则虚热自除。方以六味地黄丸加味治之。《医方论》曰:"此方非但治肝肾不足,实三阴并治。熟地贮补肾水,泽泻宣泄肾浊,萸肉温涩肝经,丹皮清泻肝火,山药收摄脾经,茯苓淡渗脾湿,相佐相伍。"恰是肝肾阴虚之良方,再加青蒿以清肝肾三焦之虚火,鳖甲清泻肝经虚热,除骨蒸。两药与六味相合,使火去热消,阴液得复。再以益气养阴,调理脾胃善后,而使诸症悉除,病治愈。(《当代名老中医典型医案集》)

## 【预防护理】

(1) 积极锻炼身体,增强体质,防止受凉及过度疲劳。

(2) 保持精神愉快,避免情志波动太过。

(3) 生活规律,饮食有调理,忌食辛辣厚味。

(4) 一般应注意休息,在体力条件许可下,做适当的锻炼。

(5) 饮食以清淡为主,对阴虚内热者,应多进益阴之剂,如乳类、甲鱼、水果等,以补阴液。

# 虚 劳

虚劳又称虚损,是脏腑亏损,元气虚弱,精血不足所致的多种慢性虚衰性病证的总称。凡先天禀赋不足,后天失于调摄,以及病久失养,积劳内伤等,而表现为各种虚弱亏损证候者,都属此范围。临床上以五脏亏损,气血阴阳不足,病势缠绵,久虚不复为特点。

有关虚劳的理论及治则的论述,最早见于《内经》。《素问·通评虚实论》说:"精气夺则虚。"《素问·三部九候论》说:"虚则补之。"《素问·阴阳应象大论》又说:"因其衰而彰之。形不足者,温之以气;精不足者,补之以味。"《难经》以五损立论,根据脾脏的特性,提出"损其脾者,调其饮食,适其寒温"的调补脾胃原则。《金匮要略·血痹虚劳病》篇则提出虚劳的病名,并创立小建中汤、薯蓣丸等一系列方剂用于虚劳的治疗。《诸病源候论·虚劳病诸候》详论了虚劳的证候与症状,说:"夫虚劳者,五劳六极七伤是也。"并对五劳、六极、七伤的具体内容作了说明。明·张景岳对虚劳的病因、证候均作了归纳,《景岳全书·虚损》说:"病之虚损,变态不同。因有五劳七伤,证有营卫脏腑。然总之则人赖以生存者,惟此精气,而病为虚损者,亦惟此精气。气虚者,即阳虚也;精虚者,即阴虚也。"明·绮石《理虚元鉴》为虚劳专著,

《理虚元鉴·虚症有六因》说:"虚症有六因,有先天之因,有后天之因,有痘诊及病后之因,有外感之因,有境遇之因,有医药之因。"对导致虚劳的病因进行了比较全面的总结。

西医学中的多种慢性或消耗性疾病,出现类属虚劳的临床表现时,均可参照本篇进行辨证论治。

## 【相关病机】

虚劳的发生与脾胃的关系至为密切。虚劳是精血亏虚,五脏不足之证,而精血的化生源于脾胃,五脏亦赖后天脾胃化生精微以滋养。若饮食不节、饥饱不调,或思虑劳倦,损伤脾胃,脾胃运化功能失健,不能消化水谷化生精微而生长气血,精血来源不足,在内不能滋养五脏,在外不能营养形体,精血亏虚、五脏失养,久之而成虚劳。李中梓在《医宗必读·虚劳》说:"夫人身之虚,……而独主脾肾者,……土为万物之母,二脏安和,一身皆治,百疾不生。"强调了后天脾胃在虚劳病发生中的重要性。虚劳虽源于脾胃,但却能影响及四脏。单就脾胃而言,就有脾胃气虚、阴虚、阳虚之不同。脾胃虚久,能影响心而致心脾两虚,累及肾而致脾肾阳虚,土不生金亦可致肺脾气虚等。脾胃居中,属土,能生养万物,灌溉四旁,健脾益胃,脾胃健运,化生气血,营养五脏,而使虚劳得复。

## 【辨证论治】

### 1. 辨证纲要

虚劳的辨证,应辨别脏腑的阴阳气血亏虚,审察病因和证候,区分标本缓急。

(1)辨阴阳气血亏虚:虚劳证候虽繁,但总属五脏亏虚,然五脏之虚又不外乎阴阳气血不足。《杂病源流犀烛·虚损痨瘵源流》说:"五脏所藏无非精气,其所以致损者有四:曰气虚、曰血虚、曰阳虚、曰阴虚。"气虚者,以神疲乏力,自汗,气短懒言,动则加重,面色萎黄,舌淡脉虚为特征。阳虚者,在气虚见证基础上又兼畏寒肢冷,腹凉口淡,面白虚浮,脉沉迟等表现。血虚者,以面色萎黄,心悸眩晕,唇舌色淡,脉细弱为主要表现。阴虚者,在血虚证候基础上又出现五心烦热,口干咽燥,便干舌红,或潮热盗汗,少苔或无苔,脉细数等证候。临证应注意辨别。

(2)辨标本缓急:虚劳若由于泄泻、热病、虫积、瘀血久留等宿疾所致者,则宿疾为本,而虚劳证候为标,应先治宿疾,而后补其虚。虚劳若由于饮食、劳倦、忧思所致者,应先调饮食、适寒温、节劳逸、畅情怀,而后补其虚。此外,虚劳发展过程中,可由气及血、由阴及阳,或由气虚累及阳虚,由血虚而致阴虚等,亦应辨清标本主次而施治。

### 2. 辨析类证

虚劳与一般虚证不同,这主要表现在,一是虚劳以精气衰耗、形体羸弱为特征,呈现虚羸劳损证候;而一般虚证则以各自病证的主要证候为特征,如泄泻和水肿中的脾虚证候,均以泄泻或水肿为证。二是虚劳病病程较长,有久虚不复,缠绵难愈的特点,如《医宗金鉴·虚劳总括》说:"虚者,阴阳、气血、荣卫、精神、骨髓、津液不足者是也;……劳者,谓虚损日久,留连不愈。"而普通疾病虽呈现虚弱证候,但一般病程均较短,虽也有久病成虚者,但总不及虚劳之久虚不复者可比。这些,构成了虚劳病与一般虚证的区别。

### 3. 治疗原则

虚劳的治疗,应遵循《内经》提出的"虚则补之"、"劳者温之"、"损者温之"、"形不足者,温之以气;精不足者,补之以味"的基本原则,根据人体阴阳气血亏虚的不同病理,分别采用益气、养血、滋阴、助阳的不同治疗方法,同时,还应注意补益后天,调补脾胃。

### 脾胃气虚

**临床表现** 面色萎黄,纳呆食少,精神疲惫,倦怠乏力,形体消瘦,脘腹胀满,食后午后胀甚,口淡无味,大便溏泄。或发热,或便血、崩漏,或脱肛、内脏下垂、子宫脱垂。舌质淡或有齿痕、苔薄白,脉虚弱。

**辨证提要** ①辨证要点:面色萎黄,精神疲惫,口淡食少,肢倦乏力,形体消瘦,腹胀便溏,舌淡脉虚。②辨病程:病程较长,久虚不复。③辨病势:在脾胃气虚证候的基础上,若劳倦伤中,阴火上乘,可出现发热;脾气虚弱,血失统摄,可出现便血、崩漏;脾胃虚弱,中气下陷,可出现脱肛、子宫脱垂、内脏下垂证候。

**理法概要** 饮食不节,或劳倦和思虑过度等因素,损伤脾胃之气,脾胃气虚,运化无力,生化乏源,久之而成虚劳。治疗宜健脾养胃,补中益气。

**方药运用** 四君子汤加味。

党参 24g(或人参 10g) 白术 15g 茯苓 12g 山药 15g 炙甘草 10g 陈皮 10g

方中四君子汤甘温益气,健脾养胃;加山药,以增补中健脾益胃之力;陈皮,理气和中。大便溏泄,加白扁豆 15g、莲子肉 15g、薏苡仁 24g。胃脘胀闷、呕恶纳差,加半夏 10g、砂仁 6g、鸡内金 6g。腹胀甚者,酌加木香 6g、厚朴 10g。精神疲惫、乏力甚者,加黄芪 30g、当归 6g。若脾虚发热,或中气下陷出现脱肛或脱垂者,上方加入黄芪 30g,升麻 6g,当以健脾益气升清。若脾失统血,出现便血者,上方加入灶心土 30g(打碎先煎,滤汁代水煎药),乌贼骨 6g,以健脾温中摄血;出现崩漏者,加蒲黄炭 10g、干姜炭 6g,以健脾温涩摄血。

### 脾胃阳虚

**临床表现** 面色㿠白或虚浮,口淡食少,形寒肢冷,神疲乏力,脘腹冷痛、喜温喜按,肠鸣泄泻,甚则完谷不化。或腹部、四肢、面目浮肿,或妇人带下清稀。舌淡或胖、苔白滑,脉沉迟无力。

**辨证纲要** ①辨证要点:面色㿠白或虚浮,形寒肢冷,神疲食少,脘腹冷痛,舌淡胖,脉沉迟。②辨气虚阳虚:气虚为阳虚之渐,阳虚为气虚之甚。单纯气虚多无寒象,而阳虚则在气虚基础上必兼寒象而表现出形寒肢冷,脘腹冷痛,下利清谷,脉迟等证象。

**理法概要** 脾胃气虚进一步发展损及脾阳,呈现虚寒状态,即成脾胃阳虚。治疗时不仅要补其虚,还要温其阳,宜温中健脾。

**方药运用** 附子理中汤。

制附子 10~15g 党参 24g 白术 10g 干姜 6g 炙甘草 10g

制附子、干姜,温中散寒扶阳;党参、白术,健脾益胃;炙甘草,补脾和中。腹中冷痛甚者,加肉桂 6g、吴茱萸 6g,以温阳散寒。呕吐者,加砂仁 6g、半夏 10g,以和胃降逆。大便溏泄不止者,加白扁豆 15g、诃子 10g,以健脾收涩。下利清谷者,加补骨脂 10g、肉豆蔻 6g,以补火助土。口泛清水者,加茯苓 24g、半夏 10g,以健脾化饮。若肢体水肿,或腹部肿满,面目虚浮肿胀者,上方加入茯苓 24g、泽泻 10g、大腹皮 15g、桂枝 10g,以健脾温阳制水。若带下量多清稀者,上方加入山药 30g、白扁豆 15g、茯苓 15g、车前子 10g,以健脾温化除湿止带。

### 脾胃阴虚

**临床表现** 口干唇燥,不思饮食,胃脘不舒隐隐灼痛,身体消瘦,心烦口渴,肢体倦怠,大便燥结,或干呕、呃逆,舌光红、少津,脉细数无力。

**辨证提要** ①辨证要点:口干不食,身体消瘦,胃脘灼痛,干呕便结,舌光红,脉细数。②辨病因:本证形成,多由脾胃虚弱,饮食不化精微,日久阴液乏源亏虚而成;或由饮食不节食滞蕴热,嗜食辛辣,或情志郁结化火,日久灼伤脾胃阴液而成;亦有外感热病日久耗伤胃阴所致。③辨脾阴胃阴:脾阴即水谷所化之精微,能滋养脏腑润养周身,脾阴亏虚多由内伤久病所致;胃阴即胃中腐熟水谷之津液,胃液亏虚多由外感热病伤津引起。脾阴虚重在肢体倦怠、消瘦、唇燥咽干,治疗着重养阴和营;胃阴虚表现重在口干不食、干呕便结、胃脘灼热,治疗重在益胃生津。

**理法概要** 脾胃虚弱日久,生化乏源,阴液亏损,或热病日久耗伤胃阴,而致脾胃阴虚,久之而成为虚劳。治疗宜健脾益胃,养阴和营。

**方药运用** 益胃汤加味。

沙参18g　麦冬15g　生山药24g　白扁豆15g　生地24g　玉竹15g　石斛15g　陈皮10g　甘草10g　冰糖10g(冲)

沙参、麦冬、玉竹、石斛,养阴益胃;山药、白扁豆,健脾益胃补中;生地,养阴清热;陈皮、甘草,理气和胃;冰糖,养胃和中。不思饮食显著者,加生麦芽12g、生谷芽12g,以开胃助纳。大便干结甚者,加火麻仁15g、蜂蜜30g(冲),以滋阴润下。胃中灼痛明显者,加栀子10g、白芍12g、元胡10g,以清热养营,和胃止痛。口干渴甚者,加天花粉15g、葛根12g、乌梅10g、甘蔗汁30g(冲),以清热生津止渴。干呕者,加竹茹15g、半夏6g,以和胃止呕。呃逆者,加太子参15g、柿蒂15g,以健脾和中降逆。

### 心脾两虚

**临床表现** 面色萎黄,神疲乏力,食欲不振,腹胀便溏,心悸健忘,失眠多梦,或眩晕,或肌衄,或月经量少色淡,淋漓不尽,舌质淡嫩,脉细弱。

**辨证提要** ①辨证要点:神疲乏力,食少腹胀,心悸失眠,舌淡,脉细弱。②辨出血:脾失统摄所致出血,颜色必淡,肌衄渗血点点,崩漏则淋漓不尽。

**理法概要** 劳倦伤中,或饮食不节,脾气损伤,气血化生无缘,心血亏虚,而成心脾两虚,久虚不复而为虚劳。治疗宜补益心脾为法,健脾益气,养血安神。

**方药运用** 归脾汤加味。

黄芪24g　党参15g　白术12g　茯神12g　桂圆肉15g　酸枣仁10g　当归10g　远志10g　木香6g　山药15g　柏子仁10g　炙甘草10g

黄芪、党参、白术、炙甘草,补气健脾;当归、桂圆肉,滋养心血;茯神、酸枣仁、远志,养心安神;木香,理气醒脾;加山药健脾益气,加柏子仁养心安神。脘闷纳呆者,加陈皮10g、鸡内金6g、砂仁6g,以理气和胃。失眠严重者,加夜交藤30g、珍珠母30g,以养心安神。多梦易惊者,加龙齿15g、朱砂1.5g(冲),以重镇安神。月经淋漓不尽者,加阿胶6g(烊)、白芍10g、仙鹤草15g、牡蛎15g,以收涩止血。

### 肺脾气虚

**临床表现** 面色㿠白,精神疲惫,饮食减少,肢倦乏力,声低懒言,久咳不止,气短而喘,痰多稀白,腹胀便溏,或面浮足肿,舌淡、苔白,脉虚弱。

**辨证提要** ①辨证要点:神疲肢倦,食少懒言,久咳或气短而喘,腹胀便溏,舌淡脉虚。

②辨病程：食少便溏日久，由脾及肺，久咳或喘不止，病程较长。③辨病势：肺脾气虚，卫表不固，故常易感冒。脾虚运化水湿无力，肺虚宣降水液失职，则水液停滞，兼见面浮身肿。

**理法概要** 饮食劳倦伤脾，土不生金，而致虚劳肺脾气虚。治宜补益肺脾，以培土生金。

**方药运用** 四君子汤合生脉散。

党参24g（或人参10g） 白术12g 茯苓15g 麦冬10g 五味子6g 炙甘草10g

方中四君子汤，健脾益气以助运化；生脉散，补肺益气收敛肺气，共成补益肺脾之气、培土生金之剂。痰多胸闷者，加化橘红12g、半夏10g、桔梗10g、枳壳10g，以化痰理气宽胸。脘闷腹胀甚者，加苍术6g、厚朴10g、莱菔子15g，以燥湿行气消胀。久咳不止者，加紫菀10g、诃子6g，以补肺敛肺止咳。大便溏泄不止者，加山药24g、薏苡仁15g、白扁豆15g，以健脾止泻。若肺脾气虚、经常易感冒者，上方加入黄芪24g、防风12g，以补气固表；卫表不固、动辄汗出不止者，加黄芪24g、浮小麦30g、牡蛎15g，以固表止汗；水液内停、面浮足肿者，加薏苡仁30g、泽泻10g、桂枝6g，以化湿利水。

**脾肾阳虚**

**临床表现** 面色㿠白，精神疲惫，畏寒肢冷，腰膝小腹冷痛，久泻不止，甚则下利清谷，或五更泄泻，面目虚浮，或身肿，舌质淡、体胖、苔白滑，脉沉微。

**辨证提要** ①辨证要点：面白虚浮，畏寒肢冷，腰膝或腹冷痛，久泻，舌质淡、体胖、苔白滑，脉沉无力。②辨病程：病程较长，由脾及肾，久泻不止，或肢体水肿。

**理法概要** 脾阳久虚累及肾阳，即可导致虚劳脾肾阳虚证候。治宜扶土补火，以温肾健脾为法。

**方药运用** 桂附理中汤加味。

附子15g 肉桂6g 党参24g 白术12g 干姜6g 炙甘草10g 巴戟天15g 补骨脂10g

附子、肉桂，温助脾肾之阳；党参、白术、干姜、炙甘草，健脾益气以补脾阳；加入巴戟天、补骨脂，温肾助火以补肾阳，共成补益脾肾阳气之剂。小腹冷痛者，加乌药12g，山药24g，小茴香10g，以温阳散寒行气止痛。小便频数、甚则失禁者，加菟丝子15g，益智仁15g，海螵蛸10g，以温肾收敛固涩。腰膝冷痛甚者，加杜仲15g，牛膝15g，鹿茸1.5g（冲），以补肾壮骨助阳散寒。久泻不止者，加白扁豆15g，诃子肉10g，以健脾收涩止泻。五更泄泻者，加肉豆蔻6g，吴茱萸10g，五味子10g，以温肾扶土止泻。肢体水肿者，加茯苓24g，泽泻10g，葫芦巴15g，以温阳利水消肿。

# 【其他疗法】

**1. 单方验方**

（1）棉花根皮30g，水煎，每日代茶饮。治虚劳肺脾气虚久咳久喘。

（2）敦复汤：野台参12g，乌附子9g，生山药12g，补骨脂12g，核桃仁9g，萸肉12g，茯苓4.5g，生鸡内金4.5g。水煎服。治虚劳脾肾阳虚，下焦元气虚惫，脾弱不能健运，或腰膝酸痛，或黎明泄泻。（《医学衷中参西录》）

**2. 饮食疗法**

（1）党参红枣茶：党参15～30g，大枣5～10枚。每日煎汤代茶饮用。用于虚劳羸弱，脾气虚者。

（2）补虚正气粥（《圣济总录》）：炙黄芪 30～60g，人参 3～5g（或党参 15～30g），白糖少许，粳米 60～90g。将黄芪、人参（或党参）切薄片，水煎，把两次煎汁合并，分两份于每日早晚同粳米加水适量煮粥，粥成入白糖少许，稍煮即可。人参亦可制成参粉，调入黄芪粥中煎煮服食。功能补正气、疗虚损、健脾胃。用于虚劳病劳倦内伤，久病羸弱，脾胃虚弱患者。

（3）黄芪杞子炖乳鸽：黄芪 30g，杞子 30～60g，乳鸽一只（去毛和内脏）。黄芪、杞子水煎，将乳鸽放炖盅内加水适量，隔水炖熟，饮汤吃鸽肉。一般 3 天炖服 1 次，连用 3～5 次。治虚劳久虚不复，脾虚体倦乏力，或表虚自汗者。

**3. 针灸疗法**

主穴　足三里、中脘、脾俞、膏肓、气海、胃俞。

配穴　心脾两虚加神门，三阴交，阴陵泉。肺脾气虚加列缺，尺泽，肺俞。脾肾阳虚加命门，关元，肾虚。

手法　针刺均用补法。脾胃、脾肾阳虚者加用灸法。

# 【名医精华】

## 魏之琇

龚子才治周侍御，患虚损，目不敢闭，闭则神飞飘散，无所知觉，且不敢言，言即气不接，昏沉懒食，诊视之六脉虚微。此元气虚衰，心神虚愈也。先与朱砂安神丸，一服少安，后以补中益气汤，倍黄芪，加远志、茯神、枣仁、白芍、生地、麦冬，连进数剂渐瘳。（《续名医类案》）

按　寐则神飞飘散，言则气短不接，昏沉懒食，六脉虚微，此心脾两虚之虚劳证。先服朱砂安神丸以安神治标。继用补中益气汤加味，补气健脾，养心安神以治本。寓养心安神于补气健脾之中，脾健气血充盈则神自安而虚劳得复。

## 吴少怀医案

于某，女，14 岁。1965 年 5 月 7 日初诊。病史：患者面色无华，身体消瘦，精神萎靡，午后潮热，脘腹常胀痛，食后加剧，口干唇燥，多食易饥，气短自汗，病已两年之久。检查：舌苔薄白中剥质红，脉沉细小数。辨证：脾胃阴虚，肝木相乘，运化失职，不能营养诸脏，势将成损。治则：调肝和胃，养阴增液。方药：北沙参 6g，麦冬 6g，白芍 6g，川芎 1g，炒扁豆 6g，元胡 1.5g，炒川楝子 1.5g，地骨皮 4.5g，青蒿 3g，炒谷芽 4.5g，甘草 3g。水煎服。服药后脘痛减轻，午后尚有微热，舌苔薄白露质，边尖红，按上方去川芎、青蒿，加炒山药 6g，石斛 6g，当归 4.5g。共服药十数剂，眠食均好，脘胁痛止，精神好，体力增强，病已基本痊愈。（《吴少怀医案》）

按　虚劳乃脏腑亏损，元气虚弱之病，本例虚损患者，面色无华，身体消瘦，多食易饥，脘腹胀痛，午后潮热，发病两年之久，舌苔中剥质红，脉沉细稍数，证属脾胃阴虚。脾胃虚弱，肝木乘虚横逆，郁热灼津，久则损伤脾胃之阴、气血精微化生无源，日渐而成虚损。治宜健脾益胃养阴，补中兼清，佐以疏肝，使中焦得和，升降正常，水津四布，则虚损可愈。

## 陈瑞春医案

汪某，男，70 岁。2006 年 2 月 23 日初诊。形体消瘦，精神不振 10 余年。初诊：20 多年前因肺结核先后行左上肺切除术和左下肺切除术。10 年前又患脓胸，用西药抗感染及清创后,脓胸愈合,但此后身体一直消瘦,精神不振,形体极度消瘦。曾服中药治疗,但每次服汤剂后胃脘胀满反加重,食欲反下降而被迫停药。现症:食欲不佳,精神不振,平素痰多,以白痰为主,痰黏,胸闷,口不干,喜热饮,稍受风即易流清涕,睡眠欠佳,大便素溏,日 1～2 次,小便气味臊,夜尿 2～3 次。查其:面色无华;舌淡,苔白厚腻;脉细弦。诊其为:肺脾气虚虚劳(肺结核术后)。治法:益气健脾,理气和胃。方用芪芍六君子汤。生黄芪 10g,白芍 6g,陈皮 6g,法半夏 6g,茯苓 10g,炙甘草 5g,党参 10g,白术 6g,炒鸡内金 15g,炒谷麦芽各 10g。水煎服,日一剂。

其他治疗方法:陈氏健脾膏 20ml;健脾益气冲剂 10g;保和丸 5 粒,中、晚饭后服。

复诊:先后服上方 50 余剂,痰量减少,精神纳食改善,畏风冷减轻,流涕亦减少,体重增加约 1kg,自觉药后感觉舒适。后因患者兼有口微渴微苦,改用小柴胡汤合玉屏风散善后。

**按** 本案患者年老体弱,疾病缠身,治疗过程多以芪芍六君为法,是补而不腻,补而不偏之策。若过温补或滋补,则反而"虚不受补",徒伤脾胃。终用小柴胡汤合玉屏风散,仍不失调和益气,护表固卫之法。(《当代名老中医典型医案集》)

### 周蔼祥医案

刘某,男,24 岁。1979 年 11 月 12 日初诊。乏力,发热,头晕 1 个月。初诊:1 个月前无明显诱因出现头晕、乏力,伴低热。到医院就诊,发现血象异常,经骨髓穿刺诊为急性早幼粒细胞白血病。为求中医治疗来诊。现症:自觉乏力,头晕,低热。查:舌红,苔薄白;脉沉弦;血红蛋白 95g/L,白细胞 $2.4 \times 10^9$/L,血小板 $40 \times 10^9$/L;骨髓中原始加早幼粒细胞 54.3%。诊其为:邪毒内瘀,气血双亏虚劳(急性早幼粒细胞白血病)。治法:补益气血,扶助正气。方拟当归补血汤合二至丸加味。处方:黄芪 30g,党参 30g,当归 10g,生地 12g,山萸肉 12g,菟丝子 12g,制首乌 12g,黄精 12g,女贞子 10g,旱莲草 15g,白茅根 30g,藕节 30g。7 剂,水煎服,日一剂。

复诊:服药后,头晕乏力减轻。查:舌红,苔白;脉沉弦。症状减轻,但病根未除,故好转不明显。治病必求其本,本病为毒邪入髓伤血,法当解毒祛邪,活血化瘀。药用青黄散(7:3)。15g/日。

服药一个月后,即达到骨髓缓解。根据血象调整青黄散用量。服药近 1 年,维持缓解状态。随访至 1999 年正常生存 20 年。

**按** 本例为急性早幼粒细胞白血病。患者正虚之体,毒邪入髓伤血,致气血两虚,故见乏力头晕,气虚则易外感发热。根据辨证与辨病相结合的原则,辨其正虚邪实,故扶助正气之后予以祛除邪毒,病情很快缓解。至 2000 年已存活 20 年。以后未再随访。(《当代名老中医典型医案集》)

### 任继学医案

某男,24 岁。反复心悸 10 余年,加重 1 年。初诊:10 余年前无明显诱因时有心悸,未予重视。近一年症状加重,曾至北京某医院检查,诊断为肾上腺皮质功能减退症。检查:血皮质醇:上午 8 点 $2.4\mu g/dl$;下午 8 点 $1.6\mu g/dl$;尿皮质醇 $4.0\mu g/dl$。诊其为:真元亏损虚劳(肾上腺皮质功能减退症)。治法:滋阴添精,益气壮阳,安神止悸。处方:仙茅 15g,仙灵脾 10g,巴戟天 15g,当归 15g,鹿角胶 10g(烊化),龟板胶 10g(烊化),丹参 10g,茯神 15g,远志 10g,黄精 15g,白术 10g,韭子 15g。4 剂,水煎服,日一剂。

二诊:症状好转,继以上法,合用固肾缩尿法。处方:仙茅 15g,仙灵脾 10g,巴戟天 15g,当归 15g,鹿角胶 10g(烊化),龟板胶 10g(烊化),丹参 10g,茯神 15g,远志 10g,黄精 15g,白术 10g,韭子 15g,胡桃 1 个(打碎),桃仁 15g。4 剂,水煎服(灌服),日一剂。

**按**　该患者幼年起病,系因先天禀赋薄弱,真元亏损。虚损当治以添精补肾之法。方中众药合用滋阴添精,益气壮阳,安神止悸。二诊症状改善,加用固肾缩尿法,疗效显著。(《当代名老中医典型医案集》)

于己百医案

李某,女,53 岁。2006 年 5 月 27 日就诊。畏寒腰膝酸痛 1 月余。初诊:自诉于 1 月前无明显原因出现全身畏寒,尤以双小腿为主,自觉双下肢像在冷水中浸泡如风吹,伴乏力气短,并逐渐加重,遂来就诊。现症:全身畏寒,双下肢尤重,伴乏力,气短,心慌,无心痛,腰膝酸软,二便可,纳可。查:舌体胖大有齿痕,舌质淡嫩,苔薄白;脉沉细。诊其为。诊其为:肾阳亏虚虚劳(围绝经期综合征)。治法:益气温阳。方拟金匮肾气丸加减。处方:熟地 20g,山药 10g,山萸肉 10g,茯苓 12g,泽泻 20g,丹皮 10g,桂枝 10g,附片 10g,川续断 20g,狗脊 20g,黄芪 20g,党参 15g。6 剂,水煎服,分温 2 服。

复诊:服药后,小腿怕冷较前好转,但仍感凉,腰酸,乏力,易出汗,脚后跟疼痛明显,大便时干时稀。效不更方,方药略有增减,连服 24 剂,诸症好转,改服金匮肾气丸,继续调理。2 月后电话追访,无不适。

**按**　肾气是妇女生理活动的根本,肾气的盛衰与人的生长发育、生殖活动有着盛则俱盛、衰则俱衰的同步联系。《素问·上古天真论》即指出女子到七七任脉虚、太冲脉衰少、天癸竭尽,故地道不通(即绝经)、形坏而无子。论述人体从强壮到衰老、生殖功能从成熟到衰退这个过渡时期的生理变化。由于这些生理状况的重大改变,一些妇女一时不能适应,阴阳平衡失调,因此出现包括月经异常在内的程度不同的全身症状,中医称为"绝经前后诸证"。根据此患者的性别、年龄及临床表现,辨证为肾阳虚,给予温补肾阳的金匮肾气丸治疗获得疗效。(《当代名老中医典型医案集》)

## 【预防护理】

(1) 生活要有规律,劳逸结合,勿使劳累过度。

(2) 调摄情志,勿忧思,戒烦怒,安神静志。

(3) 饮食有节,勿损伤脾胃;饮食注意补充营养。

(4) 适当进行体育锻炼,可练气功、打太极拳等,以增强体质。

(5) 虚劳病程较长,用中药汤剂治疗,病情稳定后,可改用丸剂等,以巩固疗效。

# 肥　胖　病

肥胖病是指人体脂肪积聚过多而造成体重超常的一种疾病。一般以超过标准体重的 20% 者为肥胖病。

标准体重计算公式:[身高(cm)-150]×0.6+50(48)=理想体重千克

我国古代医籍中对肥胖病就有记载。早在《内经》中就将肥壮之人分为"膏、脂、肉"三种。如《灵枢·卫气失常》篇曰:"人有肥有膏有肉。䐃肉坚,皮满者,肥。䐃肉不坚,皮缓者,膏。……是故膏人纵腹垂腴；肉人者，上下客大；肥人者，虽脂不能大者"。并认为肥胖病产生的原因与饮食有着密切的关系。如《素问·通评虚实论》说："肥贵人，则高粱之疾也"。《诸病源候论》亦有："此人数食甘美而多肥"之说。

肥胖常易并发许多疾病，西医学所述的高血压病、高脂血症、动脉粥样硬化性心脏病、脑血栓形成、糖尿病、脂肪肝等疾病表现以肥胖为主，皆可参照本篇辨证施治。

# 【相关病机】

肥胖病的发生与脾胃功能失常有着密切的关系。脾主升，胃主降，职司运化。过食肥甘，醇酒厚味，损伤脾胃，运化失职。或素体脾胃升降失职，运化失常，致使中焦气机升降逆乱，水谷精微输布失常，滋生水湿痰涎，膏脂停留，渐成肥胖。如《丹溪心法》曰："肥人多湿痰"。《类证治裁》言："痰生于脾"。总之其病机不离脾胃之运化失职。

# 【辨证论治】

### 1. 辨证纲要

根据本病的临床表现，重点辨标本虚实。结合病人的兼证不同，注意以下几个辨析。

(1) 辨标本：本病多以脾胃运化失常为本。以痰、湿、瘀血、膏脂蓄积为标。临床治疗应于注意。

(2) 辨虚证实证：体胖臃肿，皮肤细薄，胸闷憋气，下肢浮肿多虚证；体壮多食，大便秘结多属实证。

(3) 辨病情顺逆：肥胖病可分为轻、中、重3种类型。轻者超过标准体重的20%～30%，注意饮食控制，加强锻炼不药可愈；中者体重超过标准的30%～50%，用药调治，配合饮食控制及身体锻炼每能奏效。以上两型为顺证。重证患者，体重超过标准的50%。病情长期不愈，多变生他证，此为逆。如《王氏医通》中曰："肥人酗酒之湿热久作，痰湿淫泆一身。若失跌则左半边瘫软无力……久则右半边亦软，甚或发颤语强。"故重证患者易伴发胸痹、消渴、中风等变证。

### 2. 辨析类证

肥胖病应与水肿、药物性虚胖相鉴别。

(1) 水肿：无论阳水肿或阴水肿，多有原发脏器的病变表现及病史。临床可见颜面浮肿或下肢水肿，严重者按压皮肤局部可出现凹陷。

(2) 药物性虚胖：在治疗疾病的过程中，服用某些药物（如激素类）患者往往容易发生肥胖。但此种虚胖多为向心性，停药后消失。

### 3. 治疗原则

肥胖病，多由脾失健运，痰、瘀、水湿、膏脂积聚于体内所致。故治疗应通胃腑泄湿热，健脾化痰为原则。在具体运用时，须结合病情，辨别虚实。偏实者，宜通腑泄热，化痰除湿；偏脾虚者，宜健脾益气，除痰利湿。

**脾胃实热**

**临床表现** 体肥健壮，多食易饥，面色红润，口舌干燥，大便秘结，舌红、苔薄黄，脉弦有力。

辨证提要 多食易饥,大便秘结,舌红、苔黄等实热内盛的表现是本证的辨证要点。本证多见于素体阳旺,脾胃气盛之人,恣食肥甘厚味,蕴湿生热,热郁痰阻,膏脂凝积形成肥胖。

理法概要 胃肠实热,运化失职,痰湿交阻,膏脂堆积。治宜清胃通腑,祛痰利湿。

方药运用 麻子仁丸加减。

麻子仁 10g 生大黄 12g 莱菔子 20g 赤芍药 15g 生地 15g 草决明 12g 泽泻 15g 半夏 12g

方中取生大黄清胃通腑泄热;麻子仁、草决明润肠通便;赤芍药、生地益阴凉血润肠;半夏、泽泻化痰利湿。使脾气升,胃气降,运化正常,共奏祛湿除胀之目的。

### 脾虚痰湿

临床表现 体胖臃肿,皮肤细薄,胸闷憋气,气短乏力,体重倦怠,头晕心悸,腹胀,饮食不多,下肢有时浮肿,舌苔白或白腻,脉细或缓细。

辨证提要 ①辨证要点:本证以体肥臃肿,皮肤细薄,体重倦怠,下肢浮肿,气短等为辨别要点。②辨病因:患者过食肥甘,醇酒厚味,久卧久坐少动,损伤脾胃。或素体脾气亏虚,运化失职,水湿内停,膏脂瘀积。若大便秘结,多食易饥者,多为胃肠实热。

理法概要 脾胃虚弱,水湿不运,聚生痰浊,脂膏瘀积。治应健脾利湿,化痰祛瘀。

方药运用 清消饮(经验方)。

荷叶 12g 泽泻 15g 茯苓 15g 草决明 15g 薏苡仁 15g 防己 15g 生白术 12g 陈皮 10g 黄芪 15g

黄芪、白术,健脾益气;茯苓,健脾利湿;薏苡仁,益脾而不滋腻。四药合用共具健脾渗湿之功效。更配泽泻利水渗湿而不伤阴,且白术伍泽泻乃《金匮要略》泽泻汤,可健脾利湿。防己行水,泻下焦湿热,善治水在皮中。荷叶利湿升发清阳,草决明能利水通便,二者合用一升一降,升清降浊。方中虽无参类峻补之品,然选用药性缓和的清补利湿之品,使湿去脾健,运化正常,寓补于渗利之中。若痰湿甚者加杏仁 10g、枇杷叶 10g;小便不利者加车前草 15g、猪苓 12g。

# 【其他疗法】

**1. 单方验方**

(1)单方:枸杞子每日 30g,当茶冲服,早晚各 1 次,长期服用可减少脂肪。

(2)验方:柴胡 12g,白芍、乌梅、茯苓、泽泻各 15g,随证加减化裁,减肥有效率为 95%。

**2. 饮食治疗**

(1)荷叶粥 先将鲜荷叶 1 张,洗净煎汤,再用荷叶汤同粳米 100g 煮粥,减肥有特效。

(2)蔬菜类 可经常食用冬瓜、黄瓜也有一定的减肥作用。

**3. 针灸疗法**

取穴 曲池、足三里、三阴交。

适应证 脾虚痰湿者,若腹胀甚,肢体困重加天枢穴。

手法 针用平补平泻。

## 【名医精华】

### 李振华

肥胖病病证虽多,然临床以脾气虚和肝肾阴虚较多见。脾气虚者,常因嗜酒肥甘,膏粱厚味,损伤脾胃;或素体脾虚;或年逾 4 旬,阳气日衰,复失活动锻炼等,均可致脾失健运,水谷之精微输布排泄失常,精微痰湿瘀积而肥胖。

**案 1** 于某,男,62 岁,台胞。初诊:1992 年 7 月 25 日。

主诉:身体逐渐肥胖 8 年余。

病史:平素喜食肥甘之品,于 53 岁时体重开始增加。身高 1.78m,体重 123kg。平时不喜欢运动,服用多种中西药物,疗效不显,查肾功能正常。现身体呈对称性肥胖,下肢浮肿无力,行走不便,眼睑浮肿,伴头晕头痛,头沉,咽喉干涩,五心烦热。舌质暗红,苔少,脉弦细。

中医诊断:肥胖、水肿(阴虚内热,湿阻血瘀)。

西医诊断:肥胖病、特发性水肿。

治法:滋阴活血,利湿清热。

处方:蒸首乌 20g,杞果 15g,丹参 20g,丹皮 10g,赤芍 15g,莪术 10g,桃仁 10g,郁金 10g,山楂 15g,鸡内金 10g,草决明 15g,荷叶 30g,泽泻 18g,琥珀粉 3g(冲服)。30 剂,水煎服。

嘱:适当锻炼身体,调理饮食,忌食生冷肥甘辛辣之品。

二诊:肥胖、下肢浮肿减轻,体重减至 118kg,咽喉干涩,五心烦热已除,舌质红,苔薄,脉沉。

二诊辨证论治:体重、下肢浮肿减轻,咽喉干涩,五心烦热已除,提示病机契合,药证相符,去杞果稍减滋阴之力,加山药 30g,茯苓 18g 以健脾益气。继服 30 剂。

三诊:体重减至 112kg,下肢浮肿消失,舌质淡红,苔薄,脉沉。

三诊辨证论治:体重又减,下肢浮肿消失。舌脉象提示肝肾阴虚征象渐解,蒸首乌减量,加党参 10g,薏苡仁 30g 以增健脾益气利湿之效。25 剂,水煎服。

四诊:肥胖再减,体重为 106kg,余无不适。嘱其停服中药,多活动锻炼,调理饮食,保持体重不上涨。

**案 2** 解某,男,34 岁,工人。初诊:1991 年 10 月 2 日。

主诉:体重逐渐增加 2 年余。

病史:平素嗜食肥甘,缺乏活动锻炼,于两年前开始体重逐渐增加,身高 1.70m,体重 102kg。二年来服用多种中西药物,内治外用,疗效不显。现身体肥胖,倦怠懒动,动则气短,语言无力,时自汗出,畏风怕冷,头晕头重,面及四肢浮肿,心慌心悸,健忘失眠,面色少华。舌质淡,体胖大,边有齿痕,苔白微腻,脉细弱。

中医诊断:肥胖、水肿(肺脾气虚,痰湿内停)。

西医诊断:肥胖病、特发性水肿。

治法:益气温中,健脾利湿。

处方:四君子汤加味。

党参 12g,黄芪 30g,白术 10g,茯苓 15g,泽泻 18g,桂枝 6g,白芍 12g,砂仁 8g,厚朴 10g,枣仁 15g,节菖蒲 9g,细辛 5g,炙甘草 6g。20 剂,水煎服。

嘱:避风寒,调饮食,忌生冷肥甘之品。

二诊:1991 年 10 月 22 日。患者体重减至 96kg,诸症减轻。

二诊辨证论治:方药对证,以上方加薏苡仁 30g,玉米须 30g 以增利水化湿之力,莪术 12g 活血行气消瘀。25 剂,水煎服。

三诊:1991 年 11 月 17 日。体重减为 90kg,其他诸症大减,头晕头重消失,失眠改善,气色好转,舌淡红,苔白,脉滑。

三诊辨证论治:诸症明显,头晕头重消失,气色好转,舌脉亦趋正常,脾气健运,水湿得化,气血得复,上方去枣仁、细辛。继服 15 剂。

四诊:1991 年 11 月 30 日。体重减为 87kg。舌淡红,苔薄,脉滑。无特殊不适,嘱上方继服 20 剂,多运动,忌生冷油腻之品。一年后追访,体重一直维持在 85kg 左右。

**案 3**　杨某,女,45 岁。初诊:1982 年 4 月 12 日。

主诉:形体逐渐肥胖 1 年余。

病史:去年 3 月份以来体重持续增加,形体逐渐呈均匀性肥胖,现已达 68.5kg。伴烦躁易怒,整日无故发火,眩晕耳鸣,神疲乏力,肢体困倦,胸闷脘胀。饮食二便如常,经多种检查未发现异常而来就诊。舌质红,舌体胖大,脉沉缓而滑。

中医诊断:肥胖(脾虚肝热,痰湿内蕴)。

治则:健脾豁痰祛湿、疏肝清热理气。

处方:二陈汤加味。

白术 10g,茯苓 30g,泽泻 18g,半夏 10g,橘红 10g,白蔻仁 8g,荷叶 30g,香附 10g,节菖蒲 10g,郁金 10g,栀子 10g,莲子心 5g,龙骨 10g,甘草 3g。

二诊:以上方加减调治 30 余剂,水煎服。诸症消失,体重减为 61.5kg。1991 年 4 月 16 日本人带其女儿前来诊治肥胖病,自述体重未再增加,一切如常。

**案 4**　张某,女,52 岁,农民。初诊:1993 年 3 月 2 日。

主诉:身体发胖、倦怠多年。

病史:患者年轻时经常胃痛,肚胀,身体偏瘦,40 多岁开始身体发胖,但饮食并不多,四肢沉重无力,多梦,健忘。西医检查诊断为神经衰弱。服药无效,现腹胀,夏天怕热,冬天怕冷,白带多。现日渐肥胖,已达 160kg,面黄少华,体倦懒动,动则气喘,不愿多言,时自汗出,畏风怕冷,胃脘满胀,食欲减退,头重头痛,经常感冒,面部及四肢轻度浮肿,下午较甚,劳则加剧,心慌气悸,失眠多梦,健忘。舌体胖大,边有齿痕,舌质淡红,舌苔薄白微腻,脉细弱。

中医诊断:瘀胀(脾肺气虚)。

西医诊断:单纯性肥胖病。

治法:健脾益肺,行气利湿。

处方:四君子汤加味。

党参 12g,黄芪 30g,白术 10g,茯苓 15g,泽泻 12g,桂枝 6g,白芍 12g,砂仁 6g,厚朴 10g,杏仁 15g,节菖蒲 10g,枣仁 15g,细辛 5g,炙甘草 6g。10 剂,水煎服。

嘱:①加强活动锻炼;②忌食生冷油腻及不宜消化食物。

二诊:1993 年 3 月 14 日。出汗减少,食欲增加,自觉比以前有力,余症如前。舌体大,边有齿痕,舌淡红,苔薄白,脉细弱。

二诊辨证论治:效不更方,因其失眠多梦,故加夜交藤 20g 以安神,并加鸡血藤 30g 以活血化瘀消胀。6 剂,水煎服。

三诊：1993 年 3 月 21 日。身体感较前有力，自汗已止，头重头痛消失，食量有所增加，睡眠较前好转，心慌心悸较前减少，面部及四肢浮肿减轻。舌体较大，舌质淡红，舌苔薄白，脉细。

三诊辨证论治：以上诸症较前减轻，加丹参 30g 补血活血，薏苡仁 30g 利湿健脾。10剂，水煎服。

四诊：1993 年 4 月 2 日。症状基本消失，体重开始下降，精神较前好，自觉较前有力。舌质淡红，舌苔薄白，脉细。

四诊辨证论治：去白芍、夜交藤。12 剂，水煎服。

五诊：1993 年 4 月 15 日。体重比治疗前下降 7.5kg，体质精神比治疗前好转。舌淡红，舌苔薄白，脉细。因效佳，继服 15 剂。

六诊日期：1993 年 5 月 2 日。体重又下降 1.5kg，每天骑车上班，回家忙家务，丝毫不觉疲劳，病已痊愈。令服香砂六君子丸以善其后。

6 个月后追访，体重未再增加。（《李振华医案医论集》）

**案 5**　赵某，男，36 岁，郑州市人。

初诊：2008 年 9 月 8 日。

主诉：脘腹胀满、肥胖 1 年余。

现病史：患者平素脾胃功能较差，1 年前因暴饮暴食后感觉脘腹胀满，饮食减少，甚则每日滴水不进，稍进食后胀甚。并有肢体倦怠，下肢沉困乏力。大便尚可。经查：甘油三酯 13.6mmol/L，胆固醇 8.5mmol/L，诊为高脂血症。腹部 B 超检查：重度脂肪肝。肥胖，体重 87.5kg。舌质淡，舌体胖，舌苔白腻，脉弦滑。

诊断：肥胖，高脂血症（脾虚肝郁，痰湿阻滞）。

治法：健脾疏肝，祛湿和胃。

方名：香砂温中汤（自拟）加减

处方：白术 10g，云苓 15g，陈皮 10g，半夏 10g，香附 15g，砂仁 8g，厚朴 12g，枳壳 10g，桂枝 6g，白芍 12g，西茴 10g，乌药 10g，草决明 15g，山楂 15g，荷叶 25g，泽泻 15g，内金 10g，生薏仁 25g。20 剂，水煎服。

二诊：2008 年 10 月 6 日。服上方 20 剂后，体重减少 4kg，脘腹已不胀满，肢体感觉逐渐有力，甘油三酯降为 6.1mmol/L，上方加丹参 15g，葛根 15g，继服 20 剂。

三诊：2008 年 10 月 27 日。脉诊弦滑，舌正常，甘油三酯降为 3.72mmol/L，胆固醇降为 5.34mmol/L。上方加白干参 10g，莪术 10g，20 剂。水煎服。

四诊：2008 年 12 月 2 日。腹部不再胀满，肢体有力，体重 79kg，甘油三酯 1.92mmol/L，胆固醇 4.13mmol/L。腹部 B 超检查：轻度脂肪肝。

**按**　肥胖是体内膏脂堆积过多，体重异常增加，并伴头晕乏力、神疲倦怠、少动气短等症状的一类病证。本例肥胖、高脂血症病人基本病理由脾虚所致。由于素体脾虚，加之饮食失损伤脾胃，健运失职，水谷不化精微，痰湿阻滞而致高血脂、肥胖。李老治用健脾祛湿为基本法则。自拟香砂温中汤加减。方中白术、云苓、陈皮、半夏、厚朴、生薏仁健脾祛湿化痰；香附、枳壳、白芍、西茴、乌药疏肝理气；桂枝通阳化湿；草决明、内金、荷叶、泽泻升清降浊，化积消脂。复诊加白干参益气健脾；葛根升清；丹参、莪术化瘀而降脂，收到良效。运用健脾祛湿法和方药是李老常用于肥胖病和高脂血症的常用治法。而草决明、荷叶、山楂、内金、泽泻，甚者加莪术又是李老常用的降低血脂的有效药组。临床对脾虚之肥胖,每多效验,实有增强机体代谢功能,消瘀祛脂的功用。

郭某,男,48岁,滑县县委干部。1977年4月20日初诊。

肥胖3年余,伴头晕、头沉,倦怠梦多,记忆力减退,便溏,日食400g左右,多食则胃脘痞满,行走困难,不能工作。

检查:身体呈对称性肥胖,体重92.5kg,身高1.75米,血压21/15kPa(160/110mmHg),甲状腺无肿大,心肺(-),皮肤无紫纹,腹壁脂肪厚,下肢轻度凹陷性浮肿,舌苔白薄,质淡胖、边有齿痕,脉濡缓。

诊断:肥胖病。

辨证:脾虚湿阻,精微痰湿瘀积。

治则:温中健脾,祛痰利湿。

处方:白术9g,茯苓15g,泽泻12g,玉米须30g,桂枝6g,半夏9g,厚朴9g,砂仁6g,广木香6g,山楂15g,鸡内金9g,甘草3g

上方连服45剂,体重减至80kg。浮肿,眩晕,头沉,梦多,倦怠等症均消失,大便成形,日食500g以上,无胀满感。血压17/12kPa(130/90mmHg)。行走正常,并能骑自行车上班,可下乡工作,效不更方,照原方加党参15g,嘱服20剂左右,以巩固疗效。随访已恢复健康,至今坚持全日工作。

**按**　本例据症状分析,似属《内经》"血清气滑少"之"脂"型。病机系脾失健运,水谷精微排泄失常,水湿不化而致肥胖。故以温中健脾,祛痰利湿,以增强机体运化排泄能力。方中白术、茯苓、泽泻、玉米须健脾利湿;主药为桂枝,可振奋脾阳,通阳利湿,并助膀胱之气化以促进机体运化排泄能力;半夏、厚朴、砂仁、广木香,理气燥湿、祛痰导滞;山楂、鸡内金,消肉积、化瘀滞;甘草,温中而调和诸药。临床对脾虚致胖应用本方,每多效验,实有增强机体代谢功能,消瘀祛胖之力。[《山东中医》1983;(1):33]

**路绍祖医案**

明某,女,48岁,已婚。初诊:2001年2月16日。主诉及病史:身肥体胖2年。患者从事经营活动,经常赴宴聚餐,进食膏粱厚味。近来身体逐渐发胖,活动不便,稍增加活动即感劳累,胃纳馨,喜食甘香硬果,月经时多时少,大便时干结。检查:体态肥胖,舌质淡红,苔黄腻,脉象滑。体重74kg,腰围(平脐)88cm。辨证:痰湿内滞。治法:祛湿化痰。处方:中脘、梁门、天枢、大横、大肠俞、秩边、足三里、丰隆、三阴交。每次取5～6穴,毫针刺,平补平泻法,留针30分钟,行针两次,间日一次,每周3～4次。

耳穴贴籽:口、胃、肺、三焦、内分泌、神门,3～4天换一次。

嘱:适当控制饮食,多吃蔬菜、醋,少进高糖高脂食物,增加体育锻炼。

九诊:3月2日。经针刺8次后,自觉衣带较前宽松,活动较前灵活,大便通畅,体重减至72kg,腰围(平脐)84cm。继宗前法进治。治疗30次后,自感活动时轻松,过去不能穿的时装已能穿着。体重降至60kg,腰围(平脐)减至78cm。嘱继续适当控制饮食,坚持体育锻炼以巩固疗效。

**按**　人到中年,内分泌有所改变,兼因多应酬常赴宴,喜进食膏粱厚味,导致痰湿内聚化湿,故而身体逐渐长胖,倦怠乏力。脉滑,苔黄腻皆为痰湿内停之征。故宜祛湿化痰,兼通经活络。穴取腑会中脘、大横、梁门、胃经合穴足三里,络穴丰隆健脾化湿,祛痰消脂,大肠腧穴

大肠腧、秩边调肠通便。配合耳穴贴籽,通调肺、胃、内分泌、三焦功能,共同奏效。(《中国现代名中医医案精粹》)

### 周筱斋医案

董某,女,38岁。初诊:1978年7月10日。主诉及病史:五六载来形体逐渐肥胖,并伴眩晕、闭经、漏乳等症,至1976年底体重增至88kg,于1978年7月10日来诊。诊查:见患者形体呈均匀性肥胖,眩晕耳鸣,步履不实,时欲倾跌,肢体重滞不利,手握紧,心悸间作,咯吐多量白色稠黏细沫痰,痰出则神清气爽,口干欲饮,月经常延期或闭,舌苔腻,脉象沉滑。辨证:证属水谷成痰,痰凝气滞血瘀。治法:治拟运脾燥湿化痰,执中央以运上下。处方:炒苍术6g,炒白术6g,法半夏9g,陈皮6g,茯苓15g,黑豆皮9g,生薏苡仁12g,石菖蒲3g,竹茹9g,荷叶15g,梗通草3g。

服药17剂,形肥减,腹围小,眩悸均轻,大便三四日一行;月汛后期旬日来潮,量较多,5天告尽;咯痰减而不已,质稠黏;苔脉同前。拟初议增其制,参入活血通瘀。处方:制半夏9g,茯苓12g,陈皮5g,炒枳壳9g,竹茹6g,风化硝(分冲)4g,全瓜蒌12g,大麻仁12g,川贝母5g,桃仁6g,石菖蒲3g,荷叶15g。

连投药24剂,体重已降至76.5kg,肢体灵活,两手伸握自如,体力增加。又间断服用上方药30剂,最后来诊,已无不适。

**按** 本例肥胖患者,通过中药治疗,时经5个月,服药90余剂,体重由88kg降至76.5kg,自觉症状亦基本消失,疗效较为满意。历来方书大多认为:肥人形盛气虚,多湿多痰。说明肥胖的病理,气虚(主要是脾虚)是本,痰湿是标。联系本例见症分析,实属一派痰浊标实为主的现象,眩晕、耳鸣为痰浊上蒙,清阳不展;心悸是痰浊凌心,心神不宁;经常咯吐黏白痰,痰出则神思爽利,是脾家痰浊干于肺蒙心之征;肢体重滞、手胀,为痰浊阻络所致;脉沉滑乃痰浊内蕴,气机郁滞之候。综观诸症,俱属因"痰"致病,故治疗始终以化痰、祛痰为大法,以温胆、导痰为主方,随证配伍加减,并据"荷叶灰服之令人瘦劣"之说,取荷叶以消肥脂。(《中国现代名中医医案精粹》)

### 李寿山医案

马某,男,28岁。2006年2月17日初诊。患者先天肥胖,伴双下肢浮肿,全身皮肤黧黑3年。初诊:自3岁始肥胖,成年后依然肥胖。平素不喜欢活动。于三年前开始,双下肢皮肤逐渐变黑而粗糙,按之板硬,近来逐渐加重,向全身发展,皮肤黧黑,呈暗紫色。血流变检查:胆固醇,甘油三酯略高。先后于大连医学院附院及市中心医院检查,诊为单纯性肥胖,内分泌失调。来诊时身高体胖,体重增至114.5kg,身高180cm。全身黧黑,粗糙,无光泽;两下肢浮肿,压之有痕不起,粗糙肿胀;体力一般,每天饮食量如常人,喜食肉类。查:口唇色暗黑,舌体胖嫩,舌质有紫气,舌下络脉淡紫粗长,舌苔白滑腻;脉象濡细。诊其为:痰、湿、瘀互阻经脉有严重肥胖(单纯性肥胖,内分泌紊乱)。治法:化痰,渗湿,化瘀,通络。方拟痰湿消瘀汤。处方:党参15g,生白术30g,茯苓20g,黄芪30g,生山楂15g,荷叶15g,海藻15g,莪术15g,泽泻15g。30剂,水煎服。

辅以焦山楂10g,决明茶15g,开水浸泡,代茶饮。嘱忌食肥腻肉类,每日坚持步行上下班。

复诊:经治后体重下降5kg,体力好转,面色较前润泽,虽仍暗黑,但色已浅,下肢浮肿减轻。查:舌体胖嫩,舌质淡暗有紫气,苔白滑腻,脉濡细。治法得到,原方加减去海藻,加丹参、冬葵子、浙贝,以巩固疗效。服药 30 剂,临床显效。

　　**按**　中医对肥胖早有认识。先天禀赋不足,后天营养失调是其主因。如陈修园说,"大抵素禀之盛",即指先天肥盛之体;《黄帝内经》所述"肥贵人,膏粱之疾也",则指后天嗜食膏粱厚味致病。本案先天禀赋不足,年幼体胖,其根本病机为阳气虚弱,脏腑功能失调,而致运化疏泄乏力,气机郁滞,升降失司,血行不畅,脂浊痰湿因而堆积体内,渐至加重,日久就会形成肥胖病。痰、湿、瘀互结成病,而成顽疾。李老拟痰湿瘀消汤,以党参、生白术、茯苓、黄芪健脾益气为要,配伍生山楂、莪术、泽泻、丹参、冬葵子、浙贝等,以利湿、化痰、祛瘀,标本兼治,渐取良效。(《当代名老中医典型医案集》)

## 【预防护理】

　　(1) 注意生活规律,饮食有节,少食多餐,细嚼慢咽,切忌暴饮暴食。
　　(2) 加强体育锻炼,饭后应适当活动,不宜饭后马上休息,不可多卧少动。
　　(3) 多食低糖、低脂肪、高蛋白、高维生素食品。
　　(4) 对重证患者,应定期检查身体,预防并发症的发生。

# 痿　证

　　痿证,是肢体筋脉弛缓,手足软弱无力,不能随意运动,日久肌肉萎缩的病证。金·刘元素《素问玄机原病式》说:"痿,谓手足痿弱,无力以运行也。"明·王肯堂《证治准绳》亦说:"痿者,手足痿软而无力,百节缓纵而不收。"痿证临床以痿弱和枯萎为主要表现,痿弱是指肢体功能的痿废不用,枯萎则指形体肌肉的枯萎失荣,一般多先由痿废不用,随之而致肌肉枯萎。痿证因以下肢痿弱较为多见,故有"痿躄"之称。躄者,不能举步之意,即下肢痿软,足不能行。痿证和发病部位多在下肢,也可发于上肢,肢体一侧发病或两侧同时发病,亦有同时出现眼睑下垂表现的。痿证病甚日久,形体羸弱,瘫痪不起。

　　早在《内经》对本病就有专篇论述,如《素问·痿论》曰:"阳明虚,则宗筋纵,带脉不引,故足痿不用也。"又曰:"脾气热,则胃干而渴,肌肉不仁,发为肉痿。"《内经》还认识到痿证的发生与湿邪有关,如《素问·生气通天论》说:"因于湿,首如裹,湿热不攘,大筋缓短,小筋弛长,缓短为拘,弛长为痿。"《素问·痿论》也说:"有渐于湿,以水为事,若有所留,居处相湿,肌肉濡渍,痹而不仁,发为肉痿。"元·朱丹溪提出湿痰致痿说,《丹溪心法·痿》曰:"痿证……有湿热,湿痰。"可见湿痰阻络,经脉不畅,气血失荣,也可发生痿证。至清,王清任提出元气亏损致痿论,《医林改错·瘫痿论》说:"元气……若忽然归并于上半身,不能行于下,则病两腿瘫痿。"认为元气亏虚,不能周流于下,脉络凝涩,可致下肢痿软,说明气虚血瘀,脉络不畅,也是形成痿证的一个因素。

　　西医学中多发性神经炎、急性脊髓炎、进行性肌萎缩、重症肌无力、肌营养不良症等出现本病证候者,皆可参照本篇辨证施治。

## 【相关病机】

　　脾主肌肉、四肢,脾胃强健,气血充盈,肌肉丰满,四肢强健有力,痿何以生? 若脾胃虚弱,不能运化水谷精微以充养肌肉、四肢,四肢失养,日久痿弱不用发为本病。正如《素问·太阴阳明论》说:"脾病而四肢不用何也? 岐伯曰:四肢皆禀气于胃,而不得至经,必因于脾乃得禀也。今脾病不能为胃行其津液,四肢不得禀水谷气,气日以衰,脉道不利,筋骨肌肉皆无气以生,故不用焉。"可见痿证的发生与脾胃功能失调关系甚为密切。

胃主受纳,脾主运化,饮食失节,过食肥甘厚味,久嗜辛辣酒醴,损伤脾胃,生湿酿热,湿热蕴郁,筋脉痹阻,亦可发为痿证。脾主运化水湿,脾虚生湿酿痰,湿痰阻滞,经络气血不畅阻滞,筋肉失荣也可发生痿证。脾胃又为元气之本,脾虚化源匮乏,元气亏虚,不能周流一身,血液凝滞,瘀阻脉络,气血失荣,亦可导致痿证。

# 【辨证论治】

## 1. 辨证纲要

痿证临床应分清虚实,掌握标本,明确病因,区别病位。

(1) 辨虚实:一般来说,凡起病急,进展快,肢体突然痿软者,多为实证;起病缓,进展慢,肢体逐渐痿弱者,则多属虚证。

(2) 辨标本:痿证临床常表现出本虚标实证候,在本为脾胃虚弱,元气亏虚,气血津液枯少;在标为湿、热、痰、瘀,病邪浸淫阻滞。

(3) 辨病因:痿证的病因常见的有湿热、脾虚、湿痰、瘀阻等几方面:

因于湿热者,或由居处潮湿,久卧湿地,湿邪入侵,蕴郁化热,或由直接感受外界湿热,或由过食辛辣肥甘,生湿酿热所致,造成湿热浸淫而致痿;因于脾虚者,或由饮食失节伤脾,或由劳倦伤脾,或由湿遏久困损伤脾气所致,导致脾胃虚弱致痿;因于湿痰者,则由脾失健运,生湿酿痰所致,出现湿痰阻滞成痿;因于瘀阻者,是由元气亏损,血行凝滞而成,元气亏损之由,或因脾胃虚弱,元气生成乏源,或因久病、暴病损伤元气所致,形成气虚瘀血阻络而致痿。

(4) 辨五痿:根据五体与五脏的关系,前人提出皮、脉、筋、肉、骨五痿,各有不同表现,分别归属不同脏腑。

**筋痿** 证见筋脉弛纵拘挛渐到痿弱不用,由筋膜干所致,病位属肝。

**脉痿** 证见肢体关节如折,不能提挈举动,足胫纵缓而不能站立,由脉虚所致,病位属心。

**肉痿** 证见肌肉麻痹不仁,四肢不能举动,由胃干肉痹所致,病位在脾。

**皮痿** 证见皮毛枯萎,不能足履,或见咳呛气逆,由肺热叶焦所致,病位在肺。

**骨痿** 证见腰脊不能伸举,下肢痿弱,足不任身,由骨枯髓减所致,病位在肾。

## 2. 辨析类证

痿证临床应与痹证、偏枯进行鉴别。

(1) 痹证:痹证临床以肢体关节疼痛,重者麻木,甚或关节肿大变形为主要特征,后期因活动障碍也可导致肌肉萎缩,但其始终是以疼痛为主证;痿证临床是以手足痿软无力,肢体痿废不用,肌肉枯萎瘦削为主要特征,一般没有疼痛。张子和《儒门事亲》说:"不仁或痛者为痹,弱而不用者为痿。"王清任《医林改错·瘫痿论》说:"痹证疼痛日久,能令腿瘫,瘫后仍然腿痛;痿证是忽然两腿不动,始终无疼痛之苦",指出了二者主证的不同。痿证病在手足四肢,痹证则病周身肢体关节。

（2）偏枯：偏枯亦称半身不遂，临床以肢体一侧上下肢偏废不用，不能随意运动，日久肌肉萎缩为主要表现，如《灵枢·热病》篇说："偏枯，身偏不用，不痛。"痿证临床则以肢体上肢或下肢痿软甚至痿废不用，肌肉枯萎为主要特征，二者不同。王清任则指出元气亏虚归并身之左右，一边空虚，则表现半身不遂而为偏枯；若元气归并于身之上部，下半身空虚，则病两腿痿而为痿证。可见，偏枯病在身之左右，肢体一侧上下肢同时发病，偏身不能随意运动；痿证则病在身之上下，肢体上肢、下肢分别受病，手足软弱甚或痿废。

**3. 治疗原则**

《素问·痿论》提出"治痿独取阳明"，临床多以补益后天和调理脾胃为痿证治疗原则。

痿证治疗慎用风药表散。如《丹溪心法》说："痿证断不可作风治而用风药。"《景岳全书》说："痿证最忌发表，亦恐伤阴。"提出了痿证的治疗禁忌。

**脾胃虚弱**

**临床表现**　肢体痿软无力，逐渐加重，甚则肌肉萎缩，食少腹胀，或大便溏泄，面色萎黄或虚浮无华，神疲乏力，舌质淡、苔白，脉细弱。

**辨证提要**　①辨证要点：肢体痿软逐渐加重，形体消瘦，肌肉萎缩，手足痿废不用，食少乏力。②辨病势：本病失治、误治，脾胃气虚日甚，升举无力，进而致中气下陷；病久不愈，气不化津，亦可见气阴两虚。

**理法概要**　脾胃虚弱，气血化源不足，四肢肌肉失养，肢体痿软，肌肉枯萎发为痿证。治疗宜健脾益气，补养后天。

**方药运用**　参苓白术散加味。

党参15g　茯苓15g　白术12g　山药24g　白扁豆15g　薏苡仁30g　莲子肉15g　陈皮10g　砂仁6g　桔梗6g　炙甘草10g　大枣5枚

党参、白术、山药、白扁豆、莲子肉、炙甘草、大枣等，健脾益气、以资化源；茯苓、薏苡仁，健脾渗湿；陈皮、砂仁，健脾理气开胃；桔梗升清。可酌加黄芪30～60g、当归10g，以补益气血，生养肌肉。若少气懒言，动则气短，形体羸瘦，口干或渴，舌红、少苔干燥，为气阴两虚，前方重用黄芪，并加入石斛15g、麦冬10g、五味子6g，以补益气阴。若面浮无华，腹胀重坠，大便溏泄不止，气短不得自续，为中气下陷，前方加入柴胡6g、升麻3g，以升举中阳。

**湿热浸淫**

**临床表现**　肢体困重，下肢痿软无力，或见微肿麻木，或发热，胸脘痞闷，小便赤涩热痛，舌苔黄腻，脉濡数。

**辨证提要**　①辨证要点：肢体困重痿弱，多发下肢，足痿不用，舌苔黄腻。②辨病势：湿热蕴积日久，耗伤阴津，常见湿恋阴伤之复杂证候。

**理法概要**　感受湿热或湿郁化热，湿热流于四肢，浸淫筋脉，气血阻滞，两足痿软无力而成痿证。治疗应当清热燥湿，湿去热清，筋脉得舒，则下肢痿躄自愈。

**方药运用**　加味二妙散加减。

苍术10g　黄柏10g　牛膝15g　防己10g　薏苡仁30g　萆薢15g　甘草10g

黄柏、甘草，清热；苍术、薏苡仁，燥湿渗湿；牛膝，引药下行；防己、萆薢，导湿热从小便而出。若胸脘痞闷、体重肢肿，加厚朴10g、茯苓15g、泽泻10g，以理气化湿。若肢体麻木不仁，加鸡血藤30g、秦艽10g、蚕沙10g，以通行经络。若发热面赤，加黄芩10g、连翘15g、滑石

15g、木通 10g,以清利湿热。若形体消瘦,肌肉枯萎,心烦口干,舌苔中剥或无苔、舌红、脉细数,为湿热伤阴,前方去苍术,加入生山药 30g、白芍 10g、麦冬 12g、天花粉 15g,以养阴清热。若阴虚湿热相兼成痿,症见胫膝酸软,足不任身,甚则步履全废,两足奇热难忍,脉数,舌红或绛者,前方加入龟板 24g、杜仲 15g、知母 10g、生地 24g、地骨皮 15g,以滋阴清热。

### 痰湿阻滞

**临床表现** 手足痿软,渐至痿废不用,肢体虚浮,或手足肿胀麻木,头身困重,胸闷脘痞,呕恶腹胀,或大便溏泄,舌质淡、苔白腻,脉濡缓。

**辨证提要** ①辨证要点:起病缓慢,肢体困重虚浮,手足痿软无力渐至痿废,苔白腻。②辨标本:证属本虚标实,在本为脾失健运,在标为湿痰阻络。③辨病势:病久不愈,湿滞伤脾损阳,痰浊蕴郁阻络,可出现气虚、阳虚、化热、瘀阻等不同表现,应注意辨识。

**理法概要** 居处潮湿,外受湿邪,湿遏困脾,或脾气虚弱,而致健运失职,生湿酿痰,痰湿阻滞,经络不畅,肢体失养而致痿废不用。治疗宜健脾燥湿祛痰。

**方药运用** 二陈汤加味。

半夏 10g　陈皮 10g　茯苓 15g　苍术 6g　白术 10g　枳实 10g　牛膝 15g　甘草 6g

半夏、陈皮,燥湿理气化痰;茯苓、苍术,健脾燥湿祛痰;白术、甘草,健脾益气;枳实,行气消痰;牛膝,通行经络。共奏健脾燥湿,行气祛痰之效。若肢体肿胀,加薏苡仁 30g、泽泻 12g,以渗利水湿。手足麻木,加木瓜 15g、丝瓜络 15g,以祛湿通络。呕恶不已,加藿香 10g、生姜 10g,以化湿和胃降逆。腹胀甚者,加厚朴 10g、木香 10g,以行气消胀。大便溏泄,加白扁豆 15g、薏苡仁 30g,以健脾除湿止泻。若病程日久、精神疲倦、乏力懒言,为中气虚惫,加黄芪 24g、党参 15g,以健脾益气。病久手足欠温、畏寒,属中阳不足,酌加附子 6～10g、桂枝 10g,以温助中阳。心烦、口苦呕逆、舌苔腻而黄,脉濡数,为湿痰蕴郁化热,加黄柏 10g、黄芩 6g、竹茹 10g,以清热化痰、降逆和胃。日久痿软不复、肢体痿废久久不起,为痰瘀阻络,加胆南星 10g、白芥子 6g、鸡血藤 15g、穿山甲 6g,以涤痰活瘀通络。

### 气虚瘀阻

**临床表现** 肢体痿软无力,甚则痿废,日久肌肉枯萎,手足麻木不仁,食少,气短懒言,神疲乏力,四肢青筋暴露,舌质淡或黯,舌有瘀点瘀斑,脉沉涩。

**辨证提要** ①辨证要点:气短乏力,手足麻木不仁,肢体痿软无力,萎枯不用,舌淡黯,脉沉涩。②辨标本:证属本虚标实,在本为脾气不足,元气亏虚;在标为瘀血阻滞脉络。③辨病势:病程日久,气血大伤,常致瘫痪不起;瘀血久留不去,形体失荣,导致虚羸成劳。

**理法概要** 脾胃虚弱日久,元气亏损,不能通行营血,血行涩滞,脉络瘀阻,气血失荣而发为痿证。治疗采用健脾益气、活瘀通络之法。

**方药运用** 补阳还五汤加味。

黄芪 30～60g　当归 15g　川芎 10g　赤芍 10g　桃仁 10g　红花 10g　地龙 15g　牛膝 15g　山药 24g　白术 10g　甘草 3g

方中重用黄芪补气,使气行而血行;当归、赤芍、桃仁、红花活血祛瘀;山药、白术、甘草健脾益气;牛膝、地龙通行经络。若手足麻木,或筋脉抽掣,加全蝎 10g、炮山甲 10g,以祛瘀通络。气短不续,乏力甚者,加党参 24g,升麻 6g,以补益中气。日久肌肉枯萎,加党参 15g,扁豆 15g,熟地 24g,白芍 10g,以健脾补益气血。痿久不复,瘀血久留,身体羸瘦,肌肤甲错,可用大黄䗪虫丸以缓中补虚。

# 【其他疗法】

## 1. 单方验方

（1）紫河车粉，每服 3g，每日 2 次。用于痿证肢体痿弱，形体虚羸。

（2）治肢体痿废方。（《医学衷中参西录》）

振颓汤：生黄芪 18g，知母 12g，野台参 9g，白术 9g，当归 9g，生明乳香 9g，生明没药 9g，威灵仙 4.5g，干姜 6g，牛膝 12g。热者加生石膏。寒者去知母加乌附子。筋骨受风加明天麻。脉弦硬而大者加龙骨、牡蛎，或更加山萸肉。骨痿废者加鹿角胶，或续断、菟丝子。手足皆废者加桂枝尖。证候剧者，可兼服振颓丸，或单服振颓丸亦可。用于痿证肢体痿废。

振颓丸：人参 60g，白术（炒）60g，当归 30g，马钱子（制）30g，乳香 30g，没药 30g，全蝎蚣（大者）5 条，穿山甲（蛤粉炒）30g。共轧细过罗，炼蜜为丸如桐子大，每服 6g，无灰温酒送下，日再服。用于痿证肢体痿废。

（3）七味解毒汤：苍术 10g，黄柏 10g，板蓝根 30g，忍冬藤 30g，络石藤 15g，鸡血藤 15g，虎杖 15g。水煎服。治湿热浸淫痿证。（《江苏中医杂志》）

## 2. 饮食疗法

（1）山药 30g，薏苡仁 30g，粳米 30g，大枣 5 枚。用法：山药切薄片，四药共煮，至米烂熟，食粥。功用：健脾益气养阴，治疗脾胃虚弱痿证。

（2）大麦米去皮 60g，薏苡仁 30g，土茯苓 90g，同煎为粥，煮熟后去土茯苓常服，治湿热浸淫痿证。

（3）食欲好者，用猪（或牛）骨髓加黄豆共煮熟，每日食用适量；食欲差者，用猪（或牛）骨髓烤干烘粉，和入米粉，以白糖调服，每日 2～3 次，每次适量。用于痿证日久，肢体痿弱，下肢痿软无力尤甚者。

## 3. 针灸疗法

主穴　肩髃，曲池，合谷，阳溪，髀关，足三里，梁丘，解溪，阳陵泉，绝骨。

配穴　湿热加阴陵泉，脾虚加脾俞，湿痿加丰隆，虚羸加关元。足下垂加公孙、条口，腕下垂加外关、曲池，发热加大椎。

手法　针刺用补法，若属湿热、瘀阻者，用泻法。

# 【名医精华】

李振华医案

案1　李某，男，5 岁。初诊：2007 年 8 月 7 日。

主诉：双下肢无力 4 月余。

病史（家长代诉）：今年 4 月份发现患儿两腿无力，并逐渐加重。经北京 301 医院诊为：进行性肌营养不良病。用肌劲和 APT 等治疗 1 个半月，效果不佳，而来诊治。现患儿两腿无力，走路易跌倒，不能跳起及上、下楼梯，行走双腿无力，面色萎黄，饮食、二便皆正常。舌质黯淡，舌体稍肥大，苔白，脉沉细无力。

中医诊断:痿证(脾胃虚弱,瘀阻脉络)。

西医诊断:进行性肌营养不良病。

治法:益气健脾,通经活络。

处方:黄芪 8g,党参 5g,白术 5g,苍术 5g,厚朴 5g,砂仁 3g,茯苓 6g,炒薏苡仁 10g,穿山甲 3g,木香 2g,桂枝 4g,蜈蚣 1 条,乌梢蛇 4g,木瓜 5g,丹参 5g,甘草 2g,生姜 2 片,大枣 2 枚。20 剂,水煎服。

二诊:2007 年 8 月 29 日。诸症均略有好转,行走时间较前略有延长。舌黯淡,体胖大,脉沉细无力。

二诊辨证论治:脾胃功能有所恢复,气血生化有源,肢体得以充养,血络渐通,故诸证有所好转,效不更方,加鸡血藤 9g 养血活血,全蝎 3g 通络散结。20 剂,水煎服。

三诊辨证论治:病情再有好转,上方去辛温之厚朴,加当归 5g,川芎 5g,赤芍 6g,以增养血活血,化瘀通络之力。

四诊:2007 年 10 月 7 日。行走已不用人搀扶,然跑、跳仍然困难。舌黯,苔白,脉沉细弱。

四诊辨证论治:本例痿证由本虚所致,病程较长,非短时可以治愈。现症状有所缓解,方证相符,药已收功,上方继服 25 剂。

五诊:2007 年 11 月 1 日。行走基本正常,可跑、跳,唯跳起高度低于同龄儿童,可以步行上楼。舌略红,舌体稍胖大,苔薄白,脉沉较前有力。

五诊辨证论治:患儿病情已近痊愈,去通络散结之乌梢蛇、木瓜、生薏苡仁,辛温香燥之砂仁,加香附疏肝理气,泽泻渗湿健脾,以巩固疗效。

处方:黄芪 15g,党参 10g,白术 6g,茯苓 8g,苍术 6g,当归 5g,川芎 6g,赤芍 6g,桂枝 4g,蜈蚣 1 条,全蝎 3g,鸡血藤 12g,丹参 8g,穿山甲 4g,香附 6g,泽泻 8g,木香 3g,甘草 2g。20 剂,水煎服。

**案 2** 孟某,男,35 岁。于 1978 年 7 月 29 日来诊。

病史:自述患周期性瘫痪已十年。1968 年 8 月,两腿突然出现发软而跪倒,不能行走,然短时即恢复正常。1970 年 8 月和 10 月先后发作两次,同时两上肢亦软弱无力,发作时间较前延长。此后发作次数逐渐频繁,多在早晨将起床时发作,不发作时间两腿亦发软,行走无力,更不能跑步。曾经北京某医院诊断为周期性瘫痪。长期服用药物(药物不详)效果不显。目前每月发作 3～4 次,发作时四肢软瘫,不能下床活动,一般需 3～5 天才能下床活动。精神疲惫,呼吸气短,畏风怕冷,食欲欠佳。发病前大便常年溏泄,面色萎黄,舌苔薄白,舌质淡,舌体肥大,脉濡缓。

中医诊断:痿证(脾肺气虚,筋脉失养)。

治法:益气健脾,活血通络。

处方:黄芪 30g,党参 15g,茯苓 15g,白术 10g,当归 12g,川芎 9g,杭白芍 12g,桂枝 6g,丹参 24g,鸡血藤 30g,川牛膝 15g,川木瓜 21g,地龙 15g,甘草 6g。

1979 年 2 月 18 日复诊:上方坚持服用 110 剂,服药期间仅发作一次,时间较短,程度亦轻。服至 135 剂后,诸症消失,自觉四肢有力,体重较治疗前增加 6kg,能经常参加体力劳动,面色红润,食欲正常,未见复发,嘱服一段时间的十全大补丸以巩固疗效,追访已愈。

**案3**　和某,男,59 岁。于 1991 年 4 月 9 日来诊。

主诉:双腿麻木乏力半年余。

病史:半年前无明显诱因出现双下肢困乏无力,继而双下肢麻木,开始时依靠拐杖尚可自己行走,现在已经不能下床。曾在当地医院以及解放军某医院住院治疗,均被诊断为多发性神经炎,进行性肌无力等,经治效果不佳。平素有高血压,冠心病史。现症见:患者体形较胖,就诊时已不能行走,自觉双下肢发麻,全身乏力。痰多色白,平时口流痰涎不能自控。近半年来食欲不佳。下肢外形正常,未见肌肉萎缩。舌体偏大,边有齿痕,舌质淡红,苔薄黄腻,脉沉滑。

脑血流图检查:颈内动脉血栓形成。

中医诊断:痿证(风痰内闭、脑脉不畅)。

治法:祛痰清热利湿、息风通络振痿。

处方:祛湿通络汤(经验方)。

白术 9g,茯苓 15g,橘红 10g,半夏 10g,泽泻 10g,节菖蒲 10g,黄芩 10g,地龙 20g,鸡血藤 30g,木瓜 20g,乌梢蛇 15g,蜈蚣 3 条,甘草 3g。

6 剂,水煎服。

医嘱:加强下肢功能锻炼,但要注意休息;坚持服药治疗,忌辛辣油腻食物。

二诊:1991 年 4 月 16 日。头痛身重乏力等症明显减轻。食欲有所增加,自觉周身较以前有力。痰涎较前减少。舌体仍大,边有齿痕,舌质淡红,苔薄黄腻。脉沉滑。上方加牛膝 10g。9 剂,水煎服。

三诊:1991 年 5 月 21 日。诸症消失,患者已能下地活动,舌质淡红,舌苔薄白,脉象沉缓,改用健脾和胃药物以善其后。

处方:加味香砂六君子汤。

白术 10g,茯苓 15g,橘红 10g,半夏 10g,香附 10g,砂仁 8g,枳壳 10g,厚朴 10g,木瓜 15g,当归 10g,鸡血藤 30g,桃仁 10g,甘草 3g。

30 剂,水煎服。

治疗结果:患者基本痊愈,能下地行走如常。(《李振华医案医论集》)

顾选文医案

患者张某,男性,29 岁。患者术后短肠,泄泻纳呆年余,低热一月,眩晕呕吐,两足痿废七日余。神清乏力,语声低微,面色萎黄,形体羸弱,皮肤干燥,肌肉瘦削。舌质淡红苔薄,脉沉细。诊断:泄泻、痿证。以健脾和胃,滋养脾阴为治疗原则,拟方如下:党参 20g,白术芍各 30g,茯苓 30g,山药 30g,白扁豆 30g,贝母 12g,石斛 12g,玉竹 12g,丹参 12g,炙甘草 6g。配合食疗:每日以山药 30g,薏苡仁 30g,芡实 30g,赤小豆 30g,北秫米 30g,红枣 20g,煮糯米粥调养。服药 30 贴,胃纳渐复,大便每日一次,质软,步履有力,体重增加 11 斤以上。治宗原意,以巩固疗效,先后治疗两个多月,痊愈出院。(《上海中医杂志》)

**按**　《内经》曰:"大肠,小肠皆属于胃。"患者因作肠切除吻合术(小肠切除约 3/4),术后短肠,脾胃损伤,致发痿证。脾主肌肉和四肢,脾胃虚弱,健运失职,化源不充,四肢肌肉失养,故致两足痿废,形体羸弱,肌肉瘦削,治用健脾益气养阴之法,配合食疗调养,脾胃日益强健,胃纳与日俱增,后天生化有源,气阴恢复,肌肉肢体得养而痿废自起,于此可见调理脾胃之神功。

### 王永炎医案

高某,男,17岁。入院前2天四肢瘫软无力且渐进性加重,四肢麻木酸痛,自觉胸部发憋,自汗频生,口渴喜凉水,但饭后恶心欲吐,尿少色黄,排尿困难,舌苔薄黄腻,脉濡滑数,四肢对称性弛缓致瘫。辨证:为湿热阻络,筋脉弛缓致痿。治法:治用清化湿热活络,少加解毒之品。处方:薏苡仁30g,白术10g,茯苓12g,黄芪10g,赤芍15g,鸡血藤30g,桑枝30g,板蓝根12g,忍冬藤12g,六一散12g(布包)。服药3付后,胸闷憋气好转,又服药6付,黄腻苔已化净,口渴溲黄已除,唯四肢软瘫无明显进步,双下肢冷汗出,腰腿酸痛,脉滑而缓,改拟益肾助阳,健脾化湿活络。处方:桑寄生30g,川断15g,仙灵脾12g,熟地15g,桂枝15g,苍术12g,薏苡仁30g,羌独活各10g,细辛3g,威灵仙15g。连续服药30多剂,四肢软瘫逐渐康复,可以下地锻炼走路,遂出院。

**按** 湿热之邪,灌注筋脉关节,气血流行不畅,筋脉失养,筋骨不用,故致痿。此患者1周前湿热蕴郁中焦,升降失司,脾湿内困,故见胸闷、口渴、腹泻,湿热缠绵不除,弥漫经络,病情发展致痿。治疗当用清化湿热,祛除病因,同时要活络解毒,使湿热去,气血通。标实已祛,湿邪困脾,伤阳耗气本象又显,故用益肾助阳,化湿通络之法以收功,获得良效。(《中国现代名中医医案精华》)

### 欧阳锜医案

谭某,女,31岁。主诉:结扎术后,脚软,偶感腰痛不适。到处求医服药,迭进滋补肝肾、益气养血之剂,无效,反而双下肢逐渐致痿,步行困难。自诉头晕不支,胸闷腹胀,呕恶不能食。诊查:形不瘦而苔滑,脉虽细涩,重按之有力。治法:用二陈汤加枳实、葛根、白芥子、神曲之属。服药3剂而胸腹舒适,食纳有增;7剂而头目清爽,步履恢复正常。(《中国现代名中医医案精华》)

**按** 弛痿原于湿痰所阻,而非本质自虚,故以祛痰为主,佐以理脾助化之品,浊痰去则脾运自复,气血营运正常而痿弱自起。

### 王玉玲医案

仲某,男,5岁。初诊:1982年6月12日。主诉及病史:患儿于初夏患上呼吸道感染,数日后,便感下肢无力,继而上肢亦感无力,遂住院治疗。诊查:住院2日来,上肢痿软无力更甚,突然咽喉麻痹,呼吸障碍,吞咽困难,不能进食,神识昏蒙,西医诊断为急性多发性神经根炎。病情危急,赖输液给氧维持生命。辨证:病属"痿证"。邪火灼肺,清肃失行,肺热上蒸,火灼津液为痰,故喉中痰鸣,肺热耗伤阴液,以致筋脉失养,肢体弛缓无力。治法:清燥救肺,扶正祛邪。处方:西洋参10g,麦冬10g,生石膏30g,杏仁10g,霜桑叶6g,制杷叶10g。水煎1剂,缓缓喂之。

二诊:气急渐平,喉中仍有痰声,脉细,舌红少苔。宗前方加川贝6g,鲜芦根30g,去节洗拍。

三诊:上方又服1剂后,症状大为减轻,神清气平。去除吸氧,渐进稀粥,上肢已能活动,肺热渐清,阴分尚虚,病人已脱险,再守前方加减调理而痊。

**按** 本例属小儿痿证。其证突出呼吸障碍,咽喉痹阻,吞咽困难,滴水难进,势已危及生命。急遵《素问·痿论》学说,着重清燥救肺,竟收到意外效果。当病情危如累卵之时,设无给氧输液保持体力,虽有灵丹妙药,恐亦缓不济急,从而体会到中西医有机结合是非常必要

的。(《中国现代名中医医案精华》)

**赵国仁医案**

方某,女,25岁。初诊:1992年9月27日。主诉及病史:产后3个月两下肢痿软无力,初尚能扶持而行,后则痿而不用,寸步难移。家属以为产后体亏,甘醇炙煿并进,并邀医以参、术、芪、归等甘温之物大补气血。遂致胸闷纳减,身重肢楚,卧床不起。去沪等地各大医院检查,均无阳性发现,辗转回乡,就诊中医。前医宗《素问·痿论》"治痿独取阳明"之旨,认为妇人产后,气血虚弱,筋脉失于濡养而致痿废,用归脾汤大补气血,三诊三不应,后邀予诊治。诊查:形体壮满,两下肢匀称,无萎缩征象。诉胸闷腹胀,饮食不馨,身重不欲转侧,懒于言笑,苔薄腻,脉濡带数。正品茗踟蹰,适值天阴将雨,见其居处地面泛潮,观四周环境低矮卑湿,产期又值长夏湿土当令之时。《经》云:"有渐于湿,以水为事,若有所留,居处相湿,肌肉濡渍,痹而不仁,发为肉痿。"又云:"湿热不攘,大筋𩋘短,小筋弛长。𩋘短为拘,弛长为痿。"辨证:产后气血虚弱,腠理空疏,湿邪自外而入,湿热壅阻,流于下肢,发为痿证。治法:清热渗湿。处方:加味二妙散去当归、龟板,加车前子、泽泻、生米仁。病嘱清淡素净饮食,居高爽干燥之处。

二诊见效,五诊收功。

**按** 痿之论治,需辨病机。湿热所致,反投甘温,犹抱薪救火,于事无补,反增病耳。清热渗湿,节饮食,居高处,自可见愈。(《中国现代名中医医案精华》)

## 【预防护理】

(1)慎起居,勿久处湿地,或冒受雨雾等,慎防外界湿邪或湿热侵袭。

(2)节饮食,勿过食肥甘辛辣之品,损伤脾胃,以杜绝滋生内湿酿痰蕴热之源。

(3)病后合理调节饮食,增进食欲,注意补充营养,保持脾胃机能旺盛。

(4)使病人树立战胜疾病信心,按时服药,坚持治疗;指导帮助病人进行适当锻炼,加强肢体活动,促进康复。

# 瘫 痪

瘫痪,是指肢体瘫软,涣散不收,运动功能丧失的病证。也有将左侧肢体不能活动者称瘫,右侧肢体不能活动者称痪,合称左瘫右痪。《寿世保元》说:"瘫者坦也,筋脉弛纵坦然而不举也;痪者涣也,血气散漫涣然而不用也。"《圣济总录》也说:"摊(瘫)则懈惰而不能收摄,缓(痪)则弛纵而不能制物。故其证四肢不举,筋脉关节无力,不可枝梧者,谓之瘫;其四肢虽能举动,而肢节缓弱,凭物方能运用者,谓之缓。"指出了瘫痪的含义和特征。

中医文献中有关瘫痪的记载颇为丰富。《灵枢·热病》篇说:"痱之为病也,身无痛,四肢不收。"指出了风痱四肢瘫痪,弛缓不收,废而不用的证候。《金匮要略·中风历节病》说:"夫风之为病,当半身不遂。"《医学纲目》也说:"口眼㖞斜,半身不遂者,经称为偏枯,世称为左瘫右痪。"指出了中风病偏身瘫痪的临床表现。《寿世保元》说:"左瘫右痪,半身不遂,……此乃气血大虚,脾胃亏损,有痰有火有风有湿。"指出了脾胃亏损,痰湿阻滞经络可致瘫痪。《中医临证备要·下肢瘫痪》说:"两下肢重着无力,难于行动,或兼麻木,疼痛,但上肢一般正常,称为截瘫。"《医贯》也说:"身半以上俱无恙,如平人,身半以下,软弱麻痹,小便或涩或自遗。"指出了腰以下及两下肢出现截瘫的证候。

西医学中的脑血管疾病、脊髓病变、周围神经病变及颅内病变等,出现本病证候者,皆可参照本篇辨证施治。

# 【相关病机】

瘫痪的发生与脾胃的关系密切。脾胃为元气之本。《医林改错》指出:"人行坐动转,全仗元气。若元气足,则有力;元气衰,则无力;元气绝,则死矣。"认为肢体的运动,全赖元气的推动。而身之元气赖后天脾胃水谷的培育,脾胃健壮,元气充足,肢体运动有力,则瘫痪无由生。若脾胃虚弱,元气不充,经络空虚,气虚失于营运,血液凝滞不行,肢体失养而病瘫痪。

脾主运化水湿,脾虚健运失职又为生湿酿痰之源。脾失健运,聚湿酿痰,痰湿阻滞经络,气血不能营运周身,肢体筋脉关节失其运动机能,则病瘫痪。

脾胃主司运化,生养气血,滋养周身。若外受温热之邪,伤耗阴液,致胃津匮乏,脾胃纳运失职,气血生化乏源,周身形体失于水津滋养,运动无力,亦可导致瘫痪。

# 【辨证论治】

## 1. 辨证纲要

(1)辨标本虚实:一般来说,瘫痪属本虚标实之证。在本为脾胃虚弱,气虚阴亏,元气不充;在标为痰湿、瘀血,或风阳亢扰,阻滞脉络。

(2)辨软瘫、硬瘫:瘫痪分软瘫和硬瘫。软瘫症见筋脉弛缓,肢体瘫痪不能运动,多由元气亏虚,脾胃虚弱,阴虚血亏所致。硬瘫症见关节强直,肢体僵硬,瘫痪不能运动,多由肝阳亢扰,风痰阻络,或湿热伤阴所致。

(3)辨单瘫、偏瘫、截瘫:瘫痪是肢体不能活动的总称,包括单瘫、偏瘫、截瘫。偏瘫是肢体一侧瘫痪,手足不能随意运动,俗称半身不遂,多见于中风,是中风病常见的后遗症。单瘫是一侧上肢或下肢分别单独瘫痪,不能运动;截瘫是腰以下双侧下肢同时瘫痪,不能活动,二者多见于温热病之后,往往为邪热耗伤气阴所致。亦有热病之后湿热留滞不去,或痰瘀阻络而成。

## 2. 辨析类证

瘫痪应与痉证、痿证相鉴别。

痉证　瘫痪硬瘫者,肢体僵硬拘挛,不能运动。若为中风致瘫,则常伴有口眼㖞斜,言语不利等症。痉证虽以肢体强急为主证,但是以项背强直,四肢抽搐,角弓反张为特征,二者应进行辨别。

痿证　痿证肢体筋脉弛缓软弱无力,日久肌肉萎缩,多见下肢,起病常较缓慢。瘫痪常有卒然无知,眩晕头痛等病史,伴见口眼㖞斜,舌强言謇等症状。《医学纲要》指出:"痱病有言乱志变之证,痿病则无之也;……痱病发于击仆之暴,痿病发于怠惰之渐。凡此,皆明痱与痿是两疾也。"

## 3. 治疗原则

本病的治疗,应针对气虚血瘀、痰湿阻络、气阴亏虚等病机特点,以调补脾胃、益气养阴为要,佐以祛湿化痰、祛瘀通络。

**气虚血瘀**

**临床表现**　肢体瘫痪,不能随意运动,四肢无力,神倦气短,面色㿠白,或偏身麻木,或手足肿胀,或小便失禁,常兼口眼㖞斜,言语謇涩,舌质暗淡,或有瘀点瘀斑,苔薄白或腻,脉细涩或虚弱。

**辨证提要**　①辨证要点:肢体瘫软无力,不能运动,神疲气短,常口眼㖞斜和舌謇,舌有瘀点瘀斑,脉虚。②辨或然证:气虚血滞,则兼见偏身麻木;脉络瘀滞,则兼见手足肿胀;气虚失固,则兼见小便失禁;挟有湿痰,则见苔白而腻,脉弦滑。③辨病势:肢体瘫痪的恢复,常自下而上,由下肢先见恢复而逐渐至手指末端,此为瘫痪逐步好转向愈的佳象。若病久元气大伤,肩膊脱落二三指缝,胳膊曲而搬不直,脚孤拐骨向外倒,哑不能言一字,皆属难治之象,预后不良,肢体瘫痪常不易恢复。

**理法概要**　脾胃虚弱,元气亏虚,不能周身,血液凝滞,脉络瘀阻,肢体失养而致瘫痪。治宜健脾益气,活血通络。

**方药运用**　补阳还五汤加味。

黄芪30～120g　当归尾10～15g　赤芍10g　川芎10g　桃仁15g　红花6g　地龙30g　川牛膝10～30g　党参15g(或人参6g)

党参(或人参),健脾培土、以充养元气。黄芪重用,大补元气,用作主药,一则可使元气充足而补病体之虚;二则又可帅血以推动血行。辅以当归、赤芍、川芎、桃仁、红花活血祛瘀;地龙,通络用为佐使;加入川牛膝,既可助活血通络之力,又可制约黄芪量重补气升提太过之弊。兼口眼㖞斜者,加白附子9g、全蝎6g、僵蚕9g,以祛风化痰。语言不利者,加菖蒲12g、天竺黄10g,以祛痰透窍。若肢体麻木者,加鸡血藤30g、丹参15g,以活血通络。手足肿胀者,加桂枝10g、丹参15g、薏苡仁30g,以通阳活络祛湿;小便失禁者,加益智仁15g、桑螵蛸10g,以固摄缩泉。若心悸,乏力,脉细弱者,加太子参15g、麦冬10g、五味子6g,以益气生脉。痰涎壅盛,苔白而腻者,加半夏10g、茯苓15g、胆南星10g,以化痰湿。头痛眩晕,心烦易怒,脉细弦者,加菊花12g、石决明30g,以平肝潜阳。若上肢瘫痪,或偏瘫重在上肢偏废,瘫软不举,上方加桂枝10g、桑枝30g,以宣通经络;日久瘫痪不复者,再加姜黄10g,以活瘀通经。下肢瘫痪,或下肢瘫软突出,恢复较慢,上方加川断15g、桑寄生30g、杜仲15g,以强壮筋骨;日久瘫软不复再加鹿角胶6g(烊化)、肉苁蓉30g,以温养精血。对于偏瘫肢体久久不复,久服补气活血之剂,加重活血祛瘀之品,而疗效不明显者,可于方中加入水蛭、土元、穿山甲等虫类药物,以增强破血逐瘀通络之力。

**痰瘀互结**

**临床表现**　肢体瘫软无力,或僵硬拘挛,不能随意运动,或偏身麻木,舌强言謇,手足肿胀或肢凉,形体肥胖,纳呆口腻,时时恶心或呕吐,舌质淡、苍白或腻,有瘀点瘀斑,脉弦滑。

**辨证提要**　①辨证要点:肢体瘫软或僵硬,舌强言謇,肢体肿胀,呕恶苔腻,舌有瘀点,脉弦滑。②辨体质:本证候多见于平素形体肥胖,脾虚痰湿盛者。③辨病势:痰湿阻络,血行不畅,形成痰瘀交阻;痰湿内蕴,郁而化热,可致痰热证;痰湿内停,日久伤阳,湿盛阳微,而导致寒湿证。

**理法概要**　脾失健运,湿邪内生,酿成痰浊;或肝之风阳亢扰,灼津为痰。痰浊湿邪阻滞脉络,血行不畅,因而致瘀。痰湿瘀血互结,阻滞脉络,肢体失养而成痿痪。治以健脾除痰,活血通络。

**方药运用** 温胆汤合桃红四物汤加减。

半夏15g 茯苓24g 陈皮10g 竹茹10g 枳实10g 当归10g 赤芍10g 川芎10g 桃仁12g 红花6g 胆南星10g 土元15g

半夏、茯苓、胆南星,化痰除湿;枳实、陈皮、竹茹,和胃降逆;当归、赤芍、川芎、桃仁、红花,活血祛瘀通经;土元,化瘀通络。若纳呆腹胀,加苍术6g、厚朴10g,以燥湿运脾。舌苔白腻,口出秽气,泛泛欲呕者,加藿香10g、佩兰15g,以芳化湿浊。偏身麻木者,加络石藤30g、丝瓜络15g,以通行经络。言语謇涩者,加石菖蒲15g、白附子6g,以祛痰宣窍。肢体肿胀者,加丹参15g、木瓜15g、薏苡仁30g,以活瘀通络除湿。小便不利者,加桂枝10g、泽泻10g,以化气除湿行水。肢体久痿不复者,加水蛭6g、白附子6g、全蝎10g,以增强涤痰祛瘀通络之力。若痰浊湿郁蕴结化热,出现口苦、心烦、舌红、苔黄腻者,上方加栀子10g、黄连6g、滑石30g,以清化痰热。久病湿盛阳微,肢冷畏寒者,上方去赤芍、竹茹,加桂枝10g、干姜6g、附子10g,以温经通阳、散寒除湿。兼有肝经风阳亢扰,出现头痛、眩晕、烦躁易怒、脉弦劲有力者,上方加入珍珠母30g、石决明30g、生白芍15g、钩藤15g,以息风平肝潜阳。

### 气阴亏虚

**临床表现** 热病之后,肢体痿痪,痿软无力,四肢不收,或僵硬拘挛,食欲减退,神疲气短,口燥咽干,心烦口渴,唇舌干燥,舌质红、少苔,脉细数无力。

**辨证提要** ①辨证要点:热病之后,肢体痿痪,四肢不收,食少神疲,口燥咽干,舌红,脉细数无力。②辨兼挟证:温热之邪灼炼津液为痰,痰阻经络,肢体痿痪,僵直拘挛,形成气阴两虚挟痰证候。③辨病势:痿痪病久不复,气血大伤,常致形体羸弱。

**理法概要** 外感温热或湿热滞留,耗气伤阴,脾胃气阴两虚,既不能运化水谷化生精微,又不能输布水津滋养周身,形体失养而病痿痪。治用健脾益气养阴之法。

**方药运用** 四君子汤合益胃汤加减。

太子参30g(或西洋参10g) 白术10g 麦冬15g 沙参15g 玉竹15g 生地24g 山药30g 炙甘草10g

太子参、白术,健脾益气;麦冬、沙参、玉竹,滋养胃阴;山药,益气养阴;生地,养阴清热;炙甘草,益胃和中。若神疲气短乏力甚者,加黄芪30g,以补中益气。口干唇燥甚者,加石斛15g、乌梅10g,以滋养胃阴。若口渴甚者,加天花粉15g、知母12g、蔗汁10ml(冲),以甘寒清热润燥。纳差甚者,加麦芽15g、谷芽15g、白扁豆15g,以益胃健脾。若出现干呕或呃逆者,加橘皮10g、竹茹5g、柿蒂10g,以和胃降逆。大便干结者,加当归15g、火麻仁30g,或蜂蜜30g(冲),以养阴润燥。心烦较甚,加栀子10g、竹叶10g,以清心除烦。若痿痪气阴两虚,痰阻经络者,上方加入僵蚕10g、南星10g、白附子10g,以祛痰通络。痿痪气血大伤,形体羸弱者,上方加黄芪30g、党参15g、当归12g、白芍10g,或用人参养荣汤以大补气血。

## 【其他疗法】

### 1. 单方验方

(1) 起痿汤:生箭芪12g,生赭石18g,怀牛膝18g,天花粉18g,玄参15g,生杭芍12g,生明乳香 9g,生明没药 9g,威灵仙 3g,䗪虫(大的)4 枚,制马钱子 0.6g。将前十味煎汤,送服马钱子末。至煎渣再服时,亦送服马钱子末 0.6g。治因脑部充血以致肢体痿废,或脑充血治愈,脉象和平,而肢体仍痿废者。

(2) 马海治瘫丸:制马钱子末 30g,海风藤 50g,黄芪 100g,当归 30g,千年健 80g,水蛭 30g,川大黄 60g。烘干,共为细末,炼蜜为丸,每丸 6g(含生药 3g)。每服 1 丸,日服 2～3 次,黄酒或温开水送服,1 日量不得超过 3 丸。15 日为 1 疗程,休息停药 1 周后进入下 1 疗程。用于中风后遗症瘫痪。

(3) 五虫四藤汤:蜈蚣 3 条,地龙 15g,忍冬藤 15g,钩藤 15g,乌梢蛇 9g,䗪虫 9g,全蝎 6g,鸡血藤 25g,络石藤 20g,黄芪 90g,丹参 30g。治疗脑血管病偏瘫。

**2. 饮食疗法**

(1) 桃仁 10～15g,粳米 30～60g。桃仁捣烂如泥,加水研汁去渣,同粳米煮为稀粥,空腹食之。治疗痿痪瘀血阻络者。

(2) 牛乳或羊乳适量,大米 60g,红枣五枚(去核),白糖少许。先用大米加水煮粥,至米将熟之时,去米汤,加入乳汁、红枣(切碎),同白糖同煮,至米烂熟食粥。用于痿痪久病不复,脾胃虚弱,形体羸瘦。

**3. 针灸疗法**

**主穴** 上肢痿痪:肩髃、曲池、手三里、外关、合谷。下肢痿痪:环跳、阳陵泉、足三里、昆仑、公孙。

**配穴** 口眼㖞斜加太阳、地仓、颊车;语言不利加廉泉、通里;小便自遗加三阴交、水道;截瘫加腰阳关。

**手法** 半身不遂者,一般刺患侧,若病久可先针健侧用补法,后针患侧用泻法,或平补平泻。

## 【名医精华】

张伯臾医案

**案 1** 偏瘫(病毒性脑炎后遗症)

王某,女,42 岁。一诊:1975 年 7 月 4 日。左半身轻瘫,左手足麻木,活动不利,不能行走,口眼稍向左歪,头晕且痛,耳鸣,彻夜不寐,口干纳减,尿黄便艰,苔薄腻,脉细滑。肝风挟痰瘀阻络,心神失宁,拟平肝息风化瘀涤痰而通脉络。生石决明 30g(先煎),珍珠母 30g(先煎),地龙 9g,全蝎粉 1.8g(分吞),黄连 3g,猪苓 12g,枳实 12g,陈胆星 6g,黄芩 9g,桃仁 9g,指迷茯苓丸 12g(包),磁朱丸 4.5g(吞)。7 剂。2 诊:诸症均减,便秘腹胀,前法宜加通腑之品,去珍珠母、全蝎粉,加制川军 9g、火麻仁 1.2g,14 剂。3 诊:左半肢体活动日见好转,但头晕寐短,大便艰难,口干舌红苔薄,脉细,肝风稍平,气虚痰瘀阻络,心神未宁,再拟益气化痰瘀,清心安神。黄芪 30g,当归 12g,桃仁 9g,红花 6g,地龙 6g,天花粉 15g,生石决明 30g(先煎),炒川连 3g,大贝母 12g,炙姜蚕 9g,磁朱丸 6g(夜吞)。7 剂。4 诊:1975 年 7 月 25 日,左手足活动已利,头晕痛已瘥,纳增而大便仍艰,苔薄腻,脉小弦。络中痰瘀渐得清化,但气虚未复,仍守前法出入调治。黄芪 30g,当归 9g,川芎 4.5g,炒赤芍 9g,桃仁 9g,红花 4.5g,地龙 9g,茯苓 9g,牡蛎 30g(先煎),钩藤 12g(后下),脾约麻仁丸 9g(分吞)。7 剂出院带回。

**按** 本例病毒性脑炎初起属温邪逆传心包之证,故有发热神昏头痛等症,宜清热解毒开窍为主,可仿普济消毒饮加减,但患者入院时,热已退,神亦清,遗有左半肢体轻瘫,头晕痛耳鸣不寐,便艰尿黄等症,均系热病之后虚风内扰,痰热瘀阻于络脉而致。故初诊时以石决明、珍珠母、地龙、全蝎等息风,用黄连、黄芩、胆星、枳实、桃仁、指迷茯苓丸等清热涤痰,化瘀通络。服药2旬,左侧肢体已能活动,但感无力,头痛耳鸣虽除,但仍有头晕麻短,便艰口干等症,乃是气虚痰瘀阻络,肝风渐平未息之象,故以补阳还五汤参入养阴平肝,清心化痰之品,而获痊愈。(《张伯臾医案》)

**案2** 张某,女,61岁。1984年8月14日初诊。患者形体肥胖,素体湿重阳亢,有高血压症。突然左侧肢体偏废倾跌,半身不遂,言语謇涩,血压28/16kPa(210/120mmHg),诊断为"脑血管痉挛"。入院后症见神态呆滞,言语含糊不清而声音低弱,左侧半身不遂,眩晕纳呆,痰多白稠,苔厚腻,脉弦。痰浊夹肝阳上扰清空,脉络被堵,拟祛痰化浊,平肝潜阳,活血通络,用温胆汤加味。处方:半夏9g,胆星9g,天竺黄9g,陈皮6g,郁金9g,菖蒲15g,茯苓12g,远志9g,石决明30g,地龙15g,丹参30g,川芎9g,赤芍9g,生槐米30g。服药3剂,血压17/13kPa(130/100mmHg),患者肢体软弱但能活动,苔厚腻,脉濡。风阳已平,痰瘀阻络,前方去石决明、珍珠母、天竺黄、远志,加枳实9g,苍术9g,杏仁9g,钩藤12g,白蒺藜12g,继服7剂。患者肢体渐已有力,上楼方便,生活自理,血压17/11kPa(130/80mmHg),仍予温胆汤加地龙、赤芍、丹参,七剂。中风半身不遂基本痊愈。(《中医杂志》)

**按** 痰浊阻络瘫痪,多发于脾虚湿盛之人。患者形体肥胖,有高血压症,为湿重阳亢之体。病后眩晕、神滞、纳呆、痰多、苔腻、半身不遂,为痰浊挟肝阳上扰,瘀阻脉络所致。治重祛痰之法,佐以平肝潜阳,活血通络,用温胆汤加味而收功,体现了健脾祛痰法在瘫痪治疗中的重要性。

### 李济仁医案

张某,男,56岁,工人。初诊:1988年5月2日,脑动脉硬化多年,平素经常头晕耳鸣,于3天前头晕加重,口唇麻木如蚁走感,逐渐口眼㖞斜,舌强,言语不清,右侧半身不遂,血压150/80mmHg。经某医院诊断为"脑血栓形成"。舌质红,苔薄白,脉虚弦,此属肾元虚损,虚风内动,痰浊上泛,闭阻窍络。治以滋肾阴、温肾阳以固本,豁痰开窍以治标。处方:熟地黄30g,山茱萸15g,石斛15g,肉苁蓉20g,巴戟天15g,滁菊花10g,石菖蒲15g,钩藤10g,炙远志15g,麦冬20g,五味子10g,泽泻15g,紫丹参15g。

5月12日复诊:连用上方10剂,口唇麻木及口歪眼斜明显好转,舌见软,语言较清,患侧上下肢较前有力,尤以下肢好转明显,能下地扶杖行走几步,脉稍有力。遵前方续进。

5月20日复诊:前方服后,唇麻眼斜及语言功能基本恢复,半身不遂明显好转,脉渐有力,继续用上方辨证治疗半年余,获全效。

**按** 本法适用于中风后遗症之肝肾阴虚,阴损及阳、虚风内动者,症由肾气不足,痰浊循心、肝二经上泛闭阻所致。临床症见:舌强不语,肢体麻木弛软,偏废不用,口眼㖞斜,舌淡脉虚治宜补肝肾之阴为主,辅以助阳固本,豁痰治标,标本兼顾,治本为主,使水升火降,内风自息。(《李济仁临证医案存真》)

### 任继学医案

李某,45岁。瘫痪,四肢不遂4年。初诊:瘫痪,四肢不遂4年,时有麻木,口干,心烦,头晕,腹满,皮肤干涩,四肢酸楚,纳可,寐可。查其:舌质淡红,舌苔白;脉沉数而滑。诊其为:毒伏督髓之瘫痪风病。治法:解毒清热,活络通督。处方:酒生地15g,鹿角霜15g,七叶一枝花15g,赤芍15g,生龟板30g,金银花30g,连翘15g,天葵子15g,丹参15g,羚羊角5g,马钱子0.2g,4剂,水煎服,日一剂。

二诊:服药后,心烦、麻木好转。效不更方,按上方继续治疗。4剂,水煎服,日一剂。

**按** 此为督脉与脊髓因感染时疫与六淫病毒为害所致,经络发生阻滞,脏腑机理失调,神机上行下达痹塞而为病。方中马钱子解督髓之毒,余药解毒清热活络,疗效显著。(《当代名老中医典型医案集》)

### 张学文医案

田某,男,63岁。1975年6月28日初诊。左半身瘫痪7天。初诊:左半身瘫痪7天。现症:头昏头晕,面部发烧发麻,肢体沉重,痿软无力,舌强语謇,右侧肢体不能自主运动。察其:血压140/90mmHg;心肺未见异常;患侧肢体轻度肿胀;舌暗苔薄白,舌下静脉明显曲张;脉沉细弦。辨证:风中经络,气虚血瘀。治法:益气活血化痰,开窍通络息风。方拟补阳还五汤加减。处方:炙黄芪30g,丹参30g,赤芍10g,地龙10g,桃仁10g,红花10g,川牛膝15g,僵蚕10g,钩藤(后下)12g,天麻10g,丝瓜络12g,石菖蒲10g,茯苓12g,山楂12g,当归10g。3剂,水煎服,日一剂。

服上药后,诸症减。效不更方,原方加入胆南星10g,竹沥1匙。服9剂后,肢体已能运动。继用上方稍加化裁。至同年7月28日,诸症大减,手肿消退,可独立行走,脉象缓和。至11月随访时,患侧肢体功能恢复,行走无障碍,唯手指感觉稍迟钝,可做家务劳动。后以益肾健脾之剂以巩固疗效。

**按** 此案西医诊断为"脑血栓形成",中医病属中风中经络,以气虚血瘀,痰湿阻滞,兼有肝风为主要病机,故治以活血益气化痰,通络开窍息风为主。由于病情出入不大,始终守方服用,终获良效。临床实践证明,对脑血栓形成这种病情变化不大的病人,只要辨证准确,一定要坚持守方,不可因其短期无效而改弦易辙。其次,要及时治疗,一般对发病在3个月以内甚或半年以内的病人效果较好,若超过1年以上,治愈甚为困难。(《当代名老中医典型医案集》)

### 赵锡武医案

孙某,男,64岁。1975年8月27日初诊。主诉及病史:中风后右上下肢不灵,步履蹒跚,腿沉重,头眩而痛,语言不清,呛食。诊查:脉弦两尺无力。辨证:病在肝肾。处方:生熟地各12g,丹皮12g,山药12g,山萸肉12g,茯苓12g,泽泻12g,肉苁蓉18g,巴戟天15g,杜仲12g,黄芪30g,当归12g,天麻12g。

二诊:9月24日,连服药数剂,呛食已愈,余症同前。依上方加葛根18g,稽豆衣18g,泽泻增为30g。

三诊:10月11日。上方药服11剂后,语言有进步,头痛肢痛,余同前。投地黄饮子加减。处方:熟地24g,石斛12g,山萸肉12g,肉苁蓉18g,麦冬15g,茯苓12g,菖蒲9g,五味子9g,巴戟天15g,天麻12g,杜仲12g,黄芪30g,泽泻30g,稽豆衣18g。每周连服数剂。

四诊:1976年1月2日,语言见好,头仍痛,腿重不灵。照上方去泽泻、稽豆衣,加桂枝9g。

五诊:2月10日。上方药服10剂,语言清楚但语音低,腿无力。脉弦有力尺弱。仍以地黄饮子加杜仲12g,天麻12g,鸡血藤30g,其中肉桂、附子各6g,煎服。

六诊:4月27日。诸症大减,仍脉弦尺弱,两腿乏力,乃肾虚、血不养筋。照上方加淫羊藿30g,冬虫草9g。煎服10剂,继以蜜丸久服。

一年后随访,病已愈,步履正常,已无头眩腿重,纳正常;语言清,但答话迟慢,反应略迟。

**按** 中风后遗症既有痰、火之标实,又见肢废、语謇、麻木之虚象。本案运用地黄饮子,取其调补之功,以上病治下。通过调整气机而改善脏腑功能,达到充脑髓、强筋骨、长肌肉之补的目的。故本方不失为一治中风后出现舌謇、音喑、肢废、饮食作呛的良方。(《中国现代名中医医案精华》)

## 【预防护理】

(1)积极预防中风,对中风先兆症状早期治疗,防止中风瘫痪发生。

(2)平时慎起居,调情志,避免烦劳郁怒,防止中风复发而加重瘫痪。

(3)瘫痪卧床不起,应给患者勤翻身、擦浴、按摩,保持皮肤干净,预防褥疮发生。

(4)鼓励、指导、帮助病人进行功能锻炼,增强肢体运动能力;对中风不语或言謇病人,应教病人锻炼发音,练习讲话,以逐步恢复语言功能。

# 崩　漏

崩漏是指妇女不规则的阴道大量出血,或持续淋漓不断者。一般以来势急、出血量多者称为"崩",又称"崩中";来势缓,出血量少而淋漓不断者称为"漏",又称"漏下"。因崩与漏常可相互转化,故合称为"崩漏"。

"崩"之名始见于《内经》。《素问·阴阳别论》说:"阴虚阳搏谓之崩"。"漏"之称最早见于《金匮要略》。在《金匮要略·妇人妊娠病脉证并治》中有:"妇人有漏下者,……"的记载。隋·《诸病源候论》中则专列"崩中候"、"漏下候",并称"崩中漏下"。认为"崩中之状是劳伤冲任……劳伤过度。冲任气虚,不能约制经血,故忽然崩下"。明·《景岳全书·妇人规》对脾胃损伤在崩漏发病中的意义已有较明确认识,如其云:"此等证候,未有不由忧思郁怒,先损脾胃,次及冲任而然者。"

崩漏是概括多种妇科疾病引起的阴道出血,如西医学的功能性子宫出血、女性生殖系统炎症、肿瘤等疾病出现的阴道出血,均可参照本篇内容辨证施治。

## 【相关病机】

崩漏一病,虽为妇科疾患,但与脾胃有着密切关系。盖"女子以血为本",而脾胃为气血生化之源,后天之本。脾又为统血之脏,其气主升,统摄血行,脾气旺则血能循常道而周流全身。若饮食失节,劳倦太过,或久病伤身,使脾胃虚损,中气不足,则血失统摄,气随血陷,冲任不固,而至崩溃,又各种病因引起的崩漏日久不愈,均可使气血大伤,脾气受损,统摄无权,致崩漏久延不愈。

# 【辨证论治】

### 1. 辨证纲要

根据本病的临床表现,重点应辨崩漏的虚、实、寒、热。首先要以出血的期、量、色、质为依据,结合兼症之不同,进行辨析。

(1) 辨出血性状:崩漏出血质稀薄、色淡红,责于脾虚失统,血不归经;出血量多、质稠或夹块,色深红,为血热;出血量或多或少,夹有血块,为血瘀。

(2) 辨兼证:崩漏并伴有身体倦怠、气短懒言,面色㿠白者,为脾胃气虚;若伴有头晕面赤、口干喜饮,烦躁不寐者,为血热;若伴小腹疼痛拒按,瘀块排出则痛减,舌质黯红或有瘀点者,为血瘀;若伴头晕耳鸣,腰膝酸软,精神萎靡者为肾虚。

### 2. 辨析类证

崩漏的出血还应与月经先期、月经先后无定期、经期延长、月经过多及经间期出血、胎前、产后、赤带等病的下血相鉴别。

(1) 辨月经先期:一般为周期提前而经期、经量正常。

(2) 辨月经先后无定期:月经周期紊乱,而没有崩漏那么严重,一般无经期和经量的异常。

(3) 辨经期延长:一般周期正常而行经时间延长,若行经终日难尽,则属漏下。

(4) 辨月经过多:一般周期仍属正常,月经量虽多但不似崩中涌急,也无漏下不止之证。

(5) 辨经间期出血:月经周期正常,只是在两次月经的中间期有少量阴道出血。

(6) 辨胎前出血:关键在首先当确定妊娠的诊断,方能作出鉴别,确诊并不困难。

(7) 辨产后出血:为产后发生的与分娩有关的出血,在病史及发病时间上便能与崩漏鉴别。

(8) 辨赤带:详细询问月经史及观察出血情况,赤带一般可鉴别之,如赤带多带有黏涎液体,一般月经量、期正常。

### 3. 治疗原则

"急则治其标,缓则治其本","塞流、澄源、复旧"为基本原则。崩漏一病,急在暴失阴血。在暴崩之际,当塞流止血以治标;漏下不尽,当理血止血;血势稍缓,宜澄源求因,复旧调经以固其本。

### 4. 治疗宜忌

崩漏属妇科的疑难重证,用药要注意以下几点:

(1) 崩中大出血时,首先要迅速止血,否则会造成脱证,止血之法须视其寒、热、虚、实分别施治,不可专事使用止涩之药。

(2) 出血缓后,要澄源问因,不可概投寒凉或温补之剂,以犯虚虚实实之戒。

(3) 血止后要进行一段时间的固本调理,不可骤然停药,否则崩漏还会复发。

**脾虚**

**临床表现**　突然暴崩,下血如冲,或淋漓日久不断,血色淡质薄,并伴有身体倦怠,气短懒言,面色㿠白或浮肿,纳差便溏,舌体胖嫩或有齿痕,苔薄润,脉细弱无力或芤。

**辨证提要** ①辨证要点:脾虚证崩漏以暴崩下血为主,其血色淡质薄为特点,面色㿠白或浮肿,身体倦怠无力为脾虚之特征。②辨病势:若血崩兼见形寒肢凉,脉微欲绝者,此属脾肾阳衰之象。若见突然晕倒者为血厥。③辨类证:本证候的出血,应与气虚所致的月经过多出血相鉴别。因脾气虚之崩漏表现为月经紊乱无期,同时突然暴下或长期淋漓不尽,月经过多虽有月经量多但不似崩漏出血急,也无漏下不尽之证,并且月经周期正常。

**理法概要** 脾胃之崩漏,究其病机是脾虚气弱,血失所统,冲任不固。治宜益气升提,固本止血。

**方药运用** 固本止崩汤加味。

党参 15g　黄芪 30g　白术 10g　升麻 6g　熟地 12g　当归 6g　黑姜 4g　益母草 12g　甘草 3g

方中用参、芪、白术益气固经,加升麻以助参、芪益气升提之力;熟地、当归养血,稍用当归配益母草又有祛逐瘀血,以防血速止而使瘀血留滞之弊;大量出血可使脾肾虚寒,用黑姜温中止血。全方共奏益气升提,固本止血之功。若出现血厥,可急煎独参汤或参附汤,以拯危救急,厥复后再依证施治。

# 【其他疗法】

### 1. 单方验方

(1) 救脱:当出现血流如冲,四肢不温,气虚欲脱时,可急煎独参汤(人参 9g);若出现四肢厥逆,脉微欲绝时,可急煎参附汤加黑姜炭(人参 9g、制附子 9g、黑姜炭 4.5g)以回阳救逆。

(2) 止血:①仙鹤草、血见愁、旱莲草各 30g,水煎服,每日 2 次。②棕榈炭、莲房炭、血余炭各等分研细末,每日 2~3 次,每次 4.5g,开水冲服。③马齿苋、益母草、地榆各 30g,生蒲黄、茜草各 12g,升麻 6g,每日 1 剂,水煎服。血止后再用其他方剂调整月经周期或治疗原发病。

### 2. 针灸疗法

**主穴** 关元、三阴交、隐白。

**配穴** 血热加血海、水泉;肾阳虚加命门、肾俞;肾阴虚加内关、太溪;气虚加脾俞,足三里;虚脱加气海、百会。

**手法** 血热者毫针刺用泻法,不灸;气虚者针刺用补法和灸法;肾虚及虚脱者毫针刺用补法,多灸。

### 3. 饮食疗法

**酒醋鸡蛋** 米醋 100ml,黄酒 100ml,鸡蛋 3 枚。三味搅匀,放火上煮至 100ml,早晚分两次空腹服下,本方适于产后崩漏出血。

# 【名医精华】

**李振华医案**

**案 1** 韩某,女,37 岁。初诊:2005 年 11 月 27 日。

主诉:不规则阴道出血 1 月余。

病史：平素脾胃虚弱，2月前因有应酬，过食生冷油腻之品，加之饮啤酒过量，致胃脘疼痛，大便溏泄。经对症治疗，胃病虽有缓解，但继之出现未在行经期间阴道持续淋漓不断出血，30多天来经口服及注射止血类西药和中成药物治疗，效果不佳而前来就诊。来诊时症见淋漓漏下出血，血色淡红质稀，小腹坠痛，食少便溏，气短乏力。面色无华，呈慢性病容。小腹部按压感轻微疼痛。舌质淡，体胖大，苔薄白，脉沉弱。

B超妇检：未发现异常。血常规检查正常。

中医诊断：崩漏（脾胃虚弱，气虚下陷）。

西医诊断：功能性子宫出血。

治法：健脾益气，举陷止血。

处方：补中益气汤加味。

黄芪30g，党参15g，白术10g，茯苓15g，陈皮10g，升麻6g，柴胡6g，当归10g，醋白芍12g，阿胶10g，黑地榆12g，醋香附10g，砂仁10g，炙甘草6g，米醋120ml（晚煎）。10剂，水煎服。

嘱：忌食生冷、油腻、辛辣之品；避免过度劳累。

二诊：2005年12月7日。漏下出血止，纳食有所增加，大便溏薄，日行一次，仍感小腹坠痛。舌质淡，体胖大，苔薄白，脉沉细。

二诊辨证论治：漏下出血已止，纳食有所增加，为脾虚渐复，中气渐充，血循常道之象。原方去阿胶、黑地榆、米醋，加炒薏苡仁30g，醋延胡索10g，生姜3片以增健脾祛湿，理气止痛之功。10剂，水煎服。

三诊：2005年12月17日。气短乏力大减，纳食好转，大便成形，小腹坠痛消失，面色渐红润。舌质淡，苔薄白，脉沉细。

三诊辨证论治：脾气渐旺，运化之职逐步好转，故气短乏力大减，纳食好转。舌质淡，苔薄白，脉沉细为脾胃气虚尚存之象。上方加厚朴10g以理气和胃。10剂，水煎服。

四诊：2005年12月27日。诸症消失，精神、饮食好，无明显不适症状。语声有力，面色红润。舌质淡红，苔薄白，脉沉细。

四诊辨证论治：一切复常，因久病初愈，仍需健脾益气，防止病情复发，改用香砂六君子汤加减。

处方：香砂六君子汤加减。

党参10g，白术10g，茯苓15g，陈皮10g，半夏10g，香附10g，砂仁8g，厚朴10g，枳壳10g，郁金10g，黄芪20g，当归10g，白芍12g，甘草3g。20剂，水煎服。

**案2** 岳某，女，36岁，干部。初诊：1993年4月17日。

主诉：月经淋漓不断半月。

病史：有慢性胃炎病史2年余，平素脾胃功能较弱。半月前因工作劳累导致不在行经期间而出现阴道持续淋漓不断出血。至医院检查确诊为"功能性子宫出血"，曾用抗生素、止血类等药物治疗效果不佳。现漏下淋漓不断，血色淡红质稀，小腹下坠，胸闷气短，腹胀纳差，大便溏薄，身倦乏力，精神倦怠，面色无华，形体消瘦，语言无力。舌质淡，体胖大，边见齿痕，苔薄白，脉沉弱无力。

中医诊断：崩漏（脾胃气虚，中气下陷）。

西医诊断：功能性子宫出血。

治法：益气健脾，举陷升阳。

处方：补中益气汤加减。

黄芪30g，党参15g，白术10g，茯苓15g，当归10g，醋白芍12g，远志10g，枣仁15g，醋柴胡6g，升麻6g，黑地榆12g，阿胶10g，木香6g，炙甘草6g，米醋120ml（晚煎）。6剂，水煎服。

嘱：忌食生冷肥甘之品，调畅情志。

二诊：1993年4月23日。漏下止，小腹下坠，胸闷气短减轻，余症同前。

二诊辨证论治：脾气渐复，统摄有力，血海有固，故漏止；脾胃功能趋于正常，气机将畅，中气欲升，故小腹下坠，胸闷气短减轻，故方中去远志、枣仁、阿胶、黑地榆、米醋，加陈皮10g，香附10g，砂仁8g，厚朴10g，薏苡仁30g以增其疏肝化湿理气之力，使肝疏有助脾健，湿化有助脾运。15剂，水煎服。

三诊：1993年5月8日。诸症消失，嘱其继服补中益气丸1个月补气健脾，升提中气，以固疗效。（《李振华医案医论集》）

### 傅山

妇人有一时血崩，两目黑暗，昏晕在地，不省人事者，人莫不谓火盛动血也。然此火非实火，乃虚火耳。世人一见血崩，往往用止涩之品，虽亦能取效于一时，但不用补阴之药，则虚火易于冲击，恐随止发生，以致经年累月不能全愈者有之。是止崩之药，不可独用，必须于补阴之中行止崩之法。方用固本止崩汤。大熟地一两、酒蒸，白术一两、土炒焦，黄芪三钱、生用，当归五钱、酒洗，黑姜二钱，人参三钱，水煎服。一剂崩止，十剂不再发。倘畏药味味重而减半，则力薄而不能止。方妙在全不去止血而惟补血，又不止补血而更补气，非惟补气而更补火。盖血崩而至于黑暗昏厥，则血已尽去，仅存一线之气，以为护持，若不急补其气以生血，而先补其血而遗气，则有形之血，恐不能遽生，而无形之气，必且至尽散，此所以不先补血而先补气也。然单补气则血又不易生；单补血而不补火，则血又必凝滞，而不能随气而速生。况黑姜引血归经，是补中又有收敛之妙，所以同补气补血之药并用之耳。（《傅青主女科》）

### 崔玉衡医案

聂某，40岁，工人。1971年10月20日初诊。患者素禀虚弱，近因操劳过度，经来3日，大下如注，不敢稍动。诊见面色苍白，口唇无华，声微气短，心悸微汗，手足欠温，脉弱两尺尤甚，舌淡，体瘦。此属冲任不固，气不摄血，气血欲脱之兆。急当益气摄血，塞流固脱。

党参30g、炒白术15g、生黄芪24g、当归身9g、生熟地炭各15g、山萸肉15g、炒地榆30g、贯众炭15g、仙鹤草30g、阿胶6g、炮姜3g、田三七3g（分2次冲服）、炒艾叶6g，急煎频服，每日1剂。

服药2剂，经量减半，再服5剂，经水已止，仍汗出气短，原方去地榆、贯众炭、仙鹤草、田三七等止血之品，加生龙牡、五味子、生白芍以滋阴潜阳。（《崔玉衡医案集》）

### 黄圣翼医案

龚某，女，40岁。因产后失调，月经淋漓不尽，精神疲倦，面色苍白，食纳不佳，大便溏泻。经当地人民医院妇科诊断为"功能性子宫出血"，用西药安络血、催产素肌注，口服维生素K及中药清热止血之品，流血量稍减，但停药后病复如故。舌质淡，苔薄白，脉细弱。巢氏《诸病源候论》指出："冲任气虚，不能制约其经血，非时而下，淋漓不断……"证属气虚崩漏，气虚不能摄血，脾虚不能统血，冲任不固，法当补中益气，佐以温经止血之品。方拟：黄芪

15g、西党参 12g、白术 12g、柴胡 6g、升麻 6g、黑姜炭 5g、艾叶炭 6g、当归 10g、陈皮 9g、续断 15g、炙草 3g、桂圆肉 12g。

二诊:1 剂后精神转好,2 剂头晕气短渐轻,经漏减少,但脉舌如前,食欲未振。上方去柴胡加怀山药 12g,仍服 3 剂。

三诊:经漏已止,头晕气短渐平,食纳亦佳,唯入夜多梦,脉弦微数,苔薄微黄,治以健脾益气,养血安神,进归脾汤 5 剂。

3 月后,其家属来告,谓病已痊愈,已能劳动。

**按**　本案属虚,"虚者补之"以补其不足也。《灵枢》指出:"冲脉、任脉皆起于胞中。"胞中又称胞宫,若冲、任脉气血充盛,月经即开始来潮,亦能孕育胎儿。若脏腑虚弱,冲任之气不足,不能固摄血液,则崩漏之病作矣。"塞流"、"澄源",为古人治崩漏之二法门。本例气虚崩漏,遂采用东垣补中益气汤法加入黑姜炭、艾叶炭、续断等温经止血之品,以"塞其流"而"澄其源",不用清热凉血之品,而用益气升阳,摄血止血。俟血一止,即投益气补血之归脾汤以巩固疗效。(《湖南省老中医医案选》)

### 王多让医案

李某,女,28 岁,未婚。初诊:1999 年 6 月 2 日。主诉及病史:经行月余不止。劳累后经行月余,量多色淡,伴腰酸痛,小腹坠痛,肢冷自汗。诊查:精神疲惫,面色萎黄,舌淡苔薄,脉沉细。辨证:脾肾阳虚,冲任虚损。治法:温补脾肾,益冲任。处方:制附片 10g,党参 30g,白术 12g,茯苓 15g,黄芪 30g,阿胶(烊化)15g,生地 15g,白芍 15g,当归 15g,巴戟天 15g,仙灵脾 15g,小茴香 15g,甘草 10g,血余炭 30g。5 剂。

二诊:1999 年 6 月 7 日。经血已止,肢冷汗出,腰酸痛减轻。舌淡苔薄,脉沉弱。治从前法。处方:黄芪 30g,党参 15g,白术 15g,茯苓 12g,巴戟天 15g,仙灵脾 15g,川断 15g,白芍 15g,当归 15g,阿胶(烊化)15g,6 剂。

**按**　本案抓住脾肾阳虚、冲任虚损为重点,以温脾肾、益冲任一诊而见血止,非见血止血,充分体现了中医辨证论治之优。方中附子温脾肾,巴戟天、仙灵脾温肾固摄,四君子益气健脾,归、芍、阿胶益肝血,小茴香调畅气机,暖下元,唯以血余一味止血,竟收全攻。(《中国现代名中医医案精华》)

### 李裕蕃医案

马某,女,29 岁。初诊:1988 年 6 月 6 日。主诉及病史:月经紊乱一年余,或先后无定期,或经行延长达 15～20 天,量多色暗,夹血块,伴头晕目眩、腰腹疼痛、纳差、神疲乏力、气短懒言、下肢浮肿。本次月经淋漓不断已五个月。诊查:面色少华。舌淡嫩,边有瘀点,苔薄白,脉沉细弦。辨证:肝郁脾虚,瘀阻胞络。治法:理脾疏肝,活血化瘀。琥珀散加味。处方:三棱 10g,莪术 10g,丹皮 10g,桂枝 10g,元胡 10g,乌药 10g,刘寄奴 15g,当归 10g,赤芍 10g,生地黄 15g,茜草 30g,藕节 20g。

二诊:服上方药 4 剂,经净。继以养血、益肾、调冲为法,补中益气汤加仙灵脾、菟丝子、紫河车。

三诊:经净 16 天,今复潮,色暗,夹血块,伴乳胀、少腹痛。处以初诊加五灵脂 12g、生蒲黄 10g、香附 12g、巴戟天 10g、仙灵脾 10g。

四诊:服上方药 4 剂经净,继服二诊方 10 剂后,改服乌鸡白凤丸。

后信访,病痊愈。

**按** 崩漏一证,前贤多有明训,治以分别采取塞流、澄源、复旧等法。《妇科经纶》引方纳之语曰:"治法初用止血,以塞其流;中用清热凉血,以澄其源;末用补血,以复其旧。若只塞其流,不澄其源,则滔天之势不能遏;若澄其源而不复其旧,则孤阳上浮无以止,不可不审也。"本着"虚者补之、瘀者消之、热者清之"之旨,受西医学刮宫疗法的启迪,崩漏之证,无论属虚属实,只要夹瘀,皆可"瘀者消之",乃通因通用之法,邪祛则正安也。本例先用琥珀散以行气活血化瘀澄其源,继则补脾养血、益肾固冲以复其旧。(《中国现代名中医医案精华》)

### 张志远医案

张某,女,32岁。初诊:1958年6月23日。病史:患者4年来月经淋漓不断,时发时止,西医诊断为"功能性子宫出血",经多方中西医治疗,终未获愈。此次发作量大且持续时间长。主诉:阴道流血,淋漓不绝,色红杂有血块,头晕身倦,口干心烦,不寐,四肢发烧,小便黄赤,腰腹酸胀不适。诊查:舌红苔薄黄,脉弦数,面色潮红。辨证:血热妄行,冲任失职。治法:清热凉血,调血归经。处方:白头翁36g,贯众36g,地榆30g

二诊:上方水煎服,每日1剂,连进3剂。自用药之日起,配合黑木耳佐餐食疗,每日15g(坚持3个月)。患者述阴道下血减少,口干心烦、尿赤诸症明显减轻。改白头翁15g,贯众15g,地榆10g,令再服3剂。

三诊:6月29日,药后流血已停止,腰腹酸胀症状消失,惟觉头晕乏力。更方:首乌12g,白芍9g,当归10g,田三七5g,桑寄生9g。

上方水煎服,每日一剂,长期黑木耳食疗,共进10余剂,追访2年,患者月经期、量、色、质未再发生异常。

**按** 崩漏证是一种常见的出血性疾患,严重威胁着妇女的身心健康。崩下久延可转为漏,漏下失治可成崩。临床所见以气虚不摄、血失故道和血热妄行三型居多。特别是由于热邪迫血妄行所致者,更是常见。临证施治,一要慎用炭类止血药品,以防留瘀;二是除地榆火炒外,大都遣用未经炮制的原质生药。实践体会,血热崩漏,尤以白头翁、贯众、地榆三味为妙药,同为苦寒之品,均有凉血之功,地榆味酸偏于收敛;贯众侧重清热解毒;白头翁祛瘀生新,兼消积聚,合成一方,不仅治标,也可疗本。清热泻火凉血能使血行"遇寒而凝",火去"妄出自息","涩以固脱"与祛瘀生新相辅相成,验证临床,屡收奇效。倘能配合养肝益肾调理冲任方药善后,注意食疗调复,则效果会更巩固。(《中国现代名中医医案精华》)

## 【预防护理】

(1)未病先防及护理:崩漏多由思虑过度,饮食劳倦,外感热邪,肝郁化火,刮宫人流以及先天禀赋不足或过盛等所致,所以"不治已病治未病",采取相应的预防护理措施,对于保护妇女的身体健康是极为重要的。

首先,应注意舒达情志,调和喜怒,避防惊恐和防止思虑过度,以达到精神和心理的平衡,避免思虑伤脾和肝郁化火的发生。《素问·上古天真论》曰:"恬淡虚无,真气从之,精神内守,病安从来"。

饮食还要多样化,使气血生化有源,还要注意因人膳食,饮食有节,不过食辛辣等。对于体虚之人,还可服一些药膳,如中气不足之妇人,可吃一些补中益气的药膳,如杂羹(羊肉、草果、良姜)等。

另外,要晚婚少育,房事有节,尤其经期产后,更应禁忌房事。《胎产新书·原经水不调》云:"月事适未尽,而男与合,纵欲不已,皆致冲任内损,血气不固,或为崩,或为漏"。还要注意避孕,避免多次人流术。在经期、产后、人流术后还应防止过劳。正如《妇人良方大全·调经门》所说:"若劳动过度,致脏腑俱伤,而冲任之气虚,不能约制其经血,故忽然暴下"。

(2)既病防变及护理:对于崩漏患者,更应谨防气郁恼怒,避防惊恐、思虑过度,还应积极解除患者的思想顾虑,避免精神过度紧张。

崩漏患者,失血过多,饮食要富有营养,应以"五谷为养,五果为助,五畜为益,五菜为充,气味合而服之"。以补精益气,还可多吃些红枣、桂圆肉、人参等益气生血之品。

在出血期间,应注意休息,避免劳倦;保持外阴部的清洁卫生。对严重失血者,要注意防止患者在大、小便时发生晕倒等意外。还应经常测血压和脉搏,做好补液、输液的准备,如情况严重,要积极采取急救措施。

# 带 下

带下,有广义、狭义之分。广义带下,即泛指妇科的经、带、胎、产诸疾病而言;狭义带下,是指妇女阴道中流出的黏液,绵绵不断,通常称为白带。如带下量明显增多、或色、质气味异常,并伴有局部或全身症状者,称为"带下病"。

祖国医学对带下病的记载,首见于《内经》,如《素问·骨空论》曰:"任脉为病,女子带下瘕聚"。对带下之病因,历代医家论述颇多,《丹溪心法》曰:"赤白带由七情所伤,使下元疲惫,湿热痰积下陷。"《景岳全书·妇人规》说:"带下有因肝经怒火挟湿下流者"。《傅青主女科》则言:"脾气之虚,肝气之郁"皆能致带下等。《女科经论》对脾虚致带下的机理阐发尤为精确,如谓:"白带多是脾虚,……脾伤则湿土下陷,是脾精不守,不能输为荣血,而下白滑之物。"

带下与多种妇科疾病有关,如西医学中阴道炎、盆腔炎、宫颈炎、宫颈癌及宫体癌等所出现带下者,均可参照本篇辨证论治。

## 【相关病机】

湿邪下注是带下病的主要病因,诚如《傅青主女科》云:"夫带下俱是湿症"。而水湿的产生,可来自两个方面,一者是脾肾功能失常,特别是脾虚失运所致的内湿;一者是感受湿邪。湿邪又可内困脾阳,加重内湿。脾主运化,主升清,人体水液的代谢,与脾的运化、输布密切相关。无论何种原因致脾失健运,皆可使水湿内停,流注下焦,损伤任带,任脉不固,带脉失约,而为带下。明代薛己在《薛氏医案》中说:"妇人带下,……凡此皆当壮脾胃、升阳气为主,佐以各经见证之药",从治疗学角度进一步阐明了脾虚失运是带下病的主要病机。

## 【辨证论治】

### 1. 辨证纲要

本病辨证,重在根据带下之性状(量、色、质、气味)和主要兼证,辨其虚、实、寒、热。

(1)从带下性状辨:带下量多,色白或淡黄,无臭气,质黏稠,劳累后带下增多者,为脾虚湿盛证;带下量多如蛋清,质清稀,为肾虚寒湿证;带下色黄或赤白带下,质如豆腐渣或脓涕,秽臭难闻者,为湿热蕴毒证。

(2) 从主要兼证辨:带下伴面色㿠白或萎黄、纳差便溏者,为脾气虚;带下伴腰酸如折,小腹冷感,小便清长者,为肾阳虚弱;带下伴阴痒、小腹痛者为湿毒内蕴。

**2. 辨析类证**

因其他因素引起的阴道分泌物增多,应与带下病相鉴别。

(1) 白崩:白崩系指妇女阴道不时有白色如米泔样成透明样黏液流出,其量多如崩状,以老年或中年妇女多见。多因劳伤过度或年老体弱,脾肾阳虚,任带不固所致。

(2) 白淫:白淫是指夜间梦交而从阴道中流出白色或黄色黏液而言。多因情欲不遂,相火亢盛,或房事过度,肝肾阴虚不能固摄引起。

**3. 治疗原则**

因脾失健运是产生白带的主要病机,故治当健脾、升阳、除湿,而健脾除湿尤为重要。同时可针对肝郁、肾虚、湿郁化热等不同兼证,而伍用疏肝、益肾、清热等法。

**脾虚**

**临床表现** 带下色白或淡黄,质稠量多,绵绵不断,无臭气,面色㿠白或萎黄,或形体肥胖,倦怠乏力,面浮足肿,纳差便溏,舌淡、苔白或腻,脉濡弱。

**辨证提要** ①辨证要点:带下色白或淡黄,质稠、量多、无臭气。②辨类证:本证候之带下,应与脾肾阳虚之白崩相鉴别。前者带下量多色白质稠,后者带下量多如崩,阴道分泌物流出稀薄如水,色白或透明,且伴畏寒之象。

**理法概要** 脾胃虚弱,运化失司,湿浊下注,任带受损,带下由生。治宜健脾益气,升阳除湿。

**方药运用** 完带汤加减。

白术 30g　山药 30g　苍术 9g　党参 12g　柴胡 6g　白芍 9g　升麻 3g　车前子 20g　芡实 10g　荆芥 3g　甘草 3g

方中重用白术、山药配以苍术,取其健脾燥湿之功,党参益气补中,四药合用,使脾旺则湿无以生;柴胡、白芍、升麻舒肝解郁、理气升阳;车前子利水祛湿;芡实补脾涩精;荆芥祛风胜湿;甘草调和诸药。腰酸楚者加川断、菟丝子以强腰补肾;腹痛者加艾叶、香附温阳理气止痛;病久带下清稀者,可加金樱子、鹿角霜、煅龙牡等益肾固涩止带。

**湿热**

**临床表现** 带下日久,色黄,质如脓涕,量多,有臭气,或有阴痒,胸胁胀满,口干苦,小便短赤,舌红、苔黄腻,脉滑数。

**辨证提要** ①辨证要点:带下色黄,质如脓涕,量多,有臭气。②辨类证:本证候带下应与湿毒带下相鉴别,前者带下色黄质如脓涕,量多,有臭气。后者带下色黄或绿、杂色带,或浑浊如米泔,气味秽臭量多,多伴有小腹痛等症状。

**理法概要** 肝脾失调,湿邪下注,蕴久化热,湿热熏蒸,损伤任带二脉,而致带下。治宜清热利湿止带。

**方药运用** 易黄汤加味。

山药 30g　芡实 15g　黄柏 12g　车前子 30g　白果 10 枚　香附 10g　丹皮 12g　白术 10g

山药、芡实、白术均有健脾化湿之功;加白果引入任脉之中,而固任止带;黄柏、丹皮一能清热燥湿,二可清肾中之火;车前子味甘淡而气寒,淡渗利,寒清热,能使湿热之邪下行,而从小便排出;香附一味,为气病之总司,可散肝气之郁。脾肝复健,湿热得去而带必自止。若带下量多,可加薏苡仁、猪苓;带下臭味重者,加土茯苓、蒲公英、椿白皮;阴痒者加蛇床子、白鲜皮;口干苦,下腹部发热者,加茵陈、栀子。

# 【其他疗法】

### 1. 单方验方

(1) 鸡冠花 30g,金樱子 30g,白果 10 枚,水煎服。适用于脾虚带下。

(2) 白术、山药、花生仁各 250g,红糖 200g,前三味药炒焦共研细末,加入红糖,调匀备用。日服 3 次,每次 30g。适用于脾虚带下。若带下色黄,有秽臭气者,可加黄柏粉 150g。

(3) 白带丸:炒山药 60g,芡实 60g,黄柏 15g,柴胡 12g,续断 15g,白果仁 30g。煅赤石脂 15g。煅牡蛎 30g,制蜜丸。每丸 9g,日服 2 次,每次 1 丸。主治脾虚湿阻引起的赤白带下。

### 2. 针灸疗法

(1) 脾虚证:主穴:带脉、气海、白环俞、足三里、三阴交。配穴:腹胀便溏加天枢、中脘,带下色红加间使。手法:多用补法加灸。

(2) 湿热证:主穴:带脉、中极、下髎、阴陵泉、行间。配穴:阴中痒痛加蠡沟;带下色红加间使。手法:针用泻法。

### 3. 熏洗疗法

野菊花、蛇床子各 30g,生百部 5g,苦参 20g,枯矾 12g,百合 15g。上药用纱布包好后入水煎 30～40 分钟,取煎液趁热熏洗阴部,每天 2～3 次,每次 15～30 分钟,每剂药可用 2 天。

### 4. 塞药疗法

蛇床子 120g、白矾、母丁香、肉桂、杏仁、吴茱萸、北细辛、砂仁、牡蛎、菟丝子、薏苡仁、川椒各 90g,麝香 3g。将各药(麝香后入)共研极细粉末,然后用生蜂蜜拌和搅匀,做成如龙眼大小的丸子,再用消毒纱布包起来,用双股白棉线扎紧口部,留长约 4 寸的线头以便换药时拉出药球,此为坐药。使用时先用高锰酸钾液冲洗阴道,使其清洁,拭干后纳入坐药,初用时每天换药 1 次,3 天以后可 2～3 天换药 1 次,一般轻症大多只 3～5 枚坐药即可痊愈。

### 5. 饮食疗法

(1) 马齿蛋羹:鲜马齿苋适量,鸡蛋 2 枚,精盐、味精各少许。将鲜马齿苋洗净碎成糊状,用纱布包好,将汁挤入碗内,然后将鸡蛋(去蛋黄)亦磕入碗内,加入精盐,调匀后上笼蒸成蛋羹,取后撒上味精即可。适用于湿热带下。

(2) 鲜马鞭草 60g,新鲜猪肝 100g,将马鞭草洗净切碎,猪肝切片与马鞭草相间置瓷盘中,隔水蒸熟食之,每日 1 次,适用于湿热带下。

(3) 山药薏仁粥:山药、薏苡仁各适量,熬粥常服。适用于脾虚带下。

### 6. 穴位贴敷疗法

白鸡冠花(醋炙)、红花(酒炒)、白术、荷叶(烧灰)、茯苓、陈壁土、车前子各等份,每次取药 35g,黄酒调糊,敷贴神阙、脾俞等穴,隔日换药 1 次。适用于脾虚带下以及湿热带下。

## 【名医精华】

### 李振华医案

**案1** 林某,女,46岁。初诊:1992年7月8日。

主诉:白带过多已月余。

病史:1月前因忙于家庭搬迁,过度劳累,加之饥饱失宜,致使白带过多,其色白,如涕如唾,遂至河南医学院一附院检查,确诊为宫颈炎,治以青霉素静滴及0.1‰高锰酸钾液外洗,外用妇炎宁阴道泡腾片,有暂时效果。现带下量多,色白,无臭味,绵绵不断,精神倦怠,四肢无力,下肢浮肿,食少便溏,时有腹部胀满,面色萎黄,神情疲惫,下肢浮肿,按之凹陷。舌质淡,体胖大,苔白腻,脉缓。

中医诊断:带下病(脾气虚弱)。

西医诊断:宫颈炎。

治法:健脾益气,燥湿止带。

处方:完带汤加减。

党参10g,白术10g,茯苓15g,泽泻12g,苍术10g,砂仁6g,厚朴10g,广木香6g,薏苡仁30g,芡实12g,白芍12g,柴胡6g,甘草6g。10剂,水煎服。

嘱:忌食生冷油腻辛辣之品。

二诊:1992年7月19日。白带正常,纳食增加,精神饱满,诸症消失,病获痊愈。舌质淡,苔薄白,脉缓。继服上方20剂巩固疗效。

5个月后患者因患急性支气管炎前来就诊,述白带正常。

**案2** 常某,女,33岁。初诊:2007年11月3日。

主诉:白带增多6年,阴痒3天。

病史:患者有慢性宫颈炎病史6年,平素白带量多,时伴腰骶沉重,小腹坠胀,间断治疗,时轻时重。2007年9月6日于郑大三附院做妇检及B超示:①宫腔侧壁轻度粘连;②双侧输卵管通而不畅;③慢性宫颈管炎。应用甲硝唑、青霉素治疗,并局部阴道冲洗,诸症减轻,然出现外阴瘙痒,白带又增,阴道分泌物检查示:真菌性阴道炎。故不愿再用抗生素,特来就诊。现症见:阴痒,白带量多色白,质黏稠,无臭味,小腹坠胀,月经前四五天,常烦躁易怒,心情抑郁。纳寐可,二便调。舌质淡,苔白,舌体胖大,脉沉弱。

中医诊断:带下(脾虚肝郁,湿邪下注)

西医诊断:①慢性宫颈炎;②真菌性阴道炎。

治法:健脾疏肝,化湿止带。

方剂:完带汤加减。

药物:苍术10g,白术12g,泽泻15g,生薏苡仁30g,茯苓15g,芡实15g,白果12g,炒黄柏10g,蛇床子18g,乌药10g,木香6g,川朴10g,甘草3g。14剂,水煎服。

嘱:调畅情志,忌食辛辣油腻。

二诊:2007年11月17日。白带较前量减,质转清稀,色白,无异味,小腹坠胀、阴痒已无。述口干明显,不欲饮,经前急躁易怒,悲伤欲哭。舌淡红,苔薄白,舌胖大,脉沉。

二诊辨证论治:白带较前减少质稀,说明脾虚肝郁减轻,湿浊渐化,然湿浊下注,加之药毒浸淫,日久化热为临床常见,故李老一诊时以化湿为主,稍清湿热乃为防变。然现证型已为肝郁脾虚,心火偏亢,热重于湿。故二诊加栀子 10g、龙胆草 10g,以清利湿热。热清则烦除,配合欢皮 12g 可解郁除烦,知母 12g 清热滋阴生津以治口干,用龙齿 10g 以稍稍收湿固涩,较龙骨更长于镇惊安神,用于此恰到好处。

三诊:服上方 12 剂,偶见白带量稍多,次数明显减少,烦躁易哭已无,效不更方,继服 12 剂以巩固疗效。(《李振华医案医论集》)

#### 傅山

夫白带乃湿盛而火衰,肝郁而气弱,则脾土受伤,湿土之气下陷,是以脾精不守,不能化荣血以为经水,反变成白滑之物,由阴门直下,欲自禁而不可得也。治法宜大补脾胃之气,稍佐以舒肝之品,使风木不闭塞于地中,则地气自升腾于天上,脾气健而湿气消,自无白带之患矣。(《傅青主女科》)

#### 何子淮医案

董某,女,36 岁,工人。大产一胎已 10 年,平素大便溏泄,带下色黄,绵绵不断,时有年余。外形肥胖,头晕目眩,纳食不香,食后腹胀,喜饮酒湿,苔微黄而腻．脉象濡细。脾运不旋,清阳不升,浊阴不降,流注胞络成带。治宜健脾运中,除湿摄带。

处方:太子参、芡实各 30g,苍白术、茯苓、扁豆花、炒怀山药各 12g,炒薏苡仁、车前草各 15g,砂仁、甘草各 3g。5 剂。

复诊:胃纳转香,小便增长,大便成形,黄水转淡,秽浊已减。原方去苍术,加萆薢 12g,甘草改六一散 12g,1 周后诸症皆除,纳眠转佳,精神转爽。

**按**　脾为生化之源,运化之枢,脾运虚弱则化少湿多。《傅青主女科·带下篇》谓带下俱是湿证,责在脾也。本法以参、术、苓、草益气健脾,加大剂薏苡仁、车前草淡渗利湿,又赖怀山药、芡实益脾止带,更加砂仁一味理中宫助湿行,全方补中有行,通中有涩,鼓脾气荣中土,旋运有权,湿去带除。(《何子淮女科经验集》)

#### 黄圣翼医案

龚某,女,40 岁。素体虚弱,复有胃溃疡病史,近几个月来带下量多,色白而淡,经前更甚,四肢不温,精神倦怠,食欲不振,大便溏薄,脉缓弱。脾为后天之本,主运化精微,有统血之功。久病脾虚,虚则气陷,带脉失约,任脉不固,运化失常,以致水湿下注而为带下。治当益气升阳,收敛止带。方拟:生芪 12g、升麻 9g、柴胡 6g、当归 12g、白术 9g、陈皮 9g、西党 12g、炙甘草 3g、龙骨 15g、牡蛎 15g、乌贼骨 15g、茜草 12g、金樱子 30g。5 剂。

复诊:药后带量减少,饮食增加,精神好转,舌脉同前,原方继进五剂。

2 月后随访,病已痊愈。

**按**　妇人带下原因甚多,必须辨证施治。本方使用的关键,在于带下"色白而淡",结合脉舌见证,方能诊断为气虚带下。本案患者年达 40,素体气虚,又染胃疾。脾主运化,胃主受纳,脾胃失健,生化之源不足,水谷不能化为精微而生血,反聚为痰湿下注而为带。《医宗金鉴·带下篇》指出:"……色白者,用补中益气汤",常仿其法,用补中益气汤升举下陷之气,加入乌贼骨、龙骨、牡蛎、金樱子之收敛以止带;茜草有止血、止崩、凉血祛瘀之功,故亦能治带。诸药配伍,使清气升冲任固,带下愈。若带下黄白黏稠而腥臭者,多为湿热之象,则非本方所宜。(《湖南省老中医医案选》)

### 余翰石医案

李某,女,27岁。初诊:1962年4月14日。主诉及病史:白带甚多如溲,状如米泔,已有月余。诊查:带下绵绵,久而不净,头晕耳鸣,腰膝酸楚。苔薄滑,脉细涩。面色萎黄,畏寒肢冷。辨证:根据舌脉属肝肾两虚、带脉不固。治法:固肾束带。处方:白龙骨20g,煅牡蛎30g,炒白术9g,杜仲12g,川续断9g,菟丝子9g,乌贼骨12g,龟板12g,白莲须9g,椿根皮12g,潼白蒺藜各9g。7剂。

二诊:1962年4月21日。带下较少,腰膝酸楚大减,但畏寒未悉除。脉来细涩,苔薄。议固肾益气、和调营卫。处方:白龙骨15g,全当归12g,川续断9g,肉桂3g,煅牡蛎30g,黄芪12g,狗脊9g,椿根皮12g,山萸肉6g,菟丝子9g,潼沙苑9g,黄精9g

**按** 肾为先天之本,奇经八脉皆属之。肾虚则冲任不和、带脉不固。病者年在青壮之期而脉细涩且病带下,概由劳乏积日不得息,脾肾俱伤而成带下。案中以补肾壮阳兼收标束带而获良效。(《中国现代名中医医案精华》)

### 何承志医案

崔某,女,42岁。初诊:1982年7月5日。诊查:既往无其他病史可循,育2胎已绝育,月经尚可。平时眩晕不已,少腹胀满,带下频频。纳差,呃逆。脉细数,苔薄舌光。辨证:肝肾同病,带脉不固,脾胃不和,运化无权。治法:先予调和营气主治。处方:山药15g,蒺藜15g,白术芍各10g,莲须15g,川断10g,海螵蛸15g,楂曲各10g,云苓15g,孩儿参20g,黄芪10g,炙草5g,青陈皮各10g,当归10g。5剂

二诊:7月11日。髀痛不已,头痛晕眩,脘腹胀满,带下频频。脉细数,苔薄。再予调气和营,通络为法。处方:川断10g,狗脊10g,蒺藜15g,鸡头子15g,龙牡各15g,骨碎补10g,西黄芪10g,当归10g,石决明15g,半夏10g,桂枝5g,白术芍各10g,炙草5g,明党参10g。5剂。

另方:金鸡虎丸1瓶。

三诊:7月29日药后诸恙均减。脉细数,苔薄。再予调气和营,通络治之。处方:蒺藜15g,当归10g,生熟地各15g,云苓15g,党参10g,川断10g,黄芪10g,骨碎补10g,老鹳草20g,辰麦冬10g,威灵仙10g,黄精30g,桂枝5g,炙草5g,7剂。

另方:归脾丸2瓶。

**按** 带下一证,有属湿热者,有属脾虚者,有属肝肾不足者。此例带下因脾虚运化不健,肾虚带脉失约所致,兼有肝气郁滞之象,故以参、芪、术、草、山药、云苓健脾利湿,白蒺藜、青皮疏肝气,当归、白芍养血柔肝,川断益肾,海螵蛸、莲须固涩。使脾气足,运化健,水湿化,同时肝血足,肝气疏泄正常,无以犯脾,气血得充,肾精得养,封藏固摄才能约束带脉。二诊仍守前意,益气用参芪,固涩加龙牡与芡实。因有髀痛之兼症,加桂枝配白芍以和营通络。待至三诊诸症已显著好转,仍守前法,益气养血加祛风通络之品治之。从中亦可看出,治疗慢性病,若辨证正确,守法是非常重要的,若有兼症可以随症加减,但应不失原意,才能取效。(《中国现代名中医医案精华》)

### 刘云鹏医案

黄芩滑石汤治愈带下一例。

余某,女,35岁,已婚。

初诊：1985 年 6 月 24 日。

主诉及病史：近 1 年来，带下量多，色黄，有臭气；自觉逐渐消瘦，胸闷心慌，腹胀，纳谷不馨，肢软无力。月经周期基本正常，经前四五天腰及小腹两侧胀痛，经量中等，色略暗，末次月经 6 月 18 日来潮，现已净。妇科检查提示患有"双侧附件炎"。

诊查：脉滑数而急（124 次/分），舌红，苔黄腻。

辨证：证属湿热郁阻三焦。

治法：治宜苦辛淡法，除湿清热止带。方用黄芩滑石汤加味。

处方：黄芩 9g，滑石 24g，猪苓 9g，茯苓皮 12g，大腹皮 9g，白蔻仁 9g，通草 6g，竹叶 9g，厚朴 9g，黄柏 9g，苍术 9g。4 剂。

二诊：7 月 2 日。服上方药 4 剂后，白带稍少，胸闷腹胀稍轻；仍肢软，脉弦数（102 次/分），舌淡红，苔黄腻。守上方，继进药。5 剂。

三诊：7 月 12 日。服上方药 5 剂后，精神好转，白带减少，胸闷腹胀大减。又见少腹两侧隐痛，偶有身上跳痛。脉弦数（92 次/分），舌红，有瘀点，苔薄黄。证属湿热渐清，惟现肝脾不和，此为经前症状。治宜疏肝理脾，活血化瘀。方用四逆散加味。

处方：柴胡 9g，枳实 9g，赤白芍各 15g，甘草 6g，太子参 30g，败酱草 30g，鸡血藤 15g，泽兰 9g，益母草 15g。6 剂。

随访：8 月底患者来诊他病时，反映白带减少，不作臭气，腹痛疼痛较前好转。

**按**　本例患者就诊时正值盛夏，感受时令湿热之气，其邪郁阻三焦。在上则胸闷心慌，在中则腹胀纳差，在下则带黄气臭。湿因经络则肢软乏力，舌红苔黄腻，脉急数均为湿热之象。证由湿热为患，清利湿热是治其本，澄源而流自清，选用黄芩滑石汤为主方，取其苦辛淡渗清利三焦湿热。加竹叶、厚朴利湿散满，苍术、黄柏清热燥湿，着重治其湿热带下。三焦湿去热清，带下自止。

### 班秀文医案

陆某，女，29 岁。

初诊：1990 年 10 月 3 日。

主诉及病史：带下量多两年余。于两年前出现带下量多，色黄白相兼，时为赤白带下，臭秽难闻，伴腰酸腹痛。1990 年 6 月妇科检查为宫颈Ⅱ度糜烂，触之出血，于宫颈后唇可见一 4cm×3cm×3cm 囊性肿物。经宫颈冰冻治疗及切除肿物，现妇科检查宫颈仍为Ⅱ度糜烂。带下量多，色黄白相兼，质稠，偶见赤白带下，臭秽，腰酸。

诊查：面色淡黄少华，舌淡红，苔薄白，脉缓。

辨证：湿热下注，瘀阻下焦，胞门受损。

治法：清热利湿，解毒化瘀。

处方：鸡血藤 20g，土茯苓 20g，紫丹参 15g，全当归 10g，赤芍药 10g，生薏苡仁 15g，建泽泻 10g，益母草 10g，忍冬藤 20g，生甘草 6g，7 剂。

药后赤带消失，带下量减，色白无臭。守上方合异功散加减进退，调治两月余，带下正常。

**按**　《先醒斋医学广笔记》中曰："带下如浓泔而臭秽特甚者，湿热甚也。"本案为湿热蕴滞下焦，郁久化火，胞门脉络受损所致。由于湿与热结，胶结难解，故方中重用土茯苓、薏苡仁淡渗利湿；泽泻清泄湿浊，渗湿与热下，使热无所依；湿为阴邪，其性重浊黏腻，最易阻遏病机,以致阳气不伸,血行不畅,由湿而瘀,故用鸡血藤、当归、坤草补血活血化瘀,且能助忍冬藤通脉解毒。湿瘀久郁,化热生火,灼伤胞络致赤白带下,故用赤芍、丹参凉血活血。甘草解毒调和诸药。全方以甘、辛、苦为主,寒温并用,共奏清热利湿、解毒化瘀之功,体现了通因通用、扶正祛邪之法。

### 熊梦周医案

健脾渗湿、固涩止带法治愈带下症一例。

周某,女,10岁。

诊查:阴道排浊,色黄而稠,量多有块,内裤一日不换则脏不堪言。面色发黄,精神不振,四肢乏力,纳差,舌略红,苔厚腻微黄,脉弦滑。

辨证:素因脾虚纳差而身体较弱,脾虚则水反为湿,谷反为滞,致湿浊流注下焦。年幼体弱,肾气未盛,不能温煦脾阳;脾阳不运,不能化精为血,反化精为水而成本病。

治法:当益气健脾,固涩止带。

处方:太子参12g,苍术9g,焦白术9g,白茯苓18g,竹柴胡6g,乌贼骨9g,茺蔚子9g,紫丹参9g,炙甘草3g,苡仁15g,升麻6g,银杏6g,芡实6g。

二诊:服药4剂,诸症减轻。阴道排浊量明显减少,色不黄,质亦不稠,无块状。精神好转,舌苔白腻,脉滑。前方去丹参,加扁豆9g,金樱子9g,以增强健脾止带作用。

三诊:服药4剂,仅有少量白色浊物,偶感头昏,四肢关节痛。治疗扔照原方意,加入补中益气之黄芪15g,补肾助阳之菟丝子9g。

四诊:服药4剂,浊带已止,精神食欲已转正常,舌苔薄白。于上方稍有加减,意在善后调理。

处方:太子参12g,生黄芪15g,怀山药10g,焦白术10g,鸡内金6g,竹柴胡6g,乌贼骨12g,毛狗脊12g,炙甘草3g,升麻9g。

上方药服2剂,诸症皆愈。嘱继服前方药2剂以巩固疗效。

**按** 本病是儿科临床少见之病,其症状表现与妇科带症相似。根据儿童的生理病理特点,结合该患儿的具体症状辨证施治,取得满意的效果。

### 张灿玾医案

王某,女,中年,荣成下回头村。

数月来,月经不正常,每易超前。经来前小腹不适,血色紫红;经期及经后,兼有带下,色黄白相间,有异臭,腰痛,腿沉。舌红,苔白,脉寸脉浮,关尺沉缓,尺脉较弱。此湿热滞于子宫,久郁不发,化为带下,日久不愈,热伤冲任,经易先期;湿热伤精,必损肾气,故腰痛、腿沉。治宜清利湿热,以净子宫。

处方:当归三钱,川芎二钱,白芍三钱,生地三钱,黄芩二钱,柴胡二钱,炒栀子二钱,丹皮二钱,薏苡仁三钱,茯苓三钱,丹参三钱,酒炙香附三钱,生甘草二钱。水煎温服。

二诊:服上方四剂后,月经已断。经期见症较前减轻。断经后,仍有带下,舌脉如前。此下焦之湿热未净,胞中之湿气犹存,当继以清利湿热法治之。

处方:白术三钱,苍术五钱,茯苓三钱,薏苡仁五钱,白芍三钱,车前子二钱(包煎),土茯苓五钱,炒山药三钱,柴胡二钱,丹皮二钱,芡实三钱,生甘草二钱。水煎温服。

三诊:服上方五剂,带下已明显减少,腰、腿亦较前轻快。此下焦湿热已经减缓,气血营运渐趋正常,可继用此方再服,以净化胞宫。

后以此二方,继续调两个月经周期,月经即恢复正常,带下亦痊愈。

**按**　此案属于湿热留滞下焦,胞宫从化于湿热所致之带下,故以调经化气,清热利湿为法。调经以四物汤与《金匮要略方论》妇人病方当归芍药散合用加减,佐以清利湿热之药治之。治带下以《傅青主男女科·带下门》完带汤加减治之,此方以二术助脾气以化湿,以二苓利湿热以净胞宫,以山药、芡实收之,以薏苡仁、车前子利之,以柴胡、丹皮制相火以解郁热。众药合和,则湿热除矣。

## 【预防护理】

(1)平时要清静养神,调和情志,欲望不可过度,以防脾伤湿停,伤及任带而为带下。

(2)饮食有节,不可暴饮暴食,少食辛辣及生冷之品。肥胖之人,尤其要适当控制饮食,忌食膏粱厚味,以免损伤脾胃,引起带下病。

(3)素体脾胃虚弱之人,可常服薯蓣粥,以防本病发生,每次取生薯蓣适量,或用干怀山药磨粉,每次用2~3两,葱、姜适量,切碎,熟后加红糖少许即可。

(4)避防湿邪侵袭,居住及工作环境要通风、干燥,平时不可久卧湿地,经期避免冒雨涉水,还要注意节制房事,不可房劳过度。

(5)要保持外阴干净,勤换内裤,经期忌凉水浴,禁止坐浴等。

# 恶　阻

妊娠后6~12周,出现头晕、恶心呕吐、厌食、恶闻食气,或食入即吐者,称为恶阻,又称"妊娠呕吐"。《千金要方》称为"阻病",《产宝》称为"子病",《坤元是保》谓之"病食",《胎产心法》说:"恶阻者,谓有胎气,恶心阻其饮食也。"此皆前人对恶阻之论。

关于孕后恶心呕吐病证的记载,最早见于后汉的《金匮要略》,其说:"妊娠呕吐不止,干姜人参半夏丸主之。"而后隋代巢元方所著《诸病源候论》首载恶阻病名,且较《金匮要略》描述本病的临床特征更为详细:"恶阻病者,心中愦闷,头眩四肢烦疼,懈惰不欲执作,恶闻食气,欲啖咸酸果实,多睡少起,世云恶食又云恶字是也。"《校注妇人良方大全》云:"妊娠恶阻病……由胃气怯弱,中脘停痰。"总的来说,恶阻的发生是孕妇平素脾胃虚弱,或素有痰湿停滞中脘,或肝郁脾虚等因素的存在,又加之受孕早期,气血聚下养胎,冲气较盛上逆犯胃,胃失和降则出现恶心呕吐;或因脾虚,中阳不振,则神疲,嗜睡;或因脾虚不能生血养肝,则肝血虚而择食喜酸。恶阻在临床的表现,因人体质不同而有轻重之别。若孕妇素体健壮,在孕之初有食欲不佳,胃纳减退,或仅有轻微恶心择食,或于晨起空腹呕吐者,这是妊娠早期常有现象,一般不治,经自身调节,到孕3个月呕吐自止;若体质弱,上述之因存在,孕后妊娠反应严重,呕吐不止,可使孕妇迅速消瘦或诱发他疾,甚则影响胎儿的发育,应及时治疗。如《万氏妇人科》云:"轻者不服药无妨,乃常病也。重者须药调之,恐伤胎气。"

## 【相关病机】

本病属妇科疾患,其发生与脾胃关系特别密切。在怀孕之初,月经停闭,血海藏而不泻,大量阴血下聚以养胎元,故冲脉气血旺盛。因冲脉隶属于阳明经,今冲气盛又失于相对不足之阴血的藏纳,则冲气上逆循经犯胃、胃失和降,恶心呕吐诸症生焉。其所以甚而酿生恶阻之病,又与孕妇脾胃虚弱有关。因脾虚失运而生痰、生湿,痰湿阻滞中州,则气机升降失常;或因血聚下养胎,阴血虚,则肝气偏旺,肝旺乘胃,胃失和降而呕恶。本病临床最多见的是脾胃虚弱,肝胃不和,痰滞为患。而纯因阴阳失和,或外感风寒所致的恶阻很少见。

**脾胃虚弱** 因禀赋不足,脾胃虚弱,或因饮食失节,或劳倦过度,或忧思伤脾,皆能损伤脾胃,使中焦气机升降逆乱。又加受孕之初冲脉之气较盛,冲气上逆犯胃,则胃失和降而作呕吐。此如《妇科要旨》云:"妊娠脾胃虚弱,挟气而痰涎内滞,致病恶阻。"说明了恶阻发病机理是脾胃虚弱所致。

**肝胃不和** 素体肝气偏旺,肝阴血不足,孕后血聚下养胎,肝血更虚,肝气更旺。或因郁怒伤肝,肝失疏泄,木郁横逆脾土,中土受累;又因肝之经脉挟胃贯膈,在孕初冲脉之气盛而上逆,肝、冲之气上逆犯胃,致胃失和降而呕吐。故《沈氏女科辑要》曰:"呕吐不外肝、胃两经病。"

**痰湿阻滞** 脾为生痰之源,素体肥胖之人,多痰、多湿;或因脾虚失运,则痰湿内生,痰湿之邪停留中脘,在受孕初期,经血壅闭而不外泻,冲脉之气盛而上逆犯胃,胃失和降,故中脘之痰饮随冲气上逆而呕吐。如《三因极一病证方论》中曰:"妇女中脘,宿有风冷痰饮,经脉不行,饮与血搏,多喜病阻。"

总之,恶阻之由来,乃是孕妇素体脾胃虚弱,受孕后气血下养胎元,则脾胃之气血更虚,因早孕冲脉之气盛而上逆,为发本病之主因。若素体肝阴虚,孕后精血下养胎,故肝阴更虚。但只要脾胃健,内无痰湿停留,脾健能生化气血,则肝之阴血自充,肝阳自敛。孕后冲气盛而上逆之症,经过自身调节,不治呕吐而呕自愈,这充分说明了恶阻病的发生与脾胃密切相关。

# 【辨证论治】

### 1. 辨证纲要

根据呕吐物的性状(色、质、气味)及兼证,重点辨恶阻的虚实寒热。

(1)辨呕吐物性状:呕吐清水或清涎,无特殊气味者,属虚证、寒证;呕吐物为酸水、苦水、黄绿色,有异常气味者,属实证、热证,为肝、胆、胃三经热盛;呕吐物如痰涎,或黏液,为虚实兼挟证;若剧吐,吐出物黏液如咖啡色,或血样物质,属虚证,为气阴两亏之重证。

(2)辨兼证:呕吐清水或清涎,伴神疲思睡,纳差使溏者,为脾胃气虚;若伴见面色苍白,肢冷畏寒,此属脾胃虚寒证。呕吐物为酸水或苦水,伴见胸胁胀痛,嗳气叹息,属肝郁犯胃。呕吐痰涎,伴见四肢沉重,胸脘满闷,不思饮食,形体肥胖,为痰湿实证,或为虚实兼夹证。

(3)辨病程顺逆:妊娠恶阻分轻、中、重三型。轻者食疗不药而愈;中者用药调治则愈;上述两型发病轻、病程短,治疗效果好。重者发病早,病势重,时好时坏,病程长,用药调治一般可痊愈。但有极少数患者,不能入食药,呕吐血性物,身体消瘦,精神萎靡,便结、溲赤而少,此为逆证。

### 2. 辨析类证

在妊娠期间,因其他因素引起的呕吐症状应与恶阻相鉴别。

(1)胃病:患者素有胃病史,常出现胃脘不适、呕吐发作,多与饮食、受风寒、情志等因素有关。

(2) 传染性肝炎:肝炎患者,有肝功能异常,肝病指征,呕吐虽发生于妊娠期间,但治疗以治肝为主。

(3) 葡萄胎:孕葡萄胎者,妊娠恶阻较一般妊娠反应重,本病虽属恶阻范围内,但不能保胎治疗,必须终止妊娠,故应鉴别。

(4) 感受外邪而呕吐:外感风寒、暑、湿、湿热以及秽浊之气侵犯胃腑,或过食生冷不洁之物所发生的呕吐。这种呕吐虽在妊娠期间,但呕吐是突发的,大多伴有发热恶寒,经积极治疗很快痊愈。

(5) 神经性呕吐:这种呕吐与精神、情绪、外界环境等因素有关,呕吐呈阵发性出现。

**3. 治疗原则**

妊娠恶阻是因脾胃虚弱,冲气上逆而作,故治疗必以"平冲降逆,和胃止呕"为总则。但具体应用时,必须"谨守病机"辨证施治。如肝郁有热者,舒肝清热,和胃降逆;或痰湿盛者,化痰除湿,和胃降逆;若湿热盛者,清热利湿,和胃降逆;脾胃虚弱者,益气健脾,和胃降逆;偏虚寒盛者,温中散寒,和胃降逆;气阴两亏者,益气养阴,和胃降逆。总之,治恶阻以平降逆气,和胃止呕为主,而安胎之法应寓于各法之中。

恶阻乃妇女妊娠期病证,用药要慎重,应注意以下几点。

(1) 本病乃冲任气盛上逆,故遣方选药时,忌用升散之品,如柴胡、升麻、黄芪之类应慎用,防其反助逆气加重。

(2) 在平冲降逆气时,有损胎元的药物应慎用或禁用。重坠之品,如代赭石之类,若患者素有滑胎史者,要禁用,防伤、堕胎元。

(3) 孕妇虽因痰湿而病,对化痰利湿药也要慎用或禁用,如滑石、半夏、苡米、车前子之类,虽能利湿,但易伤胎。故治本病大多是治病与安胎并举为原则,病除胎自安。

**脾胃虚弱**

临床表现 妊娠早期,恶心呕吐清水或清涎,甚或食入即吐,厌闻食气,神疲思睡,纳差便溏,舌淡苔白,脉缓滑无力。

辨证提要 ①辨证要点:本病发生与受孕时间有关,大多数在停经后 40 天左右发生恶心呕吐。呕吐物多为清淡水或清涎。②辨病因:孕妇素体脾胃虚弱,孕后精血下养胎元,则脾胃更虚,脾虚不能升清,胃弱不能降浊,受纳运化功能失常而出现恶阻。若前症兼面色㿠白,倦怠乏力,白带增多,大便不实者,此属脾胃虚寒之恶阻。③辨类证:本证候的恶心呕吐,应与慢性虚寒胃病呕吐相鉴别。因脾胃虚弱之恶阻,是食入即吐或吐清水,胃不痛。而慢性胃寒之呕吐,大多先胃脘痛,遂致呕吐。

理法概要 孕妇素体脾胃虚弱,孕后气血聚下养胎,则脾胃之气血更虚。而冲任气血壅盛,冲气上逆犯胃,致胃失和降而恶阻。治宜健脾和胃,降逆止呕,佐以安胎为主。

方药运用 香砂六君子汤加减。

党参 12g　白术 10g　茯苓 15g　甘草 3g　姜半夏 6g　陈皮 10g　木香 5g　砂仁 9g　生姜 10g　大枣 5g

方中党参、白术、茯苓、甘草健脾益气和中;姜半夏、生姜降逆温胃止呕;砂仁醒脾和胃,理气安胎;木香、陈皮理气和中;大枣补脾健中。加伏龙肝以土补土,温胃健脾止呕。全方各药配伍可起到脾健能运,胃气得降,呕吐止胎安。

### 肝胃不和

**临床表现** 妊娠早期,恶心呕吐酸水或苦水,胸满胁痛,嗳气叹息,头胀而晕,或乳房胀痛,心烦口苦,舌质偏红、苔薄黄,脉弦滑。

**辨证提要** ①辨证要点:本证之呕吐物多是酸水或苦水,或呕吐物呈黄绿色,这与肝、胆两经热盛的轻重有关。②辨热的轻重:肝经郁而未化热者,一般呕吐酸水轻,或不吐酸水。若肝郁日久化热并影响到胆,则呕吐酸苦之水重,这是肝胆实热,热迫胆汁外泄之故。③辨津伤轻重:呕吐之证本伤津耗液,若呕吐不甚,虽然伤津,但经自身调节可得以补充;如呕吐严重,或剧吐,而又不能进食药者,孕妇很快出现精神萎靡,双目无神,形体消瘦,目眶下陷,发热口渴,尿少,便结,舌红少津,脉细数,此为阴液大伤,若治不及时,则气阴两伤更甚,为恶阻之重症,则预后不佳。

**理法概要** 肝旺乘脾,肝胆之火迫胆汁外泄,肝与冲脉之气挟胆汁上逆犯胃,胃失和降故发恶阻。治当抑肝清热扶脾,降逆和胃止呕,佐以安胎之法。

**方药运用** 芩连半夏竹茹汤加减。

黄芩 12g　黄连 6g　龙胆草 6g　竹茹 12g　半夏 6g　枳壳 9g　旋覆花 9g(布包)

黄芩、黄连、龙胆草,清泻肝胆实火;竹茹清胃热止呕;半夏、旋覆花,平冲降逆止呕;伍枳壳理气和胃。若肝热损阴而出现口渴心烦者,加黑栀子、白芍,养阴清热柔肝;若肝阳上亢、上扰清窍,出现头晕胀痛者,加菊花、钩藤、夏枯草,以清热平肝;若病势日进、呕吐不止、又不能进水米者,症见精神萎靡、形体清瘦、双目无神、唇舌干燥、尿少便结,甚或呕吐血性物质,这是恶阻之重证,属气阴两亏,治宜益气养阴和胃降逆止呕。用生脉散合增液汤加减治疗,必要时可配合输液。

### 痰湿阻滞

**临床表现** 妊娠早期,呕吐痰涎,胸脘满闷,不思饮食,心悸气短,四肢重乏,或形体肥胖,苔白厚而腻,脉滑或滑而无力。

**辨证提要** ①辨证要点:应注意呕吐物的性状,多为清稀痰涎或黏液,多无气味,脉多缓滑无力。②辨体质:素体脾虚,形体偏胖,脾虚运化失司,多痰,多湿,痰湿内停,阻滞中宫。因孕后冲气盛而上逆犯胃,痰湿、痰饮之邪随冲气上逆而发恶阻。③辨嗜好:孕妇平素多有喜食生冷,或喜食肥甘厚味之嗜好,应详察追溯病史可辨之。多食则损伤脾胃,水谷之精微失运内停而生湿,湿聚生痰饮。受孕后冲任气盛而上逆,痰饮随冲气上逆则呕吐痰涎。

**理法概要** 脾虚失运,痰湿内停。孕初冲任气盛而上逆犯胃,痰饮随冲气上逆而呕吐痰涎。故治宜化痰除湿,和胃降逆为主,同时根据患者体质还应伍以芳香化湿安胎之品。

**方药运用** 小半夏加茯苓汤加减。

半夏 9g　生姜 10g　茯苓 15g　白术 10g　砂仁 8g　陈皮 10g

半夏、生姜,燥湿祛痰、和胃降逆止呕;茯苓,甘淡渗利水湿,又能扶脾,使湿从小便去;加砂仁、陈皮,调中行气、芳香化湿,和胃止呕安胎;加白术,补气健脾、燥湿利水安胎。若痰湿久积化热者,应加黄芩、竹茹清热化痰,止呕安胎。

## 【其他疗法】

### 1. 单方验方

(1) 单方:肉豆蔻 1 枚,藏于红枣内(去核)加生姜,灰中煨熟,用竹茹汤送服,即可止呕。

(2) 验方:药物组成:藿香、陈皮各 12g,竹茹、枇杷叶各 9g,生姜 3g,水煎代茶频频呷之。本方应武火急煎,熬开即可,不可久煎,治妊娠呕吐。

### 2. 饮食疗法

鲤鱼 1 尾,重 500g 左右,去鳞甲及内脏,置菜盘中,放入水已开沸之笼中,蒸 15～20 分钟;取出即可食用。治疗恶阻有特效。

### 3. 针灸疗法

(1) 脾胃虚弱

取穴　足三里、上脘、中脘、阴陵泉。

手法　针刺用补法,亦可用灸法。

(2) 肝胃不和

取穴　内关、太冲、中脘、足三里。

手法　针刺用泻法,不用灸法。

(3) 痰湿阻滞

取穴　阴陵泉、丰隆、足三里、上脘。

手法　针刺用泻法。

## 【名医精华】

### 李振华医案

黄某某,女,24 岁。于 1992 年 1 月 9 日来诊。

主诉:恶心呕吐已五日。

现病史:近 4～5 天来,恶心、呕吐,不思饮食,食入即吐,只有进食酸味食品时呕吐稍轻,头晕思睡,浑身倦怠无力,特来求医治疗。平时无其他不适,已婚停经接近 2 个月。现呕声连连,痛苦病容,神疲乏力、思睡。舌体胖大,边有齿痕,舌质淡红,苔薄白,脉滑。

中医诊断:妊娠恶阻(脾胃虚弱、胃气失和)。

西医诊断:妊娠反应。

治法:和中健胃,降逆止呕。

处方:加味香砂六君子汤。

党参 10g,白术 10g,茯苓 15g,陈皮 10g,半夏 10g,藿香 10g,砂仁 6g,苏梗 10g,广木香 6g,黄芩 10g,甘草 3g,生姜三片。7 剂,水煎服。

医嘱:忌生冷油腻、辛辣食物;宜服清淡易消化高营养之食品;注意休息。

治疗结果:药尽呕吐痊愈。

### 何子淮医案

赵某,32 岁。1975 年 4 月 27 日初诊。

主诉:月经过期 26 天未至。

病史:本次月经过期 26 天未至,尿妊娠试验阳性。呕恶剧烈,痰涎清水伴见,饮食不思。平日饮食不慎,过于油腻,早孕期脾虚挟痰,致胸脘胀痛,便溏次增,头晕目眩,脉滑,苔薄腻。

诊断:妊娠恶阻(脾虚挟痰证)

治则:治宜健脾化痰止呕。

方药:炒党参 12g,焦白术 12g,茯苓 12g,姜半夏 9g,干姜 3g,玫瑰花 3g,炙甘草 3g,枳壳 3g,陈皮 5g,苏梗 6g,4 剂。

二诊:服上药呕吐已减,健脾和胃,运化有权,纳转香,但大便尚溏,神怠无力,再以补脾和胃。炒党参、焦白术、怀山药各 15g,茯苓 9g,炒白芍 12g,苎麻根 12g,玫瑰花、陈皮、干姜、炙甘草各 3g。4 剂。

三诊:服药后大便转干,日 1~2 次,诸症见瘥,再宜补脾安胎。炒党参、焦白术、怀山药、苎麻根、川断各 12g,炙黄芪 9g,玫瑰花、炙甘草各 3g。

**按** 妊娠恶阻是妇科常见病,病在冲任、胞宫,变化在气血,表现为呕吐。此例乃早孕脾虚挟痰之恶阻证候。何教授抓住脾为生湿、生痰之本,故把治疗重点放在健脾化痰这一治本原则上,方中参、术益气健脾阳贯串在病案始终,茯苓甘淡渗湿而挟脾,利湿不伤正;半夏、干姜燥湿化痰,降逆止呕;陈皮、苏梗顺气和胃能平降逆安胎。脾能健运,痰湿已除,脾胃调和,恶阻自愈。(《各家女科述评》)

### 郭国兴医案

陈某,女,26 岁。初诊:1978 年 10 月 4 日。主诉及病史:停经两个月,恶心呕吐一个月。停经一个月后即开始恶心呕吐,曾用西药爱茂尔、氯丙嗪、维生素 $B_6$、甲氧氯普胺,静脉输液和中医治疗,均无好转,食入即吐,汤水难下,口吐苦水,头晕目眩,溲黄便秘。诊查:烦躁不安,肌肉瘦削,难以支体。舌红苔薄黄,脉弦滑。辨证:素体肝胆火旺,妊后进补,中焦壅滞,胃气上逆。治法:疏肝利胆,通腑降逆。处方:柴胡 10g,黄芩 10g,半夏 10g,枳实 10g,白芍 10g,银花 12g,竹茹 10g,生姜 3 片,桔梗 10g,甘草 5g,大黄 12g(另包泡服)。

上方药服 2 剂后,呕吐明显减轻,饮食能在胃中停留;少少频食,虽呕但未吐;大便仍觉不利。守原方再进,大黄增至 15g 仍泡水频饮。以此方少作化裁,共治疗 22 天,饮服大黄 400g 左右,呕吐完全消除。后经饮食调理,身体逐渐恢复,足月顺产,母子皆安。

**按** 胎前产后,人多忌用大黄。郭老认为大黄之力虽猛,然有病则病当之。虽患者形体瘦削,如邪不去、吐不止则何以进补? 故应先破后主,"破字当头,立在其中"。症见饮入即吐,知胃中热也。故方中重用大黄,频频饮服,贯穿始终。《汤液本草》说:"大黄,推陈致新,去陈垢而安五脏。"方中黄芩一味,既清热且安胎,恐势单力薄,故以甘草、桔梗缓之,既护胃气又防胎气受损;银花气轻,入肺胃而清烦热。全方通力攻邪而胎得安,不补虚而正自复。(《中国现代名中医医案精华》)

### 余翰石医案

周某,女,24 岁。初诊:1961 年 8 月 12 日。主诉及病史:食后即呕吐,头晕无力。诊查:经居两月余,胸闷泛恶,纳后即吐,头晕耳鸣,腰膝酸软无力。辨证:脉象弦滑,舌黄苔腻,居恒无胃疾,乃妊娠恶阻。治法:理气和胃。处方:全当归 12g,炒白芍 6g,炒白术 9g,淡黄芩 9g,川黄连 3g,淡吴萸 3g,新会皮 6g,竹茹 12g,制半夏 6g,苏藿梗各 9g,伏龙肝 15g,7 剂。

二诊：1961 年 8 月 19 日。前方药服后呕吐稍平，能食米汤，惟量不多，仍头晕少眠，神疲乏力。苔薄腻，脉弦滑而细。处方：川黄连 3g，吴茱萸 3g，苍术 6g，新会白 6g，炒白术 9g，广藿梗 9g，制半夏 6g，制砂仁 3g（后下），枳壳 6g，姜竹茹 12g，伏龙肝 15g，7 剂。

**按**　女子妊娠，胎儿发育全赖母体脾旺纳佳、气壮力强。病者头晕无力，可知母体已自不足，脾胃素虚。恶阻呕吐有碍气血之充养，有损胎气。《济阴纲目》认为妊娠后"经血既闭，水积于脏，脏气不宣通，而气逆呕吐"。余师用药重在健脾、行气和胃，用药平淡，立方清纯，堪为师法。（《中国现代名中医医案精华》）

**韩百灵医案**

许某，女，25 岁，已婚。初诊：1975 年秋。主诉及病史：婚后半年，停经 50 余日，尿妊娠试验（＋），诊为早孕。近 10 日内，呕恶懒食，不欲闻食臭，食入即吐，不食亦吐，口泛酸苦，吐黄绿色水，带有血丝。病后痛苦异常，虽延医数人而病势不减。诊查：余见其神疲体瘦，面红唇干，善作太息，舌红苔黄躁，脉呈弦滑数象。询知胸胁胀满，心烦易怒，大便秘结，小溲黄赤。辨证：实属肝胃郁热之证。治法：遂拟清肝和胃法治之。处方：黄连 15g，芦根 15g，麦冬 15g，竹茹 15g，茯苓 15g，橘红 15g，枳实 15g，大黄 3.5g。水煎服，2 剂。

二诊：服药已补，呕吐稍止，大便通，可日进碗许粥汤。舌红苔微黄，脉息稍转平和，不似前者有力。前方加白芍、生地各 15g。继服药 4 剂。

三诊：呕吐已止，饮食如常。脉滑而缓，此肝胃平复之象。勿需服药，嘱其调养情志，慎戒房事，可保万全。

**按**　《沈氏女科辑要》云："呕吐不外肝、胃两经病。"《女科经纶》载："恶阻呕吐，大抵寒者少，热者多。"恶阻从肝从胃从热论治，此先贤遗意也。本案在病机上着眼于肝胃郁热；治疗上清肝所以摄纳肝阳，使肝热得除，肝郁得伸；和胃所以调畅胃气，使逆气得平，腑气得通。郁热除，肝胃和，恶阻焉能不愈。是以便秘者用少量大黄，旨在清热通秘，兼能降逆止呕，有一举两得之功，而绝无堕胎之患。（《中国现代名中医医案精华》）

**朱南孙医案**

蒋某，女，39 岁。初诊：1974 年 12 月 15 日。主诉及病史：29 岁结婚，35 岁时流产一次，出血甚多。现已怀孕 5 个月，前因上吐下泻作急诊处理住院，尿醋酮（＋＋），补液后尿醋酮（＋），呕吐仍剧，夜寐不安。诊查：脉细滑，舌红，苔薄腻，乏液。辨证：肝气上逆犯胃。治法：平肝降逆，和胃安胎。处方：生地黄 12g，白芍 9g，钩藤 12g，首乌藤 12g，茯苓 9g，合欢皮 12g，姜黄连 3g，淡吴茱萸 3g，乌梅 1 只，6 剂。

二诊：12 月 22 日，尿醋酮（－），吐已减轻，腹痛腰酸，口干唇燥，舌绛。肾水不足，阴虚火旺。治宜补肾养阴安胎。处方：生地黄 12g，白芍 9g，生甘草 4.5g，淡黄芩 6g，川黄连 3g，钩藤 12g，首乌藤 12g，茯苓 9g，川续断 9g，桑寄生 12g，苎麻根 12g，5 剂。

**按**　患者自 35 岁流产后，每次经行量多，渐致阴血不足、肝肾两虚。在受孕前曾一度月经周期紊乱，今怀孕后，赖阴血养胎，肝血益虚，虚火偏亢，上逆犯胃，胃气不得下降，故其恶阻反应较一般为甚。方用生地黄、白芍、首乌藤、钩藤、合欢皮清热养血安胎；川黄连清肝胆之火，吴茱萸辛散疏泄，二者相合为左金丸，降逆和胃止呕；乌梅酸涩为清凉收敛药，止呕止痢，解渴生津，增进食欲，味酸入肝，有引经作用。第一诊药以治恶阻为主，药后吐减，尿醋酮由阳性转为阴性，乃进入补肾养阴安胎。患者因年龄较大，恐再流产，嘱其上方药连服并令

其勿情绪紧张,卒或胃和胎安之效。(《中国现代名中医医案精华》)

## 【预防护理】

(1) 保持室内空气新鲜,避免异味吸入。

(2) 保持精神愉快,心情舒畅,切勿急躁恚怒。

(3) 孕妇饮食要有节,勿食生冷及油腻、辛辣之品。宜食清淡富有营养易消化的食物。

(4) 服汤药要浓煎,服药时应以少量频服,药液温度随患者喜恶而定。

(5) 注意口腔护理,每次呕吐后用温开水或淡盐水漱口,保持口腔清洁。

(6) 穿衣要宽松,温暖适宜,防外来风寒侵袭,以免伤胎。

(7) 对输液的病人,应暂禁食,并记录液体输入量。

# 阴　挺

妇人阴中有物下坠,甚则突出阴户之外者,称为"阴挺"。《景岳全书·妇人规》解曰:"妇人阴中突出如菌如之,或挺出数寸,谓之阴挺。"因阴挺脱出的形状有所不同,故历代医家对本病的称谓不一,《诸病源候论》称"阴挺出下脱",《千金要方》称"阴脱",《女科撮要》称"阴菌"。又因本病多发生在产后,故又称"产肠不收"或"子肠不收"。《叶天士女科》对本病已明确称为"子宫脱出",此外还有"阴痔"、"阴颓"等名称。

中医对本病的认识,早在晋朝王叔和即有所论述,如《脉经·卷九》中说:"少阴脉浮而动,浮则为虚,动则为痛,妇人则脱下。"从脉证的角度提出了因虚致脱的病机。而首先提出本病病名的是隋代巢元方,其在《诸病源候论·妇人杂病诸候》中列有"阴挺出下脱候",在卷四十四中列"产后阴下脱候",明确指出病因与生产有关,病机在于"胞络伤损,子脏虚冷,气下冲则会阴挺出"。唐代孙思邈对本病的治疗有所发展,在他著的《备急千金要方·卷三·妇人方中》共载有治阴挺方十一首,有内服方、灸熨外治法,并提出"禁举重房劳"以预防,为后世内外并治本病打下基础。至明代,张景岳对本病病因病机,治法方药等方面的论述更趋完善,如《景岳全书·妇人规》中说:"或因胞络伤损,或因分娩过劳,或因郁怒下坠,或因气虚下脱。大都此证当以升补元气,固涩真阴为主。如阴虚滑脱者,宜固阴煎、秘元煎;气虚陷下者,补中益气汤、十全大补汤;因分娩过劳、气陷者,归脾汤、寿脾煎;郁热下坠者,龙胆泻肝汤,加味逍遥散"。从不同方面提示阴挺的发生及治疗无不关乎脾胃。此外《医宗金鉴·妇科心法要诀》认为,本病的成因主要为气虚及湿热两个方面,并分述了二者的临床主症。其曰:"阴挺下脱即颓病,突物如菌,湿热肿痛溺赤数,气虚重坠便长清。"运用脾胃学说辨治阴挺,至今对临床仍具有重要的指导意义。

西医学中的子宫脱垂、阴道前后壁膨出等病,可参照本篇内容辨证施治。

## 【相关病机】

阴挺属妇科杂病之疾,临床多见。虽属妇科,但本病发生与脾胃虚弱,中气下陷,关系最为密切。饥饱失宜,劳倦过度,致脾胃虚损,中气下陷,不能举胞;或素体气虚,精血亏少,不能荣养冲任胞脉,冲任虚损不能固胞,故发生阴挺下脱之疾。

**脾虚中气下陷**　前阴者,宗筋所聚也,因素体脾胃虚弱,不能化生气血荣养前阴肌肉筋脉,则肌肉筋脉失养而松弛,致阴挺下脱;或因脾虚中气下陷,不能生化气血,任带二脉失养,不能提固胞宫,则阴挺下脱;或因分娩损伤,如临盆过早;产程过长,产时用力太过,产后操劳过早,或在产褥期患咳嗽,便秘等耗气伤气之疾,均可导致脾气虚,中气下陷,不能举胞,任带之脉失养不能提摄,故阴挺下脱。如《医宗金鉴·妇科心法要诀》中说:"妇人阴挺,或因胞络伤损,或因分娩用力太过,或气虚下陷,湿热下注,阴中突出一物如蛇,或如菌如鸡冠者,即古之頹疝类也。"说明本病主要为气虚下陷及产伤所致。

　　脾肾阳虚　若过度体劳,或年高气衰,或生产劳伤,或不节房事,皆能损伤胞络,致脾肾阳虚。脾阳气虚,中气下陷不能举胞,肾阳气虚不能系络,则子脏胞脉虚冷失养,任带二脉虚不能提固胞宫,所以致阴挺下脱。

　　湿热下注　素体脾虚运化失司则生湿;肝气郁久则化热,湿与热合形成湿热,或感受外来湿毒之邪,湿热下注损伤任带之脉,以致阴挺下脱,甚则红肿热痛而溃烂流水。所以薛氏言:"有妇人阴中突出如菌,四围肿痛,小便数,内热晡热,似痒似痛,小腹重坠,此肝胆郁结。盖肝火湿热而肿痛,脾虚下陷而垂坠也……"。

　　总之阴挺下脱之理,乃属患者素体脾胃虚弱,中气不足而下陷所致。但只要脾胃健运,气血生化有源而充盛,气盛能举胞;脾健运水谷之精微生气血而不生湿,气血能养肝肾,先天得后天之养则健能系胞;肝得精血而宗筋健壮能固胞,故阴挺下脱之疾自消矣。要治阴挺下脱,补气健脾,升阳举陷是关键。以上所述阴挺的发生和治疗都与脾胃虚弱密切相关。

## 【辨证论治】

### 1. 辨证纲要

　　根据本病的临床表现,重点辨虚、实、寒、热。以阴挺下垂的轻重,脱出部分表现情况为依据,结合舌、脉兼症的不同,注意以下辨析。

　　(1)辨阴挺下垂的轻中重:若子宫颈下垂未越阴道口者为轻(Ⅰ度脱垂);子宫颈及部分宫体脱出于阴道口外者为中(Ⅱ度脱垂);整体宫体脱出于阴道口外者为重(Ⅲ度脱垂)。

　　(2)辨脱出物:脱出部分色如常者,为脾气虚;脱出物红肿热痛,为湿热下注;若脱出物发热流黄水,甚或溃烂者,属感受湿毒;若脱出部分色白发凉,属脾肾阳虚。

　　(3)辨兼证:阴挺下脱,伴见阴中坠胀后重,平卧则还纳盆内,劳则小腹下坠,子宫脱出更甚,或有心悸,带下量多,质稀,此属脾虚中气下陷;子宫脱出,伴见腰酸腿软,小便频数,夜甚,头晕耳鸣,白带清冷者,属肾气亏;子宫下脱,伴见阴部肿痛,白带色黄有秽臭气,小腹坠胀,胸闷口腻,溲赤者,此属脾虚肝经湿热下注。

### 2. 辨析类证

　　临床中以下几种疾病常与子宫脱垂相混淆,应加以鉴别。

　　(1)子宫黏膜下肌瘤:本病于脱出物中找不到子宫口,前后阴道壁不膨出,手入阴道内可能触及子宫颈。

　　(2)子宫颈延长症:此多为未产妇,前后阴道壁不膨出,前后穹窿部很高,子宫体仍在盆腔之内,仅子宫颈极度延长如柱状,突出于阴道口外。

　　(3)慢性子宫内翻症:脱出肿块无子宫口,但可找到两侧输卵管入口的凹陷,表面为红色黏膜,易出血,肛门指诊盆腔内空虚,触不到宫体。

（4）阴道壁囊肿或肌瘤：常可误诊为子宫脱出，或膀胱膨出，经检查，子宫仍在常位，或被肿块挤向上方，肿物与子宫无关。

### 3. 治疗原则

阴挺下脱，虚证多，实证少，虚实挟杂证也有之。治本病应遵《内经》"虚者补之"、"陷者举之"、"脱者固之"、"热者清之"的原则，但具体应用，必须"谨守病机"，根据临床症状，辨证施治。脾虚中气下陷者，补气健脾，升阳举陷；脾肾阳虚者，补肾固涩，益气升阳；脾虚肝郁湿热偏盛者，先清肝利湿而后补中益气。除上述内治法外，还需配合外治，尤其是严重子宫脱出感染者，要熏洗、热敷、外敷上药治疗。

**脾虚中气下陷**

**临床表现**　妇女阴中有物脱出，或脱出阴道口外，卧则还纳收内，劳则加重，自觉小腹下坠，四肢无力，神疲气馁，面色无华，或心悸气短，小便频数，带下量多，质稀，舌淡苔薄，脉虚细无力。

**辨证提要**　①辨证要点：本病发生与素体脾虚有关，产伤及产褥期患其他疾患为诱发本病之因，阴脱之物，卧则还纳收内，劳则加剧，四肢无力，神疲气馁。②辨病因：平素脾胃虚弱，中气不足，产褥期过早过度劳累伤力耗气，则使脾气更虚，中气下陷，气虚不能举胞，任带二脉虚不能固胞，则阴挺下脱。若前症兼面色㿠白，心悸气短，这是脾虚不能生化气血上荣于面，养于心；若出现白带量多，质稀色白，此属脾虚不能运化水谷之精微，反变为湿邪伤任带之脉而成。

**理法概要**　素体脾胃虚弱，中气下陷不能举胞，任带损伤不能固胞，故致阴挺下脱。治宜补中益气，升阳举陷为主，佐以收涩固脱。

**方药运用**　补中益气汤加减。

党参30g　黄芪50g　当归12g　陈皮10g　白术15g　柴胡10g　升麻6g　甘草5g
金樱子10g　乌梅肉10g　枳壳40g

党参、黄芪益气升提举陷；升麻引胃气上腾而复其本位；柴胡引清气上行，升麻、柴胡合用，升举阳气，以助参、芪益气升举之力更强；党参、白术、甘草配用，益气健脾滋化源，使中气盛而有源；当归补血活血；陈皮理气，又能益元气；加金樱子、乌梅酸涩收敛固脱；加枳壳40g引诸药达病所，又能缩宫升提。据临床药理研究，枳壳具有增加子宫平滑肌收缩之作用，但枳壳用量必大于30g，才能起到升提缩宫的作用，否则反有泄降之可能。全方共起到补气升提，收敛固脱，使子宫复位之效能。若气虚甚，子宫脱垂重者，黄芪用量可增至90g。

**脾肾阳虚**

**临床表现**　阴中有物脱出阴道口外，久脱不复。面浮肢肿，腹胀纳差，腰酸腿软，小便频数，白带冷质稀，舌淡苔白或腻，脉沉缓无力。

**辨证提要**　①辨证要点：脱出部分发冷久不收，腰酸下坠，四肢无力。白带清冷质稀，脉多沉缓无力。②辨体质：素体中气亏，先天禀赋不足，或早婚多产密产更损伤脾肾，冲任虚损不能固胞，所以阴挺下脱而久不复位。

**理法概要**　本证系脾肾气虚不能系胞，冲任亏虚不能固胞，加之产时损伤胞脉，故阴挺下脱久不收。治应健脾固肾为主，佐以益气升提。

**方药运用**　大补元煎加减。

人参 6g　山药 20g　山萸肉 15g　熟地 15g　杜仲 12g　当归 10g　枸杞子 12g　炙甘草 5g　柴胡 6g　鹿角胶 10g　金樱子 10g　芡实 10g

人参、山药、炙甘草，益气健脾补中气；杜仲、山萸肉、杞子，养肝肾、益精血；当归、熟地，活血养血。加柴胡助人参之气升提更强；加鹿角胶温肾填精，配金樱子、芡实收敛固脱。全方共起补肾固胞，益气健脾升提，使下脱之阴挺复常。

### 湿热下注

**临床表现**　阴中脱出物表面红肿热痛，脱出物部分流水溃烂，小腹坠胀，外阴肿痛，心烦易怒，胸胁满，口苦，便结，溲赤，舌质红、苔黄或黄腻，脉弦滑数或沉无力。

**辨证提要**　①辨证要点：阴挺脱出部分红肿热痛，甚或感染溃烂，黄水淋漓有秽臭气，脉多滑数或沉无力。②辨脱出物：脱出物红肿热痛，谓肝经湿热下注；脱出物无红肿，或微红肿，但无渗出液者，乃气虚之证。若脱出物红肿、溃烂流黄水并有秽臭气者，为湿热下注，感染外来毒邪。

**理法概要**　本证系湿热下注，外毒侵袭所致。故治疗应遵急则治标，缓则治本之理，先清利湿热，继而益气健脾，升阳固脱。

**方药运用**　龙胆泻肝汤加减。

龙胆草 10g　炒山栀 15g　黄芩 9g　生地 15g　当归 12g　柴胡 9g　泽泻 12g　车前子 20g　木通 10g　甘草 3g

龙胆草，既能泻肝胆实火，又能除下焦湿热，为方中主药。黄芩、栀子，清热助主药泻肝胆之火；泽泻、木通、车前子，清利湿热。恐火盛伤阴血，所以配伍生地、当归滋阴养血。甘草和中解毒，又能防龙胆草、黄芩等苦寒药伤胃。佐柴胡疏达肝气。加金银花、连翘、土茯苓，增强上药清热解毒之力，湿热得清又当益气健脾，升阳举陷，则肿自消，病愈体康。

## 【其他疗法】

### 1. 单方验方

(1) 龟头 1 具。将木棒投放到活龟嘴里，咬紧后可见伸长的颈部，把头颈部切下，在烧红的瓦上烤焙；烧热后用米醋喷再焙，反复多次直至焙干酥为度，轧粉口服，每次约 5g，日 3 次，连服 1～2 个龟头，即见效，下脱及膨出情况可见回缩迹象。适应于中气虚的子宫脱垂及阴道壁膨出症。

(2) 棉花根 30g，枳壳 30g，水煎服。适应于脾虚胞脉松弛所引起的子宫脱垂。

### 2. 熏洗疗法

(1) 麻黄 6g，炒枳壳 12g，透骨草 9g，五倍子 9g，小茴香 6g。上药用纱布包好后，放入适量水中泡 3 个小时后始煎，煮开后 25 分钟即可去渣取药液，趁热先熏，待药液适合体温时将阴挺下脱部分浸入药液中浸泡，约 15 分钟即可。然后将子宫脱出部分，轻轻还纳，卧床休息。子宫脱垂较重者，上方加桑寄生、金樱子。因磨擦破溃有分泌物者，加二花、连翘、枯矾；兼见白带多阴痒者，加蛇床子、马鞭草、清半夏、刺猬皮、黄柏。

(2) 五倍子 9g，蛇床子 30g，荆芥 6g，枳壳 30g，上药用纱布包好后，入水煎 30 分钟，取药液趁热熏洗阴挺下脱部分，每日 1～2 次，每次 20 分钟左右，每剂中药可用两天。

### 3. 气功疗法与功能锻炼

（1）患者取自然坐位或膝胸卧位，练习忍控大便动作，继而放松，反复进行。自然坐位每日 2～3 次，每次 10 分钟；膝胸卧式，每日 1 次，每次 5～15 分钟。

（2）气功疗法：对于Ⅰ度阴挺脱垂适宜内养功，取卧式，意守丹田或会阴部，合目均匀呼吸，每次 30 分钟左右，日 2～4 次。功后或功中配合保健按摩法。Ⅱ、Ⅲ度脱出，功前先练吸、抵、抓、闭四字诀 5 分钟，以提肛呼吸为主。配合保健功搓肾俞、尾闾，指压会阴点穴。

### 4. 饮食疗法

该病宜进食滋补性食品，如牛、羊、鸡、鱼，肉蛋类，核桃、莲子等补品；另外宜选用益气健脾，升提固涩之药品作膳食，但忌食寒凉性食物。

（1）黄芪炖母鸡：黄芪 120g，母鸡 1 只（去毛、肠），炖熟吃肉喝汤。适用于脾虚下陷之证。

（2）当归炖羊肉：当归 60g，羊肉 250g，炖熟吃肉喝汤。适应于脾肾阳虚之阴挺下脱。

（3）黄鳝汤：黄鳝 2 条，去内脏，切成段，加几片生姜和少量盐煮汤，肉熟后饮汤食肉。有补气之功，用于气虚所致子宫脱垂。

（4）金樱子、柿蒂与桂圆肉、大枣同煮。待熟后，食桂圆肉、大枣，喝汤。适应于脾肾阳虚之证。

注意：凡患者有阴虚发热或有感染之阴挺者，禁用上述食疗方。

### 5. 子宫托

子宫托以治Ⅰ、Ⅱ度子宫脱垂为合适，用它在于利用肛提肌的耻骨尾束将子宫托盘支撑于阴道穹窿部，阻止子宫下降，维持子宫颈在坐骨棘水平线，托柄平阴道口，若阴道过于松弛者，可用月经带支持托柄。一般是早上放入，晚上自行取出，用清水洗净抹干保存。经期受孕 3 个月后停放。

### 6. 手术疗法

常用阴道前后壁修补术、会阴修补术。若用上述方法无效者，应根据患者子宫脱垂的程度、年龄及对生育的要求等，可选用不同的手术方式。

### 7. 针灸疗法

主穴　百会、气海、维道、足三里、三阴交、照海。

配穴　气虚加关元、肾俞；湿热加阴陵泉、曲泉、曲骨。

手法　毫针刺用补法，并留针多灸。

## 【名医精华】

#### 王渭川医案

李某，女，55 岁。成都某餐厅工作。

初诊：1977 年 8 月 20 日。症状：当 50 岁时，月经停后少腹下坠。经某某医院检查结果"子宫脱垂"已近 3 级，部分宫体露出阴道外寸许。由于家庭劳动与工作劳动至感太累，并导致呼吸短促，而显气紧，胸痛心悸，脱出的宫体部分，与裤裆擦而见皮破红肿。形体肥胖，食欲正常，睡眠较好。脉濡缓，苔白薄。

诊断：阴挺后期（子宫垂脱）。

辨证：气虚挟湿。

治则：补气清湿。

自制方：（王渭川验方）。

潞党参 30g，鸡血藤 18g，生黄芪 60g，桑寄生 30g，炒升麻 30g，槟榔 10g，红藤 24g，蒲公英 24g，板蓝根 24g，琥珀末 6g。1 周 6 剂，连服 2 周。

另用：①蛇床子 30g，黄柏 30g。煎水，熏洗，坐浴。②大青叶、黄柏、冰片、琥珀等份，研极细末，用菜油调擦患处。疗效：显著好转。

二诊：9 月 10 日。症状：脱出之物经熏洗，坐浴及外擦药后，已变软收缩，现已进入阴道。连日工作繁忙，幸未再脱。内服药已服完 16 剂。嘱以内服药与外用药概不更换，续服用一月。

三诊：10 月 15 日。症状：前方与外用药，继续又用了 1 个月，不但脱出部分完全收缩，而且小腹下坠感已全部消失。后经随访，未再复发。（《王渭川妇科治疗经验》）

**按** 阴挺即子宫脱垂，本例属气虚下陷证候。方中党参、黄芪补中气；桑寄生补固肾气；升麻升阳举陷。因患者体胖湿盛，子宫体外脱部分受摩擦，而引起炎症，所以方中加红藤、蒲公英、板蓝根以清热解毒，防抗感染。王老根据局部炎症情况，配外治法，熏洗，坐浴及调擦患处，促使局部炎症消失。内外合治，患者不到 3 个月，则气虚得补，气陷得举，清阳能上升，使中气旺盛能举胞，脾健运湿热除则肿自消，病愈体康。

### 杨介宾医案

黄某，女性，30 岁，农民，住成都市大面公社建设大队。于 1960 年 3 月 12 日初诊。主诉及病史：下阴部有物突出 6 年。24 岁时生产第二胎男孩，未满月即做提水、挑水劳动，不数日出现小腹腰骶部坠胀感，半年后有鸡卵大小物体脱出阴户，近 3 年来挺物逐渐增大，状如紫茄，阴门坠胀加重，常有分泌物流出，时有痒痛交作，常以丁字带固定，经县医院诊断为Ⅲ度子宫脱出，多方治疗迁延不愈，即延余针刺试治。四诊所见，精神疲惫，面容憔悴，腰膝酸软，小腹坠胀，阴门脱垂物状如鹅卵，色泽紫红，行走不便，卧则收入，立则脱出，流淡黄水有异味，舌质淡红，边有齿痕，苔薄白，脉沉细而弱。诊断：阴挺（子宫脱出）。辨证：中气下陷，子宫失固。治法：升阳益气，固护胞宫。处方：①百会、气海、次髎、气冲、三阴交；②四神聪、关元、肾俞、维道、曲泉。

以上两组处方，循经远近相伍，每日或间日一次，每次一组，10 次为 1 疗程，取双侧交换治疗。用毫针刺，平补平泻手法，得气后留针 30 分钟，每 5 分钟提插捻转催针 1 次，以加强针感传导，不时频频捻动针柄 5 分钟，可见子宫体逐渐向内收缩。方中各穴针后均用艾条温灸 20 分钟，以穴区皮肤潮红为度。治疗中宜卧床休息，每晚用艾叶 40g、白矾 30g 煎汤熏洗患部或坐浴，则疗效更佳。经治 5 次腹部坠胀感消失，宫体上缩三分之一，10 次后病好过半，15 次后宫体全部收入阴户内，行走自如，基本恢复正常，为了巩固疗效再治 5 次，停针休息，观察半年，未见复发。

**按** 阴挺，系指妇女阴户中有物下坠，或向阴道口外突出的一种病证。又有阴下脱、阴菌、吊茄子、子宫垂脱、子肠不收等名称。其发病之因多由气虚下陷，冲任不固，肾失封藏所致；或因孕产过多，临盆太早，操劳太过，损伤脉络而成。治宜升阳举陷，调理冲任，温肾固脱为其大法。选取任督经穴百会、四神聪、气海、关元、次髎、肾俞针后加灸，温通任督，升阳举陷;维道属少阳,维系胞脉;气冲属阳明,多气多血之经,益气和血;曲泉、三阴交调肝脾肾气机。诸穴同用,配合成方,共奏温通任督,回阳固脱之功。(《中国现代名中医医案精华》)

**余翰石医案**

曹某,女,34 岁。初诊:1964 年 5 月。主诉及病史:下部重坠已有两个月,行路后及晚更甚。诊查:面色㿠白肢冷,头晕耳鸣,腰酸溲频,晨起较轻,入暮更坠。辨证:按脉细软少力,舌干无津,气血两虚。治法:补中益气汤主之。处方:①黄芪 12g,当归 12g,炒白术 9g,人参 3g,升麻 6g,陈广皮 6g,甘草 3g,生姜 3 片,大枣 3 个。②乌梅 9g,五倍子 15g,二味煎汤,熏洗,每日早晚各一次。

**按** 阴挺即子宫下垂,是证多数属于产后起床过早,劳累过度,产时用力致使胎络损伤,或便闭努责,凡此种种,皆能引成,俗称产肠不收。中医学将其分为三类:①属气虚者;②属气血两虚者;③属湿热下注者。上例是属气血两虚类。本病对于患者生命虽无多大危险,但根治较为不易。治疗后如证情好转,更需注意避免登高举重、步行远程、劳力过度,否则容易复发。是证用人参、升麻、黄芪、当归、白术、柴胡、陈皮、甘草、生姜、大枣补中益气汤,乃益气补血升提之品,故收到良好疗效。该患者连服药 60 剂。经久未复发。(《中国现代名中医医案精华》)

## 【预防护理】

(1) 大力宣传计划生育,提倡少生优生,避免生育过多过密。
(2) 培训农村接生员,推广新法接生,正确处理各个产程,保护好会阴,若有损伤者及时缝合。
(3) 产后百天内要特别注意休息,不宜参加担、抬、拉、举等体力劳动,保持大便通畅。
(4) 加强妇女劳动保护,注意四期卫生。
(5) 哺乳期不宜超过 2 年,以免子宫及其组织萎缩。
(6) 气功、太极拳可以治疗和预防本病的发生。
(7) 根据妇女生理特点、体质、年龄、工种等具体情况,合理安排和使用妇女劳动力。
(8) 少食辛辣、生冷。

# 鹅 口 疮

鹅口疮,为小儿口腔、舌上满布白屑,状如鹅口,故名。因其色白如雪片,故又称为"雪口"。

本病常见于新生儿、早产儿,体质羸弱或久病的婴幼儿。隋代巢元方《诸病源候论·鹅口候》曰:"小儿初生口里白屑起乃至舌上生疮,如鹅口里,世谓之鹅口。"明代陈实功更明确指出了本病的病因病机及临床特点,他在《外科正宗·鹅口疮》中曰:"鹅口疮皆心脾二经胎热上攻,致满口皆生白斑雪片,甚则咽间叠叠肿起,致难哺乳,多生啼叫。"清代陈濂不仅对本病的病机及症状进行了描述,而且对其治疗宜忌、预后转归也有记载,他在《医门补要·鹅口疮》中曰:"脾胃郁热上蒸,口舌白腐,叠如雪片,在小儿名鹅口疮。先以牛桔汤(牛蒡子、桔梗、薄荷、葛根、象贝、柴胡、枳壳、甘草)升发其火,若其寒热用早,则冰伏火势,有喉烂气喘声嘎之危。"又云:"小儿病久,肺胃火虚,无根之火上浮,满口生疮烂腐,面黄身肿,或肿如馒,口流涎者可治,无涎者难治。"

根据本病的临床表现,与西医学的感染性口炎,尤其是白色念珠菌病颇相似,故临床皆可参考本篇进行辨证施治。

## 【相关病机】

本病的发生,可由先天胎热内蕴,或口腔不洁,感染秽毒之邪而致。因患儿体质的差异,可出现心脾积热和虚火上浮等证候。

心脾积热,熏灼口舌 孕妇平时嗜食辛辣炙煿之品,胎热内蕴,遗患胎儿,或因胎儿出生后不注意口腔清洁,为秽毒之邪侵袭而致,脾脉络于舌,心脾积热,循经上炎,熏灼口舌,遂发为本病。

久病伤阴,虚火上炎 先天禀赋不足,或因后天乳食调护失宜,或久痢、久泻,阴津亏耗,而致阴虚阳亢,水不制火,虚火上浮,可见口腔糜烂,舌上白屑等证。

总之,若是小儿先天胎毒,蕴积心脾,循经上行,熏灼口舌者,其病为实为热;若禀赋不足,或后天乳食失调,损伤脾胃,阴火内生,虚火上炎而致者多为虚证。此外,近年来由于抗生素长期大量的使用,使本病有增多的趋势。这是因为长期应用广谱抗生素时,使消化道的常住细菌减少,体内菌群失调,有利于霉菌生长繁殖,其中白色念珠菌的菌丝体生长于口腔黏膜的上皮细胞内,而形成白色片状物,也可发为本病。

## 【辨证论治】

### 1. 辨证纲要

根据本病的临床表现,重点辨其虚实与轻重,首当以口内白屑的性状为依据,结合兼证,详加辨审。

(1)辨白屑性状:本病初起,先在口腔、舌上或两颊内侧出现白屑,渐次蔓延于牙龈口唇软腭等处,白屑周围绕有微赤色的红晕,互相粘连,状如凝固的乳块,随拭随生,不易清除。

(2)辨虚实寒热:口舌满布白屑,面赤唇红烦躁不宁,叫扰啼哭,口干或渴,大便干结,小便短赤者属热证、实证;若口舌白屑稀疏,周围红晕不著或口舌糜烂,形体怯弱,面白颧红,神气困乏,口干不渴,或大便稀溏者属阴虚内热证。

(3)辨轻重顺逆:本病临床表现轻重不一。轻者,除口腔、舌上出现白屑外,并无其他明显兼证出现;重者,白屑可蔓延至鼻道、咽喉食道,甚至白屑叠叠,壅塞气道,妨碍哺乳,哭闹不止。若见患儿面色苍白,呼吸急促,啼声不出者,则为危重证候,临床必须严密观察,慎重处理。

### 2. 辨析类证

婴儿吐乳之后,舌上残留白色奶块,其状与鹅口疮的白屑颇为相似,但以温开水或棉签轻拭,即可除去。而鹅口疮的白屑则不易擦去,若把白屑擦去,其下面的黏膜,则见潮红,粗糙,故二者容易鉴别。此外,临床上应与下列疾病相鉴别。

(1)白喉:白喉假膜与本病白屑有近似之处,但白喉假膜多起于扁桃体,渐次蔓延于咽、软腭或鼻腔等处,其色灰白,不易擦去,若强行擦拭,每致出血。

(2)口疮:口疮以口颊、舌边、上腭、齿龈等处发生大小不等的溃疡为特征。

（3）奋森氏咽峡炎：口腔各部发生溃疡，大都自牙龈蔓延他处，甚或侵及咽部，溃疡的表层组织腐烂与坏死，发生白膜，气味腐臭，常伴发热。

**3. 治疗原则**

本病的成因有心脾积热，或虚火上浮之分，临床表现有寒、热、虚、实之别，故治疗必须"谨守病机"以辨证施治，如心脾积热，循经上炎者，宜清泄心脾积热；若阴虚内热，虚火上浮者，宜滋阴潜阳，引火归源。总之，治疗本病，或苦寒直折，或甘寒养阴，其义皆在彻其火，除其热，调和阴阳以济之。必要时内外合治，两相夹攻，奏效更速。

**心脾积热**

临床表现　口腔舌面满布白屑，唇红面赤，口臭，流涎，烦躁不宁，叫扰啼哭，口干或渴，大便秘结，小便短赤，舌质红，苔黄腻，脉数，指纹紫滞。

辨证提要　①辨证要点：口腔舌面满布白屑，状如鹅口，且白屑不易擦去，口臭流涎，口干渴。②辨病因：本病发生多因孕妇平时喜食辛辣炙煿之品，胎热内蕴，遗留胎儿，或因出生后喂养失宜，或口腔不洁，为秽毒之邪所侵而致。

理法概要　先天胎毒内留，或口腔不洁，感染秽毒而致本证，治宜清泄心脾积热，内外合治。

方药运用　清热泻脾散加减。

栀子 6g　生石膏 30g　黄连 3g　黄芩 3g　生地 6g　茯苓 10g　灯心 3g　竹叶 3g　生甘草 3g（以上为 1～3 岁小儿用量）

黄连、栀子，清泄心经之火邪；黄芩、生石膏，泻太阴、阳明之郁热；生地，滋阴凉血；茯苓、灯心、竹叶、生甘草，清热利湿、导热下行，俾积热得清，火不上灼，则诸症可解。若大便秘结者，为腑有积热，宜加大黄以通腑泻火。此外，用黄连、甘草各等份煎汤，随时拭口，再用冰硼散搽患处以清热解毒，去腐生肌，内外合治，奏效更捷。

**虚火上浮**

临床表现　口舌白屑稀散，周围浅红，形体怯弱，五心烦热，面白颧红，神气困乏，口干不渴，食欲不振，时轻时重，或大便稀溏，舌嫩红、少苔，脉细数，指纹淡红。

辨证提要　①辨证要点：口舌白屑稀疏，手足心烦热，面白颧红，舌嫩红少苔。②辨病因：由于先天禀赋不足，或后天调护失宜，或久病、久泻，阴津亏损，水不制火，虚火上浮而然。③辨热的轻重：若见有发热者，应注意区分热的轻重，轻者滋阴潜阳，重者须佐苦寒清热之品。④辨体质：若患儿形体消瘦，毛发枯焦，治疗除滋阴潜阳外，还应注意调补后天之本，以助生化之源。

理法概要　本证由先天禀赋薄弱，或后天调理失宜而致真阴虚损，阴虚阳亢，虚火上浮所致，故治宜滋阴潜阳，引火归源。

方药运用　六味地黄汤加味。

熟地 10g　山萸肉 6g　丹皮 3g　泽泻 3g　山药 6g　茯苓 10g　肉桂 1g（以上为 1～3 岁小儿用量）

方中熟地滋阴补肾而生血益阴，山萸肉滋补肝肾之阴，收敛精气，山药健脾以固后天，三药合用而治本。泽泻以泻肾中阴火，丹皮泻肝中郁火，茯苓以健脾渗湿，此三泻以治其标，另佐肉桂以引火归源。另外，用吴茱萸适量，研为细末，醋调外敷两足心处。

## 【其他疗法】

### 1. 外敷疗法

（1）五倍子 30g 炒黄，加入白糖 2g，再炒至糖完全熔化，倒出晾干，和枯矾 20g，共研为细末，用香油调成糊状，涂敷患处，每日 2～3 次。适用于心脾积热证。

（2）蜘蛛枯散：取白矾 12g 入铁勺内，再将肥大黑蜘蛛 1 个，打死放白矾上，以火烧炼至白矾无稀液，蜘蛛干为度，凉后取出加明雄黄少许共研细末，吹患处，每日 2 次。适用于虚火上浮证。

### 2. 敷脐疗法

细辛 3g 研细末，置肚脐内，以装平为度。然后用胶布覆盖固定，2 日后方可去掉，一般 1次可愈。适用于心脾积热证。

### 3. 敷贴疗法

吴茱萸 15g，研为细末，用醋适量调如糊状，涂布涌泉穴（双），以胶布固定，一日一换。适用于虚火上浮证。

### 4. 单方验方

（1）立效散：净黄连 15g，辽细辛 5g，芒硝 3g，共为细末，研匀，吹于患处。适用于心脾积热证。

（2）赴筵散：黄柏、滑石各 25g，五倍子 50g，共为细末，每次 2～5g，水煎，同时取药汁上涂患处，每日 3～4 次。适用于虚火上浮证。

### 5. 饮食疗法

（1）西瓜 1 个，去瓜籽，将瓜瓤切成小条，晒至半干，加白糖拌匀腌渍，再曝晒至干，存放备用。每次 20g 加白糖少许食用。适用于各证。

（2）黄花菜 30g，洗净煎汤半杯，再加入蜂蜜调匀，频食之，每日 1 剂。适用于各证。

## 【名医精华】

秦伯未

初生婴儿口舌上生满白屑，状如凝固的牛奶块膜，称为鹅口疮，俗呼雪口。系胎中伏热，蕴积心脾。严重的伴见身热，烦躁，啼哭不休。或因白屑延及咽喉，喉间痰鸣，面青唇紫，导致死亡。及早内服清热泻脾散，外用黄连，甘草煎汤拭口，再用冰硼散搽敷，3～4 天即可向愈。（《中医临证备要·口内糜腐》）

杨仁甲医案

黄某，男，5 岁。半月前患儿低热，拒食，吞咽困难，舌痛，在某医院诊为小儿口腔炎，以青、链、金霉素，维生素 $B_1$、清热泻火中药治疗 10 余日，病情不见好转，低热、面黄、昏睡、口流涎、舌质红苔白，舌上有白色乳凝状小块，呈散在分布，擦去后，可见黏膜充血，脉象沉细。诊为小儿白口疮，证属脾虚湿困，虚火上炎，治宜分利湿热，清热降火，用五苓散加味，猪苓10g、泽泻 10g、白术 8g、云苓 15g、企边桂 5g、细辛 5g、连翘 10g、生地 12g、车前子 10g，煎汤内服。外以制附片 15g、吴茱萸 10g，共研细末，白酒调稀敷足心（男左女右），每日 1 次。

患儿服药后,舌痛大减,能进清稀饮食,口疮范围缩小,舌质红,苔薄白,脉细数,前方加石斛 10g,续进 1 剂,药尽,患儿已能正常饮食,疼痛消失,舌面正常,口疮渐愈。但患儿面微黄,舌质红,苔薄白,脉沉弦。证属脾胃余热,心火未平,拟清心火,泻余热,处以沙参 15g、玉竹 12g、黄连 5g、花粉 6g、白芷 1.5g、焦山楂 15g、槟榔 15g、白术 10g、茵陈 10g、滑石 10g、茯苓 10g、佩兰 10g,1 剂水煎服,7 天后随访,患儿已康复。(《中医儿科临证备要》)

**按** 鹅口疮为小儿常见病,病位在口,其本在脾,然其又有虚实之分。本例患儿低热已半个月,阴津大伤,后天受损,运化失职,湿邪停聚,阻碍气机升降,肾水不能蒸腾上济心火,虚火不能下潜而上浮,故用五苓散加味以分利湿热,滋阴降火,俾湿邪祛,气机畅,虚火下潜而无害,再以清泻脾胃余热以善其后,故而获愈。

### 廖浚泉医案

某女婴,5 月 20 日出生。初诊:6 月 5 日。主诉及病史:生后两三天,皮肤开始发黄,并逐渐加重,伴有腹泻,以新生儿黄疸收入院。入院时检查:巩膜及皮肤轻度发黄,口腔黏膜及舌体均充血明显,两颊有白色乳块样分泌物,咽中红,腹软,肠鸣不活跃。3 次粪检均有霉菌。西医诊断为:①生理性黄疸;②霉菌性肠炎;③鹅口疮。入院前曾用维生素及制霉菌素药物治疗,病情未改善。因患儿体质瘦削,泄泻绵延,黄疸未退,于 6 月 5 日请中医会诊。诊查:面目皮肤悉黄 10 余日;腹泻每日 5~6 次,色黄绿带黏液;口糜两颊满布白腐,发热体温 38.2℃,唇焦舌赤红而干,指纹浮色紫。辨证:此乃湿热郁蒸心脾,肠胃消化不良。治法:治以清热解毒,淡渗利湿。处方:茵陈 5g,苡仁 10g,败酱 6g,佛手柑 3g,连翘 5g,蝉蜕 2g,赤芍 5g,焦黄柏 2g,钩藤 5g(后下),甘草 2g,白通草 2g 清水煎 2 次共成 60ml,分 6 次服完,2 剂。

二诊:体温波动在 37~38℃,泄泻增加,每日 9 次,腹部微胀,余症同前,详审病情,虽湿热作祟,投清利之方不应,系脾虚湿热不尽,上热下寒之证,改用温中健脾,滋阴利湿,拟用胃关煎加味。处方:熟地 6g,淮山药 10g,扁豆 6g,吴萸 5 粒,炮姜炭 2g,白术 10g,茵陈 2g,茯苓 10g,车前仁 10g,谷麦芽各 6g,甘草 1.5g。

三诊:泄泻减至每日 4~5 次,色绿褐;面黄筋青,夜间多啼。乃肝木乘脾,运化失职,治以益气养阴健脾温中,理气止泻。处方:生地 6g,公丁香 7 粒,诃子 6g,青陈皮各 2g,苏条参 6g,肉豆蔻 3g,茯苓 10g,杭芍 3g,苍白术各 6g,甘草 2g。

四诊:兹证如前,仍用上方药 2 剂。

连续服药 4 剂之后,黄疸消退,大便性状正常,检查已无霉菌,鹅口疮亦瘥;唯舌红少津,系脾虚津液未复,再以胃关煎加太子参、茯苓、杭芍、麦芽等以善其后,治愈出院。

**按** 生理性黄疸、霉菌性肠炎、鹅口疮均为新生儿常见疾病,中医文献大都认为系胎热蕴于心脾,湿热熏蒸于胎等因而成。初诊时,拟用茵陈、薏苡、败酱、连翘、通草等药清利湿热,并选用昆明民间草方"初生儿开口药"(由黄柏、钩藤组成),加蝉蜕取其清热解毒、祛风镇惊,服药后病情依然不减反而腹泻加重。盖婴儿如初生之萌芽,体质脆弱,易虚易实,易寒易热。故改用胃关煎加味,药后腹泻较减,但口唇舌色焦赤,则为阴虚有火之象,腹胀痛泻则系脾虚中寒之症。用药顾此而失彼,如予滋阴清火则腹泻胀痛更甚,若于温中散寒则又虑心火上亢,用药颇为棘手,一再踌躇遂用盖黄散(公丁香与豆蔻)温中散寒止泻,生地合芍药清热凉血而养阴,二者寒热并用,燮理阴阳,刚柔相济,立方周匝,切合病情,故获良效。尔后兼以益气养阴调理脾胃,病遂痊愈。(《中国现代名中医医案精粹》)

张灿玾医案

张某，女，婴幼儿，荣成下回头村。初患口疮，不曾介意。旋即吮乳，不时啼哭，大便正常，小便色黄。舌上白斑如雪片满布，日渐蔓延，三关指纹紫红。此鹅口疮也，乃心脾二脏郁热，浊气上泛，凝于口舌所致。当以外治与内治合用，以免其延及喉咽。处方：①冰硼散一钱，金银花五钱，先以金银花煎汤清洗患处，再以冰硼散搽舌面；②凉膈散二钱，分四次服用，每用生蜂蜜调之，以温水冲化，不拘时服之。

二诊：用上方治疗一日后，已不见发展，且稍见好转，患儿已可吮母乳，继以前法治之。

后遂以此法治愈。

**按** 口舌之患，古籍早有记载，宋以后则将鹅口疮列为专病，如明人陈实功《外科正宗》徐评本卷十一"鹅口疮第一百十四"云："鹅口疮，皆心脾二经胎热上攻，至满口皆生白癍雪片，甚则咽间叠叠肿起，致难乳哺。多生啼叫，以青纱一条裹箸头上，蘸新汲水，揩去白胎，以净为度，重手出血不妨，随以冰硼散搽之，内服凉膈之药"。徐灵胎评曰："此证实紫雪最效。"上引陈、徐二家之说，对本病论之甚详，清御纂之《医宗金鉴》亦宗《外科正宗》之说。

本案治疗，亦遵《外科正宗》治法，惟别取金银花煎水清洗患部，以金银花特具清热解毒之性也。

冰硼散方，同名异方者多起，吾所用为《外科正宗·咽喉论第二十一》原方："冰片五分，朱砂六分，元明粉，硼砂各五钱，共研极细末，吹搽患处，甚者日搽五六次最效"。

凉膈方，系刘守真先生方，载于《黄帝素问宣明论方》卷之"伤寒门"："连翘一两，山栀子半两，大黄半两，薄荷叶半两，黄芩半两，甘草一两半，朴硝一分，上为末，每服二钱，水二盏，蜜少许，同煎至七分，去滓，温服"。

本病若体弱之儿，屡发不止，导致阴虚火旺或脾胃虚弱者，则又当别论，临机辨证，灵活处置，不可尽按此法。（《国医大师临床经验实录·张灿玾》）

王玉玲医案

徐某，男，初生两个月。初诊：1990 年 4 月 9 日。主诉及病史：口腔内发现白屑已有数日，不能吮乳，时时啼哭；大便稀黄，日行五六次；睡中时有惊惕。诊查：口腔内满布白屑，舌红苔满白屑。辨证：证由胎毒湿热上蒸，致成鹅口疮重证。治法：清泄心脾，化湿解毒。处方：川黄连 0.5g，银花 10g，连翘 10g，茯苓 10g，陈皮 5g，甘草 2g，灯心 2g，上方服 2 剂。配合外治法：天竺叶 10g，温水泡拭口，1 日 2 次，又冰硼散 1 支，蜂蜜调涂口腔，日 2 次。

二诊：内外兼治，口糜渐消。再仿前法继进药两剂而愈。

**按** 胃火夹湿热上蒸，致口生白屑如雪。幸白雪尚未满口，故采用清胃化湿热之剂即能收之效。外治方法亦未可忽视。又按西医学称口腔白色念珠菌病即鹅口疮，可按外感湿热处理。（《中国现代名中医医案精粹》）

## 【预防护理】

（1）注意饮食卫生，食物宜新鲜、清洁，哺乳前用温开水清洗奶头。乳母平时不宜过食辛辣炙煿之品。

（2）注意保持口腔清洁，防止损伤口腔黏膜。

（3）注意合理应用抗生素，避免长期大量使用，尤忌滥用。

（4）合理喂养，增强小儿体质，预防小儿营养不良、腹泻等。对久病、久泻，或禀赋不足的婴儿，更应加强营养，认真护理。

（5）对患儿口舌上的白屑，不要强行擦拭，以防继发感染。

# 水 痘

水痘，又名"水疮"、"水花"，是由于外感时行邪毒而引起的一种急性疱疹性传染病。因其形圆似豆，色泽明净，内含透明水液，故名水痘。临床以发热，皮肤及黏膜分批出现斑疹、丘疹、疱疹、痂盖等为其主要特征。

本病的论述，最早见于北宋钱乙的《小儿药证直诀·疱疹候》，书中云："疱疹证，此天行之病也。""……其疮出有五名，肝为水疱，以泪出如水，其色清水；肺为脓包，以涕稠浊，色白而大，……"。其中"肝为水疱"即是指现在的水痘一病。至南宋张季明在《医说》一书中，首次提出了"水痘"这一病名，书云："其疱皮薄如水泡，破即易干者，谓之水痘。"清代吴谦对本病的脉因证治论述较为完整，他在所著《医宗金鉴·痘疹心法要诀》中指出："水痘皆因湿热成，外证多与大痘同，形圆顶尖含清水，易胀易靥不浆脓，初起荆防败毒散，加味导赤继相从。"

本病与西医学所述的水痘相同。

## 【相关病机】

本病发生有外因、内因之分。外因为时行邪毒侵袭机体，内因为湿浊内蕴，而内蕴之湿邪又与脾胃功能失调相关。小儿脾常不足，胃气薄弱，加之饮食不知自节，常常损伤脾胃，使运化失调，湿浊内生，蕴伏中焦，或素体脾阳虚弱，运化无力，湿浊不得运转输化，蕴郁于里。小儿肺脏娇嫩，卫外不固，本病流行季节，时邪盛厥，时行邪毒侵犯机体，蕴郁肺脾，脾主肌肉，外邪入里后，引动内伏之湿浊之邪，二邪相搏，湿被热蒸，向外蒸腾，外发肌肤，故见痘疹晶亮，浆液清彻。所以脾虚生湿，湿浊内伏，是水痘发生的重要内在因素。正如《医宗金鉴·痘疹心法要诀》所云："水痘发于肺脾二经，由湿热而成也。"

总之，水痘的发生除由于外感时行邪毒之外，患儿必有内蕴之湿热浊邪，才能发病。针对这一病理变化特点，在治疗水痘时，健脾渗湿解毒亦为大法之一。从脾胃入手，配合他法，确能获得良好疗效。若不注意祛除湿邪，常可影响治疗。

## 【辨证论治】

### 1. 辨证纲要

（1）辨疱疹形态：水痘疱疹大小形态不一，小者如绿豆，大者如豌豆，呈圆形或椭圆形，由小而大，周围绕有红晕，内含透明水液，伴有痒感。

（2）辨疱疹分布、颜色及伴随症状：水痘疱疹呈向心性分布，躯干部位较多，四肢、头面较少。若壮热、烦渴、溲黄便干，水痘分布较密，根盘红晕显著，疹色深红或紫暗者为"赤痘"，系毒热炽盛，乃水痘重证；水痘分布稀疏，疹色淡红，伴轻度肺卫症状，乃属水痘轻证。

（3）辨疱浆性质：水痘轻证疱浆清亮透明，以后则疱浆开始出现混浊，并逐渐干枯。水痘重证则疱浆混浊不清，且质较稠。

（4）辨疱疹变化：水痘疱疹出现，先是鲜红色的小斑疹，数小时后呈现为丘疹，再经数小时变为小水疱，并逐渐胀大呈大水疱，24小时候后疱浆开始吸收，疱疹逐渐干枯结痂，大多1周后痂盖脱落。

（5）辨出疹顺序：水痘疱疹布露无一定顺序，一般在起病后3～5天内分批陆续出现，此起彼落，参差不齐，故可见丘疹、疱疹、痂盖同时存在。

**2. 辨析类证**

临证时应注意与天花、脓疱疮、水疱性荨麻疹等病证相鉴别。

（1）天花：天花全身症状重，头面及四肢出疹较多，呈离心性分布。疱疹呈现出疹、起胀、灌浆、结靥等过程，疱疹内含脓性，愈后留有斑痕。

（2）脓疱疮：脓疱疮多发于夏季，头面及四肢暴露处分布较多，以疱疹为主，较水痘大，壁薄易破，内含混浊液体或脓液，疼痛、不痒。

（3）水疱性荨麻疹：水疱性荨麻疹好发于夏秋季节，有反复发作病史，往往延续数周或数月，下肢及腰胯部较为多发。皮疹呈丘疹样或似疱样，分批出现，大小均等，壁厚坚硬不易破，痒感甚重。

**3. 治疗原则**

水痘的发生是由于外感时行邪毒，内蕴湿浊而成，故其治疗以疏风清热解毒为总则，同时还要根据具体情况，灵活施治。水痘初起时宜疏风清热为主，热毒重者佐以凉血解毒，挟湿者佐以渗湿。

**水痘轻证**

**临床表现** 微热或不发热，鼻塞流涕，常伴有轻微咳嗽，喷嚏等症。1～2天内出疹，疹点稀疏，皮疹稍有痒感，此起彼落，以躯干部多发，四肢较少，疹色红润，疱浆清亮，根盘稍显红晕，精神尚好。舌苔薄白，脉浮数。指纹淡紫而浮露。

**辨证提要** ①辨证要点：低热或不发热，鼻塞流涕，轻微咳嗽，喷嚏，1～2天内出疹，疹点稀疏疱浆清亮。②辨病位：外感时行邪毒，出现发热，咳嗽等肺卫症状。邪热引起内郁之湿邪，向外透发则疱浆清彻明晶。同时苔白脉浮，均表明此时邪毒在表而轻浅，邪热郁结肺脾，邪在卫气，未累及营血及其他脏腑。③辨轻重：低热或不发热，疹色红润，根盘红晕不著，疹点稀散，疱浆清亮，躯干多发，表明感邪较轻，正气较强，病势轻浅，病程进展和顺，无夹杂并发证候。④辨水痘分布部位：水痘疱疹布露，呈向心性分布，以躯干部多发，四肢较少，也可见于头皮、口腔黏膜及眼结膜等处，为正常布散。

**理法概要** 时行邪毒犯及肺卫，肺失宣肃，时邪与内湿相搏，透发肌肤而为水痘。故治宜疏风清热，解毒祛湿。

**方药运用** 银翘散加减。

金银花12g 连翘10g 竹叶6g 荆芥3g 牛蒡子6g 淡豆豉6g 薄荷3g 芦根10g 车前子6g 茯苓6g 甘草3g

薄荷、豆豉、荆芥，辛凉透表、疏散外邪，其中荆芥虽属辛温之品，但温而不燥，与辛凉解表之品相伍，可增强透表之力；金银花、连翘、竹叶，清热解毒；牛蒡子、甘草，宣肺透表；芦根，清解肺胃之热邪；车前子，利水清热；茯苓，健脾渗湿。若瘙痒重者，加蝉蜕、白蒺藜，疏风解表止痒；发热重者，加大青叶、紫草，清热解毒；疱疹较大、疱浆清晶饱满者，加滑石、萆薢，利水渗湿;若伴见头痛者,可加钩藤、菊花,清肝解毒。

**水痘重证**

**临床表现** 壮热不退,烦躁不安或神萎不振,口舌生疮,口渴欲饮,面红目赤,水痘分布稠密,根盘红晕显著,疹色紫暗,疱浆混浊,皮疹瘙痒较甚,便干溲黄。舌质红绛,舌苔黄糙而干,脉洪数,指纹紫暗。

**辨证提要** ①辨证要点:壮热持续,神情不安,水痘稠密,疹色紫暗,舌糙质绛。②辨病位:水痘稠密,疹色紫暗,为邪毒内犯,气营热炽;若疹色黑紫,则为邪郁血分。③辨轻重:壮热神烦,口渴欲饮,痘疹密布,色紫浆晦,根盘红晕显著,则提示毒热炽烈,邪盛正虚,病热重笃,古称"赤痘"。④辨水痘分布部位:水痘分布稠密,全身布发,口腔黏膜见疹,以致口舌生疮,则提示水痘非正常布散。

**理法概要** 时行邪毒入里传化,毒热炽盛,蕴郁气营,蒸腾三焦,心火偏亢,热毒挟湿浊之邪外透肌表。故治宜清解气营,凉血解毒,渗湿化浊。

**方药运用** 清营汤加减。

生地 6g　玄参 6g　金银花 20g　连翘 12g　黄连 3g　黄柏 3g　生石膏 20g　紫草 10g
丹皮 6g

本方为湿热毒邪蕴郁营分的常用方剂。方中生地、丹皮、紫草,清营解毒、凉血活血;金银花、连翘、生石膏,清气透表;玄参、麦冬清热生津;黄柏、黄连燥湿解毒、清解郁热。

若牙龈红肿,口舌生疮,大便干燥者,加生大黄、枳实泻火通腑;疹色深红者,加栀子、紫花地丁清气凉营、清热解毒;瘙痒甚者加地肤子、僵蚕解毒止痒;疱疹混浊者,加苍术、地丁祛湿解毒。若邪毒入营入血,壮热不退,神识模糊,惊颤,甚或抽搐者,则宜选用清瘟败毒饮加减,药用:生石膏 20g,生地 6g,水牛角 10g,黄连 3g,栀子 10g,黄芩 6g,知母 6g,赤芍 3g,丹皮 6g,玄参 6g,连翘 12g,僵蚕 6g,钩藤 10g,芦根 30g。或配合紫雪丹治之。

总之,对水痘的治疗,健脾渗湿化浊为治疗的要法之一。

# 【其他疗法】

### 1. 单方验方

(1) 金银花 12g,甘草 3g,水煎,连服 2~3 天。适用于水痘轻证。

(2) 金银花、连翘、六一散(包)、车前子各 6~10g,紫花地丁、黄花地丁各 10~15g。水煎至 50~100ml,分 2~3 次服。二煎外洗患处。一般用药 2~3 天,水痘即可结痂。

(3) 金银花 15g、连翘 10g、通草 6g、苍术 6g、黄柏 6g,每日一剂,水煎服。适用于水痘轻证。

(4) 水痘轻证:金银花、连翘、竹叶各 6~9g,牛蒡子 3~10g,薄荷(后下)、木通、生甘草各 3~4.5g,水煎服。

水痘重证:金银花、连翘、赤芍、茯苓各 6~9g,黄连、生甘草各 3~4.5g,紫草、木通各 4.5~6g,鲜生地、生薏苡仁各 15~30g,水煎服。

### 2. 外治法

(1) 止痒,可用加有 0.25% 冰片的炉甘石洗剂外涂。

(2) 皮肤破溃后,可用青黛散或绵茧散外敷,以收敛解毒燥湿。

## 【名医精华】

### 郑颉云医案

梁某,男,10个月。其母代诉,夜间发热汗出已三天,白天一如常人。饮食、二便均好。近两天来发现小儿额头、颈部及背部有大小不等的红色丘疹出现,小如粟米,大如绿豆,摸之碍手,较大者有黏液流出,少数疹颗可呈现透明水泡,此起彼伏,丘疹、疱疹和结痂同时存在,额头微热。指纹淡紫,舌苔薄白。

此乃外感风热,内蕴湿浊,内外相搏,壅积肌肤,发为水痘。治宜疏风解肌,健脾渗湿,清热和中。给予达原散3.6g(药物组成:薏苡仁、槟榔、草果仁、黄芩、柴胡、葛根、番泻叶、厚朴等,共为极细末而成),分为六包,每日3次,每次1包,开水冲服。上药服完后项背疱疹全部消退,但额头及背部又有少数新生之红鱼斑丘疹,仍按上法治之,病告愈。

**按** 本例属水痘轻证,治以疏风清热解毒乃为一般常法。笔者并未运用大量疏风解表之品,而是采用达原散治疗,其方组成重用薏苡仁健脾利湿,取少量番泻叶清解胃肠之湿浊积热。槟榔辛散湿邪,疏利气机。厚朴苦温燥湿,芳香化浊。草果仁助脾和胃燥湿,配伍黄芩、柴胡、葛根清热解肌,燥湿化浊,泻火解毒。诸药共取清热解肌,健脾和胃,除湿化浊,通里达外之功。脾运强健,湿浊渗利,则邪热无以相裹;脾气盛旺,鼓舞中阳,驱邪之力亦强,稍取清热解肌之味,即可解其行邪毒。故以达原散调理诸脏,畅达胃气,促使痘疹透发。由此可以看出,对水痘的治疗,从脾胃入手,重视清热除湿解肌,确能获得良效。

对于水痘重证,亦可用达原散配伍银花、连翘、蝉蜕等。若邪入营血,有动风之势者,当加生地、丹皮、赤芍、钩藤、僵蚕等凉血平肝之品治之。[《河南中医》1982;(3),29]

## 【预防护理】

(1) 对已确诊的水痘患儿,要立即隔离,直至全部痂皮干枯脱落,不再出现新的皮疹为止。

(2) 病室内要通风,患儿用过的衣物要煮沸曝晒。

(3) 患病过程,不宜洗浴,并忌食辛辣刺激之物,饮食宜清淡,多饮绿豆水,以清热解毒。

(4) 保护皮肤,尽量勿抓搔,防止抓破皮肤造成感染。脱落的痂盖顶侵入石灰水中或用火烧掉,以免飞扬传播。

(5) 水痘患者忌用肾上腺皮质激素,以防引起全身播散或严重并发症。

# 慢 惊 风

惊风,是小儿常见的一种以抽搐伴神昏为特征的病证,又称"惊厥",俗名"抽风"。本病任何季节都可发生。一般以1～5岁的婴幼儿为多见。年龄越小,发病率越高。其症情往往比较凶险,且变化迅速,直接威胁小儿生命,为儿科危重急证之一。惊风发病有急有缓,证候表现有虚有实,有寒有热。大凡起病急骤,证属阳、属实者,称急惊风;病久中虚,证属阴、属虚者,称为慢惊风。本篇重点讨论后者。

宋代钱乙对慢惊风的病因病机就有记述,他在《小儿药证直诀》中曰:"(慢惊)因病后或吐泻,脾胃虚损,遍身冷,口鼻气出亦冷,手足时瘈疭昏睡,睡露睛,此无阳也。"明代张景岳对本病论述更详,《景岳全书·慢惊风》曰:"小儿慢惊之病,多因病后,或以吐泻,或因误用药饵,损伤脾胃所致。然亦有小儿脾胃素弱,或受风寒则不必病后及误药者亦有之,总属脾肾虚寒之证。"另外,脾虚木乘也是本病发生的一个重要原因,如清代江笔花《笔花医镜》曰:"木侮土证,即俗所谓慢惊风也。小儿受暑受寒,或伤乳食,皆能作吐泻,或吐泻交作,久则脾土虚弱,肝木乘之。"

西医学的小儿营养不良、低血钙、贫血及蛔虫病等出现上述症状者,皆可参照本篇进行辨证施治。

## 【相关病机】

本病之作,多由小儿禀赋薄弱,脾肾素亏,或因病后,或因吐泻,或因误用药饵,损伤脾胃。脾胃既伤,其腐熟水谷,运化精微的功能受到影响,日久化源匮乏,气血不足,脏腑经脉失养,可发为本病。

**脾胃虚衰,肝木乘土**　暴吐暴泻,或久吐久泻,或急惊风失治误治,损及脾胃,导致脾胃亏虚,土虚木乘而生风。

**脾肾阳虚,土失温煦**　先天禀赋不足,脾肾素亏,复感寒邪,或喂养不慎而生泄泻,先则脾阳受伤,渐则损及肾阳,久之导致脾肾阳虚而发本病。

**真阴匮乏,阴虚风动**　急惊风或温热疾病迁延未愈,耗伤阴津,日久真阴匮乏,不能涵养肝木,肝血不足,筋脉失濡,导致阴虚风动,而发本病。若阴虚日久不复,耗伤正气,又伴见神疲气短,倦怠乏力等气虚症状,遂致气阴两虚之证。

总之,慢惊风多由脾胃虚衰,土虚木乘;或脾肾阳虚,土失温煦;或肝肾阴亏,虚风内动而致。可见本病的发生与脾、肝、肾三脏关系至为密切。倘若慢惊风日久迁延不愈,反复发作,阳气衰微,阴寒充斥体内,导致真阳亏竭,虚极生风者,又称"慢脾风",是属本病中的危重证候。

## 【辨证论治】

### 1. 辨证纲要

根据本病的临床表现,重点辨其虚、实、寒、热,主要从以下几点辨析。

(1)辨证候特点:形神疲惫,嗜睡倦怠,时作抽搐。有时仅见有摇头,或面部肌肉抽动,或某一侧肢体抽搐。

(2)辨病势:本病日久迁延不愈,反复发作,导致阴寒充斥,真阳衰惫而见四肢厥冷,口鼻息冷,大便清稀,甚则失禁,多为虚极生风之证。若热邪稽留不去,深居经隧,损阴耗气而见神疲倦怠乏力,皮肤枯槁不泽,筋脉拘急,屈伸不利,多为气阴两虚之证。此两者皆为本病的危重证候。

(3)辨虚实、寒热:本证一般病来缓慢,属形气不足的虚、寒之证,大多从"虚"字着眼。由于病因不同,而临床表现亦各有异,既有虚寒、虚热之分,又有虚中夹实之辨。若见口鼻息冷,额汗涔涔,抚之不温,四肢厥冷,大便澄澈清冷者多属虚寒;若见虚烦疲惫,面色潮红,手足心热,舌光无苔者多属虚热。若见面色萎黄,大便稀薄,色带青绿,时有腹鸣,四肢不温,面部有轻度浮肿者多为虚中夹实之证。

### 2. 辨析类证

本病的抽搐应与其他疾病所表现的抽搐相鉴别。

（1）急惊风：起病急暴，惊厥之前，常有发热、呕吐、烦躁等前兆症状，发病时主要特征为：身体壮热，痰热壅盛，四肢拘急，项背强直，牙关紧闭，唇口焦干，抽搐昏迷等。

（2）痫证：突然仆倒，昏不知人，口吐涎沫，两目直视，四肢抽搐，或作猪羊叫声，发过即苏，醒后一如常人。

（3）佝偻病：患儿易兴奋、哭闹，睡眠不安，或手足抽搐，常见枕部一圈脱发，且多发于6个月至2岁的小儿。

（4）新生儿破伤风：本病多发于新生儿，潜伏期4～7天，病初患儿有哭闹、不安为先兆，继则口紧，吸吮困难，后渐见全身肌肉阵发性抽搐，牙关紧闭，面呈哭笑，严重者角弓反张。

### 3. 治疗原则

本病的发生与脾胃关系甚为密切，故培补后天，调理脾胃是其总的治则。但由于阴阳气血偏盛偏衰之不同，累及脏腑又各有别，其临床表现既有虚寒、虚热之分，又有虚中夹实之异，故本病的治疗，或扶土抑木，或温补脾肾，或育阴潜阳。若偏于虚寒者宜温阳逐寒，偏于虚热者宜滋阴降火，虚中夹实者宜补泻兼施。

此外，在临证用药时还应注意以下两点：①小儿稚阴稚阳之体，随拨随应，故用药宜平和之剂，切忌用药过猛。②本证以"虚"为主，但在应用补益之剂时，务使补而不腻，温而不燥，以防助湿、耗阴之弊。

**脾虚肝旺**

**临床表现** 形神疲惫，面色萎黄，不欲饮水，嗜睡露睛，四肢不温，大便稀薄，色带青绿，足跗及面部有轻度浮肿，时或抽搐，舌淡苔白，脉沉弱。

**辨证提要** ①辨证要点：面色萎黄，形神疲惫，嗜睡露睛，时或抽搐。②辨标本虚实：本病脾虚在先，为病之本；肝旺在后，为病之标。其病位在脾胃，为虚证、寒证。

**理法概要** 大吐大泻或急惊风失治误治，伤及脾胃，运化失司，气血亏虚，肝木失养而发为本证。土虚木亢是本证的主要病机，故治宜温运脾阳，扶土抑木。

**方药运用** 缓肝理脾汤加味。

党参6g 白术6g 茯苓6g 山药10g 扁豆10g 白芍3g 钩藤3g 桂枝2g 煨姜3g 炙甘草3g 大枣2枚（以上为3～5岁小儿用量）

党参、白术、茯苓、大枣、甘草，益气健脾；煨姜，温中祛寒；桂枝，温阳通脉；山药、扁豆，补脾益胃；白芍、钩藤，柔肝息风。诸药合用，共奏温运脾阳，扶土抑木之效。若寒甚者可加乌附子以增强温阳祛寒之力；若虚甚者可加人参以大补元气；抽搐甚者加蜈蚣、全蝎以祛风止痉。

**脾肾阳虚**

**临床表现** 精神萎靡，面色㿠白或灰滞，额汗涔涔，扪之不温，四肢厥冷，沉睡昏迷，手足蠕动，大便澄清，舌淡、苔薄白，脉沉微。

**辨证提要** ①辨证要点：精神萎靡，面色㿠白，四肢厥冷，手足蠕动。②辨病势：脾阳不足，久之必殃及于肾，肾阳衰微，则元气虚弱，火不生土，呈现一派脾肾阳虚之象。若本证日久不愈，真阳衰惫，阴寒充斥内外，形成"纯阴无阳"的慢脾风，属于本证的危重证候。

理法概要　本证的主要病机是由于禀赋怯弱,脾肾素亏,复因病后长期失养,脾阳受伤,继而损及肾阳,引起脾肾阳虚,脏腑经脉失却温煦,而致虚风内动。治宜温补脾肾,回阳救逆。

方药运用　固真汤加味。

党参 6g　茯苓 6g　白术 3g　黄芪 6g　炙甘草 3g　附子 3g　肉桂 1g　山药 6g　核桃肉 6g(以上为 3～5 岁儿童用量)

党参、黄芪、白术、茯苓、甘草,温补脾阳以助运;肉桂、附子,温补肾阳以救逆;核桃肉、山药,平补脾肾。诸药合用,具有补其虚,温其阳,逐寒救逆之功。若见肢厥者可加桂枝、炮姜以温阳通脉;抽搐甚者加木瓜、龙骨、牡蛎以增强回阳救逆之力;若见吐泻无度,口鼻息冷而真阳衰惫者加丁香、胡椒、巴戟天、故纸、炮姜、灶心土以温补脾肾之阳以燠土。

### 阴虚风动

临床表现　虚烦疲惫,面色潮红,身热消瘦,手足心热,肢体拘挛或强直,时或抽搐,舌光无苔,舌质红而少津,脉沉细而数。

辨证提要　①辨证要点:虚烦疲惫,面色潮红,手足心热,时或抽搐,舌光无苔。②辨阴伤:急惊风或温热疾患,迁延未愈,日久耗伤阴液,阴虚不能潜阳,血虚不能涵养肝木,可出现一派阴虚风动之象。

理法概要　热病久延未愈,耗伤阴津,肝肾阴亏,筋失濡养,水不涵木,阴虚风动发为本病。治宜滋阴潜阳,柔肝息风。

方药运用　大定风珠加减。

熟地 6g　阿胶 6g(烊化)　五味子 3g　麦冬 3g　白芍 3g　炙甘草 3g　鳖甲 3g　龟板 3g　牡蛎 6g　杞果 6g　山萸肉 6g　鸡子黄 1 枚(冲)　(以上为 3～5 岁儿童用量)

本方有滋阴填精,柔肝息风之功,对真阴受灼,虚风内动者最为适宜。方中阿胶、熟地、麦冬、五味子、杞果、山萸肉等育阴潜阳;白芍、鳖甲、龟板、牡蛎等柔肝息风;鸡子黄血肉有情之品填补真阴。若见虚烦潮热者可加银柴胡、地骨皮、青蒿以清虚热;若四肢强硬、角弓反张者加蜈蚣、全蝎、地龙以祛风止痉。

若见筋脉拘急,屈伸不利,神疲乏力而属于气阴两虚者,又当育阴护阳,可用地黄饮子(人参、黄芪、天冬、麦冬、生地、熟地、泽泻、石斛、杷叶、炙甘草)养阴益阳。若邪恋不解,深居经遂,筋脉挛急,皮肤枯槁不泽,属血虚不濡所致,又宜大补气血,可用保立苏汤(黄芪、党参、白术、当归、白芍、山萸肉、枣仁、杞果、故纸、核桃肉、甘草)加入鸡血藤、桑寄生等补气养血,舒筋活络。若出现强直性瘫痪者,可选加虫蚁类如全蝎、蕲蛇、乌梢蛇、僵蚕、地龙等搜风剔邪之品。

此外,本病虽然大多属虚、属寒,但是亦有少数患儿虚中夹痰热,出现身热时作,口渴心烦,胸闷气粗,泛吐痰涎,两目斜视,反引掣颤,舌苔黄腻,脉数无力,此即本病中的"半阴半阳"证,治当扶正祛邪,佐以清心涤痰,用清心涤痰汤(竹茹、橘红、半夏、茯苓、枳实、甘草、麦冬、枣仁、菖蒲、南星、黄连)化裁治疗。

## 【其他疗法】

### 1. 推拿疗法

运五经、推脾土、揉脾土、揉五指节、运内八卦、分阴阳、推上三关、揉涌泉、揉足三里。适用各证。

**2. 敷贴疗法**

(1) 慢惊膏:胡椒 7 粒,生栀子 7 粒,肉桂 3g,葱白 7 枚,蚯蚓 1 条,鸡蛋清适量。先把前三味药研为细末,再与后三味药混合捣如膏状、选取神阙、脾俞,将药膏摊贴穴位上,覆以纱布,以胶布固定。适用于脾虚肝旺、脾肾阳虚二证。

(2) 胆南星适量、生巴豆 10 粒,共捣烂如泥,取药泥敷双涌泉穴,适用于痰盛者。

**3. 单方验方**

(1) 鲜菖蒲汁 10g,老生姜汁数滴,和匀灌服,适用于昏迷者。

(2) 蜈蚣 3~5 条,水煎服,适用于抽搐频作者。

**4. 针灸疗法**

(1) 针刺:上肢取内关、曲池、合谷;下肢取承山、太冲;牙关紧闭取下关、颊车。适用于脾虚肝旺证。

(2) 艾灸:取大椎、脾俞、命门、关元、气海、百会、足三里。适用于脾肾阳虚证。

**5. 饮食疗法**

鸡内金 4g,炮山甲 3g,炙鳖甲 3g,蜈蚣 1 条,共研为细末,加白面 150g,芝麻适量。烙焦饼 10 张,烤焦频食之,每日 1~2 张。适用于脾虚肝旺、脾肾阳虚二证。

## 【名医精华】

**虞抟**

慢惊之证,多因饮食不节,损伤脾胃,以致吐泻日久,中气大虚,而致发搐,发则无休止时,其身冷,面黄不渴,口鼻中气寒,大小便青白,昏睡露睛,目上视,手足瘛疭,筋脉拘挛。盖脾虚则生风,风盛则筋急,俗名天吊风者,即此候也,治宜东垣黄芪汤、钱氏钩藤丸、温白丸、丹溪参术汤送下朱砂安神丸之类。(《医学正传·急慢惊风》)

**吴谦**

更有因吐泻既久,中气大虚,脾土衰弱,肝木乘虚而生惊风者,名曰慢脾风也。(《医宗金鉴·幼科杂病心法要诀》)

**赵清理医案**

程某,男,3 岁。1962 年 1 月 20 日初诊,患儿频发抽搐,家人急邀余前往诊治。至家中,见患儿卧于地上(按本地风俗是,小儿病情危重,言得土气可复生之意)。问其家人,知小儿患慢性腹泻半年余,近日大便清稀如水,逐渐发生抽风。观其手足搐动,精神萎靡,昏睡露睛,面色㿠白,额部湿润,触之,四肢冰冷,皮肤干燥、皱褶、弹性极差,腹胀如鼓,脉沉细欲绝。证属慢脾风。其发也,始于脾阴受损,阴损及阳,终致脾肾阳衰,治宜回阳逐寒,燠复脾肾,方用逐寒荡惊汤加味。丁香 9g,吴茱萸 9g,钩藤 6g,肉桂 6g,干姜 9g,胡椒 6g,令其急煎、频频灌服。

夜来复诊:手足已温,额汗已止,腹胀已减,肠有响声,抽止。乃阳气回复之兆,嘱其再服 1 剂。

三诊:患儿精神转佳,目有神机,频欲索食,继以培中健脾,调理善后之法。用参苓白术散开水调服，每日 3g，分 3 次服。后过半年，偶遇家长，言其小儿服上药半月后，神旺食增，皮肤转润，身健体丰。(《临证心得选》)

**按** 本例患儿由于腹泻日久，阴津流失，渐而损伤脾阳，肝木失于土培，筋脉失养，木摇风动，遂致抽搐。今脾肾阳衰，阴寒内盛，故神萎昏睡，肢冷脉迟。《景岳全书》曰："小儿慢惊之病……总属脾肾虚寒之证。"脾肾阳气既虚，治宜回阳逐寒，温补脾肾为要。方中丁香、干姜、胡椒燠振脾土，肉桂大辛大热峻补肾中真阳，加吴茱萸以增强温中散寒之力，钩藤平肝息风以止抽荡惊，诸药合用，共奏振复脾阳，镇惊息风之效。

### 赵国仁医案

谢某，男，6 岁。主诉及病史(其父代诉)：子罹痼疾，四处求医，耗资无算，总不得效，请教治法。问其状，曰此儿一岁时即腹泻，日行多次，呈青绿色。尔后食少行迟，羸弱不堪。近 3 年来，腹泻不止，夜间吵闹，灭灯惊呼，妄言见鬼。秉烛彻夜，方得稍安。稍一交睫，四肢抽搐，频频发作，夜半后更剧，天明始静，倦卧不起。合家惊怖，不知何物作祟。翻阅病例，或曰癫痫，或曰缺钙，各种疗法，未收寸功。

诊查：见形瘦肉削，声微气促，四肢厥逆。夜间观之，一如父言。昏睡露睛，惊怖神慌，手足微搐，发作不已。

辨证：脾肾两败之慢惊风证。食少而泻。形瘦肉削，昏睡露睛，声微气促，脾惫之兆，倪端已露。四肢厥冷，夜间惊哭，妄言见鬼，肾阳之败，其征亦显。《临证指南医案》有云："脱阳者见鬼"，即此候也。搐者，肝风动也。盖腹泻日久，脾胃虚弱，肝木横逆侮土，故粪色青绿。无土之木，易动易摇，故搐搦频作，而其搐也微，此又与实热之肝风有别也。且肝旺于寅卯，故夜半后尤甚。综观此证，乃脾肾两败，肝风内动之慢脾风重证也。

治法：双补脾肾，兼佐平肝。然平平之剂，如隔靴搔痒，非大剂急投，鲜克有济。忽忆谢映庐治慢脾风证用大回生汤，且曰："悉用此法，屡验不爽"。遂毅然一投。

处方：人参 10g(另煎冲服)，焦白术 10g，炙黄芪 15g，附片 6g(先煎)，炒枣仁 10g，杞子 10g，干姜 3g，肉桂 2g，丁香 3g，白豆蔻 3g(后入)，钩藤 15g，全虫 2g，炙甘草 5g。

日进 2 剂，频频进服，使药力充溢全身虚弱之处。

二诊：时隔三日，其父告曰：服药二日 4 剂，此儿躁扰不安，头面泛红，搐搦稍平，问可再服否？予曰：此乃阴病转阳者也，实属可喜佳兆，岂可半途而废，功败垂成。正如岐伯所言"阴病见阳者生"，其病有望矣。原方 5 日 10 剂。

三诊：泄减厥回，搐搦也止。此脾气来复，肾阳回宅之征也。然小儿乃稚阳之体，其阴未充。且阳脱者未有不损其阴者，故回阳之中，必佐阴药，务使阳潜阴固，庶不致有偏颇之患。于原方中加熟地 15g，当归 6g，日减为 1 剂。

四诊：又五日，其父欣然曰：夜已能寐，不复惊叫，腹泻也止，与旬前判若两人矣。则改其剂，续予调理脾胃，使其虚弱之处，务必充填尽至。数载顽疾，非朝夕可收全功。遂用香砂六君子汤进退，复进半月。见其肌肉已充，四肢温和，夜能安寐，与常儿无异状也。数载痼疾，收功于两旬又半，可谓幸矣。

**按** 慢脾风证，病情多端。以其惊而用重镇之品，徒伤元气；以其搐而投寒凉之物，则雪上加霜。见症治症，于事无补。其要者，脾肾两败耳。故治之之法，健脾温肾为要务，佐以他药，始为得当。且病久日深，泛泛之剂，难挽狂澜，重剂急投，方克有济。(《中国现代名中医医案精粹》)

### 江育仁医案

李某,男,11 个月。主诉及病史:患儿为未足月早产。2 个月前患流行性乙型脑炎,至今未愈。诊查:就诊时,右手有抽掣,时伴惊惕,两目无光,反窜上视,哭声低微,音似猫叫,面色㿠白,泪涕俱无,舌红少苔,舌下肿胀(重舌),不能饮食,脐右旁触有银元大小结块,不甚坚硬,大便两天未行,身无发热。辨证:证属久病伤阴,水不涵木,是属肝风内动。治法:即于养阴平肝之品,洋参、元参、麦冬、钩藤、白蒺藜、天麻等。

服药 2 剂后,手搐减轻,但目仍上视,啼哭声低,大便虽行而脐旁结块依然,重舌已愈,但仍不欲进食,拟按痰浊未清,心肝不宁治之,改用豁痰开窍,安神息风之法。处方:真珠粉 0.3g,西月石 0.3g,真雄精 0.3g,制天虫 0.3g,川贝母 0.6g,全蝎尾 1 条,天竺黄 0.5g,石菖蒲 0.3g。研末,白蜜调,每日分 3 次服。

上方药连用 5 天,诸恙已得平静,抽搐停止,两目转动灵活,视物正常,胃纳亦增。惟头颈软弱,抬举乏力。于是屡进补气平肝、健脾和胃等品,黄芪、党参、白芍、白术、甘草、茯神、钩藤、川贝等,缓加调理,终至痊愈。

**按** 流行性乙型脑炎,属于中医学暑温。其发病机理,不外痰、热、风三者之间的演变与转化。恢复期之痰,有痰浊、痰火之别。痰火内扰者,狂躁不宁,嚎叫哭闹;痰浊内蒙者,神识迷蒙,视听不明。恢复期之热,多属热;风者,则多阴虚风动。本例以养阴息风治于先,风象稍缓,然痰浊未清,风势难息,复转豁痰开启,渐见神清目明,抽搐停息虚再取健脾平肝收功。证属慢惊,又有痰浊作祟,若一味施补,浊邪不去,便难以取效。(《中国现代名中医医案精粹》)

### 张介安医案

熊某,男,10 岁。初诊:1967 年 7 月。主诉及病史:患儿于一年前因尿血、周身浮肿,在某院以"急性肾炎"住院治愈。此后出现厌食、反复呕吐、口臭、头项汗多、潮热、形体日益消瘦、大便秘结三四日一行、小便短少而色黄等。近日来发展至不能行走及说话,故请张老会诊。诊查:面黄形瘦,皮肤粗糙失润,双目乏神,肋骨暴露,腹如舟状,四肢如柴棒且不自主交替掣动,唇干。舌苔黄腻、津少,脉数而无力。辨证:证属虚中夹实之慢惊风。久病土虚木盛为其本,里实积结为其标。治法:益气健脾,行气导滞,攻积泄热(标本同治,攻补兼施)。处方:党参 10g,白术 10g,云茯苓 10g,厚朴 10g,枳壳 10g,木香 6g,大白芍 10g,青陈皮各 6g,生军 10g,生石膏 15g。

二诊:上方药服 4 剂后,纳谷稍增,四肢掣动次数减少;大便日行一次,先干后溏;有坠胀感。仍不能说话,口臭如故。舌、脉同前。观其症群前方已应,效不更方,仍拟原方再进药 3 剂。

三诊:服二诊方药 2 剂后,大便日行三四次,有结屎和黑色之渣滓,其味臭而难闻;患儿突然能说简短之语,自要饮水,但精神疲倦,其父忧喜失措问曰:"大便已泻,第三剂能否续服?"张老以为"……有故无殒,亦无殒也",嘱其服完。

四诊:服药 3 剂后,大便次数反而减少,日行两三次,仍有结屎夹清谷,其色转黄,小便变清。精神好转,能坐会语,但四肢掣动仍有所见,且又见汗多,舌苔薄白微腻,脉细。更拟扶脾养阴。处方:南北沙参各 15g,白术 10g,苡米 10g,茯神 10g,炙甘草 6g,炙怀芪 15g,当归 10g,杭芍 10g,龟板 15g,地骨皮 10g,蝉衣 6g,陈皮 6g。

五诊:服上方药 7 剂后,四肢掣动基本消失,能起床活动,纳可,二便正常。惟时有午后潮热。舌苔薄,脉细。嘱其主管医生上方药照服 3 剂。潮热退后可去地骨皮、蝉衣,续服用至痊愈。1983 年得知该男孩已参加工作。

**按** 慢惊一证以虚证居多,重在补虚治本。本例为虚实夹杂之证,在组方用药时,随诊者雷某曾问曰:"患儿染疾日久,形瘦如柴,虽说攻补兼施,而方中却以攻下药为主,其因何在?"张老答曰:"根据'六腑属阳,泻而不藏'的生理特点,临证时凡具有里热积滞、腑气不通之证候,首当通腑。是'以通为贵,以泄为补'。本案以攻下药为主,实为取其下法是'去其所害,而气血自生,借攻为补'的一种祛邪安正的治疗方法。"(《中国现代名中医医案精粹》)

### 吴佩衡医案

张某之次子,生甫 1 岁。

初诊:1914 年 3 月。

主诉及病史:患小儿惊风证,病颇危笃,3 日来抽搐不已。

诊查:余诊视之,指纹青黑透达三关,脉沉细而弱,舌苔白滑。面唇青暗,闭目沉迷不省,时而手足拘挛抽掣,乳食不进,夜间发热,大便泄泻绿色稀粪。询及病由,患儿始因受寒感冒起病,初有发热咳嗽,大便溏泄。某医以清热解表药 2 剂,服后白昼身热见退,夜晚又复发热,咳泻未止。继又拟消食清热药 2 剂,服后病不减,忽而风动抽搐。该医以为肝经风热,又以平肝驱风镇惊药 2 剂,病情反日趋沉重而成是状。时病已 10 余日。

辨证:余思寻之,良由小儿气血未充,脏腑娇嫩,不耐克伐。风寒初起,只须轻宣透表,其病当愈。尔乃误以清热之剂,又复以消食、平肝、驱风等法,元阳受损,正不胜邪,遂致寒痰内壅而成三阴虚寒之慢惊风证。

治法:病势已危重,若辞不治,实非我医者应尽之责,力主逐寒荡惊汤挽救之。

处方:上肉桂 6g(研末,泡水兑入),公丁香 3g,炮姜 10g,白胡椒 3g(捣),灶心土 130g(烧红淬水,澄清后以水煎药)

上方药喂服 2 次,稍顷,呕吐涎痰一小盏,风状略减,抽搐较轻,两眼已睁,目珠已能转动寻视。再喂药 1 次,又吐涎痰盏许,风状已定,抽搐不再发作,咳嗽亦平,夜晚已不再发热。患儿之父母见病已恢复,甚为欣慰,但见其子体质羸弱,认为宜培补脾胃,自拟理中地黄汤 1 剂喂服。殊料服后移时风动抽搐又起。余往视之,询问缘由,方知患儿大病虽有转机,然寒痰阴邪尚未逐尽,滋补过早,固必增邪,且有碍于阴邪外祛,寒痰内阻,遂致慢惊风复作。仍以逐寒荡惊汤并加附片 15g,喂服后又吐痰涎盏许,畅泻酱黑色稀便 2 次,抽搐平息,且能吮乳,并闻啼声。照原方去胡椒、公丁香,加砂仁 6g,甘草 6g,附片增至 30g,煎汤频频喂服。药尽 2 剂,诸症痊愈。

**按** 此证由于风寒感冒误治而成。由于详细询问病史,始知病经清热、消食、平肝、驱风等以致元阳受损、寒痰壅滞、三阴虚寒而成慢惊风证,故以逐寒荡惊汤治之,效果显著。后因补之过早而增邪,慢惊风证复作,再以逐寒荡惊汤加附片等治之而愈。可见临证问诊,详求病之始末,对于辨证论治甚为重要。(《中国现代名中医医案精粹》)

## 【预防护理】

### 1. 预防

(1)惊风是临床上多种疾病过程中所产生的抽风证象。一旦患有吐泻,或发热等疾病,应及时治疗,以防止发生惊搐。

（2）平时注意饮食卫生,增加营养,加强锻炼,提高机体抗病能力,避免惊恐等不良刺激,以预防本病发生。

**2. 护理**

（1）患儿抽搐时,切勿强制牵拉,以防扭伤筋骨,导致瘫痪或强直等后遗症。用多层纱布包裹的压舌板,放在上下齿之间,以免咬伤舌头。患儿应侧卧,随时吸出咽喉分泌物,保持呼吸道通畅,防止窒息。同时密切观察、注意患儿的体温、呼吸、脉搏、血压、瞳孔、面色等情况。

（2）昏迷惊厥患儿,需经常变换体位,每天用酒精摩擦受压部位,使之气血流通,防止褥疮发生。

（3）抽搐期间禁食油腻厚味,应以素食流质为主。痰多者可给白萝卜汁或荸荠汁。

（4）抽搐停止后,患儿往往非常疲倦,应当让其安静休息,使其正气慢慢得到恢复。

# 疳　证

疳证,是由于喂养不当,或多种疾病的影响,使脾胃受损,气液耗伤,而导致全身虚弱羸瘦,面黄发枯,甚则生长发育迟缓的一种慢性病证。有关疳证的命名,名目繁多,故又称之为诸疳,临床上俗称"疳积"。疳证的发病率很高,对小儿的健康危害严重,为古代儿科四大要证之一。

"疳疾"一名首见于《颅囟经》一书。宋代钱乙在《小儿药证直诀》中始立"诸疳"之说。明代王肯堂《证治准绳・幼科》将疳证归为六十一候,清・吴谦《医宗金鉴・幼科心法》又重新归纳疳证为十九候。历代各家的分类命名归纳起来,大致有以下几种:①五脏分类:如心疳、肝疳等;②病因分类:如蛔疳、哺乳疳、冷疳、食疳等;③病位分类:如鼻疳、口疳、眼疳等;④症状分类:如疳泻、疳肿胀、丁奚疳等;⑤病情分类:如疳气、疳虚、疳极等。但多数医家乃主张以心疳、脾疳、肝疳、肺疳、肾疳五脏分类命名。如明・徐桓《小儿卫生总微论方》说:"小儿疾病,诸论丛杂……,唯五疳之说为当。其证候外则传变不同,内则悉属五脏"。《幼幼集成》明确提出疳证为脾胃损伤,"凡病疳而形不魁者,气衰也;色不华者,血弱也。气衰血弱,知其脾胃必伤"。

疳证的范围广泛,包括西医学中的营养不良症和其他一些病证。如无辜疳相当于西医学的小儿结核病,蛔疳即肠寄生虫症,疳泻即小儿慢性泄泻,眼疳即维生素 A 缺乏所致的眼干燥症、夜盲症、比奥（Bitot）斑等,牙疳则属五官科疾患。但疳证主要还是指营养不良症。故婴幼儿营养不良可参照本篇辨证施治。

## 【相关病机】

疳证的发生主要是由于饮食失节,脾胃受损;喂养不当,营养失调;或其他疾病,转化而成疳。

小儿脾常不足,胃气薄弱,若乳食不节,暴食暴饮,或过食肥甘生冷及不易消化的食物,使乳食蕴积中焦,损伤脾胃,形成积滞,积久脾胃益伤,不能运化水谷精微,以致气血虚乏,脏腑失养,形体日渐羸瘦,气液亏耗,终成疳证,正如《幼幼集成・诸疳证治》云:"夫疳之为病,亦小儿恶候……，有因甘肥肆进，饮食过餐，积滞日久，面黄肌削而成者。"

小儿生机蓬勃，发育迅速，所需水谷精微比成人相对较多。若母乳不足，或断奶过早，又未及时增添辅食，或断奶后选择的食品不适宜小儿生长发育的需要，或喂养方法不当，均可损伤脾胃，使气血化生乏源，机体失于濡养，形体消瘦，形成疳证。正如《幼科发挥·疳》云："小儿乳少者，父母常以他物饲之，儿之性只求一饱，或食太多，或食太少，所以脾胃受伤，生以疳病也。"其他如久吐、久泻、久痢、肺痨、虫证、五迟五软、禀赋不足、温病等病证，亦可使脾胃受损，纳化失调，气血化生不足。加之久病不复，元气虚惫，或真阴不足，甚则阴阳俱衰，使机体失养，骨髓不充，而形体羸瘦，转化成疳。如《小儿药证直诀·诸疳》说："疳皆脾胃病，亡津液之所作也，因大病或吐泻后，以药吐下，致脾胃虚弱亡津液。"早产儿因先天不足，脾胃素虚，故而更易发生疳证。

总之，导致疳证发生的因素虽然是多方面的，但脾胃受损，功能失调是形成疳证的根本病因。脾胃虚损，津液亏耗是疳证的主要病理，故疳证虽为慢性全身性病证，但也属脾胃病证。

## 【辨证论治】

### 1. 辨证纲要

疳证乃慢性疾患，其证候表现常常虚实并见，同时随其病程长短又有所异，故辨证时应根据病史及病程、轻重虚实、有无兼证等详察细辨。

（1）辨病史及病程：疳证多由积滞迁延不愈发展而来，病程较长，发病前大多有明显的积滞病史。

（2）辨轻重虚实：疳证表现虚实错杂，但一般来说，初起大多属实，中期虚实互见，晚期虚象毕见。脘腹胀满，纳呆伏卧，体重不增，针刺四缝穴挤出黏液清亮者多实，病情尚轻。形体消瘦，头发疏黄成束，面黄无华，嗜食异物者多属虚实错杂。若面色㿠白，毛发焦稀，形体明显消瘦，皮肤干燥呈皱折，针刺四缝穴挤出黏液黏稠者，多为虚证，病情较重。

（3）辨有无兼证：疳之为病，若失治误治，易传他脏而成五脏之疾，故兼证较多，尤以病程较长的重证患者为多见。如口舌生疮，视弱眵多，隐涩羞明，甚或白膜遮睛，咳嗽肺喘，鼻颊生疮，鸡胸龟背，肢体浮肿，皮肤紫癜等。

### 2. 辨析类证

疳证与厌食症在临床表现上有相同之处，如病情较长、食欲不振等。但二者亦有很多不同之处。

（1）辨形体：疳证患儿可见不同程度的形体羸瘦，面黄发枯；厌食患儿形体正常或稍偏消瘦。

（2）辨精神状态：疳证患儿多伴精神烦躁，易怒，或精神萎靡；厌食患儿精神如常，病情较重者稍现烦躁。

（3）辨粪便：疳证患儿大便不调，粪质稀溏或干结，腹部胀大，青筋暴露，或腹凹如舟；厌食患儿大便大多如常，较重者可见不消化状。

### 3. 治疗原则

疳证的发生是以脾胃受损，纳运失调为其主要病机，故其治疗以调理脾胃为总则。同时还应采取综合治疗措施。疳证早期大多属实,治疗上应着重消积,然后理脾。疳证中期常常虚实互见,治疗上可攻补兼施。疳证晚期虚象毕现,应气血双补,并着重补脾益气。总之,对疳证的治疗,务必以顾护脾胃为本,攻和补都不能伤伐胃气。

### 积滞伤脾

**临床表现** 面色萎黄,形体稍现消瘦,毛发稍稀,精神不振,困倦喜卧,或性情烦躁,易怒易哭,脘腹胀满,不欲饮食,夜眠不宁,喜伏卧或龂齿,大便溏臭或便秘,针刺四缝穴可挤出清亮黏液。舌质淡红、舌苔薄黄,根部微厚腻,脉沉缓有力,指纹淡紫。

**辨证提要** ①辨证要点:此证突出表现为纳呆,不思饮食,性情烦躁,易怒易哭,既往有积滞病史。②辨病程:积滞伤脾证病程较短,为疳证早期。③辨病位:本证因属疳积之早期,故病位仅在脾胃,他脏尚未受累。④辨有积无积:疳之有积无积,在于腹部是否胀满。脘腹胀满,舌根部厚腻者多有积滞;腹不胀满,苔薄者为无积滞或少有积滞。

**理法概要** 积滞内停,脾胃受损,健运失司,气血不充,而形成本证。治宜消积理脾,和胃健运。

**方药运用** 肥儿丸加减。

党参 6g 白术 6g 茯苓 6g 胡黄连 3g 炒麦芽 10g 使君子 6g 木香 3g 陈皮 6g 炒山楂 10g 肉豆蔻 6g 神曲 10g 甘草 3g

方中重用神曲、麦芽、山楂、木香、陈皮、肉豆蔻消积化滞、和胃调中、理气止痛;胡黄连清解郁热、消散疳积;使君子消积杀虫;党参、白术、茯苓、甘草益气健脾。诸药相伍,祛积而不伤正。若伴恶心呕吐者,加半夏、竹茹降逆止呕;腹胀嗳气、舌苔厚腻者,去党参、白术,加鸡内金、厚朴、莱菔子消积理气,除胀消疳;大便干结者,加草决明、生大黄泄热通便。

### 脾虚气弱

**临床表现** 面黄无华,形体消瘦,纳呆食少,头发稀黄成束,精神不振,困倦嗜睡,或烦躁不安,脘腹胀满。较重者可出现腹大青筋,夜眠不宁。大便多酸臭,针刺四缝穴可自行溢出清亮黏液。舌质淡、舌苔黄白相间而腻,脉细无力,指纹淡紫。

**辨证提要** ①辨证要点:头发稀黄成束,形体消瘦较明显者,属脾虚气弱。此时头发尚未焦黄无泽,形体尚未十分消瘦。②辨病程:本证由积滞伤脾进一步发展而来,积滞未消,中气受损,故属疳证的中期阶段。③辨虚实:疳证虚实之辨,在于腹部是否柔软,柔软者为脾虚不运,属虚证;腹坚者,为积滞内停,属实证。本证脘腹胀而疳满,且脉细无力,为虚中夹实,虚多实少证候。

**理法概要** 此证脾胃受损较前证为重,脾胃虚弱,运化无力,积滞未消,胃有伏热,虚中夹实。治宜益气健脾,消积清热。

**方药运用** 参苓白术散加减。

党参 6g 白术 6g 茯苓 6g 陈皮 6g 莲子肉 6g 砂仁 3g 薏苡仁 6g 鸡内金 6g 木香 3g 栀子 6g 灯芯草 6g 炙蟾皮 3g

党参、白术、茯苓、莲子肉、薏苡仁,益气补中、健脾养胃;鸡内金、砂仁、炙蟾皮,消积和胃;陈皮、木香,理气和中;灯芯草、栀子,清解郁热。诸药相伍,补益脾胃,消中焦滞热。补中寓消,消中有清。若气弱无力,加黄芪,补中益气;乏力肢冷者,加肉桂、熟附子,温阳益气;大便稀溏、完谷不化者,加肉豆蔻、黑山楂、赤石脂,温中固阳;积重脘胀者,加三棱、莪术、枳壳,化滞行气;气虚多汗者,加龙骨、牡蛎,固涩敛汗。

### 气血两虚

**临床表现** 面色㿠白,唇干口渴,毛发焦枯,声怯乏力,纳呆厌食,形体极度消瘦,大肉已脱,头大颈细,皮肤干瘪多皱,面部呈现老人貌。或鸡胸龟背,雀目不明,腹凹如舟,精神萎顿,表情呆滞。大便溏泻,针刺四缝穴有黄色黏液溢出,牵丝不断。舌淡苔光,脉细弱无力,指纹色淡。

**辨证提要** ①辨证要点:形体极度消瘦,体重减轻十分明显,为本证最主要的表现,尤其是面部、背部、臀部,皮肤脂肪极薄,弹性差,多皱折,形成"老人貌"。②辨病程:此证多由疳积迁延日久而成,为疳证的晚期阶段。③辨病势:本证系以脾胃虚极为主的全身衰竭,亦称"疳极"、"干疳",为疳之重候,最易发生卒然虚脱。

**理法概要** 由于久病体虚,脾胃之气衰败,气血生化无源,气液耗伤,而致气血双亏之重证,故治宜健脾养胃,气血双补。

**方药运用** 八珍汤。

人参 3g 白术 6g 茯苓 6g 炙甘草 6g 当归 6g 白芍 6g 熟地 4g 川芎 6g

人参,益气扶脾;茯苓、白术,补脾渗湿;当归、熟地,养血和血;白芍,甘酸和营、敛阴理血;加川芎、炙甘草,共奏补益气血之功。若气虚偏重者,加黄芪,补气健脾;肢冷畏寒、肾阳不足者,可加附子、肉桂、生姜,温阳补肾;夜眠不宁者,加远志、夜交藤、炒枣仁,宁心安神;纳食不振者,加鸡内金、砂仁;肺气虚者,加五味子,其与人参相伍,补肺敛气;若在病程中,因气血俱衰而突然出现阳气暴脱,肢冷汗出,脉微欲绝者,应急施参附汤(人参、附子)或参附龙牡汤(人参、附子、龙骨、牡蛎)扶阳救逆固脱。

### 兼证

由于疳证正气虚怯,病程较长,若久延不愈,常可影响其他脏腑,而出现相应兼证,兹择要分述如下:

(1)心疳:面红目赤,咬牙弄舌,口舌生疮,甚或糜腐堆积,秽臭难闻,时有惊烦,烦渴引饮,小便赤涩。治宜清心导热,方用泻心导赤汤:木通 3g,生地 6g,黄连 2g,灯芯草 6g、甘草 3g。

(2)眼疳:面目爪甲发青,目眵隐涩,畏光羞明,甚则眼珠混浊,白睛遮睛。治宜清肝泻热,养肝明目。方选猪肝散:蛤粉 3g,谷精草 6g,夜明砂 6g,猪肝 30g。也可选用杞菊地黄丸:杞果 6g,菊花 6g,熟地 3g,山萸肉 6g,丹皮 6g,泽泻 6g,山药 10g,茯苓 6g。

(3)肺疳:咳嗽气逆,痰鸣肺喘,面色苍白,毛发焦枯,肌肤干燥、鼻颊生疮。治宜清热养阴润肺,方用沙参麦冬汤:沙参 6g,麦冬 6g,玉竹 6g,甘草 3g,桑叶 6g,白扁豆 3g,花粉 6g。

(4)肾疳:面色黧黑,齿龈出血,口中气臭,耳焦脑热,足冷如冰,腹痛泻痢,鸡胸龟背,发育迟缓。治宜滋阴消疳或大补气血。方选六味地黄丸:山药 10g,泽泻 6g,茯苓 6g,丹皮 6g,熟地 3g,山萸肉 6g。或用调元散:人参 2g,茯苓 6g,茯神 6g,白术 6g,白芍 6g,熟地 6g,当归 3g,黄芪 6g,川芎 3g,甘草 3g,石菖蒲 6g,山药 10g。

(5)疳肿胀:肚腹肿满,四肢、眼胞浮肿,面色㿠白,浮而发亮,咳嗽气喘,呼吸不平,畏寒肢冷,小便不利。治宜益气温阳利水。方选真武汤:熟附子 6g,白术 6g,茯苓 6g,白芍 6g,生姜 6g。

以上兼证虽表现各异,轻重程度有别,但其治疗仍以脾胃学说理论为指导,重视调理脾胃,有着重要的临床意义。

## 【其他疗法】

### 1. 单方验方

(1)鸡内金30g,神曲、山楂、麦芽各100g,共研细末,每次1.5～3g,糖水调服,每日3次,适用于积滞伤脾证。

(2)蟾砂散:取大蟾蜍1只,去头足内脏。砂仁研末纳入腹内,缝口,黄泥封固,炭火烧存性,候冷,研极细末,每服0.5～1.5g,每日2～3次,适用于脾虚气弱证。

(3)桃仁、杏仁、生栀子各等份,晒干研末,加冰片、樟脑少许贮瓶备用。用时取药末15～20g,用鸡蛋清调拌成糊状,干湿适中,敷于双侧内关穴,然后用纱布包扎,不宜太紧,24小时后即可取掉,连用1～3次,每次间隔2～3天。适用于疳证初、中期患者。

### 2. 针灸疗法

(1)针刺中脘、天枢、气海、足三里、脾俞等穴,中等刺激,不留针,每天1次,7天为1疗程。必要时以上穴位可加用艾灸。

(2)针刺四缝穴:将患儿两手食指、中指、无名指及小指四指中节四缝穴处皮肤局部常规消毒后,用三棱针或粗毫针针刺,刺入约0.5～1分深,刺后用手挤出黄白色黏液,然后再用消毒棉球拭干。隔日1次,每次取1只手,左右手交替,直至针刺后不再有黄白色黏液挤出为止。

### 3. 捏脊疗法

部位从长强穴至大椎穴。操作时,患儿取俯卧位,医者以两手食指背横压在患儿长强穴部位,向大椎穴方向推进。同时以两手拇指与食指合作,将皮肤肌肉捏起,交替向上边推边捏,直至大椎穴。连续推捏6次。在推捏第5～6次时,在推捏过程中,用拇指在腰部用隐力将肌肉捏起,每次约提4～5下,推捏完第6次后,再用两拇指从命门向肾俞左右推压2～3下。

## 【名医精华】

**董廷瑶医案**

**案1** 沈某,女,6岁。门诊号53322。

一诊:咳已3月,自诉心慌、汗多、时易感冒,面萎形羸,胃纳不振,偏嗜零食,腹部膨满,按之尚软,大便干结,毛发干枯。舌苔薄腻,脉细弱。针四缝穴溢液甚多。证属疳久土不生金,肺脾两虚。治拟消疳扶脾为先,以安肺金。处方:陈皮、木香各3g,醋炒五谷虫、百部、紫蔻各6g,生白术、茯苓、姜半夏、生扁豆、怀山药各9g。7剂。并针四缝。

二诊:纳食见增,汗出显减。腹软便调,而咳嗽初和。针四缝穴液少。舌苔薄腻。继以扶脾调中。处方:党参、醋炒五谷虫、白芍、百部各6g,焦白术、茯苓、薏苡仁、神曲各9g,青皮、佛手各4.5g,陈皮、清炙甘草各3g。7剂。此后咳愈汗少,诸症俱安。继续调理。前后两月左右,面色转润,形体渐丰矣。

**按** 本例患儿咳嗽已3个多月,多汗且易感冒。咳久必虚,属肺虚不固,治可从肺入手。

但出现久咳不止的原因，并非唯独肺气虚所致，患儿面萎形羸，腹部膨满，毛发干枯，纳差偏嗜，针四缝穴溢出黄液甚多，为疳证后期重证，此阶段脾胃之气虚败，土虚不能生金，致使肺气虚愈，出现虚咳久而不愈，故其标在肺，其本乃在脾。针对这一病理变化，治当标本兼顾，重在治本。以培土生金为基本治法，先予消疳扶脾，佐以安肺止咳。如法治疗半月，脾胃之气恢复，脾强胃和，则肺气亦固，咳嗽随之转愈。[《中医杂志》1982,23(7),21]

**案 2** 董某,女,11 个月。一诊:1982 年 6 月 24 日。主诉及病史:疳积腹胀,按之硬满,口馋嗜食,大便坚硬。诊查:面色萎黄,毛发焦枯,夜眠烦扰,易醒汗多,舌红苔黄。针四缝穴液多。辨证、治法:疳积较重,治以消疳化积。处方:干蟾皮 4.5g,陈香橼 6g,炒白芍 6g,木香 3g,胡黄连 2g,醋炒五谷虫 9g,煨三棱 4.5g,煨莪术 4.5g,炒谷芽 9g,炒枳实 4.5g,7 剂。

后二诊又连服上方 1 周,其间针四缝穴,黏液尚有。

三诊:7 月 8 日。疳积渐化,腹仍胀满,但按之已软,纳食如常,形神较振,大便通调,夜烦多汗时见,舌苔薄润。针四缝穴液少夹血。以扶脾消疳法主之。处方:米炒党参 6g,焦白术 9g,朱苓 9g,清甘草 3g,炒怀山药 9g,小青皮 4.5g,煨三棱 4.5g,煨莪术 4.5g,醋炒五谷虫 6g,玉屏风散 9g(包)7 剂。

其后诸症渐平,色润发泽,续以调补而愈。

**按** 董师治疳积之证,每从本虚标实入手,而相机运用补消二法。同时,又针四缝作为辅助治疗,有调整三焦、扶元理肠之功。本例患婴,腹胀硬满,毛发焦枯,诊为疳积重症,初方全以消疳化积,蟾皮辛凉微毒,功专消积除胀;五谷虫咸寒性平,善于化食化积;三棱、莪术散结行气,均为治疳要药,配入胡黄连清疳热,枳实破结滞等。两周而积化腹软,改予消扶并进之剂,其疳遂愈。(《中国现代名中医医案精粹》)

### 贺普仁医案

季某某,女,8 岁。主诉:(家长代诉病情)食欲不振 4 个月。现病史:4 个月前,患儿感冒发热,口渴欲饮,连续吃冰棍 2 支,后经口服中药汤剂后,发热退,感冒愈,但食欲一直不好,厌油腻,饥饿时常吃巧克力以充饥,体力差,上课时精力不集中,平日大便时有干燥。望诊:身体瘦弱,皮肤干皱,面色失润发黄,有白斑,舌苔白。切诊:脉沉细数。辨证:病后正气不足,饮食失于调理,脾胃不运,中焦积滞。治则:消积祛滞,调理脾胃。取穴:四缝。刺法:以小三棱针速刺穴位,挤出少量黄白色黏液。患儿每周针治 1～2 次,共治疗 5 次,饮食增加,大便调,皮肤、面色恢复正常。

**按** 疳积治疗方面以四缝穴为主,此穴位最早出自《奇效良方》一书,穴位居于第 2～5 指掌面,近端指关节横纹中点。此穴主治小儿疳积,为其经验效穴。贺老在前人应用此穴的基础上,多次加以验证,治愈了多例小儿疳积患者。如病情需要,在应用四缝穴的同时,还可配以脾俞、胃俞、中脘、足三里等穴,但每次选配 1～2 穴即可,临床可据病情选穴配伍,不必拘泥。(《国医大师临床经验实录·贺普仁》)

### 王玉玲医案

张某,男,8 个月。初诊:1976 年 8 月 12 日。主诉及病史:两月前患菌痢,经医治愈。隔十余日,腹泻又作,每日三四次蛋花样稀便夹黏液,有酸臭气。经当地医院治疗,大便检验,见有食物残渣及少量脓球,诊断为消化不良,给以氯霉素、维生素等药治疗,效果不满意。诊查:形体瘦削,发欠光泽,面色神萎,腹胀见青筋,时有啼闹,大便稀溏,乳食减纳,舌红苔淡。

辨证:乳食伤脾,积久郁热,致成疳证。治法:清热消疳,健脾助运。自拟牛黄疳积散。处方:干蟾皮160g,五谷虫160g,神曲160g,鸡内金160g,茯苓160g,陈皮60g,胡黄连45g,人工牛黄10g。上药共研细末,每服2g,开水调服,每日2次或3次。

二诊:连服6天,腹胀见减,乳食增进,精神好转。1月后随访,患儿已愈。

**按** 小儿疳证的形成主要由"无积不成疳"。积久生热生虫,阻滞肠胃,营养发生障碍,饮食不为肌肤,小儿就会逐渐消瘦,皮悴毛焦,面黄腹胀,乃成疳证。治疗疳证之大法,先辈主张:①清热消疳杀虫。②健脾和胃,滋血调气,应先除其病,后加以补养。余服膺其说,治疗疳证,用自拟牛黄疳积散,收到较好的效果。(《中国现代名中医医案精粹》)

### 李聪甫医案

陈某,男,2个月。主诉及病史:面目萎黄,肌肉枯瘦,腹膨胀,喉中痰声,夜啼不止,喷嚏,大便干燥,小溲较长。诊查:指纹红浮,舌苔薄白。经询母乳欠缺,补充牛奶。病儿曾经某医院检查肝大,诊断为胆管阻塞,提出手术治疗,但亦无把握。辨证:只有2个月的婴儿,可能先天不足,褓褓缺乳,饮食失调,脾胃俱虚,营养精微不能营运,肝胆阻滞,形成疳黄。治法:拟扶脾利胆,导滞厚肠。处方:西茵陈3g,云茯苓3g,京半夏2g,厚朴花2g,炒枳壳2g,广陈皮2g,南杏仁3g,炒麦芽3g,炒内金2g,川郁金2g,莱菔子(炒)2g。

再诊:面黄色浅,腹胀减轻,纹红苔薄,脾气已虚,胆胃失调的病机已露。再议甘温。处方:西党参3g,漂白术3g,云茯苓3g,炒麦芽3g,炒内金3g,炒苡仁3g,炒枳实2g,花槟榔2g,厚朴花2g,广陈皮2g,京半夏2g,炙甘草1g,莱菔子(炒)2g。

三诊:舌质红淡无苔,面黄已退,腹较柔软,大便不溏,间作呕吐,囟凹发脱。水谷之精气不能上荣,仍当补益脾胃。处方:西党参(米炒)3g,于潜术(土炒)3g,金石斛3g,当归身(土炒)3g,酒杭芍3g,炒六曲3g,云茯苓3g,厚朴花2g,广陈皮2g,炒内金3g,炙甘草1g,炒山药3g。

四诊:囟平眠安,神色渐好,大便溏黄,脾胃更当健运。处方:西党参3g,炒于术3g,怀山药3g,炒六曲3g,云茯苓3g,厚朴花2g,炒麦芽3g。广陈皮2g,鸡内金3g,西砂仁1g,炙甘草1g。

五诊:面容日渐丰腴,食纳增进,惟口腔糜烂,脾胃精气不足,虚火上炎。上方去砂仁,仍加金石斛5g入煎,续服而愈。

**按** 本例患儿出生只有2个月,面目皮肤均见萎黄,腹部胀大,初作黄疸论治而用茵陈,反而腹胀更甚,食物不化,且纹显红浮,又届缺乳,必为"至虚盛候"的疳黄,茵陈苦寒非其时宜。虽然肤黄而小便清长,必然营养不足而表现血虚气弱,参、术、茯苓扶益脾元,至关重要。在此治疗原则下,如麦、菔、鸡金之化积,枳、朴、槟榔之理气,半夏、陈皮之和胃,当归、白芍之调营,山药、石斛之养胃,自能得心应手,获取疗效。(《中国现代名中医医案精粹》)

### 江育仁医案

张某,男,16个月。主诉及病史:1岁断乳,继起腹泻,至今4个月有余。喉音嘶哑,亦将1个月。所下大便色白如水,带有不消化食物,日夜共六七次,近1周内且便下蛔虫11条。诊查:腹部膨隆且坚硬,青筋显露,时有腹痛,形瘦骨立,面色㿠白,哭声音哑不扬,喜食香味,烦躁不安,两足浮肿。辨证:为断乳之后,食物无节,贪食生冷不洁之物,以致损脾伤胃。夫脾者主腹而实四肢,湿遏脾困,则腹大而四肢肿胀;精气生于谷,谷气行于脾,运化失司则形瘦面㿠,食滞、虫积内停;脾虚则肝木上亢,故烦躁多啼。治法:益气健脾,化湿杀虫消积。处方:焦白术 8g,神曲 10g,胡黄连 5g,茯苓 10g,党参 10g,黄芪 10g,煨益智 10g,焦山楂 10g,谷麦芽各 10g,砂仁 3g,陈皮 3g,鸡内金 3g 另用川楝片 4 片,空腹服。

上方加减治疗,计 21 天,便出蛔虫 18 条,大便次数渐减,色亦转黄,后趋正常。患儿面色转润,精神振作,烦躁转安,哭声响亮,腹部柔软,形体渐丰,终至痊愈。

**按** 疳证有疳气、疳积、干疳之分。虚实夹杂,是为疳积。积为有形实邪,非消不去,故疳积治疗以消为主,但亦须顾及正气,《幼幼集成》谓:"壮者先去其积而后扶胃气;衰者先扶胃气而后消之。"实际运用,健脾益气与消导去积兼施亦为常取。

疳积之积,有食积、虫积、气积、血积之分,而以食积、虫积尤为多见。前人治疳积之肥儿丸等方中,皆用消食、驱虫之品。(《中国现代名中医医案精粹》)

## 【预防护理】

(1) 提倡母乳喂养。小儿长至 3 个月时,应逐渐增添辅食,以增强小儿的营养。1 岁左右可以断奶,并以易于消化而又富于营养的食物代替乳类喂养。

(2) 多到户外活动,多晒太阳,增强体质。

(3) 要注意饮食卫生,预防肠道传染病及寄生虫病的发生。

(4) 调理饮食,合理喂养,补充营养。根据小儿年龄、体质、病情等具体情况,给予科学合理喂养。喂养时应遵循先少后多,先精后粗,先稀后稠,先素后荤,先单一品种后多种食物的原则,逐渐增加,不可饥饱无度,恣食肥甘生冷,以免损伤脾胃之气。

(5) 小儿如果出现纳呆食少,体重不增,甚或减轻时,应及时检查治疗。

# 乳　痈

乳痈,是发生于乳房部的痈肿脓疡。又名妒乳,亦称吹奶。《外科正宗·痈肿原委论》说:"痈者,壅也,为阳,属六腑毒腾于外"。又说:"阳气轻清浮而高起,故易肿、易脓、易腐、易敛。"《妇人大全良方》说:"吹奶、妒乳、乳痈,其实则一,分轻重而已。轻则为吹奶,妒乳,重则为痈。"乳痈若发生在妊娠期因胎气旺而所致者,称为内吹乳痈;若在哺乳期因乳汁蓄积而发病者,称为外吹乳痈。临床上乳痈多见于哺乳期妇女,好发于产后 3～4 周,尤以初产妇多见,是常见的乳房疾病。

乳痈病名最早见于晋·葛洪《肘后备急方》,其后历代妇科、外科医籍均有关于乳痈的论述。隋·巢元方《诸病源候论·妇人杂病诸候·乳痈候》说:"乳汁蓄积,与血相搏,蕴积生热,结聚而成乳痈,……乳痈久不瘥,因变为漏。"指出了乳痈的乳汁蓄积病因和病机,并提出了乳痈的并发症"乳漏"。唐·《经效产宝》说:"若产后不曾乳儿,蓄积乳汁,亦结成痈。"宋·《圣济总录》亦说:"新产之人,乳脉正行,若不自乳儿,乳汁蓄结,气血蕴结,即为乳痈。"论述了产后不自乳儿导致乳汁蓄结形成乳痈的病因病机。元·朱震亨《丹溪心法·痈疽》说:"乳房阳明所经,乳头厥阴所属。乳子之母,不知调养,怒忿所逆,郁闷所遏,厚味所酿,以致厥阴之气不行,故窍不得通而汁不得出,阳明之血沸腾,故热盛而化脓。……治法,疏厥阴之滞……清阳明之热。"指明了乳痈的发生与厥阴、阳明二经的关系,同时也提出了"疏肝滞,清胃热"的乳痈治疗之法。汪机《外科理例·乳痈》说:"暴怒或儿口气所吹痈肿者,疏肝行气;

肝焮痛甚者,清肝解毒;焮痛发寒热者,发散表邪;未成脓者,疏肝行气;不作脓或不愦,托里为主;溃而不敛,或脓清者,大补气血。"更具体的提出了乳痈各个时期各种病候的治疗原则。明·薛己《外科发挥》说:"夫乳之为物,各有囊橐,若一有脓,即针之,否则遍溃诸囊矣。"主张乳痈成脓宜早针之排脓,否则可致"传囊"之变。清·吴谦《医宗金鉴·外科心法要诀·内外吹乳》说:"内吹者,怀胎六、七月,胸满气上,乳房结肿疼痛;……外吹者,由乳母肝、胃气浊,更兼子吹乳睡熟,鼻孔凉气,袭入乳房,与热乳凝结肿痛。"分析论述了内吹乳痈和外吹乳痈的发病时期与成因及表现。申斗垣《外科启玄·乳痈》说:"乳肿最大者曰乳发、次曰乳痈,初发即有头曰乳疽。……如妇人五十以外,气血衰败,常时郁闷,乳中结核,天阴作痛,名曰乳核,久之一年半载,破溃而脓水淋漓,日久不愈名曰乳漏。……又有乳结坚硬如石,数月不溃,时常作痛,名曰乳岩。"指出了乳痈与其他乳房疾病的鉴别诊断。

本篇主要论述外吹乳痈的证治。西医学的急性乳腺炎可参照本病辨证论治。

## 【相关病机】

乳痈的发生与脾胃关系密切。乳头乳房为肝胃所属,据经脉循行分布,乳头属足厥阴肝经,乳房属足阳明胃经。乳汁乃气血所生化,实乃水谷之精华,而源出于胃,由脾胃所运化的水谷精微所生成。肝主疏泄,能调节乳汁的分泌。若初产情志抑郁,或忿怒郁闷,则肝气郁结;产后饮食不节,恣食膏粱厚味燥热之品,致胃中蕴热。肝郁气滞,胃热蕴积,肝胃不和,经络阻塞,乳络不通,乳汁蓄积淤滞,瘀久化热,热盛肉腐,而成乳痈。

## 【辨证论治】

### 1. 辨证纲要

根据本病的临床表现,重点辨乳痈的郁乳期和酿脓期。

(1)辨郁乳期:初起患乳肿胀,触痛,皮色不变或微红,肿块或有或无,乳汁排出不畅,全身不适,恶寒发热,骨节酸痛,胸闷纳差,口渴,舌质红、苔薄黄,脉浮数或弦数。

(2)辨酿脓期:乳房肿块增大,皮肤焮红,高热不退,局部有搏动性疼痛,此为化脓征象,数日后,肿块中央变软,按之有波动感,为脓已成。

(3)辨病程顺逆:早期外邪阻滞乳络,疏表清热,使毒邪消散,肿痛寒热消退为顺;若乳房红肿扩大,焮热剧痛,伴高烧口渴欲饮,头痛便秘,乃火毒炽盛,病情恶化发展之势,即应用清热解毒之品,以抑火毒之势;个别病人毒邪内陷,出现高热,神昏,此为逆证。

### 2. 辨析类证

(1)乳癖:可出现乳房部隐痛或针刺样疼痛,但无红肿和全身不适,发热恶寒症状。

(2)乳疽:是乳房深部的脓疡,但成脓较乳痈为慢,起初乳房结块,坚硬微痛,皮色不变,溃脓往往在一个月左右,局部波动感不易扪得。

(3)乳痨:发病缓慢,病程较长,一般多在数月至数年,初起乳房中结核,形如梅李,硬而不坚,皮色正常,不痛或微痛,推之可动。

(4)乳岩:乳房肿块,质地坚硬,推之不移,溃后状似泛莲、菜花。炎性乳岩发病急骤,乳房增大,肿胀疼痛,肿块发硬,边界不清,晚期乳房溃疡,预后不佳。

### 3. 治疗原则

外吹乳痈的治疗,初起宜疏肝清胃,通乳散结;脓成宜清热解毒,托里透脓;溃后宜排脓托毒,气血大虚者,宜补益气血。

### 肝郁胃热(郁乳期)

**临床表现** 乳房部肿胀触痛,皮肤微红或不红。肿块或有或无,乳汁排泄不畅,恶寒发热,骨节酸痛,胸闷纳差,口渴,舌苔薄黄,脉浮数。

**辨证提要** 以乳房肿胀触痛,皮肤微红,乳汁排泄不畅,恶寒发热,脉浮数为辨证要点。

**理法概要** 肝气不舒,胃中蕴热,乳络不通,乳汁郁积,蕴结化热成痈。治宜疏肝清胃,通乳散结。

**方药运用** 瓜蒌牛蒡汤。

全瓜蒌 30g 牛蒡子 15g 天花粉 15g 黄芩 10g 陈皮 10g 生栀子 10g 皂角刺 10g 金银花 24g 青皮 6g 柴胡 10g 连翘 18g 甘草 6g

方中柴胡、青皮,疏肝理气;银花、连翘、栀子、黄芩、天花粉,清热散结;全瓜蒌、牛蒡子,宽胸散结疏风;皂角刺,通乳透窍;陈皮、甘草,理气和胃。若乳房胀痛甚者,加入穿山甲 6g、漏芦 10g、王不留行 15g,以通乳散结;恶露未净者,加当归尾 15g、益母草 30g,以活血化瘀;回乳加焦山楂 30g、焦麦芽 30g。

### 热毒内盛(成脓期)

**临床表现** 肿块逐渐增大,皮色焮红,硬结明显,疼痛加重,壮热不退,口渴喜饮。若硬块中央变软,按之有波动感时,则脓已成。舌苔黄,脉弦数。

**辨证提要** ①辨证要点:以乳房肿块明显,硬痛,皮色焮红,壮热,脉数为辨证要点。②辨酿脓脓成:若乳房肿硬,有持续性搏动性疼痛,此为酿脓征象;若硬块中央渐软,按之有搏动感,则为脓已成。

**理法概要** 热毒蕴结不散,热盛肉腐而成脓。治宜清热解毒,托里透脓。

**方药运用** 托里消毒散加减。

党参 15g 黄芪 12g 白术 10g 川芎 10g 当归 10g 赤芍 10g 金银花 30g 蒲公英 30g 白芷 10g 皂角刺 10g 生甘草 6g

党参、白术补气健脾;当归、川芎、赤芍,养血化瘀;黄芪补气托里,排脓生肌。金银花、蒲公英,清热解毒;白芷、皂角刺,消肿排脓;生甘草,解毒和中。全方扶正驱邪并用,共奏补益气血、清热解毒、托里排脓之功效。

### 气血亏虚(溃破期)

**临床表现** 脓肿溃破,脓出,热退身凉,肿痛逐渐消退,神疲乏力,舌红、少苔,脉细数无力。

**辨证提要** 以溃破脓出,热退,肿痛消减,神倦,舌红为辨证要点。

**理法概要** 脓为气血所化,正气托毒外出,则痈肿溃破出脓,脓出而毒邪外泄。治宜补益气血,托里排脓。

**方药运用** 四妙汤。

黄芪 30g 当归 15g 金银花 15g 甘草 10g

若肢倦神疲,身体虚弱,加党参 15g,白芍 10g,益母草 30g,以补益气血,扶助正气;乳胀、乳汁排出不畅,加穿山甲 10g、王不留行 30g 以通乳透窍。若溃破肿痛不减,身热不退,为脓液波及乳络而成传囊之变,治宜参照初期、成脓期治法方药治疗。

## 【其他疗法】

### 1. 单方验方

（1）鲜蒲公英 120g，水煎服。用于乳痈初起。

（2）全瓜蒌 30g、青皮 10g、蒲公英 30g，水煎服，用于乳痈初起。

（3）露蜂房 30g、马齿苋 30g、鹿角霜 6g，水煎服，适用于乳痈初起。

（4）黄芪内托汤：黄芪 30g、当归 10g、炒穿山甲 6g、皂角刺 10g、赤芍 12g、金银花 30g、蒲公英 30g、甘草 10g。水煎服。用于乳痈脓成未溃期。

（5）焦麦芽 120g，水煎顿服，用于乳痈回乳。

### 2. 外治法

初起　芒硝 50g 加开水 200ml，局部热敷。肿胀甚者，金黄散用仙人掌（去刺）捣汁或银花露外敷。

成脓　宜切开排脓或穿刺排脓。

溃后　初溃用八二丹、九一丹，并以药捻插入疮口，外盖金黄散（调膏），每日换药，至脓液排净。收口用生肌散掺布疮面，外盖生肌玉红膏，3 日换药 1 次。

### 3. 按摩疗法

乳房先做局部热敷，然后在患侧乳房涂油少许或滑石粉以润滑皮肤，术者或患者四指并拢，由乳房四周向乳头方向轻轻滑按，以促进滞留的乳汁排出及肿块消散。用于乳痈初起。

### 4. 针灸疗法

取穴　膻中、乳根、曲池、足三里、鱼际、行间、委中。

手法　均用泻法。针膻中以疏肝郁；乳根、曲池、足三里清阳明蕴热；鱼际通乳络；行间泻肝热；委中消肿止痛。

## 【名医精华】

李振华医案

刘某，女，32 岁。初诊：1968 年 10 月 9 日。

主诉：右侧乳房疼痛，发烧已 2 天。

病史：半月前顺产一男婴，哺乳期间，因家务琐事致情志不畅，两天前突然出现恶寒发热，体温 38℃，头痛身困，右侧乳房疼痛。服中药汤剂 1 剂（药物不详），外用红霉素软膏及口服抗生素效果不显。患者两年前亦产一子，发生左侧乳房疼痛，在解放军 153 医院手术，术后刀口较长时间未能愈合，外溢分泌物，现虽已愈，但此次哺乳左侧乳房乳汁较少，故患者不愿再作手术。望其面色发红，痛苦面容，右侧乳房红肿。舌质红，苔薄白，脉浮数。

血常规：红细胞 350 万/mm³，白细胞 10000/mm³；白细胞分类计数：中性 76%；淋巴 24%。

中医诊断：乳痈（外邪侵袭，肝气郁滞）。

西医诊断：急性乳腺炎。

治法:疏肝理气,解表通乳。

处方:解表通乳汤。柴胡 10g,黄芩 10g,紫苏 10g,川芎 10g,白芷 10g,羌活 10g,香附 10g,青皮 10g,炮山甲 10g,通草 10g,王不留行 15g,桔梗 10g,生甘草 3g。2 剂,水煎服。

嘱:忌食辛辣、海鲜食品,畅情志。服药后可俯卧,让胸部汗出,则乳汁自通。

二诊:1968 年 10 月 11 日。体温降至 37℃,症状消失。乳汁较前增多。乳汁色已正常,唯量少,尚不足哺乳之用。舌边淡,苔薄白,脉弦细。

处方:逍遥散加减。当归 10g,赤芍 15g,白术 10g,茯苓 15g,柴胡 6g,香附 10g,郁金 10g,通草 10g,炮山甲 10g,桔梗 10g,枳壳 10g,生甘草 3g。5 剂,水煎服。

乳房胀痛等症消失而愈。1 月后随访,知二诊药尽后乳房胀痛等症悉除,乳汁增多,现足以哺乳之用。(《李振华医案医论集》)

### 顾伯华医案

林某,女,28 岁。

病史:右乳房肿胀疼痛已经 8 天,伴有持续性发热。在分娩后第六天,因授乳时乳头破碎疼痛甚剧,继之乳房突然肿胀作痛,全身恶寒发热,骨节酸楚,次日乃去某医院治疗。先后注射青霉素 24 瓶(计 960 万单位),链霉素 6 瓶(计 6g),热退未尽,乳房疼痛依然不减。目前,每次授乳后乳房疼痛如针刺。

检查:右乳房较健侧肿大,按之内上局限肿块约 4cm×4.5cm 大小,质硬而坚,压痛明显,无波动感,皮色如常,乳腺腺体较肿胀,乳头破碎处已结痂皮尚未脱落,乳晕表皮伴有丘疹,无滋水渗出。

先有乳头破碎疼痛,因而不能使乳儿吮尽乳汁,以致乳汁壅滞,乳络不通,阻于肝、胃二经,营卫不和为患。苔薄腻,脉微数。治宜疏肝理气,和营通乳。

软柴胡 4.5g,小青皮 4.5g,蒲公英 3g,全当归 9g,赤芍 9g,橘叶 4.5g,银花 9g,连翘 9g,生麦芽 3g,路路通 3g,三帖。

外治:以清热消肿止痛,局部敷贴金黄膏。

复诊时,发热已退,乳房肿块逐渐缩小,压痛减轻,在授乳后仍感乳络疼痛。再以上方去银花、连翘清热之品,酌加制香附、瓜蒌、鹿角霜等,连服 10 帖后,乳房肿痛消失,乳头破碎已愈且痂皮脱落,乳汁通畅,授乳时乳络疼痛消失。

**按** 乳部依据经络的循行分布,乳头属足厥阴肝经,乳房属足阳明胃经。产妇气血运行有序,脾胃运化如常,则乳汁畅通。今由乳头破碎疼痛后结痂皮,不能使乳儿吮尽乳汁,形成乳汁积滞不得外流;且因肝气郁结,胃热壅滞,以致局部气血凝结发为乳痈。在治法中应用柴胡、青皮、橘皮,疏泄肝气;银翘,清阳明胃热;麦芽醒脾健胃;蒲公英、路路通,疏通乳络;合当归、赤芍以和营。当复诊时,因热退身凉,故上方中去清热之银翘;但结块尚未全消,故加重理气通乳之品,如制香附、瓜蒌、鹿角霜等。经辨证加减治疗后,遂消退而愈。(《外科经验选》)

### 吴少怀医案

张某,女,干部。

病史:产后 20 余天,恶露未净,左乳房红肿胀痛,内有硬结,恶寒发热,二便调,体温 38.8℃。

检查：舌苔灰白、边尖红，脉弦数。

辨证：外吹乳痈。

治则：清热解毒，软坚消痈，清肝和胃法。拟连翘金贝煎加减。

方药：连翘9g，双花藤9g，土贝母9g，蒲公英9g，青皮3g，夏枯草9g，桔梗6g，通草4.5g，白芷3g，生甘草3g。

连服6剂，热退，痛止。

**按**　乳痈是乳房部的急性化脓性疾病，哺乳期发生的名外吹乳痈，多见于初产妇，轻者治疗及时，可以消退。此病治疗首重肝胃，因为乳房属阳明，乳头属厥阴，肝郁胃热者，临床最为多见。此例乳痈，产后恶露未尽，且有寒热，吴老医师认为虽然热毒壅盛，也应避免芩栀过于苦寒，故因人制宜，法取清散，舍瓜蒌牛蒡汤另开捷径。（《吴少怀医案》）

### 刘云鹏医案

刘某，女，27岁，已婚。初诊：1982年7月26日。主诉及病史：产后已40天，于1个月前开始右侧乳房红肿疼痛，反复发作5次。诊查：现右侧乳房内上方红肿，有一4.5cm×5cm硬块，疼痛拒按，伴恶寒发热、腰痛，恶露尚未干净。舌红苔黄，脉沉弱（80次/分）。辨证：证属乳腺瘀阻，胃热壅滞。治法：治宜化瘀通络，清热解毒。方用仙方活命饮加味。处方：炮甲9g，归尾9g，甘草3g，金银花9g，赤芍9g，乳没12g，花粉9g，防风9g，贝母9g，白芷9g，陈皮9g，留行子9g，皂角刺9g，蒲公英30g。4剂。

二诊：8月2日。服上方药后，发热已退，但仍感右侧乳房如针刺样疼痛，遇寒则加剧（有关节痛史）。恶露已净。舌淡红，稍胖大，有齿痕；苔薄微黄，脉沉弱（82次/分）。已见效机，再以原方加黄芪15g，路路通9g。4剂。

1个月后患者因腰痛就诊，告知前药服完乳痈痊愈，未再复发。

**按**　产后乳汁不畅，胃热壅滞乳房或复感风热毒邪，与乳汁搏结于乳管之间，以致乳房结块，红肿焮痛，若日久失治，易变生溃疡。本例乳痈患者，失于治疗，产后40天反复发生5次不愈，势将化脓溃疡，故用仙方活命饮清热解毒，活血止痛，消肿溃坚，并加留行子、蒲公英等以加强活血通络、清热解毒的作用。二诊时寒热已退，乳房疼痛未除，乃正气不能运药逐邪也，故加黄芪益气，助其血液之流通，为扶正祛邪法。本例初诊时脉弱，虚象已露，着意先攻后补，防其病邪羁留。二诊寒热已去，舌转淡红，乳痈未除，故加黄芪扶正以助药力之运行，4剂而安。（《中国现代名中医医案精粹》）

### 朱进忠医案

高某，女，38岁。2005年1月20日初诊。患者两侧乳房肿痛半个多月。初诊：半个月以来，两侧乳房肿痛微热，痛如雀啄针刺。医诊急性乳腺炎。先予大剂抗生素不效，继又配合中药大剂清热解毒、瓜蒌牛蒡汤等治之，发热虽减，但肿痛一直不减。察其：舌苔薄白，脉右弦左沉弦而滑。诊其为：痰气郁结乳痈（乳腺炎）。治法：理气化痰，消痈散结。方拟加减柴胡橘叶煎。处方：柴胡10g，当归10g，白芍10g，瓜蒌30g，青皮10g，橘叶10g，橘核10g，香附10g，蒲公英30g，穿山甲10g。6剂，水煎服，将诸药置于凉水中浸泡30分钟，水煎2次，每次40分钟，混合，分温2次饭后服。日1剂。

复诊：服药后肿痛大减，惟按局部微痛。察其：舌苔白，脉弦紧而涩。继服上方加白芥子6g以温散。2005年2月4日，云：上方仅服1剂即诸证解，继服上药6剂，愈。

**按** 终止乳腺分泌、大剂抗生素、中药清热解毒、中药瓜蒌牛蒡子汤加减，并配合外敷之法均诸书介绍之良方，然临床时用之而病不愈。仲景《伤寒论》云："太阳病，已发汗，若吐，若下，若温针，仍不解者，此为坏病，桂枝不中与之也。观其脉证，知犯何逆，随证治之。"本证之脉见右弦，左沉弦而滑，症反见乳房肿痛，但无高热寒战，说明本病热毒已经不太严重，而主要原因是肝郁气结，而微有痰热之凝结，此时若再予清热解毒必使郁者更郁，结者更结，所以改用加减柴胡橘叶煎重在疏肝理气散结。（《当代名老中医典型医案集·外伤科分册》）

## 【预防护理】

（1）对初孕妇女，产前3个月开始用温水经常擦洗乳头以增强皮肤抵抗力。若乳头内陷者，应经常牵拉，或用小酒盅扣罩乳头、外用布带固定，或用吸乳器吸出乳头，便于产后哺乳。

（2）产后哺乳期，需经常用淡盐水纱布块擦拭婴儿口腔及乳头。防止乳头皲裂，若有破损可用香油涂之。要养成良好的定时哺乳习惯，尤其不可让婴儿含乳而睡，以免引起外吹乳痈的发生。

（3）对乳汁过多者，每次哺乳后，宜用吸乳器帮助吸净，以防乳汁淤积。

（4）产后可用橘核30g，水煎服，用2～3剂，疏通乳络，以防止乳汁郁滞而发生乳痈。

（5）乳痈患者，尤其乳汁充盈的产妇，宜用三角带或绷带将乳房托起，以减轻乳房下坠和牵拉。

（6）乳痈溃后，疮口周围应保持清洁，外治换药要注意消毒，以免发生湿疹。

# 肠　痈

热毒内聚，瘀结于肠道所生的痈肿，称之肠痈。是最常见的外科急腹症，以发热恶寒、少腹肿痞、疼痛、拘急为特征。

肠痈之病名首见于《素问·厥论》，其曰："少阳厥逆……发肠痈，"又《灵枢·上膈》载："喜怒不适，饮食不节，寒温不时则寒汁留于肠中……人食虫上、管下虚，而邪气晴之，积聚已留，留则痈。"说明了肠痈发病原因。《金匮要略》总结了前人诊治肠痈的经验，对肠痈的病因、证候、治疗原则作了较详细的阐述："肠痈之为病，其身甲错，腹皮急，按之濡，如肿状，腹无积聚，身无热，脉数，此为肠内有痈脓，薏苡附子败酱散主之。"又曰："肠痈者，少腹肿痞，按之即痛如淋，小便自调，时时发热，自汗出，复恶寒。其脉迟紧者，脓未成，可下之。当有血，脉洪数者，脓已成，不可下也。大黄牡丹皮汤主之。"这些丰富的诊治经验，一直为后世医家所应用。

## 【相关病机】

肠痈是由于饮食不节，暴饮暴食，嗜食膏粱厚味，或恣食生冷，以致损伤脾胃，导致胃肠功能失调，影响受纳、腐熟水谷，传导失司，糟粕积聚，湿阻经络，遂致气血不和，郁久化热，蕴积肠道，热盛肉腐，败血浊气壅遏而成肠痈。病虽在肠，起因与脾胃关系甚密，由于饮食不节，损伤脾胃，致使脾胃消化吸收运输饮食水谷精微的功能失职，进而引起水湿内停，传化失司，糟粕积聚，壅遏肠腑，聚湿生热，阻塞经络，汇聚肠中，热盛肉腐形成痈脓。但胃肠的功能特点,是动而不静,降而不升,满而不实,泻而不藏,以通降下行为顺,滞塞上逆为病。

# 【辨证论治】

## 1. 辨证纲要

根据本病的临床表现,重点辨肠痛的腹痛,腹痛的轻、重转化是治疗该病的重要依据。注意以下几个辨析。

(1)辨腹痛:肠痛开始腹痛,多由饮食不节导致肠腑气滞而致,故腹痛以剑突下或脐周围为主,呈走窜疼痛,痛无定处。随着病情的发展,气滞转为血瘀,腹痛转移到右下腹天枢穴附近,呈持续隐痛,可逐渐加剧,局部疼痛固定,或轻度跳痛和不同程度的腹肌紧张,痛有定处。血瘀继而化热肉腐,腹痛加剧,手不可近,拒按,腹皮紧,右下腹可扪及肿块,壮热不退,呕恶不食,此乃肠痛已化脓。

(2)辨兼证:恶心呕吐,是肠痛腹痛后相继出现的并发症,呕吐物为胃内容物或苦水,与泄泻恶心呕吐出现在腹痛之前恰巧相反。

(3)辨病程顺逆:肠痛早期,气滞调理即时得当,可早日痊愈。若失治或误治,气滞转为血瘀,症状则加剧,甚者,瘀久化热,热盛肉腐而成脓,此为逆证。

## 2. 辨析类证

需要与肠痛相鉴别的疾病较多,摘其要者分述如下:

(1)喘证或悬饮早期亦有发热恶寒,但腹痛无肠痛明显,且无少腹肿痞,无局部显著压痛点,胸透即可确诊。

(2)呕吐、泄泻有饮食不洁史,恶心呕吐先于腹痛,无发热恶寒,少腹疼痛无肠痛明显,腹部压痛部位不固定,肠鸣亢进,大便检查有脓细胞及未消化食物。

(3)胃脘痛:多有胃脘痛病史,发病突然,腹痛从上腹部开始,迅速蔓延至全腹,腹痛剧烈,腹肌紧张明显,可出现晕厥。X线腹部透视,可见肠中有游离气体。

(4)石淋为突发性绞痛,多向会阴或大腿内侧放射。有肾区叩击痛,尿频血尿等。

(5)卵巢滤泡或黄体破裂和出血:卵巢滤泡破裂多在两次月经中期;黄体破裂多在两次月经中期以后,下次月经前14天以内。为突发性下腹痛,开始剧痛,随后渐轻,出血较多时,为持续性腹痛,腹腔或阴道穹隆穿刺可确诊。

## 3. 治疗原则

肠痛由脾失健运,肠腑气滞血瘀,湿热内生所致。故治疗宜行气化瘀,清里泻热为总则。但具体应用时,早期气滞重以行气为主,佐以活血化瘀、清里泻热;若热毒内盛,以通里泻热为主,促进糟粕的排泄,减少毒素的吸收。肠痛恢复期,由于大量使用清热行气、通里泻热之品,致使脾胃虚弱,宜健脾和胃,促进机体恢复。

由于肠痛属急腹症,病情急变化快,用药需注意以下几点:

(1)在肠痛治疗中,通里泻热药要早用。服药后,若能在4～6小时内连泻2～4次,患者腹痛大减,精神顿觉爽快,体温、血象也会相应随之而降,故治疗肠痛,关键在于通泻要早、要快,决定病程转归。但克伐不可太过,一般服药第1天要泻干净,以后每天1～2次稀便即可。

(2)年老之人体质多差,各脏器生理功能减退,机体对外界刺激反应迟钝,对药物的耐受性降低,由于腹部肌肉松弛或过于肥厚,不仅难于触诊,且腹肌紧张表现不明显,因此,要注重舌苔、脉象变化,结合发病时间演变、体温血象,综合分析,切不可以腹部压痛不明显、腹肌不紧张而忽视治疗,造成病情恶化甚至不良后果;在用药上,药量不可过大,可用成人量的2/3。通里攻下定要适可而止,切勿太过,以免伤阴。

(3) 幼儿由于发育不全,一般肠壁偏薄,极易穿孔,加重病情。故在诊断治疗方面,应十分小心,严密观察。尤其中药,小儿难以接受,要想法设法使小儿按要求服药,以保证满意疗效。

(4) 对孕妇肠痈的治疗,慎用活血化瘀药物,如丹皮、赤芍、桃仁、红花等;对有习惯性流产的肠痈患者,要忌用泻下药,如大黄、芒硝等品。对上述人员确需使用活血化瘀、通里攻下药时,要先与家属说明,征得家属同意。遵循《内经》:"妇人重身毒之何如?曰:有故无殒,亦无殒也"的原则,谨慎用药,中病即止。

### 肠痈初期

**临床表现** 腹痛开始于上腹部或脐周围,逐渐转移至右下腹天枢穴附近,呈持续性隐痛或阵发性加剧,有的右下肢伸直时牵引右下腹痛,右侧天枢穴附近有明显压痛点或拒按,可有轻度的腹皮挛急。两侧足三里、上巨虚穴附近有压痛点。直肠指诊时直肠前壁右侧有触痛。常伴有轻度发热,恶心,食欲不振,大便干燥小便黄,舌苔白腻,脉弦或弦数等。

**辨证提要** 本证初期以上腹部窜痛、部位不定;以后转移固定在右下腹痛,腹痛拒按,痛有定处为辨证要点。

**理法概要** 气滞血瘀,湿热内蕴为基本病机,治宜行气散瘀,通腹泻热为主。

**方药运用** 大黄牡丹汤加减。

大黄 18g　牡丹皮 10g　桃仁 12g　冬瓜仁 30g　败酱草 15g　木香 6g

大黄,泻肠中湿热瘀结之毒;桃仁、丹皮凉血、散血,破血祛瘀;冬瓜仁,清肠中湿热、排脓消痈;加木香、败酱草,以助理气、清热、排脓之功。

### 酿脓期

**临床表现** 腹痛加剧,右下腹有明显的腹皮挛急,甚则扩至全腹,腹痛拒按,有明显压痛、反跳痛,右下腹可触及包块,壮热不退,恶心呕吐,纳差,便秘,小溲短赤,舌苔厚腻或黄燥,脉洪数。

**辨证提要** 此期为气滞血瘀化热未解,导致热盛肉腐而成脓。

**理法概要** 积热不散,热盛肉腐为基本病机,治以通腑泄热,解毒透脓为主。

**方药运用** 大黄牡丹汤加味。

大黄 18g　丹皮 10g　桃仁 10g　冬瓜仁 30g　芒硝 6g(冲服)　金银花 15g　败酱草 30g　白花蛇舌草 20g　薏苡仁 15g

### 溃脓期

**临床表现** 腹痛扩至全腹,腹皮紧急,胀满如鼓,全腹压痛,反跳痛,恶心呕吐,食不能入。大便次数增多,似痢不爽,小便频数似淋,转侧可闻水声,时时汗出,身皮甲错,二目下陷,口干而臭,舌质红绛,苔黄燥或干裂,脉细数。

**辨证提要** 此期为热毒炽盛、化火伤阴,若不及时治疗可导致亡阴之危候。

**理法概要** 阳明腑实,热盛伤阴,治宜通腑排脓、养阴清热为主。

**方药运用**　大黄牡丹汤合增液汤加减。

大黄 18g　丹皮 12g　金银花 30g　白花蛇舌草 20g　败酱草 15g　生石膏 30g　生地 12g　元参 10g　芒硝 5g(另包冲服)　羚羊角 3g(另煎)　甘草 6g　陈皮 10g

大黄,号称将军,有夺关斩将之勇,攻坚击锐之力,能荡涤肠道糟粕浊气、增强肠腑的传化功能,达到泻热解毒之效;丹皮,清散血分郁热留毒;桃仁,能驱除积聚淤滞;冬瓜仁,能消散腹内结聚溃破脓血。故大黄牡丹汤具有通腑泻热、祛瘀散结之功效。气滞重者,加木香、元胡;血瘀重者,加赤芍、丹参;恶心呕吐者加陈皮、半夏;湿重于热加佩兰、薏苡仁;热盛伤津,加生石膏 30～120g、元参 30g、生地 30g;热毒炽盛,加金银花 30～120g、白花蛇舌草 30～90g、蚤休 30g、羚羊角 3g。形成包块者,加山甲 15g、皂刺 10g、三棱 10g、莪术 10g。在主方中,大黄应在其他药物将要煎好时再入,以免煎煮时间过久,降低大黄攻下作用。芒硝咸苦大寒,有软坚、散积之功,应待药煎成后冲服,可加强大黄通腑泻热作用。

通腑泻热之法,应用是否得当,是治疗肠痛的关键,如《金匮要略》中曰:"……脓未成可下之……已成不可下也。"在临床实践中,脓未成,可用大黄、芒硝,清里泻热;成脓后,更要重用通腑泻热、攻下及清热解毒药物以防肠结或毒邪内陷,导致亡阳、亡阴之危候。

肠痛迁延日久或失治可转成慢性肠痛,症见脘腹不适,右下腹隐隐作痛,食欲不振,纳差,精神倦怠,舌质胖嫩,或有齿痕,脉缓无力等,可用健脾丸加减以健脾益胃,理气消滞。

# 【其他疗法】

### 1. 外治法

(1)肠痛确诊后,不论脓之成未,均可用金黄散、玉露散、双柏散,用水、蜜调制成膏状,敷于右下腹,药膏涂的面积要略大出痛区。每日 1～2 次。

(2)仙人掌适量捣泥糊状,加梅片 1g 调匀后涂于右下腹疼痛部位,每日 1 次。

(3)大蒜糊剂:大蒜 60g,芒硝 30g,大黄 30g,先将大蒜、芒硝放在一起捣烂如泥状,敷在最痛处 1～2 小时后去药,涂后局部有灼热感,若有皮肤过敏,应立即停敷。再换敷大黄粉用醋调糊状,6 小时后去药。每次敷药前,为减少对局部皮肤刺激,应先在皮肤上涂凡士林薄薄一层。

(4)肛门滴注法:肠痛患者,严重恶心呕吐,药液难进,可用此法,将煎好的内服药,经肛门导管,缓缓滴入,每分钟 40 滴左右,通过大肠将药液吸收,达到治疗目的。

### 2. 针刺疗法

针刺疗法,适用于各期肠痛的辅助治疗。可提高机体对炎症的抗病能力,加强肠蠕动,有利于体内糟粕毒素的排泄,促进炎症的消散。

**主穴**　阑尾穴、上巨虚、足三里。

**手法**　强刺激,留针 30 分钟,每 10 分钟运针 1 次。

可配合针刺耳穴之阑尾、交感、神门。

### 3. 饮食疗法

肠痛初起、酿脓期可根据食欲情况,给清淡流质或半流质,如鲜果汁、稀藕粉。溃脓期腹胀、呕吐不欲饮食,可给流质或禁食。

## 【名医精华】

### 李振华医案

张某某,女,25岁,干部,郑州市人。会诊时间:1959年5月25日。

主诉:腹痛两天。

病史:患者两日来腹部疼痛逐渐转移之右下腹,呈持续性疼痛,疼痛越来越加剧,痛处拒按,住郑州某省级医院,诊断为急性阑尾炎。因病人不愿手术治疗,想用中药保守治疗,请李老前去会诊。现患者右下腹疼痛,反跳痛明显,伴有恶心,欲吐,不欲饮食,微恶寒,发热,体温38.5℃,大便稀,每日一到二次,小便黄量少,舌苔白腻微黄,舌质红,脉象滑数有力。

西医诊断:急性阑尾炎。

中医诊断:肠痈。

治法:清热解毒,行气活血。

处方:清热散痈汤(李振华验方)金银花20g,连翘12g,公英25g,枳壳10g,青皮10g,元胡10g,丹皮10g,赤芍15g,大黄6g,木香8g,藿香10g,竹茹8g,黄芩10g,柴胡10g,生苡仁20g,白蔻仁10g。3剂水煎服,日一剂。

外敷:大青盐1000g,分两份,每次500g,放锅内炒热,装入布袋内,用毛巾包垫,热量以能忍受为度,放于右下腹,轮流热敷三个小时。

二诊:5月29日。患者经热敷半天后,疼痛已止,药服完后,发热,疼痛拒按消失,饮食基本正常。

党参12g,白术10g,茯苓12g,陈皮10g,半夏10g,香附10g,砂仁10g,乌药10g,厚朴10g,知母10g,炒薏苡仁30g,木香3g,甘草3g。6剂水煎服,日一剂。以资巩固疗效。

一周后随访无复发。

### 王惠民医案

贾某,女,28岁,农民。1979年7月12日初诊。自述右下腹疼痛两天,初起畏寒,发热,干呕,上腹疼痛,两小时后转移至右下腹,固定不移,大便正常。检查:右侧腹肌有抵抗感,麦氏点压痛和反跳痛明显。血象:白细胞计数$1.47×10^9$/L,嗜中性粒细胞86%,淋巴细胞14%。舌苔黄腻,脉象滑数。

诊断:肠痈(急性阑尾炎)。

辨证:湿热壅结,气滞血瘀。治法:清热利湿,调气活血。

穴位:右侧大巨虚、足三里、阑尾。

提插捻转。得气后,留针2小时,每15分钟行针1次。

7月13日二诊:腹痛减轻,食欲增加。化验:白细胞计数$1.14×10^9$/L,嗜中性粒细胞78%,淋巴细胞19%。效不更方,手法同上。

7月16日三诊:腹痛消失,血象正常,临床告愈。随访1年,未见复发。

**按** 急性阑尾炎,中医称为"肠痈"。病因为湿热郁遏,气滞血瘀,热结成痈。是方大巨虚为阑尾体表反应敏感点,该穴能清热泻火,疏通经络;阑尾穴清热解毒散结;足三里通调胃肠之机,手法以泻为主。王师治肠痈,恒取上述三穴,多获良效。(《河南省名老中医经验集锦》)

### 张羹梅医案

宋某，男，25岁。初诊：1961年9月4日。

主诉：前日起上腹部疼痛，昨日下午开始移至右下腹，今晨疼痛加剧。体温38.4℃，右下腹阑尾点有明显压痛及反跳痛。白细胞总数 $1.185 \times 10^9$/L，中性粒细胞85%，淋巴细胞15%。西医诊断为急性阑尾炎。

检查：诊见右少腹疼痛颇剧，拒按，畏寒发热，大便不畅，脉弦滑，苔薄腻，舌边有紫暗斑。

辨证：邪毒内结，溃而成脓，肠痈之疾。

治法：当以大黄牡丹汤泻之。

处方：生大黄4.5g（后下），牡丹皮9g，赤芍9g，桃仁12g，生甘草3g，败酱草18g，红藤12g，地丁草9g，忍冬藤12g。

二诊：服药一剂，大便畅下，寒热已退，腹痛已减。原方药再服3剂，诸症消失，白细胞检查亦恢复正常。

**按**　肠痈一证，多同饮食不节、寒温不适、劳倦过度，致使湿热积滞肠道，气血蕴结聚集而成。本例湿热积滞肠内，热邪偏盛，故以清热解毒，行气活血为治。药用大黄、败酱草清理肠道之湿热蕴毒；以桃仁、红藤、赤芍、丹皮，调气行血疗痈；以地丁清热解毒、凉血消肿；以忍冬藤清热解毒疗痈、促使肠道湿热郁毒得解，络道之阻滞得通，故疗效神速。（《中国现代名中医医案精华》）

### 晁恩祥医案

杨某，女，70岁。2006年3月10日初诊。患者患化脓性阑尾炎40天，常感右下腹隐痛。

初诊：患者40天前出现右下腹疼痛，发热，住院诊断为化脓性阑尾炎，保守消炎治疗3周，抗菌治疗1周后疼痛即消失。现右下腹隐痛，纳食可，大便正常。察其：舌质淡红，舌苔中后白腻，脉弦细。诊其为：气滞血瘀，湿度内结之肠痈（化脓性阑尾炎）。肠痈之病毒多由湿热蕴毒内结，热腐化成脓，气机不畅，郁毒内停，故腹痛、腹胀。以理气解毒、化瘀祛湿为法。处方：苍白术各10g，厚朴10g，木香10g，枳实10g，玫瑰花10g，延胡索10g，陈皮10g，焦三仙各10g，金荞麦15g，鱼腥草25g，川楝子10g，败酱草10g。水煎服，日1剂。

复诊：服药21剂，腹痛消失，苔腻渐化，湿邪渐退。B超示：包块缩小，治疗有效。再以活血理气，散结解毒为法，加入软坚散结之品，以除余邪。继续服用14剂，症状基本消失，无不适。随访1个月，病未复发。

**按**　肠痈之病有顺逆，药后热退痛减，大便畅，是为顺证。以手触之无块痛减为顺，反之为逆。老年人肠痈因年老体力虚衰等因素不愿手术，多采用保守疗法。肠痈急性期以热、毒、瘀为主，清热化瘀解毒排脓为法，包块形成则转为慢性，以解毒散结化瘀为法。（《当代名老中医典型医案集·外伤科分册》）

### 余无言医案

曹某，男，32岁。初诊：1943年4月间。主诉及病史：右下腹肿胀疼痛，右足蜷曲难以直伸，时发寒热，大便5日未解，小溲赤涩。诊查：右下腹疼痛拒按，局部肿突如拳，腹肌紧张。舌根腻，脉沉紧微迟。辨证：肠痈化脓。处方：红藤丹皮大黄汤。红藤30g，丹皮15g，大黄15g，桃仁泥12g，元明粉12g（分冲），瓜蒌仁12g，京赤芍9g。加酒一杯煎服。

二诊：次日。上方药头煎服后不到 4 小时，即腹中肠鸣作响，解大便一次，先为燥矢，继之溏粪与脓血夹杂而下；腹痛大减，右足较能伸展。续服二煎药，又大便两次，均为脓血粪便夹杂之物，于是一夜安眠，醒后只觉腹部隐隐微痛。病已大减，乃将大黄、桃仁等减量，去元明粉，加紫花地丁 18g、银花藤 18g。连服药 2 剂，并令薏苡仁红枣粥时时服之。

三诊：一周后。脓血已极淡，大便亦转正常，小溲渐清。后服调理方药而愈。

**按** 治肠痈以红藤为第一主药，在中医早期外科专著似未见载述。余先生初闻于某君，后阅清·杨栗山《寒温条辨》，其中第四卷有"肠痈秘方"，主治"肠痈生于小肚角，微肿而小腹阴痛不止者。……先用红藤一两，酒二碗，午前二服，醉卧之；午后用紫花地丁一两，酒二碗，煎一碗服之。服后痛必渐止为效"。红藤丹皮大黄汤实际上是"肠痈秘方"合《医宗金鉴》"丹皮大黄汤"的加减方，意在促使肠痈内消内溃，脓血痛毒下泻。以酒煎服，有强化活血消瘀祛邪之功。（《中国现代名中医医案精粹》）

### 施治全医案

刘某，男，62 岁。初诊：1987 年 4 月 7 日。主诉及病史：右下腹痛已两年，近日加剧，鼓包拒按，大便稀，小便黄，食少，体倦，口干。不愿开刀，要求服中药。诊查：右下腹包块肿痛，质稍硬，有压痛。舌质暗红，苔黄腻，脉细涩。辨证：气滞血瘀，郁而成痈。治法：理气活血，化结消痈。处方：制附片 20g（先煎），生黄芪 15g，生白术 10g，败酱草 30g，红藤 30g，石菖蒲 5g，五灵脂 10g，生蒲黄 10g，广台乌 10g，炒橘核 15g，炒小茴香 10g，生甘草 3g。3 剂。

二诊：4 月 10 日。服上方药 3 剂后，腹痛减，食增，包块硬度略减，大便仍稀。舌脉同前。上方加生薏仁 10g、大腹皮 10g，以增强排脓实便之力。5 剂。

三诊：4 月 15 日。上药服完后，右下腹包块疼痛减半，精神、食纳均有好转，大便软。舌质淡红，苔薄黄，脉细少力。上方加红参 5g（另煎兑服）以增强扶正之力。

以后随症加减，共服药 25 剂，痊愈出院。

**按** 本例患者年老久病，正气本衰，如一味排脓消痈，则正气不支，预后不良。故必须在用芪附参术等扶阳助正的基础上，予以活血化瘀、消除瘀痈之品，始获治效。（《中国现代名中医医案精粹》）

### 蒋日兴医案

杨某，女，13 岁。初诊：1943 年。主诉及病史：右下腹疼痛不解已 10 余日，经多方医治无效，延余往诊。诊查：诊见其腹大如鼓，疼痛拒按、不可转侧，日夜呻吟不止。壮热烦渴，大便旬日未解，小便短赤，舌苔黄燥，脉洪数。右下腹近腹股沟处可扪及一方寸大小之囊性肿块，焮热赤痛，按之有波动感。右大腿亦肿胀，右下肢蜷缩不能伸直。辨证：脉证合参，证属肠痈。治法：治宜活血化瘀，破结行滞。方选大黄牡丹皮汤合排脓散加减。处方：丹皮 9g，酒大黄 12g，赤芍 9g，枳实 12g，生冬瓜仁 60g，元明粉 15g（冲服），桃仁 15g，生乳香 9g，生没药 9g（布包煎），桔梗 6g，生丝瓜皮 60g，生冬瓜皮 60g，金银花 30g。并当即用蟾酥适量，以桂林三花酒化开，外搽右下腹部。服上方药 2 剂后，大便畅泻，并下脓血 2 块如皮蛋样，下后腹痛缓解。次日右下腹部肿胀，外竟自行溃破，流出脓血碗余之多。后以一般拔毒生肌收口之剂外敷，内服清热解毒之剂而收功。

**按** 本例所投方剂为《金匮》大黄牡丹汤合排脓散加味，《金匮》中记载："肠痈者，少腹肿痞，按时即痛如淋，小便自调、时时发热，自汗出，复恶寒，其脉迟紧者，脓未成，可下之，当有血。脉洪数者,脓已成,不可下也。"但此例腹胀如鼓,大便旬日未解,此乃热毒壅滞肠道为甚,非下法不足以取效。观近人曹颖甫《经方实验录》肠痈案中,亦多以大黄牡丹汤下之而取效。曹氏认为"历代注家对于脓已成,不可下也一语,殆无异辞,甚至以此为大黄牡丹汤与薏苡附子败酱散主治之分野,此殆不思之过也"。又云:"故窃于不可下三字大起疑惑,即使的系仲圣遗文,犹当具事实以改正之。当作急下之也。"曹氏之言,诚属有胆有识,本案亦可为其佐证也。(《中国现代名中医医案精粹》)

### 贺普仁医案

李某某,男,36 岁。主诉:右少腹疼痛 2 天。现病史:2 天前上午发生腹痛,时痛时止。昨天开始右下腹疼痛,渐满延至全腹痛,伴脘痞呕恶,微热。当时曾大便 3 次,服止痛药及镇静剂未效,夜间又呕吐 1 次,口苦纳呆,眠不佳,微咳,时有便意,尿少,伴尿道涩痛。

望诊:舌苔浮黄厚燥。切诊:脉浮弦。查体:麦氏点压痛明显,反跳痛明显,白细胞 $15.3 \times 10^9/L$,中性粒细胞 80%,淋巴细胞 14%。

辨证:饮食不节,脾胃受损,食积不化,湿热壅滞,气滞血瘀,发为肠痈。治则:疏调气血,通经活络,理气止痛。取穴:阑尾穴,局部阿是穴。刺法:均用毫针刺法,施以泻法,每次留针 30 分钟,每日治疗 1 次。初日诊治 2 次。

2 次治疗后,局部疼痛减轻,症状缓解,腹部仍有不适感。查血象:白细胞 $9.1 \times 10^9/L$,中性粒细胞 80%,淋巴细胞 20%。3 诊后其痛已基本消失,腹部仍有不适感。查血象:白细胞 $6.2 \times 10^9/L$,中性粒细胞 71%,淋巴细胞 25%。针灸改腹结(右),府舍(右),阑尾穴(右)。5 诊时腹痛消失,腹部舒适,食纳好转,大便稍溏,临床症状消失,告愈。

**按** 肠痈为急腹症之一,所痛之处为足阳明循行所过,其循行"起于胃口,下循腹里,下至气街中而合。"虽痈痛为大肠腑病,但手足阳明相通。凡饮食不节或肠胃运化失调,皆可导致腑气不通,气机阻滞,进而化热,即成痈痛。胃足阳明主血所生病者"循膺乳气街……皆痛"说明胃肠蕴热,热结血脉必致经气不通而不通则痛。

由于痈痛为局部炎症,热结于内而致气机失畅,血气瘀滞,故用毫针针局部阿是穴,以泻其邪,给予强刺激,以令经脉通畅,热清气散。配用经外奇穴阑尾穴,鼓舞阳明正气,以利气血运行。

通过此病例可以看出,针灸不仅对慢性病有良好疗效,而且对某些急症、炎症也有治疗效果,为针灸治疗急腹症提供了经验,可供治疗其他急腹症参考。(《国医大师临床经验实录·贺普仁》)

## 【预防护理】

(1) 日常饮食要有节制,勿过食肥美厚味,少饮酒、勿过量,预防胃肠食滞积热,饱餐后不要剧烈活动,以免影响脾胃运化功能。

(2) 测体温、脉搏、呼吸,每日 4~5 次,重证肠痈,要定时测血压。

(3) 对服药后呕吐者,应及时补充药液,或改变给药方法以保证给药够量。服通里攻下药后,大便每日 4~5 次以上者,应及时调整药量以防伤阴液。

(4) 腹痛是肠痈的主要证候,服通下药物后 4~6 小时应排大便,每日 2~3 次为宜,若服药后大便未解,腹痛阵阵加剧,疼痛范围扩大、体温升高,服药 12 小时病情多无明显好转者,应及时报告上级医师,研究处理。

# 上胞下垂

上睑垂缓,升举乏力,或不能提举,以致胞睑部分或全部遮掩瞳神而障碍视力的眼病称为上胞下垂。本病有先天和后天之分,发病可为单侧,亦可为双眼。

因本病常借助仰首使瞳孔显露,故《诸病源候论》称之为"睢目"。该书认为,本病多由风邪客于胞睑引起,因又称之为"侵风"。《目经大成》据本病重症"日夜长闭而不能开,攀开而不能眨……以手抬起眼皮,方能视"的特征而称为"睑废"。

本病相当于西医学的上睑下垂。

## 【相关病机】

上胞下垂因脾胃虚弱而发。脾胃为气血生化之源,脾虚则运化失常,气血不足;血虚则筋肉失养而病胞睑弛缓不用,上胞升举无力。脾主运化水湿,脾虚则水湿聚而成痰;脾气虚弱,肤腠开疏,复受风邪,风痰上壅,搏结于胞睑脉络而病垂缓不能抬举。亦可因外伤、椒疮、梅毒损及胞睑筋脉而发病。若见于先天者,则多因先天禀赋不足,脾肾两虚,胞睑失充所致。

上胞下垂属肉轮疾患。肉轮在五轮学说中内应于脾;且脾主肌肉,脾气健运则胞睑肌肉受养而上下胞睑开合自如。若脾胃功能失常,气机升降失序,清阳不升,或聚湿生痰,或脾肾阳衰,皆可致胞睑垂缓不用而病上胞下垂;由此可见,本病与脾胃密切相关。

## 【辨证论治】

### 1. 辨证纲要

本病以上胞下垂为特征。轻者半掩瞳神,重者遮蔽全部黑睛。临床上一般分为先天和后天两种。先天者多为双眼发病,自幼即发;后天发生者,或单眼发病,或双眼俱病。病于风痰阻络者,除全身有痰湿之症外,其发病多急,常伴见眼珠偏斜,视一为二。病于脾气虚弱或脾肾阳虚者,其发病缓慢,多双眼发病,往往晨起病轻,午后转重,夜晚更重;或于饥饿,疲劳时加重,病情缠绵。

### 2. 治疗原则

病于先天者多属脾肾阳虚,治当温补脾肾;病于后天者有虚、实之分。虚证以脾气虚弱为多见,其治疗以健脾益气为主;实证则以风痰阻络为常见,故治以祛风化痰。但无论何证,均需酌加活血通络之品。

**脾气虚弱**

**临床表现** 双眼上胞下垂,起病较缓,晨起轻、午后重,或饥饿、劳作后加重,兼见神疲乏力,食欲不振,甚者吞咽困难,舌淡脉虚。

**辨证提要** 本证以发病缓慢,午后或饥饿、劳作后加重为辨证要点。

**方药运用** 补中益气汤加味。

黄芪 15g　炙甘草 10g　人参 12g　当归 10g　橘皮 12g　升麻 12g　柴胡 12g　白术 12g　地龙 6g　伸筋草 6g

黄芪,补中益气、升阳举陷;人参、炙甘草、白术,健脾益气;陈皮,理气;当归,活血养血;升麻、柴胡,助黄芪提升阳气;地龙、伸筋草,助当归活血通络。可随证选加川芎、茺蔚子、丝瓜络、僵蚕等行气活血通络之品,以提高疗效。

### 风痰阻络

**临床表现**　多为单眼,亦或双眼上胞垂缓,发病较急,睑肤麻木,兼见眼珠偏视,运动障碍,头晕目眩,恶心,舌苔白腻,脉弦滑。

**辨证提要**　本证以发病较急,伴眼珠偏视为辨证要点。

**理法概要**　风痰阻于胞睑,脉络郁滞而发病,治当以祛风除痰通络为法。

**方药运用**　正容汤。

羌活 9g　白附子 6g　防风 6g　秦艽 12g　胆南星 10g　白僵蚕 10g　清半夏 12g　木瓜 10g　甘草 6g　黄松节(即茯神心木)12g　生姜 3 片

羌活、防风,祛风逐邪,并通目络;胆南星、半夏,化痰祛风通络而缓急;生甘草,清热;秦艽,荣筋除风;白附子、僵蚕、木瓜、黄松节、生姜,祛风散邪、舒筋活络。郁而化热者,可加菊花 12g、桑叶 15g,以散郁热。

### 脾肾阳虚

**临床表现**　自幼双眼上胞下垂,视物时仰头皱额,甚至用手提起睑胞;视力障碍,兼见畏寒肢冷,小便清长,大便溏稀,舌质淡,脉沉细。

**辨证提要**　本证以自幼双眼发病,舌质淡,脉沉细为辨证要点。

**理法概要**　证属先天不足,肾阳虚不能温煦脾阳致脾肾阳虚而发病,治当用温补脾肾之法。

**方药运用**　右归饮加味。

熟地 24g　山药 12g　山萸肉 9g　枸杞子 12g　鹿角胶 12g　菟丝子 12g　杜仲 12g　当归 10g　肉桂 6g　制附子 9g　柴胡 10g

熟地,滋肾填精以助阳,兼制诸药之温燥;附子、肉桂,温补肾阳、益火之源,以温煦脾阳;山萸肉、枸杞子、当归,养肝血、滋肾而补肝;山药,补中养脾,以资化源;菟丝子、杜仲、鹿角胶,温补肝肾;柴胡,升清,载诸药达于目窍而取效。

本病病程较长,须长期坚持服药,方能取得疗效。

## 【其他疗法】

### 1. 针灸疗法

取穴睛明、攒竹、瞳子髎、阳白、临泣、风池、合谷、足三里、三阴交等,每日或间日针 1 次,健侧用中等强度刺激、患侧用轻刺激。合谷、足三里、三阴交可施灸法。亦应用透针法:选用攒竹透睛明,或鱼腰透丝竹空,或太阳透瞳子髎,并针足三里、三阴交等穴,每日 1 次,10 次为 1 疗程。

### 2. 饮食疗法

可选《圣济总录》之补虚正气粥:炙黄芪 30～60g,人参 3～5g(或党参 15～30g),白糖少许,粳米 100～150g。先将黄芪、人参(或党参)切成薄片,用冷水浸泡半小时,入砂锅煮沸,后改用小火煎成浓汁,取汁后,再加冷水如上法煎取 2 汁,去渣,将两煎药液合并,分两份于每日早、晚同粳米加水适量煮粥。粥成后,入白糖少许,稍煮即可。人参亦可制成参粉,调入黄芪粥中煎煮服食,适用于脾虚气弱型上胞下垂。

## 【名医精华】

### 姚和清医案

吴某,女,9岁。门诊号:114082。初诊于1963年5月27日。患者于3月初发现左眼眼皮不能抬举,眼珠偏斜,视一为二,且胃纳甚差,精神疲乏,曾用西药治疗无明显效果。检查可见右眼上睑稍下垂,眼珠外斜,向内侧转动比较困难。左眼上胞重度下垂,上睑缘遮及瞳神2/3以上,眼珠转动良好,兼见面黄肌瘦、舌淡、脉虚弱,诊为双眼上胞下垂。病由脾胃虚弱引起。盖脾主肌肉,而胃为宗脉之长,脾胃不足则肌肉、宗脉失其营养,以致胞睑筋脉弛缓,废而不用,不能抬举,治当益气健脾。初诊用补中益气汤,七剂后复诊,眼病无明显好转;但胃纳转香,续服原方半月,则左眼胞睑已较前睁大,以后重用黄芪,连续服药一个月。于7月26日复诊,可见两眼胞睑完全睁大,转动灵活,眼无偏斜,亦无复视而病告痊愈。为巩固疗效,用补中益气丸连服二月以防复发。(《眼科证治经验》)

### 任继学医案

某姓,女,70岁。患者左眼睑下垂1个月。初诊:患者1个月前突然出现左眼睑下垂,左眼球运动不灵活,有复视现象,双目干涩,颈项酸软沉重。就诊于吉大一院,诊为重症肌无力(单纯眼肌型)。查:舌质淡红,舌苔薄白而腻,脉沉弱无力。诊其为:脾虚清阳下陷之睑废。治以益气升提之法,方选补中益气汤。处方:西洋参15g,黄芪30g,白术10g,炙甘草5g,当归15g,陈皮15g,升麻3g,柴胡3g,五爪龙15g。4剂,水煎服,每日1剂。

二诊:服药后眼皮能抬起来。辨证准确,此次调整剂量。处方:升麻5g,柴胡5g,五爪龙30g。4剂,水煎服,每日1剂。

**按** 眼睑为肉轮,脾主肌肉,脾虚清阳下陷,无力升提故眼睑下垂。方中西洋参、黄芪、升麻、柴胡、白术补气升提;余药为佐,病情好转。(《当代名老中医典型医案集·五官科分册》)

### 章真如医案

刘某,男,57岁。2006年5月16日初诊。患者反复右眼睑下垂多年。初诊:患者近年来反复右眼睑下垂,曾到眼科就诊未见异常,牵扯右侧面部不适,头昏脑鸣,睡眠欠安,舌暗红,苔薄黄,脉沉细。诊其为眼睑下垂,辨证为气虚血瘀。本证因脾气虚弱,气血生化乏源,气虚血少,清窍失养,故见头晕、耳鸣;心失所养则睡眠欠安;气虚血少,久则入络,脉络瘀阻,导致右眼睑功能失调则时下垂。治以行气化瘀之法,方选血府逐瘀汤加味。处方:竹柴胡6g,枳壳10g,赤芍药10g,甘草8g,桃仁6g,红花8g,生地黄10g,当归10g,川芎8g,桔梗10g,牛膝10g,珍珠母(先煎)30g,夜交藤10g,生龙骨(先煎)30g,生牡蛎(先煎)30g,枸杞子10g,杭菊10g。7剂,水煎服,每日1剂。医嘱:注意情绪调节。

二诊:右眼睑时下垂,睡眠较前安,腹胀减轻,脑鸣时作,焦虑,大便调。舌暗红,苔薄黄,脉弦细。服上方后症减,仍以行气化瘀为法。处方:竹柴胡6g,枳壳10g,赤芍药10g,甘草8g,桃仁6g,红花8g,生地黄10g,当归10g,川芎8g,桔梗10g,牛膝10g,枸杞子 10g,杭菊 10g,枣皮 10g,山药 15g,泽泻 10g。7 剂,水煎服,每日 1 剂。医嘱:注意情绪调节。

三诊:服上方后腹胀减轻,时头昏,耳鸣,右眼睑下垂,睡眠欠佳,舌暗红,苔薄黄,脉细数。患者现腹胀减轻,仍眼睑下垂,考虑为脾气虚弱,升提无力,治以益气化瘀之法。方选补中益气汤加减。处方:黄芪 15g,白术 10g,当归 10g,陈皮 10g,党参 10g,升麻 6g,柴胡 6g,炙甘草 8g,红花 8g,桃仁 6g,枸杞子 10g,沙苑子 15g,白蒺藜 10g,女贞子 15g,金樱子 10g,芡实 10g。7 剂,水煎服,每日 1 剂。医嘱:注意情绪调节。

四诊:右眼睑下垂好转,睡眠欠佳,神疲乏力,舌暗淡,苔薄黄,脉沉弦。上方有效,遂仍以益气化瘀为法。处方:黄芪 15g,白术 10g,当归 10g,陈皮 10g,党参 10g,升麻 6g,柴胡 6g,珍珠母(先煎)30g,夜交藤 10g,枣仁 10g,柏子仁 10g,枸杞子 10g,杭菊 10g,枣皮 10g,山药 15g,玄参 15g,熟地黄 15g。7 剂,水煎服,每日 1 剂。医嘱:注意情绪调节。

**按** 本例为眼睑下垂患者,章真如辨证为气虚血瘀,先以血府逐瘀汤行气化瘀,后以补中益气汤益气化瘀治疗,并嘱其注意情志调节。病情好转。(《当代名老中医典型医案集·五官科分册》)

**贺普仁医案**

王某某,女,39 岁。主诉:右眼上睑下垂半年余。现病史:半年前发现睁眼困难,视物困难,经某医院神经科诊断为"重症肌无力",经药物治疗后不效。素日纳呆,疲倦。望诊:舌苔薄白。切诊:脉沉细。查体:左右眼睑不对称,右眼上睑下垂,半掩睛瞳,以致患者视物不利。辨证:脾胃虚弱,气血失和,筋脉失其濡养所致。治则:补益脾胃,调理气血,通经活络。取穴:阳白、四白、头临泣、鱼腰、足三里、合谷。刺法:头部穴位以毫针刺入后,卧针沿皮刺,合谷刺 5 分,足三里刺 1 寸深,用补法,留针 30 分钟。针后症状逐渐减轻,按原方针刺治疗 30 次,临床痊愈。

**按** 眼睑下垂是一个体征,由于睑肌无力提起所致,现代医学之重症肌无力常以眼睑下垂为其临床表现,故临床当注意之。本病即为重症肌无力,临床表现以眼睑下垂为主症,治疗上以调和气血、通经活络为法则。患者兼有脾胃虚弱,故在同用阳白、四白、头临泣疏通局部经络,选用合谷穴通调阳明经脉的同时,加用针刺足三里穴,以健脾和胃,培育后天,以资生化气血之源,在手法上,用补虚之法以扶正气而通经活血,故收到满意效果。(《国医大师临床经验实录·贺普仁》)

## 【预防护理】

(1)因脾虚气弱而发病者,应饮食有常,富有营养,勿劳作过度,以免损及脾胃,耗伤正气而加重病情。因风邪客于肌腠而发病者,须避风远寒。根据气候变化随时增减衣被,勿在树荫或窗口乘凉,以防风寒外袭,损伤人体阳气,是防止病情加重和复发的必要措施。

(2)该病治愈之后,可选食《方脉正宗》之八宝粥:芡实、山药、茯苓、莲肉、薏苡仁、白扁豆、党参、白术各 6g,加水适量,煎煮 40 分钟,捞出党参和白术药渣,再加入淘净的大米 150g,继续煮烂成粥。分顿调糖食用,连续服食,具有良好的病后防复效果。

# 胞虚如球

胞虚如球,是指胞睑肿胀,虚软如球,皮色如常的眼病。《证治准绳·七窍门》称"脾虚如球"。《目经大成》称"悬球"。至《眼科临症笔记》始称"胞虚如球"。

古医籍辨识本病,多从脾肺立论,如《目经大成》指出,悬球"目不赤痛,但上睑虚起若球,久则始有失睑或红,或内生赤脉。湿痰与火夹煿者,则有泪而眦烂,乃脾肺阳衰自病,不可误认为覆杯,蚌合之实邪。"

属于西医学眼睑非炎性水肿范畴的有关疾病,皆可参照本篇辨证论治。

## 【相关病机】

《素问·至真要大论》云:"诸湿肿满,皆属于脾。"本病属肉轮疾患,肉轮内应于脾胃,故脾胃阳气虚衰,水湿潴留,实为其发病之关键。他如肺失通调,肾失开合,水液聚而上泛,皆可发为本病。

**脾虚血少,水湿无制** 饮食长期失于调摄,脾气受损,以致脾运不健,水湿内生;或生化无权,血气虚弱,气不化水,水湿上泛,而成本病。若外湿侵犯人体,困遏脾运,水湿上泛,亦可致胞睑浮肿。

**肺气虚弱,通调失常** 久病咳喘,肺气受损,不能通调水道;或劳倦太过,损伤脾胃,土不生金,以致肺失通调,脾失运化,水湿壅阻不行,上泛胞睑发为浮肿。

**脾肾阳虚,水不化气** 脾虚日久,损及肾阳;或劳欲体虚,肾阳不足,加重脾虚,终致脾肾阳虚。脾阳虚则运化失司,肾阳虚则开合不利,从而水不化气,停积于内,泛滥于目,形成本病。

综观上述,脾虚是形成胞虚如球的病理基础。其病变虽可涉及肺、肾等脏,但无不与脾虚密切相关。

## 【辨证论治】

### 1. 辨证纲要

本病多为虚证、寒证。初起可见双侧上胞虚肿若球,不红不痛,皮色如常,柔软如棉。日久则上下双胞肿,可伴少气懒言,神疲气短,面色不华,纳差,口淡便溏,甚则畏寒肢冷等症。

### 2. 辨析类证

本病当与胞肿如桃相鉴别。胞肿如桃发病较急,胞睑红肿,目涩难睁,热泪频流,白睛红赤。继则胞睑欣热赤肿,胀起如桃,或如覆杯,疼痛拒按,灼热喜凉,睑闭不开。全身可伴有发热,恶寒,头痛及全身不适等症。

### 3. 治疗原则

本病的治疗以健脾扶正为主,有肺肾之兼症者,当伍用益肺、温肾之法。利水、升清、降浊等法,亦可酌情选用。

#### 脾肺气虚

**临床表现**　胞睑虚浮如球,时发时消,皮色如常,喜热熨,气短懒言,咳声低微,面色不华,食少便溏,舌淡苔白,脉弱等。

**辨证提要**　①本证以胞睑虚软如球,皮色不变,时发时消为辨证要点。②病程日久,兼见胞睑皮色微红,眦部微赤,口渴不欲饮,舌苔黄腻者,属脾虚湿郁化热之象。

**理法概要**　脾肺气虚,脾失健运,肺失通调,水湿停滞而上泛,故而致胞睑虚浮如球。治宜补益脾肺,渗湿利水。

**方药运用**　参苓白术散加减。

党参 15g　白术 12g　黄芪 15g　茯苓 12g　白扁豆 20g　陈皮 9g　山药 15g　炙甘草 6g　莲子肉 9g　薏苡仁 20g　桔梗 9g　砂仁 9g

方中以四君子汤与黄芪、山药、白扁豆相配,补益脾肺之气为主;茯苓与薏苡仁相配,以健脾渗湿;砂仁芳香醒脾,助脾胃运化。桔梗载药上行,宣肺利水,共为健脾渗湿之剂。水肿明显者,加汉防己,以加强利水之功;咳声低微者,加炙桑白皮、炙紫菀;湿郁化热者,加黄芩、栀子。

#### 脾肾阳虚

**临床表现**　胞肿虚软如球,皮色㿠白,神疲乏力,脘闷纳呆,畏寒肢冷,腰膝酸软,小便不利,舌质淡,脉沉弱。

**辨证提要**　①本证以胞肿虚软如球,皮色㿠白,畏寒肢冷为辨证要点。②辨病史:若浮肿始于下肢,逐渐波及胞睑、颜面者,则非本病范畴,可参照水肿病辨证论治。

**理法概要**　脾阳虚不能运化水湿,肾阳虚不能蒸化水液,水湿内停,上渍胞睑,故致浮肿。治宜温补脾肾,化气行水。

**方药运用**　附子理中汤合肾气丸加减。

干姜 9g　党参 12g　白术 15g　炙甘草 6g　熟地 15g　山药 15g　山茱萸 9g　泽泻 9g　茯苓 12g　丹皮 6g　桂枝 9g　附子 9g

方中用附子理中汤温中健脾,通阳利水;肾气丸滋阴助阳,化气利水。两方合用温补脾肾,通阳利水,以治本为主。若胞肿较甚者,加川牛膝、车前子;呕恶纳呆者,加苍术、半夏;腰酸痛明显者,加仙灵脾、川断。

#### 脾虚血亏

**临床表现**　晨起胞睑浮肿明显,疲劳则下肢亦见肿胀,面色无华,能食而乏力,小便正常或反多,大便不实,或兼心悸少寐,舌质淡,苔薄白,脉细弱。

**辨证提要**　①本证以晨起胞睑浮肿明显,面色无华,小便正常或反多为辨证要点。②辨病史:本证多见于体虚久病、慢性失血、虫积等病之后,故应结合病史明辨之。

**理法概要**　脾胃虚弱,化源不足,气血亏虚,气失舒展,湿郁而为肿。治宜健脾养血,佐以渗湿,不宜过度分利。

**方药运用**　归脾汤加减。

黄芪 25g　白术 12g　茯苓 15g　薏苡仁 20g　酸枣仁 9g　党参 15g　木香 9g　炙甘草 6g　当归 15g　远志 9g

方中用四君子汤补气健脾,使脾胃强健,则气血自生;黄芪、当归补气生血;茯苓与薏苡仁相配,渗湿利水以治标。酸枣仁、远志养心安神;木香理气醒脾,使其补而不滞。本方重在补气生血以治本,使脾胃气血生化有源,则诸症悉除。兼下肢水肿者,加桂枝、泽泻以通阳利水;畏寒肢冷者,加附子、仙灵脾以温肾助脾。

## 【其他疗法】

### 1. 饮食疗法

(1) 花生米(连衣)、生薏苡仁、赤小豆、大枣各适量,同煮。每日早、晚各服一碗。用于气血亏虚证。

(2) 鲤鱼 500g,赤小豆 50g,黄芪 50g,桑白皮 15g。清炖,喝汤吃鱼。用于脾肺气虚证。

(3) 乌贼鱼或鲫鱼 1 条,去肠杂,用大蒜头 1 个,川椒目 10g,填入鱼腹内,加水煮熟,以汤白为度,不加盐。喝汤吃鱼、蒜头,1~2 日内吃完。用于脾肾阳虚证。

### 2. 单方验方

(1) 神效黄芪汤:黄芪 60g,人参 6g,炙甘草 9g,白芍 15g,陈皮 12g,蔓荆子 6g,水煎服,用于气血亏虚证。

(2) 清热泻脾汤:党参 15g,山药 25g,茯苓 12g,薏苡仁 20g,牛蒡子 9g,连翘 15g,陈皮 9g,泽泻 9g,车前子 9g,砂仁壳 6g,甘草 3g。水煎服,用于脾虚湿滞化热证。

(3) 皂矾茵陈枣:茵陈 250g,皂矾 60g,大枣 100 枚。共放砂锅内,加水 1000ml,浸渍半小时后煎煮,待水被大枣吸收,将枣取出晾干保存,每服大枣 2 枚,一日三次。用于本病因黄胖病(钩虫病、缺铁性贫血)所致者。

## 【名医精华】

#### 傅仁宇

此症谓目脾浮肿如毯,而虚起也。目上无别病,久则始有赤丝乱脉之患。火甚重,皮或红,目不痛。湿痰与火夹搏者,则有泪,有赤烂之疾。乃火在气分之虚症,不可误认为肿胀如杯血分之实病。(《审视瑶函》)

#### 路际平

此症多因气分失和,脾虚难以化湿所得。脾为喜热恶寒之脏,遇热则昌,遇寒则伤。此症多因素日营养不足,致伤脾胃。脾胃已伤,气血必败;气血已败,中气不足;中气不足,虚热必生;虚热已生,能致周身虚胀,何况眼胞虚胀呢。(《眼科临症笔记》)

#### 张皆春医案

管某,男,64 岁。1963 年 10 月 5 日初诊:双眼上胞浮肿 2 月余,不痛不痒,有重垂感,且兼四肢乏力,食少便溏。检查:双眼上胞虚浮如球,不红不硬,按之绵软,稍有下垂,脉虚弱,舌质淡,此为胞虚如球。给加减黄芪汤加车前子、茯苓各 9g,陈皮 3g,服药 3 剂。10 月 9 日复诊:胞肿稍轻,饮食增加,便溏已愈。又服上方 23 剂,诸症皆去,停服中药,嘱其忌生冷1月。

**按**　本例上胞浮肿,不痛不痒,食少便溏,四肢乏力,不难看出是脾虚所致。所以张老医生以黄芪、人参、炒白术、甘草培补中气;陈皮理气以助湿行;蔓荆子轻飘上浮,辛散走表引诸药直达病所,且能祛湿,加车前子、茯苓以增强健脾渗湿利水之功。使湿去脾健,气血生化有源,则病自愈。(《张皆春眼科证治》)

### 秦亮甫医案

孔某,女,28岁。初诊:1991年10月21日。主诉及病史:甲亢突眼,作眶内减压术后引起左右眼皮不能闭合,眼球终日暴露,形成严重眼裂,必须用眼膏滋润。已经几家医院用中西药物治疗后3个月,未见奏效。诊查:患者上下眼睑水肿,皱纹消失,突眼露睛,眼睑上静脉怒张且迂曲成网。脉细数而浮,舌淡苔薄。辨证:风热夹水湿上蕴眼目。治法:祛风,清热,利水。处方:桑叶9g,杭菊9g,葫芦壳9g,茯苓皮9g,青葙子9g,密蒙花9g。2剂,煎汤,局部眼睑热熨外洗,每天三四次。

二诊:10月24日。眼睑水肿减轻,尤以右眼睑肿退明显。舌淡,苔薄白,脉浮数。原方药10剂,继续外洗。

三诊:11月4日。两眼睑水肿明显消退,其静脉怒张已消,能见眼睑皱纹,已恢复原来的双眼皮,眼睛已能闭合。原方药再用10剂。

**按**　秦老用中药煎汤外洗体表病处,使药汁直接作用于体表局部,使药力直达病所,疗效常优于内服药。秦老用祛风清热利水之药,取能活血通络以助药力透达作用之外洗、热熨的方法,促使局部瘀滞之气血水液得以流畅,终使患者获得痊愈。(《中国现代名中医医案精粹》)

## 【预防护理】

(1) 加强饮食调养,可选食母鸡汤、瘦肉。黄豆、大枣等补养之。

(2) 忌烟酒、辛辣等刺激性物品,并慎食生冷。

(3) 慎起居,适寒温,不宜过度疲劳,尤应节制房事,以防损伤真元。

# 胞 生 痰 核

胞睑内长核状硬结,推之能移,不痛不肿,皮色如常者称谓胞生痰核。本病名见于《证治准绳·七窍门》,又名"目疣"(《审视瑶函》)、"眼胞痰核"(《医宗金鉴·眼科心法要诀》)。

《审视瑶函》指出:"此症乃脾外皮内,生颗如豆,坚而不疼;火重于痰者,其色红紫,乃痰因火滞而结,此生于上脾者多。"《医宗金鉴·外科心法要诀》谓:"此症结于上下眼胞,皮里内外,其形大者如枣,小者如豆,推之移动,皮色如常,硬肿不疼,由湿痰气郁而成。"而《原机启微》称之为"血气不分混而遂结之病。"

西医学的霰粒肿(睑板腺囊肿)可参照本篇辨证论治。

## 【相关病机】

本病多因恣食辛辣炙煿,脾胃蕴热,与痰湿混结,阻塞经络,聚于胞睑而发;或由脾失健运,湿聚成痰,湿痰内凝,上壅于胞睑脉络,与气血郁滞而致病。

胞生痰核属内轮疾患。内轮内应于脾胃,且有脾主上胞,胃主下胞之说。胞生痰核多病于上胞,因此该病与脾之功能失调密切相关。若脾之运化功能正常,则痰湿不生,胞无痰核聚结而不病。若脾胃积热或脾失健运,痰湿上泛,热结于胞睑则可发生本病。

## 【辨证论治】

### 1. 辨证纲要

本病初起,患者无自觉症状,常于体检时在胞睑触及米粒或绿豆大的硬结,隐于皮里肉外,皮色如常,按之不痛,推之可移。硬结较大者患处皮肤隆起。翻转胞睑内面,病变处呈紫红色;亦有硬结变软,自行溃破,排出白色稠脓样黏液而自愈者。若皮色如常则证属痰湿阻络而成,皮肤红肿或睑内红赤者,证属痰热互结;若痰核突然增大,有压疼、红肿者则为复感风热毒邪所致。

### 2. 治疗原则

本病治疗以化痰散结为主,根据痰湿、痰热之别,选配燥湿、清热等法。

**痰湿阻络**

临床表现　胞睑内生硬结,皮色不变,按之不痛,推之可移,翻转胞睑内面呈黄色隆起,舌苔白腻,脉滑。

辨证提要　本证以胞睑内结肿色黄,苔白腻,脉滑为辨证要点。

理法概要　本证属痰湿阻滞于胞睑,结聚成核而发病,故治以健脾燥湿化痰为法。

方药运用　化坚二陈丸。

陈皮 12g　半夏 15g　茯苓 20g　生甘草 6g　黄连 10g　白僵蚕 12g　荷叶 10g

本方用二陈汤健脾祛痰,疏利气机,通畅目络而散结;加僵蚕,化痰通络;黄连,清热燥湿并用;荷叶,清热散结透窍。肿核硬实者,酌加贝母、海藻、昆布,以软坚散结。

**痰热阻结**

临床表现　胞睑内生肿核,轻度隆起,皮色稍红,时有痛感;翻转胞睑,可见胞内面相应部位呈紫红或暗红色,甚则红肿疼痛加重。

辨证提要　本证以痰核红肿疼痛为辨证要点。

理法概要　本证属痰湿与邪热搏结于胞睑而发病,故治以清热燥湿、化痰散结为主。

方药运用　防风散结汤加减。

陈皮 10g　荆芥 10g　独活 12g　红花 10g　当归 12g　滑石 10g　桑白皮 12g　蚕沙 15g　土茯苓 20g　赤芍 12g　石斛 12g　陈皮 10g　法半夏 12g　竹茹 10g

方中防风、荆芥、独活疏风散邪以消胞睑结滞;红花、当归、赤芍,活血散结;滑石、桑白皮、土茯苓、蚕沙,清热除湿;陈皮、法半夏、竹茹,除湿化痰;石斛,清脾胃积热。病灶红痛明显加玄参、生石膏以清泻阳明。舌苔黄腻加黄柏、黄芩,以增苦寒燥湿之力。

## 【其他疗法】

(1) 病之初起,局部行湿热敷,可促其痰核消散。

(2) 生南星加冰片少许研末,醋调之,频涂患处皮肤,可消小型肿核。

(3) 痰核较大者,宜用手术刮除。其手法据《原机启微》所载,翻转眼睑,以小眉刀略破病处,更以两手大指甲捻之令出。现代手术改用局部浸润麻醉及黏膜表面麻醉后,用特制的睑板腺囊肿固定镊固定并切开,用小刮匙刮尽囊肿后,置眼膏包扎即可。

## 【名医精华】

### 张皆春医案

张某,男,22 岁。1977 年 5 月 23 日初诊:右目红肿痒痛两天。右目上睑原有一豆大肿核,推之可动,不痛不痒。因前天外出,回家后即感右目上睑微痛而痒,次晨便觉胀痛。曾在当地医院就诊,给金霉素眼膏点之不效,今日更痛。检查:患眼上胞红肿,按之中部坚硬,翻转眼胞,内面有高粱粒大黄白色脓点。此为胞生痰核外受风毒之邪,结于胞睑所致。给除风化痰汤(胆南星、浙贝母各 6g,天花粉 9g,防风 6g,白芷 3g,银花 15g,连翘 6g,赤芍 9g),3 剂。5 月 25 日复诊:右目上胞已不红,微显胀肿,仍痒。睑内面有一小口,按之出脓。除尽所存脓液,涂以黄连眼膏,包扎右眼,内服上方去胆南星、减银花 6g,加黄芪 9g,甘草 3g,服 2 剂。半年后该患者来看他病,说该眼病药后已愈,痰核已消,未再复发。(《张皆春眼科证治》)

### 唐由之医案

张某某,女,25 岁。初诊日期:2008 年 9 月 12 日。主诉:双眼反复多发眼睑皮下肿物两年余。病史:该患者自诉近 2 年,双眼反复出现眼睑皮下肿物,已行多次霰粒肿切除术。近 1 个月,右眼皮下出现小肿物,来诊,要求中药治疗。刻下症:右眼眼睑皮下肿物,不红不疼,不影响视力。身体偏胖,苔白腻。眼科检查:远视力:右眼 1.2,左眼 1.0,右眼:眼睑皮下可扪及米粒大小肿物,与皮肤不粘连,无眼痛。相应处睑结膜呈暗紫色局限充血,其余眼部检查未见异常。诊断:右眼霰粒肿。治法:化痰散结。方药:法半夏 15g,陈皮 15g,连翘 15g,炙甘草 6g,茯苓 15g,槟榔 6g,莱菔子 6g,白僵蚕 6g,黄连 6g,荷叶 6g,赤芍 6g。28 剂,水煎服,每日 1 剂,每次 200ml,早晚饭后半小时温服。

二诊:2008 年 10 月 10 日。患者诉,服上述中药 28 剂,无明显不适,食欲增加,二便调。右眼皮下肿物消除。眼科检查:远视力:右眼 1.2,左眼 1.0,右眼:眼睑皮下未扪及肿物,相应处未见睑结膜充血。方药:暂停服汤药。嘱咐饮食清淡温热,予平胃散常规剂量服用 1 个月。可定期复诊观察。

三诊:2009 年 4 月 6 日。患者诉,近半年未出现眼睑皮下肿物。眼部检查:双眼睑皮下未扪及肿物,余眼部检查正常。

**按**　唐由之医师认为:本病多因痰湿郁结凝滞于胞睑而发病。目前,因该病的手术治疗简单易行,常见以手术治疗该病,临床直接就诊于中医眼科患者较少,常见患者反复发生,手术二次甚至以上者方来就诊。对于此类患者,治疗在原有软坚散结、化痰除湿的基础上,当注意"久病多虚、久病多郁、郁久化热"的疾病传变过程,而适当应用健脾、散结、清热、化瘀的药物。后期可以用一些调理脾胃的药物。春季发病或体内多湿者,二陈汤加夏枯草、枳壳、连翘、苍术、薏米可多用;秋季发病或体质偏阴虚者,酌加玄参、浙贝母、麦冬等,化热者可酌加黄连、赤芍、黄芩、石膏等。(《国医大师临床经验实录·唐由之》)

## 【预防护理】

### 1. 预防

饮食宜清淡且富于营养,减少痰湿的产生,对预防本病有一定意义。对于已经罹患者,为防止变证的发生,可选下列饮食自调。

(1) 橘皮粥(《饮食辨录》):橘皮 15～20g(鲜者 30g),粳米 50～100g。先用橘皮煎取药汁,去渣,然后加入粳米煮粥。或将橘皮晒干,研为细末,每次用 3～5g 调入已煮沸的稀粥中,再同煮为粥。适于痰湿互结之患者。

(2) 滑石粥(《寿亲养老新书》):滑石 20～30g,把滑石用布包扎,入砂锅煮 30 分钟,入粳米煮为稀薄粥,捞出滑石包即可食之。适用本病溃脓溢出后,服食可防复发。

### 2. 护理

对于频发或双眼多处发病的儿童,尚须考虑是否因瘰疬引起。老年患者或手术后复发并迅速增大者,须作病理检查以排除癌症。

# 睑 弦 赤 烂

睑弦赤烂,又称烂弦风,是指胞睑边缘红赤、溃烂、刺痒为特征的疾患,严重者可致睫毛脱落,睑弦变形。若婴儿胞睑红赤溃烂,或眵黏多泪难睁者,《秘传眼科龙木论》、《诸病源候论》分别称之为胎风赤烂、目胎赤。

历代医籍非常重视脾胃病变与本病的关系,如《银海精微》一书指出:"因脾土蕴积湿热,脾土衰不能化湿,故湿热之气上攻,传发于胞睑之间,致使羞明泪出,含在胞睑之内,此泪热毒,以致眼弦赤烂。"《眼科纂要》亦谓:"烂弦风,脾胃湿热冲,赤烂沿弦红镇日……"《医宗金鉴·眼科心法要诀》认为:"胎风赤烂之证,因在母腹,其母过食辛热,或生后乳母过食辛热,致令小儿双目尽赤,眵泪胶粘,目眦湿烂。"

本病类似于西医学的睑缘炎。其中眦帏赤烂则与眦部睑缘炎相似。

## 【相关病机】

本病属五轮中的肉轮疾病。肉轮即上下胞睑,上胞属脾,下胞属胃。脾胃功能健旺,气血充盛,上荣目窍,则胞睑得养,启闭正常。若湿热、燥热蕴积脾胃,皆可循经上犯胞睑,灼伤脉络,而致红赤、溃烂之患。

**脾胃湿热,壅滞脉络** 湿盛之体,或饮食不节,损伤脾胃,水湿不化,停聚中焦,郁而化热;或恣食肥甘厚味,腻滞脾胃,助湿生热。湿热相搏,上泛胞睑,壅滞脉络,气血不和,而成本病。

**脾经风热,津伤血燥** 平素脾胃积热,复受风热,热邪益盛,上攻胞睑,伤及津血,脉络受灼,而发睑弦赤烂。

**心脾积热,风火炽盛** 心火素盛,脾经积热,复感风邪,风火上炎,灼伤睑眦,赤烂由生。

## 【辨证论治】

### 1. 辨证纲要

本病的临床特点是睑弦赤烂,灼热刺痒。但在病程的不同阶段而兼症各异,宜明辨之。发病初起,睑弦微红,漫生透明的细小水泡,痛痒时作,频喜揉擦。若小泡溃破,则见眼弦糜烂胶黏,微肿羞明流泪。继则溃烂处生脓结痂,除去痂皮,可见睫毛根部溃陷且出血。亦有睑弦不溃烂而仅红赤,在睫毛根部变生糠麸样白屑附着者。日久可因睫毛脱落,稀疏或乱生,以致眼弦变形,甚至可因倒睫或胞睑闭合不全而并生星点云翳等症。

本病多为风、湿、热之邪合而为患,临床表现可因不同邪气偏胜而异,风盛则痒,湿盛则烂,热盛则赤。若胞睑红赤刺痒而起白屑者为风盛;湿烂甚或睑弦生脓者属湿热;红赤甚或仅发于两眦部位者为心火炽盛。

### 2. 辨析类证

本病应与风赤疮痍相鉴别。风赤疮痍的病变部位在胞睑皮肤,亦可见于全身或面部。初起灼痒、红肿,起水泡后溃烂化脓,溃处色如涂朱砂,渗出黏液,甚至胞睑皆溃烂而为疮痍。

### 3. 治疗原则

本病多属实证、热证,治重清泻脾胃。视其风热或湿热,分别选用疏风散热、利湿清热等法。同时尚应配合局部外治,以提高疗效。

**脾胃湿热**

临床表现　睑弦红赤,痛痒并作,眵泪胶黏,睫毛成束,有黄色结痂,除去痂皮可见出血性溃疡或小脓疱,睫毛脱落不能再生。可兼见脘腹痞闷,大便溏泄,小便短黄,舌苔黄腻,脉濡数。

辨证提要　①本证以睑弦红赤痛痒,眵泪胶黏为辨证要点。②辨病程:湿热互结,缠绵难愈,故本证易反复发作,病程较长,可长达数年之久。

理法概要　湿热蕴结脾胃,循经上泛胞睑,热盛则红赤痒痛;湿盛则眵泪胶黏。脘痞、便溏、溺黄等症,皆为脾胃湿热之征。治当清热利湿。

方药应用　除湿汤加减。

茯苓20g　滑石9g　木通10g　车前子10g　黄芩9g　黄连9g　连翘10g　甘草6g
荆芥6g　防风6g　枳壳9g　陈皮9g

滑石、车前子、木通、茯苓,渗湿利水,兼能清热;黄芩、连翘、甘草,苦寒燥湿,清热解毒;枳壳、陈皮,理气和中、以助化湿;荆芥、防风,祛风止痒,引药上达目窍。若睑弦湿烂痒重者,加地肤子、白鲜皮、白芷,除湿止痒。

**脾经风热**

临床表现　睑弦刺痒,灼热疼痛,甚至双眼难睁,视物不能持久,干涩不适。睫毛根部发生糠皮样鳞屑,除去皮屑,睑弦变红,睫毛易脱落,脱落后能再生。舌质红,苔薄黄,脉数或浮数。

辨证提要 ①本证以睑弦红赤刺痒,灼热疼痛,睫毛根部有糠皮样鳞屑,睫毛脱落可以再生为辨证要点。②本证虽属表里俱热,但初期之表热,日久之津伤血燥,多无明显的全身兼症,而以眼睑局部的表现为主。

理法概要 脾经郁热,复受风邪,风热客于胞睑,经络阻滞,气血不畅,则睑弦刺痒,灼热疼痛;风热皆属阳邪,易伤津液,津伤血燥,睑弦失濡,则脱皮如屑。治宜疏风止痒,清热泻火。

方药运用 除风清脾饮加减。

荆芥 9g 连翘 9g 防风 9g 知母 10g 黄芩 9g 元参 9g 黄连 9g 陈皮 9g 桔梗 9g 生地 12g 赤芍 10g

黄芩、黄连、知母、连翘,清脾胃、泻热毒;元参、生地、赤芍,清热养阴凉血;荆芥、防风,疏风散热;桔梗,开宣上焦;陈皮,理气调中,护胃气。若痒甚,加乌梢蛇、蝉蜕,以祛风止痒;口渴明显者,加天花粉、沙参,以生津润燥;大便秘结者,加大黄、芒硝,以通腑泻热。

**心脾积热**

临床表现 两眦部睑弦红赤糜烂,灼热刺痒,甚者眦部睑弦破裂出血,或兼口舌生疮,小便短黄,大便秘结,舌尖红、苔黄,脉数。

辨证提要 ①本证以两眦部睑弦红赤,糜烂刺痛为辨证要点。②辨病位:本证病在心脾,以心为主,故睑弦糜烂发于眦部,甚或破裂出血,并见舌疮,溺黄等症。

理法概要 心脾积热,循经上炎,灼伤睑眦,而成本证,治宜清泻心脾积热。

方药运用 导赤散合黄连解毒汤加减。

生地 15g 木通 10g 竹叶 10g 甘草梢 6g 黄连 9g 栀子 9g 黄芩 9g

生地,凉血滋阴以清心火;黄连、黄芩,清心泻火,兼泻中焦脾胃之水;木通,上则清心经之热,下则利水泻热,引热外出;生甘草,清热解毒,调和诸药;竹叶清心除烦;栀子,通泻三焦之火,导热下行。若痒重,加荆芥、防风、薄荷;糜烂甚,加车前子、薏苡仁、土茯苓;心烦、失眠、舌红少苔者,减黄芩、黄连,加当归、丹皮、白芍,以滋阴降火。

# 【其他疗法】

### 1. 外洗疗法

(1) 二圣散:明矾 3g,胆矾 3g,大枣 10 枚,煎水外洗。主治睑弦痒甚,偏于风盛者。

(2) 万金膏:荆芥、防风、川连、文蛤各 15g,铜绿 15g,苦参根 12g,薄荷 3g,共研细末,为丸如弹子大,热水化开 1 丸,乘热洗目。主治睑弦红赤重,偏于热盛者。

(3) 疏风散湿汤:赤芍、黄连、防风各 1.5g,铜绿、川花椒、归尾各 3g,轻粉 0.3g,羌活、五倍子各 0.9g,荆芥 1.8g,胆矾、明矾各少许,水 3 盅,煎至一半去渣,外加铜绿泡化,后入轻粉搅匀。可用手蘸洗目烂湿处。主治眼弦糜烂,偏于湿盛者。

### 2. 外涂法

(1) 陈氏油膏眼药:甘石 500g,火锻研细分作 2 份,以 1 份不浸,另份置瓷器中,用下列药物煎水浸,乌贼骨 30g,白芷 30g,薄荷 15g,蔓荆子 15g,薏仁 10g,芡实 12g,刺蒺藜 12g,蔻壳 10g,蝉蜕 10g,煎好去渣,倾入瓷器中的那 1 份甘石内。瓷器口上用绵纸封固,日晒夜露,干时再加 1.5g 珍珠粉,连同未用药浸的那 1 份甘石和匀,研极细,用鹅油或猪油拌成膏,外涂眼睑湿烂处。主治胞睑湿烂。

（2）敷烂弦眼方：煅炉甘石（飞）30g，飞丹（飞朱砂）15g，枯矾7.5g，明朱砂（研细）3g，铜绿6g，共为一处，研极细为度。用时先用荆芥、陈茶叶煎水洗患处，乘湿将药敷上，2～3次立愈，主治睑弦湿烂。

## 【名医精华】

### 刘耀光

目病睑时常赤烂者，缘脾土蕴积湿热，土衰不能化湿，而湿热之气相攻，传于眼沿，故赤烂，致使羞明怕日，酸涩多泪。有劳役过度，忧忿不节，无形之火所伤者，病赤过于烂。亦有性躁暴悖，嗜酒纵欲，冒火冲烟所伤者，烂过于赤。况春风属木，木强土弱，弱则易侵，脾胃受伤，土败之极，阴血不内容，燥火自里生，风邪自外生，有风则病作，无风则病愈。赤者，木火病；烂者，土之湿症。若痰，若湿，烂胜赤；若火，若燥，赤胜烂。（《眼科金镜》）

### 张皆春医案

赵某，女，27岁，1964年12月2日初诊，双眼睑弦赤烂2年之久，时轻时重。多方求治不愈，今反加重，痛痒兼作，泪出羞明，右目视物不清。检查：双眼上下睑弦红赤糜烂，且有黄白色黏液附着，睫毛不整。右目睫毛倒入，扫擦青睛，风轮花翳遮瞳。此为睑弦湿烂所致倒睫花翳症。治以清热除湿汤（茯苓6g，薏苡仁9g，甘草1.5g，酒黄芩12g，蔓荆子6g，茅根15g，荆芥3g）去荆芥、茯苓，加当归、车前子各9g，木贼6g，服药6剂。12月8日复诊：双目上下睑弦赤烂近除，右目青睛花翳将尽，但睫毛仍扫青睛。又进上方12剂。12月21日3诊：睑弦已不赤烂，青睛花翳已除，睫毛仍内倒，停服中药，以单方茅根9g，红糖1撮，生姜3片，浸水常服，每日1次。半月后来诊，弦烂未发，但右眼睫毛仍然倒入，建议手术处理。

**按**　本病的主因是风、湿、热，主症是痒、烂、赤。以痒、烂、赤各症的轻重来辨别受风、湿、热各邪的多寡。本例患者双眼上下睑弦红赤糜烂，且有黄色黏液，说明是湿热偏胜，并伴有倒睫花翳证，故其治疗偏于清热除湿，佐以散风退翳。在整个治疗中，法随证转，用药精当，标本兼顾，主次分明，故获佳效。（《张皆春眼科证治》）

## 【预防护理】

（1）饮食宜清淡。勿食辛辣、肥甘厚味之食物。

（2）注意眼局部卫生，防止毒邪侵入。

（3）避免强光刺激，以免加重病情。

（4）若有椒疮者，应早期治疗，以防导致本病。

# 针　　眼

针眼，是指睑弦上发生的小疖肿，形似麦粒，易于溃脓为特征的疾患。又名土疳、偷针、偷针眼。

《审视瑶函》认为,本病与脾胃的关系密切,如谓:"土疳之病,俗号偷针。脾家燥热,瘀滞难行,微则自然消散,甚则出血流脓。"《证治准绳》亦谓:"土疳证谓脾上生毒,俗呼偷针眼是也。有一目生又一目者,有止生一目者,有邪微不出脓血而愈者,有犯触辛热燥腻,风沙烟火,为漏、为吊败者。"

本病类似于西医学的麦粒肿(睑腺炎)。

# 【相关病机】

针眼病位在胞睑。胞睑内应脾胃,上胞属脾,下胞属胃,故本病的形成与脾胃功能失常密切相关。若过食辛辣炙煿、脾胃蕴热,或外感风热,循经上攻胞睑,致使热壅脉络,气血凝滞,进而化脓成疮。若脾胃不健,气虚血少,经络空虚,则易感外邪,而致本病反复难愈。

风热客目,经络阻滞　风为阳邪,易于上客。若素体阳盛之人,感受风热,则极易侵犯目窍,燔灼脉络,气血阻滞,而成本病。

脾胃热盛,热毒上攻　过食辛辣炙煿,肥甘厚味之品,致脾胃积热,热毒上攻胞睑,局部气血壅滞,而变生疮疖。

热毒未尽,脾胃伏热　热病后期,余邪未清,热毒蕴伏脾胃,循经上攻胞睑,阻滞经络,而致本病反复发作。

脾胃虚弱,复感外邪　脾胃为后天之本,气血生化之源。若久病失养,或劳倦太过,脾胃受损,气血生化乏源,目失所养,卫外不固,而易感受外邪。脾虚邪客,阻滞气血,胞睑脉络不畅,亦易罹患本病,且易反复发作。

# 【辨证论治】

### 1. 辨证纲要

本病辨证,以虚实为纲。发病初期,胞睑局部红肿、痒痛较轻;继之出现硬结、红肿,疼痛加剧,多伴有头痛、发烧、口渴、便秘等实热证。一般于3～5天化脓(少数可自行消散)后,自睑内面或睑弦部破溃,疼痛立即缓解,红肿亦逐渐消退。若反复发作,正气受损,或素体虚弱者,多属虚中挟实之证。

### 2. 辨析类证

(1)漏睛疮:大眦睛明穴附近红肿痛剧,继之隆起疮核,溃脓破口。其红肿可波及胞睑,甚至面颊部。

(2)眼丹:本病较针眼症状重,可使整个胞睑红肿,质硬拒按,常伴有憎寒、发热、头痛等全身症状。

(3)眼痈:病势凶猛,红肿热痛较甚,化腐成脓范围大,甚至波及全部胞睑。伴有寒战、高热、头痛等全身症状。

### 3. 治疗原则

本病多热证、实证,发病初起,治当以清热消肿为主,促其消散;发病中期,肿势已成,但尚未溃破者,可选用透脓托毒之法,促其早日成脓外溃以泄毒;已成脓者,当切开排脓,促其早愈。后期治疗宜彻底,以防邪毒蕴伏而使针眼反复发作。本病切忌妄行挤压,以免脓毒扩散,酿成他变。

### 风热客目

**临床表现**　胞睑微肿,形似麦粒,色微红,痒痛不著,兼有恶风发热、头痛等症,舌苔薄白微黄,脉浮数。

**辨证提要**　①本证以胞睑微有红肿痒痛为辨证要点。②素体热盛,局部肿痛较甚者,应与脾胃热盛证相鉴别。

**理法概要**　风热同属于阳邪,其客于胞睑,伤及脉络,气血不和,故致胞睑红肿痒痛。治宜疏风清热。

**方药运用**　银翘散加减。

连翘15g　金银花15g　薄荷5g　荆芥5g　牛蒡子12g　菊花12g　甘草5g　竹叶15g　淡豆豉9g

金银花、连翘,辛凉解表,兼能清热;薄荷、淡豆豉、荆芥、牛蒡子、菊花,疏风解表;配竹叶、甘草,以加强清热之效。若里热重者,加蒲公英、败酱草;红赤肿甚者,加栀子、白茅根;若局部痒甚或恶风发热者,加蝉蜕、防风。

### 脾胃热盛

**临床表现**　胞睑局部肿胀,硬结明显,灼热疼痛,继之脓成破溃。全身兼有头痛,发热,口渴,溺黄,便秘,舌苔黄,脉滑数。

**辨证提要**　①本证以胞睑局部红肿痛进行性加剧,硬结明显而拒按为辨证要点。②辨病位:若针眼发生在眦角,多属心脾热盛。

**理法概要**　脾胃蕴热,上攻胞睑,阻滞脉络,燔灼气血,故疖肿红赤疼痛。口渴、便秘、苔黄为热盛伤津之症。治宜清热泻火,活血消肿。

**方药运用**　仙方活命饮加减。

金银花30g　赤芍9g　当归尾10g　皂角刺6g　天花粉15g　穿山甲6g　制乳香6g　制没药6g　陈皮6g　贝母6g　白芷9g　防风3g　甘草6g

金银花、天花粉、甘草,清热解毒;防风、白芷,散热透邪,使蕴结之热毒从外消散;陈皮,理气化滞;当归尾、赤芍、制乳香、制没药,活血消肿而止痛;贝母,散结;穿山甲、皂角刺,通行经络、透脓溃坚。若针眼发生在眦部,加黄连、木通;若肿痛重者,加升麻、栀子、石膏;便秘者,加大黄、枳实;白睛红赤肿痛者,加桑白皮。

### 脾胃伏热

**临床表现**　胞睑硬结未消,红赤未尽,而新疖又升,全身可无明显兼症,舌苔黄,脉数或滑数。

**辨证提要**　①本证以睑弦疖肿,反复发作,自觉症状不重为辨证要点。②辨诱因:因外感风热诱发者,可兼见发热恶风,头痛,全身不适等;因恣食辛辣诱发者,可兼见口干,心烦,手足心热,便秘等症。

**理法概要**　脾胃伏热,上攻胞睑,经络阻滞,气血失畅,而致疖肿反复难愈,治宜清脾胃伏火,理气活血。

**方药运用**　清脾散加减。

栀子9g　赤芍9g　枳壳6g　升麻6g　黄芩9g　陈皮9g　藿香9g　防风6g　石膏

20g　甘草 6g　薄荷 6g

生石膏、栀子、黄芩,清脾胃积热;防风、薄荷、升麻,助主药发散郁伏之火;赤芍,凉血、散血分瘀热;枳壳、藿香、陈皮、甘草,理气和中。若痛甚加乳香、没药;小便短赤,加木通、竹叶。

### 脾胃虚弱

**临床表现**　胞睑疖肿反复发作,微肿,微痛,兼见面色萎黄,倦怠乏力,食欲减退,舌质淡,脉弱。

**辨证提要**　①本证以胞睑疖疮反复发作,微肿微痛为辨证要点。②病程日久,脾虚湿聚成痰者,局部硬结难以消失。

**理法概要**　脾胃为后天之本,气血生化之源。脾虚则气血生化乏源,致无力驱邪,或易于感邪,故胞睑疖疮反复发作。治宜健脾益气,扶正祛邪。

**方药应用**　四君子汤加减。

党参 12g　白术 9g　茯苓 9g　炙甘草 6g　白芍 9g　当归 15g　枳壳 9g

党参,补气;白术,健脾益气;茯苓、陈皮,渗湿和中;白芍、当归,养血活血。若兼外感者,合玉屏风散;兼郁热者,加知母、黄芩;病程日久,硬结难愈者,加鸡内金、焦山楂、川芎,以活血消导,促进病愈。

## 【其他疗法】

**1. 外涂疗法**

(1) 枯矾 3g,鸡蛋白 1 个,先把枯矾研细末,用鸡蛋白调匀,涂患处,每日 2～3 次。

(2) 鲜生地 30g,米醋适量。先把生地捣烂取汁,与醋同量和匀,涂患处每日 3～4 次。

**2. 外敷疗法**

(1) 双天膏:天花粉、天南星、生地、蒲公英各等份。上药焙干研成细末,用食醋和液状石蜡油调成膏状,经高压消毒后备用。根据麦粒肿的大小,用不同量的膏剂,涂在纱布或胶布上敷贴局部,每日换药一次。

(2) 麦退散:龙胆草、生大黄、黄柏、黄芩、知母、甘草、金银花各等份。上药共研细末,加入榆皮粉 20% 拌和。用冷开水调成糊状,涂于一层纸上,贴在患处(勿入眼内)约 7～8 小时换药 1 次。

**3. 敷贴疗法**

(1) 敷药法:生南星 10g(研末),生地黄 15g,共置一处,捣烂为膏。贴患侧太阳穴,其肿即消。

(2) 天南星膏:天南星、生地黄各等份,蜂蜜适量,上两味药研细末,用蜜调匀,装瓶备用。用时将药敷在患侧太阳穴,每日 1 次。

**4. 点眼疗法**

(1) 治针眼疼痛方:黄连(去须)、杏仁(水浸、去皮尖)、黄柏各 15g。共置一处,捣研碎,用布裹,入生地汁中浸。取汁频点目中。

(2) 治偷针眼方:白及适量,用水磨浓汁。取汁点眼,每日点 4～6 次。

### 5. 耳压疗法

主穴:眼;配穴:肝、神门。王不留行籽用胶布贴压,拇、食指由轻到重按压半分钟,以局部有沉麻或明显的疼痛灼热为宜。轻者仅贴压主穴。每日按压 4 次,红肿显著者酌情加配穴。

### 6. 梅花针疗法

针眼患者在脊背有阳性反应出现。在颈椎 1~2 两侧压痛,胸椎 1~7 两侧可出现紫红色如粟粒大小的红点,按压之色退不净。急性者取眼区,颈椎 1~4 两侧,风池,合谷,背部红色反应点,反复发作者取眼区,后颈部,胸椎 1~12 两侧,肺俞,心俞,肝俞,脾俞。手法是:眼区轻刺激,合谷、风池中度刺激,背部红色反应点处重刺激出血。

## 【名医精华】

路际平

脾湿多肿,脾燥多疮。如眼丹一症,系脾胃蕴积热毒,或素嗜辛辣等物,或外受风邪侵袭所致。多发于睫毛囊之间,红肿如丹,痒痛酸涩,大小不等。大如豆者,经过 3~4 天,或 4~7 天,在尖端出现脓点,破溃出脓,肿消而愈。然又有愈而复发者,万应注意,不可挤压,更不应切开过早,以免引起眶蜂窝组织炎。(《眼科临症笔记》)

陆南山医案

朱某,男,41 岁。病史:左眼上睑红肿 3 天,伴有发热,曾注射青霉素,口服四环素,局部用四环素可的松油膏。至今更觉红肿加重,疼痛亦甚。

检查与诊断 左眼上睑红肿,睑裂不能张开,结膜充血兼水肿,上睑外眦部有硬块及脓头。诊断:左眼上睑麦粒肿。

辨证与治疗 左眼上眼胞红肿而痛,症属针眼积脓未溃,白睛充血,状若鱼脑,脉弦数,舌质红,苔薄白。系热毒上攻所致。治宜清热解毒,托毒排脓。处方:穿山甲 2.4g,皂角刺 2.4g,金银花 9g,黑山栀 9g,连翘 9g,全当归 9g,赤芍 9g,天花粉 9g,黄芩 3g。

服上方 2 剂后,局部麦粒肿完全消退,上睑皮肤充血已退。球结膜充血及水肿亦告痊愈。脉象已见和缓。病势虽较佳,但余热未清,前方减穿山甲、皂角刺,加生地 15g,丹皮 6g,服 5 剂而痊愈。(《眼科临证录》)

**按** 本例针眼症,因热毒较盛,以致左眼上睑高度红肿,小眦部有硬结及脓点,白睛红赤及肿胀。故用金银花、黑山栀、黄芩清热解毒;连翘配银花能消肿散结;当归、赤芍活血散瘀,二者对消散红、肿、痛效果较佳;天花粉亦能排脓消肿;穿山甲既能消痈疽于未成,又能托疮疡于将溃;朱丹溪谓:皂角刺对"痈疽之未成者,能引之以消散;将破者能引之以出头;已溃者能引之以行脓。"两药相配,对本证之将溃者可以托毒排脓,未溃者有消散之功。

贺普仁医案

钱某,女,50 岁。主诉:左眼上睑红肿 2 天。现病史:2 天前晨起发现左眼痒痛,眼睑红肿,有硬结,自服牛黄上清丸无效,且眼睑局部肿胀加重,伴有小便黄,大便干,要求针灸治疗。望诊:左眼睑局部红肿,局部有一硬结。舌苔黄,舌边尖红。切诊:脉滑。辨证:

脾胃伏火,风热相搏。治则:清热泻火,疏风散结。取穴:患侧耳尖,三棱针快速刺入,放血 3~5 滴。

第 2 天复诊,麦粒局部红肿稍减,疼痛减轻。取耳背静脉放血。治疗后即愈。

**按** 放血疗法治疗麦粒肿有很好的疗效,而且取穴单一,操作方便,经 1~3 次治疗后,全部有效。治疗本病的取穴方法很多,如文献曾有独取二间、后溪、瞳子髎等治疗麦粒肿的记载。临床大多采用放血的方法。(《国医大师临床经验实录·贺普仁》)

### 唐由之医案

余某某,男,35 岁。初诊日期:2009 年 3 月 6 日。主诉:左眼眼睑红肿疼痛 5 天。病史:该患者自 5 天前,左眼出现眼睑发红肿胀,伴有眼热痛感,外院诊为"左眼外麦粒肿",予抗生素滴眼液点眼。近 2 日红肿疼痛加重来诊。刻下症:左眼眼睑红肿疼痛,口臭、便秘。脉弦数有力。眼科检查:远视力:右眼 1.0,左眼 1.0,左眼:上眼睑红肿难以睁开,上睑缘处可见硬结及脓头。睑结膜充血水肿明显,角膜正常。其余眼部检查未见异常。诊断:左眼外麦粒肿。治法:清热散结,托毒排脓。方药:双花 15g,连翘 15g,栀子 10g,黄芩 10g,赤芍 10g,穿山甲 3g,皂角刺 3g,天花粉 15g,当归 10g。4 剂,水煎服,每日 1 剂,每次 200ml,早晚饭后半小时温服。

二诊:2009 年 3 月 10 日。患者诉,服上述中药 4 剂,左眼红肿消退,无明显疼痛,大便通畅。眼科检查:远视力:右眼 1.2,左眼 1.0,左眼:眼睑已无明显红肿,睑缘处硬结及脓头消除,球结膜水肿充血基本消退,角膜清。方药:双花 10g,玄参 10g,栀子 10g,赤芍 10g,炒丹皮 10g,天花粉 10g,生地 10g。5 剂,水煎服,每日 1 剂,每次 200ml,早晚饭后半小时温服。

三诊:2009 年 3 月 16 日。患者左眼无红肿疼痛及硬结,大便顺畅,口臭减轻,脉象较前和缓平稳。嘱咐患者忌食油腻辛辣之品。

**按** 本例为成年男性,眼睑红肿疼痛明显,多为火毒上攻于目,这个方子清热散结,托毒排脓,是已故中医眼科名家陆南山先生所创。其中穿山甲、皂角刺相配合,对于麦粒肿将溃者可以托毒排脓,未溃者有消散之功。双花、连翘清热解毒、消肿散结,天花粉排毒消肿、润燥散结,当归活血止痛,赤芍活血散瘀,炒栀子、黄芩泻火解毒,本方清热泻火和托毒排脓药物共用,才能有良好的治疗效果。(《国医大师临床经验实录·唐由之》)

## 【预防护理】

(1) 讲卫生:经常保持眼部清洁,勿用脏手和不洁之物擦眼。

(2) 调饮食:饮食宜清淡,勿过食辛辣和肥甘厚味。应经常保持大便通畅,大便偏干或便秘者,可用炒莱菔子 15g、番泻叶 12g,以润肠泻热通便。

(3) 治宿疾:如患有睑弦赤烂,白睛干涩,椒疮等慢性眼病者,应积极治疗。对屡发病例,应注意是否存在消渴病,以期早治。

(4) 矫视力:对近视、远视或斜视的患者,应尽早验光配镜矫治。

# 黄 液 上 冲

黑睛与黄仁之间有黄色脓液沉积,呈由下向上渐增趋势之眼病称黄液上冲。若脓液全掩瞳神或渗透到瞳神后部,则可致盲。

《张氏医通·七窍门》指出,此症"在风轮下际……,有翳色黄,与凝脂翳同一气脉,但凝脂翳在轮外生,点药可去。此在膏内邪热蒸起,点药所不能除。若侵及瞳神,其珠必损。"因黑睛与黄仁之间的脓液多呈黄色,其状似膜,故清代以前的医籍,如《世医得效方》、《秘传眼科龙木论》、《审视瑶函》均称为"黄膜上冲"。清代黄庭镜在《目经大成》中指出,此病实"非膜而为液"故改称本病名。

西医学的前房积脓,可参照本篇论治。

## 【相关病机】

黄液上冲属风轮病之重症。风轮内应于肝,故风轮病多从肝胆着手辨证论治。然本病乃风轮夹层的黄液自下而上逐渐增长,根据《灵枢·经筋篇》"阳明为目下网"以及经络学说的足阳明胃经起于鼻孔两侧,经眼内角而入眼眶下之承泣和四白穴。其病因多属过食辛辣炙煿,膏粱厚味,酿成阳明炽热,加之感受风热邪毒,内外合邪,致中焦火毒上燔,灼烁黄仁,煎熬神水,脓液内聚而成。因此明代傅仁宇及后世医家多以清脾泻胃着手,选用通脾泻胃汤治疗,取得满意效果。由此可见,应用脾胃理论指导本病的辨证治疗具有重要的意义。

## 【辨证论治】

### 1. 辨证纲要

首先要辨识本病的临床特征,凡在黑睛与黄仁之间有或多或少之黄色脓液沉积于下方,且可随头位改变而移动者即是本病,多伴见头目疼痛,羞明流泪,抱轮红赤或白睛混赤。其次应辨其轻重,若见脓稀色淡、量少,发展较缓者为病轻;脓稠色深,发展迅速,量多,甚至全掩瞳神者属重症。兼见目痛剧烈,大便不利,则为险候。若病发于凝脂翳之后者,则有穿破黑睛,变生蟹睛之可能;若因于瞳神紧小,则易致瞳神干缺,病情易于反复;若脓液攻冲瞳神之内,漫延睛珠,则病情险恶,极易造成眼珠塌陷而致盲。

### 2. 治疗原则

因本病属阳明热毒炽盛,故应以泻火解毒、清脾泻胃为主要治法。

**脾胃积热**

临床表现　黄液上冲,抱轮红赤,瞳神紧小,羞明流泪,头目剧痛,口渴喜饮,大便秘结,舌苔黄,脉数。

辨证提要　本证以在黑睛与黄仁之间见有脓液沉积为辨证要点。

理法概要　阳明经脉自下而上循目运行,邪热盛于阳明胃经而见黄脓冲目,故当以清热解毒,泻火通腑之法治之。

方药运用　通脾泻胃汤加减。

知母 12g　大黄 10g　黄芩 12g　茺蔚子 12g　石膏 15g　栀子 10g　玄参 10g　防风 10g

方中知母、石膏清脾胃之热;黄芩、栀子清热除湿;大黄凉血消瘀,通腑泻火,导热下行。以茺蔚子、防风助其活血止痛之力;且用玄参养阴,可防邪热劫伤阴精。诸药合用,共奏清泻脾胃实热之效。若热毒炽盛者,加金银花、连翘,以增解毒之力;脾胃湿热蕴积者,加黄连、西滑石,以清利湿热。

## 【其他疗法】

### 1. 外治法

(1) 局部以黄芩、黄连、千里光等清热解毒制剂,频频滴眼,睡前涂穿心莲眼膏。

(2) 以金银花、连翘、蒲公英、鱼腥草、大青叶、荆芥、防风、千里光、野菊花等药煎水,澄清过滤、洗浴患目后并作湿热敷。

(3) 每日滴扩瞳剂,以防瞳神干缺。

### 2. 针灸疗法

取睛明、承泣、丝竹空、攒竹、翳明、合谷、肝俞、阳白诸穴,每次眼局部取1~2穴,远端取1~2穴,交替使用,以泻法取效。

### 3. 饮食疗法

(1) 生石膏荸荠汤:把鲜荸荠250g洗净,去皮,生石膏30g,共放在锅内,加水适量,也可加冰糖少许,煎煮半小时。吃荸荠,喝汤,当日内用完。

(2) 薏米粥:以薏苡仁50g洗净,加水适量,煮烂成粥,调白糖适量,顿服之,每日1次,则具有健脾利湿、清热消脓之效。

## 【名医精华】

#### 张皆春医案

封某,男,69岁。1970年6月17日初诊:左目红赤疼痛10余天,自昨日加重,头目剧痛,羞明难开,结眵流泪,视物不清,二便尚利。检查:左目白睛赤丝满布,下部尤重;风轮花翳深凹,边缘附以凝脂,底部嫩白,遮蔽瞳神上部边缘,风轮下部始见黄液,如指甲白岩之状。此为花翳白陷,兼黄液上冲。治以通脾泻胃汤加银花18g,元明粉3g,服药二剂。6月19日复诊:头痛、目痛减轻,白睛赤丝减少,黑睛下部黄液已尽,花翳白陷如前,以上方去大黄、玄明粉;加柴胡6g,青黛0.6g,酒生地9g,又服6剂。6月26日三诊:白睛淡赤,青睛呈现花翳低陷,给当归元参饮[当归身9g、酒白芍6g、酒生地15g、玄参9g,牡丹皮6g,车前子9g(包煎),茺蔚子3g]服之,服药15剂。7月12日四诊:低陷渐平,留有菲薄之翳,挡住瞳神上部,视物不真。嘱其常用桑椹子9g,蝉蜕3g,车前草6g,浸水饮之,每日1次,连服半年。1971年2月5日五诊,视物较前清楚,云翳稍减,嘱其停药。

**按** 本例患者年近70,虽属阳明邪盛,但其肝肾已亏,此人虽因实热为患,也不宜过用苦寒泻下之剂,故仅用2剂通脾泻胃汤加减,即去大黄、玄明粉,加酒生地以滋补肝肾之阴,加柴胡、青黛以清肝胆火邪。调放后花翳白陷逐渐向愈。(《张皆春眼科证治》)

## 【预防护理】

本病多由凝脂翳、瞳神紧小诸病转化而成,故对其正确的治疗,则可预防本病的发生。若一旦罹患上述眼病,宜进清淡且营养丰富之饮食,忌食炙煿辛热、肥甘腥发之物,以免损伤脾胃,湿热蕴积而诱发本病。患本病之后,若邪毒入里,有全掩瞳神趋势者,可手术放脓以防邪毒入里。若黑睛内层膨隆前突,欲变蟹睛者,患眼须加压包扎,绝对卧床休息。

# 视 瞻 昏 渺

视瞻昏渺,是指外眼无异常,而自觉视力渐降,以致视物模糊不清为特征的疾患。《证治准绳·七窍门》述本病特征云:"目内外别无证候,但自视昏渺,蒙昧不清也",故以"视瞻昏渺"名之。

西医学的脉络膜、视网膜之慢性炎症,以及慢性球后视神经炎等,皆可参照本篇辨证论治。

## 【相关病机】

《景岳全书》云:"肝肾之气充,则神彩光明,肝肾之气乏,则昏蒙眩晕"。所以临床多认为本病的形成与肝肾密切相关,但本病的病变部位多在黄斑区,按脏腑分属,黄斑区为脾所主,故其发病与脾亦有密切联系。脾胃虚弱,气血不能上注,目失所养;或脾虚湿盛,痰湿阻滞目窍,脏腑之精气不能上承,皆可发为本病。

**脾虚湿盛,阻滞目络**　脾气虚弱,健运失常,湿邪上犯空窍,阻滞目络,脏腑之精气不能上注于目,则视物昏朦。若湿郁化热,湿热交争,蕴蒸于目窍,亦可发为本病。

**肝脾失调,气滞湿阻**　忧思恼怒,或长期精神紧张,肝气不舒,失于条达,气不行水,三焦决渎不利,致水湿壅遏;或肝气横逆乘脾,运化无权,水湿中阻,上犯于目窍而发病。

**气血亏虚,目失濡养**　多种慢性疾病日久不愈,或劳逸不当,或饥饱失调,致脾胃受损,运化失健,气血化源不足。气虚则清阳不升,血虚则目失濡养,而渐致昏渺。

## 【辨证论治】

### 1. 辨证纲要

本病辨证,重在详察虚实。初期多实证,后期多虚证或虚实错杂证。其眼部症状虽皆为视物昏朦,或视物变形,自觉如隔纱视物,外眼端好,且无痛痒,但结合全身兼症及脉舌综合分析,则不难辨别。

### 2. 治疗原则

本病的治疗应重视健脾祛湿。根据不同证型,益气、养血、祛痰、化湿等法,或一法独进,或数法合施。病程久延,顽固难愈,兼肝肾亏虚之象者,当酌用补益肝肾之法。

#### 湿热蕴结

**临床表现**　自觉视物昏朦,或兼见黑花飞舞,或视瞻有色及视大为小,视直为曲等。眼底可见视网膜、脉络膜有边界模糊之黄白色渗出斑,或仅见黄斑区水肿、渗出,中心凹反光不清或消失等。全身症兼头重眩晕,脘闷纳呆,口干口苦,小便短黄,大便秘结或溏,舌苔黄腻,脉濡数或滑数。

**辨证提要**　①本证以视物昏朦,黄斑区水肿、渗出,中央凹反光不清或消失为辨证要点。②若湿热灼津成痰,痰热阻滞目络者,则病变区比较污秽,渗出物多呈团状,并见胸闷痰多等症。③眼底水肿明显者,多属湿重于热,可参照脉舌等兼症,进一步辨析湿与热孰轻孰重。

**理法概要** 湿热互结于脾胃,逆而上泛,熏蒸目窍,致眼底水肿,故见视物昏矇,视直为曲等,湿热郁遏气机,脾失升清,胃失降浊,则头重眩晕,脘闷纳呆。治当清热利湿,宣畅气机。

**方药运用** 三仁汤加减。

杏仁 9g　白蔻仁 12g　薏苡仁 30g　滑石 30g　车前子 12g　半夏 9g　厚朴 6g　通草 6g　竹叶 15g

杏仁,苦辛宣肺;白蔻仁,行气宽中,使气行则湿行;薏苡仁,甘淡渗湿兼能健脾;滑石、通草、竹叶与车前子相配,以清热利湿;厚朴、半夏,行气宽中、燥湿除满。若黄斑区水肿明显者,加芫蔚子、泽泻,以增强利水消肿之功;热重于湿,口苦心烦、溺短便秘者,加栀子、大黄、枳壳,以通腑泻热,引热下行;若痰热偏重,眼底渗出物较多者,宜改用黄连温胆汤加减,以清热化痰、理气和胃。

### 气滞湿阻

**临床表现** 视力渐降,或视物变形,或视觉中央有黄色阴影遮隔。眼底可见黄斑区暗红,有渗出物及色素沉着,中心凹反光不清等病变。可兼见胸胁胀满不舒,脘闷纳呆,嗳气,善太息,大便溏薄,舌质淡、苔白腻,脉弦细。

**辨证提要** ①本证以视力渐降,视物变形,胸胁胀满,脘闷纳呆为辨证要点。②肝郁化热者,可兼见眩晕、口苦咽干、心烦等症。③病情顽固难愈,眼底小血管弯曲,黄斑区明显暗红者,多属气滞血瘀。

**理法概要** 肝气郁结,横逆乘脾,脾失健运,水湿不化,血行不畅,壅遏目窍而渐成本证。治当疏肝理气,健脾化湿。

**方药运用** 柴胡疏肝散合五苓散加减。

柴胡 9g　白芍 12g　川芎 9g　香附 9g　枳壳 12g　白术 15g　茯苓 15g　猪苓 9g　泽泻 6g　桂枝 6g　炙甘草 9g

柴胡疏肝散理气解郁,兼能行血通络;五苓散健脾益气、通阳利水。两方合用,肝脾并调,气湿同治,俾气行则湿除,湿除则气机易于畅达,相得益彰。若血瘀之象明显者,加芫蔚子、丹参、郁金、昆布、海藻,以活血化瘀、软坚散结;肝郁化热者,加丹参、栀子、川楝子,以疏肝清热。

### 气血亏虚

**临床表现** 二目干涩,视物昏矇,或视物变形,眼底可无明显改变,或见黄斑区轻度水肿,有渗出物及色素沉着,中心反光弥散,兼见面色萎黄,心悸气短,眩晕失眠,倦怠乏力,脘闷纳呆,舌质淡、苔白润,脉细弱。

**辨证提要** ①本证以二目干涩,视物昏矇,面色萎黄,倦怠乏力为辨证要点。②眼底渗出物及沉着之色素较多,且难以消退者,多为偏于血虚,血不荣脉,血行滞缓。

**理法概要** 脾胃气虚,血液生化乏源,致气血不能上注于目,目失濡养,神光衰微而成本证。治当益气健脾,养血明目。

方药运用　人参养荣汤加减。

黄芪 15g　党参 15g　白术 12g　茯苓 9g　肉桂 3g　熟地 20g　当归 12g　白芍 20g　丹参 12g　川芎 9g　陈皮 9g　远志 9g　五味子 12g

本方以十全大补汤温补气血为基础,加丹参,以增强养血活血之功;五味子、远志,养心安神;陈皮理气和胃,使其补而不滞。眩晕、二目干涩明显者,加龙骨、枸杞子,养血育阴明目;心悸失眠者,加炒枣仁、柏子仁、琥珀,养心安神;耳鸣、腰膝酸软者,加紫河车、鹿角胶,填精益肾。

## 【其他疗法】

### 1. 点眼疗法

(1) 七宝散:南炉甘石 500g(用木炭烧令熟,研为末),枯白矾 3g,黄连 90g(去须,拣净捣碎,用水 1 大碗,煎 3～5 沸,去渣)。将黄连水浸于炉甘石末内,待干,再与枯白矾同研极细。每次点 1 粟米大于大眦角,渐加至绿豆大,每日点 1 次。

(2) 复明散:复盆子(晒干)不拘多少,研细末,以薄布裹药,浸入乳汁中。取汁点眼,日 3～4 次。

(3) 黄连膏:黄连(去须)30g,蕤仁、决明子、秦皮(去粗皮)各 15g,上药共捣过箩为末,以水 800ml,煎至 300ml,过滤,澄清,取清汁。点眼,日 3 次。

### 2. 熏洗疗法

(1) 治眼目昏花方:晚蚕沙不拘多少,水煎,过滤澄清。取清汁,温洗患眼,日 1～2 次。

(2) 治眼眬眬无所见方:青羊肝 1 具,将肝切细,入铜器中加水煮。用时将面饼钻两孔如人眼大,正对眼熏冲。

### 3. 针灸疗法

取穴:睛明、球后、头临泣、太阳、风池、翳明、合谷、养老、光明、肝俞、肾俞、足三里等。每次局部取 2 穴,远端配 2 穴,每日针 1 次,10 次为 1 疗程。偏阳虚者,远端穴位施灸或针灸并用,眼部穴位忌灸。

## 【名医精华】

路际平

瞻视昏渺乃气血两亏之故……,倘若思虑过度,致伤脾胃,脾胃已伤,气血必败;气血已败,而精液必虚;精液已虚,而视力必弱;视力已弱,而昏渺之症即生。(《眼科临症笔记》)

韦文贵医案

王某,男,28 岁,门诊号 41616。左眼初期视神经萎缩,曾在某医院治疗月余后,因效果不佳,而于 1956 年 12 月 12 日转中医门诊。

检查:视力右 1.2,左 0.2。此证系劳役伤脾土。脾为诸阴之首,后天之本,脾土受损,则五脏皆失所司,故不能运精归明于目。观其面色㿠白,脉象沉细数而微,此气血不足,故先给加味逍遥散,以调整荣卫。继则给服补中益气汤,以补中气不足,最后给服十全大补汤加减,以补气血。服药 3 月余,左眼视力已恢复至 1.0,半年后复查,双眼视力均为 1.5。[《中医杂

志》,1958,(11):757]

**按** 脏腑之精华皆禀受于脾而上贯于目。劳困过度、饥饱失节皆伤脾土,脾伤则气血不足而目视不明。本例面色㿠白,脉沉细而数,证属气血不足,目窍失养,故应用补中益气汤健脾益气,升发清阳以治之。在补益气血之前,先以逍遥散舒肝开郁,调整荣卫,使玄府之郁滞通畅,气血运行无阻,然后再益气健脾升阳,故而疗效满意。

### 杨继荪医案

张某,男,40岁。初诊:1983年7月8日。主诉及病史:右眼视野中央出现黑色暗影及视物变形年余。眼科诊断为"中心性视网膜脉络膜炎"。屡用杞菊地黄、明目地黄之类乏效。诊查:诊时右眼视力0.3,舌淡,脉虚无力。治法:治拟滋补肝肾、养血活血,杞菊地黄丸加味。处方:杞子12g,白菊12g,大生地30g,制萸肉9g,怀山药15g,泽泻18g,丹皮9g,制首乌15g,茺蔚子20g,丹参30g,赤芍9g,青葙子15g,茯苓15g。

二诊:服药20剂后,右眼暗影已淡,视力恢复至0.6,但视物尚有变形缩小感。原方加决明子30g,陈皮9g再进。

三诊:继服药20剂后,右眼暗影范围明显缩小,颜色由黑转呈淡黄色,惟在强光下右眼下方有雪花样闪光出现,视物变形感尚存。右眼视力恢复到1.0。方中加潼蒺藜15g长服。经年余随访病情稳定。

**按** 中心性视网膜脉络膜炎属于中医学"视瞻昏渺"、"视惑"之类。本例为肝肾阴亏,精血不能上荣所致。用杞菊地黄丸益肝肾以明目乃属正治。然久病窍络瘀滞,故于方中加丹参、赤芍、茺蔚子等活血行瘀之品,以使络道疏通,目睛更得其养。(《中国现代名中医医案精粹》)

### 郑侨医案

宋某,女,33岁。初诊:1983年6月。主诉及病史:发病半年之久,右眼视力减退至0.1,眼球充血,视物昏花、变形、模糊不清,头晕易怒,经期头目痛。诊查:颜面黄赤,舌红苔白微腻,脉弦细数。经省眼病防治所确诊为"右眼中心性视网膜脉络膜炎"。有高血压史。辨证:证属平素肝阴不足、肝阳上亢、久之脉络失和、血脉阻滞、精不荣目。"精脱者,目不明",故形成视瞻昏渺证。治法:治拟滋阴潜阳,平肝明目之剂。处方:菊花20g,白芍20g,玄参25g,怀牛膝20g,草决明30g,钩藤20g,石决明50g,蝉蜕15g,蒺藜20g,青葙子20g,木贼20g,茺蔚子20g,黄连15g,蒲公英50g,甘草10g。水煎服,1剂两煎,取汁250ml,早、晚各服1次。连服药5剂。

二诊:视力有所恢复,眼球充血退尽,诸症减,脉弦细不数。此系阳平阴生,脉络渐畅,阴精欲注于目之兆。守前方再服药10剂。

三诊:视力又复,近处视物清晰,无变形感,头晕除。此系眼目脉络调和。前方去怀牛膝、黄连、玄参,再服药10剂。

四诊:视力恢复到0.8,正值经期,腹胀,复因暴怒而头目痛甚。此系怒气引动肝阳,肝郁乘脾,肝脾不调,运精不及,为防目盲再发,改拟逍遥散加减,调理肝脾,佐以清肝明目之品以巩固疗效。处方:当归20g,白芍20g,茯苓20g,柴胡15g,白术20g,香附20g,菊花20g,蝉蜕15g,钩藤20g,草决明30g,木贼20g,生草10g。水煎服同前法,1日1剂,连服1周。

五诊:诸症消失,为善后再服前方药 5 剂。半年后追访,病未复发。

**按** 本例系本虚标实之视瞻昏渺证。虚者,肝阴血不足,脉络失养,精不荣目,故见视物昏花、经期头目痛、脉弦细等。实者,肝阳上亢,阴阳不调,血脉阻滞,故见眼球充血、头晕易怒。脉数等。故治拟滋阴潜阳、平肝明目之剂。方中白芍、玄参、石决明、蒺藜、钩藤滋阴潜阳,乃平肝必用之品;草决明、青葙子、木贼、蝉蜕,乃明目必用之品;茺蔚子去瘀生新而明目;牛膝活血逐瘀;蒲公英清热解毒散结;黄连清热明目;最后用逍遥汤加减善后,以调和肝脾、畅理气机、助气血生化、运精于目,防病复发。(《中国现代名中医医案精粹》)

**邓亚平医案**

沈某,男,24 岁。2005 年 11 月 12 日初诊。双眼不适半年。初诊:近半年总感双眼不适,尤其是在劳累后更明显。曾在某眼科医院就诊,考虑为原田氏病待诊,建议作荧光素眼底血管造影检查(FFA),未进行特殊处理。证见右眼视力:0.5/0.8(矫正),左眼视力:0.6/0.8(矫正),双眼不充血,角膜有几个羊脂状 KP,AR(-),虹膜少许后粘连,双眼底呈晚霞状改变。舌偏红,苔黄腻,脉濡。双眼葡萄膜炎 3 年(2002 年初发)治疗 2 月后病情稳定。8 岁时曾患淋巴结核。本案患者全身虽无明显不适,但从患者的眼部表现以及舌脉来看,应属于湿热上犯证。但眼病史 3 年有余,久病多有瘀滞,故治疗立清利湿热、养血活血之法。方选三仁汤合四物汤加减,由于角膜有几个羊脂状 KP,故眼局部配合典必殊眼液、托品卡胺眼液。处方:白蔻仁 15g,杏仁 15g,薏苡仁 25g,法半夏 15g,胆南星 15g,川芎 10g,当归 15g,生地黄 15g,赤芍药 15g,琥珀 15g,玄参 30g,黄芪 25g,黄精 15g,金银花 15g,连翘 15g。6 剂,水煎服,每日 1 剂。辅助疗法:①典必殊眼液,1 支,双眼,每日 3 次;②托品卡胺眼液,1 支,双眼,每日 3 次。

复诊:服药后,眼部不适减轻。右眼视力:0.5/0.9(矫正),左眼视力:0.6/1.0(矫正),双眼不充血,角膜羊脂状 KP 减少,有 3 个,AR(-),虹膜后粘连已拉开,双眼底呈晚霞状改变。舌偏红,苔微黄腻,脉濡。患者治疗后矫正视力有所提高、眼部不适感减轻、眼部体征好转,说明治疗有效,故以守方治疗为主。根据舌苔变化情况,适当减去清热利湿之法半夏、胆南星、杏仁之品,加补肾之品。处方:白蔻仁 15g,薏苡仁 25g,川芎 10g,当归 15g,生地黄 15g,赤芍药 15g,琥珀 15g,玄参 30g,黄芪 25g,黄精 15g,金银花 15g,连翘 15g,楮实子 25g,茺蔚子 20g,菟丝子 25g,枸杞子 15g。6 剂,水煎服,每日 1 剂。辅助疗法:同前。

**按** 三仁汤具有清热利湿、宣畅气机的作用,方中杏仁宣利肺气以化湿,白蔻仁、法半夏芳化理气化湿,薏苡仁淡渗利湿。四物汤具有养血活血的作用,方中川芎行血中之气、活血消滞,当归补血养肝,以生地黄易方中熟地黄。滋阴明目,以赤芍药易白芍药,活血柔肝。两方合用共奏清利湿热、养血活血之功。因本患者的眼病史已有 3 年,多间有瘀和虚,故加琥珀以活血消滞,加玄参以养阴而散结,加黄芪、黄精以扶正,加金银花、连翘以驱邪。复诊时,患者的症状和体征均有所减轻,矫正视力提高,故以守方治疗为主,根据舌象变化,去方中清热利湿之法半夏、胆南星、杏仁,加楮实子、茺蔚子、菟丝子、枸杞子以补肾明目,巩固疗效。综上,本案治疗体现了治疗原田氏病应注意辨证与辨病的结合,分阶段治疗,调整扶正与驱邪的力量,攻补兼施的临证思辨特点。(《当代名老中医典型医案集·五官科分册》)

贺普仁医案

某,女,23岁。主诉:视力模糊1年余。现病史:1年前来,患者双眼视物模糊,犹如蒙纱,头痛剧烈,经某医院眼科诊断为"视网膜炎",久治无效,纳差,二便正常。望诊:面黄无华,舌苔白。切诊:脉弦数。辨证:肝血不足,阴精不能上注于目。治则:养血明目。取穴:睛明、肝俞。刺法:以毫针刺睛明,不用手法,刺入穴位1寸深。刺肝俞0.5寸,补法。患者隔日针刺1次。共治疗1个月,针治12次后痊愈,现仍在农村劳动,视力正常。(《国医大师临床经验实录·贺普仁》)

## 【预防护理】

(1)避免劳瞻竭视,操劳过度,以免耗伤气血。

(2)保持心情舒畅,避免情志刺激,对肝脾失调所致者,尤当注意。

(3)本病病程较长,故应重视饮食的调养,进食富于营养而又易于消化的食物,以利气血的化生。

# 疳 积 上 目

小儿因疳积上犯于目,初为雀目,继则黑睛生翳,甚则溃陷的病症,称为疳积上目。本病失治日久,可导致黑睛穿破而目盲。

《原机启微》对本病的认识颇为精详,如谓:"元气微而饮食伤之也;外乘内伤,酿而成之也;……父母以其数饥耶,故饲后强食之;父母以其或渴耶,故乳后更饮之。有愚憨而为父母者,又不审其寒暑饮食也,故寒而不为暖,暑而不能凉,饮而不致渴,食而不及饥,而小儿幽玄衔默,抱疾而不能自言,故外乘内伤,因循积渐,酿而成疳也。……日远不治,遂生目病。"

西医学的角膜软化病,可参照本篇辨证论治。

## 【相关病机】

本病发生于幼儿,因母乳不足,或断奶之后,喂养不当;或因饮食不节,饥饱无常,损伤脾胃;或患伤寒热病、痘疹时片面忌口,或素有偏嗜,或久泻不止以致脾气虚弱,气血化生乏源,因循积渐、久而成疳,攻伤眼目;或因素食生冷不洁之物,化湿生虫,积而化热,脾病及肝,目窍失养而发病。本病虽病位在风轮,然其发病乃因脾胃损伤致疳,或积滞化热,脾病及肝而成。诚如《审视瑶函》所云:本病"皆因饮食失节、饥饱失调,以致腹大面黄,重则伤命,轻则害目"。

## 【辨证论治】

### 1. 辨证纲要

(1)辨眼部证:本病初起,小儿多于黄昏之后,视物不清,眼感涩痒,频频眨动,羞明向暗,病情发展则于黑睛两旁之白睛上出现黄白色皱起,目赤多眵,黑睛混浊,甚则黑睛腐烂而溃陷,穿破则有蟹睛之变。

（2）辨全身证：可见形容枯槁，面黄肌瘦，纳差腹胀，青筋暴露，毛发萎黄，大便如豆渣。若兼见手脚俱肿，声音嘶哑，亦可危及生命而成险候。

**2. 治疗原则**

本病的发生主要由于脾胃虚损，精血亏乏，目窍失养所致，故在治疗上应以补脾消疳、退翳明目为大法，其中又以健脾消疳为治疗关键。临证时，除解决上述主要矛盾外，还应对其兼症进行辨证处理。如兼有肝热者，佐以清肝之法；虫积夹湿者应辅以杀虫除湿等综合治之。

**肝脾俱虚**

**临床表现**　面黄肌瘦，食少腹胀，毛发萎黄，双眼干涩，羞明夜盲。

**辨证提要**　本证以双目夜盲、干涩，发于疳积小儿为辨证要点。

**理法概要**　脾气虚弱，肝血乏源，目失荣养而发病，故治以健脾消积，养血明目之法。

**方药运用**　八珍汤加味。

人参 3g　白术 3g　白茯苓 3g　当归 3g　川芎 1.5g　白芍药 3g　熟地黄 3g　夜明砂 1.5g　神曲 3g　麦芽 3g　焦楂 3g　甘草 1.5g　生姜 3 片　大枣 2 枚

方中四君子汤健脾益气；四物汤补肝益血，加夜明砂清肝明目。神曲、麦芽、焦楂消积导滞。（本方剂量为 1 岁左右小儿用量）

**脾胃积热**

**临床表现**　纳差腹胀，烦躁不宁，午后潮热，黑睛混浊生翳、甚则黑睛溃烂，大便不畅，舌红、苔黄，脉数。

**辨证提要**　本证以黑睛混浊生翳为辨证要点。

**理法概要**　本证乃因脾胃积热、邪热上犯目窍而致黑睛混浊生翳，故当以清脾泻胃，消积导滞之法为治。

**方药运用**　肥儿丸加味。

神曲　黄连　肉豆蔻　使君子　麦芽　槟榔　木香　蝉蜕各等份。

以上药为末，猪胆汁为丸，每丸重 3g，每日服 1 丸，开水送服。1 岁小儿酌减，年长儿童酌加用量，亦可增加剂量水煎服。

本方用黄连清热泻火解毒；使君子、槟榔驱虫消积；神曲、肉豆蔻、麦芽和中理滞；木香行气健脾；蝉蜕退翳明目。临床上还可随症选加石决明、草决明、谷精草以助清热退翳明目之功。

**脾虚湿盛**

**临床表现**　食少纳呆，大便溏稀，黑睛腐溃，眵多胶黏，舌淡、苔腻。

**辨证提要**　本证以黑睛溃腐，并发于小儿疳积之后为辨证要点。

**理法概要**　湿邪阻滞气机，滞留黑睛则黑睛腐溃难愈，眵多胶黏，治当用健脾除湿，消疳明目之法。

**方药运用**　参苓白术散加味。

人参 3g　白术 3g　白茯苓 6g　炙甘草 1.5g　山药 6g　白扁豆 4.5g　莲子肉 6g　薏苡仁 6g　缩砂仁 3g　桔梗 3g　猪肝 9g　蝉蜕 1.5g　谷精草 1.5g

本方用四君子汤健脾为主；辅以薏苡仁健脾利湿清热；山药、砂仁补脾行气；桔梗载药上达于目；猪肝补精血；蝉蜕、谷精草退翳明目；炙甘草和药益脾。诸药共奏健脾利湿、退翳明目之效。

### 脾阳虚衰

**临床表现**  胞睑虚浮,黑睛溃烂,欲成蟹睛,伴见畏寒喜暖,四肢不温,肠鸣泄泻,腹痛喜按,口淡不渴,肢体浮肿,舌质淡,脉虚。

**辨证提要**  本证以眼局部结合全身症状为辨证要点。

**理法概要**  脾阳气虚,目失温养,则胞睑虚浮,黑睛溃烂;阳虚不能温煦四肢、血脉,故见畏寒肢冷,舌质淡、脉虚诸证。治当健脾温中,兼以养血之法。

**方药运用**  附子理中汤加味。

附子9g  人参9g  干姜9g  炙甘草9g  黄芪9g  猪肝15g  丹参9g

方中用附子温补脾阳为主;辅以黄芪、人参补中益气而升阳;干姜温中散寒;炙甘草健脾益气;猪肝益精;丹参补血,可促黑睛溃口愈合。诸药合用,共奏温中补脾,升阳养血,退翳之效。亦可在本方中加入柴胡、升麻以载诸药升达目窍,可提高疗效。

## 【其他疗法】

### 1. 针灸疗法

选用中脘、天枢、气海、足三里、脾俞、胃俞等穴,亦可用艾灸。

### 2. 捏脊疗法

以两手指背横压在长强穴部位,向大椎穴推进。同时以两手拇指与食指将皮肤肌肉捏起,交替向上,直至大椎,作为1次;如此连续6次,在推捏第5~6次时,每次以拇指在腰部用隐力将肌肉提起约4~5下,捏完后,再以两拇指从命门向肾俞左右推压2~3下,该疗法可调理脾胃,调畅经络,消疳导滞,则疳眼自愈。

### 3. 饮食疗法

(1) 鲜猪肝60g剖开,夹苍术末10g,以线扎定,入米汤内煮熟,然后将药肝连汤分次服用。每日1剂,年幼者酌情减量,适用于病之初起,以夜盲为主者。

(2) 鸡肝羹(《寿亲养老新书》):用鸡肝(乌鸡肝更佳)1具洗净,去筋膜,切片。余入沸汤中,变色无血时为熟。趁热调食盐佐料少许顿食。每日1羹,长期食之,则疳眼及由此引起的夜盲症不药自愈。

## 【名医精华】

### 姚和清医案

张某,女,3岁。初诊于1953年1月15日。泄泻2月,津液大伤,不能营养周身,上达目窍,是以体尪形瘦,双目黑白两睛干燥,黑睛白晕如腐,相应黄液上冲,几及瞳神,症询危笃,指纹淡红,舌苔淡白;病久脾虚,关门不固,气去阳衰,寒从中来,治宜温中。理中汤加茯苓、扁豆2剂(以后连服2剂)。

二诊:泄泻好转,目微能张。盖其黄液减退,白障则仍留恋,病情根深蒂固,后果堪忧。原方加附子、山药,三剂。

三诊:利止,精神较旺,肤有华色,眼内干燥消失,黄液退去,唯白障化而未尽,斑脂翳成。

幸瞳神微露,光线保留几分,身体消瘦,以后还当注意营养。五味异功散加杞子,七剂。(《眼科证治经验》)

## 【预防护理】

(1) 幼儿应尽量以母乳为宜,断奶之后的儿童,饮食应多进营养丰富的鱼、蛋、乳、肝、豆类食品及新鲜蔬菜,如胡萝卜、西红柿、青菜等以防疳积于未然。

(2) 若母乳不足,行人工喂养之儿童,应注意观察,是否入夜视物昏矇,不敢抬头,毛发憔悴,肌肤失泽,消瘦萎黄。一旦发现,可用《圣惠方》中的猪肝羹:猪肝50g洗净,去筋膜,切片,加水适量,以小火煮汤。猪肝熟后加豆豉、葱白少许,再卧鸡蛋一个,喝汤吃猪肝、鸡蛋,可预防疳眼。

(3) 让儿童在阳光下行日光浴,可预防本病之发生。既病后,以此法坚持调护,可促病早愈。

(4) 黑睛有溃烂者,应防止小儿用手揉搓眼部。医者开睑检查或点眼药时,手法必须轻缓,勿施重压,以防黑睛穿破。

# 耳 壳 流 痰

痰浊凝注于耳壳肌肤之间,产生局限性隆起的耳病称为耳壳流痰。

古代医学文献中无耳壳流痰之称,多将该病包括在断耳疮、耳发等病中。隋·巢元方《诸病源候论》卷三十五有"断耳疮"的论述,指出"断耳疮,生于耳边,久不瘥耳乃断……此疮亦是风湿搏于血气所生,以其断耳,故以为名也。"这些描述均为耳壳流痰的临床表现。明·王肯堂《证治准绳·疡医》卷三"耳发"说:"或问耳轮生疽何如?曰:是名耳发疽……六七日渐肿如胡桃,或如蜂房之状"亦指此病。建国后《张赞臣临床经验选编》称本病为"耳郭流痰",全国统编五版教材《中医耳鼻喉科学》将本病命名为"耳壳流痰"。

西医学中的耳郭软骨膜炎(亦称耳郭假性囊肿),可参照本篇辨证论治。

## 【相关病机】

本病多因脾胃虚弱,痰湿内生,加之风邪外犯,挟痰湿上窜,凝滞于耳壳而发病;或因素体脾胃积热,痰浊与热互结;或耳壳外伤,脉络受损,经气痞塞,痰热之邪循经凝注于耳壳皮里膜外之间,发为耳壳流痰。

## 【辨证论治】

### 1. 辨证纲要

常偶然发现在耳壳上半部之凹面或耳轮处呈椭圆形或半球形隆起,局部有胀麻感觉。全身症状多不明显。在包块处穿刺,可抽出淡黄色液体,抽液后隆起处消失或变小,但不多时又复隆起如故。该病灶大小不定,皮色不变,触压无痛,如按皮球感。

### 2. 治疗原则

本病以痰湿凝滞为主要病机,故以化痰祛湿为治疗大法。可视脾虚,热结等不同兼症,而伍用健脾、清热等法,或兼以活血散郁消肿。

### 脾虚痰郁

**临床表现** 耳壳局部肿块,大小不一,肤色不变,按之柔软,无压痛,无热感,舌质淡,苔腻,脉缓兼滑。

**辨证提要** 本证以耳壳出现无红肿、疼痛,质地柔软之局部隆起为辨证要点。

**理法概要** 脾失健运,痰湿内生,痰核郁结于耳部而发病,治当健脾、化痰、活血散结为主。

**方药运用** 六君子汤加味。

陈皮 10g  半夏 12g  茯苓 20g  人参 6g  白术 15g  郁金 10g  地龙 12g  当归尾 12g  甘草 6g

人参、白术,益气健脾;半夏、茯苓、甘草,化痰渗湿;陈皮,理气和中;郁金,消痰散结;地龙、当归尾,活血散郁。诸药合用,则有健脾化痰、除湿导滞、活血散结之效。纳食欠佳者加砂仁、神曲、焦山楂以消食导滞;耳痒者加苦参、僵蚕以祛风止痒。

### 痰热互结

**临床表现** 耳壳局部隆起,皮色微红,稍有触痛,按之有波动感,局部抽吸有稀脓性液体,舌质红,苔腻,脉滑数。

**辨证提要** 本证以耳出现局部红肿、疼痛之软性隆起为辨证要点。

**理法概要** 痰湿与邪热结滞于耳壳,久则壅塞成脓而发病,治当用清热化痰、消肿散结之法。

**方药运用** 消痰降火汤加减。

川贝 12g  茯苓 15g  橘红 10g  枳壳 10g  天花粉 12g  连翘 12g  黄芩 10g

贝母、茯苓,清热化痰;橘红、枳壳,行气消痰;天花粉、连翘、黄芩,清热消肿。局部红肿疼痛明显者,加金银花、蒲公英、紫花地丁,以清热解毒;大便秘结者,加大黄、芒硝,以通腑泻热。

## 【其他疗法】

### 1. 外治法

(1)用注射器以无菌操作法抽出病变内液体,然后加压包扎,可辅助药效,促病早愈,用于痰郁无热者。

(2)以75%酒精调季德胜蛇药适量外敷患处,或用如意金黄散外敷,则有清热消肿之效,适用于痰郁化热者。

(3)将两块磁铁片异极相对贴敷患处,包扎固定或用艾条灸之,可治疗痰核无痛、不肿者。

(4)若流痰化热成脓未溃,应在无菌操作下,切开排脓,并于创口放置引流条。待脓毒基本排完后,外敷生肌散药以祛腐生肌收口。

(5)若腐溃成脓,疮口已破,日久不愈者,应刮除坏死组织,外敷生肌散。

### 2. 饮食疗法

(1)参苓粥《圣济总录》:人参 3～5g(或党参 15～20g),白茯苓 15～20g,生姜 3～5g,粳米 2 两。先将人参(或党参)、生姜切为薄片,把茯苓捣碎,浸泡半小时,煎取药汁后,再煎取汁,将两煎药汁合并,分早晚两次同粳米煮粥服食。

(2) 生石膏荸荠汤:鲜荸荠 250g 洗净,去皮,生石膏 30g,共放在锅内,加水适量,也可加冰糖少许,煎煮半小时,吃荸荠,喝汤,不拘时间,不限用量,当日用完,有清热化痰之效。

## 【名医精华】

### 张赞臣医案

郭某,女,39 岁。1976 年 7 月 22 日初诊:右耳郭流痰结核肿胀,按之根软,皮色如常。诊断为"耳壳软骨膜下积液",先后三次抽出黄水黏液,肿胀未退,且面颧麻木,右目刺痛,已有一月余,脉滑,苔薄腻,大便干结,尿色黄,证属痰瘀凝结、兼挟肝阳上亢,治宜化痰和营,消肿平肝为主。内服:赤白芍各 9g、当归 9g、川芎 3g、夏枯草 12g、白蒺藜 9g(去刺)、决明子12g、杭菊花 9g、赤苓 12g、生薏苡仁 12g、白桔梗 3g、生甘草 2.5g、瓜蒌仁 12g(打)。3 剂,水煎服。外用金黄散(天花粉 250g、陈皮 30g、黄柏 75g、姜黄 75g、厚朴 30g、甘草 30g、大黄75g、白芷 75g、苍术 30g、南星 30g,共研末,过筛和匀即成)30g,加入蜂蜜、红茶叶适量,调成糊状,敷于患处,每日更换一次。7 月 26 日二诊:流痰结核肿胀,按之觉痛,面颧麻木,头痛作胀,右目仍感刺痛,大便已通畅,小便色黄转淡,乃痰瘀未化,肝阳未平之故,治守原意加减:赤白芍各 9g、当归 9g、夏枯草 12g、白蒺藜 9g(去刺)、决明子 12g、炙甲片 4.5g、芙蓉花9g、杭菊花 9g、绿豆壳 9g、忍冬藤 12g、甘草 2.5g。7 剂,水煎服。外用芙蓉叶 30g 研末,加入蜂蜜、红茶叶适量调敷患处。8 月 2 日三诊:耳郭流痰肿胀已明显消退,面颧麻木亦消失,惟右目仍感作胀,视物模糊,头晕乏力。检视右耳壳软骨膜下积液肿胀明显消退。脉细滑,大小便正常,再与上方继服七剂。8 月 9 日四诊:耳郭流痰结核消失,惟仍感麻木作胀,间有头晕,大便干结。再予平肝润肠为治:赤白芍各 9g、当归 9g、夏枯草 12g、杭菊花 9g、决明子12g、蒌皮仁各 9g、火麻仁 12g、忍冬藤 9g、生甘草 2.5g、炒枳壳 4.5g。8 月 24 日五诊:右耳壳流痰结核消失,局部略有硬感,但未见积液。用玉枢丹 1.5g,加清水磨成糊状,涂患处,每日 1~2 次。1976 年 9 月 7 日检查:右耳壳局部略增厚,现已转软、消退,未见复发。(《张赞臣临床经验选编》)

## 【预防护理】

(1) 保护耳壳,以免受伤。耳壳受伤后应及时治疗,以免邪毒相搏而发生本病。

(2) 患病后嘱患者不可反复或经常揉按、挤压患处,以免诱邪入里,加重病情。

(3) 抽吸病变内液体必须严格遵守无菌操作规程。若经抽吸,病灶无脓液者,不宜切开,可防邪气扩散。

# 鼻　衄

鼻腔出血,称为鼻衄,为血证中常见病症。《内经》称谓"衄",巢元方在《诸病源候论》中始称"鼻衄",其发病急,出血量多的称为"洪衄"。

## 【相关病机】

本病多因嗜食辛辣炙煿,或烟酒过度致脾胃积热,循经上拂,迫血妄行,发为鼻衄。如《寿世保元·卷四》云:"衄血者,鼻中出血也,阳热怫郁,致动胃经,胃火上烈,则血妄行,故衄也。"若劳倦所伤,或思虑太过,脾气受损,以致运化失职,气血生化乏源,气虚不能摄血,脾失统血之权,血溢鼻窍而病鼻衄,亦可因肝、肺邪热或其他脏腑虚损引发。

《素问·厥论》指出:"阳明厥逆,喘咳身热,善惊,衄",论述了阳明厥逆鼻衄。《伤寒论》首先描述了胃热鼻衄的症状。该书说:"阳明病,脉浮发热,口干鼻燥,能食者则衄。"后世医家对阳明经热或胃热致衄的论述颇多。如《华氏中藏经》说:"胃中热盛,则鼻衄不止"。《素问玄机原病式·六气为病》说:"衄者,阳明拂郁,干于阳明,而上热甚则血妄行为鼻衄也。"《景岳全书·卷三十》说:"衄血之由内热者,多在阳明经,治当以清脾为主。"《血证论·卷二》亦指出:"鼻衄总是阳明燥气合邪所致。"可见鼻衄之实证与脾胃有密切关系。在虚证鼻衄中,脾气虚弱,失于统摄之权亦可致衄。《仁斋直指方》指出:"然亦有气虚挟寒,阴阳不相为守,荣气虚散,血亦错行,所谓阳虚阴必走是尔"。《卫生宝鉴》中用"麦门冬饮子,治脾胃虚弱、气促气弱、精神短少,吐血衄血",该方以人参、黄芪益气健脾摄血,由此可见,鼻衄之虚证亦与脾胃密切相关。

本病与西医学所述的鼻衄相同,可参照本病辨证施治。

## 【辨证论治】

### 1. 辨证纲要

本病辨证以虚实为要。实证鼻衄量多色红,甚至血涌如泉,来势凶猛;虚证鼻衄则仅见鼻涕中带血,或点滴而下,渗渗而出,血色淡红。

### 2. 治疗原则

针对不同证情,选用清胃泻火、凉血止血、滋阴降火、健脾摄血等法,其中以前两法尤为常用。

**胃热炽盛**

临床表现　鼻衄量多势猛,血色深红,兼见口渴引饮,大便秘结,小便短赤,舌红,苔黄,脉洪数或滑数。

辨证提要　本证以鼻腔出血量多、色深红为辨证要点。

理法概要　胃火炽盛,循经上犯,迫血妄行而发病,治当用清胃泻火,凉血止血之法。

方药运用　调胃承气汤合犀角地黄汤。

甘草 10g　芒硝 12g　大黄 10g(后下)　水牛角 6g　生地 30g　赤芍 12g　丹皮 9g

本方以调胃承气汤清胃通腑泻火,犀角地黄汤凉血止血。如《汤液本草》说:"朱(肱)氏云,瘀血入里,若衄血、吐血者,犀角地黄汤,乃阳明经圣药也。"故二方合用,共奏清胃泻火,凉血止血之效。兼见鼻干涕黄,加生石膏、桑白皮;兼见胸胁胀痛,口苦咽干者,加羚羊角清肝降逆;兼见心烦失眠,属心火亢盛者,合泻心汤加减。

**脾不统血**

临床表现　鼻衄反复发作,色淡量少,兼面色㿠白,少气懒言,神疲倦怠,食少便溏,舌淡苔白,脉细弱。

**辨证提要** 本证以鼻腔出血反复,色淡量少为辨证要点。

**理法概要** 脾气虚弱,失却统血之权,血随气脱,溢于脉外而为衄,治用健脾益气,养血止血之法。

**方药运用** 归脾汤加味。

炒白术 10g  黄芪 20g  茯神 12g  党参 12g  甘草 6g  木香 3g  远志 6g  炒枣仁 15g  龙眼肉 15g  当归 12g  阿胶 10g  白及 10g  仙鹤草 12g

党参、黄芪、白术、甘草,健脾益气、复其统摄之权;当归、龙眼肉,养血和营;木香理气、使其补而不滞;茯神、远志、炒枣仁,养心安神;阿胶、白及、仙鹤草,养血止血,并用姜枣和胃。出血量较多者,可选加血余炭 10g、三七参 3g,以止血消瘀。

## 【其他疗法】

### 1. 冷敷法

取坐位,用冷水浸湿的毛巾或冰袋敷于患者的前额或后颈部止血。主要适用于实热鼻衄。

### 2. 填塞法

用明胶海绵或凡士林纱条压迫出血处,并填塞该侧鼻腔,以持续加压而达止血目的。

### 3. 指压法

用指甲掐压患者入前发际正中线 1～2 寸处,或嘱病人用指紧捏两侧鼻翼 10～15 分钟(利用鼻翼压迫易出血区)以止血。

### 4. 导引法

用大蒜去皮捣烂,如左鼻衄,贴左脚心(涌泉穴处约五分硬币的厚度及范围),右鼻衄,贴右脚心;两鼻出血,两脚心皆贴,或用温水浸脚半小时,以导血下行而止衄。用于虚证少量出血者。

### 5. 吹药粉法

选用生大黄、蒲黄、血余炭、田七末、云南白药等具有止血作用的药末吹入鼻腔出血处,或将上述药粉放在棉片上,贴于出血处或填塞鼻腔,均可收效。

## 【名医精华】

#### 李斯炽医案

陈某,女,44 岁。突然左侧鼻孔出血如注,双侧鼻孔填塞后,血从口腔外溢,服凉血清热剂无效。来诊时面色苍白,目视少神,目睛晕黄、头晕、眠差、不思饮食,四肢乏力,口渴,怔忡惊悸,短气少言,脉细弱,舌淡苔薄,证属心脾两虚,气血不足。治以心脾两补,引血归脾而止鼻衄。方用归脾汤加味:大红参 6g、黄芪 15g、炒白术 9g、白芍 12g、当归 9g、生地黄 12g、荆芥炭 9g、茯神 9g、远志肉 6g、阿胶 9g(另烊)、龙眼肉 9g、广木香 6g、黑姜 6g、大枣 3 枚、甘草 3g。服药 2 剂后鼻衄即止,目睛晕黄已退。仍以上方加减调理而愈,多年随访未见复发。

### 张志远医案

李某,男,35 岁。初诊:1958 年 10 月 9 日。病史:患者从春季鼻衄,时发时止,至今已逾四个月。查所服方药俱为清热止血或降气之品,效果不显。主诉:鼻中出血,头晕目眩,倦怠乏力,纳差,记忆力减退。诊查:慢性消耗面容,舌淡苔薄,脉微弱无力。辨证:气血双亏,血失统摄。治法:益气补血佐以理肺。处方:人参 9g,熟地黄 18g,仙鹤草 21g,杏仁 6g,桑白皮 9g,枇杷叶 24g。上方药水煎服,隔日 1 剂,继续调理。2 年后患者来访,询知病情,言用药约 30 剂,已完全治愈。

**按** 该例鼻衄案,组方用药打破上部出血疾患俱投升提、慎用人参的一般成规,取法张仲景柏叶汤模式,参考镇阴煎章法,根据张景岳"参之用不用,应视证之虚不虚"、"阴虚而火不盛者,自当以参为君"的学术经验,以补气振衰的人参,性微温以固气,味甘而纯以补血。与熟地黄相配伍,类似黄芪配当归,寓补血于益气之中,令气足使阴血生长,因肺开窍于鼻,故佐以入手太阴肺经的肃金药杏仁、桑白皮、枇杷叶。(《中国现代名中医医案精粹》)

### 贺普仁医案

刘某某,女,42 岁。主诉:鼻出血 2 次。现病史:患者昨日上午突然感到心中不适,继而鲜红的血液从鼻中衄出,当即用冷水淋头而血止,下午稍活动后鼻血复出,量多不止,感觉头胀头痛,烦闷,大便干燥,小便黄赤,月经正常。望诊:面色苍黄,舌质稍紫,无苔。切诊:脉弦数。辨证:体内蕴热,热迫血行。治则:泻热凉血止血。取穴:少商。刺法:中粗火针,点刺少商穴,用速刺法,挤出少量血液。共针 3 次而愈。

**按** 鼻衄一病名,最早见于《灵枢》,对其病因及治疗都有较详细的记载。如《灵枢·经脉》载:"胃足阳明之脉……鼻衄。"《灵枢·热病》载:"热病头痛,颞颥,目瘛,脉痛善衄……"又如《灵枢·杂病》载:"衄而不止,衃血流,取足太阳;……不已,刺腘中出血。"

贺老治疗本病善用火针,火针有止血作用,尤是病灶局部速刺,既有通经调气之功,又可利用火针之烧灼堵塞出血,此好似中药三七,既有活血行气之功,又有止血之效能。(《国医大师临床经验实录·贺普仁》)

### 李乐园医案

王某,男,38 岁。初诊:1979 年 9 月 12 日。主诉及病史:鼻流血 15 天。8 月 17 日,突然鼻流血,最严重的一天流血 5 次,每次约 100~300ml,继而时出时止,头昏晕痛,口渴鼻干,胸闷气逆,大便干。诊查:脉浮大数、84 次/分,舌苔薄白、舌质红。辨证:热伤阳络,血热妄行。治法:清肺降气,凉血止血。犀角地黄汤加减。处方:生地 30g,丹皮 12g,白芍 12g,元参 30g,降香 10g,酒炒大黄 9g,侧柏炭 10g,炒栀子 12g,茜根炭 10g,鲜荷叶 1 角(后入),藕节 15g,白茅根 30g,甘草 3g。

二诊:服上方药 3 剂,鼻衄基本控制,诸症均减。于上方去大黄,加阿胶 12g,继服。

三诊:上方药连服 6 剂,鼻衄完全停止,口渴除,胸闷瘥,仍时有头晕。脉滑、70 次/分,舌苔正常。上方减生地、元参量,又服 6 剂,病告愈。

**按** 患者素体健康,今突发鼻衄,观其来势之迅猛,衄血量之多,实系热伤阳络(即肺络)、血热妄行之故。据证求因,审因论治,法宜清肺降气,凉血止血。仿犀角地黄汤意加减。唐容川谓:"血之为物,热则行,冷则凝。"方以生地、丹皮、白芍、栀子、元参凉血止血;大黄清热泻火,苦以降之,经酒制,能入血分,清热止血作用较优。以上皆取"血见寒则凝"之义。降香降气,尤以大黄能直降胃气,气降火亦降,趋"血随气降"之理。侧柏炭、茜根炭、鲜荷叶、藕节、白茅根止血兼能祛瘀,遵"血见黑则止"之原则,故能取效迅捷。运用之妙,在于随证加减,如衄血不止,加三七粉,功兼止血祛瘀;口渴加麦冬、花粉;衄血量多不止,面色㿠白,心悸气促,脉芤或寸大尺弱,慎防气随血脱,应去大黄,以沉香易降香,再加生龙牡、人参、当归、五味子、制附子以镇纳固脱。(《中国现代名中医医案精粹》)

## 【预防护理】

(1) 素有阳明积热者,宜多食蔬菜水果,保持大便通畅,并忌食辛辣炙煿之品,可防衄血于未然。

(2) 鼻衄突发时,患者多惊恐不安,烦躁紧张。应安慰病人,使之安静,并限制活动。

(3) 素体阳亢者,平日应注意调畅情志,保持心情舒畅,避免忧郁暴怒。

(4) 戒除挖鼻及扯鼻毛的不良习惯,以免损伤鼻道,诱发出血。

(5) 反复发作之鼻衄,应查找致衄的全身因素,尤其注意血液病及鼻腔、鼻窦、鼻咽部的肿瘤;除做必要的检查外,还须请有关科室会诊,以确定致衄原发疾病的诊断。

# 慢 喉 喑

慢喉喑,是指久病声音不扬,甚至嘶哑失音而言,故又称久喑,属喉喑的一种。

历代医籍有关慢喉喑的记述多认为与脾胃有关。如早在《素问·脉要精微论》中就有"声如从室中言,是中气之湿也"的记载。《金匮要略》云:"语声喑喑然不彻者,心膈间病"。说明痰湿中阻,滞塞心膈,壅遏气道亦可致喑。《兰室秘藏》卷下立除湿补气汤,用治湿盛气虚的语声不出证,乃是对《内经》"中气之湿"为患论述的具体运用和发展。《景岳全书·声喑》则明确提出了本病的形成与脾有关,如谓:"饥馁疲劳而致中气大损而为喑者,其病在脾。"

西医学的慢性喉炎,喉头结核,声带损伤、结节、息肉,癔症性失语,以及其他疾病中出现失喑者,皆可参照本篇辨证论治。

## 【相关病机】

"声由气而发"(《景岳全书》),故本病多由肺、脾、肾精气亏虚而致。肺主气,脾为气之源,肾为气之根,肺脾气旺,肾精充沛,则声音清亮;反之,肺脾肾精气虚损,无力鼓动气道,或喉失津润,则有声喑之证。再者,足太阴脾经络于胃,上挟咽喉连于舌根,故古有"喉咙者,脾胃之喉也"之说。由此说明,声音清亮与否,皆与脾胃密切相关。

脾肺气虚,喉窍失养 多因久病体虚,饮食不节,劳倦过度,或用药过于寒凉,损伤脾气;或久咳不愈,耗伤肺气。脾肺气虚,则无力鼓动声道,难以启闭声户,而声出不利;或气不布津,喉窍失于濡润,皆可致少气而喑。诚如《古今医统》所云:"凡病人久嗽声哑,乃是元气不足,肺气不滋。"《古今医案按》亦云:"饮食骤饱,倦卧半晌,醒后忽喑哑不言,……劳倦伤脾,饥饱伤胃,阴阳之气遏不升,津液不行,贲门拥涩,语言不能出耳。"

此外,尚有"因争竞大声号呼,以致失声,或因歌唱伤气,而声不出"(《古今医统》)者,亦属脾肺气虚所致。

**痰湿壅遏,喉窍不利**  脾肺气虚之人,复因饮食、劳倦所伤,脾虚日甚,运化失常,聚湿生痰;或复感外邪,更伤肺气,津液不布,凝聚成痰。若素嗜肥甘厚味,腻滞脾胃,助湿生痰。痰湿内蕴,壅塞肺气,喉窍不利,而音不能出。正如《景岳全书·声喑》所云:"实者其病在标,因窍闭而喑也……;至若痰涩之闭,虽曰有虚有实,然非治节不行,何致痰邪若此?"《张氏医通》更明确指出:"肥人痰湿壅滞,气道不通而声喑者。"

**血瘀痰凝,损伤喉络**  久喑不愈,肺脾肾之气益虚,痰浊滞留,气机被阻,血行失畅;或过度发声,喉窍络脉受损,甚或血瘀络外,气血瘀阻。痰浊瘀血结聚喉间,致声道、喉络受损(声带增厚,或形成小结息肉)妨碍发音而为喑。

亦有因肺肾阴虚,喉窍失养,复因虚火上炎,蒸灼喉厌,致声门失健而成喑者。

# 【辨证论治】

### 1. 辨证纲要

本病系逐渐形成,多有急喉喑病史可询,故多虚证或虚实错杂证。对虚证当辨其病性(阴虚、气虚),别其病位(肺、脾、肾),对虚实错杂证则重在辨其本虚标实的主次。临床以声音嘶哑为基本特征,病情重者声哑不出。若虚劳久病,全身衰竭而伴有失音者,为病情重笃之征,不属本病范畴。

### 2. 辨析类证

本病应与下列疾病详加鉴别。

(1)阴虚喉癣:常为肺痨的并发症。以吞咽时咽喉疼痛,声音嘶哑为特征,声带以溃疡为主,全身虚损症状明显。

(2)喉菌早期:为喉部恶性肿瘤所致的声哑。多发于声带的前端或中段,局部粗糙不平,或有小粒状物突起,或呈乳头状增生,声哑发展较快,多见于中、老年人。活检可以确诊。

(3)舌喑:为舌本不能运转言语,而喉咽声如故,每有眩晕、肢麻病史,或同时伴有口角㖞斜及偏瘫等症。

(4)子喑:指妊娠末期声音嘶哑,甚或不能出声,待足月生产,自能复常,本非病也。即《素问·奇病论》所云:"人有重身,九月而喑,此为何也? 胞之络脉绝也……。无治也,当十月复。"

### 3. 治疗原则

慢喉喑多虚证,治当以益气开音,或益气养阴为主,针对肺、脾、肾亏虚的主次不同而有所侧重。非阴虚火旺之证,不可漫投滋腻阴柔,《临证指南医案》所谓:"久嗽失音,必由药误。麦冬、五味,皆失音之灵丹也。服之久,无不失音者",可资借鉴。虚中挟实者,当视具体证情,选用理气、祛痰、化瘀、清热等法。

**脾肺气虚**

**临床表现**  声嘶日久,语音低微,讲话费力,不能持久,服滋腻、寒凉药或遇劳则加重,伴咳嗽气短,倦怠乏力,易于感冒,痰黏白量少,面色㿠白,脘闷纳呆,大便溏薄,舌质淡、苔薄白,脉虚弱。

辨证提要 ①本证以声嘶日久,服滋腻寒凉药或遇劳加重,语音低微,气短乏力为辨证要点。②辨虚中挟实:偏于肺气虚者,易于感邪,而兼见表证;偏于脾气虚者,易为酒、食所伤,而挟食、挟湿等。③因长期用声过度所致者,全身之兼症多不明显。

理法概要 《景岳全书》云:"声音出于脏气,凡脏实则声实,脏虚则声怯,故凡五脏之病,皆能为喑。"脾脉循喉连舌本,脾气虚弱,则土不生金,而肺气亦亏,致声道鼓动无力,喉失荣养,发为本症。治当补益脾肺,升清降浊以开音。

方药运用 补中益气汤加减。

黄芪20g 党参12g 白术12g 柴胡6g 升麻6g 当归12g 陈皮9g 炙甘草9g 石菖蒲12g 诃子9g

方中重用黄芪,补益脾肺之气;党参、白术、炙甘草,培土生金、补气健脾以益肺;柴胡、升麻,升举脾气;石菖蒲、陈皮,宣壅化浊、以利开音;诃子收敛肺气;当归补血以益喉。诸药合用,俾脾肺气旺,其声自扬。若脾虚湿盛,声带肿胀明显者,加茯苓、薏苡仁,以渗湿消肿;咳嗽痰多者,加陈皮、半夏、桔梗,以化痰止咳;兼风寒表证者,加紫苏、防风、前胡,以宣肺散寒;用声过度,津气被耗而致者,加百合、桔梗、青果、蝉蜕,以润肺利喉开音,并严格控制语言,以利恢复。

### 痰湿壅遏

临床表现 语声嘎哑,重浊不扬,胸闷不舒,咳嗽痰多,色白质黏,形体多肥胖,肢体困重,脘闷纳呆,大便溏薄,舌苔白腻,脉滑。

辨证提要 ①本证以音哑重浊不扬,咳嗽痰多,脘闷纳呆为辨证要点。②辨体质:素体阳盛者,痰易化热,而兼见咳痰黄稠,咽喉干痛,苔黄,脉数;素体虚弱者,脾气易伤,而兼气短乏力,语声低微等症。③兼胸中窒闷,咽喉梗塞不舒者,为痰气交阻。

理法概要 脾为生痰之源,肺为贮痰之器。痰湿中阻,上犯于肺,壅遏气道,肺失宣降,会厌开阖不利,则语声嘎哑,重浊不扬。《古今医统》曰:"痰郁窒塞肺金,而声哑及不出者",即谓此意。治当降气化痰,宣肺开音。

方药运用 苏子降气汤加减。

苏子12g 陈皮9g 半夏12g 厚朴12g 前胡9g 杏仁6g 石菖蒲12g 苍术12g 甘草3g

苏子、前胡,降气化痰、宣肺开音;合杏仁以加强宣肺开音之功;平胃散,燥湿化痰、以绝生痰之源;石菖蒲,化湿宣壅、开窍增音。若痰郁化热者,加竹茹、知母、川贝母;若热象较重,咽痛口渴,身热心烦者,加生石膏、黄芩、射干,减苍术、厚朴;素体脾虚者,加党参、白术;胸膈窒闷明显者,重用苏子,加炒莱菔子、桑白皮;复伤情志,咽梗不适者,加柴胡、青皮、郁金。

### 痰瘀互结

临床表现 久喑不愈,自觉痰滞咽喉或梗阻不适,或喉部微痛,痛处不移,咽干欲饮而不多饮,脘胁胀闷不舒,可查见声带肥厚色暗红,或有小结、息肉,发音时闭合不全,舌质暗红,或有瘀斑瘀点,脉弦滑。

辨证提要 ①本证以久喑不愈,自觉痰滞咽喉,声带肥厚色暗红为辨证要点。②辨虚实:本证多属实证,尤以长期高歌、多语,损伤声道脉络者为多发。继发于脾肺气虚证者,则属虚实错杂证。

**理法概要** 痰瘀皆为有形之邪,其互结于喉间,阻滞气机,声户开阖不利,则久喑不愈,喉部有痰滞或梗阻感。血络瘀阻,痹塞不通,则喉部微痛,痛处不移。治宜活血化瘀,祛痰散结。

**方药运用** 会厌逐瘀汤合二陈汤加减。

桃仁 12g　红花 12g　生地 15g　当归 9g　赤芍 6g　柴胡 6g　桔梗 9g　陈皮 12g　半夏 12g　茯苓 15g　浙贝母 12g　生牡蛎 20g　甘草 3g

生地、当归、赤芍,养血活血为基础,以化瘀而不峻猛的桃仁、红花为主药,俾祛瘀而不伤正;二陈汤与浙贝母、牡蛎相配,燥湿化痰,软坚散结;柴胡、桔梗升降气机,引药上行。痰瘀化热者,重用生地、赤芍,以川贝母易浙贝母,加竹茹;嗳气、胸胁胀满不适者,加郁金、三棱、厚朴;素体脾虚者,加黄芪、白术。

## 【其他疗法】

### 1. 单方验方

(1) 沙参 30g、桔梗 30g、诃子肉 60g、硼砂 6g,共研细末,蜜制为丸,每丸重 6g。每次 1 丸,每日 2～3 次,含化咽下。用于久喑,声哑不能言者。

(2) 诃子肉 10g、桔梗 6g、生甘草 6g,水煎服,日 1 剂。或用诃子肉 15g,生甘草 9g,白糖适量,同炖,代茶饮,治职业性声音嘶哑。

(3) 胖大海 2 枚,青果 2 枚,木蝴蝶 2g,桔梗 2g,甘草 2g。沸水浸泡代茶,频饮。用于痰热,或津伤失音。

### 2. 蒸气吸入疗法

(1) 荆芥、紫苏、细辛、香薷、石菖蒲、桂枝、诃子各 12g,水煎,作蒸气吸入,以辛温通窍、化浊开音。用于脾肺气虚型。

(2) 川芎、泽兰、莪术、半夏、白芥子、乌梅、海藻各 10g,水煎,作蒸气吸入,以活血化瘀、祛痰散结。用于痰瘀互结型。

### 3. 针灸疗法

(1) 体针:以循经或局部取穴为原则。多取手太阴、手足阳明、任脉经穴位。主穴:合谷、鱼际、天突、人迎、水突。配穴:曲池、尺泽、廉泉、足三里。方法:每次取主穴及配穴各 1～2 个,针刺,平补平泻,每天 1 次,10 次为一疗程。

(2) 耳针:取相应脏腑的耳郭反应点为主。主穴:咽喉、肺、脾、肾。配穴:皮质下、内分泌、心、肾上腺。每次取主穴配穴各 2～3 个,用王不留行籽贴压,每日按摩贴压处 3～5 次,每周调整用穴 1 次。3 次为 1 疗程。

## 【名医精华】

**李振华医案**

邱某某,女,46 岁。2010 年 3 月 13 日初诊。

主诉:不自主吐痰一年余。

病史:患者有慢性咽炎史八年,三天前感咽喉肿痛,频繁吐痰,量多等症状,到河南中医学院第一附属医院作喉镜检查示:右侧声带肥厚,前中1/3广基息肉样增生。诊断为声带息肉。医生建议手术切除治疗,病人因惧怕手术而转求中医诊治。现时时咳吐白痰,量多清稀,喑哑,伴有咽痛,咽痒,咽中有异物感,平素食欲不佳,时有胃脘胀满不适,大便溏。舌苔薄白,舌质稍淡暗,舌体胖大,边有齿痕。脉象弦滑,

中医诊断:①慢喉喑;②梅核气(肝脾失调,肝胃不和)。

西医诊断:①慢性咽炎;②声带息肉。

治则:健脾疏肝和胃,佐以清热利咽。

方剂:香砂六君子加减

白术10g,茯苓15g,陈皮10g,半夏10g,香附10g,砂仁8g,厚朴10g,枳壳10g,郁金10g,节菖蒲10g,牛子10g,桔梗10g,山豆根10g,射干10g,木蝴蝶10g,莪术10g,甘草3g。14付,水煎服,日一剂。

医嘱:①忌食生冷,辛辣刺激性食物;②调畅情志,缓解压力。

二诊:2011年3月27日,喑哑,咽疼,咽痒明显减轻,食欲好转,胃脘部较舒适,原方去节菖蒲加薏苡仁30g,杏仁10g继服七付。

三诊:2011年4月3日,喑哑,咽痒,咽痛已消失,咯痰量减少,咽中异物感明显减轻,上方去木蝴蝶,莪术,加焦三仙各12g,乌药10g。继服七付。

四诊:2011年4月10日,咯痰,咽中异物感基本消失,食欲可,大便溏,日一次。舌苔薄白稍白腻,舌质淡,舌体胖大。脉象弦滑。

方药:太子参10g,白术10g,茯苓15g,薏苡仁30g,泽泻12g,陈皮10g,半夏10g,香附10g,白叩仁10g,厚朴10g,枳壳10g,柴胡6g,郁金10g,乌药10g,焦三仙各12g,诃子肉10g,莪术10g,桔梗10g,杏仁10g,甘草3g。30付,水煎服,日一剂。

服药一个月后,在河南中医学院一附院行喉镜复查提示:声带正常。

### 何宋德

声嘶日久,旷日不愈,时轻时重,胸闷气短,咽喉微作干痛。病者多是体胖思睡,声带闭合不全,或室带超越,多语或高声则嘶哑加重,疲惫乏力,舌质淡胖,边有齿印,脉细软。常因多语伤气,日久伤阴,气阴两亏;气虚无力鼓动声带,阴虚喉咙缺少濡养,故而发音不利。治宜益气升阳,佐以开音。选用补中益气汤加味:黄芪、党参、白术、当归、陈皮、升麻、柴胡、炙甘草、玉蝴蝶、脱力草、大枣。其疗效尚可,但反复大,巩固不易。[《上海中医药杂志》1983;(10):16]

### 耿鉴庭医案

徐某,男,54岁。初诊日期:1978年8月19日。患者2个多月前因行甲状腺手术后,声音突然嘶哑,说不出话,初起两天,饮水呛,咽喉部有阻塞感,而且发紧,外院诊为"声带麻痹"。给予中西医药治疗后,饮水已不呛,但声哑不愈,麻痹未恢复。现症:声哑,咽喉麻痹,说话时喉部费力,疲劳感,纳可,二便正常。脉弦细,舌苔薄白。

局部检查:咽后壁淋巴滤泡增殖,声带轻度充血,右侧声带轻度外展位,左侧声带发音时代偿。诊断为声带痹。

辨证:咽喉者,肺胃之所系,术后气阴两伤,肺胃两虚,津液不得上承,血气凝滞于咽喉,

浊气不化,故致此症。

治法:益气和血,清利咽喉。

方药:玉竹 10g,太子参 10g,当归须 10g,橘络 10g,麦冬 10g,鸡血藤 20g,菖蒲 10g,射干 10g,杷叶 10g,诃子 10g,血余炭 10g,甘草 3g

二诊:上方服 15 剂后,声嘶哑明显好转,声音较前洪亮,说话亦不费力,多说话亦不觉累。诊之:脉细,舌苔薄白,大便稀,日 2~3 次。局部检查:声带右侧已可活动,发音时右侧声带为中间位。症已好转,仍以原方去玉竹、太子参、橘络、麦冬、鸡血藤、菖蒲,加桔梗、荷叶边、薏苡仁、芡实,再服 12 剂。

患者前后共服药 27 剂,右侧声带恢复正常,声音恢复而告愈。[《中医杂志》1980;(2):72]

**按** 声带麻痹的临床证候,大致属于"喉喑"范畴。本案因术后气阴耗伤、肺胃两虚,影响津液上承和血气的流布,故而虚实互见,而又以虚证较为突出。治以益气阴、和血脉为主,兼以清咽、通痹、缓急为法,方药标本兼顾,配伍亦较相宜可取。

### 贺普仁病案

李某某,男,34 岁。主诉:声音嘶哑 4 天。现病史:患者于 4 天前汗出后受风,当晚即背部发冷,体温 38℃,咽喉发干欲裂,疼痛,讲话声音嘶哑,经服用先锋霉素及中药后,体温已正常,咽痛减轻,但仍声音嘶哑,症已持续 4 天,口干欲饮,纳差,大便略干,小便可。望诊:舌红,苔薄黄,乏津,口干起皮。切诊:脉滑数。辨证:风热袭肺,肺气不畅,津液不能上润于喉所致。治则:清利肺热,通经调气,升津润喉。取穴:鱼际、列缺。刺法:以毫针直刺鱼际 5 分深,向上斜刺列缺 5 分,留针 30 分钟。

患者针后当晚即觉喉部通畅,次日复诊 1 次,讲话声音已基本恢复正常。共治疗 2 次,临床痊愈。

**按** 失音病分虚实,实证多责之于肺,肺金不鸣则声音嘶哑,治疗上多泻壅实之气滞,宣降通调肺经之气,多取手太阴肺经之络穴列缺、荥穴鱼际,泻肺热、调经气、升津润喉以治音哑。虚证多责之于肾,按一般规律可针刺照海、太溪穴补肾育阴。人体是一个整体,五脏六腑之气、经络之气皆相互沟通,通则气顺,气顺则人体健康而不病。(《国医大师临床经验实录·贺普仁》)

### 杨书章医案

孟某,男,50 岁。初诊:1980 年 8 月 16 日。主诉及病史:患者干咳年余,失音 2 个月。不能发音,腰脊酸软,体倦乏力,潮热盗汗。诊查:舌光红无苔,脉细数。辨证:此属肺肾阴虚,阴津不能上承之失音证。治法:宜滋补肺肾之阴虚,拟地黄饮子加减图治。处方:生地黄 25g,巴戟 15g,山萸 15g,石斛 15g,寸云 15g,首乌 15g,沙参 15g,茯苓 15g,麦冬 20g,钩藤 15g,百合 15g,知母 10g。水煎 2 次冷服,6 剂。

二诊:8 月 23 日。药后即能发音,语音低微,但仍腰酸乏力,潮热盗汗。舌红无苔,脉细而数。即见转机,守原方加玉竹 15g,继进药 4 剂。

三诊:8 月 27 日。语音恢复正常,热平汗收,干咳消失,微觉腰酸乏力。舌转淡红,脉转弦细。再依初诊方加玉竹 15g,冬虫草 10g,共为细面,蜜丸 10g 重,每日 2 次服,每次 1 丸,以滋肺肾之化源。药后痊愈。

**按** 失音多起因于肺阴素虚;由肺及肾,以致肾阴亦虚;肺主气,声音由气而发;肾藏精,精化以为气,鼓动声道而发音;肺为声音之门肾为声音之根;肺脉通会厌,而肾脉挟舌本,肺肾阴亏,阴津不得上承,会厌失于濡养滋润而致失音。故本例治疗独取一方,滋补肺肾之阴虚而愈。(《中国现代名中医医案精粹》)

### 王德鉴医案

胡某,男,40 岁。初诊:1991 年 8 月 9 日。主诉及病史:两个月前吵架后引起声嘶,伴咽喉干灼感,口苦咽干,微咳,痰不多,胃纳尚可。诊查:咽部黏膜呈慢性充血改变,双声带充血肿胀,左声带前中 1/3 段边缘可见一绿豆大红色赘生物,表面尚光滑,声门闭合欠佳,声带活动良好。舌尖边稍红,苔白,脉弦细。辨证:证属肝火偏亢,肝木侮金,气滞血瘀。治法:柔肝养肺,行气活血。处方:杭菊花 12g,白芍 12g,麦冬 15g,沙参 15g,芦根 15g,玄参 15g,泽兰 12g,红花 12g,香附 12g,前胡 12g,6 剂。

二诊:8 月 20 日。发音较前清晰。舌淡红,苔微黄,脉弦细。效不更法,守前方加减。处方:白芍 15g,绵茵陈 15g,木贼 12g,蝉衣 10g,芦根 15g,麦冬 15g,北杏 12g,泽兰 12g,香附 12g,瓜蒌实 12g,丹皮 15g,6 剂。

三诊:9 月 13 日。服完上方药 6 剂后,声嘶减轻,由于工作较忙,未能继续就诊。检查双声带淡红,左声带仍见息肉,大小大致相同。沉思声带色泽转淡,肿胀较轻,咽部症状减轻,说明木亢侮金之症趋于缓解。但息肉大小变化不大,是由于活血化瘀之力不够,故治宜破气血、散瘀结。处方:三棱 15g,莪术 15g,香附 12g,法半夏 15g,地丁 12g,白芍 15g,杭菊花 12g,千层纸 12g,花粉 15g,车前草 12g另加润喉丸 2 瓶含服。

四诊:9 月 27 日。连服药十余剂,声嘶大减,口干不苦。鼻喉纤维镜下见双声带色泽正常,左声带息肉缩小至芝麻尖大小,声门闭合稍差。照 9 月 13 日处方去杭菊、花粉、车前草,加红花 12g、五味子 12g、知母 15g,进药十余剂,并配合含服润喉丸而获全功。

**按** 声带息肉中医称之为"喉瘤"。多由气滞血瘀或气滞痰凝所致。本例暴怒伤肝,木气郁而偏亢,克制肺金,导致肺金受损而声哑。《素问》云:"气有余,则制己所胜而侮所不胜,其不及,则己所不胜侮而乘之,己所胜轻而侮之"。故治则以柔肝伐木、养肺生金为先。由于本病是由于气机郁滞而起,加之局部可见瘀红色赘生物,故行气活血祛瘀之法亦不可少,特别是在治疗后期,侧重于破气血、散瘀结。由于对本例治法先后有序,药力足够,并持之以恒,最后竟逐渐将其息肉化为乌有。(《中国现代名中医医案精粹》)

### 周仲瑛医案

朱某,女,49 岁。2005 年 7 月 27 日初诊。声音嘶哑,不能发声 3 周。初诊:患者高温贪凉,感冒后声音嘶哑,不能发声,已 3 周。偶有咳嗽,干咳无痰,咽干欲饮,用消炎药治疗无效。喉镜查见声带闭合有裂隙。察其:舌质暗有齿印,舌苔淡黄薄腻,脉象细滑。诊其为:风寒闭肺、肺热内郁、金实不鸣之失音。此为外感风寒后致肺气郁闭、肺不宣畅、金实不鸣而致,故见声音嘶哑,不能发声等风寒闭肺、金实不鸣之证候。治法:宣肺解表,利咽开音。方拟三拗汤加减。炙麻黄 5g,杏仁 10g,生甘草 3g,生石膏(先煎)20g,法半夏 10g,桔梗 5g,挂金灯 5g,玉蝴蝶 5g,凤凰衣 6g,枇杷叶 10g,西青果 6g,泽漆 12g,炙桑皮 10g。7 剂,水煎服,每日 1 剂。

二诊(2005 年 8 月 10 日):声音嘶哑仍难改善,稍有咽干,苔淡黄,质略暗有齿印,脉细弦。热郁阴伤再予养阴润燥,清肺利咽。处方:炙桑皮10g,生甘草3g,南北沙参各12g,桔梗5g,泽漆12g,挂金灯5g,玉蝴蝶5g,凤凰衣6g,法半夏10g,麦冬10g,射干10g,炙麻黄5g,肿节风20g,石菖蒲6g,蝉蜕5g。14剂,水煎服,每日1剂。另胖大海两粒,罗汉果两只,泡水饮服。

三诊(2005年8月24日):近因上班工作压力较大,口舌干燥,口渴欲饮,饮不解渴,失音如故。苔淡黄薄腻,质暗,脉细,肺热内郁,肺肾交亏,气阴两虚。处方:南北沙参各12g,大麦冬10g,玄参10g,生地黄12g,天花粉10g,太子参12g,五味子4g,山茱萸10g,玉蝴蝶5g,凤凰衣5g,挂金灯5g,蜜炙麻黄4g,生甘草3g,知母10g。7剂,水煎服,每日1剂。

四诊(2005年8月31日):失音略有好转,咽干舌燥,咽不痛,无痰,尿频尿急,腰酸,大便偏烂,食纳尚可,苔薄腻,质暗,脉细兼滑。治守原意出入。处方:南北沙参各12g,川百合12g,生熟地各10g,天花粉10g,山茱萸10g,桔梗5g,生甘草3g,天麦冬各10g,蝉蜕5g,挂金灯5g,蜜炙麻黄4g,凤凰衣5g,玄参10g,百合12g,知母10g。7剂,水煎服,每日1剂。

五诊(2005年9月7日):近周基本已能发声,但声音欠响亮,咽干减而未已,痰少质白,尿频尿急。苔黄,质暗红有齿印,脉细滑。处方:8月31日方加泽漆12g,炙僵蚕10g,大贝母10g,诃子肉9g,覆盆子12g。7剂,水煎服,每日1剂。

**按** 患者因高温贪凉而致声嘶,乃风寒闭肺,肺热内郁,金实不鸣所致。初予解表清肺,利咽开窍治疗效不佳。根据患者咽干欲饮,饮不解渴,尿频尿急等分析,表明肺热内郁,久而肺肾交亏,气阴两虚,转从清养上焦、金水同调治疗,加益气养阴生津药,肺气得宣,津气上承,而声音复常。

声音嘶哑可因金实不鸣、金破不鸣所致,本案因高温贪凉而致声嘶,初为实证,客寒包热,予清宣肺气,日久肺热内蕴,耗津伤气,致咽干欲饮,饮不解渴,转从肺肾两虚论治,症状改善。治疗过程中,周师始终以桔梗、玉蝴蝶、挂金灯、泽泻、炙僵蚕等清肺化痰利咽开音;凤凰衣、西青果养阴润肺,开音止咳,对久咳失音有特效。(《当代名老中医典型医案集·五官科分册》)

### 干祖望医案

周某,男,57岁。初诊:1983年6月2日。主诉及病史:声音嘶哑,已历匝月,自知多言所致。喉间胀滞不舒,频频清嗓,但无痰咯。曾在某医院诊断为"右侧声带息肉",但手术摘除2次均未成功。诊查:咽黏膜轻度充血,会厌较肥厚,声带暗红,右侧声带边缘前、中1/3交界处有一息肉,半粒米大,色微红,基底广泛,声门闭合不严,舌苔如常,脉有涩意。辨证:声带见有息赘,早已越乎"金实"、"金破"范畴,良以多言损气,气病则血滞,瘀乃积矣。治法:法依"抵当",方宗"三甲"。处方:酒制地鳖10g,醋炒鳖甲10g,炮山甲10g,僵蚕10g,柴胡6g,桃仁10g,三棱5g,莪术5g,落得打10g,蝉蜕3g。

上方药服10剂,患者声渐亮朗,复查声带息肉明显缩小。原方加毛慈姑10g,续进10剂。复检声带已如常人,咽喉诸症逐一告退,发音清亮。

**按** 声带为喉部韧带,乃发声之关键。古人缺乏喉部检查,仅认识到声出于喉而赖于肺气,故叶天士提出"金破不鸣"、"金实不鸣"之理论,近三百年沿用,未越雷池一步。干老从"肝生筋"理论出发,提出"声带为筋,当肝所主"的论点,为理气化瘀治疗声带疾患的方法正名。此案采用的三甲散,原载于吴又可《瘟疫论》下卷"主客交"条下,方由鳖甲、龟甲、穿山甲、蝉蜕、僵蚕、牡蛎、蜜虫、白芍、当归、甘草组成,主治外感病"客邪胶固血脉"。后薛生白改变此方成六味:醉地鳖虫、醋炒鳖甲、土炒穿山甲、生僵蚕、柴胡、桃仁,治疗"暑湿不得外泄,递深入厥阴,络脉凝瘀"而致"口不渴,声不出"等症。海昌许益斋释此方义配伍甚妙:"用异类灵动之物,鳖甲入厥阴,用柴胡引之,俾阴中之邪尽达于表;山甲入络,用僵蚕引之,俾络中之邪亦从风化而散。"干老用三甲,专取其直入肝经,散血祛瘀之能,另加三棱、莪术,加强化瘀散结之功;落得打清热活血,以制诸药温燥之性,且以蝉蜕开音,诸药合力,竟将有形之息赘化为乌有。(《中国现代名中医医案精粹》)

## 【预防护理】

(1) 积极医治急喉喑,是预防本病的关键。

(2) 减少或禁止发声,必要发声时,只宜小声,以利康复。

(3) 忌食辛辣油腻食品,戒烟酒,避免各种粉尘或刺激性气体吸入。

(4) 锻炼身体,预防感冒,以免因外感诱发或加重病情。患病期间多饮开水。